U0267161

当代中医专科专病诊疗大系

急危重症诊疗全书

主审　晁恩祥　陈绍宏　梅广源

主编　李俊　张忠德　庞国明

中国健康传媒集团

中国医药科技出版社

内 容 提 要

本书共分为基础篇、临床篇和附录三大部分，基础篇对中西医急诊医学的现状进行了综述，从中医、西医、中西医结合方面对急危重症病机病理、诊疗规程进行了简明扼要的论述，并对急救常用技术进行了介绍，临床篇详细介绍了常见急危重症的基本理论、诊治思路和方法、预防调护等内容，附录包括临床常用检查参考值、开设急危重症专病专科应注意的问题。全书内容丰富，言简意赅，重点突出，具有极高的学术价值和实用价值，适合急诊科医师、中医临床医师阅读参考。

图书在版编目（CIP）数据

急危重症诊疗全书 / 李俊，张忠德，庞国明主编 . — 北京：中国医药科技出版社，2024.1
（当代中医专科专病诊疗大系）
ISBN 978-7-5214-4149-9

Ⅰ . ①急…　　Ⅱ . ①李… ②张… ③庞…　　Ⅲ . ①急性病—诊疗 ②险症—诊疗　　Ⅳ . ① R459.7

中国国家版本馆 CIP 数据核字（2023）第 179805 号

美术编辑　　陈君杞
版式设计　　也　在

出版　**中国健康传媒集团** | 中国医药科技出版社
地址　北京市海淀区文慧园北路甲 22 号
邮编　100082
电话　发行：010-62227427　邮购：010-62236938
网址　www.cmstp.com
规格　787 × 1092mm $\frac{1}{16}$
印张　49 $\frac{3}{4}$
字数　1239 千字
版次　2024 年 1 月第 1 版
印次　2024 年 1 月第 1 次印刷
印刷　三河市万龙印装有限公司
经销　全国各地新华书店
书号　ISBN 978-7-5214-4149-9
定价　398.00 元

获取新书信息、投稿、为图书纠错，请扫码联系我们。

《当代中医专科专病诊疗大系》
编 委 会

1

朱恪材　朱章志　朱智德　乔树芳　任　文　刘　明
刘　洋　刘　辉　刘三权　刘仁毅　刘世恩　刘向哲
刘杏枝　刘佃温　刘建青　刘建航　刘树权　刘树林
刘洪宇　刘静生　刘静宇　闫金才　闫清海　闫惠霞
许凯霞　孙文正　孙文冰　孙永强　孙自学　孙英凯
纪春玲　严　振　苏广兴　李　军　李　扬　李　玲
李　洋　李　真　李　萍　李　超　李　婷　李　静
李　蔚　李　慧　李　鑫　李小荣　李少阶　李少源
李永平　李延萍　李华章　李全忠　李红哲　李红梅
李志强　李启荣　李昕蓉　李建平　李俊辰　李恒飞
李晓雷　李浩玮　李燕梅　杨　荣　杨　柳　杨　楠
杨克勤　连永红　肖　伟　吴　坚　吴人照　吴志德
吴启相　吴维炎　何庆勇　何春红　冷恩荣　沈　璐
宋剑涛　张　芳　张　侗　张　挺　张　健　张文富
张亚军　张国胜　张建伟　张春珍　张胜强　张闻东
张艳超　张振贤　张振鹏　张峻岭　张理涛　张琼瑶
张攀科　陆素琴　陈　白　陈　秋　陈太全　陈文一
陈世波　陈忠良　陈勇峰　邵丽黎　武　楠　范志刚
林　峰　林佳明　杭丹丹　卓　睿　卓进盛　易铁钢
罗　建　罗试计　和艳红　岳　林　周天寒　周冬梅
周海森　郑仁东　郑启仲　郑晓东　赵　琰　赵文霞
赵俊峰　赵海燕　胡天赤　胡汉楚　胡穗发　柳忠全
姜树民　姚　斐　秦蔚然　贾虎林　夏淑洁　党中勤
党毓起　徐　奎　徐　涛　徐林梧　徐雪芳　徐寅平
徐寒松　高　楠　高志卿　高言歌　高海兴　高铸烨
郭乃刚　郭子华　郭书文　郭世岳　郭光昕　郭欣璐
郭泉滢　唐红珍　谈太鹏　陶弘武　黄　菲　黄启勇
梅荣军　曹　奕　崔　云　崔　菲　梁　田　梁　超
寇绍杰　隆红艳　董昌武　韩文朝　韩建书　韩建涛
韩素萍　程　源　程艳彬　程常富　焦智民　储浩然
曾凡勇　曾庆云　温艳艳　谢卫平　谢宏赞　谢忠礼

靳胜利　雷　烨　雷　琳　鲍玉晓　蔡文绍　蔡圣朝

臧　鹏　翟玉民　翟纪功　滕明义　魏东华

编　　委（按姓氏笔画排序）

丁　蕾　丁立钧　于　秀　弓意涵　马　贞　马玉宏

马秀萍　马青侠　马茂芝　马绍恒　马晓冉　王　开

王　冰　王　宇　王　芳　王　丽　王　辰　王　明

王　凯　王　波　王　珏　王　科　王　哲　王　莹

王　桐　王　夏　王　娟　王　萍　王　康　王　琳

王　晶　王　强　王　稳　王　鑫　王上增　王卫国

王天磊　王玉芳　王立春　王兰柱　王圣治　王亚莉

王成荣　王伟莉　王红梅　王秀兰　王国定　王国桥

王国辉　王忠志　王育良　王泽峰　王建菊　王秋华

王彦伟　王洪海　王艳梅　王素利　王莉敏　王晓彤

王银姗　王清龙　王鸿燕　王琳樊　王瑞琪　王鹏飞

王慧玲　韦　溪　韦中阳　韦华春　毛书歌　孔丽丽

双振伟　甘陈菲　艾春满　石国令　石雪枫　卢　昭

卢利娟　卢桂玲　叶　钊　叶　林　田丽颖　田静峰

史文强　史跃杰　史新明　冉　靖　丘　平　付　瑜

付永祥　付保恩　付智刚　代立媛　代会容　代珍珍

代莉娜　白建乐　务孔彦　冯　俊　冯　跃　冯　超

冯丽娜　宁小琴　宁雪峰　司徒小新　皮莉芳　刑益涛

邢卫斌　邢承中　邢彦伟　毕宏生　吕　雁　吕水林

吕光霞　朱　保　朱文胜　朱盼龙　朱俊琛　任青松

华　刚　伊丽娜　刘　羽　刘　佳　刘　敏　刘　嵘

刘　颖　刘　熠　刘卫华　刘子尧　刘红灵　刘红亮

刘志平　刘志勇　刘志群　刘杏枝　刘作印　刘顶成

刘宗敏　刘春光　刘素云　刘晓彦　刘海立　刘海杰

刘继权　刘鹤岭　齐　珂　齐小玲　齐志南　闫　丽

闫慧青　关运祥　关慧玲　米宜静　江利敏　江铭倩

汤建光　汤艳丽　许　亦　许　蒙　许文迪　许静云

农小宝　农永栋　阮志华　孙　扶　孙　畅　孙成铭

3

孙会秀	孙治安	孙艳淑	孙继建	孙绪敏	孙善斌
杜 鹃	杜云波	杜欣冉	杜梦冉	杜跃亮	杜璐瑶
李 伟	李 柱	李 勇	李 铁	李 萌	李 梦
李 霄	李 馨	李丁蕾	李又耕	李义松	李云霞
李太政	李方旭	李玉晓	李正斌	李帅垒	李亚楠
李传印	李军武	李志恒	李志毅	李杨林	李丽花
李国霞	李钍华	李佳修	李佩芳	李金辉	李学军
李春禄	李茜羽	李晓辉	李晓静	李家云	李梦阁
李彩玲	李维云	李雯雯	李鹏超	李鹏辉	李满意
李增变	杨 丹	杨 兰	杨 洋	杨文学	杨旭光
杨旭凯	杨如鹏	杨红晓	杨沙丽	杨国防	杨明俊
杨荣源	杨科朋	杨俊红	杨济森	杨海燕	杨蕊冰
肖育志	肖耀军	吴 伟	吴平荣	吴进府	吴佐联
员富圆	邱 彤	何 苗	何光明	何慧敏	佘晓静
辛瑶瑶	汪 青	汪 梅	汪明强	沈 洁	宋震宇
张 丹	张 平	张 阳	张 苍	张 芳	张 征
张 挺	张 科	张 琼	张 锐	张大铮	张小朵
张小林	张义龙	张少明	张仁俊	张欠欠	张世林
张亚乐	张先茂	张向东	张军帅	张观刚	张克清
张林超	张国妮	张咏梅	张建立	张建福	张俊杰
张晓云	张雪梅	张富兵	张腾云	张新玲	张燕平
陆 萍	陈 娟	陈 密	陈子扬	陈丹丹	陈文莉
陈央娣	陈立民	陈永娜	陈成华	陈芹梅	陈宏灿
陈金红	陈海云	陈朝晖	陈强松	陈群英	邵玲玲
武 改	苗灵娟	范 宇	林 森	林子程	林佩芸
林学英	林学凯	尚东方	呼兴华	罗永华	罗贤亮
罗继红	罗瑞娟	周 双	周 全	周 丽	周 剑
周 涛	周 菲	周延良	周红霞	周克飞	周丽霞
周解放	岳彩生	庞 鑫	庞国胜	庞勇杰	郑 娟
郑 程	郑文静	郑雅方	单培鑫	孟 彦	赵 阳
赵 磊	赵子云	赵自娇	赵庆华	赵金岭	赵学军

赵晨露	胡　斌	胡永昭	胡欢欢	胡英华	胡家容
胡雪丽	胡筱娟	南凤尾	南秋爽	南晓红	侯浩强
侯静云	俞红五	闻海军	娄　静	娄英歌	宫慧萍
费爱华	姚卫锋	姚沛雨	姚爱春	秦　虹	秦立伟
秦孟甲	袁　玲	袁　峰	袁帅旗	聂振华	栗　申
贾林梦	贾爱华	夏明明	顾婉莹	钱　莹	徐艳芬
徐继国	徐鲁洲	徐道志	徐耀京	凌文津	高　云
高美军	高险峰	高嘉良	高韶晖	郭士岳	郭存霞
郭伟杰	郭红霞	郭佳裕	郭晓霞	唐桂军	桑艳红
接传红	黄　姗	黄　洋	黄亚丽	黄丽群	黄河银
黄学勇	黄俊铭	黄雪青	曹正喜	曹亚芳	曹秋平
龚长志	龚永明	崔伟峰	崔凯恒	崔建华	崔春晶
崔莉芳	康进忠	阎　亮	梁　伟	梁　勇	梁大全
梁亚林	梁增坤	彭　华	彭丽霞	彭贵军	葛立业
葛晓东	董　洁	董　赟	董世旭	董俊霞	董德保
蒋　靖	蒋小红	韩圣宾	韩红卫	韩丽华	韩柳春
覃　婕	景晓婧	嵇　朋	程　妍	程爱俊	程常福
曾永蕾	谢圣芳	靳东亮	路永坤	詹　杰	鲍陶陶
解红霞	窦连仁	蔡国锋	蔡慧卿	裴　晗	裴琛璐
廖永安	廖琼颖	樊立鹏	滕　涛	潘文斌	薛川松
魏　佳	魏　巍	魏昌林	瞿朝旭		

编撰办公室主任　高　泉　王凯锋

编撰办公室副主任　王亚煌　庞　鑫　张　侗　黄　洋

编撰办公室成员　高言歌　李方旭　李丽花　许　亦　李　馨
李亚楠

《急危重症诊疗全书》
编 委 会

主　审　晁恩祥　陈绍宏　梅广源

主　编　李　俊　张忠德　庞国明

副主编　杨荣源　陈海云　张晓云　张胜强　连永红　吴启相

　　　　万永杰　郭子华　郑晓东　郑仁东　赵　敏　郭乃刚

编　委　（按姓氏笔画排序）

丁邦晗　于永红　王　珏　王　津　王　娅　王　娟

王进忠　王志强　王严冬　王凯锋　王瑞琪　王瑞霞

孔丽丽　邓屹琪　双振伟　卢　云　叶　烨　叶润英

冯大宁　成芳平　刘宗敏　刘荃乐　许　亦　阮志华

孙　扶　李　芳　李　佳　李　慧　李　霄　李方旭

李亚楠　李军武　李红伟　李丽花　李际强　李佳修

杨文斌　杨京华　吴晓新　何军明　张　芳　张　侗

张　溪　张志强　陈丹丹　陈全福　陈伯钧　陈秋霞

林　宇　林　强　周　耿　周仙仕　庞　鑫　庞勇杰

郑杰超　赵　帅　胡　聪　胡雪丽　钟小生　钟悦嘉

姚晓彬　贾林梦　徐红辉　奚小土　高　峰　高言歌

郭世俊　郭权来　唐光华　黄　威　黄　洋　黄宏强

梁伟波　梁洁莎　韩志斌　覃小兰　曾　靖　曾瑞峰

谢才军　黎小斌

坚持中医思维　彰显特色优势
提高临床疗效　服务人民健康

中医药学是中华民族的伟大创造，是中国古代科学的瑰宝，也是打开中华文明宝库的钥匙，为中华民族的繁衍生息作出了巨大贡献。党和政府历来高度重视中医药工作，特别是党的十八大以来，以习近平同志为核心的党中央把中医药工作摆在了更加突出的位置，中医药改革发展取得了显著成绩。2019 年 10 月 20 日发布的《中共中央 国务院关于促进中医药传承创新发展的意见》指出，传承创新发展中医药是新时代中国特色社会主义事业的重要内容，是中华民族伟大复兴的大事，对于坚持中西医并重，打造中医药和西医药相互补充协调发展的中国特色卫生健康发展模式，发挥中医药原创优势、推动我国生命科学实现创新突破，弘扬中华优秀传统文化、增强民族自信和文化自信，促进文明互鉴和民心相通、推动构建人类命运共同体具有重要意义。

传承创新发展中医药，必须发挥中医药在维护和促进人民健康中的重要作用，彰显中医药在疾病治疗中的独特优势。中医专科专病建设是坚持中医原创思维，突出中医药特色优势，提高临床疗效的重要途径和组成部分。长期以来，国家中医药管理局高度重视和大力推动中医专科专病的建设，从制定中长期发展规划到重大项目、资金安排，都将中医专科专病建设作为重要任务和重点工作进行安排部署，并不断完善和健全管理制度与诊疗规范。经过中医药界广大专家学者和中医医务工作者长期不懈的努力，全国中医专科专病建设取得了显著的成就。

实践表明：专科专病建设是突出中医药特色优势，遵循中医药自身发展规律和前进方向的重要途径；是打造中医医院核心竞争力，实现育名医、建名科、塑名院之"三名"战略的必由之路；是提升临床疗效和诊疗水平的重要手段；是培养优秀中医临床人才，打造学科专科优秀团队的重要平台；是推动学术传承创新、提升科研能力水平、促进科技成果转化的重要途径；是各级中医医院、中西医结合医院提升社会效益和经济效益的有效举措。

事实证明：中医专科专病建设的学术发展、传承创新、经验总结和推广应用，对建设综合服务功能强、中医特色突出、专科优势明显的现代中医医院和中医专科医院，建设国家中医临床研究基地，创建国家和区域中医（专科）诊疗中心及中西医结合旗舰医院，提升基层中医药特色诊疗水平和综合服务能力等方面都发挥着不可替代的基础保障和重要支撑作用。

《中共中央 国务院关于促进中医药传承创新发展的意见》对彰显中医药在疾病治疗中的优势，加强中医优势专科专病建设作出了规划和部署，强调要做优做强骨伤、肛肠、儿科、皮科、妇科、针灸、推拿以及心脑血管病、肾病、周围血管病、糖尿病等专科专病，要求及时总结形成诊疗方案，巩固扩大优势，带动特色发展，并明确提出用3年左右时间，筛选50个中医治疗优势病种和100项适宜技术等任务要求。2022年3月国务院办公厅发布的《"十四五"中医药发展规划》也强调指出，要开展国家优势专科建设，以满足重大疑难疾病防治临床需求为导向，做优做强骨伤、肛肠、儿科、皮肤科、妇科、针灸、推拿及脾胃病、心脑血管病、肾病、肿瘤、周围血管病、糖尿病等中医优势专科专病。要制定完善并推广实施一批中医优势病种诊疗方案和临床路径，逐步提高重大疑难疾病诊疗能力和疗效水平。可以说《当代中医专科专病诊疗大系》（以下简称《大系》）的出版，是在促进中医药传承创新发展的新形势下应运而生，恰逢其时，也是贯彻落实党中央国务院决策部署的具体举措和生动实践。

《大系》是由享受国务院政府特殊津贴专家、全国第六批老中医药学术继承指导老师、全国名中医，第十三届和十四届全国人大代表庞国明教授发起，并组织全国中医药高等院校和相关的中医医疗、教学科研机构1000余名临床各科专家学者共同编著。全体编著者紧紧围绕国家中医药事业发展大局，根据国家和区域中医专科医疗中心建设、国家重点中医专科建设，以及省、市、县中医重点与特色专科建设的实际需要，坚持充分"彰显中医药在疾病治疗中的优势"，坚持"突出中医思维，彰显特色主线，立足临床实用，助提专科内涵，打造品牌专科集群"的编撰宗旨。《大系》共30个分册，由包括国医大师和院士在内的多位专家学者分别担任自己最擅长的专科专病诊疗全书的主审，为各分册指迷导津、把关定向。由包括全国名中医、岐黄学者在内的100多位各专科领域的学科专科带头人分别担任各分册主编。经过千余名专家学者异域同耕，历尽艰辛，寒暑不辍，五载春秋，终于成就了《大系》。《大系》的隆重出版不仅是中医特色专科专病建设的一大成果，也是中医药传承精华，守正创新进程中的一件大事，承前启后，继往开来，难能可贵，值得庆贺！

在2020年"全国两会"闭幕后，庞国明同志将《大系》的编写大纲、体例及《糖尿病诊疗全书》等书稿一并送我，并邀我写序。我不是这方面的专家，也未能尽览《大系》的全稿，但作为多年来推动中医专科专病建设的参与者和见证人，仅从大纲、体例、样稿及部分分册书稿内涵质量看，《大系》坚持了持续强化中医思维和中医专科专病特色优势的宗旨，突出了坚持提高临床疗效和诊疗水平及注重实践、实际、实用的原则。尽管我深知中医专科专病建设仍然不尽完善，做优做强专科专病依然任重道远。但我相信，《大系》的出版必将为推动我国的中医专科专病建设和进一步彰显中医药在疾病治疗中的独特优势，为充分发挥中医药在维护和促进人民健康中的重要作用，产生重大而深远的影响。

故乐以此为序。

国家中医药管理局原局长
第六届中华中医药学会会长

2023年3月18日

陈　序

　　由我国优秀的中医学家、全国名中医庞国明教授等一批富有临床经验的中医药界专家们共同协力合作，以传承精华、守正创新为宗旨，以助力国家中医专科医学中心、专科医疗中心、专科区域诊疗中心、优势专科、重点专科、特色专科建设为目标，编撰并将出版的这套《当代中医专科专病诊疗大系》丛书（以下简称《大系》），是在 2000 年、2016 年由中国医药科技出版社出版《大系》第一版、第二版的基础上，以服务于当今中医专科专病建设、突出中医特色、强化中医思维、彰显中医专科优势为出发点和落脚点，对原书进行了修编补充、拾遗补阙、完善提升而成的，丛书名由第一版、第二版的《中国中西医专科专病临床大系》更名为《当代中医专科专病诊疗大系》。其内容涵盖了内科、外科、妇科、儿科、急诊、皮肤以及骨科、康复、针灸等 30 个学科门类，实属不易！

　　该丛书的特点，主要体现在学科门类较为齐全，紧密结合专科专病建设临床实际需求，融古贯今，承髓纳新，突出中医特色，既尊重传统，又与时俱进，吸收新进展、新理论和新经验，是一套理论联系实际、贴合临床需要，可供中医、中西医结合临床、教学、科研参考应用的一套很好的工具书，很是可贵，值得推荐。

　　今国明教授诚邀我在为《大系》第一版、第二版所写序言基础上，为新一版《大系》作序，我认为编著者诸君在中华中医药学会常务理事兼慢病分会主任委员、中国中医药研究促进会专科专病建设工作委员会会长庞国明教授的带领下，精诚团结、友好合作，艰苦努力多年，立足中医专科专病建设，服务于临床诊疗，很接地气，完成如此庞大巨著，实为不可多得，难能可贵，爱乐为之序。

中国科学院院士
国医大师　陈可冀

2023 年 9 月 1 日

王　序

传承创新发展中医药，是新时代中国特色社会主义事业的重要内容，《中共中央 国务院关于促进中医药传承创新发展的意见》明确指出"彰显中医药在疾病治疗中的优势，加强中医优势专科建设"。因此，对中医专科专病临床研究进行系统整理、加以提高，以窥全貌，就显得十分重要。

2000 年，以庞国明主任医师、林天东国医大师等共同担任总主编，组织全国 1000 余位临床专家编撰的《中国中西医专科专病临床大系》发行海内外，影响深远。二十年过去，国明主任医师再次牵头启动《大系》修编工程，以"传承精华，守正创新"为宗旨，以助力建设国家、省、市、县重点专科与特色专科为目标，丰富更新了大量内容和取得的成就，反映了中医专科研究与发展的进程，具有较强的时代性、实用性，并将书名易为《当代中医专科专病诊疗大系》，凡三十个分册，每册篇章结构，栏目设计令人耳目一新。

学无新，则无以远。这套书立意明确，就其为专科专病建设而言，无疑对全国中医、中西医结合之临床、教学、科研工作，具有重要的参考意义。编书难，编大型专著尤难，编著者们在繁忙的医疗、教学、科研工作之余，倾心打造的这部巨著必将功益杏林，更希望这部经过辛勤汗水浇灌的杏林之树（书）"融会新知绿荫蓬，今年总胜去年红"。中医之学路迢迢，莫负春光常追梦，当惜佳时再登高。

中国工程院院士
国医大师
北京中医药大学终身教授 王琦

2023 年 7 月 20 日于北京

打造中医品牌专科　带动医院跨越发展

——代前言

"工欲善其事，必先利其器。"同样，肩负着人民生命健康和健康中国建设重任的中医、中西医结合工作者，也必当首先要有善其事之利器，即过硬的诊疗技术和解除亿万民众病痛的真本领。《当代中医专科专病诊疗大系》丛书（以下简称《大系》），就是奉献给广大中医、中西医结合专科专病建设和临床诊疗工作者"利器"的载体。期望通过她的指迷导津、方向引领，把专科建设和临床诊疗效果推向一个更加崭新的阶段；期望通过向她的问道，把自己工作的专科专病科室，打造成享誉当地乃至国内外的品牌专科，实施品牌专科带动战略、促助医院跨越式发展，助力中医药事业振兴发展。

专科专病科室是相对于传统模式下的大内科、大外科等科室名称而言的。应当指出的是，专科专病科室亦不是当代人的发明，早在《周礼·天官冢宰》就有"凡邦之有疾病者……则使医分而治之"。"分而治之"就是让精于专科专病研究的医生去分别诊疗。因此，设有"食医""疾医""疡医"等专科医生，只不过是没把"专科专病"诊疗分得那么细和进行广泛宣传罢了。从历代医家著述和学术贡献看，亦可以说张仲景、华佗、叶天士等都是专科专病的诊疗大家。因仲景擅伤寒、叶天士擅温病、华佗擅"开颅术"等，后世与近代的医学家们更是以擅治某病而誉满华夏，如焦树德擅痹病、任继学擅脑病等。因此，诸多名医先贤大家们多是专科专病诊疗的行家里手。

那么，进入21世纪以来，为什么说加强中医专科专病建设的呼声一浪高过一浪呢？究其原由大致有四：

首先是振兴中医事业发展、突出中医特色优势的需要。20世纪80年代以后的中医界提出振兴中医的口号，国家也制定了相应的政策，中医事业得到了快速发展。但需要做的事还有很多很多。通过专科专病建设，可以培育、造就一大批高水平的中医、中西医结合专业人才，突出中医特色，总结实用科学的临床经验，推动中医、中西医结合专科专病的深入研究，助力中医药事业振兴发展！

第二是促进中西医协同、开拓医疗新领域的需要。中医、西医、中西医结合是健康中国建设中的三支主要力量，尽管中西医结合在某些领域和某些课题的研究方面取得了一些重大成就和进展，但仍存在着较浅层次"人为"结合的现象，而深层次的基础医学、临床医学等有机结合方面还有大量工作要做。同时，由于现在一些医院因人、财、物等条件的限制，也很难全面开展中西医结合的研究和临床实践。而通过开展专科专病建设，从某些病的基础、临床、药物等系统研究着手，或许将成为开展中西医协同、中西医结合的突破口，逐步建立起基于实践、符合实际的中西医协同、中西医结合的诊疗新体系，以开拓中医、中西医结合临床、教学、科研工作的新领域，实现真正意义上的中西医协同、中西医结合。

第三是服务于健康中国建设和人民大众对中医优质医疗日益增长新要求的需要。随着经济社会的发展和现代科学技术的进步，传统的医疗模式已满足不了人民群众医疗保健的需要，广大民众更加渴望绿色的、自然的、科学的、高效的和经济便捷的传统中医药。因此，开展中医专科专病诊疗，可以引导病人的就医趋向，便于病人得到及时、精准、有效的诊治；专科专病科室的开设，易于积累临床经验、聚焦研究方向、多出研究成果，必将大大促进中医医疗、医药、器械研发的进程，加快满足人民群众对中医药日益增长的医疗保健需求的步伐。

第四是提高两个效益的需要。目前有不少中医、中西医结合医院，尤其是市、县（区）级中医院，在当代医疗市场的激烈竞争中显得"神疲乏力"、缺少建设与发展中的"精气神"，竞争不强的原因虽然是多方面的，但没有专科特色、没有品牌专科活力是其重要的原因之一。"办好一个专科，救活一家医院，带动跨越发展"，已被许许多多中医、中西医医院的实践所证实。可以说，没有品牌专科的医院，是不可能成为快速发展的医院，更不可能成为有特色医院的。加强专科专病建设的实践表明：通过办好专科专病科室，能够快速彰显医院的专业优势与特色优势；能够快速提高医院的知名度，形成品牌影响力；能够快速带动医院经济效益和社会效益的提升；能够快速带动和促进医院的跨越式发展。

有鉴于上述四点，《大系》丛书，应运而生、神采问世，冀以成为全国中医、中西医结合专科专病建设工作者的良师益友。

《大系》篇幅宏大，内容精博，内涵深邃，覆盖面广，共 30 个分册。每分册分基础篇、临床篇和附录三大部分。基础篇主要对该专科专病国内外研究现状、诊疗进展以及提高临床疗效的思路方法等进行了全面阐述；临床篇是每分册的核心，以病为纲，分列条目，每个病下设病因病机、临床诊断、鉴别诊断、临床治疗、预后转归、预防调护、专方选要、研究进展等栏目，辨证论治、理法方药一线贯穿，使中医专科专病的诊疗系统化、规范化、特色化；附录介绍临床常用检查参考值和专科建设的注意事项（数字资源），对读者临床诊疗具有重要参考价值。

《大系》新全详精，实用性强。参考国内外书籍、杂志等达十万余册，涉及方药数万种，名医论点有出处，方药选择有依据，多有临床验证和研究报告，详略有序，条理清晰，充分反映了当代中医、中西医结合专科专病的临床实践和研究成果概况，其中不乏知名专家的精辟论述、新创方药和作者的独到见解。为了保持其原貌，《大系》各分册中所收集的古方、验方等凡涉及国家规定的稀有禁用中药没有做删改，特请读者在实际使用时注意调换药物，改换替代药品，执行国家有关法规。

本《大系》业已告竣，她是国内 1000 余位专家、学者、编者辛苦劳动的成果和智慧的结晶。她的出版，必将对弘扬祖国中医药学，开展中医、中西医结合专科专病建设，深入开展中医、中西医结合之医疗、教学、科研起到积极的推动作用，并为中医药事业的传承精华、守正创新和人类的医疗卫生保健事业做出积极贡献。

鉴于该《大系》编著带有较强的系统性、艰巨性、广泛性以及编者的认知差别，书中难免存在一些问题，真诚希望读者朋友不吝赐教，以便修订再版。

庞国明

2023 年 7 月 20 日于北京

编写说明

急诊医学是一门新兴的，以诊治急危重症，诊断疑难病症，应对突发性疾病和创伤及公共卫生事件，迅速评估患者和做出临床决策，挽救患者生命和阻止疾病进一步恶化为目的的临床学科。急诊医学的水平在一定程度上综合反映了一家医院的总体水平，体现出一个社会对生命尊重的文明程度。

1979 年急诊医学正式成为一门独立学科，1986 年广东省中医院等全国各大中医院相继成立急诊科，我国急诊人在急救领域运用中医、中西医结合方法治疗急危重症、急性传染病、应对公共卫生事件等方面积累了丰富的临床经验，本书正是在这样的背景下诞生的，旨在提高中医、中西医结合急诊医学的基础理论水平和诊疗技术，推动中医、中西医结合急诊医学的发展。

本书为丛书的一个分册，全面总结和介绍了中医、西医、中西医结合在内外妇儿急诊常见急危重症的诊疗新理论、新进展和新方法，具有科学、新颖、专业、实用及可操作性强等特点。全书分基础篇和临床篇，另设附录。分章节从中医学、西医学、中西医结合三个方面全面系统地论述危急重症的症状体征、诊断与鉴别的思维以及内科、急性中毒、骨外科、妇科、儿科、感染科等急危重症的救治措施与诊疗规程，详述常用的诊疗抢救技术，还重点介绍了诊断要点、提高疗效的注意事项、本领域的最新研究进展、名医名家临床经验。

本书是一部内容丰富、实用性强的中西医结合急诊专著，可供中医、中西医结合急诊急危重症临床医师、教师、研究工作者阅读参考。

虽然我们做了大量的工作，但由于水平所限，难免挂一漏万，有许多不成熟的地方，愿以此抛砖引玉，与各位同道相互学习，取长补短，为进一步提高急危重症救治能力、保证广大人民群众生命健康共同努力！另，为保留方剂原貌，玳瑁、穿山甲等现已禁止使用的药品，未予改动，读者在临床应用时应使用相应的代用品。

编委会

2023 年 6 月

目　录

基础篇

临床篇

附录

数字资源

基础篇

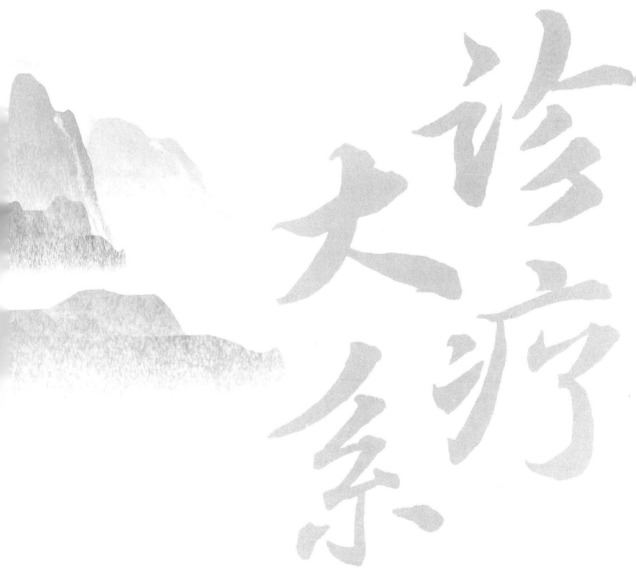

第一章　急诊医学概论

第一节　中西医急诊医学的概念和范畴

一、急诊学的概念及范畴

从 1979 年急诊医学作为第 23 门独立学科，而今已过 40 余年，1983 年北京协和医院在全国最早成立有独立编制的急诊科，我国的急诊学科迎来新的发展时期。从 2003 年开始的"非典"，到之后的汶川地震，再到"新型冠状病毒"疫情，急诊更进一步走进人们的视野，急诊科的医务人员都在以自己的专业和素养实践着救死扶伤的责任。

世界上多数国家将急诊医学作为一门独立的临床医学二级学科。急诊科的对象为发生外伤和突发医学问题的患者；研究的主要内容包括患者的转运、分诊、初始评估、稳定、诊断、治疗、预防决策以及急诊医学教学和管理等方面；研究的领域包括院前急救（现场急救）、医院急诊科诊治（急诊患者的处置）、危重病监护室救治（危重症患者的复苏、初始评估和稳定）、灾害医学应急预案、中毒救治和预防等。

急诊医学是一门非常有特色的医学专业学科，急诊医学的水平在一定程度上综合反映了一所医院，甚至一个国家临床医学的总体水平。

（一）"急诊医学"和"急救医学"的理解

目前国内仍有很多医师把"急诊医学"和"急救医学"混为一谈，甚至认为应该把急诊医学改为急救医学。但事实上，"急诊医学"涵盖的范围更广，"急诊医学"包括"急救医学"，"急救"是"急诊医学"的一种重要临床救治手段，就如同"手术"是"外科"的重要诊治手段一样，但我们不能将"外科学"改名（或等同）为"手术学"。急诊医学发展到现在，急诊医学专业领域已经远远超越"（院前）急救"，也包括复苏学、危重病学、灾害医学、创伤、毒理学等涵盖医疗、教学、研究、管理等诸多方面，国际上甚至在多年前就已经承认中毒学、灾害医学、运动医学等急诊医学亚专业。

一个学科的发展，重要的是要认识到自身的特点和专业领域，这样才能得到公众和医学界的认同，才能吸引年轻医师立志于从事急诊医学专业。

（二）急诊科的主要服务范畴

（1）各种急性病症的诊断、鉴别诊断、危险评估、判定及处置和进一步治疗。

（2）急性心脑血管疾病的判定、评估和急诊处置。

（3）各种创伤、多发伤患者的救治。

（4）急性中毒的诊断、评估、救治。

（5）环境、理化因素造成的疾病，如中暑等。

（6）社会行为性急诊，如性侵害。

（7）对盲流、无钱、无主、无家可归的患者及罪犯自残的救治。

（8）突发公共卫生事件紧急医疗救护服务（EMS）和重大事件的医疗卫生保障。

二、中医急诊学的概念及范畴

中医急诊学是一门历史悠久的学科，是运用中医学理论和中医临床思维方法研究急危重症的病因病机、证候演变规律、辨证救治与处理等问题的一门临床学科。其在中医学学术发展的历程中占有重要地位，是中医学学术发展和飞跃的突破口。从中医学的发展历史来看，中医学学术发展的核心是急诊学科的进步。

以外感发热为例，中医在病因学方面提出了多种"异气"病原理论，在病机学方面，创立了卫气营血的辨证思想，并揭示了疾病发展的传变规律，充实了救急方药，如清心开窍的"三宝"等。针对急诊的特点，提出审脉、察舌、验齿、辨斑疹及察热型、审汗液、别闭脱、辨痉厥等鉴别诊断方法，确立了透邪、清气、和解、化湿、通下、开窍、清营凉血、豁痰开窍、回阳固脱等治疗大法。

三、中西医结合在急诊学中的意义探讨

医学研究的根本目的是治病救人，中医和西医研究的对象都是人体及疾病，所以两者的研究对象是相同的，那么两者必然有相通，甚至相同的地方，而追求科学、可靠、疗效高的诊疗方案则是其共同的目标。

一般认为，中医学为宏观医学，重视整体，西医学为实验医学，重视微观局部，但是就如陈凯先院士所指出，现在正是实验医学时代向整体医学过渡的时期，中西医结合恰恰是汲取中医学的宏观整体和西医学的微观局部的各自优势，相互取长补短。其实，从现代医学发展来看，传统的牛顿式的物理学研究方法已经不再适合。

目前的医学模式，循证医学正是以患者的整体预后作为评价指标，也是整体观念的体现，同时非线性理论的发展，越发突破了西方医学的实验医学的局部微观局限，更多地以高瞻远瞩的角度，结合了现代科技及方法学的突破，成为更高层次的

整体医学。因此，从这个角度看，中西医结合医学代表了医学的发展方向和未来。

第二节 中西医急诊医学发展历史及其地位

一、现代急诊学的发展

急诊医学发展历史相对比较短。在急诊医学成为一门独立学科之前，临床各学科均有各自的急诊专业组，进行本专科患者的急救处理。但随着医学科学的进步和全球城市化的快速发展（对急诊医学的需求迅猛增加），上述模式已经不能适应人们日益增长的健康保健的需求，因此在政府的支持下，急诊医学服务体系（Emergency Medical Service System，EMSS）和急救网络日趋完善，院内急诊科作为急诊医疗的主体也在政府和医院的支持下发展壮大，形成有自身特色的理论、教学和管理体系以及独特的运行模式，在这样的背景下，急诊医学作为一门独立的二级临床学科诞生了。1979 年，国际上正式承认急诊医学是医学专业领域中的第 23 门专科。

1980 年，我国原卫生部颁发了《关于加强城市急救工作的意见》的文件。次年，原卫生部医政司召开了在综合医院组建急诊科的讨论会，主题是"综合性医院成立急诊科的措施和步骤"，北京协和医院急诊室主管邵孝鉷教授参加了这次会议。1983 年，北京协和医院时任院长陈敏章教授批准在医院设立独立的急诊科，成立我国第一个医院内急诊科，邵孝鉷教授为第一任主任。1985 年，北京协和医院获准设立急诊医学临床硕士研究生培训点。邵孝鉷教授同时还担任中华医学会急诊医学分会第一届（1987~1990 年）和第二届（1990~1994 年）主任委员。此外，邵孝鉷教授和蒋朱明教授合作主编了我国第一部

急诊医学大型专著《急诊临床》（1985年），此后又相继主编了《急诊医学》《现代急诊医学》《危重症鉴别诊断学》等多部大型专著，可以说邵孝鉷教授为我国现代急诊医学的发展做出了巨大的贡献。

从1983年我国建立第一批急诊科至今40年时间里，急诊医学在我国发展很快，急诊队伍也不断壮大，成立了中华医学会急诊医学分会（全国性的学术组织），有《中国急救医学》《中华急诊医学杂志》等专业杂志。但到目前为止，我国急诊医学在不同的地区、不同医疗机构发展很不均衡，还有很多医院的急诊科仅仅作为转运患者给专科的"枢纽"学科，急诊科的运作基本上依赖其他专科，更不用说急诊医学的教学和科研发展了。

二、中医急诊学的发展

（一）中华人民共和国成立前中医急诊学的发展

早在春秋战国时代，《黄帝内经》就已建立起中医急诊医学的理论框架，对急症的含义与范围、病因病机、病名、病象、诊断与鉴别诊断、治则与治法以及转归预后、预防护理等均有精辟的论述。东汉张仲景《伤寒杂病论》开创了中医急诊辨治的先河，以六经与脏腑辨证治疗热病、出血、厥逆等常见急症，并总结病、症、理、法、方、药等较为系统的理论和经验，如急下存阴法（承气类）、清热保津法（白虎类）、扶阳抑阴法（四逆类）等，至今仍指导着临床急症的救治。晋代葛洪《肘后备急方》集魏晋、南北朝各代急症证治精华，首次以急诊手册形式论述常见急症的应急处理，并拓宽了急症范围，记载了多种给药途径，如有熏洗、贴敷、吹入、佩戴等各种外用方346首，尤其是创立了肠吻合术等。隋代巢元方《诸病源候论》又不断充实和发展了中医急症病名证候和病因病机理论，在外科方面，创立了扩创引流术，重视针灸治疗，强调综合处理。唐代孙思邈《备急千金要方》《千金翼方》两书中记载了急救方27首，也强调综合疗法，大量采用了熏洗、贴敷、吹、摩等方法，此外，孙思邈还是世界上创立导尿术的第一人。王焘《外台秘要》又汇集和发展了急诊理论，使急症急救方法更加丰富多彩，尤其是强调了综合急救理论。宋代的《圣济总录》《太平圣惠方》《三因极一病证方论》，不仅丰富了急症方药与抢救技术，而且对病因病机理论也有所发展。金元时期的学术争鸣更进一步推动了中医急诊的进步。刘完素创立了火热病机，善治火热证，对寒凉药物的使用具有独到的见解，提出了行之有效的辛凉救急方药。张从正为汗、吐、下的攻下学派，主张邪非人身固有，乃为外入或内生，应速除之，对急证的治则和方剂，起到了承前启后的作用。朱丹溪所创滋阴法，为后世医家在治疗热病急症中使用养阴、护液、保津等法提供思路，一直沿用至今，并收到较好的效果。明代吴又可的《温疫论》是治瘟疫专书，指出瘟疫是多种异气中的一种，名为杂气或戾气。邪自口鼻而入于膜原，有九传之变，首创疏利膜原与消疫毒的治则，立达原饮一方，尤为卓识。叶天士著《温热论》，主张以卫气营血为纲辨治温病，认为"温邪上受，首先犯肺，逆传心包，肺主气属卫，心主血属营"，"卫之后方言气，营之后方言血"，治疗宜"在卫汗之可也，到气才可清气，入营犹可透热转气……入血就恐耗血动血，直须凉血散血"。此外，大大提高了河间学派对温热病的理论认识，使温热病彻底从伤寒病中独立出来。薛雪著《湿热条辨》，弥补了叶氏详论温热、略论湿热之不足。吴瑭著《温病条辨》，强调以上、中、下三焦为纲统论温热与湿热，提出了清络、清营、清宫、养阴等治疗原则，充实了清热养阴的治疗大法。温病学派至清代，发展到鼎盛时期，尤其对温病的高热、惊厥、抽风、昏迷、斑疹、吐衄、厥脱等急症的治疗，采取解表、清气、透营凉血、解毒、化斑、通络、开窍、救脱等一系列救治措施，其中对清热解毒法、养阴补液法的运用和发挥达到了较高的水平，并创造出银翘散、桑菊饮、安宫牛黄丸、清营汤、大定风珠、小定风珠等名方。另外，晚清名医王清任，创立活血化瘀法与清热解毒法相结合治血瘀证，近代张锡纯用急救回苏丹治霍乱吐泻、转筋、痧等暴病，唐容川善治血证等，均对内科急症治疗产生了重大的影响，丰富了内科急症的论治内容。总之，明清以来温病学的发展对急症贡献尤著。

（二）中华人民共和国成立后中医急诊学的发展

中华人民共和国成立以来，各医家继承发扬中医药学，促进中医药现代化发展，使得中医急诊医学成为最主要领域之一。国家中医药管理局医政司为了促进全国中医急诊工作的发展，曾制定了全国中医急诊工作"八五"和"九五"计划，把建设和发展中医急诊工作作为一个系统工程，并采取一系列措施，如加强急诊专业人才培养、成立全国中医急症协作组、加强中医医院急诊科室建设和全国中医急诊医疗中心建设、研究制定急症中医诊疗规范、遴选和推广急诊必备中成药、建立全国中医急诊信息网络和信息库、开展中医急诊医学学术交流、出版发行《中国中医急症》杂志、组织专家编写中医急诊医学专著等等，励精图治，有力地推动了全国中医急诊工作发展，其意义不仅仅是为了改变人们印象中中医为"慢郎中"的形象，还在于全面继承发扬中医药学。

从20世纪90年代开始，国家中医药管理局先后组织进行了3次中医急诊科（室）必备中成药的遴选工作，推出了清开灵注射液、生脉注射液、参麦注射液、参附注射液、安脑丸等急诊用药。这些重大举措不仅极大地提高了中医药治疗急危重病的能力，还扶持了一大批中医药产业的健康发展。此外，《中国中医急症》杂志为中医急诊工作的人才培养和学术发展起到了很大的推动作用。

近20年来，中医急诊学学科在各个方面均取得了长足的发展，尤其在确定中医急诊学科地位、内涵外延、常见急危重病规范化研究等方面，有关学者进行了深入的研究。20世纪80年代，中华中医药学会内科分会成立伊始，便在上海召开了第一个中医学学术会议——全国中医急诊学术会议。随后，国家中医药管理局多次召开全国性急诊工作会议，先后成立了11个急诊协作组，如脑病（中风）、热病、厥脱、心病、急性胃痛、血证等，推动了中医急诊学科的发展。

为了保障中医急诊工作充分发挥中医药特色优势，国家中医药管理局医政司从1992年就组织专家开展了"全国中医医院急诊科必备中成药"评审遴选工作，到1997年已遴选出53个品种，并改为"全国中医医院急诊必备中成药目录"，意在推动及扩大临床应用。特别是1997年明确提出对急诊中成药的时效关系、量效关系及证效关系研究的要求，得到了生产企业、中药科研界的认同。这项工作的开展，不仅为急诊用中成药的高效、速效性及辨证论治提供了科学依据，而且对促进中药研究深化发展、中药生产现代化发展及中医急诊工作等，均产生了良好的推动和导向作用，同时证明了中医药学确实蕴藏着丰富的治疗急症、抢救危重症的有效方药。只要充分运用现代科学技术，继承发展，勇于创新，就能发掘、研制出更多、更有效的急诊用中成药。

通过中医急诊必备中成药遴选和推广应用工作的开展，总结经验，一方面要确保其高效、速效、安全、稳定性，必须继续加强急诊中成药的药理、药效（包括时效关系、量效关系、证效关系，乃至构效关系、配伍禁忌和有效期或失效期等）、毒理、质量控制、生产工艺、制剂等研究，另一方面则要扩大临床应用，坚持临床应用。只有在中医急诊临床实践中不断应用，不断总结经验，不断改进，才能不断提高。期盼中医急诊临床、中药研究、制剂改革研究、中药生产企业等各方面进一步密切合作，持续不断地研究开发急诊、急救用中成药，发展我国中医急诊事业。

三、我国急诊医学目前所处的地位

目前，我国急诊医学还处在发展中阶段，面临着许多问题，如专用的快速绿色通道单元、急诊医学专科医师培养计划、专业准入制度等等，针对目前现状，"急诊医学是门独立的医学专业，需要相应专科化的医师"这一观念得到国内多数医学专家和政策制定者的认同，并以急诊医学专业模式运行，有固定的急诊专科医师，建立全国性的急诊医学组织，出版急诊医学专业杂志等。

在一个成熟的急诊医学服务体系中，系统发展越趋完善，急诊医学领域就越能得到明显的扩展。急诊医师开始发展急诊医学学术体系，如建立全国性的急救网络和病例数据库（如创伤、中毒病例）、进行急诊医学亚专业（如院前急救、小儿急诊、中毒学、灾害医学、运动医学等）的研究、完善急诊医学专科医师培养计划以及资格考试和准入制度、制订更加科学和合理的急诊医学管理系统（如质量控制、同行评议、危险管理、费用效益分析和提高患者满意度等），我们离成熟的急诊医疗服务体系尚有明显的差距。

四、急诊医师专业范畴

与其他专科医师不同，急诊医师专业范畴尤其独特，急诊医师需运用有限的医疗资源完成下述工作：危重病患者的紧急评估和处理；内科和外科紧急问题评估和最初治疗；许多创伤患者的非手术性处置；门诊患者常见问题的处理；提供全天24小时服务，同时要考虑患者的医疗负担和社会效益。

急诊医师一般不负责下述几个方面工作：不应负责患者的手术工作（紧急手术除外）；不应承担住院患者的医疗工作；不应肩负患者的长期随访工作（学术研究除外）。

具体来说，急诊医师的工作范围包括院前急救、患者的初始评估和稳定、扼要地询问病史和查体、了解患者的一般情况（如年龄、性别、家庭关系、既往病史、过敏史等）、伦理学问题的思考、诊断性检查、诊断和鉴别诊断、治疗干预、药物治疗、留观和反复评价、会诊和患者安置、文件记录、急诊科管理和教学决策、多任务时患者的处理等。

近年来，随着急诊医学的发展，急诊医师的工作任务扩展到急诊医学教学和预防、急诊医学基础和临床研究、损伤预防、医学继续教育、灾害医学和群体伤亡事件管理、中毒处理和中毒咨询、危险化学品和生物恐怖事件的处理、医院和 EMSS 管理等。

了解急诊医师的专业范畴，对在急诊工作的年轻医师来说至关重要。我们需要摆正位置，了解自己工作范围，正视我们目前所面临的困难（如急诊患者数不断地增加而为急诊预留的病床数一再缩减，患者的支付能力不足），这样才能更好地服务于临床。

第三节　急诊急救的研究现状和发展趋势

一、研究现状

临床研究以专科急诊为突破口进行了深入的探讨和研究。举例如下。

（一）中风病

以中风病急性期为主探讨了出血性中风和缺血性中风中医证候学演变规律、辨证论治体系和系列方药等，不仅推动了中医脑病学科的建立，而且极大地鼓舞了中医急诊研究学者的工作热情，坚定了中医学在急诊危重病中的地位。如王永炎院士等不仅对中风病病名、证候演变规律、辨证论治体系、系列方药等方面进行了深入的临床研究，提出了"毒损脑络"的新病机，认为清开灵注射液是治疗中风病的有效药物，并认为风痰瘀血阻络证是中风病最常见的证候，而且十分重视中风病诊疗规范化的研究。成都中医药大学陈绍宏教授经过多年的研究，重视中风病成因与虚、瘀、痰、火、风的关联性，即元气虚为本，气虚生瘀，血瘀生痰，痰郁化火，火极生风。总之，本病以元气虚为发病之根本，痰瘀互结、痰热生风为病机核心，故制定出治疗中风病的中风醒脑方，将其制成中风醒脑口服液和中风醒脑颗粒，在临床上取得疗效。

（二）外感发热

外感发热是常见的中医急诊病证，中医历代医家在诊治外感发热病方面积累了丰富的经验。张仲景的六经辨证体系和叶天士卫气营血辨证体系的创立，奠定了中医治疗外感热病的核心，历代医家多有发挥，但不出两大辨证体系的藩篱。近代学者对外感发热病的研究有了更多的方向，北京中医药大学已故名医董建华院士，提出了"三期二十一候"的论治体系。重庆名家黄星垣教授通过对外感发热的研究，提出了"热由毒生"的新理论。成都陈绍宏教授运用仲景学说的理论和方药治疗外感发热，即在《伤寒论》六经辨证思想指导下，将经方组合，用于治疗外感发热，并借鉴仲景治疗并病、合病的指导思想，提出"重三经（太阳、阳明、少阴）、定四型（外感风寒、外感风热、热毒壅盛、湿热互结）"的见解。江苏省中医院周仲瑛教授等较系统地研究了外感高热的古代、现代文献，对辨证、治疗方法等方面进行了综合分析，对外感热病常见证的诊断标准进行规范化研究。研究认为，外感高热以卫分、卫气同病、气分证型多见，其中尤卫气同病为最多见，采用卫气同治、透表清气的病因学截断法，简化了外感高热的辨治流程。

（三）肺系疾病

急诊肺系疾病方向专家对呼吸衰竭、肺心病、肺性脑病及哮喘、慢性阻塞性肺疾病急性加重期（AECOPD）的研究予以重视，提出了温补肺肾、活血利水、回阳救逆方法，并进行了临床研究。急性咳嗽是急诊科常见病证，西医多归于咳嗽变异性哮喘、感冒后咳嗽。北京中日友好医院晁恩祥教授根据其临床表现具有"风邪"的特征，率先提出从"风"论治的学术思路，创立了"疏风宣肺，解痉降气"法治疗咳嗽的独特方法，并命名为"风咳"。

（四）休克

休克归属于中医学"厥"与"脱"的范畴，早在20世纪70年代中期以王今达教授、王左教授为组长的协作组就对该病证进行了深入研究，研制出参附青注射液，取得了较好的临床疗效，并对其疗效机制进行了深入研究。王今达教授根据多年的临床经验及理论研究，选用红花、赤芍等中药研制成的纯中药制剂血必净注射液具有高效拮抗内毒素和炎性介质的作用，在动物实验研究中发现血必净注射液可显著降低休克模型动物的死亡率，而且在临床研究中也显示了其治疗感染性休克的重要地位。北京友谊医院王宝恩教授、张淑文教授等针对感染性休克及其引发的多器官功能障碍综合征（MODS）提出了"四证四法"的辨证论治方法。

（五）脓毒症

脓毒症是十余年来急诊危重病研究的热点之一，国内学者从不同角度对脓毒症开展了研究。王今达教授提出了"三证三法"理念，即热毒证与清热解毒、瘀血证与活血化瘀、急性虚证与扶正固脱，并提出了"菌毒并治"的新理念，通过30年的研究，开发出了国际上第一个治疗脓毒症的纯中药制剂——血必净注射液，取得了很好的临床疗效。王宝恩教授等针对脓毒症的不同阶段，采用中西医结合治疗，降低了严重脓毒症及感染性多器官功能障碍综合征的病死率，同时开发出促动合剂、参芪活血颗粒等，极大地丰富了脓毒症的中医治疗方法。山东孔立教授经过大量的临床实践认为，脓毒症的病机关键是"气机逆乱"。北京刘清泉教授等认为，脓毒症的基本病机是"正虚毒损，络脉瘀滞"，毒邪内蕴是脓毒症的重要发病基础，内陷营血是脓毒症主要的病变层次，瘀滞络脉是脓毒症重要的病位，进而提出了"扶正解毒通络、分层扭转"的治则，并提出六经营血辨证是脓毒症的基本辨证方法，在此基础上针对脓毒症不同的病理环节辨证治疗，降低了严重脓毒症的病死率。

（六）心脏骤停

心脏骤停是临床上最为危重的疾病，对此，国际上开展了大量的研究，虽然先后在不同年代推出了心肺复苏指南，对于规范心脏骤停的抢救起到了极大的作用，但患者的出院率仍然较低，心脏骤停成为国际急诊危重病研究的难点。近年来，中医药对该病证的研究逐步介入，并取得了一定的研究结果，如早期生脉注射液、参附注射液的运用，在一定程度上提高了复苏的成功率。与此同时，国内学者针对复苏后综合征开展了中医药相关研究，提高了治疗复苏后综合征的成功率。

（七）病毒性传染病

中医药在防治病毒性传染病方面具有独特的优势。在SARS（严重急性呼吸综合征）、人禽流感、手足口病、甲型H1N1流感等诊治过程中，中医急诊与呼吸系统的专家学者积极参与，制订中医药防治方案，取得了较好的临床疗效，并获得国家、社会和患者的高度认可。

二、中医急诊学科发展战略

（一）理论层面

要深入系统地开展中医急诊医学历史研究和文献研究、中医急诊医学研究对象研究、中医急诊医学学科职能及学科结构研究、中医急诊医学学科特征研究、中医急诊医学方法论研究、中医急诊医学理论特别是基础理论研究与理论体系的构建研究等。

（二）实践层面

中医急诊科（室）建设研究；中医急诊装备研究；中医急诊、急救仪器设备研究；中医急诊中成药及制剂研究；中医急诊医疗体系及管理体系研究；中医急诊科研体系研究；中医急诊教育及人才培养、培训研究等。

（三）方法层面

中医急诊临床方法研究；中医急诊医学科研方法研究；中医急诊、急救的中西医结合方法研究；人工智能在中医急诊系统应用研究；中医急诊技术方法研究；中医急诊医学方法论研究等。

中医急诊学是一门新兴的学科，我们要以常见急诊危重病作为研究对象，提高中医药治疗急危重病的成功率。急诊医学的发展不仅是社会发展的需要，更是医院发展所必需的。就中医急诊学科内涵发展来看，首先加快中医急诊常见病证中医病名的规范化研究至关重要。中医急诊常见病证的中医病名既有别于中医内科及相关学科，又与各学科密不可分，更要突出中医急诊学科的特点。如"卒心痛"是中医急诊学学科特有的疾病名称，与中医内科学的"胸痹心痛"既相关，又有区别。然而内科学的范围更大，包括了"卒心痛"的概念，而"卒心痛"重点突出"急诊急救的含义"，重点探讨"厥心痛、真心痛"的病机特点和辨证救治规律、护理原则等。其次，研究和发掘中医急诊急救技术，弥补中医急诊之不足。第三，开展常见病中医急救切入点的研究，奠定中医药在现代急诊危重病学界的地位。第四，加强中医急诊人才的培养是中医急诊学科发展的根基。

中医药学科的优势，集中体现于中医药认识生命与疾病的科学理论中。中医药强调机体与外界环境的协调统一，强调机体内在因素对各种致病因素的反应状态的宏观把握。在治疗上，突出整体状态的综合调节和提高内在抗病能力；在治法上，运用复方药物、个体化治疗、多种疗法进行协调治疗。其作用具有多效性，在多个有效成分的配伍，多环节、多靶点的整合调节，改变疾病状态下机体失调的内部环境，或多成分药物协调作用的化学环境影响靶部位的功能状态，调整或逆转病理过程等方面，具有安全、有效、低毒等优势。但中西医各有所长，应取长补短。辨证上，可将西医辨病与中医辨证相结合；治疗上，发挥各自优势，相辅相成，提高救治水平。

著名学者季羡林认为"唯有东方的天人合一思想方能拯救人类"，其实不仅仅是东方，在新时代的西方有很多学者都已经认识到了分析还原理论的危害，在后工业化时代，西方的很多学者都把这种人与自然的统一作为自己的哲学指导原则，他们也在试图跳出既往的窠臼。

因此，我们有理由相信，掌握了东西方医学及文化精华之后的中西医结合，不再是对于西方所谓原始科学的亦步亦趋，将会在信息时代创造出新时代完美医学。

第二章　急诊医学的性质和任务

第一节　急诊医学的性质

急诊医学是临床医学中一门新兴的、注重实践的、跨学科的、独立的综合学科，是与内、外、妇、儿等临床学科相并列的二级学科，其工作领域主要包括院前急救、院内急诊、危重病监护、灾害与突发事件应急、中毒救治和预防等；其研究对象主要是外伤和突发医学问题的患者；其研究的主要内容包括患者的转运、分诊、评估、诊断、治疗，以及急诊医学的教学和管理等；它的形成、发展与医学科学的进步、发展以及社会需求密不可分。

相对于其他学科而言，急诊医学的发展历史相对短暂，急诊医学的出现晚于急诊科的出现，在成为一门独立学科之前，最早通常附属于各学科的门诊，一般只是一二间急诊室而已，进行本专科患者的急救处理。但随着医学科学的不断进步和社会快速发展的需要，发现上述急诊医学模式难以满足人们对生命健康的需求，因此，在政府的大力支持下，EMSS和院内急诊科逐渐发展壮大，并形成独具特色的理论、教学、科研、管理和运行模式。由此，急诊医学作为一门独立的二级临床学科诞生了。1979年，国际上首次承认急诊医学是医学领域的一门独立学科；1980年，我国原卫生部颁发了《关于加强城市急救工作的意见》的文件；1981年，原卫生部召开了以"综合性医院成立急诊科的措施和步骤"为主题的讨论会；1982年，原卫生部明确提出有条件的医院可以设置急诊科，并制定了较为完善的急诊科工作制度，为催生急诊科的建立不断地创造条件；

1983年，原卫生部颁布"城市医院建立急诊（室）的方案"；同年，北京协和医院成立我国第一个医院内急诊科；1984年，原卫生部颁布了第36号文件——《关于发布〈医院急诊科（室）建设方案（试行）〉的通知》，文件明确要求综合医院要建立急诊科室，有力地促进了我国急诊医学的发展；1985年，北京协和医院成立我国第一个急诊医学临床硕士研究生培训点；1986年，召开了全国第一次急诊医学学术会议；1987年，中华医学会批准正式成立了中华医学会急诊分会，急诊医学在我国被正式承认为一门独立的医学学科。它的成立是我国急诊医学发展的奠基石，标志着我国急诊医学正式向专业化、系统化、标准化方向发展。

目前，随着EMSS的不断完善，急诊科已成为医院临床医疗任务的一级临床科室，其内涵与传统急诊的内涵也已完全不同。院前急救、医院急诊科、重症监护病房（EICU）作为EMSS的三个部分，既相互依存、相互联系，又各具特色。其中，院前急救是EMSS的首要环节，对挽救患者生命起着至关重要的作用；医院急诊科是EMSS的核心环节，起着承前启后的作用；EICU是EMSS的基石，为急诊危重症患者筑起一道医疗安全防线。院前急救、医院急诊科、EICU三者互相依托、紧密联系，构成了人民生命健康安全的保护链。

第二节　急诊医学的任务

急诊医学是一个广泛的学科，包括院前急救、急诊、院内急救、急性毒物学、灾害医学和急诊医疗体系管理等。收治疾病范围十分广泛，涉及内、外、妇、儿各科，如猝死、休克、昏迷、脑血管意外、单个脏器功能衰竭、急性心肌梗死、严重感染、急腹症、急性中毒、多发创伤、流产、黄体破裂、新生儿窒息等。

鉴于急诊医学学科范围的广泛性，与其他专科相比，急诊医学具有一些自身的特点。其认识规律与处理原则需密切围绕赢得时机和挽救生命而展开，为后续的专科治疗与康复创造条件。

1. 各种急性病、创伤和慢性病急性发作的医疗

这类患者占每日急诊就诊人数的绝大部分，可达 90%~95%，如不予恰当和及时的诊断、处理，就会因延误而使病伤情况加重。

2. 危重患者的急救

包括院前急救和院内急救，此类患者占每日急诊就诊人数的很少部分，为 1%~5%。

（1）院前急救　是急症患者在到达医院之前进行的现场或途中紧急救治和医疗处理，是整个急诊医疗体系的第一步。其主要任务是实施有效的初步急救措施，进行基础生命支持和基础创伤生命支持。一般由从事院前急救工作的医护人员或现场的第一目击者完成。EMSS 的建立对院前急救水平的提高发挥了至关重要的作用。

（2）院内急救　医院急诊科是接收院前急救、现场第一目击者、病患家属运送或采用其他方式就诊的急性病伤人员的第一线。尽管未经筛选，但多数患者仍需立即诊治，如休克、心脏骤停、急性呼吸窘迫综合征（ARDS）、多器官功能障碍综合征（MODS）、有并发症的急性心肌梗死、急性呼吸衰竭、多发创伤等等。危重症患者的院内急救是急诊医学的重要组成部分。

3. 灾害医学救援

灾害是突然发生的，可以造成生态环境破坏，多数人受到伤害。灾害医学救援是一个综合处理的工作，更多需要的是部队、消防、市政建筑部门等的积极协作，医疗服务和急救只是其中一部分内容。参与灾害医学救援作为急诊医学的一个重要组成部分，其内容涉及多个学科的专业领域，如急诊、内科、外科、传染病科、小儿科、流行病学、公共卫生、社会医学、营养学等。

4. 临床毒物学

中毒可分急性和慢性两类。急诊医学研究的主要是急性中毒的诊治。由于毒物范围十分广泛，包括工业毒物、农药、医用药物、家用杀虫剂、有毒植物或有毒动物、污染细菌的食物以及军用化学毒剂等，因此，相关从业人员需要仔细甄别。

5. 急诊医疗管理体系

急诊医学的发展过程是医学领域的一次重大改革，要实现急危重症的急救、灾害医学的迅速救援、急性中毒的快速诊治等，就需要一个完整的组织，即急诊医疗的管理体系。通过建立院前急救和院内急诊单元的密切联系，充分体现时间第一、生命第一的基本原则。

第三章　急危重症的救治措施与诊疗规程

第一节　急危重症中西医救治措施

急诊医学是一门涵盖院前急救、院内急诊、危重病监护的综合临床学科，其主要任务是抢救、早期处理和预防可能发生的险情，突出快速、有效，力争"峰回路转"。危重病医学更多侧重于危重症处理和住院重症患者的器官功能支持、感染控制、代谢支持，其基本特征是：①在严重伤病发生后"黄金时间"内给予适当的救治以避免伤情加重或使患者死亡。②经过特别培训的危重病医护人员比其他专科医务人员治疗危重患者更有效。它强调持续、均衡，追求"削峰填谷"。

现代急诊医学和危重病医学的共同之处是针对急危重症，并不局限于某个系统器官病理变化或功能障碍，而是围绕全身多器官功能序贯的病理变化，要求从整体观综合认识并处理急性临床综合征。急危重症的救治始终贯穿于急诊和危重病监护的过程中，包括现场生命支持，经转运至急诊科、手术室、重症监护室（ICU）的救治。

一、生命复苏

生命复苏不仅仅指心肺脑复苏，当然进行心肺脑复苏是最起码的先决条件，而是要以改善组织的微循环灌注、改善组织氧代谢为复苏的终极目标。我们可借鉴针对严重脓毒症、脓毒性休克早期达标的治疗方法，提出可循的方法、明确的目标来提高复苏的有效性。

二、器官功能支持

如主动脉球囊反搏、机械通气、血液净化等手段的应用，使患者渡过最重要脏器功能衰竭阶段，以期获得进一步抢救的机会。

三、感染的控制

由感染引起的需积极控制感染，但滥用抗生素又会导致细菌耐药，增加院内感染的机会，所以积极、合理地使用抗生素，可有效控制各种感染，减少 MODS 的发生，提高患者生存率。

四、代谢支持

重视急危重症患者的应激状态，避免过度营养对临床预后的负面影响，重视免疫营养的必要性，使危重患者的治疗策略由营养支持向代谢支持和代谢治疗转变。

五、中医参与

（1）应用中成药参与抢救，如参附注射液、清开灵注射液、参麦注射液、安宫牛黄丸、紫雪丹等，皆为抢救良药，能在多种急危重症的抢救中发挥不可替代的作用。

（2）患者生命体征稳定后，在危急重症的治疗阶段应用中医辨证思维，合理使用中草药汤剂及中成药，改善患者的机体状态，提高患者对于疾病打击的耐受力，为患者病情的改善甚至痊愈发挥重要作用。

（3）中医外治疗法，如针刺、艾灸、药物外敷等，可在危急重症的急救及治疗过程中全程发挥作用。

第二节 急危重症中西医诊疗规程

为了及时诊断与抢救急危重症患者，使其得到优先诊疗，保证医疗质量与医疗安全，特制订本规程。

（1）按照优先分检原则，以患者病情轻重为依据实施优先诊疗，及时抢救各类型急诊患者。

（2）对Ⅰ类（病情危重如呼吸心跳骤停、严重心律失常、重度创伤大出血等）、Ⅱ类（有潜在危及生命的可能如心脑血管意外、消化道出血等）患者实施优先诊疗。

（3）急诊值班实行首诊负责制。

（4）遇危重急症，值班医生、护士迅速将患者接入诊断室或抢救室，立即投入诊断抢救；坚持"先救治、再办理住院手续而后缴费"的原则，待病情趋稳后再补办有关手续。

（5）值班医生在接到120电话后，立即出车，到达现场简要询问病史（情），检查生命体征，根据患者病情做出相应处理后，将患者接回医院进一步抢救。

（6）危重患者在行必要的辅助检查时，应在给予有关紧急治疗等措施的同时进行，并由医生陪同。对辅助检查后肯定诊断或需行手术的患者，由医生决定可直接由医技科室处转往住院部，不必再回急诊科。途中由医护人员陪送并与有关科室做好病情交接。

（7）对需急诊抢救的患者，立即入急诊抢救室抢救，所需抢救药品使用抢救柜备用药品。

（8）对需要会诊的患者，电话通知有关科室值班医师来科会诊，受邀科室应在10分钟内到达急诊科。

（9）对需行辅助检查或住院的危重患者，值班护士应电话通知有关医技与临床科室，以使其提前准备，确保绿色通道畅通。

（10）急危重患者接诊后接诊医师应书写急诊病历，抢救患者应写抢救病历。因抢救未能及时书写抢救病历者，应在抢救结束后6小时内据实补记，并注明抢救时间和补记时间。

急危重症中西医诊疗流程图如下图3-1所示。

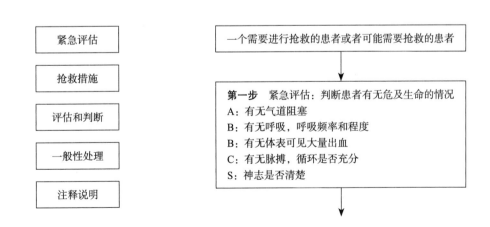

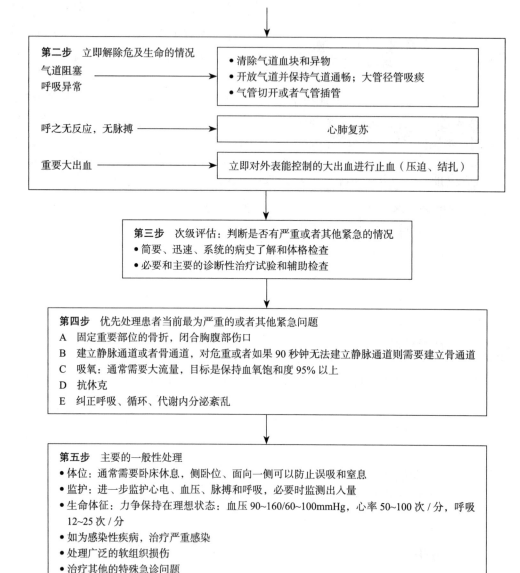

第二步 立即解除危及生命的情况

气道阻塞 ⟶ • 清除气道血块和异物
呼吸异常 • 开放气道并保持气道通畅；大管径管吸痰
• 气管切开或者气管插管

呼之无反应，无脉搏 ⟶ 心肺复苏

重要大出血 ⟶ 立即对外表能控制的大出血进行止血（压迫、结扎）

第三步 次级评估：判断是否有严重或者其他紧急的情况
• 简要、迅速、系统的病史了解和体格检查
• 必要和主要的诊断性治疗试验和辅助检查

第四步 优先处理患者当前最为严重的或者其他紧急问题
A 固定重要部位的骨折，闭合胸腹部伤口
B 建立静脉通道或者骨通道，对危重或者如果 90 秒钟无法建立静脉通道则需要建立骨通道
C 吸氧：通常需要大流量，目标是保持血氧饱和度 95% 以上
D 抗休克
E 纠正呼吸、循环、代谢内分泌紊乱

第五步 主要的一般性处理
• 体位：通常需要卧床休息，侧卧位、面向一侧可以防止误吸和窒息
• 监护：进一步监护心电、血压、脉搏和呼吸，必要时监测出入量
• 生命体征：力争保持在理想状态：血压 90~160/60~100mmHg，心率 50~100 次 / 分，呼吸
  12~25 次 / 分
• 如为感染性疾病，治疗严重感染
• 处理广泛的软组织损伤
• 治疗其他的特殊急诊问题

• 寻求完整、全面的资料（包括病史）
• 选择适当的进一步诊断性治疗试验和辅助检查以明确诊断
• 正确确定去向（例如，是否住院、去 ICU、留院短暂观察或回家）
• 完整记录、充分反映患者抢救、治疗和检查情况
• 尽可能满足患者的愿望和要求

图 3-1 急危重症中西医诊疗流程图

第四章 急救常用诊疗技术

第一节 动脉穿刺术

一、适应证

（1）危重患者 各类严重休克、心肺功能衰竭等的连续动脉血压监测。

（2）重大手术 如体外循环及冠脉介入术等其他心血管手术、低温麻醉、控制性降压、器官移植等的血流动力学监测。

（3）需反复抽取动脉血 术中需要反复抽取动脉血标本做血气分析及电解质测定等。

二、禁忌证

（1）穿刺部位皮肤破损、感染、溃疡，动脉痉挛或局部血栓形成。

（2）严重凝血功能障碍。

（3）患者兴奋、躁动、抗拒等不能配合操作。

三、操作方法

（一）穿刺途径

常用桡动脉、足背动脉、股动脉，其次是尺动脉、肱动脉。由于桡动脉部位表浅，侧支循环丰富，为首选。以下以桡动脉穿刺为例。

（二）桡动脉穿刺插管术

1. 患者准备

核对姓名，清洁穿刺部位皮肤。

2. 用物准备

动脉留置针，肝素盐水冲洗液，测压装置（包括三通开关、压力换能器和检测仪等）。

3. 操作步骤

（1）Allen 试验 术者用双手同时按压桡动脉和尺动脉；嘱患者反复用力握拳和张开手指 5~7 次至手掌变白；松开对尺动脉的压迫，观察手掌颜色变化。若手掌颜色 5 秒之内迅速变红或恢复正常，即 Allen 试验阴性，表明尺动脉和桡动脉间存在良好的侧支循环，可以行动脉穿刺；相反，若 5 秒手掌颜色仍为苍白，即 Allen 试验阳性，表明手掌侧支循环不良，禁做介入、动静脉内瘘等手术。

（2）体位 患者平卧，上肢外展，掌侧朝上，腕背部垫一小枕。

（3）定位 腕部桡动脉在桡侧屈腕肌腱和桡骨下端之间纵沟中，桡骨茎突上下均可摸到搏动，通常选取动脉搏动最明显处远端约 0.5cm 为穿刺点。

（4）穿刺方法 术中左手手指摸准动脉的部位和走向，选好进针点。具体可选择直接穿刺法、穿透法。

①直接穿刺法：用 20G 动脉留置针进行动脉穿刺。针尖指向与血流方向相反，针体与皮肤夹角根据患者胖瘦不同而异，一般为 15°~30°，对准动脉缓慢进针。当发现针芯有回血时，再向前推进 1~2mm，固定针芯而向前推送外套管，后撤出针芯，这时套管尾部应向外喷血，说明穿刺成功。

②穿透法：进针点、进针方向和角度同上。当见有回血时再向前推进 5mm 左右，后撤针芯，将套管缓慢后退，当出现喷血时停止退针，并立即将套管向前推进，送入无阻力并且喷血说明穿刺成功。

（5）电子测压方法 需压力装置、冲

洗控制开关、压力传感器、管道及监测仪。穿刺前需将监测装置以无菌方法连接、排气，并要熟悉监测仪性能和操作程序，按步骤调节零点，穿刺成功后将测压管与套管针连接，即可在屏幕上出现压力波形与数据。

四、注意事项

（1）血栓形成、动脉栓塞的预防方法

① Allen 试验阳性及动脉有病变者应避免桡动脉穿刺插管。

②注意无菌操作。

③尽量减轻动脉损伤。

④排尽空气。

⑤发现血块应抽出，不可注入。

⑥末梢循环不良时应更换穿刺部位。

⑦固定好导管位置，避免移动。

⑧经常用肝素盐水冲洗。

⑨发现血栓形成和远端肢体缺血时，必须立即拔除测压导管，必要时可手术探查取出血块，挽救肢体。

（2）持续冲洗装置可减少栓塞的机会。

（3）若局部出血和血肿形成，可于穿刺置管成功后局部压迫止血 3~5 分钟。

（4）为防止局部感染，一般保留 3~4 天后拔除测压套管，术后发现局部有炎症表现时及时拔除。

第二节 深静脉穿刺术

一、适应证

（1）严重创伤、休克以及急性循环衰竭等危重患者的抢救。

（2）需长期输液或静脉药物治疗而周围静脉已无法利用者。

（3）需经深静脉进行全肠外营养治疗者。

（4）监测中心静脉压。

二、禁忌证

（1）穿刺点附近皮肤局部感染。

（2）穿刺静脉局部血栓形成。

（3）凝血功能障碍，但非绝对禁忌证。

三、操作方法

（一）物品准备

中心静脉穿刺包（含 5ml 注射器、10ml 注射器、穿刺针、孔巾、导管、导丝、扩皮器、缝合针、缝线），肝素盐水，无菌透明敷贴。

（二）插管途径

可选择锁骨下静脉、颈内静脉、股静脉等。

（三）操作步骤

1. 锁骨下静脉穿刺

（1）经锁骨上穿刺法　患者肩部抬高，头尽量转向对侧（一般选用右侧颈部进针），并暴露锁骨上窝。常规消毒皮肤，铺消毒巾。消毒、铺巾、局麻后以胸锁乳突肌锁骨头的外侧缘、锁骨上约 1cm 处为进针点。针杆与锁骨或矢状面（中线）呈 45° 角，在冠状面针杆保持水平或略向前偏 15°，指向胸锁关节。通常进针 1.5~2cm 即可进入静脉。进针过程中针尖在胸锁乳突肌锁骨头的深部肌膜中，不易损伤锁骨下动脉与胸膜，成功率高。

（2）经锁骨下穿刺法　体位及准备同上。取锁骨中点锁骨下 1cm 为穿刺点，一般多选用右侧。消毒、铺巾、局麻后，在选定穿刺点处进针，用细针试穿，针尖指向头部方向，贴近胸壁，与胸壁平面呈 15°，以穿过锁骨与第 1 肋骨的间隙为准，成功后即拔出试探针。换深静脉穿刺针，沿试穿路径穿刺进入锁骨下静脉。针尖进入静脉时常有突破感，回抽血畅，置入导管，连接输液装置，固定。

2. 颈内静脉穿刺

（1）患者头低 15°~20°，肩背垫高，头转向对侧（一般选用右颈进针），使颈伸展。

（2）消毒、铺巾后，触摸胸锁乳突肌的胸骨头和锁骨头以及与锁骨所形成的三角，确认三角形的顶部作为皮肤定点，并做皮下浸润麻醉。

（3）试穿　针杆与中线平行，与皮肤呈 30°~40° 角进针，在进针过程中保持注射器内轻度持续负压，以及时确认针尖已进入静脉，成功即拔出试探针。

（4）进针点皮肤用尖刀戳一小口达皮下。

（5）将连接注射器的外套管穿刺针沿前试探途径穿刺，一手持针杆，另一手持注射器并保持适当的负压，徐徐进针，当针尖进入静脉时常有突破感，回抽血流畅通。

（6）继续进针 2~3mm，确保外套管进入静脉腔，固定内针，捻转推进外套管。

（7）拔除内针，外套管针座连输液器。缝线固定针座。

3. 股静脉穿刺

（1）患者仰卧，将大腿外展，与身体长轴成 45°。

（2）消毒铺巾，局部麻醉。

（3）取腹股沟韧带下 2~3cm 股动脉内侧，进针点皮肤用尖刀戳一小口达皮下。

（4）将连接注射器的外套管穿刺针经皮肤并与皮肤成 30°~45°，注射器保持适当负压，徐徐进针，当针尖进入静脉常有突破感，回抽血流通畅。

（5）继续进针 2~3mm，确保外套管进入静脉腔，固定内针，推进外套管。

（6）拔除内针，外套管针座连输液器。缝线固定针座。

四、注意事项

（1）严重高血压（收缩压＞180mmHg）、呼吸衰竭、严重胸部创伤等情况应禁忌或慎用此术。

（2）严守无菌操作流程。

（3）如达到一定深度（5~7cm）未见回血，应边回吸边退针，至皮下调整方向再行穿刺。禁止反复深刺或反复以粗针试穿以防颈内静脉撕裂及气胸等意外。

（4）导管留置时间一般以不超过 6~8 周为宜。

第三节　电复律

一、适应证

1. 紧急适应证

（1）心室颤动及扑动　非同步电复律。

（2）无脉性室性心动过速。

2. 选择性适应证

均用同步电复律。

（1）心房纤颤。

（2）心房扑动。

（3）阵发性室上性心动过速、兴奋迷走神经措施及药物治疗无效者。

（4）预激综合征伴心动过速。

（5）心电图一时难以辨明的快速异位心律、病情危重者。

二、禁忌证

（1）洋地黄过量。

（2）电解质紊乱，特别是低钾血症。

（3）伴有病态窦房结综合征或高度房室传导阻滞者。

（4）3 个月内有栓塞史者。

（5）甲亢引起的心律失常，原发病尚未控制或伴有急性感染。

三、操作方法

以下以室颤、非同步电复律为例。

1. 除颤波形和能量选择

除颤仪释放的能量应是除颤仪能够提供的最高能量，能量和电流过低则无法终止心律失常。目前除颤仪包括单相波和双相波两类除颤波形，不同的波形对能量的需求有所不同，单相波形电除颤电击能量为360J，双相波形电除颤电击能量为200J。

2. 电极板的位置

一块电极板放在胸骨右缘锁骨下方，另一块放在左锁骨中线第5肋间外侧0.5cm（心尖部）。这种方式迅速便利，适用于紧急电击除颤。两块电极板之间的距离不应 < 10cm。

3. 效果评价

成功的电除颤是指电击后5秒钟内无室颤，这一定义被认为是除颤成功的标准之一。电击后瞬间心搏停止或无室颤电活动均可称为除颤成功，因为室颤已被终止。但临床上，在除颤前后应持续进行高质量胸外按压，并保证心跳暂停时间小于10秒钟，除颤后应当继续进行高质量的胸外按压，持续5个循环后方可再次除颤。

四、注意事项

（1）擦干胸壁皮肤，整理患者衣物，协助取舒适卧位，密切观察并及时记录生命体征变化。

（2）整理用物。

第四节　气管插管术

一、适应证

（1）各种呼吸功能不全而导致严重低氧血症或高碳酸血症，需较长时间进行人工加压给氧或辅助呼吸而暂不考虑进行气

管切开者。

（2）呼吸、心搏骤停而进行心肺脑复苏者。

（3）昏迷或神志不清而胃内容物反流，随时有误吸危险者。

（4）呼吸道内分泌物不能自行咳出，需气管内吸引者。

（5）需建立人工气道而行全身气管内麻醉的各种手术患者。

（6）颌面部、颈部等部位大手术，呼吸道难以保持通畅者。

二、禁忌证

经口气管插管无绝对禁忌证，但患者存在以下情况时，可能导致插管困难或有引起上呼吸道阻塞和脊髓严重损伤的可能，应慎重操作或建立其他人工气道。

（1）喉头水肿、急性喉炎、喉头黏膜下血肿。

（2）咽喉部烧伤、肿瘤或异物残留者。

（3）主动脉瘤压迫气管者。

（4）下呼吸道分泌物潴留所致呼吸困难，难以经插管内清除者，应考虑气管切开。

（5）颈椎骨折或脱位者。

三、操作方法

1. 准备工作

（1）进行气管插管前最好先了解患者凝血功能状况和药物过敏史，除紧急插管外，气管插管前必须确认患者静脉通路畅通无阻以应急救之需，并向患者或家属详细解释插管的必要性、并发症等相关事项。

（2）给患者充分供氧，尽可能加大吸氧量，提高血氧分压，以防止插管过程中缺氧导致呼吸、心跳骤停。可将氧源与人工简易呼吸囊、面罩等相连接，加压给氧。

（3）器具准备　喉镜、带充气套囊的气管导管、衔接管、导管管芯、牙垫、喷

雾器、开口器、10ml 注射器、胶布和固定带、吸引装置、无菌石蜡油。

（4）气管导管的选择必须参考患者身高、性别、插管途径、鼻腔大小、留置导管时间长短等因素。一般 2~12 岁儿童选择内径编号（mm）=4.5+（岁数/4）的导管，成年女性选择内径 7.0~7.5mm 的导管，男性选择内径 7.5~8.0mm 的导管。导管的阻力与其内径和长度密切相关，建立人工气道后，气道阻力将增加 16 倍以上，因此应尽可能选择大口径的导管来减少阻力。一般成年人经鼻插管选用内径 7.0mm 的气管导管为宜，经口插管可选内径较大的气管导管。

（5）药物准备　准备利多卡因、麻黄素、肾上腺素、镇静药、静脉麻醉药物和肌肉松弛药。如患者有躁动等情况影响气管插管操作时，可以在实施插管前适当应用镇静药物。

2. 操作步骤

在实施气管插管之前，应该根据危重症患者的情况，首先确定插管途径是经口气管插管还是经鼻气管插管。一般来说，如果患者是清醒的，或者估计上机后很快清醒者（如慢性阻塞性肺疾病呼吸衰竭的患者），或估计气管导管需停留较长时间者，如果有条件最好行经鼻气管插管为佳。临床检查如发现患者有上切齿突出、颈短而粗、下颌退缩（即小颌关节综合征）、最大张口时上下切齿距离小于 3cm 等情况，均易造成喉镜置入及气管插管困难。此外，颞颌关节或颈椎固定使声门显露困难，经口插管亦不易成功。故患者如有上述情况，应该考虑采用经纤维支气管镜引导经鼻气管插管，此插管途径不但成功率高，固定容易，而且可同时清除气道内分泌物，减少并发症。以下以经口气管插管为例。

（1）体位　患者仰卧，用软枕将患者头位垫高，使口、咽、喉三点连成一直线。

（2）术者位于患者头端，用右手推患者前额，使头部在寰枕关节处极度后伸。如未张口，应用右手推下颌并用食指拨开下唇，避免喉镜置入时下唇被卷入挤伤。

（3）置入喉镜　术者左手持喉镜，自患者右侧口角置入，将舌体推向左侧，再把镜片移至正中，见到腭垂。沿舌背弧度将镜片再稍向前置入咽部，即可见到会厌。

（4）如用直喉镜片，将其置于会厌的喉面挑起会厌，以显露声门；如用弯喉镜片，只需将其远端伸入舌根与会厌咽面间的会厌谷，再上提喉镜，使会厌向上翘起，紧贴镜片而显露声门。

（5）右手以握笔状持导管从右侧弧形斜插口中，将导管前端对准声门后，轻柔地插入气管内，拔出导管管芯。

（6）继续送入气管导管，至合适深度，置牙垫于磨牙间，退出喉镜，用胶布将气管导管和牙垫妥善固定。

（7）导管接呼吸机，套囊内充气，同时听两侧呼吸音是否对称，再次确认导管插入气管内。

（8）置入深度　12+ 年龄置入深度为（y）/2，14 岁接近成人。成人男性 22~24cm，女性 20~22cm。

四、注意事项

（1）应按置管的目的和患者的不同选择插管方法，若需较长时间置管可选经鼻插管，而手术麻醉一般选口插管。

（2）对鼻插管者，应先检查鼻腔是否有中隔歪曲异常等，选择通气良好侧鼻孔进行操作。

（3）操作喉镜时，不应以门牙为支持点，以防门牙脱落。

（4）对颈短、喉结过高、体胖而难以暴露声门者，可借助手按压喉结，将肩垫高以便清楚暴露声门。

（5）插管时，喉头声门应充分暴露，

动作要轻柔、准确而迅速，以防损伤组织，尽量减少患者的缺氧时间，以免发生心肺骤停或迷走反射亢进等并发症而产生不良后果。

（6）插管后应检查两肺呼吸音是否对称，以确保导管位置正确，防止过深或过浅。

（7）注意调整气囊压力，避免压力过高引起气管黏膜损伤，同时压力又不能过低，以防气囊与气管之间出现间隙，不需对气囊进行定期放气或充气。

（8）经口插管留置时间一般不超过1周，经鼻插管不超过2周。

（9）拔除气管导管时，应注意发生喉头水肿的可能，须采取必要的防范措施。

（10）拔管后应观察患者发音情况，必要时给予适当的对症处理。若发现由于杓状关节脱位而导致的发音困难，应及时给予复位。

（11）护理要点　①气管插管要固定牢固并保持清洁，要随时观察固定情况和导管外露的长度。②注意插管后的各种护理，保持导管通畅。③湿化气道。④保持口、鼻腔清洁。

第五节　气管切开术

一、适应证

（1）喉阻塞　由喉部炎症、肿瘤、外伤、异物等引起的严重喉阻塞，呼吸困难较明显，而病因又不能很快解除时，应及时行气管切开术。喉邻近组织的病变，使咽腔、喉腔变窄发生呼吸困难者，根据具体情况亦可考虑行气管切开术。

（2）下呼吸道分泌物潴留　由各种原因引起的下呼吸道分泌物潴留（如重度颅脑损伤、呼吸道烧伤、严重胸部外伤、颅脑肿瘤、昏迷、神经系病变等），为了吸痰、保持气道通畅，可考虑气管切开。气管切开后，可及时、充分清除气道分泌物，改善肺泡气体交换。同时，术后吸入的空气不再经过咽、喉部，减少了呼吸道死腔，改善了肺部气体交换，也有利于肺功能的恢复。

（3）预防性气管切开　对于某些口腔、鼻咽、颌面、咽、喉部大手术，为了进行全麻，防止血液流入下呼吸道，保持术后呼吸道通畅，可施行气管切开（目前由于气管插管术的广泛应用，预防性气管切开已较以前减少）。有些破伤风患者容易发生喉痉挛，也须考虑预防性气管切开，以防发生窒息。

（4）取气管异物　气管异物经内窥镜下钳取未成功，估计再取有窒息危险，或无施行气管镜检查设备和技术者，可经气管切开途径取出异物。

（5）颈部外伤伴有咽喉或气管、颈段食管损伤者，对于损伤后立即出现呼吸困难者，应及时施行气管切开；无明显呼吸困难者，应严密观察，仔细检查，做好气管切开手术的一切准备。

二、禁忌证

无绝对禁忌证，明显出血倾向时慎用。

三、操作方法

（一）常规气管切开术

术前应做好充分准备，除准备手术器械外，并应备好氧气、吸引器、气管插管或气管镜，以及各种抢救药品。对于小儿，特别是婴幼儿，术前先行插管或置入气管镜，待呼吸困难缓解后，再行气管切开，更为安全。

（1）体位　一般取仰卧位，肩下垫一小枕，头后仰，使气管接近皮肤，暴露明显，以利于手术，助手坐于头侧，以固定头部，保持正中位。常规消毒，铺无菌巾。

（2）麻醉　采用局麻，沿颈前正中，上自甲状软骨下缘，下至胸骨上窝，以利多卡因浸润麻醉，对于昏迷、危重或窒息患者，若患者已无知觉也可不予麻醉。

（3）切口　多采用直切口，自甲状软骨下缘至接近胸骨上窝处，沿颈前正中线切开皮肤和皮下组织。

（4）分离气管前组织　用血管钳沿中线分离胸骨舌骨肌及胸骨甲状肌，暴露甲状腺峡部，若峡部过宽，可在其下缘稍加分离，用小钩将峡部向上牵引，必要时也可将峡部夹持切断缝扎，以便暴露气管。分离过程中，两个拉钩用力应均匀，使手术野始终保持在中线，并经常以手指探查环状软骨及气管是否保持在正中位置。

（5）切开气管　确定气管后，一般于第2~4气管环处，用尖刀片自下向上挑开2个气管环（切开4~5环者为低位气管切开术），刀尖勿插入过深，以免刺伤气管后壁和食管前壁，引起气管食管瘘。有人主张在气管前壁上切除部分软骨环，以防切口过小，放管时将气管壁压进气管内，造成气管狭窄。

（6）插入气管套管　以弯钳或气管切口扩张器，撑开气管切口，插入大小适合、带有管芯的气管套管，插入外管后，立即取出管芯，放入内管，吸净分泌物，并检查有无出血。

（7）创口处理　气管套管上的带子系于颈部，打成死结以牢固固定。切口一般不予缝合，以免引起皮下气肿。最后用一块开口纱布垫于伤口与套管之间。

（二）环甲膜切开术

对于病情危急、需立即抢救者，可先行环甲膜切开手术，待呼吸困难缓解后，再行常规气管切开术。环甲膜切开术的手术要点如下。

（1）于甲状软骨和环状软骨间做一长2~4cm的横行皮肤切口，于接近环状软骨处切开环甲膜，以弯血管钳扩大切口，插入气管套管或橡胶管或塑料管，并妥善固定。

（2）手术时应避免损伤环状软骨，以免术后引起喉狭窄。

（3）环甲膜切开术后的插管时间，一般不应超过24小时。

（4）对情况十分紧急者，也可用粗针头经环甲膜直接刺入声门下区，亦可暂时减轻喉阻塞症状。穿刺深度要掌握恰当，防止刺入气管后壁。

（三）术后处理

（1）床边设备　应备有氧气、吸引器、气管切开器械、导尿管及急救药品，以及另一副同号气管套管。

（2）保持套管通畅　应经常吸痰，每日定时清洗内管，煮沸消毒数次。术后1周内不宜更换外管，以免因气管前软组织尚未形成窦道，使插管困难而造成意外。

（3）保持下呼吸道通畅，加强气道湿化。

（4）防止伤口感染　由于痰液污染，术后伤口易于感染，故至少每日换药1次。如已发生感染，可酌情给以抗生素。

（5）防止套管脱出　要经常注意套管是否在气管内，若套管脱出，又未及时发现，可引起窒息。套管太短，固定带子过松，气管切口过低，颈部肿胀或开口纱布过厚等，均可导致外管脱出。

（6）拔管　待喉阻塞或下呼吸道分泌物解除，全身情况好转后，即可考虑拔管。拔管前先抽空套管气囊，堵管24~48小时，如呼吸平稳，发声好，咳嗽排痰有力，可将套管拔除。创口一般不必缝合，只需用蝶形胶布拉拢创缘，数天可自行愈合。长期带管者，由于切开部位上皮长入瘘孔内与气管黏膜愈合，形成瘘道，故应行瘘孔修补术。

四、气管切开术并发症

（1）皮下气肿　是术后最常见的并发症，与气管前软组织分离过多、气管切口外短内长或皮肤切口缝合过紧有关。自气管套管周围逸出的气体可沿切口进入皮下组织间隙，沿皮下组织蔓延，气肿可达头面、胸腹，但一般多限于颈部。大多数于数日后可自行吸收，不需做特殊处理。

（2）气胸及纵隔气肿　在暴露气管时，向下分离过多、过深，损伤胸膜后，可引起气胸。右侧胸膜顶位置较高，儿童尤甚，故损伤机会较左侧多。轻者无明显症状，严重者可引起窒息。如发现患者气管切开后，呼吸困难缓解或消失，而不久再次出现呼吸困难时，则应考虑气胸，X线摄片可确诊。此时应行胸膜腔穿刺，抽出气体，严重者可行闭式引流术。

手术中过多分离气管前筋膜，气体沿气管前筋膜进入纵隔，形成纵隔气肿。对纵隔积气较多者，可于胸骨上方沿气管前壁向下分离，使空气向上逸出。

（3）出血　术中伤口少量出血，可经压迫止血或填入明胶海绵压迫止血，若出血较多，可能有血管损伤，应检查伤口，结扎出血点。

（4）拔管困难　手术时，若切开部位过高，损伤环状软骨，术后可引起声门下狭窄。气管切口太小，置入气管套管时将管壁压入气管，术后感染，肉芽组织增生，均可造成气管狭窄，造成拔管困难。此外，插入的气管套管型号偏大，亦不能顺利拔管。有个别带管时间较长的患者，当堵管时可能自觉呼吸不畅，应逐步更换小号套管，最后堵管无呼吸困难时再行拔管。对拔管困难者，应认真分析原因，行X线摄

片或电子计算机断层扫描（CT）检查或直达喉镜、气管镜或纤维气管镜检查，根据不同原因，酌情处理。

（5）气管食管瘘　少见。在喉源性呼吸困难时，由于气管内呈负压状态，气管后壁及食管前壁向气管腔内突出，切开气管前壁时可损伤后壁。较小的、时间不长的瘘孔，有时可自行愈合，瘘口较大或时间较长、上皮已长入瘘口者，只能手术修补。

第六节　机械通气术

一、危重症患者人工气道的建立

具体内容参见本章第四节和第五节。

二、人工气道的管理

（1）对机械通气的患者应通过各种指标来及时评估气道内是否有分泌物集聚，并通过正确方式的气道吸引确保分泌物充分引流。

（2）有人工气道的患者应常规进行气囊压力监测。

（3）有人工气道的患者条件允许时应进行持续声门下吸引。

（4）机械通气时应在管路中常规应用气道湿化装置，但不推荐在吸痰前常规进行气道内生理盐水湿化。

（5）机械通气患者无须定期更换呼吸回路，若有污染应及时更换，管路中冷凝水应及时清除。

三、机械通气的目的和应用指征

（一）目的

机械通气可纠正急性呼吸性酸中毒、低氧血症，缓解呼吸肌疲劳，防止肺不张，为使用镇静和肌松剂保驾，稳定胸壁。

（二）应用指征

适用于脑部外伤、感染、脑血管意外及中毒等所致中枢性呼吸衰竭；支气管、肺部疾患所致周围性呼吸衰竭；呼吸肌无力或麻痹状态；胸部外伤或肺部、心脏手术；心肺复苏等。

（1）具体应用指征　经积极治疗后病情恶化；意识障碍；呼吸形式严重异常，如呼吸频率 > 35~40 次 / 分或 < 6~8 次 / 分，或呼吸节律异常，或自主呼吸微弱或消失；血气分析提示严重通气和（或）氧合障碍，$PaO_2 < 50mmHg$，尤其是充分氧疗后仍 < $50mmHg$；$PaCO_2$ 进行性升高，pH 动态下降。

（2）相对禁忌证　在出现致命性通气和氧合障碍时，机械通气无绝对禁忌证。相对禁忌证有气胸及纵隔气肿未行引流者，肺大疱和肺囊肿，低血容量性休克未补充血容量者，严重肺出血，气管食管瘘，严重活动性肺结核。

（3）注意事项　严重呼吸功能障碍时应及时实施机械通气，在应用机械通气之前应充分考虑患者的基础疾病、治疗效果、预后和撤机的可能性。

（三）无创通气

具有呼吸功能不全的表现，并且无使用无创通气（NPPV）的禁忌证均可试用NPPV。指南推荐 NPPV 可作为慢性阻塞性肺疾病急性加重期（AECOPD）和急性心源性肺水肿患者的一线治疗手段。对于合并免疫抑制的呼吸衰竭患者，可首先试用NPPV。注意应用 NPPV1~2 小时病情不能改善应转为有创通气。

（1）应用 NPPV 的禁忌证　意识障碍，呼吸微弱或停止，无力排痰，严重的脏器功能不全（上消化道大出血、血流动力学不稳定等），未经引流的气胸或纵隔气肿，严重腹胀，上气道或颌面部损伤 / 术后 / 畸形，不能配合 NPPV 或面罩不适等。

（2）通气模式与参数调节　持续气道正压（CPAP）和双水平正压通气（BiPAP）是最为常用的两种通气模式，以后者最为常用。吸气相压力（IPAP）/ 呼气相压力（EPAP）均从较低水平开始，待患者耐受后再逐渐上调，直到达到满意的通气和氧合水平，或调至患者可能耐受的最高水平。

四、机械通气的基本模式

（一）分类

1. 根据吸气向呼气的切换方式不同分类

根据吸气向呼气的切换方式不同，可分为定容型通气和定压型通气。

（1）定容型通气　常见的定容通气模式有容量控制通气（VCV）、容量辅助 – 控制通气（V-ACV）、间歇指令通气（IMV）和同步间歇指令通气（SIMV）等。

（2）定压型通气　常见的定压型通气模式有压力控制通气（PCV）、压力辅助控制通气（P-ACV）、压力控制 – 同步间歇指令通气（PC-SIMV）、压力支持通气（PSV）等。

2. 根据开始吸气的机制分类

根据开始吸气的机制，分为控制通气和辅助通气。

（1）控制通气（Controlled Ventilation, CV）　呼吸机完全代替患者的自主呼吸，呼吸频率、潮气量、吸呼比、吸气流速完全由呼吸机控制，呼吸机提供全部的呼吸功。

（2）辅助通气（Assisted Ventilation, AV）　依靠患者的吸气努力触发或开启呼吸机吸气活瓣实现通气。

（二）常见模式

1. 辅助控制通气

辅助控制通气（Assist–Control ventilation, ACV）是辅助通气（AV）和控制通气（CV）

两种通气模式的结合。

参数设置如下。

容量切换 A-C：触发敏感度、潮气量、通气频率、吸气流速 / 流速波形。

压力切换 A-C：触发敏感度、压力水平、吸气时间、通气频率。

2. 同步间歇指令通气

参数设置：潮气量、流速 / 吸气时间、控制频率、触发敏感度，当压力控制 SIMV 时需设置压力水平及吸气时间。

3. 压力支持通气

参数设置：压力、触发敏感度，有些呼吸机有压力上升速度、呼气敏感度（ESENS）。

4. 持续气道正压

参数设置：仅需设定 CPAP 水平。

5. 双水平气道正压通气

参数设置：高压水平（Phigh）、低压水平（Plow）即呼气终末正压（PEEP）、高压时间（Tinsp）、呼吸频率、触发敏感度。

（三）机械通气参数的调整（结合血流动力学与通气、氧合监护）

1. 潮气量的设定

容控模式下，潮气量通常依据体重选择 8~10ml/kg，避免平台压高于 30~35cmO_2。压控模式下，能否达到需要的目标潮气量，最终应根据血气分析进行调整。

2. 呼吸频率的设定

呼吸频率的选择根据通气模式、死腔 / 潮气量比、代谢率、目标 PaCO_2 水平及自主呼吸强度等决定，成人通常设定为 12~20 次 / 分。

3. 流速调节

成人常用的流速设置在 40~60L/min 之间。流速波形在临床常用减速波或方波。

4. 吸气时间 / 呼吸比设置

自主呼吸患者通常设置吸气时间为 0.8~1.2 秒或吸呼比（I：E）为 1：（1.5~2）；控制通气患者，为抬高平均气道压，改善

氧合，可适当延长吸气时间及吸呼比。

5. 触发灵敏度调节

一般情况下，压力触发常为 -0.5~-1.5cmO_2，流速触发常为 2~5L/min。

6. 吸入氧浓度（FiO_2）

机械通气初始阶段，可给高吸入氧浓度（FiO_2），即 100%，以迅速纠正严重缺氧，后依据目标 PaO_2、PEEP 水平、平均动脉压（MAP）水平和血流动力学状态，酌情降低 FiO_2 至 50% 以下，并设法维持动脉血氧饱和度（SaO_2）> 90%。

7. PEEP 的设定

设置 PEEP 的作用是使萎陷的肺泡复张，增加平均气道压，改善氧合，减少回心血量，减少左室后负荷，克服内源性 PEEP（PEEPi）引起呼吸功的增加。

五、机械通气的并发症

机械通气是重要的生命支持手段之一，但机械通气也会带来一些并发症，甚至是致命的并发症。

1. 人工气道相关的并发症

人工气道是将导管直接插入或经上呼吸道插入气管所建立的气体通道。临床上常用的人工气道是气管插管和气管切开管。

（1）导管易位、插管过深或固定不佳，均可使导管进入支气管，或是导管脱出。

（2）气道损伤包括声门和声带损伤、声带功能异常、气管黏膜缺血坏死等。

（3）人工气道梗阻导致气道梗阻的常见原因包括导管扭曲、气囊疝出而嵌顿导管远端开口、痰栓或异物阻塞管道、管道坍塌、管道远端开口嵌顿于隆突、气管侧壁或支气管。对于人工气道梗阻首先在于防患于未然。一旦发生气道梗阻，应采取调整人工气道位置、气囊气体抽出、试验性插入吸痰管等措施，必要时应立即拔除气管插管或行气管切开管，然后重新建立

人工气道。

（4）气道出血常见原因包括气道抽吸、气道腐蚀等。一旦出现气道出血，应针对原因及时处理。

（5）气管切开的常见并发症　早期并发症包括出血、气胸、空气栓塞、皮下气肿和纵隔气肿；后期并发症主要包括切口感染、气管切开后期出血、气道梗阻、吞咽困难、气管食道瘘、气管软化等。

2. 正压通气相关的并发症

（1）呼吸机相关肺损伤　包括气压伤、容积伤、萎陷伤和生物伤。

（2）呼吸机相关肺炎　呼吸机相关肺炎是指机械通气48小时后发生的院内获得性肺炎。一般认为高龄、高急性生理与慢性健康评分Ⅱ（APACHE Ⅱ）评分、急慢性肺部疾病、格拉斯哥昏迷指数（GCS）评分 < 9分、长时间机械通气、误吸、过度镇静、平卧位等均为呼吸机相关肺炎的高危因素。因此，机械通气患者如果没有体位改变的禁忌证，应予半卧位，避免镇静时间过长和程度过深，避免误吸，尽早脱机，以减少呼吸机相关肺炎的发生。

（3）氧中毒　氧中毒即长时间吸入高浓度氧导致的肺损伤。当患者病情严重必须吸高浓度氧时，应避免长时间吸入，尽量不超过60%。

（4）呼吸机相关的膈肌功能不全　脱机困难的原因很多，其中呼吸肌无力和疲劳是重要的原因之一。机械通气患者尽可能保留自主呼吸，加强呼吸肌锻炼，以增加肌肉的强度和耐力，同时加强营养支持，可以增强或改善呼吸肌功能。

3. 机械通气对肺外器官功能的影响

（1）对心血管系统的影响　常见的有低血压、休克、心律失常等。

（2）对其他脏器功能的影响　可有肾功能不全、消化系统功能不全及精神障碍等。

（3）镇静与肌松相关的并发症　脱机困难及呼吸机相关性肺炎增加等，按需使用镇静剂时，应用镇静方案及评价镇静效果。不常规推荐使用肌松剂。

六、呼吸机撤离

机械通气的撤离过程是一个重要的临床问题，当患者机械通气的病因好转后，应尽快开始脱机。具体而言，对于对机械通气大于24小时不能脱机的患者，应尽快寻找原因。通过筛查试验的患者，应进行自主呼吸试验（SBT）。对通过SBT的患者应评估气道开放程度和保护能力。未通过SBT的患者，应采用不导致呼吸肌疲劳的机械通气方式，并查找SBT失败的原因。原因纠正后，SBT应每24小时进行一次。

对于术后患者应使用镇痛、镇静治疗方案和计划性呼吸机撤离方案。长期机械通气患者应采用逐步降低机械通气水平和逐步延长自主呼吸时间的脱机策略。

第七节　心包穿刺术

一、适应证

（1）大量心包积液出现心脏压塞症状者，穿刺抽液以减轻压塞症状。

（2）穿刺抽液化验以确定积液的性质及病因，协助诊断。

（3）心包腔内注射给药治疗。

二、禁忌证

（1）患出血性疾病、正在接受抗凝治疗、有出血倾向或严重血小板减少症患者。

（2）心包腔少量积液、积血，或伴心脏扩大，估计穿刺时可能刺伤心脏者。

（3）拟穿刺部位有感染者。

（4）患者烦躁，不能配合手术操作者。

三、操作方法

（一）物品准备

2% 利多卡因及各种抢救药品，无菌心包穿刺包，无菌手套，注射器（5ml、50ml），常规消毒治疗盘，洞巾，试管，血管钳等。

（二）术前准备

术前应在超声心动图或胸部 X 线检查下估计积液量，确定部位、进针方向与深度。

（三）操作步骤

（1）患者取坐位或半卧位，增加渗出液向前下的淤积，暴露前胸、上腹部，以手术巾盖住面部，检查并记录血压和心率，嘱患者在术中勿剧烈咳嗽。

（2）心包穿刺点一般选在心脏浊音界处，并根据心脏彩超定位结果对比是否准确。穿刺点通常选在左侧第 5 肋间心浊音界内侧 1~2cm 处，也可以选在剑突与左肋弓缘夹角处。

（3）常规消毒局部皮肤，戴无菌手套，铺无菌洞巾，在穿刺点自皮肤至心包壁层用 2% 利多卡因进行局部浸润麻醉。

（4）将心包穿刺针的橡胶皮管用止血钳夹住尾端，在原麻醉点部位进针。在心尖部（左侧第 5 肋间心浊音界内侧 1~2cm 处）进针时，应使针头由下而上沿肋骨上缘向背部并稍向正中线缓慢刺入；在剑突下（剑突与左肋弓缘夹角处）进针时，应使穿刺针与腹壁成 30°~45° 角，向上、向后并稍向左侧刺入心包腔后下部。

（5）缓慢进针，待针尖抵抗感突然消失时，提示穿刺针已进入心包腔，若可体会到穿刺针有随心脏搏动的感觉，此时应稍退针，避免损伤心肌及冠脉。

（6）进入心包腔后，助手立即用止血钳夹住穿刺针的针体以固定深度，术者将注射器连接到针尾的橡皮管上，然后松开夹闭橡皮管的止血钳，缓慢抽出液体，准确记录抽液量，留标本送检。同时可用穿刺针给药。

（7）抽液完毕，拔出针头或套管，覆盖消毒纱布，压迫数分钟，并以胶布固定。

四、注意事项

（1）术前应向患者讲明穿刺的目的和必要性，消除患者紧张和焦虑的情绪，且嘱咐患者在手术过程中勿深呼吸或咳嗽。

（2）严格掌握心包穿刺的适应证和禁忌证，应由有经验的医师操作或指导，且在心电监护下进行，较为安全。

（3）穿刺过程中要密切观察患者生命体征和症状的变化。

（4）麻醉要充分，否则患者可因剧烈疼痛造成神经源性休克或者穿刺失败。

（5）抽液速度要慢，首次抽液量一般不宜过大，一般不超过 100ml，如因病情需要（如心包填塞严重），最多不应超过 200ml，以后可逐渐增加至 300~500ml。

（6）操作完毕后取下空针前应夹闭橡胶管，然后取下注射器，以防空气进入。

（7）抽液要遵循"见血即停"原则。当抽出液体有血时，注意观察血液是否凝固。若血液颜色污秽，3~5 分钟不凝，则是血性心包积液；若抽出的血颜色鲜红，且很快凝固，则提示可能损伤了心脏或者动脉，应立即停止抽吸，严密观察有无心脏压塞症状出现，并采取相应的抢救措施。

第八节　胸腔穿刺术

一、适应证

胸腔积液性质不明者，行诊断性穿刺；

大量胸水压迫，导致呼吸循环障碍者；结核性胸膜炎行化学疗法后中毒症状减轻但仍有较多积液者；脓胸、脓气胸患者；肺炎并发胸膜炎胸腔积液较多者；外伤性血气胸；脓胸或恶性胸水需胸腔内注入药物者。

二、禁忌证

病情危重、有严重出血倾向、大咯血、穿刺部位有炎症病灶、对麻醉药过敏者均忌胸腔穿刺。

三、操作方法

（一）物品准备

胸腔穿刺包1件，内有12号或16号带有乳胶管的胸腔穿刺针、小镊子、止血钳、5ml注射器及针头、50ml注射器、纱布、孔巾和换药碗，无菌试管数只（留送常规、生化、细菌、病理标本等，必要时加抗凝剂）。

（二）操作步骤

（1）患者反向坐于靠背椅上，双手臂平置于椅背上缘，头伏于前臂。重症患者可在病床上取斜坡卧位，病侧手上举，枕于头下，或伸过头顶，以张大肋间。

（2）穿刺部位宜取胸部叩诊实音处，一般在肩胛下角线第7~9肋间，或腋中线第5~6肋间穿刺。包裹性积液宜根据X线或超声检查所见决定穿刺部位。

（3）术者戴口罩和无菌手套，助手协助打开胸穿包，穿刺部位依常规消毒、铺巾，局部麻醉应逐层浸润达壁层胸膜。

（4）检查穿刺针是否通畅，如无阻塞将针尾乳胶管用止血钳夹紧。左手食指与中指固定穿刺处皮肤，右手将穿刺针沿下位肋骨之上缘垂直缓慢刺入，当穿过壁层胸膜时，针尖抵抗感突然消失，然后接注射器，放开钳子即可抽液。助手用止血钳协助固定穿刺针，并随时夹闭乳胶管，以防空气进入胸腔。

（5）抽液完毕，拔出穿刺针，盖以无菌纱布，胶布固定，嘱患者卧床休息。

四、注意事项

（1）术前应向患者阐明穿刺的目的和大致过程，以消除其顾虑，取得配合。

（2）穿刺针应沿肋骨上缘垂直进针，不可斜向上方，以免损伤肋骨下缘处的神经和血管。

（3）抽液不可过多过快，严防负压性肺水肿发生。以诊断为目的者抽液50~200ml，以减压为目的者，第一次不超过600ml，以后每次不超过1000ml。

（4）穿刺中患者应避免咳嗽及转动，必要时可事先服用可待因。术中如发生连续咳嗽或出现头晕、胸闷、面色苍白、出汗，甚至昏厥等胸膜反应，应立即停止抽液，拔出穿刺针，让患者平卧，必要时皮下注射1：1000肾上腺素0.3~0.5ml。

（5）需要向胸腔内注入药物时，抽液后接上备好盛有药液的注射器，将药液注入。

（6）严重肺气肿、广泛肺大疱者，或病变邻近心脏、大血管者以及胸腔积液量甚少者，胸腔穿刺宜慎重。

第九节　胸腔闭式引流术

一、适应证

急性脓胸、胸外伤、肺及其他胸腔手术后、气胸（尤其是张力性气胸）。

二、禁忌证

结核性脓胸。

三、操作方法

（一）物品准备

消毒用品，利多卡因，注射器，清洁盘，胸腔闭式引流包，水封瓶。

（二）操作步骤

（1）患者取半卧位。手术部位应依体征、X线胸片或超声检查确定，并在胸壁做标记，常规皮肤消毒，术者戴无菌手套，铺无菌巾，局麻。

（2）首先用注射器行胸膜腔穿刺，以确定最低引流位置。做皮肤切口，用直钳分开各肌层（必要时切开），最后分开肋间肌进入胸膜腔（壁层胸膜应注入足量局部麻醉剂），置入较大橡胶管。引流管伸入胸腔之长度一般不超过10~12cm，以缝线固定引流管于胸壁皮肤上，末端连接无菌水封瓶。

四、注意事项

（1）保持引流管通畅及不受压、扭转，逐日记录引流量及其性质和变化。

（2）每日帮助患者起坐及变换体位，使引流充分、通畅。

（3）如系急性脓胸，术中宜取分泌物做常规检验、细菌培养及药物敏感度试验。如为张力性气胸，可于病侧锁骨中线第2前肋间、腋前线或腋中线的第4或第5肋间处置管。

（4）定期摄胸部X光片，了解肺膨胀和胸膜腔积液情况。

第十节 腹腔穿刺术

一、适应证

（1）腹腔积液性质不明者。

（2）大量腹水引起呼吸困难或腹部胀痛不适者。

（3）需要腹腔内注射给药者。

二、禁忌证

（1）病情危重，生命体征不稳定。

（2）有严重出血倾向。

（3）穿刺部位有炎症病灶。

（4）对麻醉药过敏。

三、操作方法

（一）物品准备

腹腔穿刺包1件，内有8号或9号带有乳胶管的腹腔穿刺针、小镊子、止血钳、5ml注射器及针头、50ml注射器、纱布、孔巾和换药碗，无菌试管数只（留送常规、生化、细菌、病理标本等，必要时加抗凝剂）。

（二）操作步骤

穿刺前嘱患者排空尿液，以免穿刺时损伤膀胱。

依积液多少和病情，可取坐位、半坐位、左侧卧位或仰卧位，确保患者体位舒适，必要时可于腹上部扎一宽平带或多头带。

选择适宜的穿刺点：①脐与左髂前上棘连线的中外1/3相交点，此处不易损伤腹壁动脉。②侧卧位穿刺点在脐的水平线与腋前线或腋中线交叉处，此部位较安全，常用于诊断性穿刺。③脐与耻骨联合连线的中点上方1cm，稍偏左或偏右1~1.5cm处，此穿刺点处无重要器官且易愈合。少量或包裹性腹水，常需B超引导下行定位穿刺。

穿刺处常规消毒，戴手套及铺洞巾，自皮肤至腹膜壁层行局部麻醉。术者用左手固定穿刺部位皮肤，右手持针经麻醉处垂直刺入腹腔，待感到针锋抵抗感突然消失时，表示针头已经穿过腹膜壁层即可抽取腹水，并将抽出液放入消毒试管中以备送检。行诊断性穿刺时，可直接用无菌的20ml或50ml注射器和7号针头进行穿刺。抽取标本后迅速拔针，覆盖无菌纱布，胶布固定。

需放腹水时，用一粗针头（8号或9号），针尾连一长胶管及水瓶，针头上穿过两块无菌纱布，缓慢刺入腹腔，腹水经胶管流入水封瓶中，将套入针头的纱布及针头用胶布固定于腹壁上。胶管上可再夹输液夹子，以调整放液速度。腹水不断流出后，将腹上部的宽布带或多头带逐步收紧，以防腹内压骤降而发生休克。放液完毕，覆盖纱布，胶布固定，用多头带包扎腹部。

四、注意事项

肝性脑病前期禁忌放液，粘连性结核性腹膜炎、卵巢肿瘤、包虫病、动脉瘤、晚期妊娠、严重出血倾向（血小板计数＜$50×10^9$/L）等为本检查禁忌证。

术中应随时询问患者有无头晕、恶心、心悸等症状，并密切观察患者呼吸、脉搏及面色改变等。如以上症状明显时应立即停止穿刺，使患者卧床休息，必要时可注射高渗葡萄糖。

放腹水时如遇流出不畅，针头应稍移动或变换体位。放液不可过快、过多，初次放液不可超过3000ml，但肝硬化患者在补充输注大量白蛋白的基础上，一般放腹水1000ml补充白蛋白6~8g，也可以大量放液，可于1~2小时内排4000~6000ml，甚至放尽。血性腹水不宜放液。放液前后均应测量腹围及复查腹部体征等，以便观察病情变化。

大量腹水者，为防止腹腔穿刺后腹水渗漏，在穿刺时注意勿使皮肤至腹膜壁层位于同一条直线上，方法是当针尖通过皮肤到达皮下后，稍向周围移动一下穿刺针尖，然后再向腹腔刺入，以使拔针后皮肤针孔与腹肌针孔错开，防止腹水外溢。如穿刺孔处有腹水溢出时，可用蝶形胶布或火棉胶粘贴。

第十一节　腰椎穿刺术

一、适应证

（1）中枢神经系统炎症性疾病，包括化脓性脑膜炎、结核性脑膜炎、病毒性脑膜炎、霉菌性脑膜炎、乙型脑炎等的诊断与鉴别诊断。

（2）脑血管意外，包括脑出血、脑梗死、蛛网膜下腔出血等的诊断与鉴别诊断。

（3）肿瘤性疾病的诊断与治疗　用于诊断脑膜白血病，并通过腰椎穿刺鞘内注射化疗药物治疗脑膜白血病。

（4）测定颅内压力，了解蛛网膜下腔是否阻塞。

（5）椎管内注药。

二、禁忌证

（1）可疑颅高压、脑疝。

（2）可疑颅内占位病变。

（3）休克等危重患者。

（4）穿刺部位有炎症。

（5）有严重的凝血功能障碍，如血友病患者等。

三、操作方法

（一）物品准备

皮肤消毒用品，无菌手套，局麻药物，腰穿包，包内应有腰穿针（成人19~20号，儿童22号）、测压管及三通管、5ml或10ml注射器、洞巾、纱布、棉球及试管3支等。

（二）患者准备

向患者说明穿刺目的，消除其顾虑；嘱患者排空大小便；帮助患者摆好体位，儿童或不能合作者由其他人帮助固定体位。

（三）操作步骤

（1）体位　弯腰侧卧位，背与床面垂直，屈颈抱膝；或助手在术者对面用一手挽患者头部，另一手挽双下肢腘窝处并用力抱紧。

（2）穿刺点　常取第 3~4 腰椎棘突间隙为穿刺点，有时也可在上一或下一腰椎间隙操作。

（3）皮肤消毒、局麻　操作者先戴口罩、帽子，穿刺点周围常规皮肤消毒（范围至少 15cm），戴无菌手套，覆盖消毒洞巾。用 2% 利多卡因自皮肤到椎间韧带行局部麻醉。

（4）穿刺　术者用左手固定穿刺点周围皮肤，右手持穿刺针，将穿刺针斜面向头端与穿刺平面垂直缓慢进针，针尖稍斜向头部。成人进针深度为 4~6cm，儿童为 2~4cm。当针头穿过黄韧带与硬脑膜时，有阻力突然消失的落空感。此时可将针芯慢慢抽出（以防脑脊液迅速流出，造成脑疝），即可见脑脊液流出。无脑脊液流出，捻转穿刺针或行深浅调整，直到有脑脊液流出。

（5）测压　放液前先接上压力计（一般为测压管）测量压力。嘱患者放松，将腿稍伸直，平稳后进行测压。脑脊液在测压管内逐渐上升到一定水平后液面随呼吸轻微波动。记录静水压（即为初压），正常侧卧位脑脊液压力为 70~180mmO$_2$（0.098kPa ＝ 10mmO$_2$）或 40~50 滴 / 分。

（6）压颈试验或梗阻试验（Queckenstedt's test）　压颈试验前应先做压腹试验，测定初压后，用手掌深压腹部，脑脊液（CSF）压力迅速上升，解除压迫后，压力迅速下降，

说明穿刺针头确实在椎管内。进行压颈试验时，由助手先压迫患者一侧颈静脉约 10 秒，再压另一侧，最后同时按压双侧颈静脉。正常压迫颈静脉后，脑脊液压力立即上升一倍左右，解除压力后 10~20 秒，又降回原来水平，则为阴性，表示蛛网膜下腔通畅；若压迫颈静脉后不能使脑脊液压力上升或上升缓慢，则为阳性，表示蛛网膜下腔阻塞或不完全阻塞。颅内压升高者或怀疑后颅窝肿瘤者禁做此试验。

（7）收集送检脑脊液　撤去压力计，收集脑脊液 2~5ml 立即送检；如需做培养时，应用无菌操作法正确留取标本。必要时可在放液后用测压管再测一次脑脊液压力，为终压（相对之前的为初压）。

（8）术后处理　术毕，将针芯插入后一起拔出穿刺针，覆盖消毒纱布，用胶布固定。去枕平卧 4~6 小时，多饮盐开水，以免引起术后低颅压头痛。

四、注意事项

（1）严格掌握禁忌证。

（2）穿刺时患者如出现呼吸、脉搏、面色异常等症状立即停止操作，并做相应处理。

（3）鞘内给药时，应先放出等量脑脊液，然后再等量注入置换性药液。

（4）常见的失败原因　①术者因素，穿刺方向歪斜、太深或太浅，部位过高或过低，穿刺部位椎管完全被肿瘤充填。②患者因素，患者过分紧张或躁动，不能配合，脊椎侧凸畸形，患者过度肥胖，椎间隙太小，老年人，特别是腰椎骨质增生严重者。

（5）常见并发症　①头痛，原因为腰穿后颅内压降低，特点是平卧时头痛减轻或缓解，而坐位或站立时症状加重，可补充液体（如生理盐水 500~1000ml），或鼓励多饮水。一般 5~7 天缓解。②脑疝，原因为

颅内压升高或颅后窝占位性病变，应掌握腰穿适应证，腰穿时发现颅内压明显升高者，立即给予脱水剂，不宜放液，仅留测压管内脑脊液。③腰背痛及神经根痛，穿刺不顺利或穿刺针损伤神经根。④感染，未经严格无菌技术操作。

第十二节 骨髓穿刺术

一、适应证

（1）各种原因所致的贫血和各类型的白血病、血小板减少性紫癜、多发性骨髓瘤、转移瘤、骨髓发育异常综合征、骨髓纤维化、恶性组织细胞病等。

（2）某些寄生虫病，如疟疾、黑热病等，可检测寄生虫。

（3）长期发热，肝、脾、淋巴结肿大，均可行骨髓穿刺检查，以明确诊断。

（4）骨髓穿刺又可观察某些疾病的疗效。

二、禁忌证

（1）严重出血的血友病患者、有出血倾向或凝血时间明显延长者不宜做骨穿，但有些临床上为明确诊断疾病也可做，穿刺后必须局部处理。

（2）晚期妊娠的妇女慎做骨穿，小儿及不合作者不宜做胸骨穿刺。

三、操作方法

（一）物品准备

无菌骨髓穿刺包，骨髓活检包，消毒用品，麻醉药品，治疗盘，无菌棉签，手套，洞巾，注射器，纱布以及胶布。

（二）操作步骤

（1）穿刺部位选择 ①髂前上棘，常取髂前上棘后上方 1~2cm 处作为穿刺点，此处骨面较平，容易固定，操作方便、安全。②髂后上棘，位于骶椎两侧，臀部上方骨性突出部位。③胸骨柄，此处骨髓含量丰富，当上述部位穿刺失败时，可行胸骨柄穿刺，但此处骨质较薄，其后有心房及大血管，严防穿透发生危险，较少选用。④腰椎棘突，位于腰椎棘突突出处，极少选用。

（2）体位 胸骨及髂前上棘穿刺时取仰卧位，前者还需用枕头垫于背后，以使胸部稍突出。髂后上棘穿刺时应取侧卧位。腰椎棘突穿刺时取坐位或侧卧位。

（3）常规消毒皮肤，戴无菌手套，铺消毒洞巾，用 2% 利多卡因行局部浸润麻醉，直至骨膜。

（4）将骨髓穿刺针固定器固定在适当长度上（髂骨穿刺约 1.5cm，肥胖者可适当放长，胸骨柄穿刺约 1.0cm），以左手拇、食指固定穿刺部位皮肤，右手持针于骨面垂直刺入（若为胸骨柄穿刺，穿刺针与骨面成 30~40° 角斜行刺入），当穿刺针接触到骨质后则左右旋转，缓缓钻刺骨质，当感到阻力消失，且穿刺针已固定在骨内时，表示已进入骨髓腔。

（5）用干燥的 20ml 注射器，将内栓退出 1cm，拔出针芯，接上注射器，用适当力度缓慢抽吸，可见少量红色骨髓液进入注射器内，骨髓液抽吸量以 0.1~0.2ml 为宜，取下注射器，将骨髓液推于玻片上，由助手迅速制作涂片 5~6 张，送检细胞形态学及细胞化学染色检查。

（6）如需做骨髓培养，再接上注射器，抽吸骨髓液 2~3ml 注入培养液内。

（7）如未能抽得骨髓液，可能是针腔被皮肤、皮下组织或骨片填塞，也可能是进针太深或太浅，针尖未在髓腔内，此时应重新插上针芯，稍加旋转，或再钻入少许，或再退出少许，拔出针芯，如见针芯上带有血迹，再行抽吸，可望获得骨髓液。

（8）抽吸完毕，插入针芯，轻微转动拔出穿刺针，随后将消毒纱布盖在针孔上，稍加按压，用胶布加压固定。

四、注意事项

（1）穿刺针进入骨质后避免摆动过大，以免折断。

（2）胸骨柄穿刺不可垂直进针，不可用力过猛，以防穿透内侧骨板。

（3）抽吸骨髓液时，逐渐加大负压，做细胞形态学检查时，抽吸量不宜过多，否则使骨髓液稀释，但也不宜过少。

（4）骨髓液抽取后应立即涂片。

（5）多次干抽时应进行骨髓活检。

（6）注射器与穿刺针必须干燥，以免发生溶血。

（7）术前应完善凝血时间、血小板等检查。

第十三节　三腔二囊管压迫止血术

一、前期工作

（一）明确留置三腔二囊管的构造、适应证，排除禁忌证

1. 构造

二囊指前端有两个气囊，一个为圆形的胃气囊，充气后压迫胃底；另一个为圆柱形的食管气囊，充气后压迫食管下段。三腔是指管内有三道彼此分隔的管腔，一通胃气囊，可向胃气囊内注气；一通食管气囊，可由此处向食管气囊注气；另一通胃腔。

2. 适应证

门脉高压合并上消化道大出血（食管胃底静脉出血）。

3. 绝对禁忌证

（1）出血停止。

（2）近期行胃、食管连接部手术史。

（3）近期因食管下段、胃底静脉曲张接受硬化剂治疗。

4. 相对禁忌证

（1）严重心脏衰竭。

（2）严重呼吸衰竭。

（3）不能确定静脉曲张破裂出血部位。

（二）病情告知

向患者及其家属充分告知病情及置管的必要性，并签署知情同意书。

二、置管前准备

1. 用物准备

三腔二囊管、治疗盘、无菌碗、小儿吸痰管（以针线缝扎绑于食管囊后2cm，用于气囊放气前注入液状石蜡油）、液状石蜡油（或含利多卡因凝胶润滑剂）、松节油、治疗碗、纱块若干、50ml注射器、固定胶布、血压计、弹簧夹、玻璃接头、止血钳、负压盒、袋装500ml盐水、输液架、牵引架、70%乙醇、滑轮、绷带、棉花、弯盘。

2. 患者准备

（1）解释　对清醒患者说明该项操作的相关注意事项，消除其紧张情绪，取得其合作。

（2）体位　平卧位或半坐卧位。

（3）烦躁的患者应予以适当约束。

3. 镇静镇痛

（1）局部用药　2%利多卡因、麻黄碱棉签自鼻腔插入至鼻咽部局麻或是局部喷雾。

（2）全身用药　充分镇静。

三、留置导管

（1）治疗碗内装3/4盐水，将胃囊、食

管囊充气，气体量视不同厂家生产规格不同而定，默认胃囊内注入200ml气体，食管囊内注入120ml气体。放入治疗碗内观察有无漏气，将血压计袖带取走，接一玻璃接头，测各气囊内压，确定所注气体量与球囊压力的关系（在准备过程中体外进行），一般要求胃囊压力为40~60mmHg，食管囊压力为30~50mmHg（具体视患者中心静脉压、血压情况、出血量大小适当微调），用胶布分别注明，抽尽各气囊，用胃管夹夹闭各管口。

（2）取患者头顶正中（百会穴）至胸骨剑突的长度（55~60cm），并以胶布做好标记，再充分外涂含利多卡因凝胶润滑剂或石蜡油（若需充分润滑可将整条管子浸泡于石蜡油中后取出）。

（3）患者头部充分后仰，取较大一侧鼻孔，将管轻柔、缓慢地垂直插入，通过鼻咽，再将患者头部尽量向前屈曲，缓慢插入至合适深度，当回抽出胃液或血液时，确定在胃内，再插深2cm后向胃囊注气（所注气体量按压力要求进行，通常为200~250ml）。

（4）胃囊按压力要求打气，中心静脉压高的患者需适当增加打气量以增强压力。充气后测压，胃囊压力一般为40~60mmHg。

（5）在连接与撤离血压计时考虑有漏气，常规在撤走血压计后再补5ml气体，当胃气囊充分膨胀后夹闭，轻轻外拉，感觉有阻力时说明胃囊已压迫胃底。

（6）如果胃囊压迫并重力牵引半小时后仍有呕血，则需要使用食管囊充气（注气量按准备时测试情况而定），中心静脉压高的患者同样需适当增加打气量以增强压力。充气后测压，食管囊压力一般为30~50mmHg。

（7）取一段绷带牵拉于滑轮（固定于输液架）上，输液架与鼻尖成45°角，并悬一约0.5kg的1包500ml袋装盐水，注意悬空，再将胃管与负压瓶连接，鼻腔处三腔管下垫纱块，以免长期压迫致局部皮肤溃疡。注意三腔二囊管的牵拉角度以管身不接触鼻翼或上唇为原则。

（8）用胶布或白扁带妥善固定导管。

四、置管后护理

（1）间隔放气　每间隔一段时间应放松食管气囊及胃囊以缓解压迫压力，以防发生压迫性溃疡。具体如下。

①一般初始留置后第12小时放气一次，继而逐渐缩短放气时间，后固定为每6小时放气一次。放气前需做评估，了解有无活动性出血、凝血功能情况，无异常时方可进行。放气时应缓慢抽气（过急抽气易致胃、食管黏膜撕脱伤），注意放气时有无胃管内突然出血增多现象，若有则需重新打涨气囊。

②放气流程：沿绑于三腔二囊管食管囊后端的小儿吸痰管打入石蜡油20~30ml，放食管囊气体（缓慢抽气），观察30分钟，若出现呕新鲜血现象，则重新往食管囊充气；若无明显新出血表现，再放胃囊气体，继续观察30分钟。若此时出现新出血现象，则重新往胃囊充气，暂不予食管囊充气，继续观察。充、放气程序按新置管的流程进行。间隔时间如上。

（2）若置管12小时且放食管囊及胃囊气体30分钟后仍无明显出血者，可向前送管2~3cm后固定管道，观察24小时，无继续出血者可考虑拔除三腔二囊管。

（3）放气完毕后再次充气需重新测压、固定，维持原态以达止血目的。

（4）生命体征监测　严密观察生命体征的变化，详细记录胃肠减压引流液及呕血的性质及量，判断出血进展情况。

（5）防治窒息　动态观察导管置入深度，警惕发生导管脱出，若气囊破裂，导管可上滑堵塞咽喉引起严重的呼吸困难，甚至窒息。一旦有上述情况发生，应立即用剪刀剪断两个气囊（气囊迅速排气），并拔除三腔二囊管。

（6）若超过3天仍不能止血，则应考虑手术治疗。

（7）拔管流程

①拔管前评估：胃管内无血性胃内容物抽出，无呕血，粪便转黄；12小时内胃潜血、血常规血红蛋白无明显变化，凝血功能正常，血压、心率等生命体征稳定。

②胃囊、食管囊放气状态下，沿绑于三腔二囊管食管囊后端的小儿吸痰管打入液状石蜡油20~30ml，向前送管2~3cm，10分钟后，缓慢、轻巧、连续不停顿地拔管，以免拔管时损伤黏膜使再次出血。

③观察囊壁下的血迹，了解出血部位，协助诊断。

④拔管后清洁口、鼻腔，嘱患者及时吐出口咽部分泌物和咳痰，或采用负压清除。

第十四节 洗胃术

一、适应证

（1）催吐洗胃法无效或有意识障碍、不合作者。

（2）凡口服毒物中毒、无禁忌证者均应采用胃管洗胃术。

二、禁忌证

（1）吞服强酸、强碱及其他对消化道有明显腐蚀作用的毒物中毒，切忌洗胃，以免造成穿孔。

（2）伴有上消化道出血、食管静脉曲张、主动脉瘤、严重心脏疾病等患者。

（3）中毒诱发惊厥未控制者。

（4）酒精中毒，因呕吐反射亢进，插胃管时容易发生误吸，应慎用胃管洗胃术。

三、操作方法

（一）操作前准备

（1）用物准备　电动洗胃机、洗胃盘（内置洗胃管、纱布碗、压舌板、牙垫、液状石蜡、止血钳、镊子等）、50ml注射器、洗胃溶液（25~38℃，按需备量）、弯盘、水温计1支、胶布、别针、橡胶单、带有刻度的桶（进液桶、排污桶）、标本容器或试管（必要时）、吸引设备、屏风、开口器（昏迷患者备）、拉舌钳等。

（2）患者及家属准备　讲解洗胃的目的、方法，指导其配合操作。

（二）操作步骤

（1）正确连接各种管道，接电源。将3根硅胶管分别和洗胃机连接，进液桶内往往放入定量洗胃溶液，将进液管带有过滤的一端放进液筒内，流动管口必须在液面以下，排污管的另一端放入排污桶内。试机，检查洗胃机性能。在模拟胃内放置500ml左右溶液（代替胃内容物），将其放置于离地面70~80cm处，洗胃管放于模拟胃内，连接电源，开机，循环两次后观察出入液是否平衡，如出入量平衡，洗胃机各部件均正常即试机成功，说明洗胃机性能良好。此步骤既可检测洗胃机，也起到排尽管内空气的作用。按复位键，使计数显示器归于零位。

（2）携物品至患者床旁，再次核对解释，取得患者的合作。清醒患者取左侧卧位，如患者昏迷，使其头偏向一侧，头下胸前垫橡胶单、治疗单，有活动义齿取下，弯盘置于患者口角旁。插胃管，确认胃管在胃内并妥善固定。

（3）连接电动洗胃机，洗胃。将洗胃管与胃管紧密连接，先按"手吸"键吸出胃内容物，再按"自动"键由其自动循环冲洗。

如发现有食物堵塞管道，水流减慢、不流，可交替按"手冲""手吸"键，重复数次，直到管路通畅，再按"手吸"键将管内残留液体吸出，而后按"自动"键，洗胃机继续自动洗胃，直至洗出液无味澄清为止。确认洗胃完成后，在出胃状态下将洗胃管与胃管分开，再关机。

（4）洗胃完毕，可根据病情从胃管内注入解毒药、药用炭、导泻药物等。如无须保留胃管，应先反折胃管，而后将其拔出，注意动作轻柔。协助患者漱口。记录，行操作后评估、用后物品处置。

四、注意事项

（1）急性口服毒物中毒者，应迅速采用口服催吐法，必要时洗胃，以减少毒物吸收。

（2）当中毒物质不明时，应抽胃内容物及时送检。

（3）洗胃时宜取左侧卧位，保持呼吸道通畅，昏迷患者应使其头偏向一侧，以免发生吸入性肺炎。

（4）洗胃过程中要随时观察血压、脉搏和呼吸的变化。

（5）吞服强酸、强碱等腐蚀性毒物以及新发上消化道出血、主动脉瘤患者均禁忌洗胃。

（6）幽门梗阻患者洗胃时，宜在饭后4~6小时进行，并需记录胃内潴留量。

（7）电动洗胃机洗胃时抽吸负压不宜过大，以免损伤胃黏膜。

（8）用自动洗胃机洗胃，使用前应检查机器各管道衔接是否正确、紧密，运转是否正常。

（9）要注意每次灌入量与吸出量的基本平衡，每次灌入量不宜超过500ml。

（10）凡呼吸停止、心脏停搏者，应先做心肺复苏术（CPR），再行洗胃术。

（11）口服毒物时间过长（超过6小时以上者），可酌情行血液透析治疗。

第十五节　膀胱穿刺术

一、适应证

（1）急性尿潴留导尿未成功者。

（2）需行膀胱造口引流者。

（3）经穿刺抽取膀胱尿液做检验及细菌培养。

（4）小儿、年老体弱不宜导尿者。

二、应用解剖

（1）位置　膀胱空虚时为腹膜外位器官，全位于骨盆腔内，尖在耻骨联合的后方；充盈时为腹膜间位器官，可膨入腹腔。

（2）空虚时膀胱的毗邻（表4-1）。

表4-1　膀胱毗邻（空虚时）

	男性	女性
前方	耻骨联合后面	耻骨联合后面
后方	精囊腺、输精管壶腹、直肠	子宫、阴道
上方	有腹膜覆盖	
上方	小肠	子宫
下方	前列腺	尿生殖膈

三、解剖学要点

（1）部位选择　穿刺点在耻骨联合上缘正中部。

（2）体位参考　患者取仰卧位。

（3）进针技术与失误防范　①垂直进针2~3cm。②针尖勿向后下和后上穿刺。③待有尿液抽出后再缓缓进针1~2cm。

四、操作方法

（1）穿刺前，膀胱内必须有一定量的

尿液，即膀胱呈充盈状态。

（2）下腹部皮肤常规消毒，消毒直径为 8~10cm，在耻骨联合上缘 2 横指正中部行局麻（耻骨联合上缘 3~4cm 正中部）。

（3）选好穿刺点，以穿刺针垂直或 70°~80° 斜向膀胱进针，拔出针芯，即有尿液溢出，将尿液抽尽并送检。随后留置尿管固定并做好标记，包扎伤口。

（4）过分膨胀的膀胱，抽吸尿液宜缓慢，以免膀胱内压减低过速而出血，或诱发休克。

（5）如用套管针穿刺做耻骨上膀胱造口，在上述穿刺点行局麻后先做一皮肤小切口，将套管针刺入膀胱，拔出针芯，再将导管经套管送入膀胱，观察引流通畅后，拔出套管，妥善固定引流导管。

（6）对曾经做过膀胱手术的患者需特别慎重，以防穿入腹腔伤及肠管。

第十六节　清创缝合术

一、适应证

8 小时以内的开放性伤口应行清创缝合术，8 小时以上而无明显感染的伤口，如伤员一般情况好，亦应行清创缝合术，如伤口已有明显感染，则行清创，彻底清除伤口内坏死组织，充分引流。

二、禁忌证

无绝对禁忌证。

三、操作方法

（一）术前准备

（1）清创前须对伤员进行全面评估，如有休克，应先抢救，待休克好转后争取时间进行清创。

（2）如颅脑、胸、腹部有严重损伤，

应先予处理。如四肢有开放性损伤，应注意是否同时合并骨折，摄 X 线片以协助诊断。

（3）应用止痛和术前镇痛药物。

（4）如伤口较大，污染严重，应预防性应用抗生素，在术前 1 小时、术中、术毕分别用一定量的抗生素。

（5）注射破伤风抗毒素，轻者用 1500U，重者用 3000U。

（二）麻醉

上肢清创可用臂丛神经或腕部神经阻滞麻醉；下肢可用硬膜外麻醉。较小、较浅的伤口可使用局麻；较大、复杂严重的伤口则可选用全麻。

（三）手术步骤

1.清洗去污

分清洗皮肤和清洗伤口两步。

（1）清洗皮肤　先用无菌纱布覆盖伤口，再用汽油或乙醚擦去伤口周围皮肤的油污。术者按常规方法洗手、戴手套，更换覆盖伤口的纱布，用软毛刷蘸消毒皂水刷洗皮肤，并用冷开水冲净。然后换另一只毛刷再刷洗一遍，用消毒纱布擦干皮肤。两遍刷洗共约 10 分钟。

（2）清洗伤口　去掉覆盖伤口的纱布，以生理盐水冲洗伤口，用消毒镊子或小纱布球轻轻除去伤口内的污物、血凝块和异物。

（3）生理盐水冲洗伤口。

2.清理伤口

施行麻醉，擦干皮肤，用碘酊、酒精消毒皮肤，铺盖消毒手术巾准备手术。术者重新用酒精或消毒凝胶擦手，穿手术衣，戴无菌手套后即可清理伤口。

（1）对浅层伤口　可将伤口周围不整皮肤缘切除 0.2~0.5cm，切面止血，消除血凝块和异物，切除失活组织和明显挫伤的创缘组织（包括皮肤和皮下组织等），并随时用无菌盐水冲洗。

（2）对深层伤口　应彻底切除失活的筋膜和肌肉（肌肉切面不出血，或用镊子夹不收缩者，表示已坏死），但不应将有活力的肌肉切除，以免切除过多影响功能。为了处理较深部伤口，有时可适当扩大伤口和切开筋膜，清理伤口，直至出现比较清洁和显露血液循环较好的组织。

（3）对粉碎性骨折伤口　如同时有粉碎性骨折，应尽量保留骨折片；已与骨膜游离的小骨片则应予以清除。浅部贯通伤的出入口较接近者，可将伤道间的组织桥切开，变两个伤口为一个。如伤道过深，不应从入口处清理深部，而应从侧面切开清理伤道。伤口如有活动性出血，在清创前可先用止血钳钳夹，或临时结扎止血，待清理伤口时重新结扎，除去污染线头。渗血可用温盐水纱布压迫止血，或用凝血酶等局部止血剂止血。

（4）切除创口边缘。

（5）切除失去活力的筋膜。

3. 修复伤口

清创后再次用生理盐水清洗伤口，再根据污染程度、伤口大小和深度等具体情况，决定伤口是开放还是缝合，是一期还是延期缝合。未超过 12 小时的清洁伤口可一期缝合；大而深的伤口，在一期缝合时应放置引流条；污染重的或特殊部位不能彻底清创的伤口，应延期缝合，即在清创后先于伤口内放置凡士林纱布条引流，待 4~7 日后，如伤口组织红润，无感染或水肿时，再行缝合。头、面部血运丰富，愈合力强，损伤时间虽长，只要无明显感染，仍应争取一期缝合。

（1）切除失去活力的肌肉。

（2）止血后缝合、引流缝合伤口时，不应留有死腔，张力不能太大。对重要的血管损伤应修补或吻合，对断裂的肌腱和神经干应修整缝合。显露的神经和肌腱应以皮肤覆盖；开放性关节腔损伤应彻底清洗后缝合；胸腹腔的开放性损伤应在彻底清创后，放置引流管条。

四、术中注意事项

（1）伤口清洗是清创术的重要步骤，必须反复用大量生理盐水冲洗，务必使伤口清洁后再行清创术。选用局麻者，只能在清洗伤口后麻醉。

（2）清创时既要彻底切除已失去活力的组织，又要尽量爱护和保留存活的组织，这样才能避免伤口感染，促进愈合，保存功能。

（3）组织缝合必须避免张力太大，以免造成缺血或坏死。

五、术后处理

（1）根据全身情况输液或输血。

（2）合理应用抗生素，防止伤口感染，促使炎症消退。

（3）注射破伤风抗毒素，如伤口深，污染重，应同时肌内注射气性坏疽抗毒血清。

（4）抬高伤肢，促使血液回流。

（5）注意观察伤肢血运、伤口包扎松紧是否合适、伤口有无出血等。

（6）伤口引流条，一般应根据引流物情况，在术后 24~48 小时内拔除。

（7）伤口出血或发生感染时，应立即拆除缝线，检查原因，进行处理。

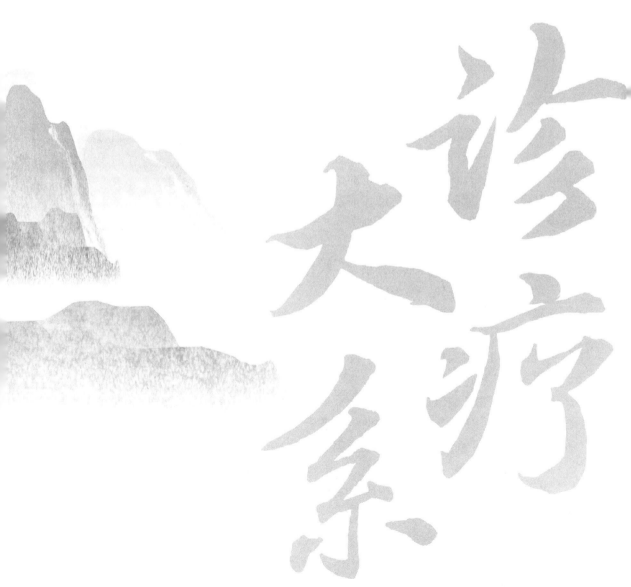

临床篇

第五章 急诊常见症状

第一节 高热

在病理状态下，由于各种不同原因致人体产热增多或（及）散热减少，使体温升高超过正常范围时，称为发热。可见于全身性或局部性感染以及许多非感染性疾病。体温在 39℃ 以上的发热称为高热。

高热临床发病急，变化快，症见身热，可伴恶寒，或高热弛张，烦渴，汗出，脉数，即古医籍所称之"壮热""大热"，属中医学热病范畴，常易耗津伤液，甚至发生痉、厥、闭、脱等变证。

一、病因病机

（一）西医学认识

正常人的体温受体温调节中枢控制，并通过神经、体液因素使产热和散热过程呈动态平衡，保持体温在相对稳定的范围之内。由于各种原因导致产热增加或散热减少，使体温调定点上移时，则出现发热。

1. 感染性发热

引起感染性发热的病原体有细菌、病毒、支原体、立克次体、螺旋体、真菌及寄生虫等。各种病原体侵入人体后引起相应的疾病，不论急性还是慢性，局灶性还是全身性，均可引起发热。病原体及其代谢产物或炎症渗出物等外源性致热源，在体内作用于致热源细胞如中性粒细胞、单核巨噬细胞等，使其产生并释放炎症因子而引起发热。感染性发热为发热首要病因。

2. 非感染性发热

由病原体以外的其他疾病引起的发热称为非感染性发热。常见于以下原因。

（1）由于组织坏死、组织蛋白分解和坏死组织吸收引起的发热称为吸收热。

（2）物理和机械性损伤 大面积烧伤、创伤、大手术后、骨折、内脏出血和热射病等。

（3）血液系统疾病 白血病、恶性淋巴瘤、恶性组织细胞病、骨髓增生异常综合征、多发性骨髓瘤、急性溶血等。

（4）肿瘤性疾病 血液恶性肿瘤之外的各种恶性肿瘤。

（5）血栓栓塞性疾病 包括静脉血栓、动脉血栓（如心肌梗死、肺动脉栓塞）、微循环血栓（如血栓性血小板减少性紫癜、弥漫性血管内凝血）等。

3. 变态反应性发热

变态反应产生的抗原抗体复合物成为外源性致热源，激活了致热源细胞，使其产生并释放各种炎症因子引起的发热。如风湿热、药物热、血清病以及各种结缔组织病。

4. 中枢性发热

有些致热因素不通过内源性致热源而直接损害体温调节中枢，使体温调定点上移后发出调节冲动，造成产热大于散热，体温升高，称为中枢性发热。这类发热的特点是高热无汗，如以下因素引起者。

（1）物理因素 如中暑等。

（2）化学因素 如重度安眠药中毒等。

（3）机械因素 如颅内出血、脑梗死、脑栓塞、颅内肿瘤细胞浸润等。

（4）功能性因素 如自主神经功能紊乱等。

5. 其他

如甲状腺功能亢进、痛风、严重脱水、因致热源引起的输液或输血反应等。

（二）中医学认识

中医学认为高热主要病因为外感病邪及劳倦内伤等。

1.外感病邪

（1）外感六淫　由于气候反常，或人体调摄不慎，风、寒、暑、湿、燥、火乘虚侵袭人体而发为外感热病。六淫可以单独致病，亦可以两种以上病邪兼夹致病，如风寒、风热、湿热、风湿热等。

（2）感受疫毒　疫毒又称戾气、异气，为一种特殊的病邪，致病力强，具有较强的季节性和传染性，多因四时之气不正，非其时而有其气，或天时暴疠之气流行所致。其致病特点为发病快、病情重，有广泛的流行性、明显的季节性。六淫往往夹时行疫毒伤人而引起外感高热。其他如疗毒走散、入血内攻脏腑、火毒炽盛亦可导致高热。

外感高热的基本病机是正邪相搏。由于素体不强，或生活起居不当，劳逸失度，卫外功能一时性低下，或六淫疫毒过盛，超过人体防御的极限，外邪乘机入侵，邪正交争而引起高热。

2.劳倦内伤

与劳倦、饮食、情志、瘀血、湿热及脏腑阴阳气血亏虚诸因素有关。可分为肝经郁热、瘀血阻滞、内湿停聚、中气不足、血虚失养、阴精亏虚、阳气虚衰等。

内伤发热可归纳为虚、实两类。由肝经郁热、瘀血阻滞及内湿停滞所致者属实，其基本病机为气、血、痰、湿等郁结化热，阳热有余而引起发热。由中气不足、血虚失养、阴精亏虚及阳气虚衰等所致者属虚，其基本病机为阴阳失衡。

二、临床诊断

（一）辨病诊断

1.病史与流行病学史

详细询问病史往往可对发热的诊断与鉴别诊断提供重要线索。其中对于传染病的鉴别诊断，流行病学史尤为重要。如蚊虫叮咬可引起流行性乙型脑炎（乙脑）、疟疾、登革热等；有与牲畜接触史者可患布鲁菌病。

2.发热的特点

发热的临床过程和特点如下。

体温上升期：体温上升包括骤升型和缓升型。骤升型体温在数小时内达到39℃以上，常伴有寒战，见于疟疾、大叶性肺炎、败血症、流行性感冒、急性肾盂肾炎、输液或输血反应等。缓升型体温逐渐上升，在数日内达到高峰，多不伴寒战，如伤寒、结核、布鲁菌病等所致的发热。

高热期：是指体温上升达到高峰后保持一定时间。不同疾病持续时间长短不一，如疟疾可持续数小时，大叶性肺炎、流行性感冒可持续数天，伤寒可长达数周。

体温下降期：体温下降包括骤降型和渐降型。骤降型是指体温数小时内迅速下降至正常，有时可略低于正常，常伴有大汗，常见于疟疾、急性肾盂肾炎、大叶性肺炎、输液反应等。渐降型是指体温在数天内逐渐降至正常，如伤寒、风湿热等。

3.热型

稽留热：指体温恒定地维持在39~40℃或以上的高水平，达数天或数周，24小时内体温波动范围不超过1℃。常见于大叶性肺炎、伤寒高热期及斑疹伤寒。

弛张热：体温常在39℃以上，波动幅度大，24小时内波动范围超过2℃，但都在正常水平以上。常见于败血症、风湿热、重症肺结核、化脓性炎症等。

间歇热：体温骤升达高峰后持续数小时，又迅速降至正常水平，无热期（间歇期）可持续1天至数天，如此高热期与无热期反复交替出现。常见于疟疾、急性肾盂肾炎等。

波状热：体温逐渐上升达39℃或以上，

数天后又逐渐下降至正常水平，持续数天后又逐渐升高，如此反复多次。常见于布鲁菌病。

回归热：体温急剧上升至39℃或以上，持续数天后又骤然下降至正常水平，高热期与无热期各持续若干天后规律性交替一次。可见于回归热、霍奇金病等。

双峰热：体温在24小时内出现2次高热波峰，形成双峰。主要见于大肠杆菌败血症、铜绿假单胞菌败血症以及黑热病、恶性疟等。

不规则热：发热的体温曲线无一定规律，可见于结核病、风湿热、渗出性胸膜炎、支气管肺炎等。

临床上各种感染性疾病具有不同的热型。在病程进展过程中，热型也会发生变化，因此了解热型对于诊断、判断病情、评价疗效和预后均有一定的参考意义。但必须注意，由于抗生素的广泛应用或因退热药、糖皮质激素的应用，可使某些疾病的特征性热型变得不典型或呈不规则热型，同时不同个体反应的强弱也会影响热型的表现，临床上应灵活看待。

4. 发热的伴随症状

寒战：常见于大叶性肺炎、败血症、急性胆道感染、急性肾盂肾炎、流行性脑脊髓膜炎、疟疾、急性溶血、药物热、钩端螺旋体病、输血或输液反应等。

全身状况：渐进性消瘦、衰竭，见于结核、恶性肿瘤等。

各系统症状：可提示疾病的部位。皮疹多与急性发热性疾病相关，可见于多种传染病，也可见于多种变态反应性发热。

5. 查体要点

（1）一般状况及全身皮肤、黏膜检查　注重全身营养状况，恶病质提示重症结核、恶性肿瘤。全身皮肤、黏膜检查是高热患者查体的重点之一。如斑疹见于斑疹伤寒、丹毒；面部蝶形红斑、指端及甲

周红斑见于系统性红斑狼疮；环形红斑见于风湿热；丘疹、斑丘疹见于猩红热、药物热；玫瑰疹见于伤寒和副伤寒；皮肤散在瘀点、瘀斑、紫癜见于再生障碍性贫血、急性白血病、恶性组织细胞瘤、登革热等；皮肤、巩膜黄染提示肝、胆道疾病，溶血性疾病和肝损害；腋窝、腹股沟、会阴部焦痂，提示恙虫病。

（2）淋巴结检查　注意全身浅表淋巴结有无肿大，质地、活动度、压痛情况如何。局部淋巴结肿大、质软、压痛，注意相应引流区有无炎症；局部淋巴结肿大、质硬、无压痛，可能为癌肿转移；局部或全身淋巴结肿大、质地韧实有弹性、无压痛可能为淋巴瘤，全身淋巴结肿大也可见于急慢性白血病、传染性单核细胞增多症、系统性红斑狼疮等。

（3）头颈部检查　结膜充血可见于流行性出血热、斑疹伤寒、麻疹；扁桃体肿大，上有脓点，为化脓性扁桃体炎；外耳道流出脓性分泌物为化脓性中耳炎；鼻窦压痛点有压痛提示鼻窦炎；颈部检查脑膜刺激征阳性提示脑膜炎或脑膜脑炎；甲状腺弥漫性肿大、质软提示为甲状腺功能亢进。

（4）胸部检查　胸痛下段压痛提示白细胞、恶性组织细胞病；心脏扩大和新出现的收缩期杂音提示风湿热、感染性心内膜炎。双肺听诊有固定或反复出现的湿啰音，提示肺炎、支气管扩张；一侧肺下部呼吸音、触觉语颤减弱，叩诊浊音，提示胸腔积液。

（5）腹部检查　右上腹压痛、墨菲征阳性提示胆囊炎、胆石症；中上腹压痛、胁腹部见灰紫斑或脐周皮肤青紫，见于坏死性胰腺炎；转移性右下腹疼痛伴麦氏点压痛，见于阑尾炎；全腹压痛、反跳痛见于腹膜炎；肝脾肿大可见于白血病、淋巴瘤、系统性红斑狼疮、败血症等；季肋点

压痛、肾区叩击痛提示上尿路感染。

（6）四肢检查 多关节红肿、压痛见于风湿热、系统性红斑狼疮、类风湿关节炎；化脓性关节炎、结核性关节炎、痛风的早期常侵犯单个关节。发热伴有肌肉疼痛多见于急性传染病，但一般无特征性诊断意义。

（7）神经系统检查 发热伴有意识障碍或脑膜刺激征阳性，见于中枢神经系统感染、中枢神经系统白血病等。但发热兼有中枢神经系统症状、体征者，不少源于急性全身感染、内分泌代谢障碍、结缔组织病、中毒等全身性疾病，应注意与中枢神经系统疾病鉴别。

6.实验室及辅助检查要点

实验室检查及器械检查可补充病史与体检的不足，尤其对一些仅以发热为主要症状而缺乏明确反映脏器损害的症状和体征的患者，往往有重要的诊断与鉴别诊断意义。血、尿常规与胸片属发热的常规检查。其他检查根据临床提示，有针对性地选择应用。

（1）血常规检查 白细胞计数及分类对发热的鉴别诊断有重要初筛价值。白细胞总数及中性粒细胞升高，提示为细菌性感染，尤其是化脓性感染，也见于某些病毒感染，如流行性出血热，成人 Still 病、风湿热亦有白细胞增多。极度白细胞增多见于白血病及类白血病反应。大多数病毒感染无白细胞增多，甚至减少，这一现象亦可见于某些细菌感染（如伤寒或副伤寒、结核病的某些类型）和某些原虫感染（如疟疾、黑热病）。嗜酸性粒细胞增多多见于寄生虫病、变态反应性疾病等。在伤寒时，嗜酸性粒细胞消失是一个有力的诊断支持点，有助于与其他急性传染病鉴别。绝对性淋巴细胞增多，见于传染性单核细胞增多症、传染性淋巴细胞增多症、百日咳、淋巴细胞性白血病等。全血细胞减少伴发热，见于恶性组织细胞病、重型再生障碍性贫血、白细胞减少的急性白血病、全身血行播散性结核病、癌肿骨髓转移、黑热病、艾滋病等。

（2）尿常规检查 尿中白细胞增多，尤其是出现白细胞管型，提示急性肾盂肾炎；蛋白尿伴或不伴管型尿见于钩端螺旋体病、流行性出血热、系统性红斑狼疮等；蛋白尿也见于轻链型多发性骨髓瘤。

（3）各种传染病的病原学及血清学检查 目前我国仍有多种传染病流行，这类疾病构成国人急性发热的常见病因。再者，由于早期干预治疗，临床表现常不典型，因此病原学及血清学检查对这类疾病的及早确诊至关重要。可根据流行病学资料及临床表现的提示选择相关检查。

（4）血培养和骨髓培养 应列为未明原因发热（尤其具感染性血象者）的常规检查，该检查对败血症、伤寒或副伤寒、布鲁菌病、感染性心内膜炎等疾病的病因学诊断具有决定性意义。骨髓培养可提高诊断的敏感性。对长期使用广谱抗生素、糖皮质激素、免疫抑制剂及化疗药物者，或严重疾病状态全身衰竭患者，要注意真菌或厌氧菌感染的可能，应加做血真菌和厌氧菌培养。

（5）骨髓涂片检查 原因未明的长期发热（尤其伴进行性贫血者）是骨髓涂片检查的指征。该检查对各种血液病具有确诊的价值。

（6）结缔组织病相关检查 原因未明的长期发热，疑有结缔组织病者可进行相关检查，包括血沉、C 反应蛋白、蛋白电泳、免疫球蛋白、补体等常规项目，以及选择检查各种自身免疫抗体如抗核抗体（ANA）谱、类风湿因子（RF）、抗中性粒细胞胞浆抗体（ANCA）、抗磷脂抗体等。

7.影像学检查

胸部 X 线伴有肺部病征的发热是发热

的常见病因，且肺结核目前在我国仍然常见，因此胸片应列为发热的常规检查。对于高度怀疑胸部病变，但普通胸片未有阳性发现或显示不清者，应行胸部CT检查。根据临床提示可选择B超、CT、磁共振成像（MRI），用于胸、腹及颅内病灶的诊断；胃镜、结肠镜、X线小肠钡剂造影、小肠镜、胶囊内镜用于消化道病变诊断。

8.活体组织检查

淋巴结活检对原因未明、长期发热而兼有淋巴结肿大者往往能为诊断提供重要依据，阳性发现对淋巴结结核、淋巴瘤及癌的淋巴结转移有确诊价值。对某些诊断有困难的血液病如淋巴瘤、白血病、恶性组织细胞病、多发性骨髓瘤等行骨髓活检可提高检出率。对诊断确有肝、脾肿大或腹膜后淋巴结或纵隔淋巴结肿大者，可考虑在B超或CT引导下行肝、脾、淋巴结穿刺或腹腔镜下取活检。支气管镜下病变组织活检对支气管癌及支气管内膜结核有确诊意义。

9.其他疑感染性心内膜炎或心肌病者行超声心动图检查

疑中枢神经系统感染者行脑脊液检查。疑甲亢者行甲状腺功能检查。结核菌素试验（PPD）皮试作为结核病的辅助检查。某些血清肿瘤标志物如甲胎蛋白（AFP）、癌抗原19-9（CA19-9）、癌胚抗原（CEA）、CA125对消化系恶性肿瘤，前列腺特异抗原（PSA）对前列腺癌具有辅助诊断价值。生化、肝功、血清酶学检查对内分泌疾病、肝炎、心肌炎或心肌梗死、肌炎的诊断有帮助。

10.诊断思路

（1）危险性评估

①发热伴生命体征不稳定，病情急速变化，伴意识障碍、惊厥、抽搐。

②发热伴呼吸衰竭、中枢神经系统感染、休克、心功能不全、颅内出血、甲亢

危象、弥漫性血管内凝血（DIC）、出血、输血反应等。

③传染病所致发热，传染性强，如SARS、禽流感、流行性脑脊髓膜炎（流脑）、流行性乙型脑炎（乙脑）等。

（2）诊断流程

①鉴别传染性或非传染性疾病引起的发热：传染性疾病是一种严重危害人们身体健康的自然灾害，如SARS、甲型流感、禽流感的流行，给社会、经济造成了巨大的损失，给人的生命带来了极大威胁。因此，面对高热患者，更应该警惕传染性疾病，在做好医护人员自身防护的同时，根据传染病接触史，结合流行病学特点，首先判断是传染性或非传染性疾病引起的发热。

②鉴别感染性或非感染性发热：根据病史、症状、体征、相关辅助检查结果鉴别感染性发热或非感染性发热。

③如为感染性发热，进一步分析病原体、感染部位：根据病史、症状、体征、相关辅助检查结果，确定感染的部位，进一步结合感染部位、感染疾病的特点分析病原体，必要时需完善病原学检查以协助诊断。

④如考虑为非感染性发热，进一步检查以明确诊断：可分别根据吸收热、变态反应性发热、中枢性发热等方面的思维，鉴别发热原因。

⑤原因未明发热疾病的诊断性治疗：当经过各种检查尚难以查明病因时，在不影响进一步检查的情况下，可按可能性较大的病因进行诊断性治疗，观察治疗效果，以助诊断。应注意以下几点。a.诊断性治疗仅适用于对拟诊疾病有特异性强、疗效确切且安全性高的治疗药物的患者。b.诊断性治疗一般否定的意义较肯定的意义大。例如患者经氯喹正规抗疟治疗后仍不能退热，则疟疾的可能性很小，但反之并不尽然。

因此，对诊断性治疗的效应要结合多方面做出恰当评价。c.诊断性治疗剂量应充足，疗程要足，否则无助于判断。

用于诊断性治疗的药物有抗生素、抗原虫药物、抗风湿药物、抗肿瘤药物。应特别指出，诊断性治疗要慎重，使用不当，不但不起作用，反而会给诊断增加困难，甚至加重病情。

（二）辨证诊断

1.诊断依据

（1）体温在39℃以上，但热势可有波动。

（2）有各种外感热病的临床特点，如发病急、热势高、病程短、传变快、全身症状重。

（3）易于继发变证，如耗伤津液，并发痉、厥、闭、脱等。

2.辨证要点

（1）观察发热特点，辨病之表里　发热恶寒、恶寒与高热同时出现者，提示外感高热初起，邪热在表；寒热往来，身热起伏，恶寒与高热交替出现者，提示邪热由卫表而入里，热郁卫气；身热不重，午后较高，迁延难解者，多属湿热郁蒸；壮热、潮热，高热稽留不退，但热不寒，为邪热在里，邪正交争剧烈，气分热盛的标志；发热昼减夜甚，提示邪热深伏营分。

（2）辨外感内伤　外感高热发病急，病程短，热势重而无休止，多有传变，有感受六淫、疫毒之邪的病史，有外感热病的临床特点和其他兼症。

内伤发热起病常较缓慢，病程较长，热势可高可低，时作时止，发无定时，全身症状一般不重，常继发于他病之后，如癌症、结核等，多兼有其他内伤杂病的各种见症。

（3）审视兼夹证候，辨病邪属性　外感高热本当有汗，若但热无汗，多属风寒袭表，也可为里热复感外寒；虽出汗，但汗出不畅，热却随汗而减者，多属湿热遏表；汗出蒸蒸，热却不能随汗而减者提示里热鸱张；汗随战栗而出（战汗）提示邪热欲解或正气欲脱；渴欲引饮者多属里热炽盛；咽干便燥而口渴欲饮者，提示热邪伤津；渴不欲饮多属湿热郁蒸；腹满胀痛，大便秘结或溏垢，提示燥热内结；伴见神志症状或体表九窍出血症状，为营血热盛；兼见盗汗、颧红、手足心热等，提示热伤真阴。

（4）辨卫气营血传变　外感高热与温病、伤寒密切相关，故其发病、发展过程多具有卫气营血的传变特点，为此，在辨表里的基础上，可结合卫气营血及三焦、六经辨证。

（5）辨虚实，区别病情轻重　一般而言，外感高热总属实热病证，随着病邪由表及里的进展过程，可以分为初期、中期、极期和恢复期。初期病情较轻，多有外感表证的临床表现，症见热势较高，病情较急，变化较速，脉洪而数等实热证候。病情发展到中期，表现为里热亢盛，气分热炽，病情较重。极期多见热入心营的特点，病情严重，最易发生危重变证。发热后期，表现为不规则性发热，缠绵难愈，脉细数，兼见其他伤阴表现者，则属于虚热。如病程较长，高热虽降，但身热久羁不净，或夜热早凉，则提示为恢复期。

（6）辨证求因识病　外感高热是由多种外感病所引起的一个临床证候，多有原发病的基础，故要审证求因，辨清病原，明确导致高热的原发病，将辨证与辨病有机结合起来。

（7）警惕高热变证，谨防危候发生　外感高热发病过程中，往往出现神昏、抽搐、厥脱、出血等危重变证，当明察细辨，密切观察体温、神志改变、抽搐先兆、斑疹、气息等变化，及早采取预防措施。

3.辨证分型

临床病因多为外感病邪,本节着重对外感高热的辨证分型进行论述。

(1)风寒袭表证 发热,恶寒,自觉寒重热轻,无汗,头痛身楚,鼻塞身重,时流清涕,咽痒,或有咳。

病机概要:风寒外束,肺卫受邪,卫气郁闭,肺气失宣,卫阳奋起抗邪。

(2)风热犯表证 发热,身热较著,微恶风,汗少,头胀痛,鼻塞,流浊涕,咳嗽,痰黏或黄,咽干,口渴,舌边尖红,苔薄黄,脉浮数。

病机概要:风热犯表,卫表失和,肺失宣肃。

(3)暑湿遏表证 发热,身热不扬,汗出不畅,头昏重胀痛,肢体酸楚疼痛,口苦或口中黏腻,渴不多饮,心烦,胸闷脘痞,恶心,腹胀或便溏,小便短赤,面色淡黄,舌苔薄黄腻,脉濡数。

病机概要:暑湿伤表,表卫不利,暑热内扰,湿邪中阻。

(4)热郁卫气证 寒热往来,身热起伏,先有恶寒或寒战,继则发热,汗出热退,头痛,口苦,咽干,胁痛,胸满,呕恶,耳聋,目眩,舌苔微黄腻,脉弦数。

病机概要:热邪客于半表半里之间,少阳枢机不和,邪正相互交争。

(5)肺胃热盛证 发热或壮热,不恶寒,面赤气粗,汗多热不解,烦渴喜饮,或有喘咳气粗,痰黄脓或白稠,口中秽臭,舌质红,苔黄或黄燥,脉洪数或滑数。

病机概要:外邪由表入里化热,热壅肺气,顺传阳明,热炽气分,无形里热亢盛。

(6)燥热内结证 壮热,午后为甚,腹满胀痛,拒按,大便秘结或腹泻溏垢,肛门灼热,谵语,手足汗出,舌红,苔黄厚干燥,脉沉实而数。

病机概要:肺胃热盛不解,与肠腑燥矢互结,热结积滞,腑气不通。

(7)湿热郁蒸证 身热稽留,午后热甚,汗出热势稍减,但继而复热,汗黏,胸胁苦满,恶心,脘痞,腹胀,便溏下利,或有脓血,面如油垢,身发白㾦,或发黄疸,腰痛,身重肢倦,尿少色黄,或频急涩痛,口渴,饮水不多,舌苔黄腻,脉濡数。

病机概要:湿热交蒸,郁阻脾胃,阻滞肝胆,壅滞大肠,下注膀胱,甚至湿热郁蒸,蕴而化毒。

(8)热入心营证 身热夜甚,心烦不寐,躁扰不宁,斑疹隐隐,甚则神志不清,谵语,出血,口干反不甚渴饮,舌质红绛,脉细数。

病机概要:邪热太盛,传入心营,内闭心包,营热蒸腾,营阴耗损。

三、鉴别诊断

(一)西医学鉴别诊断

1.鉴别感染性或非感染性发热

由于感染性发热是发热中最常见的病因,通常占50%~60%,因此首先考虑。白细胞总数升高,分类中以成熟中性粒细胞为主,通常提示细菌感染。但感染性疾病中的结核、伤寒、副伤寒、病毒感染、疟疾等白细胞总数并不增多或者减少,应结合临床症状、体征、热型、病程等综合因素综合分析,并做选择性实验室检查加以鉴别。

2.鉴别是否为传染性疾病引起的发热

结合流行病学特点,初步判断是传染性或非传染性疾病引起的发热。如在短时间内不能排除传染性疾病引起的发热,应当对患者进行随访,必要时进行医学观察或隔离。常见传染性疾病引起的发热如下。

(1)流行性感冒 具有暴发流行,迅速扩散,冬春季、夏秋季多发的特点。临床常见畏寒高热，体温可达 39~40℃，多伴头痛、全身肌肉关节酸痛、极度乏力、食欲减退等全身症状，局部可见咽喉痛、干咳、鼻塞、流涕、胸骨后不适等，流感病毒检测阳性可确诊。

（2）传染性非典型肺炎　主要通过近距离飞沫传播感染 SARS 冠状病毒引起，以发热、头痛、肌肉酸痛乏力、干咳少痰等为主要临床表现，严重者可出现呼吸窘迫。本病病情变化快，传染性极强。通常由病毒学检测确诊。

（3）登革热　登革热是登革病毒经蚊媒传播引起的急性虫媒传染病，好发于夏秋季。临床表现为高热、头痛、肌肉、骨关节剧烈酸痛、皮疹、出血倾向、淋巴结肿大、白细胞计数减少、血小板减少等。登革热抗原、抗体、核酸检测可协助确诊。严重病例可发展为登革出血热，于病程第 2~5 日可出现休克表现，如烦躁不安、四肢厥冷，面色苍白，皮肤出现花纹，体温下降，呼吸快而不规则，脉搏微弱，脉压进行性缩小，血压下降甚至测不出，病程中还可出现脑水肿，偶有昏迷，同时伴有严重出血倾向，如鼻出血、皮肤出现大片瘀斑、呕血、便血、咯血、尿血、阴道出血，甚至颅内出血等，若不及时抢救，4~10 小时死亡。

（4）流行性出血热　即肾综合征出血热，是由汉坦病毒引起的以鼠类为主要传染源的自然疫源性疾病，是以发热、休克、出血和急性肾损害为主要临床特征的急性传染病。本病起病急骤，病程进展快，治疗需依各病期不同特点采用对症处理，危重者伴有腔道大出血、颅内出血、DIC。

（5）流行性脑脊髓膜炎　简称流脑，是由脑膜炎奈瑟菌引起的化脓性脑膜炎。主要临床表现为突发高热，剧烈头痛，频繁呕吐，皮肤黏膜瘀点瘀斑及脑膜刺激征，严重者可有感染性休克和脑实质损害，常可危及生命，部分患者暴发起病，可迅速致死。

（6）流行性乙型脑炎　简称乙脑，是由乙型脑炎病毒引起的以脑实质炎症为主要病变的中枢神经系统急性传染病，经蚊虫传播，流行于夏、秋季。临床以高热、意识障碍、抽搐、呼吸衰竭及脑膜刺激征、病理反射阳性为特征。乙脑起病急，病情变化快，病死率较高，易继发感染及并发症。

（二）中医学鉴别诊断

1.辨外感与内伤

外感高热发病急，病程短，多有传变，热无休止而热势重，有感受六淫病邪或疫毒之病史，兼见其他外感之兼症。内伤发热，起病较缓，病程较长，热不高而多间歇，多起于其他病之后，可见其他内伤之证候。外感高热多属于实热，后期可见虚热，内伤发热多属于虚热，或本虚标实之热。

2.辨寒热真假

在高热急症中，由于热极或寒极，易出现与其本病之寒热不相符合的假象。真寒假热的鉴别要点主要包括身虽热而反欲得衣被，口虽渴但喜热饮，脉虽数但不鼓指，按之乏力，或脉微欲绝，舌虽黑而润滑。真热假寒的鉴别要点主要包括身虽大寒而反不欲近衣被，口渴但喜冷饮，胸腹灼热，按之烙手，脉滑数，按之鼓指，苔黄燥，其刺或黑而干燥。

四、临床治疗

（一）提高临床疗效的要素

1.治疗原则

（1）高度警惕传染病，及时采取必要的隔离措施，重视医护人员的自我防护。

（2）识别危重症，进行急救处理。

（3）"边开枪、边瞄准"，诊断、对症治疗、病因学治疗同时兼顾进行。

2. 西医急救处理

（1）对症支持治疗 高热患者需对症支持治疗，视病情给予胃肠道或静脉补液支持，明确合并感染者加用抗生素。在发热病因未明确之前，不宜滥用退热药、抗生素和糖皮质激素。无论发热的病因是否明确，无确切糖皮质激素应用指征时，不可随意应用糖皮质激素类药物。

（2）重症患者的监护及脏器功能支持 高热患者出现神志改变、呼吸窘迫等危及生命的症状和体征时，立即实施监护、建立静脉通路、补液、吸氧等，必要时给予呼吸支持。

（3）紧急降温 遇到体温超过40℃，高热伴惊厥或谵妄，高热伴休克或心功能不全，高热中暑等，需紧急进行降温处理，可视病情选用以下退热方法。

①物理降温：一般可用冷毛巾湿敷额部，每5~10分钟更换1次，或用冰袋置于额、枕后、颈部、腋窝和腹股沟处降温，或用25%~50%的乙醇擦浴、冰水灌肠、冷盐水洗胃等。

②药物降温：视发热程度可采用口服或肌内注射、静脉注射解热镇痛药。治疗时应避免体温波动幅度过大，以免由于汗出过多、体温骤降发生虚脱。药物降温常通过扩张血管、发汗的方式退热，若与物理降温同时使用，将影响药物降温的效果。

③高热惊厥或谵妄者，可酌情应用镇静剂，如地西泮10~20mg肌内注射或缓慢静脉推注，必要时4小时重复；苯巴比妥钠0.1~0.2g肌内注射，必要时4~6小时重复一次。

3. 中医急救处理

（1）中药沐足 风寒表证者可用麻黄、桂枝、防风等药物水煎或用中药粉剂直接溶水沐足，风热表证者可用薄荷、青蒿、菊花等药物水煎或用中药粉剂直接溶水沐足。

（2）针刺退热 ①清泄营分之血热取曲泽、中冲、少冲、血海等穴。②清泄气分之高热取大椎、曲池、商阳、内庭、关冲、十宣。③高热不退可行三棱针大椎放血。④神昏谵语者可加人中。⑤动风抽搐者加委中、行间等穴。⑥手法宜用泻法，亦可选用针疗仪，刺激20分钟，每日1~2次。

（3）中成药退热 辨证使用中成药，并可与中药汤剂配合使用。①热毒宁注射液，20ml加入250ml液体稀释后静脉点滴，适用于外感风热所致高热。②喜炎平注射液，250mg加入250ml液体稀释后静脉点滴，适用于气分热盛所致高热。③清开灵注射液，40ml加入250ml液体稀释后静脉点滴，每日2次，适用于气分实热证。④痰热清注射液，20ml加入250ml液体或30ml加入500ml液体稀释后静脉点滴，每日1次，适用于气分实热证。⑤安宫牛黄丸，每次1丸，每日2次，适用于气营两燔证。⑥紫雪丹（散），每次1粒，每日3次，适用于气营两燔证。⑦醒脑静注射液，20ml加入250ml液体稀释后静脉点滴，每日2次，适用于气营两燔证。⑧血必净注射液，50ml加入100ml液体稀释后静脉点滴，每12小时1次，适用于气营两燔证。

（4）高热惊厥急救 高热惊厥发作时，可按压或针刺人中、合谷、内关、涌泉等穴位，针刺用泻法，强刺激，惊厥停止后，可辨证给予新雪片、安宫牛黄丸等药物口服治疗。

（二）辨病治疗

1. 对症治疗

休息，对症退热，补充能量，维持水、电解质平衡，营养支持，必要时给予肠内、外营养治疗。

2. 病因学治疗

针对感染性与非感染性疾病、传染性与非传染性疾病的病因，及时给予合理的治疗。

（1）感染性发热

①感染病灶的处理：对于非化脓性病灶，积极促进感染病灶分泌物、排泄物的排出，如痰液、尿液，对于胆道、泌尿道感染合并梗阻时，应考虑手术治疗解除梗阻因素。对于化脓性病灶，无论是原发性还是迁徙性，均要在使用恰当、足量抗生素的基础上，及时进行穿刺或引流切开；化脓性胸膜炎、关节脓肿可在穿刺引流后局部注入抗生素。

②抗感染治疗：明确的细菌性感染，若已明确病原菌，根据药敏结果选用抗生素，若病原菌不确定，可经验性选择抗生素，多选择广覆盖的广谱抗生素。同时兼顾患者感染部位，患者肝肾功能、凝血功能等基础状况以及过敏史等，选择安全、于感染病灶浓度较高、对患者身体基础情况影响较少的抗生素，并结合抗生素的药理毒理、分布代谢等选择合适的剂量和给药途径，如考虑中枢神经系统感染，选择可通过血脑屏障的抗生素同时，可行腰椎穿刺术后给予鞘内注射抗生素。对于考虑存在病毒、真菌以及其他特殊病原菌感染的，对应给予抗病毒、抗真菌等治疗。

③抗炎症反应治疗：感染容易造成一系列炎症细胞被相继激活，并释放出大量炎症因子，呈"瀑布效应"，对全身组织器官造成损伤。对于重症感染的患者，可使用连续肾脏替代治疗（CRRT）清除各种细胞因子、炎症介质，或使用如乌司他丁等药物拮抗和清除炎症因子，调控机体炎症反应，保护心肝肾等脏器功能。

（2）非感染性发热　感染性发热的病因较多且复杂，除对症治疗以外，主要是针对原发病的治疗，同时预防并发症。

3. 糖皮质激素的应用

在病因未明时不主张使用激素，诊断为药物热、结缔组织病和炎症性血管疾病时可使用。高热或高热危象经物理降温、药物降温方法仍不能使体温下降且有引起严重后果的可能时，在足量抗生素的基础上，可短期使用糖皮质激素，抑制内生性致热原的生产和释放、抑制免疫反应和炎症反应。

（三）辨证治疗

辨证论治

（1）风寒袭表证

治法：辛温解表。

方药：荆防败毒散（《摄生众妙方》）。

荆芥 15g，防风 10g，茯苓 15g，独活 10g，柴胡 15g，前胡 15g，川芎 10g，枳壳 15g，羌活 10g，桔梗 10g，甘草 5g。

若见痢疾初起，加木香 10g、黄连 6g；疮疡初起，加金银花 15g、蒲公英 15g。

（2）风热犯表证

治法：辛凉解表。

方药①：银翘散（《温病条辨》）。

连翘 20g，金银花 20g，桔梗 10g，薄荷 10g，竹叶 10g，甘草 5g，荆芥 10g，淡豆豉 10g，牛蒡子 20g。

方药②：桑菊饮（《温病条辨》）。

桑叶 15g，菊花 10g，杏仁 10g，连翘 10g，薄荷 5g，桔梗 10g，甘草 5g，芦根 10g。

若咳嗽痰多加前胡 10g、贝母 10g；咽喉红肿疼痛加玄参 15g、射干 6g。

（3）暑湿遏表证

治法：清暑祛湿解表。

方药①：新加香薷饮（《温病条辨》）。

香薷 10g，厚朴 10g，扁豆花 15g，金银花 15g，连翘 15g。

方药②：藿朴夏苓汤（《医源》）。

藿香 15g，法半夏 10g，茯苓 20g，厚朴 6g，杏仁 10g，薏苡仁 20g，白蔻仁 20g，通草 5g，猪苓 20g，泽泻 10g，淡豆豉 20g。

若表邪重，去金银花、连翘，加青蒿20g以增祛暑解表之功；里湿化热者加黄连10g以清热；纳差加白术 10g；便秘加大黄10g 或瓜蒌仁 30g；便溏加生薏苡仁 30g。

（4）热郁卫气证

治法：和解清热。

方药①：小柴胡汤（《伤寒论》）。

柴胡 25g，法半夏 9g，党参 6g，甘草6g，黄芩 10g，生姜 10g，大枣 4 枚。

方药②：蒿芩清胆汤（《重订通俗伤寒论》）。

青蒿 12g（后下），黄芩 12g，枳壳10g，竹茹 20g，陈皮 10g，法半夏 10g，茯苓 20g，滑石 20g，甘草 5g，青黛 3g。

若胸中烦而不呕，去半夏、党参，加瓜蒌实 15g 清热理气宽胸；若渴，去半夏，加天花粉 20g 止渴生津；若腹中痛者，去黄芩，加芍药 15g 柔肝缓急止痛；若胁下痞硬，去大枣，加牡蛎 20g 软坚散结；若咳者，去党参、大枣、生姜，加五味子 10g、干姜 10g 温肺止咳。

（5）肺胃热盛证

治法：清气泄热。

方药：白虎汤（《伤寒论》）。

石膏 30g（先煎），知母 15g，甘草 5g，粳米 10g。

若咳嗽痰多加川贝母 10g、瓜蒌 15g；热盛阴伤加沙参 15g、麦冬 15g、玄参 10g；热盛气伤加人参 15g。

（6）燥热内结证

治法：通腑泄热。

方药①：大承气汤（《伤寒论》）。

大黄 10g，厚朴 20g，枳实 10g，芒硝 5g。

方药②：调胃承气汤（《伤寒论》）。

大黄 10g（后下），芒硝 5g（冲服），甘草 6g。

若兼气虚者，宜加人参 10g；兼阴津不足者，加玄参 15g、生地黄 10g 以滋阴润燥。

（7）湿热郁蒸证

治法：清热化湿。

方药①：王氏连朴饮（《霍乱论》）。

厚朴 10g，黄连 6g，香豉 20g，石菖蒲6g，法半夏 6g，焦山栀 15g，芦根 20g。

方药②：甘露消毒丹（《温热经纬》）。

滑石 30g，绵茵陈 20g，黄芩 20g，石菖蒲 10g，川贝母 10g，木通 10g，藿香 12g，射干 12g，连翘 12g，薄荷 12g，白豆蔻 12g。

若暑热偏盛可加生石膏 30g；腹泻稀水或稀便属里湿偏重加苍术 10g、陈皮 10g；便赤白脓血加赤芍药 10g、白头翁 10g；小便不利加车前子 10g、茯苓 10g。

（8）热入心营证

治法：清营泄热。

方药：清营汤（《温病条辨》）。

水牛角 30g（先煎），生地黄 15g，金银花 10g，连翘 12g，玄参 9g，黄连 5g，竹叶6g，丹参 6g，麦冬 10g。

若热极动风而抽搐加羚羊角末 1g（冲服）、钩藤 15g、菊花 10g；腑实便秘加生大黄 10g（后下）、芒硝 5g（分冲）；疹透不畅加蝉蜕 10g；吐衄血明显加白及粉 10g、侧柏叶 10g、茜草 15g；尿血加白茅根 20g。

（四）医家经验

1. 肖和印

肖和印教授认为小儿体质薄弱，易感邪毒而发高热，时常表热未除，又出现里热炽盛的证候，临床上多见表里俱热之证。治疗上应该表里兼顾，因此提出运用银翘白虎汤加减治疗小儿外感高热。［张丽，陈艳霞，郭凯，等. 肖和印主任运用银翘白虎汤加减治疗小儿外感高热经验. 环球中医药，2017，10（10）：1255-1256.］

2. 郑家远

郑家远主任医师是四川省名中医、成都市名中医，其运用中药大清宣导滞汤合外洗热浴汤的方法使得小儿外感发热疾病疗程明显缩短，效果显著。[郝玲，陆进辉，郑家远. 郑家远治疗小儿外感高热经验. 湖南中医杂志，2017，33（9）：41-43.]

3. 肖诏玮

肖诏玮主任中医师早年师承福建儿科六世医陈桐雨，现为全国名老中医，其治疗小儿外感高热常用以下八法：疏表散寒法，方选苏羌达表汤；疏风清热法，方选银菊合剂；解肌清热法，方选葛根清热散；调和营卫法，方选桂花汤；三阳并治，方选柴葛解肌汤；清热化湿，方选甘露消毒丹；通腑导滞，方选枳实导滞丸；温阳解表，方选麻黄附子细辛汤。[李君君，肖诏玮. 肖诏玮老中医小儿外感高热证治八法. 中医儿科杂志，2017，13（5）：19-23，8]

4. 奚肇庆

奚肇庆教授系江苏省名中医，对于外感高热（社区获得性肺炎）的诊治体会深刻，其根据病程的演变，结合卫气营血、六经辨证，将外感高热分为卫气同病、气分痰热、气营两燔3个证型。该病早期往往表现为卫气同病，也是临床上最常见证型，奚教授在此阶段擅用清气透表法，并据此创立了清气透表方。[窦莉，陈剑，奚肇庆. 奚肇庆教授治疗外感高热（社区获得性肺炎）经验总结. 中国中医急症，2018，27（4）：709-711.]

5. 陈绍宏

陈绍宏教授是四川省中医院教授，国医大师，对急性感染所致高热的诊治颇有心得，在临床中屡起重疾。其治疗急性化脓性扁桃体炎急性期，辨证多属外感热毒，治宜以通为用，清解疏表，方选普济消毒饮，若表证未解合用川芎茶调散，若急性期或中期出现大量淋巴滤泡增生可将其视为"癥瘕"结于局部，治疗以软坚散结、活血祛瘀之法，加贝母、三棱、穿山甲之

属。对于急性胆囊炎、胆管炎引起的高热，陈教授认为感染物质聚集局部，即是"痈毒"阻塞胆管，因此及时疏通胆道、祛除痈毒是治疗本病的关键。本病急性期证型多为湿热、痰浊内蕴，结合中医学中肝的生理"酸苦涌泄"为通肝之要，故治宜酸苦涌泄、清热化痰、和胃利胆，方选黄连温胆汤加乌梅，并重用乌梅至30g。急性肾盂肾炎引起的高热，急性期病机关键在于热毒与湿热并存，证型多为下焦湿热毒内盛，故治疗总以清热解毒、化湿通淋为主，方药为五味消毒饮合龙胆泻肝汤。[焦旭，卢云. "以通为用"治疗急性感染性热病. 中国中医基础医学杂志，2017，23（5）：616-617，620.]

五、预后转归

大多数高热患者，如能及时诊断及治疗，预后良好。但部分高热诊治延误而出现并发症，或者为烈性传染病、危重症引起的高热，预后不良。

六、预防调护

高热的预防和调护重点在于密切注意病情变化，已病防变，促进疾病康复，防止疾病复发。

（1）卧床休息，多饮水，予清淡、富于营养饮食，调节情志。

（2）密切注意生命体征的变化，发现问题及时报告，妥善处理，防止病情逆变。

（3）杜绝引发高热的诱因，如避外邪，防寒保暖，禁烟酒，饮食有节等。

（4）对传染病引起的高热，应当根据传染途径的特点，给予隔离治疗。

七、专方选要

1. 自拟解表清里方

组成：金银花15g，连翘15g，石膏30g，葛根15g，柴胡15g，黄芩10g，板蓝

根 15g, 麦冬 10g, 甘草 10g。

服法: 每日 1 剂, 每剂煎煮 2 次, 早、晚各服 1 次。

主治: 具有疏风解表、清热解毒功效, 治疗外感高热。[陈伟军, 徐连登, 刘镇. 解表清里法治疗外感高热临床疗效观察. 内蒙古中医药, 2019, 38 (10): 115-117.]

2. 青蒿饮

组成: 青蒿 15g (后下), 香薷 15g, 黄芩 15g, 芦根 30g, 白头翁 25g, 野菊花 15g, 大青叶 25g (若有咽痛明显改用板蓝根 30g), 生石膏 60g, 连翘 15g, 柴胡 20g, 水牛角 30g (先煎)。

服法: 嘱以 1200ml 水煎至约 300ml, 每日 1 剂, 水煎 2 次, 分 3 次服, 药后进食热米粥, 覆盖薄被待其汗出。

主治: 具有解表清热的作用, 治疗外感高热。[冯汉财, 潘林平, 陈国成. 青蒿饮治疗外感高热证的临床观察. 中国中医急症, 2017, 26 (10): 1820-1822.]

主要参考文献

[1] 陈灏珠, 林果为, 王吉耀. 实用内科学 [M]. 第 15 版. 北京: 人民卫生出版社, 2017.

[2] 张文宏, 李太生. 发热待查诊治专家共识 [J]. 上海医学, 2018, 41 (7): 385-400.

[3] 刘清泉, 张晓云, 孔立, 等. 高热 (脓毒症) 中医诊疗专家共识意见 [J]. 中国中医急症, 2014, 23 (11): 1961-1963.

[4] 张伯礼. 中医内科学 [M]. 北京: 人民卫生出版社, 2017.

[5] Dennis L. Kasper. 哈里森感染病学 [M]. 1版. 上海: 上海科学技术出版社, 2019.

第二节　休克

休克是指机体在严重失血失液、感染、创伤、过敏等致病因素作用下, 有效循环血量急剧减少, 组织微循环灌注不足, 致使组织缺氧、细胞代谢紊乱和器官功能受损的临床综合征。

中医学文献中并没有休克的名称, 但从休克的临床表现和特点而言, 可归属到 "厥证" "脱证" 范畴。

一、病因病机

(一) 西医学认识

1. 病因

(1) 心脏疾患　如急性心肌梗死、心肌炎等导致的心肌损害, 严重心律失常, 急性心脏压塞等机械性梗阻。

(2) 大量失血、失液　由外伤出血、消化性溃疡出血、食管静脉曲张破裂出血、大咯血及产后出血等引起大量出血, 因严重呕吐、腹泻、糖尿病酮症酸中毒、严重烧伤或创伤等导致的体液丢失。

(3) 严重感染性疾病　由病原微生物如细菌、真菌、病毒、立克次体等引起的脓毒症、败血症等。

(4) 严重过敏　异种蛋白质、致敏性药物所致的严重的过敏反应。

(5) 其他　剧烈疼痛、麻醉意外等。

2. 发病机制

多种致病因素作用引起微循环改变、体液代谢改变等导致有效循环血容量降低及组织灌注不足是各类休克共同的病理生理基础。休克时微循环变化如下。

(1) 代偿期 (缺血期)　休克早期, 微循环变化特点为微动脉和微静脉口径缩小, 毛细血管前括约肌收缩, 血液进入真毛细血管网减少, 经直接通路或动静脉吻合支回流。

(2) 失代偿期 (淤滞期)　休克持续发展, 血管对儿茶酚胺等缩血管物质反应性降低, 微动脉及毛细血管前括约肌收缩减退, 血液大量涌入毛细血管网, 淤滞在毛细血管中，导致流体静压升高。此期有效循环血量显著减少，微循环淤滞，形成恶性循环。

（3）难治期（不可逆期） 微血管反应性显著下降，发生微循环衰竭，微血管松弛甚至麻痹扩张，毛细血管中血流停滞，血管内皮细胞肿胀，微血栓形成，合并弥漫性血管内凝血（DIC）等，导致微血管无复流现象发生。

（二）中医学认识

中医认为休克属于厥证或脱证。厥证有寒厥和热厥两种类型，属于实证范畴；脱证有气脱与血脱的区别，属于虚证范畴。不论厥证或脱证，都以四肢厥冷为主要证候，与现代医学的休克论述基本相符。厥证的发生，主要在于人体气机突然逆乱，导致气血运行失常，影响血脉功能和精神意识。脱证是指阴阳、气血、津液严重耗损，以致病情突变，发生阴阳离决的危笃证候。休克就是人体阴阳气血逆乱的结果，其发生分为外因、内因和不内外因，外因为外感六淫之邪，疫疠温毒之气或一切可致厥脱的外来因素，导致津液大伤，阴阳离脱；内因有五志过激，七情内伤，忧思恼怒，导致气机郁闭，阴阳不相顺接，或饮食不慎，误食毒馐，或劳倦过度，气不续接；不内外因有跌打损伤、交通事故、虫兽咬伤。上述三种因素，导致脏腑功能紊乱，气血津液失调，使得维持人体正常生命活动的阴阳之气受阻，即可发生厥脱。

二、临床诊断

（一）辨病诊断

1.临床诊断
（1）具有休克的诱因。
（2）意识障碍。

（3）脉搏＞100次/分或不能触及。
（4）四肢湿冷，胸骨部位皮肤指压阳性（再充盈时间＞2秒）；皮肤花斑，黏膜苍白或发绀；尿量＜0.5ml/（kg·h）或无尿。
（5）收缩压＜90mmHg。
（6）脉压差＜30mmHg。
（7）原有高血压者收缩压较基础水平下降30%以上。

凡符合（1）、（2）、（3）、（4）中的两项，和（5）、（6）、（7）中的一项者，即可诊断。

2.实验室检查及辅助检查
（1）实验室检查

①血常规：红细胞计数及血红蛋白测定有助于失血性休克的诊断，以及对休克过程中血液浓缩和治疗效果进行判断；白细胞计数及分类则是感染性休克诊断的重要依据。

②尿、便常规：有助于了解休克对肾功能的影响及病因判定；尿、便常规检查及潜血试验对感染性或失血性休克的判定有一定的诊断价值。

③血生化检查：丙酮酸、乳酸、血pH值及二氧化碳结合力有助于了解休克时酸中毒的程度；尿素氮及肌酐则有助于了解休克时肾功能的情况，判断是否有上消化道出血；肝功能检查有助于了解休克对肝功能的影响；心肌标记物检测有助于判断休克对心肌代谢的影响及心源性休克的诊断；电解质检测有助于了解休克时电解质紊乱情况。

④出、凝血功能检测：血小板计数、出凝血时间、凝血酶原时间、纤维蛋白原及纤维蛋白降解产物（FDP）的测定有助于判断休克的进展及DIC的发生。

（2）辅助检查

①X线检查：对休克的病因判断有一定意义。

②心电图：有利于心源性休克的诊断，并能了解休克时心肌供血及心律失常情况。

③血流动力学检查

Ⅰ.中心静脉压（CVP）：有助于鉴别休克病因，低血容量性休克时CVP降低，心源性休克时通常是升高的。

Ⅱ.肺动脉楔压（PAWP）：有助于了解左室充盈压并指导补液。心源性休克患者常升高。

Ⅲ.心排出量（CO）及心脏指数（CI）：有助于了解心脏功能状态。CO正常值为$4\sim8L/min$，CI正常值为$2.5\sim4.1L/(min\cdot m^2)$。$CI<2.0L/(min\cdot m^2)$提示心功能不全，$CI<1.3L/(min\cdot m^2)$同时伴有周围循环血容量不足提示为心源性休克。

Ⅳ.微循环检查：眼底镜检查可见小动脉痉挛和小静脉扩张，严重时出现视网膜水肿。甲皱微血管的管袢数目明显减少，排列紊乱，袢内血流状况由正常的线形持续运动变为缓慢流动，微血栓形成，血细胞聚集成小颗粒或絮状物；压迫指甲后放松时，血管充盈时间延长大于2秒，皮肤与肛门温差增大，常大于1.5℃。

（二）辨证诊断

望：神倦，四肢逆冷，指甲青紫，甚或突然昏倒，或突然昏倒不省人事，牙关紧闭，四肢厥逆，并见腹部灼热，目赤，谵妄，抽搐，角弓反张，舌红，苔黄腻，或舌胖，苔白润。

闻：一般气味无明显异常。

问：烦躁不安，汗出，大便干结，小便短赤，或畏寒喜热，汗多不渴，下利清谷，神志淡漠，倦怠乏力。

切：脉数、脉微细、脉微欲绝、脉沉弦或沉细。

1.厥证

神情淡漠，甚则精神恍惚，或烦躁不安，面色、皮肤苍白，口唇、甲床略青紫，汗出，舌淡或暗，苔黄腻，脉数而沉细无力。

（1）热厥　先出现热证，初起身热头痛，继则壮热烦渴，烦躁不宁，唇干舌燥，大便干结，小便短赤，甚则神昏抽搐，谵语，四肢逆冷，舌质红绛，苔黄腻粗糙，脉数。

辨证要点：壮热烦渴，大便干结，四肢逆冷，舌质红绛，苔黄腻粗糙。

（2）寒厥　四肢厥冷，面色苍白，畏寒喜热，汗多不渴，下利清谷，舌淡，脉沉微不数。

辨证要点：四肢厥冷，汗多不渴，舌淡，脉沉微不数。

2.脱证

神情恍惚或烦躁不安，面色潮红，声低息微，倦怠乏力，手足厥冷或心烦潮热，口干欲饮，舌淡苔白或舌红干苔黄，脉微细。

（1）气脱　面色苍白，神志淡漠，声低息微，倦怠乏力，汗漏不止，四肢微冷，舌淡苔白润，脉微弱。

辨证要点：神志淡漠，倦怠乏力，四肢微冷，舌淡苔白润，脉微弱。

（2）阴脱　神情恍惚或烦躁不安，面色潮红，心烦潮热，口干欲饮，便秘少尿，汗出如油，皮肤干燥而皱，舌红而干，脉微细数。

辨证要点：心烦潮热，口干欲饮，舌红而干，脉微细数。

（3）阳脱　突然汗漏不止，面色苍白，神志恍惚，心慌气促，声短息微，四肢逆冷，二便失禁，舌卷而颤，脉微欲绝。

辨证要点：面色苍白，四肢逆冷，舌卷而颤，脉微欲绝。

（4）热毒内陷　除正气虚脱诸证外，可见壮热，口渴，烦躁，大便秘结，舌红，苔黄燥，脉沉细而数，或兼面赤气粗、神昏谵语等热毒内陷之证。

辨证要点：壮热烦渴，大便干结，四肢逆冷，舌红，苔黄燥，脉沉细而数。

三、鉴别诊断

（一）西医学鉴别诊断

1. 低血压

低血压是休克的重要临床表现之一，但低血压患者并非都是休克。一般认为正常成年人肱动脉血压 < 90/60mmHg 为低血压。低血压是一种没有休克病理变化的良性生理状态，与休克有着本质的区别。常见的良性低血压主要包括体质性低血压、体位性低血压。

2. 不同类型休克的鉴别

尽管各型休克的病理机制、临床表现及一般处理大致相同，但各型休克仍有各自的特点，在治疗重点上有所不同。因此，分清休克类型对处理急诊患者很重要。

（1）低血容量性休克　有明确的内、外出血或失液因素（包括严重呕吐、腹泻、肠梗阻和各种原因内出血等），失血量在总血容量的 15%（约 750ml）以上，有明显的脱水征，CVP < 5cmH_2O。

（2）感染性休克　有感染的证据，包括急性感染、近期手术、创伤、传染病等。有感染中毒征象，如寒战、发热、白细胞升高及异型核细胞增加。

（3）心源性休克　有心脏疾病临床表现者，如急性心肌梗死患者有明显心绞痛，心电图有典型 ST-T 改变。心脏压塞时可有心电图低电压、CVP > 12cmH_2O 等。

（4）过敏性休克　有明确的致敏因素，如易致敏的药物（青霉素等）、生物制品或毒虫叮咬等。绝大多数骤然发病，1/2 的患者在 5 分钟内发病。除血压骤降外，可有过敏性皮肤表现以及呼吸系统症状（如喉头水肿、支气管哮喘、呼吸困难等），病情凶险。

（5）神经源性休克　有强刺激因素，如创伤、疼痛及其他可导致机体强烈应激反应的原因，引起血管阻力调节功能严重障碍，表现为血管张力丧失，血管扩张的分布性休克。

（二）中医学鉴别诊断

1. 眩晕

眩晕有头晕目眩、视物旋转不定，甚则不能站立、耳鸣，但无神志异常的表现，与厥证之突然昏倒、不省人事迥然有别。

2. 中风

中风以中老年人为多见，常有素体肝阳亢盛。中脏腑者，突然昏仆，并伴有口眼歪斜、偏瘫等症；若神昏时间较长，苏醒后有偏瘫、口眼歪斜及失语等后遗症。厥证可发生于任何年龄，昏倒时间较短，醒后无后遗症，但血厥之实证重者可发展为中风。

3. 痫证

痫证常有先天因素，以青少年为多见。病情重者，虽亦为突然昏仆、不省人事，但反复发作，每次症状均相类似，苏醒后可如常人。厥证之昏倒，仅表现为四肢厥冷，无叫吼、吐沫、抽搐等症。

4. 昏迷

昏迷为多种疾病发展到一定阶段所出现的危重证候。一般来说，发生较为缓慢，有一个昏迷前的临床过程，先轻后重，由烦躁、嗜睡、谵语渐次发展，一旦昏迷后，持续时间一般较长，恢复较难，苏醒后原发病仍然存在。厥证常为突然发生，昏倒时间较短，常因情志刺激、饮食不节、劳倦过度、亡血失津等诱发。

四、临床治疗

（一）提高临床疗效的要素

1. 严密监测

对患者进行严密监测是正确而有效地治疗休克的前提。监测的内容如下。

（1）中心静脉压及肺毛细血管压测定，了解容量，指导液体复苏。

（2）动脉压测定　可反映休克程度和判断疗效，动脉内插管直接测压更准确。

（3）尿量　尿量是反映休克程度和判断疗效的敏感指标。为准确估计尿量，宜进行导尿。

（4）血气　有助于确定缺氧和酸中毒的程度。

（5）心电监测　便于及时发现和纠正引起或加重休克的快速性或缓慢性心律失常。

（6）其他　包括血常规、红细胞压积、血电解质和其他血生化检查，以及有助于确定休克病因的有关检查。

2. 原发病治疗

对原发病进行治疗是关键，应根据导致休克的病因针对性治疗。

3. 早期液体复苏

迅速建立两条以上静脉通道；遵循"先快后慢、先晶后胶、按需补液"的原则，快速补充等渗晶体液及胶体液，必要时成分输血或输红细胞；根据休克的监护指标调整补液量和速度，监测 CVP 和血压，在最短的时间内改善微循环。

4. 纠正酸中毒

休克时常合并代谢性酸中毒，机体有效血容量恢复后酸中毒可自然解除。当休克比较严重、持续时间较长、pH ≤ 7.25 或液体复苏无效时，考虑补充碱性药物，首选 5% 碳酸氢钠静脉滴注，并根据实际测得的二氧化碳结合力估算用量。

5. 血管活性药物的应用

一般应用在血压过低而又难以通过迅速补充血容量提升血压，或血容量虽然已经补足，但血压又难以回升时。

6. 中医中药

在扩容、升压、解除病因等基础上，静脉用中成药和针灸等中医综合疗法有可能提升休克患者急救成功率。

（二）辨病治疗

休克的治疗原则首先是稳定生命体征，保持重要器官的微循环灌注和改善细胞代谢，并在此前提下进行病因治疗。

1. 一般措施

镇静，吸氧，禁食，减少搬动；取仰卧头低位，下肢抬高 20°~30°，有心衰或肺水肿者取半卧位或端坐位，行心电、血压、脉氧饱和度和呼吸监护，血常规、血气、血生化、心电图、胸片及 CVP 等检查，留置导尿管，监测尿量，注意保暖。

2. 原发病治疗

急性心肌梗死早期再灌注治疗可改善患者预后。

3. 液体复苏

液体复苏是抗休克的基本治疗。根据休克的监护指标调整补液量和速度，其中 CVP 和血压是简便、客观的监护指标。当 CVP > 12cmH_2O 时，应警惕肺水肿的发生。关于补液种类、盐与糖液、胶体与晶体液的比例，应按休克类型和临床表现不同而有所不同，血细胞比容低应输红细胞，血液浓缩宜补等渗晶体液，血液稀释宜补胶体液。

4. 纠正酸中毒

休克时常合并代谢性酸中毒，当机械通气和液体复苏后仍无效时，可给予碳酸氢钠 100~250ml，静脉滴注，并根据血气分析调整。除了血气分析外，治疗还需结合病史、电解质及阴离子间隙等综合考虑，纠正电解质紊乱。

5. 改善低氧血症

（1）保持呼吸道通畅，必要时气管插管。

（2）宜选用可携氧面罩或无创正压通气给氧，保持血氧饱和度 > 95%，必要时行气管插管和机械通气。

（3）选择广谱抗生素，及早控制感染。

6. 应用血管活性药物

适用于经补充血容量后血压仍不稳定，或休克症状未见缓解，血压仍继续下降的严重休克。常用药物如下。

（1）多巴胺 5~20μg/（kg·min）静脉滴注，多用于轻、中度休克；重度休克20~50μg/（kg·min）。

（2）多巴酚丁胺 常用于心源性休克，2.5~10μg/（kg·min）静脉滴注。

（3）异丙肾上腺素 0.5~1mg加5%葡萄糖液200~300ml静脉滴注，速度为2~4μg/min。适用于脉搏细弱、少尿、四肢厥冷的患者，还用于心率缓慢（心动过缓、房室阻滞）或尖端扭转型室性心动过速的急诊治疗。

（4）去甲肾上腺素 适用于重度、极重度感染性休克，用5%葡萄糖或葡萄糖氯化钠注射液稀释，以4~8μg/min的速度静脉滴注。

（5）肾上腺素 应用于过敏性休克，0.5~1mg/次，皮下或肌内注射，随后0.025~0.05mg静脉注射，酌情重复。

（6）间羟胺 与多巴胺联合应用，15~100mg加入氯化钠注射液或5%葡萄糖注射液500ml内，以100~200μg/min的速度静脉滴注。

7. 其他药物

（1）糖皮质激素 适用于感染性休克、过敏性休克，可应用氢化可的松300~500mg/d，疗程不超过3~5日，或地塞米松2~20mg/次，静脉滴注，以5%葡萄糖注射液稀释，一般用药1~3日。

（2）纳洛酮 阿片受体阻滞剂，具有阻断β-内啡肽的作用。首剂0.4~0.8mg静脉注射，2~4小时可重复，继以1.6mg纳洛酮加入500ml液体内静脉滴注。

8. 防治并发症和重要器官功能障碍

（1）急性肾功能衰竭治疗 ①纠正水、电解质及酸碱平衡紊乱，保持有效肾灌注。②在补充容量的前提下使用利尿剂，呋塞米40~120mg或丁脲胺1~4mg静脉注射，无效可重复，合并脑水肿时可使用20%甘露醇250ml或甘油果糖250ml快速静脉滴注。③必要时采用血液净化治疗，如血液透析。

（2）急性呼吸衰竭治疗 ①保持呼吸道通畅，持续吸氧。②适当应用呼吸兴奋剂尼可刹米、洛贝林，亦可使用二甲弗林（回苏灵）、哌甲酯（利他林）等。③必要时呼吸机辅助通气。

（3）脑水肿治疗 ①降低颅内压，可应用甘露醇、利尿剂、糖皮质激素。②昏迷患者酌情使用呼吸兴奋剂，如尼可刹米；烦躁、抽搐者使用安定、苯巴比妥。③应用脑代谢活化剂如ATP、辅酶A、脑活素等。④加强支持疗法。

（4）DIC治疗 ①抗血小板凝集及改善微循环，用双嘧达莫、阿司匹林、低分子右旋糖酐或丹参注射液静脉滴注。②高凝血期，肝素每次1mg/kg，加入葡萄糖液静脉滴注，根据凝血酶原时间调整剂量。③补充凝血因子。④纤溶低下、栓塞者，酌情使用链激酶、尿激酶等。⑤处理并发症。

（三）辨证治疗

1. 辨证论治

（1）厥证

①热厥

治法：清心解毒，开窍通灵。

方药：清瘟败毒散加减。

石膏120g，生地黄30g，水牛角60g，黄连20g，栀子30g，牡丹皮20g，黄芩25g，赤芍25g，玄参25g，知母30g，连翘30g，桔梗25g，甘草15g，淡竹叶25g。

如兼夹肝阳上亢者，可加服羚羊角粉，或加钩藤、石决明、珍珠母等；兼夹肝胆实热者，可加龙胆草、栀子、牡丹皮等；阴虚明显者加大生地黄用量至60g。

②寒厥

治法：回阳救逆。

方药：四逆汤加减。

炙甘草、干姜、制附子各10g，肉桂6g（焗服）。

如兼夹阳虚水泛者，可加茯苓、白术、葶苈子、厚朴等；如兼夹血瘀证者，可加赤芍、毛冬青、桃仁等。

（2）脱证

①气脱

治法：益气固脱。

方药：独参汤或参附龙牡汤合生脉散加味。

红参30g，红糖30g，熟附子30g，人参40g，龙骨（煅，打碎）、牡蛎（煅，打碎）各20g，白芍、炙甘草、五味子各5g，人参、麦冬各9g。

如兼夹阴血亏虚者，可加生地黄、川芎、鸡血藤、丹参、龙眼肉等。

②阴脱

治法：救阴固脱。

方药：生脉散加减。

人参9g，麦冬9g，五味子6g。

如兼夹胃津亏虚者，可加沙参、麦冬等；如兼夹真阴亏虚者，可加用鳖甲、龟甲、阿胶等。

③阳脱

治法：回阳救逆。

方药：参附汤加减。

人参15，附子30g（炮，去皮、脐）。

如兼夹阳虚水泛者，可加茯苓、白术、葶苈子、厚朴等；如进展为气虚喘脱者，可加用砂仁、紫河车等。

④热毒内陷

治法：清热解毒，开窍醒神。

方药：白虎汤合紫雪丹加减。

石膏50g，知母18g，甘草6g，粳米9g。

石膏、寒水石、磁石、滑石各1500g，

犀角屑、羚羊角屑、青木香、沉香、玄参、升麻各500g，甘草240g，朴硝5000g，硝石930g，麝香38g，朱砂90g，黄金3000g，丁香30g，制成散剂，每服0.9~1.5g，每日1~2次，冷开水调下。

如痰热、热毒明显者，可加服安宫牛黄丸。

2. 外治疗法

（1）针刺治疗　以人中、内关、足三里、涌泉为主，配以素髎、少冲、少泽、十宣。先刺人中、内关、涌泉，施泻法，强刺激，间歇捻转5分钟，足三里直刺，施捻转补法。若效果不明显，可加用配穴1~2个，均用强刺激泻法。适用于厥证、脱证神昏者。

（2）耳针疗法　取肾上腺、皮质下、心等，两耳交替取穴，揿针埋针，留针1~2小时，适用于厥证、脱证患者，根据辨证，可配合其他穴。

（3）灸法　用艾条灸神阙、关元、气海、足三里，每次15分钟，适用于厥证、脱证属虚证者。

3. 成药应用

（1）生脉注射液　每次40~60ml，以等量的50%葡萄糖注射液稀释后静脉注射，或加入10%葡萄糖注射液中静脉滴注。适用于气阴两虚证。

（2）参麦注射液　每次20~30ml，加入40ml 50%葡萄糖注射液静脉注射，每10~30分钟1次，直到血压回升改为静脉滴注。适用于气阴两虚证。

（3）参附注射液　每次10~20ml，加入50%葡萄糖注射液30~40ml静脉注射，1~2次后，用40~80ml加入10%葡萄糖注射液250~500ml静脉滴注，1日2次。对阳脱有效。

（4）醒脑静注射液　一次10~20ml，用5%~10%葡萄糖注射液或0.9%氯化钠注射液250~500ml稀释后静脉滴注。每日1次，

10 天为 1 个疗程。适用于热证或实证。

（5）血必净注射液 50ml 加入 0.9% 氯化钠注射液 100ml 中静脉滴注，在 30~40 分钟内滴注完毕，1 天 2 次。病情重者，1 天 3 次。10 天为 1 个疗程。适用于热病或实证。

（6）苏合香丸 口服，一次 2.5g，一日 1~2 次。适用于痰证。

（7）安宫牛黄丸 口服，一次 1 丸，一日 1 次。适用于实证或热证。

4. 单方验方

（1）当归补血汤 黄芪 100g，当归 20g。适用于大出血气随血脱而休克者。（《内外伤辨惑论》）

（2）参附龙牡汤 红参 10g，附子 15g，龙骨 15g，牡蛎 15g，五味子 10g，山茱萸 30g。适用于阳脱漏汗、格阳、戴阳者。［张伯礼. 中医内科学. 北京：人民卫生出版社，2017.］

（3）三甲复脉汤 牡蛎 30g，鳖甲 30g，龟甲 30g，生地黄 15g，麦冬 15g，山茱萸 30g，五味子 9g，炙甘草 9g。适用于素体心肾阴亏或热病后期，阴液枯涸，并发休克者。（《医学衷中参西录》）

（4）来复汤 山茱萸 60g，生龙骨 30g，生牡蛎 30g，生杭芍 18g，野台参 12g，炙甘草 6g。适用于元气欲脱者。（《温病条辨》）

（5）白虎汤 石膏 20g，知母 15g，甘草 10g，粳米 10g。适用于热毒内陷者。（《伤寒杂病论》）

五、预后转归

休克是临床的危重阶段，其预后和原发病与能否及时恰当地治疗密切相关。低血容量性休克治疗的关键在于补液是否适量及时；感染性休克的预后取决于感染控制情况和机体对治疗的反应；过敏性休克越早抗休克处理疗效越好；心源性休克多取决于基础疾病的治疗水平；神经源性休克的预后一般较好。

六、预防调护

（一）预防

休克是一危重变化的动态过程，临床应熟悉休克的早期症状、体征，积极治疗原发病，防止休克的发生。已发生休克者，应及时治疗，治疗愈早愈好，针对不同类型的休克，施以针对性治疗，同时，密切观察患者中枢神经系统、心、肺、肾功能，立足于改善组织血流灌注，及时调整治疗措施。

（二）调护

（1）体位 发现休克患者立即将其安置在抢救室，取仰卧中心凹位（下肢和躯干各抬高 20°~30°）。

（2）严密观察病情，详细记录病情变化及液体出入量。

（3）及时调整输液量和输液速度。

七、专方选要

救脱 I 号注射液

组成：人参、麦冬、枳实、丹参等。

用法：1~3 支，加入 10% 葡萄糖注射液 250~500ml，静脉滴注，视血压调整滴速。

主治：厥脱证属虚证患者［周仲瑛，金妙文. 中医药治疗厥脱证的研究. 南京中医学院学报，1992（01）：7-9.］

主要参考文献

［1］陈灏珠，林果为，王吉耀. 实用内科学［M］. 第 15 版. 北京：人民卫生出版社，2017.

［2］王斯佳，王国兴，谢苗荣. 休克研究进展［J］. 实用休克杂志（中英文），2017（2）：2.

［3］王仲，谢志毅．休克类型的鉴别和血流动力学状态分析［J］．实用休克杂志，2017，1（1）：9-12.

［4］管向东，聂垚．休克治疗的理念与进展［J］．中华重症医学电子杂志，2015，1（1）：53-57.

［5］张伯礼．中医内科学［M］．北京：人民卫生出版社，2017.

第三节　昏迷

昏迷是指由各种原因导致的大脑皮层以及皮层下网状结构功能损害和脑活动减退的一种严重的意识障碍。昏迷为意识完全丧失、对外界无反应、刺激不能使其觉醒的状态。根据昏迷患者意识障碍程度可以分为轻（痛刺激有非自主反应，生理、病理反射存在）、中（介于二者之间）、重度昏迷（无任何反应）三个级别。

昏迷占急诊病例的4%~6%。许多疾病都可以导致昏迷的发生，如心脑血管疾病、感染、代谢以及内分泌疾病、中毒、中暑、外伤等，其中头部外伤、急慢性脑血管病、中毒和低血糖是急诊院前昏迷发生率最高的疾病。在老年人中即使是轻微的中枢神经系统损伤也有可能出现昏迷。在昏迷患者的诊疗过程中，明确病因与稳定病情二者应当并重。

昏迷在中医典籍中又常被称为"神昏""昏蒙""昏愦""昏愦""昏瞀""郁冒""昏不知人"等，主要是以意识昏蒙、不省人事为临床特征。中医临床中引起昏迷的病因很多，风、痰、热、暑、湿、瘀血、浊毒、阴竭阳脱皆能导致心神耗散、元神失用而出现神昏。中医学认为心主神明，脑为元神之府，因此昏迷病位在心、脑。昏迷属危病，病机极为复杂，但已昏迷者要辨别闭证、脱证。

一、病因病机

（一）西医学认识

1.病因

昏迷常见的病因如下。

（1）颅内因素　脑血管病，如脑出血、脑梗死、蛛网膜下腔出血、脑内静脉窦血栓等；缺血缺氧性脑病；脑肿瘤；弥漫性脑损伤，如脑震荡、脑挫伤、脑弥漫性轴索损伤等；颅内血肿；颅内感染性病变，如脑炎、脑膜炎、脑膜脑炎、脑脓肿、脑内寄生虫病等；癫痫发作。

（2）颅外中毒因素　感染，如细菌性痢疾、肺炎、败血症、流行性出血热、伤寒脑病、风湿性脑炎、三期梅毒、老年人尿路或呼吸道感染；药物，如镇静催眠药、颠茄碱类药、抗抑郁药、抗癫痫药、抗帕金森药、阿片类药、解痉药、乙醇、地高辛等；有害毒物，如有机磷农药、杀鼠药、一氧化碳、氰化物、汽油、苯、甲醇、铅、汞、霉变甘蔗、毒蕈、白果、鱼胆、河豚毒、毒蛇等。

（3）颅外代谢因素　心源性昏迷，如心肌梗死、严重心律失常、心脏停搏等；肝性脑病；肾性脑病；肺性脑病；胰性脑病；胃肠性脑病；内分泌性脑病，如垂体性昏迷、黏液水肿、甲状腺功能亢进或减退、肾上腺危象、低血糖昏迷、糖尿病酮症酸中毒、非酮症高渗性昏迷等；缺氧性脑病，如贫血、休克、窒息、溺水、电击、高原脑病、肺栓塞等；水、酸碱以及电解质代谢障碍；高血压性脑病；体温过低或中暑；营养缺乏性脑病；韦尼克脑病；血卟啉病；Reye综合征（急性脑病合并内脏脂肪变性综合征）。

（4）其他因素　精神性昏迷、紧张症、抑郁、ICU精神病、诈病。

2. 发病机制

昏迷是大脑皮层以及皮层下网状结构功能损害和脑活动功能减退的一种严重的意识障碍。意识的形成和维持是大脑皮层与皮层下网状结构之间结构上相互密切联系和功能上互相影响的结果。因此，这些结构联系上的破坏或功能上的障碍就有可能导致意识障碍。

躯体的感觉冲动通过各种器官接收并经各个传导通路于丘脑内更换神经元，感觉冲动途经脑干时发出侧支至脑干网状结构，再投射到大脑皮层相应的感觉区，引起大脑皮层的觉醒。脑干网状结构可弥散地作用于整个大脑皮层，使大脑皮层处于醒觉状态，称为上行网状激活系统（ascending, reticular activity system, ARAS）。丘脑下部则接受来自内脏的感觉冲动及体液性刺激，主要激活大脑边缘系统（又称丘脑下部激活系统），与 ARAS 在功能上有着密切的联系，二者对觉醒状态的保持起着重要的作用。大脑皮层又通过皮层网状束的离皮层联系，向网状结构传递反馈神经系统冲动，以调节上行网状激活系统的活动。这一反馈环路的神经冲动维持大脑皮层的持久清醒和意识活动。

脑结构的任何损害，如外伤、出血、缺血等大脑皮层或皮层下网状结构受损后都可能引起昏迷。一般双侧大脑半球皮层功能受损时出现意识障碍表现，严重时会出现昏迷；如果单侧大脑半球病变会导致严重的神经功能障碍，但通常不会引起昏迷。如果一侧大脑半球发生急性广泛病变，尤其是优势半球，也有发生昏迷的可能性。颅内局灶病变一般不引起意识障碍，但病变发展迅速，并伴有脑循环障碍、脑水肿、颅内高压等情况时也可以引起不同程度的意识障碍甚至昏迷。与代谢紊乱和中毒引起的昏迷不同，脑结构破坏引起的意识障碍往往不可逆，并且伴有明显的神经定位体征。此外，调节心血管运动、呼吸等重要生命活动的中枢均位于脑干，如昏迷由脑干损伤引起，提示生命活动中枢功能也可能受到影响，从而危及患者的生命，对此必须有高度清醒的认识。

任何原因引起脑细胞能量供应不足，内源性或外源性毒素积聚，影响大脑皮层或皮层下网状结构功能都可能引起昏迷。与结构性脑损害引起的昏迷不同，代谢紊乱和中毒引起的昏迷多不伴有神经定位体征（临床经验中低血糖昏迷有较大概率出现双侧巴氏征阳性），患者发生意识障碍主要是因为大脑皮层和皮层下网状结构功能受到抑制，而脑干功能（如瞳孔对光反射、眼外肌运动反射等）可保留。一般情况下，及时纠正代谢紊乱、清除毒素后，意识障碍可以得到恢复，然而长时间的代谢紊乱和毒素的积聚也可造成脑结构的损害，从而导致永久性意识障碍。

（二）中医学认识

中医学认为本病的发病主要在于心、脑，涉及肝、脾两脏。心藏神，主神明；脑为元神之府，是清窍所在，脏腑清阳之气，均汇于此。

凡外感疫疠时邪、内伤杂病种种诸证影响心脑均可引起清窍闭阻，神失所养，继而心神耗散，元神失用，最终出现昏迷，故湿热蒙蔽、热陷心包、腑热熏蒸、热毒扰心、暑邪上冒、热盛动风、阴虚风动、风痰内闭、痰瘀阻窍、瘀血乘心、阴竭阳脱、内闭外脱、痰热交阻等均可致神昏。临床出现昏迷则属于危候。

神昏病理性质有虚、实之分。凡痰饮、湿浊、瘀血、热毒等实邪阻闭清窍多可导致神昏之闭证，属实；凡气血耗散，阴阳衰竭，清窍失养，神不守舍多可导致神昏之脱证，属虚；也有痰湿壅盛，内蒙清窍，气血耗散，神无所依的内闭外脱证，属虚实夹杂。

二、临床诊断

（一）辨病诊断

昏迷是一种觉醒度严重下降的意识障碍，临床主要表现为意识昏蒙，不省人事，对外界各种刺激均无自主反应。

1. 病史

昏迷患者的既往病史调查非常重要，如果条件具备应当尽量了解患者的既往病史情况。如询问家属患者有无外伤、酗酒、中毒、吸毒、癫痫、肝肾疾病、心肺疾病、甲状腺肾上腺功能异常、精神疾患等疾病病史。如果患者围手术期发生昏迷提示可能存在低血压、缺氧、感染、心内膜炎以及受抗胆碱能、镇静剂和麻醉药的影响。

2. 症状

意识完全丧失，不省人事，任何疼痛刺激都不能使之觉醒。昏迷患者发病情况、昏迷前症状及病史主要依靠目击者及家属提供。

（1）发病情况 突然起病，症状进行性加剧并持续昏迷提示急性脑血管病、急性感染、中毒、严重颅脑外伤等；缓慢起病，症状逐渐加重则提示代谢性脑病、颅内占位病变。

（2）伴随症状 昏迷之前伴随剧烈头痛提示蛛网膜下腔出血、脑出血、脑膜炎、高血压脑病等；发热出现在昏迷之前一般提示颅内感染可能；昏迷前出现偏瘫提示脑出血、脑梗死、严重外伤、颅内占位性病变等。

3. 体征

（1）体温 发热提示感染或高代谢因素存在，如肺炎、尿路感染、脑炎、脑膜炎等各种颅内外感染以及甲状腺危象、中暑、蛛网膜下腔出血或小丘脑病变引起的神经性高热等；低体温提示患者有可能暴露于低温环境或有饮酒、巴比妥中毒、低血糖、休克、败血症、肾上腺功能不全、甲状腺功能减退等；老年人感染可能不会出现发热。

（2）血压 任何原因导致的低血压都可能降低脑灌注，从而降低意识水平，如酒精或巴比妥中毒、消化道出血、心肌梗死、主动脉夹层破裂、败血症等；突然的血压显著升高可引起高血压性脑病的发生，另外，高血压与脑出血、脑梗死或颅内压升高都有一定的关系。

（3）心率及心律 许多引起精神状态改变的病因可继发引起心动过速，如败血症、肺栓塞、低血糖、心肌梗死等；心动过缓伴随高血压、呼吸不规则提示颅内压升高。严重的心律失常及心脏骤停均可引起昏迷，甚至猝死。

（4）呼吸 呼吸迟缓提示酒精、可卡因或巴比妥中毒可能；呼吸急促提示严重的缺氧、急性感染性疾病、败血症等；过度通气可能代偿为代谢性碱中毒；鼾声呼吸且伴有一侧面肌瘫痪者提示脑出血；深大呼吸提示代谢性酸中毒，如糖尿病、尿毒症等。

呼吸所伴有的气味也提示相应的某种疾病，如烂苹果味提示糖尿病性昏迷，杏仁味提示氰化物中毒，大蒜样臭味提示有机磷农药中毒，肝臭味提示肝性脑病。

脑部不同程度的损害可以引起不同的呼吸形式。正常的呼吸节律提示脑干功能没有受损；脑部广泛损害或代谢障碍时可引起过度换气后呼吸暂停现象；双侧半球受累、代谢异常或幕上占位病变可产生潮式呼吸；呼吸深浅或节律完全不规则（Biot's 呼吸）强烈提示脑干损伤，病情危重。

（5）头颅 检查是否存在挫伤、裂伤、枪伤可能，初诊检查是否有凹陷性颅骨骨折。头部外伤的体征包括眶周瘀血（即熊猫眼）、耳后淤斑、鼓膜出血、上颌骨不稳定和脑脊液鼻漏或耳漏。可通过压眶反应检查患者的昏迷程度，用拇指紧压其一侧的眶上孔，若患者皱眉，同侧上或下肢屈曲或仅一侧肢体出现活动，即压眶反应阳性，提示属于昏迷程度较轻，若患者毫无反应则提示昏迷程度较重。

（6）眼　翻起患者双眼睑，然后将其合上，一侧眼睑闭合迟缓提示偏瘫；癔病患者会闭合双眼睑以阻止检查者将其翻开。正常瞳孔直径为2~3mm，对光反射灵敏。瞳孔改变是昏迷患者的一项极为重要的体征，常可提示某些病因以及反映病情变化情况。瞳孔缩小提示氯丙嗪、吗啡、水合氯醛、毒蕈等药物中毒与尿毒症；瞳孔散大提示颠茄类、可待因、巴比妥类、氰化物、肉毒杆菌中毒以及缺氧、休克、大面积脑出血、脑炎、脑死亡等；双侧瞳孔缩小如针尖样（＜1mm）提示吗啡中毒，若伴高热提示脑桥病变，若伴有四肢阵发强制性抽搐则提示脑室出血；两侧瞳孔大小不等或忽大忽小提示早期脑疝征象。

眼球运动可反映意识障碍损害水平和损害部位，并有助于提示病变性质。患者不能眨眼提示脑干网状结构受到抑制；患者如果存在平缓的、完全共轭自发性眼球运动提示脑干功能存在，主要是由于双侧大脑半球受损导致昏迷；眼球向一侧凝视提示对侧脑干损害或同侧大脑半球损害；眼球活动消失时，需进一步检查头眼反射（首先需要排除颈部损伤），即把患者头部从一侧转向另一侧时观察患者眼球活动情况，若患者脑干功能正常但存在大脑损害，其眼睛由于协同运动会转向相反的一侧（即玩偶眼），若患者脑干功能受损则头部转动时眼球仿佛固定在眼窝中。

眼底检查也可以提示某些相关因素的存在。结膜或眼底淤斑提示脂肪栓塞或心内膜炎；视网膜渗出、出血以及动脉改变提示尿毒症、恶性高血压、糖尿病；视乳头水肿提示占位、颅内出血或高血压脑病；玻璃体后出血可见玻璃体后视盘边缘环状出血，提示颅内压突然升高。

（7）耳　鼓膜出血、耳后淤斑提示外伤性颅骨基底骨折；中耳炎是脑膜炎或脑脓肿的病因。

（8）颈　排除颈部外伤后可进行颈部检查。颈部被动屈曲时有阻力，其他颈部活动未受累提示脑膜炎或蛛网膜下腔出血；甲状腺肿大提示甲状腺功能亢进或减退，若伴有杂音是毒性弥漫性甲状腺肿（Grave病）的特征性体征。

（9）胸部检查　肺实质变体征提示肺炎；呼气期延长伴有干啰音或哮鸣音提示气道阻塞疾病、缺氧、高碳酸血症等可能。

（10）心脏检查　不规律的心音（房颤）提示存在栓塞可能；新出现杂音伴发热或白细胞增多提示心内膜炎。

（11）腹部检查　慢性肝病的脾大、腹水和皮疹提示肝性脑病。

（12）皮肤检查　皮肤灼热干燥提示中暑；皮肤湿润提示低血糖昏迷、吗啡类药物中毒、心梗、中暑等；皮肤潮红提示脑出血、颠茄碱类中毒、酒精中毒等；口唇为樱桃红色提示一氧化碳中毒；唇、颊、手指发绀以及静脉充盈提示心肺功能不全；单纯的发绀提示某些药物中毒；皮肤苍白提示尿毒症、低血糖昏迷等；黄疸、蜘蛛痣、肝掌提示肝性脑病；淤点淤斑提示凝血机制障碍或血小板减少症；出血性斑块皮疹提示脑膜炎双球菌感染、葡萄球菌性内膜炎以及其他感染；口唇疱疹提示可能存在大叶性肺炎、流行性脑膜炎、间日疟等疾病；四肢部位见有针孔提示存在吸毒可能。

（13）神经系统检查　神经系统检查有助于鉴别昏迷病因，如判断昏迷属颅内病变或其他因素所引起，另外可确定脑干是否受损及病变在中枢神经系统的定位。阳性神经定位体征一般提示颅内局灶性病变，如脑血管病、脑部感染、颅脑损伤、颅内占位性病变等。无阳性神经定位体征的某些昏迷病例也可能存在颅内病变，如蛛网膜下腔出血、脑出血或脑内静脉窦血栓形成；某些癫痫发作后的昏迷也常常缺少神经查体的阳性体征；发生昏迷的某些化脓性脑膜炎患者也不一定有脑膜刺激征，尤其是婴幼儿或老年患者疾病早期阶段。伴有双侧巴氏征阳性的昏迷患者除提示脑血管病、颅脑损伤、颅内感染等疾病外，也提示低血糖和中毒性昏迷等。去皮质强直的姿势（上肢屈曲内收，下肢伸展）提示大脑半球受损仅影响皮质脊髓束而脑干功能完整；去大脑强直（颈背以及四肢伸展，牙关紧闭）提示脑干上部受损，运动反应破坏；局灶性脑部病变常可引发局限性癫痫，低血糖、高渗透压血症和某些药物（如氨茶碱）也可引发局限性癫痫；扑翼样震颤和多部位的肌阵挛常提示代谢性疾病，如尿毒症、肝功能衰竭、缺氧以及药物中毒；阵发性抽搐提示二硫化碳、阿托品、有机氯等中毒；强直性抽搐提示一氧化碳、有机磷、氰化物、番木鳖碱等中毒；舞蹈样动作提示风湿性脑炎；心因性无应答患者运动反应可完全消失，但肌张力和反射仍然正常。

大脑功能障碍的严重程度可采用Glasgow昏迷评分法（表5-1），记为EnVnMn（n为每项分数），分数为3分（完全无反应）到15分（正常）；气管插管的患者记为EnVtMn，最高为10分。

（14）其他 浅昏迷患者出现频频呃逆或呵欠提示颅内压升高；衣冠不整的昏迷患者提示可能存在酗酒或精神疾患；恶病质提示营养不良或恶性肿瘤。

4. 现场环境

了解昏迷患者当时所处的现场环境，可能会有助于明确昏迷原因，一般对现场环境的了解需要依赖于患者的家属，是院前急救人员，除了保证昏迷人员的生命安全之外，更应当注意患者发病时周围环境情况，如血迹、药品包装、呕吐物、排泄物、空气中异样气味、周围通风情况等。

5. 辅助检查

（1）血氧饱和度与动脉血气分析 检测血氧饱和度，动脉血气分析有助于发现代谢性或呼吸性酸碱平衡紊乱，也有助于排除低氧、高碳酸血症和一氧化碳中毒。

（2）三大常规、血生化全套检查 血常规主要检测感染和血液疾病，如怀疑感染引起应进一步完善血培养。尿常规、大便常规有助于了解泌尿系以及胃肠方面的病变因素。血生化全套一般包括电解质、钙镁离子、血糖、血肌酐、血尿素氮、胆红素、碱性磷酸酶、转氨酶、血氨、肌酸

表5-1 Glasgow昏迷分数评价表

睁眼（E）	评分	语言（V）	评分	运动（M）	评分
自主睁眼	4	逻辑正常	5	遵嘱运动	6
声音刺激睁眼	3	含混不清	4	疼痛定位	5
疼痛刺激睁眼	2	词语不连续	3	疼痛逃避	4
无睁眼	1	难以理解	2	肌肉屈伸	3
		无发音	1	肌肉伸展	2
				无动作	1

激酶、肌酸激酶同工酶、肌钙蛋白、血 B 型尿钠肽（BNP）、凝血功能等，这些检查用以排除多器官功能衰竭和代谢性因素。其中血氨升高提示肝衰竭，然而并不是所有的肝性脑病患者血氨都会升高。昏迷患者容易出现横纹肌溶解，因此定期检测肌酸激酶显得必要。

（3）促甲状腺激素和甲状腺素检测　有利于诊断甲状腺功能减退或甲状腺功能亢进。

（4）药物浓度检测　血地高辛浓度、苯妥英钠浓度。

（5）心电图　心肌梗死或房颤。心肌梗死在老年患者中具有一定几率表现为急性精神状态改变。

（6）胸片　肺部感染或肺性因素相关的昏迷。

（7）头颅 CT　除非病因非常明确，否则均应拍摄头颅 CT 以排除颅内占位、出血、水肿和脑积水。如诊断仍未明确则考虑增强 CT 或 MRI 检查，可显示等密度的硬脑膜下血肿、多发性转移灶、脑内静脉窦血栓、疱疹性脑炎等。

（8）腰椎穿刺　怀疑感染时可行腰椎穿刺检查。针对意识不清的患者行腰椎穿刺之前需要完善头颅 CT 检查，以排除颅内占位或阻塞性脑积水，否则该类患者腰椎穿刺后脑脊液压力突然降低可诱发致命性脑疝。

（9）脑电图　排除癫痫持续状态。慢波和波幅的降低非特异提示代谢性疾病可能。

（二）辨证诊断

本病属于中医学"神昏"范畴，以意识昏蒙、不省人事为临床特征。凡外感疫疠时邪、内伤杂病种种诸证影响心脑均可致清窍闭阻、神失所养从而心神耗散、元神失用，均可出现昏迷。神昏病理性质有虚、实之分。凡痰饮、湿浊、瘀血、热毒等实邪阻闭清窍多可导致神昏之闭证，属实；凡气血耗散，阴阳衰竭，清窍失养，神不守舍多可导致神昏之脱证，属虚；也有痰湿壅盛，内蒙清窍，气血耗散，神无所依的内闭外脱证，属虚实夹杂。

望：意识昏蒙，不省人事，面色或青或白，或紫或赤，或晦暗枯槁，面部浮肿，表情淡漠，目光呆滞，或目闭口开，或目合不开，或目开不合，或目偏视，或目视正圆、手撒眼戴，瞳神散大不收，或瞳神紧小，头摇不定或睑面唇瘛动，口噤或口开不闭，或开合频繁，形肉已脱，动作失灵，强迫体位，二便失禁，舌或淡红，或绛紫，或青黑，苔或白黄，或灰黑，或腻滑。

闻：呼吸异常，节律强弱不齐或气息微弱，或气粗如喘，或闻鼾声，或喉中痰鸣，可闻及膻腥、血腥或肉腐或尸臭味或其他异味。

问：询问昏迷患者家人、亲友以及在场人员，了解患者当时发病情况、有无诱发因素以及既往相关病史。问诊内容应当简明扼要，切勿耽误抢救。

切：肌肤或寒或热，或燥或润，虚里搏动弹手有力不柔和，或虚里微动应手无力，脐间动气分散，一息一至或动而微或并心胁皆振，手足厥冷，两足浮肿，脉或迟或数，或弦或缓，或涩或滑，或细或芤，或微弱欲绝。

临床中神昏一病，起病急骤，病因复杂，证型变化多端，易造成误治、失治。因此，辨证时要审明病因病机，详察神昏的特点，详辨虚实，审清标本。临床中湿热蒙蔽、热陷心包、腑热熏蒸、热毒扰心、暑邪上冒、热盛动风、阴虚风动、风痰内闭、瘀血乘心、阴竭阳脱、内闭外脱、痰热交阻种种均可有神昏的出现。然而患者已经出现神昏时，首先应当注重辨别闭证、脱证，其次再随其病因不同兼而辨之。

1.闭证

《类证治裁》中提到:"牙关紧闭,两手握固,是为闭证。"在临床中,经过归纳总结概括后进一步完善神昏闭证的特点,除意识昏蒙、不省人事外,尚兼有闭证特点,如两手握固、牙关紧闭、口噤不开、肌体强痉、二便闭塞等,凡热毒、痰湿浊邪、风阳扰动、瘀血等阻塞清窍,而致阴阳逆乱、蒙蔽神明者,多属闭证。根据表现的不同,又可以分为阳闭证、阴闭证。

(1)阳闭证 意识昏蒙,不省人事,颜面潮红,呼吸气粗,口臭身热,躁动不安,大便干燥,唇红,舌红,苔黄腻,脉弦滑而数。

(2)阴闭证 意识不清,面色苍白或青灰,唇暗或紫,痰涎壅盛,静卧不烦,四肢欠温,舌苔白腻,脉沉滑而缓。

2.脱证

《杂病源流犀烛》曰:"口开者心绝,手撒者脾绝,眼合者肝绝,遗尿者肾绝,声如鼾者肺绝,皆由虚极而阳脱也。"神昏脱证除意识昏蒙、不省人事外,尚兼有脱证特点,如目合口开、汗出肢冷、手撒遗尿、肢体瘫软、大便失禁等。凡气血亏损导致神窍失养,神无所依而致神昏者,多属脱证,根据其临床表现的不同,又可细分为亡阴、亡阳、阴竭阳脱。

(1)亡阳证 面白唇紫,气息微弱,冷汗淋漓,汗质稀淡,四肢厥冷,舌淡润,质暗,脉微细欲绝。

(2)亡阴证 面红唇焦,目陷睛迷,呼吸短促,难以接续,汗出味咸,黏热如油,手足温热,皮肤干瘪,舌绛而干,苔少,脉芤或细数无力。

(3)阴竭阳脱证 多由失血过多致使气随血脱,或由大汗之后致使津气内竭,或由泻下频频而致脾气衰败引起此证,其病机为阴液枯竭,阳气衰败。其病证特点可亡阴、亡阳并见,一般开始为手足温暖,

汗出味咸,呼吸短促,舌绛红而干,脉数无力,之后则出现面色苍白、冷汗淋漓、气息微弱、脉微欲绝等症。

3.内闭外脱证

邪气壅盛,郁闭于内,元气衰微,脱失于外所致神昏者多属于内闭外脱证。

此类患者多于高热抽搐之际,突见面色苍白或发绀,口唇发暗,大汗淋漓,主要表现为神志昏迷,面色苍白或发绀,身热肢厥,汗出黏冷,呼吸气粗,目闭口开,手撒尿遗,舌红,脉沉伏,或虚数无力,或脉微欲绝。

4.神昏兼证

(1)热陷心包神昏 高热烦躁,神昏谵语,目赤唇焦,舌强语謇,发疹发斑,四肢厥冷,溲赤便结,舌质红绛,脉洪而数。

(2)腑热熏蒸神昏 神识不清,谵言妄语,循衣摸床,高热或日晡潮热,面红目赤,腹部胀满,按之坚硬,大便不通或热结旁流,小溲黄赤,舌苔老黄,焦燥起刺,脉洪大或沉伏有力。

(3)热毒攻心神昏 壮热昏谵,头面红肿,咽肿喉烂,衄血便血,斑疹紫黑,疮疡或丹毒漫延,流注四窜,舌绛苔焦或生芒刺,脉滑而数或六脉沉细而数。

(4)暑邪上冒神昏 猝然昏仆,身热肢厥,面色潮红,或见面垢,气粗如喘,冷汗不止,小便短赤,脉虚数而大。

(5)湿热蒙蔽神昏 身热不扬,口苦黏腻,渴不欲饮,面目发黄,四肢困重,胸腹痞闷,下痢赤白,渐致神识昏沉,时明时昧,或昏迷不醒,舌红,苔黄垢腻,脉濡细或滑数。

(6)热盛动风神昏 高热抽搐,神识昏迷,灼热肢厥,角弓反张,颈项强直,两目上翻,面红目赤,小便短赤,大便秘结,舌质红,脉弦数。

(7)阴虚风动神昏 时有头晕眼花,

肢体麻木或震颤，进而突然昏倒，言语謇涩，半身不遂，口眼歪斜，舌红少苔，脉弦细而数。

（8）风痰内闭神昏　突然昏仆，不省人事，震颤抽搐，口角流涎，喉中痰鸣，口眼歪斜，半身不遂，舌苔白腻，脉弦滑。

（9）瘀血乘心神昏　神识不清，谵言妄语，狂躁不安，舌謇短缩，身体灼热，少腹硬满，面唇爪甲青紫，大便色黑易解，小溲尚清，舌质紫暗，脉沉涩。

三、鉴别诊断

（一）西医学鉴别诊断

临床中导致昏迷的原因很多，根据其症状、体征以及检查结果可进一步鉴别。除此以外，一些精神病理状态及闭锁综合征也可出现类似昏迷的表现，临床上应该加以鉴别。

1. 闭锁综合征

闭锁综合征即闭锁症候群，又叫做失传出状态。由于桥脑功能受损导致双侧皮层脊髓束和脑干束传出被阻断，除动眼神经、滑车神经功能保留外，外展神经核以下运动性传出功能丧失，因而除睁眼、闭眼、眼球垂直活动外，病损以下所有运动功能均有障碍。由于大脑半球和网状激活系统无损害，所以患者意识仍保持清醒。本综合征主要见于基底动脉闭塞引起的脑桥梗死，亦可见于脑桥中央髓质溶解症及脑桥肿瘤等。严重的多发性神经病，尤其是格林－巴利综合征、重症肌无力及使用神经肌肉接头阻滞药也可出现类似闭锁综合征的瘫痪状态。

2. 无动性缄默症

无动性缄默症又称为迁延性植物状态、睡眠过度症、睁眼昏迷或醒状昏迷，由于脑干上部或者丘脑的网状激活系统以及前额叶－边缘系统受损引起。患者以可睁眼注视周围，但不能说话，无自发活动，对疼痛刺激无反应或仅有局部反应，二便失禁等表现为主，无锥体束征，存在固定的睡眠觉醒周期。本病可由多种疾病引起，如脑底血管病变、大脑半球广泛性小软化灶、脑炎、亚急性交通性脑积水、安眠药中毒等均可成为本病病因。本症的诊断要谨慎，需要长时期观察。

3. 精神运动抑制状态

精神运动抑制状态以患者行为动作和言语活动的减少为主要表现，临床上包括木僵、蜡样屈曲、缄默症、违拗症，多见于癔症、精神障碍、精神分裂症患者。患者缄默不语，动作行为和言语活动完全抑制或减少，患者肢体可任人摆布为各种姿势（包括不舒服的姿势），并可以长时间似蜡像一样不动。有时患者也可出现对于动作指令表现为抗拒或相反的行为。神经系统检查无阳性发现。适当处理后意识可迅速恢复。

4. 假昏迷

假昏迷患者表现类似昏迷，不睁眼、不言、不动，对疼痛不躲避，但检查均无异常。该类患者一般身体健康，出现类似昏迷表现视情况而定，在逃避责任或者情绪激动时可引发。

（二）中医学鉴别诊断

临床中神昏应当与厥证、嗜睡、痫证、脏躁进行鉴别，另外妇女热入血室、子痫、小儿惊风等也可导致神昏。

1. 厥证

厥证是泛指由于各种原因引起的急促而短暂的意识障碍，凡以突然昏仆，不省人事，四肢厥冷，不久即能逐渐苏醒为主要临床表现的疾病均属此类，病机为气机逆乱，气血运行失常。其特点为发病短暂，醒后无偏瘫、失语以及口眼歪斜等后遗症。但病情严重者其昏厥时间也比较长，甚至可以出现死亡。神昏患者多患有较重疾病，昏迷之后病情明显加重，昏迷时间较长且不易苏醒，即使苏醒后也有原发病存在。

2. 嗜睡

神昏以神志模糊、不省人事、呼之不应表现为主。而嗜睡神志清醒，唯有精神困顿不振，时时欲睡，呼之可醒，随即复睡。

3. 痫证

二者均有突然昏倒、昏不知人的表现。痫证在此基础上尚有反复发作病史，并有口吐涎沫、双目上视、四肢抽搐或作怪叫，移时自醒，醒后如常。

4. 脏躁

脏躁因心失所养，神失所依所致，多见于妇人。因其表现无常，有时也会有类似神昏证突然昏倒、昏不知人的表现。该类患者既往多有抑郁病史。

四、临床治疗

（一）提高临床疗效的要素

（1）昏迷的发生提示病情危重，患者必须尽快得到有效的现场急救，首先应当维持危重症患者的生命体征稳定和提供支持治疗，大多数患者需入住重症监护病房，以便于提供通气支持和神经科监护。

（2）积极明确昏迷的病因并针对性地处理可能危及生命的生理病理因素，如针对缺氧性昏迷患者提供氧气支持，针对低血糖昏迷患者积极补糖，针对感染患者积极使用抗生素等。

（3）导致昏迷的可能原因众多，病因尚未明确时需要扩大诊断思路，以免延误病情。

（二）辨病治疗

1. 处理原则及流程

对于昏迷患者需要迅速做出正确判断，解除紧急、危重状况。首先需要保证患者气道通畅，提供呼吸以及循环支持，严密观察患者生命体征变化，预防低血压和缺氧引起的继发性脑损伤。如在院外发生应尽快转送至医院。其次完善患者相关病史、体格检查以及各种辅助检查以明确昏迷原因，对症给予治疗。

2. 急诊紧急处理措施

（1）通畅气道　昏迷患者最常见的并发症是窒息，且病情危险。检查咽喉并清除喉部或者气管内异物，开放气道（首先需要排除颈椎损伤）以保证气道通畅；具有正常呼吸的昏迷患者可以给予口咽通气管并保持稳定的侧卧体位，以防止咽部组织后坠堵塞气道，且有利于分泌物的排出。如果患者病情较重，可以考虑给予气管插管或气管切开。

（2）吸氧以及辅助通气　昏迷患者在通畅气道的同时应当注意积极给予吸氧，一般情况下患者血氧饱和度应维持在90%以上，从而保证心脑组织的氧供应。一氧化碳中毒的患者需尽快转移到空气清新处，吸入纯氧，除纠正缺氧外，还可以促进碳氧血红蛋白（HbCO）离解，高压氧治疗有利于迅速改善症状，纠正组织缺氧，并可以促进一氧化碳（CO）清除，除降低病死率和缩短病程外还可减少迟发性脑病。高压氧治疗对硫化氢中毒也同样有效。然而对百草枯中毒的患者，氧疗可能会加重肺损伤，因而不推荐，除非发生ARDS或氧分压 < 40mmHg的情况，此时可给予低流量吸氧。针对昏迷患者呼吸异常或者常规氧疗不能改善患者缺氧情况者，应当及时给予呼吸机辅助通气。

（3）建立静脉通道　对于昏迷的患者快速而有效地建立静脉通道，是抢救能否成功的关键。在此基础上可给予液体复苏以及相应药物维持血压稳定。对高血压昏迷患者应用降压药降压时不宜迅速或幅度过大，避免超过原收缩压的30%，以免造成脑灌注不足。对于原因尚未明确的昏迷患者给予 50~100mg 维生素 B_1，有助于改善患者神经系统症状，并且对于预防和治疗韦尼克脑病有积极意义。对于任何存在呼吸抑制的昏迷患者，不论有无阿片摄入史，可诊断性给予纳洛酮 0.4~2mg 静脉注射。抽搐患者可对症使用安定、鲁米那等。颅内压升高的患者应给予抗脑水肿治疗，使用甘露醇脱水、速尿利尿等，此外，过度通气也可以降低颅内压。不论是颅内感染还是全身感染，或是昏迷后并发感染，均应完善细菌培养并积极使用抗生素。给予促醒药物以及营养脑细胞治疗也是必需的，注意纠正患者酸碱以及电解质紊乱的情况。

（4）监护与护理 持续的心电、血压、血氧监护对于昏迷类危重患者非常必要，如有条件，可将昏迷患者安置在具有抢救设备的重症监护室，以便于严密观察和抢救。良好、谨慎的护理有助于预防褥疮、口腔炎、呼吸道及尿路感染等并发症。

3. 病因治疗

外伤患者不能排除脊柱损伤时，应尽量避免搬动，如确需搬动时应行脊柱搬运法，从而避免造成脊髓的进一步损伤。对高渗性非酮症糖尿病昏迷患者需给予大量补液，在积极使用胰岛素的同时应当注意血糖监测。对低血糖昏迷者立即静脉注射葡萄糖。对各种中毒患者应尽快使其脱离有毒环境，积极催吐或洗胃以促进毒物排出，给予相应解毒治疗等。颅内出血经内科治疗无效者，给予手术治疗或脑室穿刺引流。请相应的专科医生会诊，除了给予专业的诊治意见外也可降低相关风险。

（三）辨证治疗

1. 辨证论治

（1）闭证

①阳闭证

治法：辛凉开窍，清肝息风。

方药：至宝丹合羚羊角汤灌服或鼻饲。

羚羊角（先煎）6g，龟甲 24g，生地黄 18g，白芍 3g，牡丹皮 4.5g，柴胡 3g，薄荷 3g，菊花 6g，夏枯草 4.5g，蝉蜕 3g，大枣 10 枚，石决明（打碎先煎）24g。

若痰热内盛，喉间有痰声，可加服竹沥水 20~30ml，或猴枣散 0.3~0.6g 以豁痰镇痉；肝火旺盛，面红目赤，脉弦有力者，可加龙胆草、栀子以清肝泻火；腑实热结，腹胀便秘，苔黄厚者，加生大黄、枳实、芒硝以通腑导滞。

②阴闭证

治法：辛温开窍，豁痰息风。

方药：苏合香丸合涤痰汤灌服或鼻饲。

法半夏 10g，茯苓 15g，陈皮 10g，竹茹 20g，石菖蒲 10g，胆南星 10g，枳实 12g，天麻 12g，钩藤 12g，僵蚕 12g。

若寒象明显，加桂枝温阳化饮；兼有风象者，加天麻、钩藤平肝息风。

（2）脱证

①亡阳证

治法：回阳固脱。

方药：陶氏回阳急救汤。

熟附子（先煎）10g，肉桂 5g，人参 15g，麦冬 12g，陈皮 10g，干姜 15g，白术 10g，五味子 10g，麝香（调服）0.1g，炙甘草 10g。

汗出不止加山茱萸、黄芪、龙骨、牡蛎以敛汗固脱；兼有瘀象者，加丹参。

②亡阴证

治法：救阴固脱。

方药：冯氏全真一气汤。

熟地黄 10g，麦冬 15g，白术 15g，人参 15g，熟附子（先煎）15g，五味子 10g，川牛膝 15g。

若汗出重者加龙骨、牡蛎、龟甲以敛汗养阴。

③阴竭阳脱证

治法：敛阴回阳固脱。

方药：参附汤合生脉散加山茱萸、龙骨、牡蛎。

人参15g，熟附子（先煎）15g，山茱萸50g，麦冬20g，五味子15g，龙骨（打碎先煎）30g，牡蛎（打碎先煎）30g。

阴不恋阳，阳浮于外，津液不能内守，汗泄过多者，可加重龙骨、牡蛎以敛汗回阳；阴精耗伤，舌干，脉微者，加玉竹、黄精以救阴护津。

（3）内闭外脱证

治法：开窍通闭，回阳固脱。

方药：回阳救急汤。

熟附子（先煎）9g，干姜6g，人参6g，炙甘草6g，炒白术9g，肉桂（后下）3g，陈皮6g，五味子3g，茯苓9g，法半夏9g。

兼喉间痰鸣声重者可加竹沥鼻饲；内热盛烦躁者可加牛黄、水牛角、黄连、栀子清热泻火。

（4）神昏兼证

①热陷心包证

治法：清心开窍。

方药：清宫汤。

玄参9g，莲子心2g，竹叶6g，连翘6g，水牛角（先煎）30g，麦冬10g。

若热盛动风可加羚羊角凉肝息风，凉血透热；若烦躁，热盛惊厥者，加紫雪丹；神昏，痰热重者，加服至宝丹。

②腑热熏蒸证

治法：通腑泄热。

方药：大承气汤。

生大黄（后下）12g，厚朴24g，枳实12g，芒硝（冲服）9g。

若热盛津液耗伤者，加玄参、麦冬、生地黄清热凉血滋阴；若年老体虚兼气滞痰重者加莱菔子、紫苏子、白芥子。

③热毒攻心证

治法：清解热毒，醒神开窍。

方药：犀角地黄汤送服安宫牛黄丸。

水牛角（先煎）30g，生地黄24g，芍药12g，牡丹皮9g。

痰热盛者，加竹沥、石菖蒲、天竺黄、胆南星；烦躁兼抽搐者，加紫雪丹；神昏较深，喉中痰鸣者，加服至宝丹。

④暑邪上冒证

治法：辛凉开窍。

方药：紫雪丹鼻饲或灌服。

若暑热内盛，烦渴引饮者加天水散；若热闭无汗者加香薷发汗解表；若心火内扰，心烦，躁扰不宁者加黄连；若热盛耗津，小便赤涩难出者加生地黄、猪苓、茯苓、川木通、灯心草；若兼痰湿中阻加藿香、厚朴。

⑤湿热蒙蔽证

治法：清热化湿，豁痰开窍。

方药：菖蒲郁金汤。

石菖蒲10g，栀子9g，竹叶9g，牡丹皮9g，郁金6g，连翘6g，灯心草1g，川木通3g，竹沥（冲服）15g，紫金锭（冲服）0.5g。

若痰重于热者加苏合香丸送服；若热重于痰者，加至宝丹送服。

⑥热盛动风证

治法：清热息风，醒神开窍。

方药：羚角钩藤汤送服紫雪丹。

羚羊角（先煎）15g，钩藤（后下）9g，桑叶6g，菊花9g，生地黄15g，白芍9g，川贝母12g，竹茹12g，茯神9g，甘草3g。

若热盛烦躁者加淡竹叶、栀子、黄连；若热盛极津液耗伤，口干舌燥者加麦冬、玄参、知母、石膏；若兼大便秘结者加生大黄。

⑦阴虚风动证

治法：育阴潜阳，平肝息风。

方药：大定风珠。

白芍18g，生地黄18g，麦冬18g，火麻仁6g，五味子6g，龟甲（打碎先煎）

12g，牡蛎（打碎先煎）12g，炙甘草12g，鳖甲（打碎先煎）12g，阿胶（烊化）9g，鸡子黄2个。

若兼血虚者加当归、熟地黄、川芎；若兼大便秘结者加芒硝、大黄、火麻仁、蜂蜜；若兼气滞者加陈皮。

⑧风痰内闭证

治法：平肝息风，涤痰开窍。

方药：天麻钩藤饮合涤痰汤。

天麻9g，川牛膝12g，钩藤（后下）12g，石决明（打碎先煎）18g，栀子、杜仲、黄芩、益母草、桑寄生、夜交藤、茯神、法半夏、陈皮各9g，竹茹18g，石菖蒲15g，胆南星10g，枳实10g。

若痰湿中阻者，加莱菔子、紫苏子、白芥子；若肝风内动，四肢抽搐，加僵蚕、全蝎。

⑨瘀血乘心证

治法：通窍活血。

方药：通窍活血汤。

赤芍3g，川芎3g，桃仁（研泥）9g，大枣7个，红花9g，葱白3根，生姜9g，麝香0.15g（调服），黄酒300ml。

若热盛者加地龙；若血虚夹瘀者加丹参、当归；阴虚者加麦冬、生地黄；若兼大便干结不下者加大黄；若寒邪内盛者加桂枝、熟附子、干姜。

2. 外治疗法

（1）针刺治疗　闭证者取人中、合谷、十宣、劳宫、十二井穴、太冲、涌泉、承浆、百会、四神聪等穴位，采用泻法，强刺激，强捻转。若兼有痰证加丰隆穴，兼热证加大椎。

（2）三棱针治疗　阳闭者可用三棱针点刺十宣、大椎、陶道放血。

（3）灸法　脱证者用大艾炷灸百会、气海、关元、丹田、神阙、足三里、三阴交等，壮数宜多，以汗收、肢温、脉起为度。

（4）刮痧治疗　热盛者可在患者胸、腹、颈、项、背部用羹匙边缘或牛角、砭石刮痧板蘸取红花油或万花油刮痧，至皮下青紫或出现血斑为度。

（5）外擦药酒治疗　该法具有温经通阳的作用，适用于阴闭神昏者。葱白30g，大曲酒250ml。先将葱白放在粗瓷大碗中捣烂，再将大曲酒倒入大碗内，点火，将酒点燃，待火苗烧到碗边时，即将火苗吹熄备用。医生用手蘸着带有热气的葱液在患者头颈、胸背及四肢摩擦，以擦至周身皮肤潮红为止。

（6）灌肠治疗　大黄（后下）15g，芒硝15g，厚朴10g，枳实10g。煎煮后取400ml保留灌肠，适用于脏腑熏蒸神昏者。

3. 成药应用

（1）安宫牛黄丸1丸，每日3次，灌服或鼻饲。适用于热毒攻心证。

（2）至宝丹1粒，每日3次，灌服或鼻饲。适用于阳闭证。

（3）紫雪丹3~6g，每日3次，灌服或鼻饲。为暑热病神昏开窍剂。

（4）玉枢丹1g，每日2次，灌服或鼻饲。适用于秽恶痰浊证。

（5）牛黄清心丸1粒，每日2次，灌服或鼻饲。适用于温邪内盛，热入心包证。

（6）礞石滚痰丸1粒，每日3次，灌服或鼻饲。适用于痰火扰心之神昏证。

（7）苏合香丸1丸，每日3次，灌服或鼻饲。适用于阴闭证。

（8）清开灵注射液　40ml+5%葡萄糖注射液或0.9%氯化钠注射液250ml，1日1次或2次，静脉滴注。适用于热毒内盛证。

（9）醒脑静注射液　20ml+5%葡萄糖注射液或0.9%氯化钠注射液250ml，1日1次或2次，静脉滴注。适用于兼见气血逆乱、脑脉瘀阻之神昏证。

（10）参附注射液　50ml，1日1次，静脉滴注。适用于阴竭阳脱证。

（11）参麦注射液 20~60ml+5% 葡萄糖注射液 250ml，1 日 1 次或 2 次，静脉滴注。适用于亡阴证。

4.单方验方

（1）天南星末少量，以中指点末，揩于牙齿，左右各二三十揩。适用于神昏牙关紧闭者。（《证类本草》）

（2）鲜竹沥 15ml，少佐姜汁半汤匙，灌服或鼻饲。适用于神昏痰热盛者［陈思义. 鲜竹沥重用举隅. 中国乡村医生，2000，（9）：41.］

（3）白矾 5g，研细末泡水灌服或鼻饲。适用于神昏痰盛者。［朱豫珊. 白矾治愈"癫证". 江西中医药，1991（4）：61.］

（4）皂荚 6g，细辛 4g，半夏 4g，冰片 2g，蟾酥 1g，共研细末吹入鼻中取嚏。适用于神昏闭证。［董国良，董荷英，董小青，董胜青. 嚏法在厥证中临床初探. 中医外治杂志，1996（6）：39.］

（5）将水蛭生药碾成药粉，按每粒含生药 0.25g 装入胶囊，每次 1 粒，每日 3 次，1 周后改为每次 2 粒，每日 3 次，连续 30 天。用于治疗兼有血瘀证者。［陈贞文. 水蛭胶囊联合纳洛酮治疗急性脑梗死 54 例临床观察. 亚太传统医药，2010，6（12）：42-43.］

（6）水牛角 30g，羚羊角粉 0.5g，竹沥汁 20ml，石菖蒲汁 15ml，生藕汁 20ml。将水牛角加水 200ml，煎煮 30 分钟去滓取汁，兑入竹沥汁、石菖蒲汁、藕汁、羚羊角粉后混匀。分 2 次灌服或鼻饲，每日 1 剂。适用于神昏痰热壅盛者。［周国雄，朱秉匡. 常见老年疾病防治与康复. 暨南大学出版社，1996.］

（7）鲜地龙数条，洗净捣烂，加开水、白糖适量，取汁，频频灌服。用于高热神昏者。［王仁群. 鲜地龙治疗小儿高热惊风 2 例. 中国中医急症，1993（6）：270.］

（四）医家经验

1.邓铁涛

邓铁涛教授认为中风神昏以内因为主，内虚为本，此外尚有七情所伤、饮食劳倦等因素，综合导致肝风肝火内动而发病。因此，针对肝阳上亢所致的中风神昏，邓铁涛教授提倡以平肝息风为主，治以自拟方羚羊角骨汤。方药组成：羚羊角（先煎）30g，竹茹 12g，天竺黄 5g，草决明 20g，胆南星 10g，地龙 10g，三七（先煎）10g，连翘 12g，陈皮 5g，丹参 18g。此方侧重于化痰息风、活血通络，主治脑出血，症见神志不清，胡言乱语或昏睡不语，肢体偏瘫，舌红苔黄，脉洪数。［邓铁涛. 邓铁涛临床经验辑要. 北京：中国医药科技出版社，1998.］

2.李可

李可老中医认为临床辨证属于阴竭阳脱的神昏证或在其初露端倪时可尽早大剂量运用破格救心汤。破格救心汤方药组成：附子 100~200g，干姜 60g，炙甘草 60g，高丽参 10~30g，生龙骨、生牡蛎、活磁石粉各 30g，麝香 0.5g（分次冲服）。病势危急者，开水武火急煎，随煎随喂或鼻饲，24 小时内不分昼夜频频喂服 1~3 剂。若病势缓者，可加冷水 2000ml，文火煮取 1000ml，分 5 次服，2 小时 1 次，日夜连进 1~2 剂。主治阴竭阳脱神昏证，症见神昏，表现为气息奄奄或喘息抬肩，口鼻气冷，面色㿠白或萎黄，或青紫，或灰败，唇、舌、甲青紫，目合口开，二便失禁，冷汗淋漓，四肢冰凉，脉象沉微迟弱。［李可. 李可老中医急危重症疑难病经验专辑. 太原：山西科学技术出版社，2011.］

3.赵金铎

赵金铎老中医认为中风（神昏）主要是由于热极动风与阴虚风动相合而生。随着现在人们生活水平改善，恣食肥甘厚味、酗酒为常和不良的生活习惯容易损伤脾胃致痰湿内蕴，痰湿蕴久化热，热极生风，再者，人过四十阴气自半，阴血亏虚不能涵木，容易导致阴虚风动。治疗上主要以清热化痰、息风通窍为主，以自拟桑钩温胆汤加石菖蒲来治疗。方药组成：半夏9g，陈皮9g，茯苓15g，甘草6g，枳实9g，竹茹9g，桑寄生15g，钩藤15g，石菖蒲20g。[赵金铎. 赵金铎医学经验集. 北京：北京出版社，1986.]

4. 张学文

张学文教授认为脑出血病机为血溢脑中，颅脑水瘀，治以化瘀利水、醒脑通窍，以通窍活血汤化裁。方药组成：丹参、桃仁、红花、益母草、茯苓、川牛膝、白茅根、川芎、赤芍、水蛭、麝香、黄酒。主治神昏，症见昏仆，呕吐痰涎，半身不遂，肢体麻木，舌謇，言语不清。[刘绪银. 化瘀利水、醒脑通窍治脑出血——国医大师张学文治疗脑病经验之七. 中医临床研究，2011，3（21）：83.]

五、预后转归

昏迷的发生一般提示病情危重，然而其预后因患者病因、病程以及意识障碍的不同而存在差异。如昏迷患者是由于可逆性代谢因素引起，即使其脑干反射与运动反应都消失，去除其诱发因素后患者仍有可能完全康复。脑外伤的昏迷患者GCS评分如果在3~5分的范围，一般提示存在致命的脑损害。

一项对210例急诊内科昏迷患者的病因及预后影响因素调查分析结果提示，急诊内科昏迷患者主要病因以脑血管病、中毒、严重创伤、糖尿病较为多见，受患者入院的原发病、昏迷程度及发病后入院时间影响，急诊内科昏迷患者的死亡率约占11.4%。

六、预防调护

具有诱发昏迷基础疾病或某些因素的患者，应当注意积极控制基础疾病或去除诱发因素，从而预防昏迷的发生。

昏迷患者不能自行进食，肠外营养一般难以满足患者代谢，临床常常使用鼻饲管插管给予肠内营养。误吸是鼻饲常见的并发症，其发生率可高达5.7%。因误吸所致的吸入性肺炎死亡率为40%~50%，甚至可以直接引起窒息或者死亡，因此需要比较完善的护理措施和制度，尽量预防误吸的发生。气垫床、定期翻身和患者皮肤评估有助于预防压疮的发生。

昏迷患者尚有可能存在口腔、皮肤、呼吸道以及尿路感染等其他并发症，临床中完善的护理措施、生命体征监护、定期完善检查和经验性使用药物都有助于预防并发症的发生。针灸医师或康复治疗医师提供相应的针灸治疗或康复治疗方案可以促进昏迷患者早期苏醒以及预防肌肉挛缩。

七、专方选要

1. 地黄饮子合补阳还五汤

组成：熟地黄30g，山茱萸20g，石斛20g，肉苁蓉20g，巴戟天15g，枸杞子20g，麦冬20g，五味子10g，石菖蒲15g，远志15g，茯苓20g，黄芪30g，桃仁15g，红花15g，川芎15g，赤芍15g，当归尾15g，地龙15g。吞咽困难者加胆南星10g、郁金15g；上肢偏瘫者加桑枝20g、桂枝10g；下肢软弱无力者加川断20g、桑寄生20g、牛膝15g。

服法：水煎服，每日1剂。

主治：肾气亏虚，痰瘀阻络之脑出血[梁文慧. 地黄饮子合补阳还五汤加减治疗出血性中风后遗症45例. 中国社区医师，

2007，23（14）：38.]

2. 通下活血汤

组成：生大黄 15g，水蛭 15g，蒲黄 10g，赤芍 15g。肝阳亢盛者加天麻 10g、钩藤 10g；痰湿壅盛者加竹茹 10g、胆南星 6g；肝肾阴虚加枸杞子 15g、山茱萸 10g；嗜睡昏迷者加安宫牛黄丸；失语加远志 6g、木蝴蝶 10g；肌张力增高者加桑枝 10g、桂枝 10g、全蝎 6g。

服法：水煎服，每日 1 剂。

主治：脑出血急性期证属瘀血阻络者。[王舟. 通下活血汤治疗急性出血性中风的临床研究. 辽宁中医杂志，2002，29（12）：738.]

3. 固脱保元汤

组成：黄芪 30g，党参 30g，熟地黄 30g，山茱萸 18~30g，龙眼肉 18~30g，山药 30g，枸杞子 15g，茯神 12g，酸枣仁 12g，白术 10g，生龙骨 12~30g，生牡蛎 12~30g，甘草 3g。药后病情好转，神志仍朦胧者加十香丹 1 粒（分 2~3 次服用）；如天柱骨倒，症见头不能直竖，加鹿茸（分冲）0.6g，或用参茸卫生丸 1 粒（分 2 次服用）；大便干燥者，加肉苁蓉 30g。

服法：水煎服，每日 1 剂。

主治：猝然昏仆不语，目合口开，手撒遗尿，四肢清冷，汗出如油，或面赤如妆，脉浮大无根，或沉细欲绝，元气虚脱者。[杨思树. 中国现代名医验方荟海. 武汉：湖北科学技术出版社，1996.]

主要参考文献

[1] 李伟东，曹翔，曲修胜. 210 例急诊内科昏迷患者的病因及预后影响因素分析 [J]. 当代医学，2012，18（14）：51.

[2] 程发峰. 清热解毒法治疗急性缺血性中风的系统综述 [J]. 中药药理与临床，2011，27（1）：106–109.

第四节　抽搐与惊厥

抽搐是指全身或者局部骨骼肌肉群非自主抽动或强烈收缩，可引起关节不自主运动或强直，当表现为肌群全面性强直或阵挛状态时称之为惊厥发作。抽搐可分为癫痫性发作和非癫痫性发作，癫痫性发作是指脑神经元异常放电引起的短暂脑功能失调，表现为全身四肢、躯干、颜面骨骼肌非自主强直性与阵挛性抽搐，具有反复性和发作性的特点，当抽搐持续时间大于 30 分钟或频繁发作而期间意识尚未完全恢复为抽搐持续状态，可导致神经功能受损。

本病属于中医学"痫证""痉证"范畴。前者以意识丧失，甚则仆倒、强直抽搐、口吐涎沫、两目上视或口中怪叫、移时苏醒、一如常人为主要特征；后者较前者严重，以项背强直、四肢抽搐，甚则口噤、角弓反张为主要特征，可伴有头痛、发热等。

一、病因病机

（一）西医学认识

1. 病因

（1）颅内因素　脑先天性疾病，如脑穿通畸形、小头畸形、脑积水、胎儿感染、各种遗传性代谢病，以及母亲妊娠期药物毒性反应及放射线照射等引起的获得性发育缺陷。颅脑外伤疾病，如颅脑产伤是新生儿或婴儿期抽搐的最常见病因。成人闭合性颅脑外伤的抽搐发生率为 0.5%~5%，开放性损伤为 20%~50%。绝大多数病例在外伤后 2 年内出现。脑部感染性疾病，如各种脑炎、脑膜炎、脑脓肿及脑寄生虫病。脑血管疾病，如脑血管畸形、脑蛛网膜下腔出血、脑栓塞、脑动脉硬化、脑血栓形成、颅内静脉窦及静脉血栓形成。颅内肿瘤，如常见于小脑幕上肿瘤，尤以少突胶质细胞瘤最多见（60%以上），其次为脑膜瘤和星形细胞瘤。各种转移瘤也可导致抽搐。脑部变性疾病，如结节性硬化症、阿尔茨海默病（Alzheimer病）和皮克病性痴呆（Pick病）等。中枢脱髓鞘疾病，如希尔德病（Schilder病）、多发性硬化、急性播散性脑脊髓炎等。

（2）颅外因素　脑缺氧疾病，如窒息、休克、急性大出血、吸入麻醉等。

①颅外中毒因素：感染高热常是婴幼儿抽搐的主要原因。一氧化碳中毒，药物类中毒如中枢兴奋药（尼可刹米、戊四氮、樟脑）过量，抗精神病药（氯丙嗪、三氟拉嗪、氯普噻吨等）剂量过大，突然停用抗惊厥药或中枢神经抑制药等，重金属中毒，如铅、汞中毒，其他尚有食物中毒、农药中毒及酒精戒断等，均可导致抽搐。

②颅外代谢因素：心血管疾病，如阿-斯综合征、高血压脑病，氨基酸代谢异常引起的苯丙酮尿症等，脂质代谢障碍中的脂质沉积症，糖代谢病，如低血糖、半乳糖血症，水、电解质紊乱，如低钠血症、高钠血症、水中毒、低血钾、低血镁、高碳酸血症等，维生素D缺乏、甲状旁腺功能低下以及维生素缺乏及依赖症，如维生素 B_6、维生素 B_{12} 及叶酸缺乏症等均可导致抽搐。

（3）其他因素　变态反应性疾病，如青霉素、普鲁卡因过敏偶可成为病因，神经官能症亦可有抽搐症状，如癔症性抽搐。

2. 发病机制

抽搐的发生机制极为复杂，至今尚未阐明。目前研究提示，抽搐的发生是由大脑运动神经元的异常放电致脑功能短暂失调引起。该异常放电主要是由神经元膜电位的不稳定引起，与营养、免疫、精神因素及微量元素等有关。具体来说，根据引起肌肉异常收缩的电兴奋信号的来源不同，

可分为以下两种类型机制。

（1）大脑功能短暂失调　脑内神经元过度同步化放电后兴奋肌肉，引起广泛的肌肉群体强烈收缩而形成抽搐。在正常情况下，脑内对神经元的过度放电及由此形成过度同步化，均有一定控制作用，即形成所谓抽搐阈。许多脑部病变或全身性疾病可通过破坏脑的控制作用，使得抽搐阈值下降，进一步引起抽搐。

①神经元异常放电及其扩布：颅内、外许多疾病可通过不同途径影响膜电位的稳定，直接引起膜电位降低，或间接通过影响能量代谢或能量缺乏，导致膜电位下降，也可因神经元膜的通透性增高，使细胞外钠流入细胞内，而细胞内钾流出细胞外，导致膜电位及兴奋阈值降低。

②神经递质与突触传递改变。

③抑制系统通路受阻断：脑内有些神经元组成广泛的抑制系统，有控制神经元过度放电的作用。脑部病变除了直接损害神经元膜或通过影响血液供应外，也可能阻断抑制系统，使神经元容易过度兴奋。

④网状结构促去同化系统功能降低：脑干神经元放电同步化系统与网状结构的促去同化系统之间的平衡，对控制神经元的过度放电及同步化起相当大作用。

儿童（6岁以下）大脑功能未完善，仍处于发育过程，抽搐与惊厥的发生率高，短暂的脑功能失调对小儿的神经系统影响很大，持续30分钟以上就可以产生神经元缺血病变，影响小儿智力及健康发育，所以应重视对小儿抽搐的控制和处理。

（2）非大脑功能障碍　引起肌肉异常收缩的电兴奋信号来源于下运动神经元，主要是脊髓运动神经元或周围运动神经元。如破伤风杆菌外毒素选择性作用于中枢神经系统的突触，使其肿胀而发生功能障碍；马钱子碱中毒引起脊髓前角细胞过度兴奋，发生类似破伤风的抽搐；各种原因的低钙

血症，除了使神经元膜通透性增高外，也常由于下运动元神经的轴突和肌膜对钠离子的通透性增加而使肌肉兴奋性升高，引起手足抽搐。

（二）中医学认识

关于痫证，历代医家认为是由痰、火、惊恐、先天因素等引起。《内经》已认识到痫证的发病与先天因素有关。如《素问·奇病论篇》曰："人生而有病癫疾者，病名曰何？安所得之？岐伯曰，病名为胎病，此得之在母腹中时，其母有所大惊，气上而不下，精气并居，故令子发为癫疾也。"隋唐时期，对于痫证的病因病机已有初步探讨。唐代孙思邈在《备急千金要方·少小婴孺方上》中说："少小所以有痫证及怪病者，皆由脏气不平故也。"他首次提出了脏气不平与痫的发病有关。宋元时期，认识到肝风、痰热、惊恐对痫证发生的影响。宋代《三因极一病证方论·癫痫叙论》说："夫癫痫病，皆由惊动，使脏气不平，郁而生涎，闭塞诸经，厥而乃成。或在母胎中受惊，或少小感风寒暑湿，或饮食不节，逆于脏气。"说明痫证由惊动使脏腑功能失调所致。《丹溪心法·痫》篇也指出本证之发生"无非痰涎壅塞，迷蒙孔窍"。这些论述都为后世对痫证进行治疗、研究奠定了基础。

明清以来，对痫证的认识更加丰富。《证治汇补·痫病》详细阐述惊恐致痫，说："或因卒然闻惊而得，惊则神出舍空，痰涎乘间而归之。"认为惊对痫的发作至关重要，因为惊则心神失守，如突然感受大惊大恐，包括其他强烈的精神刺激，都可以导致发痫。清代陈梦雷在《古今图书集成医部全录·小儿惊痫门》中说得更明确："癫疾者，逆气之所生也，故因气上逆而发为癫疾。"《周慎斋遗书·羊痫风》曰："羊痫风，系先天之元阴不足，以致肝郁克土

伤心故也。"明确指出痫的发生与先天不足有密切的关系。由于肝肾阴血不足，心气易于受损，致肝气逆乱，神不内舍，卒发昏仆、抽搐等。《寿世保元·痫证》中也说："盖痫疾之源，得之惊，或在母腹之时，或在有生之后，必因惊恐而致疾。盖恐则气下，惊则气乱，恐气归肾，惊气归心，并于心肾，则肝脾独虚，肝虚则生风，脾虚则生痰。蓄极而通，其发也暴，故令风痰上涌而痫作矣。"同时，叶天士《临证指南医案·癫痫门》按语云："痫证或由惊恐，或由饮食不节，或由母腹中受惊，以致脏气不平，经久失调，一触积痰，厥气内风，卒然暴逆，莫能禁止，待其气反然后已。"《医宗己任编·痫证》则明确指出："痫证种类虽多，然其源总属手厥阴心包络火病也。"至此，有关痫病病因病机的阐述趋向完善。

总而言之，中医学认为痫证大多由七情失调、先天因素、脑部外伤、饮食不节、劳累过度等造成脏腑失调，痰浊阻滞，气机逆乱，风阳内动，其中又以痰为重要，其病位与五脏相关，但主要与心、肝关系密切，病机则以痰浊内阻、脏气不平、阴阳偏胜、神机受累、元神失控为特点，久发耗伤精气，可致心肾亏虚，或气血不足，心脾两虚；痉证则由于感受外邪，久病过度，误治或失治引起，可分为虚、实两方面，虚为脏腑虚损，阴阳、气血、津液不足，实者为邪气壅盛，以阴虚血少、筋脉失养为主要病理变化，病位在筋脉，属肝所主，尚与心、脾、胃、肾密切相关。

三、临床诊断

（一）辨病诊断

抽搐与惊厥并不是单一疾病，而是许多疾病的严重临床表现或主要征象，因此需要综合多方面资料才能做出准确判断。

1. 病史

癫痫发作史，特别是伴有意识模糊时应考虑癫痫；非癫痫发作则着重于寻找病因，如是否有基础疾病，例如原发型神经系统疾病、神经系统感染疾病、全身系统性疾病、内分泌代谢紊乱疾病、外伤及内脏基础疾患等。药物及饮酒史，可提示药物性癫痫或戒断反应等。

2. 症状

四肢、躯干、颜面肌肉抽搐，伴有意识模糊或丧失等。伴随头痛、发热等可提示颅内感染；伴随心搏停止、心音消失或脉搏消失提示阿–斯综合征；伴随饥饿感、大汗出、心动过速、血压升高等可提示低血糖；子痫可伴有头痛、眼花、呕吐、高血压、水肿、蛋白尿；嗜铬细胞瘤可伴有心慌气促、出汗、面色苍白、发冷、血压急剧升高、瞳孔散大等症状；尿毒症患者可伴有氮质血症和酸中毒表现。另外，全身代谢性疾病例如甲状旁腺功能减退、肠源性慢性腹泻、肾病等引起的低钙血症或通气过度、大量呕吐、服用大量碱性药物导致的碱中毒亦可引起抽搐。临床上如出现肌震颤、肌阵挛、四肢强直收缩等任何一项即可诊断为抽搐。

抽搐与惊厥随着发病原因不同，其类型也不尽相同，常见类型如下。

（1）癫痫发作（痫性发作） 患者出现全身骨骼肌非自主强直性与阵挛性抽搐，引起关节运动和强直，伴或不伴意识障碍。根据临床表现可分为如下两种类型。①部分发作（局灶发作）：单纯部分性发作（发作时无意识障碍）、复杂部分性发作（有不同程度意识障碍）。②全面性发作：全面性强直阵挛发作（即癫痫大发作，俗称惊厥，部分患者发作前有先兆，分强直期、阵挛期和痉挛后期）、强直性发作、阵挛性发作、肌阵挛发作、失神发作、失张力性发作等。

分类颇显繁杂，急诊临床重点是识别是否是癫痫发作？是全面性发作吗？是癫痫持续状态吗？由于癫痫持续状态期间脑神经元能耗骤增，脑内 pH 下降，加之全身性缺氧，肌肉强烈而持久性收缩，酸性代谢产物增加，可导致脑缺氧、脑水肿甚至脑疝形成。持续状态时需要紧急保护气道，控制癫痫发作（稳定神经功能）和确定病因。

（2）发热惊厥 惊厥发作的典型临床表现是意识突然丧失，同时急骤发生全身性或局限性、强直性或阵挛性面部、四肢肌肉抽搐，多伴有双眼上翻、凝视或斜视。最常见于幼儿，发病多在 6 个月至 6 岁之间，以 3 岁以下小儿多见。最常见于上呼吸道感染、扁桃体炎，少数见于消化道感染或出疹性疾病，约一半患儿有家族史，提示同遗传因素有关。惊厥的发生常与发热相关，但热度高低并不与之呈正相关。发作形式多为单次、全身性强直、阵挛性发作，持续时间在 30 秒钟以内，一般不超过 10 分钟，脑电图有节律变慢或枕区高幅慢波，在退热后 1 周内消失。可能每年有一至数次同样发作，但若无脑损害征象，并不导致癫痫。

（3）代谢、内分泌异常所致抽搐 许多代谢、内分泌疾患可因电解质紊乱、能量供应障碍等，干扰神经细胞膜的稳定性，进而出现抽搐，同时有明显的代谢、内分泌异常的临床表现。如各种疾病所致的低钙血症、低钠血症、低镁血症、碱中毒、低血糖症（血糖 < 2mmol/L）等，均可致抽搐。

（4）破伤风 破伤风杆菌外毒素——破伤风痉挛毒素可阻断脊髓的抑制反射，使脊髓前角运动神经元兴奋性升高，同时也使脑干广泛脱抑制，导致肌痉挛、肌强直，表现为张口困难、牙关禁闭、腹肌僵硬、角弓反张。肌强直的特点是在抽搐间歇期仍存在，肌抽搐可为自发性，亦可因外界刺激而引起，面肌强直和痉挛形成苦笑面容，咽肌和膈肌受累导致饮水困难和呛咳。破伤风抽搐虽可十分严重，但神志清楚。外伤史有助于疾病的诊断。

（5）中毒性抽搐　最常见于急性中毒。其发生抽搐的主要机制如下。①直接作用于脑或脊髓，使神经元的兴奋性升高而发生抽搐。大多由药物过量引起，药物如戊四氮、贝美格（美解眠）、樟脑、印防己毒素、阿托品、麦角胺、丙咪嗪、氯丙嗪、白果等。②中毒后缺氧或毒物作用，引起脑代谢及血循环障碍，形成脑水肿，见于各种重金属、有机化合物、某些药物和食物的急性重度中毒。临床多呈全身性肌强直阵挛性发作，少数也可呈局限性抽搐，有的可发展为癫痫状态。常合并其他中毒表现。马钱子碱（士的宁）中毒的临床表现类似破伤风，但在抽搐间隙无持续性肌痉挛。

（6）心源性抽搐　是指各种原因引起心排出量锐减或心脏停搏，使脑供血短期内急剧下降所致的突然意识丧失及抽搐，也称昏厥性抽搐。常见于严重心律失常、心排血受阻的心脏病或某些先天性心脏病、心肌缺血、颈动脉窦过敏、血管抑制性昏厥、直立性低血压等。其抽搐时间多在10秒钟内，较少超过15秒钟，先有强直，躯体后仰，双手握拳，接着双上肢至面部阵挛性痉挛，伴有意识丧失、瞳孔散大、流涎，偶有大、小便失禁。发作时心音及脉搏消失，血压明显下降或测不到。脑电图在抽搐时呈电位低平，其后为慢波，随意识恢复后逐渐正常。

（7）急性颅脑疾病相关抽搐　颅内感染、颅脑损伤、急性脑血管病是导致症状性癫痫发作的主要因素。抽搐多为痫性发作，且多与病变程度相平衡，有的随着颅脑病变的加剧抽搐频繁、加剧，甚至发展

为癫痫持续状态。抽搐仅是临床表现之一，大多还有脑局限病灶或弥散损害的征象，如头痛、呕吐、精神异常、偏瘫、失语、意识障碍、脑膜刺激征等表现。脑脊液检查及CT、MRI等检查可有相应的阳性表现。

（8）手足搐搦症　以疼痛性、紧张性肌肉收缩为特征，多伴有感觉异常，见于各种原因所致的低钙血症和低镁血症。表现为间歇发作的双侧强直性痉挛，上肢较显著，尤其是在手部肌肉，呈典型的"助产手"，即手指伸直内收，拇指对掌内收，掌指关节和腕部屈曲，常有肘伸直和外旋。下肢受累时，呈现足趾和踝部屈曲，膝伸直。严重时可有口、眼轮匝肌的痉挛。发作时意识清楚，Chvostek征和Trousseau征阳性。

（9）药物戒断反应　长期连续服用安眠药，主要是巴比妥类安眠药的患者，常发生药物依赖性，甚至成瘾，在突然停药后可引起严重戒断反应，表现为异常兴奋、焦虑不安、躁动，甚至发生四肢抽搐或强直性惊厥。阿片类药物的戒断反应较安眠药更严重而持久。处理主要是对症治疗，并逐渐停药。

（10）癔症性抽搐　属一种功能性动作异常。患者多为年轻女性，在精神因素刺激下发作，表现为突然倒下，全身僵直，牙关紧闭，双手握拳，其后有不规则的手足舞动，常杂以捶胸顿足、苦笑叫骂等情感反应，发作持续数分钟至数小时，其特点如下。①抽搐动作杂乱，无规律可循，不指向神经系统的某一定位损害。②无瞳孔变化和病理反射。③常伴有流泪、过度呼吸、眼活动频繁和眨眼过度。④无舌头损伤及大、小便失禁。⑤发作时脑电图正常。⑥暗示或强刺激可终止其发作。

3. 体征

应进行全面、系统的全身检查，着重于患者的神经系统查体，注重神志、瞳孔、

眼底、血压、心率及病理征。

4. 辅助检查

根据患者病史、症状、体征及体格检查选择相关辅助检查，如三大常规、血气、生化、肝肾功能、内分泌功能、毒物分析、心电图等，必要时需完善脑脊液、颅脑CT、MIR及脑电图、肌电图等检查。

（二）辨证诊断

1. 痰火扰神证

发作时昏仆抽搐，吐涎，或有吼叫，平时心烦失眠，咳痰不爽，口苦咽干，便秘溲黄，病发后症情加重，彻夜难眠，目赤，舌红，苔黄腻，脉弦滑而数。

辨证要点：急躁易怒，咳痰不爽，口苦咽干，便秘溲黄，苔黄腻，脉弦滑而数。

2. 瘀阻脑络证

平素头晕头痛，痛有定处，常伴单侧肢体抽搐，或一侧面部抽动，颜面、口唇青紫，舌质暗红或有瘀斑，舌苔薄白，脉涩或弦。多继发于颅脑外伤、产伤、颅内感染性疾患，或先天脑发育不全。

辨证要点：痛有定处，颜面、口唇青紫，舌质暗红或有瘀斑。

3. 邪壅经络证

头痛，项背强直，恶寒发热，无汗或汗出，肢体酸重，甚至口噤不能语，四肢抽搐，舌苔薄白或白腻，脉浮紧。

辨证要点：头痛，项背强直，肢体酸重，脉浮紧。

4. 肝经热盛证

高热头痛，口噤龂齿，手足躁动，甚则项背强直，四肢抽搐，角弓反张，舌质红绛，舌苔薄黄或少苔，脉弦细而数。

辨证要点：高热，躁动，脉弦细而数。

5. 阳明热盛证

壮热汗出，项背强直，手足挛急，口噤龂齿，甚则角弓反张，腹满便结，口渴喜冷饮，舌质红，苔黄燥，脉弦数。

辨证要点：壮热汗出，腹满便结，口渴喜冷饮，苔黄燥，脉弦数。

6. 心营热盛证

高热烦躁，神昏谵语，项背强直，四肢抽搐，甚则角弓反张，舌质红绛，苔黄少津，脉细数。

辨证要点：神昏谵语，舌质红绛，苔黄少津，脉细数。

7. 心肾亏虚证

痫证频发，神思恍惚，心悸，健忘失眠，头晕目眩，两目干涩，面色晦暗，耳轮焦枯不泽，腰膝酸软，大便干燥，舌质淡红，脉沉细而数。

辨证要点：心悸，健忘失眠，腰膝酸软，脉沉细。

8. 心脾两虚证

反复发作，神疲乏力，心悸气短，失眠多梦，面色苍白，体瘦纳呆，大便溏薄，舌质淡，苔白腻，脉沉细而弱。

辨证要点：神疲乏力，心悸气短，体瘦纳呆，大便溏薄。

9. 肝肾阴虚证

项背强直，四肢麻木，抽搐或筋惕肉𥆧，直视口噤，头目昏眩，自汗，神疲气短，或低热，舌质淡或舌红无苔，脉细数。

辨证要点：头目昏眩，神疲气短，脉细数。

三、鉴别诊断

（一）西医学鉴别诊断

意识障碍性抽搐与非意识障碍性抽搐鉴别

伴有意识障碍时抽搐时间较长，并有神经症状或影像学，检验学异常等，常常提示可能有大脑器质性损害；抽搐时间较短且过后恢复正常，神经症状不明显，无影像学及检验学异常则可能为非大脑器质性损伤。无意识障碍常见于离子代谢异常

（如血钙、血镁）、破伤风、药物中毒、某些戒断反应、癔症抽搐，此时可根据病史及实验室检查明确病因。

（二）中医学鉴别诊断

1. 痉证与痫证鉴别

痫证是一种发作性的神志异常疾病，其大发作的特点为突然仆倒，昏不知人，口吐涎沫，两目上视，四肢抽搐，或口中如作猪羊声，大多发作片刻即自行苏醒，醒后如常人。鉴别要点是痫证多为突然发病，其抽搐、痉挛症状发作片刻可自行缓解，既往有类似发病史；痉证的抽搐、痉挛发作多呈持续性，不经治疗难以自行恢复，痉证多有发热、头痛等伴发症状。

2. 痉证、痫证与中风鉴别

中风以突然昏仆，不省人事，或不经昏仆而以半身不遂、口舌歪斜为主要特点。痉证以项背强急、四肢抽搐、无偏瘫症状为临床特点。典型发作的痫证与中风均有突然仆倒、昏不知人等，但痫证有反复发作史，发时口吐涎沫，两目上视，四肢抽搐，或作怪叫声，可自行苏醒，无半身不遂、口舌歪斜等症。

3. 痫证与厥证鉴别

厥证除见突然仆倒、昏不知人主症外，还有面色苍白、四肢厥冷，或见口噤、握拳、手指拘急，而无口吐涎沫、两目上视、四肢抽搐和病作怪叫之见症，临床上不难区别。

4. 痉证与颤证鉴别

颤证是一种慢性疾病过程，以头颈、手足不自主颤动、振摇为主要症状，手足颤抖动作幅度小，频率较快，多呈持续性，无发热、神昏等症状。痉证肢体抽搐幅度大，抽搐多呈持续性，有时伴短阵性间歇，手足屈伸牵引，弛纵交替，部分患者可有发热、两目上视、神昏等症状，再结合病史分析，二者不难鉴别。

5. 痉证与破伤风鉴别

破伤风古称"金疮痉"，现属外科疾病范畴，因金疮破伤，伤口不洁，感受风毒之邪致痉，临床表现为项背强急，四肢抽搐，角弓反张，发痉多始于头面部，肌肉痉挛，口噤，苦笑面容，逐渐延及四肢或全身，病前有金疮破伤、伤口不洁病史，可与痉证鉴别。

四、临床治疗

（一）提高临床疗效的要素

临床处理重点：首先是迅速控制惊厥与抽搐的发作，其次是支持治疗，包括维持生命体征，稳定呼吸，保持水和电解质以及酸碱平衡，预防感染，最后明确病因，对因治疗。

（二）辨病治疗

惊厥与抽搐是症状表现，对症治疗固然重要，但导致惊厥与抽搐的病因更需关注，临床需建立广阔的思维，对引起惊厥与抽搐的常见疾病了然于胸，做到以最快速度的初步判断，及时行相关检查以明确病因，立即给予相关治疗。

1. 控制发作

如是全身强直－阵挛性发作或癫痫持续状态，控制发作是治疗关键。抽搐时应防止骨折、脱臼、咬伤舌头。

地西泮（安定）为一线控制癫痫发作药物，成人用量为10~20mg，30分钟后可重复使用，儿童用量为0.25~0.5mg/kg，婴儿用量不超过2mg/次，幼儿不超过5mg/kg。苯妥英钠为控制癫痫发作的二线治疗药物，无呼吸抑制作用，用量为150~250mg/次，缓慢静脉注射，注意低血压、心律失常等不良反应。苯巴比妥为控制成人癫痫发作的三线治疗药物，用量为10mg/kg（总量），以50~100mg/min速度缓慢静脉注射，直至发作停止，注意呼吸抑制、低血压等不良反应，做好积极呼吸支持准备。对于儿童，苯巴比妥为二线药物，苯妥英钠为三线药物。其他药物如丙戊酸、副醛、利多卡因、水合氯醛等可用于控制抽搐发作，如仍不能控制，可考虑全身麻醉并控制呼吸道，以保障生命。

2. 支持治疗

基本支持：维持合理体温，稳定血压，建立静脉通路，保障基本营养支持。

呼吸支持：保持呼吸道通畅，清除异物，加强痰液引流，按需吸痰，给氧，必要时行气管插管或气管切开以保证呼吸功能，避免缺氧引起其他器官功能损害。

内环境平衡：惊厥与抽搐发作应注意低血糖可能，发作持续时间过长也可导致消耗性低血糖，应监测血糖，及时纠正。糖尿病高血糖状态，应用胰岛素控制血糖，直至血糖稳定。血钙低，用10%葡萄糖酸钙注射液10~20ml缓慢静脉推注。血钾、血钠低应予以补充。维持血压稳定，主要是预防低血压、休克等可能，严密监测血压情况，如出现补液难纠正的低血压，按休克处理，包括使用血管活性药物，但应注意控制发作药物的不良反应；血压过高时应给予适当控制。监测血气，必要时纠正酸中毒。癫痫持续状态超过1小时，注意脑缺氧、脑水肿可能，应酌情给予地塞米松、甘露醇等抑制炎症、脱水等治疗。

预防感染：结合患者具体病情，如有需要，可预防性给予抗生素预防感染。

3. 病因治疗

通过基础疾病情况、既往用药史、抽搐类型、发作特点、伴随症状、体格检查及患者一般情况，初步确定是何种原因导致惊厥或抽搐的发作，再行必要的检验及影像学以及脑电图、心电图、脑脊液等检查，以明确诊断，进行病因治疗。常见病因如下。

（1）癫痫发作　主要表现为部分发作和全面性发作，一旦确定是癫痫发作，按癫痫发作处理。目标为控制发作，维持生命体征及心肺功能，如果药物治疗仍不能控制发作，可用肌松剂停止自主呼吸，行气管插管，通过机械通气来保证生命体征的稳定。

（2）手足搐搦症　以疼痛性、紧张性肌肉收缩为特征，常有感觉异常，主要因低钙血症或低镁血症引起，治疗以纠正低钙、低镁为主。

（3）破伤风　典型表现为张口困难、牙关紧闭、腹肌僵硬、角弓反张，一般神志清楚，治疗包括一般治疗，如病室宜保持安静和温暖，避免各种刺激如声响、阵风、强光灯，最好有单独房间和专人护理。各项治疗宜在使用镇静剂、肌肉松弛剂后集中进行。防止患者从床上坠地。病因治疗如下。①抗毒素（TAT）和（或）破伤风免疫球蛋白治疗。②抗生素治疗，对破伤风梭菌有效的抗生素有青霉素、四环素、红霉素等。对症治疗如下。①呼吸监护及处理。②中枢抑制剂和外周神经肌肉阻滞剂的应用，药物有地西泮、氯丙嗪、苯巴比妥钠、水合氯醛、硫喷妥钠等，外周肌肉松弛剂有筒箭毒碱和氯化琥珀酰碱等。③营养支持。

（4）癔症性抽搐　多发生于年轻女性，在精神刺激下突然发作，特点是抽搐动作杂乱不规则，无瞳孔变化及病理征，无舌损伤、二便失禁，过度通气，频繁眨眼，脑电图无异常等。

（5）发热惊厥　排除颅内感染和其他导致惊厥的器质性或代谢性疾病，1个月至5岁小儿多初次发病，因发热超过38℃引起惊厥，持续时间大多在30秒内，一般不超过10分钟，热退后惊厥于1周内消失。治疗包括物理降温、药物降温（退热药、柴胡类注射液、激素）、冬眠疗法、预防或治疗脑水肿等对症治疗，以及对细菌感染者予抗生素治疗，对病毒感染者予抗病毒治疗等。

（6）中毒性抽搐　多见于急性中毒，因中毒致中枢神经元兴奋或中毒后缺氧或毒物本身引起脑水肿所致。

（7）心源性抽搐　因心排出量锐减或心脏停搏引起脑供血急剧下降所致意识丧失引起抽搐，见于各种严重心律失常或心脏疾病。

（8）急性颅脑疾病有关的抽搐　颅内感染、颅脑损伤、颅内肿瘤及急性脑血管意外所致的抽搐，颅脑相关检查、脑脊液检查、病理征有相关表现。治疗参见相关章节。

（9）代谢性抽搐　各种疾病所致的离子异常、酸碱失衡、低血糖可致抽搐，钙代谢障碍、维生素 B_6 缺乏、低血糖、低血钠、高血钠、低血镁、糖尿病性昏迷、尿毒症、肝性脑病等都可引起抽搐。治疗以纠正代谢紊乱、治疗原发病为主。

（10）药物戒断反应　长期服用巴比妥类安眠药及鸦片类药物的戒断反应可引起抽搐。

（三）辨证治疗

1. 辨证论治

（1）痰火扰神证

治法：清热泻火，化痰开窍。

方药：龙胆泻肝汤合涤痰汤加减。

龙胆草 15g，黄芩 10g，栀子 10g，青黛 10g，芦荟 10g，大黄 10g，柴胡 15g，生地黄 15g，当归 10g，泽泻 10g，川木通 10g，车前子 15g，法半夏 15g，胆南星 10g，木香（后下）10g，枳实 10g，茯苓 15g，橘红 10g，人参 15g，石菖蒲 10g，麝香（调服）3g。

有肝火动风之势加天麻、钩藤、地龙、全蝎。

（2）瘀阻脑络证

治法：活血化瘀，息风通络。

方药：通窍活血汤加减。

桃仁 10g，红花 10g，赤芍 10g，川芎 10g，麝香（调服）3g，葱白 10g，地龙 3g，僵蚕 2 条，全蝎 2 条。

痰涎偏盛者加法半夏、胆南星、竹茹。

（3）邪壅经络证

治法：祛风散寒，燥湿和营。

方药：羌活胜湿汤加减。

羌活 15g，独活 15g，防风 15g，藁本 10g，川芎 10g，蔓荆子 10g，葛根 15g，白芍 15g，甘草 6g。

若风邪偏盛，项背强急，肢痛拘挛，酌加葛根、麻黄、桂枝、生姜；若湿热偏盛，筋脉拘急，加地龙、丝瓜络、威灵仙。

（4）肝经热盛证

治法：清肝潜阳，息风镇痉。

方药：羚角钩藤汤加减。

水牛角（先煎）10g，钩藤（后下）15g，桑叶 10g，菊花 15g，川贝母 10g，竹茹 10g，茯神 15g，白芍 15g，生地黄 15g，甘草 5g。

若口苦苔黄，加龙胆草、栀子、黄芩；口干渴甚者，加生石膏、花粉、麦冬；抽搐反复发作者，加全蝎、蜈蚣、僵蚕、蝉蜕以息风止痉；神昏痉厥者，依病情选用安宫牛黄丸、局方至宝丹或紫雪丹。

（5）阳明热盛证

治法：清泄胃热，增液止痉。

方药：白虎汤合增液承气汤加减。

生石膏（打碎先煎）30g，知母 15g，玄参 10g，生地黄 15g，麦冬 15g，生大黄（后下）10g，芒硝（冲服）10g，粳米 10g，甘草 5g。

若抽搐甚者加天麻、地龙、全蝎、菊花、钩藤；热甚烦躁者加淡竹叶、栀子、黄芩；热甚动血，斑疹显现，舌质红绛，加水牛角、生地黄、牡丹皮。

（6）心营热盛证

治法：清心透营，开窍止痉。

方药：清营汤加减。

水牛角（先煎）30g，莲子心10g，淡竹叶15g，连翘10g，玄参10g，生地黄15g，麦冬15g。

口角肌肉抽动，加水牛角、钩藤、全蝎、僵蚕，或配合针刺治疗，防止抽搐发作。

（7）热闭神昏证

治法：清热解毒，凉血开窍。

方药：千金犀角散加味。

水牛角（先煎）30g，黄连10g，栀子10g，大黄10g，板蓝根15g，生地黄15g，玄参10g，牡丹皮10g，茵陈10g，土茯苓30g。

如神昏谵语加服安宫牛黄丸；如动风抽搐者加钩藤、石决明。

（8）心肾亏虚证

治法：补益心肾，潜阳安神。

方药：左归丸合天王补心丹。

熟地黄15g，山药15g，山茱萸15g，菟丝子15g，枸杞子15g，鹿角胶15g，龟甲胶15g，川牛膝10g，生牡蛎（打碎先煎）30g，鳖甲（打碎先煎）30g。

心中烦热者加炒栀子、莲子心；大便干燥者加玄参、天花粉、当归、火麻仁。

（9）心脾两虚证

治法：补益气血，健脾养心。

方药：六君子汤合归脾汤加减。

人参15g，白术15g，茯苓15g，甘草5g，陈皮10g，法半夏15g，当归10g，丹参10g，熟地黄15g，酸枣仁15g，远志15g，五味子15g。

痰浊盛而恶心呕吐加胆南星、姜竹茹、瓜蒌、石菖蒲、旋覆花；便溏者加炒薏苡仁、炒扁豆、炮姜。

（10）肝肾阴虚证

治法：滋补肝肾，平肝息风。

方药：杞菊地黄丸合羚羊钩藤汤加减。

山药15g，枸杞子10g，羚羊角10g，钩藤15g，石决明15g，贝母10g，竹茹10g，胆南星10g，竹沥10g，大黄10g，败酱草15g。

大便秘结可加用生大黄；血虚生风加当归、生地黄、珍珠母。

上述各证方中，可加入适量的全蝎、蜈蚣等药，以息风解痉，可提高疗效。一般研粉，每服1~1.5g，每日2次，小儿酌减。

2. 外治疗法

（1）针刺治疗　在急性发作期，主穴选人中、十宣、阳陵泉、太冲、风池、合谷等，配穴选颊车、丰隆、内关、曲泽、后溪、下关等。

注意辨证加减，如治肝风痰浊证酌情选用心俞、肝俞、鸠尾、间使、丰隆、神门等穴；治肝风痰热证酌加风池、太冲、曲池、足三里等穴。

实证治则为息风定痉，宁心安神。取手足厥阴、太阴及任、督脉经穴为主。针刺用泻法。处方：风府、鸠尾、内关、太冲、三阴交、丰隆。

虚证治则为固本扶正，健脾化痰，补益肝肾，养心息风。取手少阴、足太阴、阳明、厥阴经穴为主。针刺用补法，并可加灸。处方：神门、三阴交、太冲、丰隆、四神聪、筋缩、阳陵泉。脾胃虚弱者加脾俞、足三里、气海；肝肾虚损者加肾俞、太溪；持续发作昏迷不醒者加涌泉。

（2）贴敷治疗

选穴：大椎、腰俞。

选药：活斑蝥、麝香、白矾。

大椎穴为诸阳脉交会穴，平调阴阳，清热宁神；腰俞穴疏经导气，强腰脊，明耳目。二穴一上一下，同属督脉，均有主治癫痫的作用。且督脉上系神明，下连诸经，二穴合用，则可振奋一身经气，开窍通闭，醒神回苏。

穴位贴敷的特点为药物浓度高、用量少，直达病所而疗效高。其中斑蝥辛寒，性善走窜，用之破血化瘀、通经活络；白矾酸寒，解毒杀虫，清热消痰，用之既解斑蝥之毒，又能涤痰散结；麝香"辛香走窜，通诸窍之不利，开经络之壅遏"，为醒神回苏之要药。三药合用，辛酸相制，寒温相调，共奏行气化痰、活血化瘀、开窍通闭之功。

3. 成药应用

（1）安宫牛黄丸　1丸每日3次，灌服或鼻饲。适用于热毒攻心证。

（2）至宝丹　1粒，每日3次，灌服或鼻饲。适用于热闭神昏证。

（3）中药注射液　痰证、火证可选用清热、化痰、醒神中药注射液，如清开灵注射液、醒脑静注射液等；瘀证可选用活血化瘀中药注射液，如血塞通注射液、丹参注射液、丹红注射液、脉络宁注射液等；虚证可选用补虚益气中药注射液，如参麦注射液、参附注射液等。

4. 单方验方

（1）小儿急惊风经验方　生石膏50g，代赭石25g，朱砂2~3g，巴豆2g，共研为极细末备用。初生~6个月，每次服0.2g；6个月~1周岁，每次服0.25g，1~3周岁，每次服0.3g；3~5周岁，每次0.5g；5~7周岁，每次1g。白开水或乳汁冲服，适用于热盛惊厥、痰闭风动之惊风。[王玉恩. 急惊风验方介绍. 新中医，1983（7）：21.]

（2）麝香地龙白糖膏　麝香0.3g，活地龙3条，白糖10g，面粉少许。将地龙洗净，合白糖一起捣烂，加面粉做成小饼，麝香置于神厥穴（肚脐）内，再将药饼盖于脐上，用绷带或胶布固紧，直至高热退下、惊厥停止后保留数小时取下。用于小儿高热惊厥。[李伯川. 麝香地龙白糖膏治疗小儿高热惊厥. 四川中医，1983（1）：30.]

（3）地龙乌蛇散　地龙120g，乌蛇240g。置瓦上焙干，研细末，每服10g（小儿酌减），日2次，用白开水冲服或装入胶囊内服。用于痰热所致癫痫者。[张华. 家传验方"地龙乌蛇散"治癫痫. 安徽中医学院学报，1983（4）：58.]

（四）医家经验

1. 宋选卿

宋选卿采用阴阳分治法治疗癫痫。阳痫：病程较短，体质强壮，平素面色红润，颧红，便干，尿黄，发病急，口吐涎沫黏稠，舌质绛红，苔黄腻，脉弦滑数。方用癫痫丸，药用钩藤、半夏、郁金、白矾、代赭石、守宫、鱼鳔、朱砂等。阴痫：病程较长，体质虚弱，平时面色苍白，眼窝发青，大便多溏，小便清白，发病稍缓，口吐涎沫清稀，舌质淡红，苔白滑，脉沉缓无力。方用龙角丸，药用炙马钱子、地龙、皂角、紫河车等。[宋选卿. 癫痫病的辨证论治. 吉林医药，1975，5：59-62.]

2. 唐文轩

唐文轩采用痫风散治疗癫痫：炙全蝎18g，炙蜈蚣10g，熊胆6g，牛黄6g，马宝18g，炙僵蚕10g，朱砂10g，制半夏18g，郁金18g，白矾6g，生大黄30g，橄榄18g。上药共研细末，混匀，每次服6g，开水送下。本方涤痰息风，宣窍定痫。[唐文轩. "痫风散"治愈癫痫22例. 江苏中医杂志，1981，4：11.]

3. 刘新武

刘新武止痫片（胆南星、葛根、礞石、橘红、钩藤、珍珠母、僵蚕、全蝎、乳香、没药、蜈蚣）用于治疗痰热型癫痫。[刘新武，李风学，张敏，吴冠华. 止痫片对152例癫痫的治疗观察. 河北医药，1981，1：10-11.]

4. 钱轶显

钱轶显所研究癫痫一号丸（海参肠、

青果、生牡蛎、郁李仁）对于多数癫痫患者有一定疗效。［钱轶显. 癫痫一号丸治疗癫痫的临床观察. 中医杂志，1980，11：39-41.］

五、预后转归

2001年美国一项205例惊厥性癫痫持续状态（CSE）患者的多中心随机对照临床试验研究显示，93%患者于住院期间死亡，16.9%患者出院时遗留神经系统后遗症。2011年中国一项66例CSE患者的随机对照临床试验研究显示，10.6%患者住院期间死亡，25.8%遗留症状性癫痫。2012年印度一项79例CSE患者的随机对照临床试验研究显示，30.3%患者住院期间死亡。

六、预防调护

早发现，早诊断，早治疗，明确病因者当遵医嘱服药，勿私自停药，以免导致再次发作。保持充足的睡眠，节制饮酒，避免滥用药物，避免增加本病发作机会。养成良好的饮食习惯，避免暴饮暴食，保持大便通畅。鼓励适当运动锻炼，避免高危工作，保持良好心志，必要时可咨询心理师，以解除心理疾患。

七、专方选要

1. 王常绮名老中医癫痫验方

组成：柴胡10g，白芍20g，黄芩10g，山栀10g，清半夏10g，僵蚕10g，制胆南星10g，天竺黄6g，郁金20g，明矾6g，钩藤15g，川贝母15g，金礞石12g，珍珠母20~30g，生龙骨、生牡蛎各30g（先煎），琥珀3g（冲服），磁石15g，羚羊角粉1.2g（冲服），全蝎6g，桃仁15g，丹参20g，红花12g，太子参30g，熟地黄15g，山药20g，山茱萸20g，大枣15g，炙甘草10g。

服法：水煎服，每日1剂。

主治：此方主要用于癫痫发作期。功能疏风豁痰，平肝潜阳，清热息风，重镇安神，柔肝解痉，活血通络，扶助正气，补益肝肾，健脾益气。［齐洪军. 王常绮名老中医经验方治疗癫痫35例临床疗效观察. 青海医药杂志，2014，44（11）：65-66.］

2. 加味佛手散

组成：当归30~60g，川芎15~30g，丹参15~30g，炮山甲9~12g，地龙9~12g，路路通15~20g。

服法：水煎服，每日1剂。

主治：功能活血化瘀，化痰止痉。具有改善脑血液循环和血氧供应，增强机体抗缺氧性，促进癫痫缓解的作用。用于气滞血瘀型惊厥。［杨卫生. 加味佛手散为主治疗痫证18例临床观察. 中医杂志，1990，11：32-33.］

主要参考文献

［1］中华医学会. 临床诊疗指南·癫痫病分册（2015修订版）［M］. 北京：人民卫生出版社，2015.

［2］王学峰，王康，肖波. 成人全面性惊厥性癫痫持续状态治疗中国专家共识［J］. 国际神经病学神经外科学杂志，2018，45（1）：5-8.

第五节　呼吸困难

呼吸困难是指患者不同强度、不同性质的呼吸不畅、呼吸费力、窒息等呼吸不适感的主观体验，伴或不伴呼吸费力表现，如张口呼吸、鼻翼扇动、呼吸肌辅助参与呼吸运动等，也可伴有呼吸频率、深度与节律的改变，同时患者的精神状况、生活环境、文化水平、心理因素及疾病性质等也会对其呼吸困难造成一定的影响。

本病属于中医学"喘证"范畴。

一、病因病机

（一）西医学认识

1.病因

呼吸困难的常见病因包括通气机械功能障碍、呼吸泵功能减退、呼吸驱动增加、无效通气及心理异常等。具体如下。

（1）通气机械功能障碍　原因有腹部或胸部巨大肿块、支气管哮喘、肺气肿、支气管炎、气管内肿瘤、肺间质纤维化、脊柱后凸及侧弯、淋巴管性肿瘤、肥胖、中枢及外周气流受限、胸膜肥厚、胸壁及膈肌扩展受限或膈肌麻痹、肺扩张受限、胸壁烧伤后焦痂形成、气管或喉头水肿或狭窄等。

（2）呼吸泵功能减退　原因有重度过度充气、神经肌肉疾病、肥胖、胸腔积液、气胸、脊髓灰质炎等。

（3）呼吸驱动增加　原因有心输出量减少、有效血红蛋白减少，如中毒、低氧血症、肾脏疾病、肺内呼吸感受器兴奋增加等。

（4）无效通气　原因有肺毛细血管毁损、肺大血管阻塞等。

（5）心理异常　如焦虑、躯体化障碍、抑郁、诈病等。

2.发病机制

呼吸困难的病理机制尚未完全阐明，可能与呼吸系统的机械负荷增加、神经肌肉功能下降、呼吸驱动异常增加、呼吸反射异常及精神异常等综合因素有关。来自外周的化学／迷走神经 C 纤维感受器的传入信号经大脑边缘系统和感觉运动皮质区的感觉中枢处理，呼吸肌肉的神经冲动增加。异常的通气感受信号由肺部迷走神经受体及呼吸肌的机械感受器传入大脑感觉运动皮质，产生呼吸困难感受。

呼吸困难的某些性质可能与特定的病理机制相关，如劳力性呼吸困难可能与气流受限、呼吸肌肌力减退有关；胸部发紧感可能与支气管收缩、气道感受器刺激增加有关；空气渴求感／吸气不足感可能与呼吸驱动增加有关。但应强调的是，呼吸困难的感受可能仅与个人的感受经验有关，并与患者的精神状况及所处环境有密切联系，同时也与患者的表述方式有关，可能是社会、文化心理及各种环境因素综合作用的结果。

（二）中医学认识

中医学认为本病的发病主要在肺和肾，涉及肝、脾。因肺为气之主，司呼吸，外合皮毛，内为五脏华盖，为气机升降出入之枢纽，肺的宣肃功能正常，则吐浊吸清，呼吸调匀。肾主摄纳，有助于肺气肃降，故有"肺为气之主，肾为气之根"之说。若外邪侵袭，或他脏病气上泛，皆可使肺失宣降，肺气胀满，呼吸不利而致喘。喘证的病理性质有虚、实之分，实喘在肺，由外邪、痰浊，或肝郁气逆，邪壅肺气，宣降不利所致；虚喘责之于肺、肾两脏，因阳气不足，阴精亏耗，而致肺、肾出纳失常，且尤以气虚为主。实喘病久伤正，由肺及肾，或虚喘复感外邪，或夹痰浊，则病情虚实错杂，每多表现为邪气壅阻于上、肾气亏虚于下的上盛下虚证候。

二、临床诊断

（一）辨病诊断

呼吸困难是急诊科最常见的症状之一，既是主观症状，患者感到呼吸费力或空气不足，又是客观体征，表现为呼吸深度及频率的改变、节律不规则、辅助呼吸肌参与呼吸运动或端坐呼吸等，严重者可出现呼吸衰竭和神志改变。临床重点是处理危及生命的呼吸困难和进行病因诊断治疗。

1. 症状

（1）呼吸困难持续时间　慢性或进行性呼吸困难常见于心脏疾病、COPD或神经肌肉病变等。急性呼吸困难多见于哮喘急性加重、感染、精神因素或吸入刺激物、过敏原以及异物。

（2）呼吸困难发病时间　突然发作常考虑肺栓塞或自发性气胸；几天或几小时缓慢起病，常多见于肺炎、充血性心力衰竭或恶性肿瘤。

（3）相关性疼痛　胸痛表现为持续不缓解，钝痛，或定位不准确，考虑肺栓塞或心肌梗死；胸痛剧烈，随活动或深呼吸而加重，多见于骨骼肌病变或胸腔积液。

（4）位置影响　端坐呼吸常见于左心衰、COPD或神经肌肉性疾病；神经肌肉病变引起膈肌功能下降的最早表现为端坐呼吸；夜间呼吸困难最常见于左心衰，但是部分COPD患者也会有此种情况。劳累性呼吸困难多见于COPD以及心功能不全和腹部负荷过重的患者，如肥胖、妊娠、腹水等。

（5）外伤相关性呼吸困难　引起呼吸困难的常见外伤疾病有肋骨骨折、连枷胸、血胸、气胸、心包积液以及心脏压塞等。

（6）全身症状　发热常提示感染性疾病，患者焦虑，但未发现器质性疾病，常提示精神因素。

2. 诱因

（1）劳动或活动后出现常是心力衰竭的早期表现，也可见于肺源性呼吸困难。

（2）闻刺激性气味、服用某些药物或食用某种食物后突然起病常见于支气管哮喘。

（3）剧烈咳嗽后出现呼吸困难伴胸痛，应除外气胸，尤其是有慢性肺气肿的老年患者或瘦高体型的年轻男性。

（4）长期卧床、手术后、持续性心房颤动、细菌性心内膜炎患者，突然出现呼吸困难，应警惕急性肺栓塞。

（5）原有中枢神经系统疾病，反复误吸伴发热，考虑吸入性肺炎。

（6）吞咽困难的老年患者进食过程中突然起病，应考虑气管异物梗阻。

（7）既往患有慢性肺病，"受凉感冒"后发病首先考虑慢性肺疾病急性加重。

（8）精神刺激后突发，伴有手足抽搐、麻木，应考虑癔症。

3. 体征

（1）重要体征　呼吸过速多见于肺部感染或气胸；呼吸过缓见于中枢神经病变以及药物或毒物中毒；心动过速常见疾病有肺栓塞、胸部外伤；张力性气胸可伴有低血压。

（2）一般体征

① COPD患者多表现为桶状胸、吸气三凹征；颈静脉怒张患者常见疾病包括COPD、哮喘急性加重期以及张力性气胸、肺水肿、肺栓塞等。

②喘鸣患者一定要警惕上呼吸道异物阻塞、过敏、气道水肿等；干啰音见于哮喘、过敏、慢性心衰；湿啰音见于肺部感染、慢性心衰、肺栓塞；不对称的呼吸音减低可见于气胸、胸膜腔积液、肺实变、肋骨骨折、肺挫裂伤。

③奔马律、第二心音分裂多见于肺栓塞；心音低钝可见于心包积液、心脏压塞。

④双下肢水肿考虑充血性心衰。

⑤肥胖患者多伴有睡眠呼吸暂停、肥胖低通气。

⑥其他如荨麻疹见于过敏；杵状指（趾）患者考虑慢性缺氧性疾病如COPD、动静脉分流等。

4. 辅助检查

（1）指氧饱和度、动脉血气　患者指氧饱和度降低时，可以进一步查动脉血气，决定下一步治疗采取吸氧还是机械通气。

（2）心电图、心脏彩超　常规心电图

检查可以除外心脏病变以及肺动脉高压引起的呼吸困难；如果心电图高度提示心源性病变，可进一步行心脏相关检查，如心脏彩超。

（3）血常规、生化　血常规、生化可以提示电解质紊乱如低钾血症以及糖尿病酮症酸中毒、重度贫血、感染等；血B型尿钠肽（BNP）是目前对呼吸困难患者进行诊断和鉴别诊断非常有价值的生化指标，可以在床旁快速测定，BNP > 500pg/ml 对诊断急性心力衰竭有非常高的特异性和敏感性，BNP < 100pg/ml 则可以排除心源性呼吸困难。最近研究发现，N端B型利钠肽原（NT-proBNP）检测较BNP更为敏感。

（4）影像学检查　胸片可以提示肺感染、气胸、胸腔积液、心脏增大以及肺水增多等病变；必要时可进一步行胸部CT检查。

（5）肺栓塞特殊检查　临床怀疑肺栓塞，可行D-二聚体、螺旋CTA（肺血管三维重建）、下肢静脉彩超、V/Q显像检查，如D-二聚体正常则基本可以除外肺栓塞，必要时可以进一步行血管造影。

（6）上气道阻塞性病变　如果考虑上气道阻塞性病变，喉镜、支气管镜以及颈部软组织影像学检查应该尽早进行。

（二）辨证诊断

望：喘息，呼吸气促，张口抬肩，鼻翼扇动，不能平卧，烦躁不安，面青唇紫，汗出或不汗出，舌红、淡、暗、胖等，苔白、黄、薄、厚、腻等。

闻：咳嗽，痰鸣，气味多无明显异常。

问：短气，吸气/呼气困难，胸部憋闷，胸部堵塞感，呼吸费力或不畅，自觉有痰，痰多或痰少，咯痰不利。

切：肤温多正常，部分可发热或肢凉，脉浮、沉、弦、紧、滑、数等。

1. 实喘

（1）风寒闭肺　喘息，呼吸气促，胸部胀闷，咳嗽，痰多稀薄色白，兼有头痛，鼻塞，无汗，恶寒，或伴发热，口不渴，舌苔薄白而滑，脉浮紧。

辨证要点：痰多稀薄色白，兼有头痛，鼻塞，无汗，恶寒，脉浮紧。

（2）痰热遏肺　喘咳气涌，胸部胀痛，痰多，黏稠色黄，或夹血色，伴胸中烦热，面红身热，汗出，口渴喜冷饮，咽干，尿赤，或大便秘结，苔黄或腻，脉滑数。

辨证要点：痰多，黏稠色黄，或夹血色，伴胸中烦热，面红身热，苔黄或腻，脉滑数。

（3）痰浊阻肺　喘而胸满闷窒，甚则胸盈仰息，咳嗽痰多，黏腻色白，咯吐不利，兼有呕恶纳呆，口黏不渴，苔厚腻色白，脉滑。

辨证要点：咳嗽痰多，黏腻色白，口黏不渴，苔厚腻色白，脉滑。

（4）饮凌心肺　喘咳气逆，倚息难以平卧，咳痰稀白，心悸，面目、肢体浮肿，小便量少，怯寒肢冷，面唇青紫，舌暗胖，苔白滑，脉沉细。

辨证要点：倚息难以平卧，心悸，面目、肢体浮肿，小便量少，舌暗胖，苔白滑。

（5）肝气乘肺　每遇情志刺激而诱发，发病突然，呼吸短促，息粗气憋，胸闷胸痛，咽中如窒，咳嗽痰鸣不著，喘后如常人，或失眠，心悸，平素常多忧思抑郁，苔薄，脉弦。

辨证要点：每遇情志刺激而诱发，咽中如窒，平素常多忧思抑郁，苔薄，脉弦。

2. 虚喘

（1）肺气虚　喘促短气，气怯声低，喉有鼾声，咳声低弱，痰吐稀薄，自汗畏风，极易感冒，舌质暗红，脉软弱。

辨证要点：气怯声低，自汗畏风，极易感冒。

（2）肾气虚　喘促日久，气息短促，

呼多吸少，动则喘甚，气不得续，小便常因咳甚而失禁，或尿后余沥，形瘦神疲，面青肢冷，或有浮肿，舌淡苔薄，脉微细或沉弱。

辨证要点：气息短促，呼多吸少，动则喘甚，气不得续，咳甚而失禁，或尿后余沥。

（3）喘脱　喘逆甚剧，张口抬肩，鼻翼扇动，端坐不能平卧，稍动则喘剧欲绝，或有痰鸣，咳吐泡沫痰，心慌动悸，烦躁不安，面青唇紫，汗出如珠，肢冷，脉浮大无根，或见歇止，或模糊不清。

辨证要点：张口抬肩，鼻翼扇动，端坐不能平卧，汗出如珠，肢冷，脉浮大无根。

三、鉴别诊断

（一）西医学鉴别诊断

呼吸困难最常见于心血管、呼吸和神经肌肉疾病。呼吸困难的鉴别诊断需要医生的综合判断能力。首先区分急性和慢性发作性呼吸困难；其次应区分两类呼吸困难，一类为病因尚未明确的新发呼吸困难，另一类为已有心肺及神经系统等基础疾病的呼吸困难加重。对前一类，鉴别诊断的目标为尽快明确潜在的疾病，而对后一类，鉴别诊断的目标为分清是否为原有疾病的恶化及其引起恶化的原因，或是否合并新的疾病。

鉴别呼吸困难原因的步骤可依据呼吸困难的特征进行，包括起病方式、诱因、伴随症状、体征，推测可能的病因，在此基础上进行有针对性的检查，根据检查结果确定或除外某种疾病。

（二）中医学鉴别诊断

1. 喘证与哮病鉴别

哮指声响言，为喉中有哮鸣音，是一种反复发作的疾病；喘指气息言，为呼吸气促困难，是多种急、慢性疾病的一个症状。一般来说，哮必兼喘，喘未必兼哮。

2. 喘证与气短鉴别

喘证与气短同为呼吸异常，但喘证以呼吸困难，张口抬肩，甚至不能平卧为特征；气短亦即少气，呼吸微弱而浅促，或短气不足以息，似喘而无声，亦不抬肩撷肚，不像喘证呼吸困难之甚。

四、临床治疗

（一）提高临床疗效的要素

（1）首先是病情危重程度识别，早期处理维持危重症患者的生命体征稳定，缓解症状，呼吸支持及改善机体缺氧是重点。

（2）及时诊断并处理潜在危及生命的危急重症，如张力性气胸、大气道阻塞、大面积肺栓塞等。

（3）治疗所有呼吸困难患者的最终目标是明确诊断并进行有效的病因治疗，因此要扩大鉴别思路，扩展到肺系外疾病。

（二）辨病治疗

1. 处理原则及流程

呼吸困难的处理通常分为一般性处理、紧急处理和对症处理、病因处理或特殊处理等。本节重点讨论急诊就诊的呼吸困难患者的处理，流程示意图如下图5-1。

2. 急诊紧急处理措施

（1）通畅气道　去除喉部或者气管内异物。病情需要时应及时开放气道，紧急情况下可以行环甲膜穿刺或者气管切开。

（2）氧疗及机械通气　氧疗是呼吸困难患者合并低氧血症和呼吸衰竭的重要支持手段。根据患者病情不同而采取不同的氧疗方法，以保证机体获得足够的氧供，应同时预防严重的二氧化碳潴留或氧损伤。如急性左心衰竭可以高流量吸氧，慢性阻

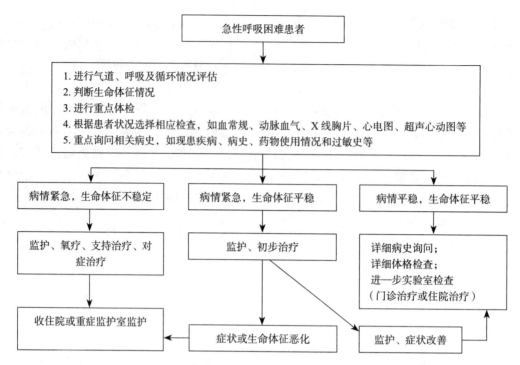

图 5-1 急诊就诊呼吸困难患者处理流程图

塞性肺疾病Ⅱ型呼吸衰竭则应该持续低流量吸氧，刚刚复苏的患者可以吸入高浓度氧等，对于常规氧疗不能改善者，应及时给予机械通气，视情况选用无创面罩通气和有创机械通气治疗。

（3）维持血流动力学稳定　视患者情况进行液体复苏或给予血管活性药物维持血压稳定。

3. 病因治疗

在稳定生命体征及改善症状的同时，及时明确诊断并进行病因治疗。①急性喉水肿、会厌炎：发病急骤，可迅速窒息死亡，需要立即抢救。给予吸氧，保持气道通畅，必要时予以气管插管或者气管切开。对于过敏因素所致者，可以用肾上腺素0.3~0.5mg肌内注射，并根据病情选用肾上腺糖皮质激素及抗组胺药物。②支气管哮喘：缓解支气管痉挛可以选用选择性β受体激动剂、茶碱类制剂、抗胆碱能类药物如异丙托溴铵或者肾上腺糖皮质激素。③慢性阻塞性肺疾病：应积极控制感染，缓解

呼吸肌疲劳，进行营养支持等。④气胸：对于张力性气胸以及肺部压缩面积较大时，应迅速在锁骨中线第2肋间或者腋前线4、5肋间穿刺引流排气，可以采取水封瓶闭式引流或者负压吸引水封瓶闭式引流。⑤急性肺水肿：采取心衰体位，给予高流量吸氧，有条件采用面罩呼吸机无创正压通气，并根据患者病情选吗啡、利尿剂、血管活性药物或应用洋地黄类强心剂等。⑥肺栓塞：对疑有肺栓塞的患者，应在氧疗和对症治疗的同时，争取及早确诊，按相应诊治流程进行。⑦呼吸肌麻痹：在呼吸支持的同时，治疗原发病。如重症肌无力危象、重症格林-巴利综合征、甲减危象、周期性麻痹等分别按相应诊治流程进行。

（三）辨证治疗

1. 辨证论治

（1）实喘

①风寒闭肺

治法：散寒宣肺平喘。

方药：麻黄汤合止嗽散加减。

麻黄 6g，桂枝 10g，苦杏仁 10g，生甘草 10g，白前 10g，紫菀 15g，桔梗 10g，苏子 10g，生姜 10g。

若痰饮阻肺，见痰白清稀，量多泡沫，加细辛 3g、姜半夏 10g、陈皮 10g 温化痰饮；若汗出而喘不止，可换用桂枝加厚朴杏仁汤加减；若素有寒饮内伏，外感风寒而发，可换用小青龙汤加减。

②痰热遏肺

治法：清泄痰热平喘。

方药：麻杏甘石汤合桑白皮汤加减。

麻黄 6g，苦杏仁 10g，生甘草 10g，生石膏 30g（先煎），桑白皮 15g，瓜蒌皮 15g，浙贝母 15g，苏子 10g。

若痰多便秘，加葶苈子 15g、大黄 6g、牛蒡子 15g 肺肠同治；痰有腥臭味，加鱼腥草 20g、金荞麦根 30g、冬瓜子 20g 清热消痈。

③痰浊阻肺

治法：化痰降逆平喘。

方药：三拗汤合二陈汤合三子养亲汤加减。

麻黄 6g，苦杏仁 10g，生甘草 10g，陈皮 10g，法半夏 10g，茯苓 15g，苏子 10g，白芥子 5g，莱菔子 10g，生姜 10g。

若苔腻湿重，可加苍术 10g、厚朴 10g 燥湿理脾行气；若痰浊夹瘀，可加桃仁 6g、赤芍 15g、地龙 10g 等涤痰祛瘀。

④饮凌心肺

治法：温阳利水，泻肺平喘。

方药：真武汤合葶苈大枣泻肺汤加减。

炮附子 6g（先煎），茯苓 15g，芍药 10g，白术 15g，生姜 10g，葶苈子 15g，大枣 10g。

若喘促、肢肿明显，可加桑白皮 15g、五加皮 10g 行水去壅平喘；形寒肢冷者，加桂枝 10g、干姜 10g 温阳散寒；面唇青紫者，加泽兰 10g、川牛膝 15g 活血利水。

⑤肝气乘肺

治法：开郁降气平喘。

方药：五磨饮子加减。

沉香 6g（后下），槟榔 10g，乌药 15g，木香 10g，枳实 10g，柴胡 6g，郁金 10g，陈皮 10g。

若腹胀便秘者，可加大黄 6g 降气通腑；若伴心悸、失眠者，加百合 15g、酸枣仁 15g、合欢花 10g 等宁心安神。

（2）虚喘

①肺气虚

治法：补肺益气。

方药：补肺汤合玉屏风散加减。

生晒参 10g（另炖），黄芪 15g，白术 10g，防风 10g，五味子 6g，熟地黄 15g，紫菀 15g，桑白皮 10g。

若痰黏难咯，形寒肢冷，加干姜 10g、苏子 10g、款冬花 10g 温肺化痰；若咳呛痰少质黏，烦热口干，证属阴虚痰阻，可用沙参麦冬汤加贝母 10g、瓜蒌 15g、天花粉 20g 养阴润肺化痰。

②肾气虚

治法：补肾纳气。

方药：金匮肾气丸合参蛤散加减。

熟地黄 30g，山药 15g，山茱萸 15g，茯苓 10g，泽泻 10g，牡丹皮 10g，桂枝 10g，炮附子 6g（先煎），红参 10g（另炖），蛤蚧尾 1 对。

若喘咳气短，咽干口燥，舌红少津，脉细或细数，此属肾阴虚，可改用七味都气丸合生脉散滋阴纳气平喘；如属上实下虚，症见痰浊壅塞，动则喘甚，改用苏子降气汤加紫石英 30g、沉香 6g 等化痰降逆，温肾纳气。

2.外治疗法

（1）贴敷治疗

药物组成：白芥子、细辛、甘遂、延胡索按 4：4：1：1 的比例混合，研细末，备用。

方法：取药末 10g，以老姜汁调和成药饼，贴肺俞、定喘和膻中。成人一般 30 分钟至 6 小时，具体时间视患者皮肤反应情况而定。适用于喘证属气虚和阳虚患者。

（2）穴位注射

适应证：呼吸衰竭辨证以肾气虚或脾气虚者。

方法：喘可治注射液各 1ml，注射于双侧足三里穴，每天 1 次，1 周为 1 个疗程。

（3）针刺治疗

适应证：哮喘急性发作期。

取穴：气舍、人中、足三里。根据辨证取穴，属于痰盛者加丰隆，热盛加曲池，喘甚加定喘、天突，肺肾气虚加肺俞、肾俞，脾虚加脾俞。

方法：采用补虚泻实针刺手法，每日 1 次，1 周为 1 个疗程。

3. 成药应用

可辨证选用痰热清注射液、参附注射液、桂龙咳喘宁胶囊等。

（1）痰热清注射液　痰热清注射液 30ml 加入 5% 葡糖糖注射液 250ml 中静脉滴注，每日 1 次。适用于呼吸困难证属痰热壅盛者。

（2）参附注射液　参附注射液 50ml 加入 5% 葡糖糖注射液 250ml，每日 1~2 次，静脉滴注。适用于呼吸困难证属阳虚喘脱者。

（3）桂龙咳喘宁胶囊　每次 4 粒，每日 3 次，口服。适用于呼吸困难证属肺肾两虚、痰浊阻肺者。

4. 单方验方

党参 20g，黄芪 20~30g，防风 15g，白术 15g，菟丝子 10~20g，核桃肉 15g，瓜蒌皮 15g，杏仁 15g，浙贝母 15g，丹参 10g，桃仁 10g。每日 1 剂，水煎服，早晚分服。适用于慢性阻塞性肺疾病稳定期患者。[熊浪，杨三春，杨仁旭. 探讨愈肺宁方对稳定期慢性阻塞性肺疾病患者呼吸困难指数的影响. 河南中医，2018，38（5）：

746-749.]

（四）新疗法选粹

喘可治超声透入治疗慢性阻塞性肺疾病急性加重期（AECOPD）：苏晓茵等选取双侧肺俞穴进行超声药物透入治疗 AECOPD 患者，用含有喘可治注射液 5ml 的治疗电极贴敷在治疗电极上，接通电源，进行 20 分钟的调整及治疗，每日 1 次，疗程为 1 周，患者炎症指标、血气等有一定程度的改善。[苏晓茵，苏秀坚，张渡时. 喘可治超声透入对 AECOPD 扶正固本疗效研究. 中医临床研究，2019，11（4）：7-10，159.]

（五）医家经验

1. 李士懋

白仲艳等总结国医大师李士懋运用木防己汤治疗痰喘的经验主要在于对痰喘脉象的把握以及对木防己汤证属火郁证的认识。李老认为痰喘的脉象以弦为主，脉位可浮可沉，以阳脉的沉弦脉为多见，痰饮兼邪气入侵时可表现为脉浮有力，而寒痰痼疾等证多见紧脉、痉脉。痰浊的性质也会对脉象造成影响，如热痰多数，湿痰偏濡，痰聚偏滑，燥痰多涩。同时，李士懋教授选用木防己汤治疗痰喘并没有只拘泥于沉紧脉，而是认为形成沉紧脉的病机在于寒凝的同时伴有热郁其中，故认为木防己汤证属火郁证。[白仲艳，耿静，韩晓清，等. 国医大师李士懋教授运用木防己汤治疗痰喘的思路与经验. 中华中医药杂志，2018，33（4）：1385-1387.]

2. 裘沛然

王庆其等对国医大师裘沛然治疗咳喘病的方案及学术经验进行了整理。裘老认为喘咳之病，不离乎肺，又不止于肺，对喘咳病主要病机归结为外邪引动伏饮、阴虚湿痰内盛、阳虚水泛凌肺以及肺肾气阴两亏 4 种，针对这些病机，分别采用小青龙汤、金水六君煎、参蛤散合六味地黄汤等方药治疗。[王庆其，李孝刚，邹纯朴，等. 国医大师裘沛然咳喘病诊疗方案及学术经验探析. 江苏中医药，2017，49（4）：12-14，17.]

五、预后转归

（一）预后

呼吸困难（喘证）属急危重病，但其预后也不尽相同。一般说来，实喘因邪气壅阻，只要祛邪利气，一般易治愈；但若邪气极甚，高热，喘促不得卧，脉急数者，则病情重，预后差。虚喘因根本不固，气衰失其摄纳，补之不能速效，故治疗难；若虚喘再感新邪，且邪气较甚，则预后差；若发展至喘脱，下虚上实，阴阳离决，孤阳浮越，则病情极险，应积极抢救，针对不同病因采用中西医结合治疗方法，或可救危亡于万一。

（二）转归

呼吸困难（喘证）的转归视其性质、治疗等不同而有差异。一般情况下实喘日久，可由实转虚，或虚喘再次感邪而虚实兼夹，上实下虚；痰浊致喘者有寒热的转化。喘证日久，因肺气不能调节心脉，肺气不能布散津液，常因喘而致痰瘀阻痹，痰瘀阻痹又加重喘证，喘证日久可转成肺痿等。

六、预防调护

（一）预防

慎风寒，戒烟酒，饮食宜清淡，忌食辛辣刺激及甜黏肥腻之品。平素宜调畅情志，因情志致喘者，尤须怡情悦志，避免不良刺激。加强体育锻炼，提高机体的抗病能力等有助于预防喘证的发生。

（二）调护

喘证发生时，应卧床休息，或取半卧位休息，充分给氧。密切观察病情变化，保持室内空气新鲜，避免理化因素刺激，做好防寒保暖，饮食应清淡而富营养，消除紧张情绪。

七、专方选要

1. 降气定喘散

组成：炙麻黄 12g，白芥子 6g，苏子 15g，葶苈子 15g，桑白皮 15g，陈皮 5g。

服法：口服，每次 8g，每日 3 次。

主治：支气管哮喘或喘息性支气管炎，以喘息、呼吸困难为主要症状，兼有咳嗽、咳痰者。[钟南山，刘伟胜. 降气定喘散对支气管哮喘患者心肺功能的作用. 中西医结合杂志，1987，7（1）：24-25.]

2. 加味补肺汤

组成：生黄芪 15g，太子参 15g，熟地黄 10g，五味子 10g，炙紫菀 10g，黄精 10g，仙鹤草 15g，生白术 15g，山药 10g，山茱萸 15g，苏梗 10g。

服法：水煎服，日 1 剂，分 2 次服。

主治：慢性阻塞性肺疾病、肺间质纤维化稳定期呼吸困难，动则加重患者。[刘宁，李青玉，焦扬. 补肺汤加味治疗肺间质纤维化呼吸困难 30 例. 临床医药文献杂志，2019，6（17）：156-157，159.]

主要参考文献

[1] 于学忠，黄子通. 国家卫生和计划生育委员会住院医师规范化培训规划教材·急诊医学 [M]. 北京：人民卫生出版社，2015.

[2] 张万义，胡为民，王林军. 成人急性呼吸困难 1236 例病因分析 [J]. 中国实用医药，2015，10（18）：131-132.

[3] 杨勤军，王心恒，李泽庚，等.《医学心悟》从"火"论治内伤喘证经验探析 [J]. 中国

民族民间医药，2018，27（10）：12-13.

[4] 霍莉莉. 国医大师朱良春辨治咳喘病思路 [J]. 广州中医药大学学报，2016，33（6）：887-889.

[5] 王云峰，李萍.《景岳全书》喘证论治学术思想探析 [J]. 光明中医，2019，34（14）：2128-2130.

[6] 董文军，鲁琴，刘今，等.《临证指南医案》之喘病证素与辨证研究 [J]. 四川中医，2017，35（5）：33-37.

第六节　头痛

头痛通常是指局限于头颅上半部，包括眉弓、耳轮上缘和枕外隆突连线以上部位的疼痛。头痛是临床常见症状，可以是一种疾病状态，也可以是局部或全身疾病的一个症状。

中医学认为，头为清阳之府，诸阳之会，五脏六腑之气血皆上会于此。头痛的记载源于《素问·五脏生成篇》："是以头痛颠疾，下虚上实。"东汉张仲景《伤寒论》六经条文中有太阳病、阳明病、少阳病、厥阴病头痛。《东垣十书》指出外感、内伤均可引起头痛。

一、病因病机

（一）西医学认识

1.病因

引起头痛的病因众多，大致可分为原发性和继发性两类。

（1）原发性头痛　原发性头痛不能归于某一确切病因，也可称为特发性头痛，如偏头痛、紧张性头痛、丛集性头痛和三叉自主神经性头痛以及其他原发性头痛。

（2）继发性头痛

感染：颅脑感染或身体其他系统急性感染引发的发热性疾病可出现继发性头痛。常引发头痛的颅脑感染如脑膜炎、脑膜脑炎、脑炎、脑脓肿、颅内寄生虫感染（如囊虫、包虫）等，急性感染如流行性感冒、肺炎等。

血管病变：蛛网膜下腔出血、脑出血、脑血栓形成、脑栓塞、高血压脑病、脑供血不足、脑血管畸形等。

占位性病变：颅脑肿瘤、颅内转移癌、炎性脱髓鞘性假瘤等引起颅内压升高可引发头痛。

头面、颈部神经病变：头面部支配神经痛，如三叉神经、舌咽神经及枕神经痛。头面五官科疾患如眼、耳鼻和牙疾病所致的头痛。颈椎病及其他颈部疾病引发头颈部疼痛。

全身系统性疾病：高血压、贫血、肺性脑病、中暑等可引起头痛。

颅脑外伤：如脑震荡、脑挫伤、硬脑膜下血肿、颅内血肿、脑外伤后遗症。

毒物及药物中毒：如酒精、一氧化碳、有机磷、药物（如颠茄类、水杨酸类）等中毒。

内环境紊乱及精神因素：月经期及绝经期头痛，神经症躯体化障碍及癔症性头痛。

2.发病机制

目前认为头痛的发病机制如下。①血管性头痛所致颅内、外动脉扩张或收缩。②颅内痛觉敏感组织被牵引或移位（牵引性头痛）。③颅内、外感觉敏感组织发生炎症（脑膜刺激性头痛等）。④颅外肌肉收缩（紧张性或肌收缩性头痛）。⑤传导痛觉的脑神经和颈神经直接受损或发生炎症（神经炎性头痛），耳鼻喉科疾病所致疼痛的扩散（牵涉性头痛）。

（二）中医学认识

1.病因

头痛的病因多端，但总不外乎外感和

内伤两大类。

（1）感受外邪　因起居不慎、坐卧当风等感受六淫之邪，上犯颠顶，清阳之气受阻，气血凝滞，阻碍脉络而致头痛。外感六淫所致头痛以风邪为主，多夹寒、热、湿邪致病。若夹寒者，寒伤阳气，清阳受阻，寒凝血涩，经脉不畅，绌急而头痛。若夹热者，热为阳邪，风热上犯清空，壅滞不畅而致头痛。若夹湿者，风伤于颠，湿困清阳，或中焦失运，痰湿内生，清窍蒙蔽，脑髓、脉络失充而头痛。

（2）内伤所致　内伤所致头痛主要与肝、脾、肾三脏病变及瘀血有关。"脑为髓之海"，脑主要依赖肝肾精血及脾胃运化之水谷精微以濡养，故肝、脾、肾病影响于脑而致头痛。因于脾者，因饮食不节，劳逸失度，或致脾失健运，痰浊内生，痰浊中阻，清阳不升，浊阴不降，蒙蔽清窍而头痛，或致脾失健运，生化之源不足，气血亏虚，脑脉失养而头痛。因于肝者，肝失疏泄，气郁化火，上扰清窍而头痛。因于肾者，或肾阴亏虚，水不涵木，肝阳上亢，上扰清窍而头痛，或肾虚不能生髓，髓海空虚，脑失濡养而头痛。

（3）其他　久病入络，跌仆脑损，气血瘀滞，脑脉不通而头痛。

2. 病机

急性头痛的病位在头，涉及肝、脾等脏腑，风、火、痰、瘀为主要致病因素，脉络阻闭，神机受累，清窍不利为基本病机。其病机概括起来为风、火、痰、瘀、虚。

二、临床诊断

（一）辨病诊断

头痛的病因多种多样，诊断时必须详细询问病史，了解患者的情绪、睡眠和职业、服药史、中毒史及家族史等，进行全面仔细的体格检查和必要的辅助检查。同时要注意患者的年龄、头痛出现的诱发因素、头痛出现时间、持续时间、部位及性质、有无先兆、伴随症状及如何缓解等情况。

1. 蛛网膜下腔出血

蛛网膜下腔出血（subarachnoid hemorrhage，SAH）是脑底部、脑及脊髓表面的血管破裂，血液直接或间接流入蛛网膜下腔的临床急症，可分为原发性、继发性及外伤性三类，一般所谓的蛛网膜下腔出血仅指原发性蛛网膜下腔出血。

（1）病因　最常见的病因是先天性动脉瘤，约占50%以上，其次是脑血管畸形和高血压动脉硬化性动脉瘤。还可见于脑底异常血管网、各种感染引起的动脉炎、肿瘤破坏血管、血液病、抗凝治疗的并发症。

（2）病理生理机制　脑血管痉挛的发生率为30%左右，其发生时间可在出血数分钟、数小时后，也可发生于出血数日后，多发生于出血后4~12日。再出血的发生率约为11%，多见于首次出血后1个月内，一般仍在原出血处出血，往往预后凶险。部分患者可有脑组织移位或脑疝，动脉瘤破裂时血液可破入或渗入脑实质内，引起脑内血肿。

蛛网膜下腔出血的主要死亡原因为出血量大，破入脑实质或脑室，脑血管痉挛或再出血，急、慢性脑积水与严重脑水肿致继发性脑出血或脑疝。

（3）临床表现　主要表现为突发性剧烈头痛、呕吐，意识障碍，脑膜刺激征及血性脑脊液。

（4）出血前征象　约有1/3患者在出血前出现先兆征象或警告信号，以头痛最为常见，表现为全头痛或局限性头痛，也可出现三叉神经分布区疼痛及项背部疼痛。部分患者诉眩晕、头昏、视物模糊、无力、感觉异常，也有患者出现癫痫、眼睑下垂和一侧眼外肌麻痹及精神障碍方面的表现。

（5）出血后症状

头痛、呕吐：突发剧烈头痛是本病的首发和重要症状。头痛先为局限性，可起始于额、颞、枕部，但很快蔓延为全头痛，并可延及颈项、肩、腰背部，头痛一般先为劈裂样，难以忍受，后变为钝痛或搏动性疼痛，持续 1~2 周。

意识及精神障碍：意识障碍多为一过性，昏迷时间持续数小时至数日不等，年龄越大意识障碍越多见。有些患者清醒数日再度发生意识障碍，可能是由于再出血或继发性脑血管痉挛所致。

癫痫发作：可发生在出血时或出血后的一段时间内，也可作为第一症状，表现为全身性或部分性癫痫发作。

其他症状：头痛的同时可伴有头晕、头昏甚至眩晕；部分患者可有尿潴留与失禁；也有患者发病时伴有大汗淋漓；少数患者有视力模糊、两下肢酸痛、畏寒及一过性失语；部分患者因脑下部受损可伴发热、呕吐及心率、呼吸等变化。

（6）出血后神经体征

脑膜刺激征：脑膜刺激征是本病基本的、最具特征性的体征。临床神经体征为颈项强直和克氏征阳性。

颅神经障碍：最常见的是动眼神经麻痹，一侧动眼神经麻痹常提示该侧颅底动脉环处大脑后动脉附近动脉瘤的可能；其次是面神经麻痹，患者常表现为眼睑下垂、眼球活动不能、复视、视物模糊、耳聋、眩晕等。

偏瘫或偏身感觉障碍：严重的偏瘫及偏身感觉障碍早期出现者提示出血来自外侧裂中的大脑中动脉，且出血进入脑实质。晚期出现者多由脑血管痉挛、脑梗死所致。

眼底改变：血液堵塞视神经鞘的蛛网膜下腔使视网膜静脉回流受阻，或发生颅内高压，即可引起视乳头水肿；又可因视网膜静脉及毛细血管破裂引起视网膜下出血与玻璃体膜下出血，玻璃体膜下出血是本病的特征之一。

（7）出血后并发症

再出血：是蛛网膜下出血的致命并发症。

脑血管痉挛：是死亡和致残的重要原因，早发者出现于出血后，历时数十分钟至几小时缓解，迟发性者见于出血后 4~15 天，以 7~10 天为高峰期。

脑积水：急性脑积水发生于发病后 1 周内，迟发性者见于发病后 2~3 周。

其他：如抽搐、低钠血症等并发症。

（8）实验室及其他检查

颅脑 CT：是确诊蛛网膜下腔出血的首选诊断方法。CT 检查可见蛛网膜下腔高密度出血征象；CT 增强扫描可显示动脉瘤体积、动静脉畸形。

脑脊液检查：腰椎穿刺脑脊液检查是诊断蛛网膜下腔出血的重要依据，常见均匀一致的出血性脑脊液，压力升高。腰椎穿刺有诱发重症病例形成脑疝的危险，只有在无条件做 CT 检查而病情允许的情况下，或 CT 检查无阳性发现而临床又高度怀疑蛛网膜下腔出血时才考虑进行。

数字减影血管造影（DSA）：临床确诊的蛛网膜下腔出血患者应尽早做全脑 DSA 检查，以确定动脉瘤位置、大小、与载瘤动脉的关系、侧支循环情况及有无血管痉挛等，同时有利于发现烟雾病、血管畸形等病因，为病因诊断提供依据。造影时机一般选在蛛网膜下腔出血后 3 天内或 3~4 周后，以避开脑动脉痉挛和再出血高峰期。

颅脑 MRI、磁共振血管造影（MRA）和 CT 血管造影术（CTA）：在蛛网膜下腔出血急性期通常不采用 MRI，因可加重出血。对蛛网膜下腔出血 MRI 不如 CT 显示清晰，但部分患者可直接显示出脑动脉瘤的瘤体和畸形血管。MRA 检查阳性率高于 MRI 检查。CTA 检查比 DSA 更为快捷，同时被证实对较大动脉瘤敏感性接近 DSA，能较好地显示动脉瘤瘤壁是否钙化、瘤腔内是否有血栓、动脉瘤与出血的关系以及动脉瘤与骨性标志的关系等。

（9）诊断　突然剧烈头痛、呕吐，脑膜刺激征阳性，伴或不伴意识障碍，检查无局灶性神经系统体征，则高度提示本病。CT 检查显示蛛网膜下腔及脑池、脑室出血，脑脊液检查呈均匀血性，压力升高，眼底发现玻璃体膜下出血，支持临床诊断，DSA 检查可确定病因。

2. 颅内压增高

颅内压增高是急诊常见的临床综合征，也是颅脑损伤、脑肿瘤、脑出血、脑积水和颅内炎症等所共有的征象。由于上述疾病使颅腔内容物体积增加，导致颅内压持续在 2.0kPa（200mmH$_2$O）以上，可引发脑疝危象，致使呼吸、循环衰竭而死亡。因此，及时诊断及正确处理颅内压增高十分重要。

（1）病因

颅腔容积变小：包括先天性颅骨畸形（狭颅症）、颅骨异常增生（颅骨纤维结构不良）及骨大块凹陷性骨折等。

颅腔内容物体积增大：如脑组织体积增大（脑水肿）、脑脊液增多（脑积水）及颅内血流量增多（颅内动静脉畸形）。

颅内占位性病变：为颅内压增高最常见的原因，常见于外伤性颅内血肿、自发性脑内出血、脑瘤、脑转移瘤、白血病、脑脓肿等。

（2）发病机制　儿童颅缝闭合后或成人，其颅腔的容积为 1400~1500ml。由于颅腔的总容积不变，颅内 3 种内容物中任何一种的体积增加时，将导致其他两种内容物体积的代偿性减少，这需要精确的生理调节功能来保证。当调节失效或颅内容物体积的增长超出调节功能代偿的限度时，就出现颅内压增高。临床上常见于以下情况。

①颅内容物体积增加超过了机体生理代偿的限度（如颅内巨大肿瘤）。

②颅内病变破坏生理调节功能（重度头外伤致严重功能破坏）。

③代偿功能滞后于病变的发展速度（颅内急性大出血）。

④病变致脑脊液循环通路堵塞，使脑脊液丧失颅内空间代偿功能。

⑤全身情况影响颅内原有的调节功能（已取得平衡的脑肿瘤患者因出现并发症而失去平衡）。

（3）临床特点　头痛、呕吐、视乳头水肿是颅内压增高的三大症状，严重者可导致脑疝从而危及生命。

（4）诊断　通过全面、详细地询问病史及进行神经系统查体，多数患者可做出初步诊断。眼底检查具有重要意义，但急性颅内压增高时患者可能没有明显的视乳头水肿，当眼底检查发现静脉充盈等早期视乳头水肿改变时有重要意义。鉴于患者的自觉症状常比视乳头水肿出现得早，因此需完善颅脑 CT、MRI 及脑血管造影等辅助检查，以尽早诊断和治疗。

3. 高血压危象

高血压危象是指在高血压基础上发生暂时性全身细小动脉强烈痉挛，血压急剧升高引起的一系列临床症状，是高血压过程中的一种特殊临床综合征。常发生于长期服用降压药物骤然停药者，亦可发生于嗜铬细胞瘤突然释放大量儿茶酚胺者。其诱因包括过度劳累、精神创伤、寒冷及内分泌失调等。

（1）病理生理机制

①高血压脑病：包括两个过程，一为功能性改变，即脑血管扩张，过多的脑血流灌注脑组织引起高血压脑病；另一过程

为器质性改变，即动脉壁急性损伤，呈纤维蛋白样坏死。这两个过程发生在血压极度升高之后，平均动脉压＞180mmHg，血压自动调节机制丧失，收缩的血管突然扩张，脑血流量过多，体液从血管溢出，导致脑水肿和高血压脑病。

②小动脉病变：肾脏和其他器官的动脉和小动脉急性血管病变，内膜损伤，促使血小板聚集，纤维蛋白沉积，内膜细胞增生，微血管血栓形成。

③肾损害：严重高血压引起肾血管损害，通过肾素-血管紧张素-醛固酮系统，肾素分泌增加，使血管收缩，造成肾缺血；醛固酮分泌增加，血容量增多，从而使血压更高。

④血管内凝血：出现溶血性贫血，伴红细胞破碎和血管内凝血。

⑤妊娠高血压综合征：妊娠时子宫胎盘血流灌注减少，使前列腺素在子宫合成减少，从而促使肾素分泌增加，通过血管紧张素系统使血压升高。

（2）临床表现

①血压升高：血压突然升高，升高幅度较大，病程进展急剧。一般收缩压为220~240mmHg，舒张压在120~130mmHg以上。

②交感神经强烈兴奋：表现为发热、出汗、心率加快、皮肤潮红、口干、尿频、排尿困难及手足颤抖等。

（3）靶器官急性损害表现　视力模糊，视力丧失，眼底检查可见视网膜火焰状出血、渗出、视乳头水肿；尿频，尿少，血肌酐和尿素氮升高；胸闷，心绞痛，心悸，气促，咳嗽，甚至咳泡沫痰；一过性感觉障碍、偏瘫、失语，严重者烦躁不安或嗜睡；头痛，恶心，呕吐，嗜睡，抽搐，昏迷。

（4）高血压危象　高血压的危急重症合称为高血压危象，根据有无靶器官病变和是否需要立即降压将高血压危象分为高血压急症和高血压次急症。

（5）高血压急症　指高血压伴有急性进行性靶器官病变，舒张压＞130mmHg需要立即降压治疗（但并不需要降至正常范围），以阻止或减少靶器官损害，常需要静脉用药，通常见于如下情况。

高血压脑病：血压突然急剧升高，发生严重血管病变导致脑水肿，出现神经系统症状，头痛为最初主诉，伴呕吐、视力障碍、神志改变等，出现神经病理征。经有效的降压治疗，血压下降，症状可迅速缓解。

急进性/恶性高血压伴器官损害：急进性高血压指高血压发病过程中，由于某种诱因使血压骤然上升而引起的一系列神经-血管加压效应，继而出现某些器官功能的严重障碍，通常舒张压＞140mmHg，眼底检查示视网膜出血或渗血。恶性高血压指急进性高血压出现视乳头水肿，常伴有严重肾功能损害，若不积极降压治疗则很快死亡。急进性高血压是恶性高血压的前驱表现，为高血压发展过程中的不同阶段。

颅内高压。

急性肾衰竭合并严重高血压。

急性左心衰：高血压是急性左心衰最常见的原因之一。

急性冠脉综合征（ACS）：血压升高引起内膜受损而诱发血栓形成，最终导致ACS。

主动脉夹层：超高速CT和MRI能明确诊断，必要时行主动脉造影，一旦诊断明确，立即进行解除疼痛、降低血压、减慢心率的治疗。

子痫：指在妊娠期高血压疾病的基础上有抽搐或昏迷。

嗜铬细胞瘤：可产生和释放大量去甲肾上腺素和肾上腺素，临床表现为血压急剧升高，伴心动过速、头痛、面色苍白、大汗、麻木、手足发冷。发作持续数分钟至数小时。

（6）高血压刺激症　也称为高血压紧迫状态，指高血压急剧升高而尚无靶器官损害。允许在数小时内使血压降低，不一定需要静脉用药。包括急进性/恶性高血压无心、肾和眼底损害，先兆子痫，围手术高血压等。

（7）诊断依据　有高血压病史，血压突然急剧升高，伴有心功能不全，高血压脑病，肾功能不全，视乳头水肿、渗出、出血等靶器官严重损害。

4. 急性脑梗死

急性脑梗死是指由于脑血栓形成或脑栓塞导致脑组织局部动脉血流灌注减少或血流完全中断，使局部脑组织缺血坏死而发生的脑卒中。

（1）临床表现　患侧头痛或为弥漫性全头痛，伴眩晕、耳鸣、单个肢体或一侧肢体偏瘫、吞咽困难、说话不清、恶心、呕吐等。起病突然，常于安静休息或睡眠时发病，在数小时或1~2天内达到高峰，重者很快昏迷。腔隙性脑梗死可以无症状或症状轻微。

（2）理化检查　颅脑CT可见低密度影，显示病灶大小和部位的准确率为66.5%~89.2%，发病24小时内难以显示梗死灶，且脑干及小脑病灶显示欠佳。颅脑MRI在发病1小时即发现新病灶，能显示脑干及小脑部位的梗死灶，可除外脑出血、颅内肿瘤及血管畸形。

（3）诊断　中、老年患者，有高血压、动脉粥样硬化及栓塞等脑卒中的危险因素，安静状态下或活动中起病，病前可有反复的短暂性脑缺血发作（TIA），症状常在数小时或数天内达高峰，出现局灶性的神经功能缺损，梗死的范围与某一脑动脉的供应区域相一致。

（二）辨证诊断

望：望患者衣物是否厚重，判断是否恶寒、畏寒；望患者面色偏红或㿠白；望患者情绪是否激动。

闻：是否有口臭，是否有特殊气味。

问：问患者病程长短；问患者头痛部位；问患者头痛性质（灼痛、跳痛、胀痛、重痛、刺痛）；问患者是否恶风；问患者是否心烦易怒及睡眠、饮食情况。

切：切脉，分辨脉浮沉、数缓、强弱，是否为弦脉、涩脉。

1. 风寒头痛

头痛起病较急，痛连项背，恶风畏寒，遇风受寒加重，常喜裹头，口不渴，或兼鼻塞、流清涕等，舌苔薄白，脉浮或浮紧。

辨证要点：头痛连及项背，恶风畏寒，脉浮紧。

2. 风热头痛

头痛而胀，甚则头痛如裂，发热恶风，面红目赤，口渴喜饮，大便不畅或便秘，小便黄，舌红苔黄，脉浮数。

辨证要点：头痛而胀，面红目赤，口渴喜饮，脉浮数。

3. 风湿头痛

头痛如裹，肢体困重，胸闷纳呆，大便溏薄，小便不利，苔白腻，脉濡滑。

辨证要点：头痛如裹，肢体困重，脉濡。

4. 肝阳上亢头痛

头痛而眩，两侧为甚，时痛时止，精神紧张或劳累可诱发，头痛常伴心烦易怒，睡眠不宁，胁痛，面红目赤，口苦，四肢麻木，舌红，苔薄黄，脉弦有力或弦细数。

辨证要点：头痛而眩，心烦易怒，口苦，脉弦。

5. 痰浊头痛

头痛昏蒙，肢体困重，胸脘痞闷，纳呆呕恶，舌苔白腻，脉滑数或弦滑。

辨证要点：头痛昏蒙，肢体困重，苔白腻，脉滑。

6. 瘀血头痛

头痛经久不愈，痛有定处，或如锥刺，常因情志波动而加剧，或有头部外伤史，舌暗或有瘀斑，苔薄白，脉沉细或涩。

辨证要点：头痛日久，痛有定处，舌暗，脉涩。

7. 肾虚头痛

头痛绵绵，部位不定，呈钝痛、麻胀等，兼有耳鸣眼花，腰膝酸软，健忘遗精，面色憔悴，脉沉细无力。

辨证要点：头痛绵绵，呈钝痛，脉沉细。

8. 血虚头痛

头痛而晕，心悸不宁，面色无华，神疲乏力，舌质淡，苔薄，脉细。

辨证要点：头痛而晕，面色无华，舌质淡，苔薄，脉细。

三、鉴别诊断

（一）西医学鉴别诊断

常见头痛的鉴别诊断见表5-2。

（二）中医学鉴别诊断

1. 眩晕

头痛与眩晕可单独出现，也可同时出现，二者对比，头痛之病因有内伤与外感两个方面，眩晕则以内伤为主。临床表现，头痛以疼痛为主，实证较多，眩晕则以昏眩为主，虚证较多。

2. 真头痛

真头痛为头痛的一种特殊重症，多表现为突发性剧烈头痛，持续不解，阵发性加重，伴呕吐、抽搐，症重，与一般头痛区别。

3. 类中风

类中风多见于45岁以上人群，眩晕反复发作，头痛突然加重时常兼半侧肢体活动不灵或舌謇语涩。

四、临床治疗

（一）提高临床疗效的要素

多数外感头痛病程短，病势较剧，均属实证，治以疏散为主。患者多苔薄，脉浮，为病邪在表之象。若风寒为主者可用川乌、羌活、白芷、防风等，疏风散邪，清利头目，若头痛、口渴，可加菊花、白僵蚕等。当然，也可以采用针灸疗法治疗，以合谷、头维、风池为主穴，根据头痛的不同部位，加辅助穴位，如前额痛加印堂，偏头痛加外关，后头痛加昆仑，颠顶痛加太冲等。若治疗方法得当，数日便可治愈。而因肝、肾、脾三脏病变而气血失调者，病程较久，头痛时作时止，或在某些特定的情况下发生，并兼有其他脏腑症状，病情虚实难定，应根据具体情况分别对待。

（二）辨病治疗

1. 治疗原则

急诊处理和治疗原发病。

（1）如为感冒所致，给予解热止痛剂，如非甾体类抗炎药（NSAIDs）。

（2）颅内高压者给以脱水、利尿剂；低颅压者静脉补充低渗液。

（3）高血压性头痛应积极进行降压治疗。

（4）感染性头痛针对病原体进行积极的抗感染治疗。

（5）耳鼻喉科疾病所致头痛应做相应的积极治疗。

（6）颅内肿瘤、脑脓肿、硬脑膜下血肿应手术治疗。

（7）对焦虑烦躁者可酌情加用镇静剂，对抑郁表现者加用抗抑郁剂。

（8）扩张性头痛给予麦角胺，松弛收缩的肌肉，给予按摩、热疗、痛点普鲁卡因封闭治疗等。

表 5-2　常见头痛的鉴别诊断

常见疾病	起病方式	原因或诱发因素	头痛特征	伴随症状	意识障碍	局部神经定位体征	脑膜刺激征	其他特征
脑膜脑炎	急骤	近期有感染史	弥漫性深部胀痛，可波及颈项部	发热、呕吐、抽搐	有	少见	有	脑脊液检查示炎性改变
蛛网膜下腔出血	急骤	用力或情绪激动	弥漫性、炸裂样痛，波及颈项部	呕吐	有	无或有	有	腰椎穿刺为出血性脑脊液
高血压脑病	急骤	血压骤升	全头搏动性痛	呕吐、抽搐、视力模糊、心悸、出汗	少有	无	无	眼底检查可见视网膜火焰状出血、渗出、视乳头水肿
脑肿瘤	亚急性或慢性	不明确	局部钝痛，并进行性加重	呕吐、抽搐、精神障碍	发生于中晚期	有	多无	眼底检查可见视乳头水肿
一氧化碳中毒	急性	一氧化碳中毒	全头钝痛	头晕呕吐、胸闷、乏力	有或无	无	无	碳氧血红蛋白阳性
偏头痛	急性，可有闪辉、雾视等先兆	劳累、情绪紧张、经期	单侧搏动性痛	面色苍白、肢冷、嗜睡、恶心、呕吐	无	偶有	无	常在青春期发病，部分患者有家族史
紧张性头痛	慢性、持续性	头颈部肌肉持续收缩	多为双侧枕颈部钝痛，可伴有紧绷感	头晕、失眠、健忘、烦躁	无	无	无	颈部压痛，青年女性多见
功能性头痛	慢性、持续性	情绪紧张、劳累	部位不定，性质多变	焦虑或抑郁症状及癔病表现	无	无	无	有明确的神经衰竭表现，暗示治疗有效

2. 常见头痛的处理

（1）蛛网膜下腔出血　主要治疗原则为控制继续出血，防治继发性脑血管痉挛，去除引起出血的病因和预防复发。

①一般处理：出血后须绝对卧床休息4~6周，在此期间一切可能引起血压或颅内压升高的因素均应尽量避免，包括用力排便、喷嚏、情绪激动等。

②降颅内压治疗：应积极进行脱水降颅压治疗，可用20%甘露醇、呋塞米、白蛋白等。药物脱水效果不佳并有脑疝可能时，可行颞下减压术和脑室引流。

③防止再出血：为了防止动脉瘤周围的血块溶解引起再度出血，用较大剂量的抗纤维蛋白溶解剂以抑制纤溶酶原的形成。常用药如下。

a. 6-氨基己酸（EACA），4~6g溶于100ml生理盐水或5%~10%葡萄糖注射液中静脉滴注，15~30 分钟内滴完，以后持续静脉滴注，1g/h，维持 12~24 小时，以后每日静脉滴注 24g，持续 7~10 天，逐渐减量至每日 8g，改口服，共用 3 周左右。肾功能不全者慎用，其不良反应有血栓形成的可能。

b. 止血芳酸（PAMBA）：0.2~0.4g 加入 5%~10% 葡萄糖注射液或生理盐水中缓慢静脉滴注，每日 2~3 次。

c. 止血环酸：其效价比 EACA 强 8~10 倍，比 PAMBA 略强。每次 250~500mg 加入 5%~10% 葡萄糖注射液中静脉滴注，每日 1~2 次。

④防治迟发性血管痉挛：可早期使用钙通道拮抗剂，如尼莫地平 20~40mg，每日 3 次，也可使用尼莫同，每日 10mg，缓慢静滴，5~10 天为 1 个疗程。

（2）颅内压增高　保持患者安静，密切观察生命体征、瞳孔及神志变化，保持呼吸道及大便通畅，应用颅内压监护装置。频繁呕吐者应暂禁食水。对症处理加重颅内压增高从而诱发脑疝的相关因素。

①病因治疗：通过适当的辅助检查尽快明确引起颅内压增高的原因，针对病因进行对症治疗，如手术切除颅内肿瘤、清除颅内血肿、控制颅内感染等。

②药物治疗：主要应用高渗脱水剂、利尿剂、肾上腺皮质激素等。

高渗性脱水剂：20% 甘露醇 250ml，快速静脉滴注，每 4~6 小时可重复用药。心、肾功能障碍者慎用。甘油果糖，250ml，1~2 次 / 日，静脉滴注。

利尿性脱水剂：呋塞米，20~40mg，静脉注射或肌内注射，2~4 次 / 日。

肾上腺皮质激素：地塞米松，5~10mg 静脉注射或肌内注射，2~3 次 / 日，泼尼松，5~10mg，口服，1~3 次 / 日。

③手术治疗：对内科治疗无效或出现颅内高压危象时，可应用外科手术，例如脑室引流术、脑室 – 腹腔分流术及颞肌下去骨瓣减压术等。

④亚低温疗法：通过物理或药物的方法使患者体温降低，从而达到防止脑水肿及降低颅内压的目的。目前主张局部亚低温法。

⑤辅助过度换气：通过 CO_2 的排出，减少脑血流量，从而降低颅内压。但需警惕发生脑缺血。

⑥限制液体入量及输液速度，纠正酸中毒等代谢紊乱情况。

（3）高血压危象　最佳的治疗是既能使血压迅速下降到安全水平，以预防进行性或不可逆性靶器官损害，又不能使血压下降过快或快低，否则会引起局部或全身灌注不足。

①积极稳妥地降低血压：在给予降压治疗的 1 小时内使平均动脉压迅速下降，但不超过降压治疗前血压的 25%。在达到第一目标后，应放慢降压速度，减慢静脉给药的速度，加用口服降压药，逐渐将血压降到第二目标。在给予降压治疗后的 2~6 小时将血压降至约 160/（100~110）mmHg，并根据患者的基础血压和具体病情适当调整。若患者可耐受降压治疗第二目标达到的血压且临床情况稳定，在以后 24~48 小时逐步降低血压至正常，即达到血压控制的第三目标。在降压过程中药严密监测血压、心率、精神状态。常用的降压药物有硝普钠、硝酸甘油、乌拉地尔、尼卡地平等。

②降低颅内压：减轻脑水肿，可选用 20% 甘露醇、甘油果糖、呋塞米等

③防治抽搐：可选用地西泮、苯巴比妥钠、丙戊酸钠、卡马西平等。

（4）急性脑梗死

抗血小板聚集：酌情选用阿司匹林、氯吡格雷。

抗凝：常用低分子肝素、肝素、华法林等。

溶栓治疗：有明确溶栓指征和条件者，尽早实施。

病因治疗：高血压者予调控血压；口服调脂药物；稳定动脉斑块；病情稳定，有相应适应证者行血管介入等治疗。

其他治疗：脱水降颅压、扩张血管、保护脑组织、预防应激性溃疡等。

（三）辨证治疗

1. 辨证论治

（1）风寒头痛

治法：疏风散寒。

方药：川芎茶调散加减。

川芎10g，白芷10g，茶叶10g，柴葛15g，羌活5g，独活10g，防风10g，葱头5枚，炙甘草5g，荆芥穗8g，细辛3g，白僵蚕5g。

如有鼻塞可加苍耳子、辛夷等；恶寒发热、体痛明显者，可加用麻黄、香薷；颠顶疼痛明显者，加用吴茱萸等。

（2）风热头痛

治法：祛风清热。

方药：芎芷石膏汤加减。

川芎10g，白芷10g，野菊花15g，蔓荆子10g，生石膏30g（先煎），薄荷5g，黄芩10g，白僵蚕5g。

如口渴明显者，可加用天花粉、知母、芦根；如伴黄涕者，加辛夷、鱼腥草等；如伴目睛胀痛，可加夏枯草、草决明等。

（3）风湿头痛

治法：祛风胜湿。

方药：羌活胜湿汤加减。

羌活10g，独活10g，川芎10g，白芷10g，藁本10g，苍耳子5g，苍术10g，茯苓12g，白僵蚕10g。

如体痛明显者，可加威灵仙、麻黄、川乌等；如兼夹脾虚湿困，可加用紫苏梗、藿香、陈皮、白术等。

（4）肝阳上亢头痛

治法：平肝潜阳。

方药：天麻钩藤饮加减。

天麻10g，钩藤10g（后下），川芎9g，川牛膝12g，夏枯草15g，栀子10g，生龙骨30g（后下），生牡蛎30g（后下），女贞子10g，墨旱莲10g，草决明30g。

如兼夹肝胆实热者，可加龙胆草、牡丹皮等；如兼夹胃肠实热，可加大黄、虎杖、厚朴等；如肝肾阴虚明显者，加生地黄、白芍、女贞子、墨旱莲等。

（5）痰浊头痛

治法：化痰降逆。

方药：半夏白术天麻汤加减。

法半夏10g，天麻10g，白术15g，苍术10g，化橘红10g，茯苓15g，厚朴10g，泽泻15g。

如兼夹脾虚湿困，可加用紫苏梗、藿香、陈皮、白术等；如有化热倾向，可加竹茹、胆南星、黄连等。

（6）瘀血头痛

治法：化瘀通窍。

方药：通窍活血汤加减。

桃仁10g，红花10g，赤芍15g，丹参15g，当归尾10g，麝香0.1g（冲服），川牛膝15g，川芎10g，白僵蚕10g，地龙10g，北黄芪10g。

如头痛日久，可加全蝎、蜈蚣、土鳖虫等虫类药，以搜风入络；合并气虚者，可与五指毛桃合用。

（7）肾虚头痛

治法：补肾填精。

方药：大补元煎加减。

熟地黄20g，山药15g，枸杞子10g，山茱萸15g，红参30g（另炖），当归10g，炙甘草5g，杜仲15g，北黄芪10g。

如肾阳虚明显者，加肉桂、制附子、菟丝子等；肾阴虚明显时，可加女贞子、墨旱莲、鹿角胶、龟甲、鳖甲等；合并寒湿困表者，可加用独活、羌活、威灵仙等。

（8）血虚头痛

治法：养血滋阴。

方药：加味四物汤。

熟地黄15g，全当归10g，白芍10g，川芎10g，丹参15g，鸡血藤30g，北黄芪15g。

如兼夹脾胃气虚者，可加党参、五指毛桃、白术、茯苓、山药等。

2. 外治疗法

（1）针刺治疗

取穴：前头痛取印堂、攒竹、合谷、内庭穴；侧头痛取太阳、角孙、悬颅、外关、足临泣穴；后头痛取天柱、风池、后溪、申脉穴；头顶痛取百会、上星、太冲、内关穴。

操作方法：针刺，平补平泻，留针20分钟。

（2）中药塞鼻法　取川芎15g，白芷9g，冰片1g，细辛3g，羌活6g，共研极细末，装瓶备用。使用时依据患者年龄大小，取药末3~6g，放在纱布上卷成条状，左侧头痛塞右鼻，右侧头痛塞左鼻，全头痛左、右鼻交替使用。每天1~2次，连续5~7天。适用于各种头痛。

（3）贴敷治疗　取吴茱萸适量，研为细末，米醋适量，调为稀糊状，外敷于双足心涌泉穴，每日换药1次，7天为1个疗程，连续1~2个疗程。本法为上病下取，平肝潜阳，引热下行，适用于高血压头痛等属肝阳上亢型者。

（4）灸法　灸率谷穴，适用于偏头痛患者，可将艾条点燃，对准患侧率谷穴（耳廓尖上方，入发际1.5寸处）灸之，每天灸1次，每次20分钟，10次为1个疗程。另嘱患者保持心情舒畅，切忌过劳，忌烟酒和辛辣刺激性食物，尽量避免风寒。据临床观察，部分患者在口服罗通定片无效的情况下，改用灸率谷穴治疗，可取得满意疗效。

3. 成药应用

（1）醒脑静注射液　肌内注射，1次2~4ml，1日1~2次。静脉滴注，1次10~20ml，用5%~10%葡萄糖注射液或氯化钠注射液250~500ml稀释后静脉滴注，或遵医嘱。适用于实证头痛，伴头晕者效果甚佳。

（2）丹参注射液　肌内注射，1次2~4ml，1日1~2次；静脉注射，1次4ml（用50%葡萄糖注射液20ml稀释后使用），1日1~2次；静脉滴注，1次10~20ml（用5%葡萄糖注射液100~500ml稀释后使用），1日1次或遵医嘱。适用于瘀血头痛者。

（3）丹红注射液　肌内注射，1次2~4ml，1日1~2次；静脉注射，1次4ml，加入50%葡萄糖注射液20ml稀释后缓慢注射，1日1~2次；静脉滴注，1次20~40ml，加入5%葡萄糖注射液100~500ml稀释后缓慢滴注，1日1~2次；伴有糖尿病等特殊情况时，改用0.9%的生理盐水稀释后使用，或遵医嘱。适用于瘀血头痛者。

（4）川芎嗪注射液　稀释于葡萄糖或氯化钠注射液中，静脉滴注，1次80mg，缓慢滴注，每日1次，或遵医嘱。适用于实证头痛，肝阳上亢、瘀血头痛者效果甚佳。

4. 单方验方

（1）风寒头痛　白附子、川芎、肉桂、细辛各等份，共研细末，取3g置于普通膏药或胶布上贴敷于痛处。[许明华，时艳萍. 治疗外感风寒头痛验方. 中国民间疗法，2018，26（5）：9.]

（2）风热头痛　金银花、菊花各20g，生白萝卜250g。先水煎前2味，再将生萝卜榨汁兑入温服。[肖可. 治疗头痛的验方. 家庭中医药，2008（8）：57.]

（3）偏头痛　头风汤治疗风邪上扰、肝阳上亢夹瘀证偏头痛，药物组成为菊花、天麻、钩藤、蔓荆子、藁本、香附、藿香各 15g，防风、乳香、没药各 10g，川芎、延胡索各 20g。[张利，杨彩虹. 头风汤治疗偏头痛的临床观察. 中国民间疗法，2022，30（16）：64-66.]

（4）顽固性头痛 地龙、川芎各 10g，研细末，另取三七粉 10g，开水冲服，每日 3 次。[刘彬彬. 治疗顽固性头痛验方. 中国民间疗法，2018，26（5）：109.]

五、预后转归

（一）预后

头痛的预后有较大差异，外感头痛治疗较易，预后良好。内伤头痛虚实夹杂，治疗较难，只要辨证准确，精心治疗，也可以使病情得到缓解，甚至治愈。若并发中风、心痛、呕吐等则预后较差。

（二）转归

转归有证候间的转归和疾病间的转归。证候间的转归，如外感头痛未及时根治，日久耗伤正气可转为内伤头痛；内伤头痛之人再次感邪，也可并发外感头痛。风寒证或风湿证，邪气郁遏化热，也可成为风热证；肾虚证水不涵木，可转化肝阳证；肝阳证化火伤阴可转化为肾虚证；痰浊证因痰阻血脉，可转化为痰瘀阻痹证。疾病间的转归，如肝阳头痛日久，可转归或并发眩晕、目盲、中风等病。

六、预防调护

头痛的预防在于针对病因，如避免感受外邪，勿情志过激，慎劳倦、过食肥甘等以免引发头痛。头痛的急性发作期，应适当休息，不宜食用炸、烤、辛辣的厚味食品，以防生热助火，有碍治疗，同时限制烟酒。若患者精神紧张，情绪波动，可疏导劝慰以稳定情绪，适当保证环境安静，有助缓解头痛。

七、专方选要

1. 丹栀逍遥散

组成：白芍 20g，当归 10g，柴胡 10g，白术 15g，茯苓 15g，川芎 15g，薄荷 10g，山栀子 10g，牡丹皮 15g，天麻 10g，蜈蚣 2 条，全蝎 6g，白芷 15g。

服法：水煎内服，每日 1 剂。

主治：紧张性头痛。[张兆江. 丹栀逍遥散加减治疗紧张性头痛 30 例. 甘肃科技，2007，9：204-205.]

2. 益气活血通窍汤

组成：黄芪 30g，生晒参、赤芍各 15g，红花 5g，川芎、三七各 6g，葛根 10g，丹参 20g，甘草 4g（口苦者加黄芩 10g，口干者加石斛 10g，夜寐欠佳者加柏子仁、酸枣仁各 12g）。

服法：水煎内服，每日 1 剂。

主治：气虚血瘀型头痛。[郑成荣. 益气活血通窍汤治疗气虚血瘀型头痛 80 例疗效观察. 新中医，2000，1：23.]

3. 全蝎止痛汤

组成：全蝎 5g（研末冲服），蜈蚣 2 条（研末冲服），桂枝 15g，炙甘草 10g，白芍 30g，葛根 30g，黄芪 30g，川芎 10g，白术 15g，延胡索 15g，红花 5g，天麻 10g，钩藤 10g，白芥子 15g，制胆南星 10g，生姜 2 片，红枣 10 枚（头痛甚者加刺蒺藜 15g，痰甚呕恶加法半夏 10g）。

服法：水煎内服，每日 1 剂。头煎加水 300ml，取汁 200ml；第 2 煎加水 250ml，取汁 150ml，两煎相合，分 2 次饭后温服。

主治：偏头痛。[周堂恒. 全蝎止痛汤治疗偏头痛 56 例. 湖南中医杂志，2003，5：25.]

4. 桃红白附蚕蜈汤

组成：桃仁 10g，红花 10g，制关白附 10g，僵蚕 6g，北细辛 6g，川芎 15g，半夏 15g，蜈蚣 6g（碾细，装胶囊）。

服法：水煎内服，每日1剂（蜈蚣胶囊同吞服）。

主治：顽固头痛用常法治疗久不效者。

［邱志济，朱建平，马璇卿. 朱良春治疗顽固头痛的简便廉验特色选析. 辽宁中医杂志，2003，30（2）：100-101. ］

5.清脑通络汤

组成：草决明30g，川芎12g，赤芍10g，山楂15g，丹参15g，磁石30g（先煎），菊花12g，葛根15g，地龙10g，豨莶草30g，川牛膝15g，水蛭6g。

服法：水煎内服，每日1剂。

主治：血管性头痛及中风先兆患者。

［梁建议，王亚丽，齐娜. 清脑通络汤加味治疗血管性头痛35例. 陕西中医学院学报，2012，35（2）：47-48. ］

主要参考文献

［1］张伯礼，薛博瑜. 中医内科学［M］. 第2版. 北京：人民卫生出版社，2015.

［2］陈志强，杨关林. 中西医结合内科学［M］. 第3版. 北京：中国中医药出版社，2016.

［3］梁繁荣，王华. 针灸学［M］. 第4版. 北京：中国中医药出版社，2016.

［4］张璐，刘丽莎，王俊，等. 国外应用中医药治疗原发性头痛的临床研究进展［J］. 四川中医，2019，37（11）：216-220.

［5］张学文，乔富渠. 张学文谈中医内科急症［M］. 北京：中国医药科技出版社，2014.

第七节　胸痛

胸痛是指位于胸前区的不适感，包括闷痛、针刺痛、烧灼、紧缩、压榨感等，有时可放射至面颊及下颌部、咽颈部、肩部、后背部、上肢或上腹部，表现为酸胀、麻木或沉重感等。急性胸痛是急诊科常见的就诊症状，涉及多个器官系统，与之相关的致命性疾病包括急性心肌梗死、主动脉夹层等。

中医病名多为"心痛""厥心痛""真心痛""胸痹"。

一、病因病机

（一）西医学认识

1.病因

胸痛病因按部位可归纳为以下几个方面。

（1）胸内结构病变

①心源性胸痛：心绞痛、急性心肌梗死、急性心包炎、主动脉夹层等。

②大血管病变：主动脉瘤、急性肺栓塞等。

③呼吸系统疾病：胸膜炎、自发性气胸等。

④纵隔和膈肌疾病：纵隔炎、纵隔脓肿和膈疝等。

⑤食管疾病：反流性食管炎、食管破裂、食管裂孔疝等。

（2）胸壁组织疾病　带状疱疹、乳腺炎、皮下蜂窝组织炎、非化脓性肋软骨炎、肌炎、流行性肌炎、肋间神经炎、肋骨骨折等。

（3）膈下脏器病变　膈下脓肿、肝脓肿、脾梗死和肝癌破裂等。

（4）功能性疾病　如心脏神经症。

2.发病机制

各种化学或物理因素造成的组织损伤，刺激肋间神经的感觉纤维、脊髓后根传入纤维、支配心脏及主动脉胸段的感觉纤维、支配气管与支气管及食管的迷走神经纤维或膈神经的感觉纤维等，均可引起胸痛。急性肺栓塞除来自壁层胸膜摩擦外，可能与低氧血症、冠状动脉灌注减少和肺动脉高压时的机械性扩张有关。肺癌胸痛是由于支气管壁纵隔淋巴结浸润肿胀以及壁层胸膜受侵蚀引起。心绞痛是由于心肌缺血缺氧，局部代谢产物积聚引起。心肌梗死由持续心肌缺血损伤所致。此外，当某一内脏与体表某一部位同受某些脊神经后根传入神经支配时，来自内脏的痛觉冲动传入大脑皮层区，除产生局部痛觉外，还可以出现相应体表的疼痛感觉——放射痛（又称牵涉痛），如心绞痛时除心前区胸骨后疼痛外，还可放射到左肩及左前臂内侧皮肤等。

（二）中医学认识

胸痛的病因、病机不外乎虚、实两方面，实证主要是痰浊阻遏、阴寒凝滞、瘀血内停、气滞郁塞，虚证主要是脏腑亏虚。

1. 痰浊阻遏

脾胃失调，不能运化水湿，聚痰成饮，痹阻胸阳，心脉阻塞而引发胸痛。

2. 阴寒凝滞

寒邪侵袭，气血凝滞不通，不通则痛。

3. 瘀血内停

瘀血阻滞脉络，不通则痛。

4. 气滞郁塞

情志不畅，气机郁滞，胸阳不展，心阳受阻，引发胸痛。

5. 脏腑亏虚

心、肝、脾、肺、肾五脏亏虚，气血阴阳不足，均可引起心气、心血、心阴、心阳不足，心无所养，不荣则痛。

此证病因多系外感、内伤，病位在心与肺。或因七情内伤，气机郁结，气滞血瘀，久病入络，痹阻心脉，脉道不利，不通则痛。亦可由素体阳虚，复感寒邪，阴寒内伏，胸阳不展，气血闭阻而发为胸痛。亦有因外感风热，内蕴于肺，邪热灼津成痰，痰热交结于里，壅塞经脉而发生胸痛者。

二、临床诊断

（一）辨病诊断

可引起急性胸痛的病种繁多，病情千变万化，危险性区别也较大，多数情况下，急性胸痛预示着严重疾病，如果误诊漏诊就有可能导致严重的后果，因此，应快速鉴别危及生命的急危重症，并做出及时、正确的处置。

1. 急性冠脉综合征

急性冠脉综合征（ACS）是不稳定的冠状动脉粥样硬化斑块侵蚀、破裂及伴随血小板聚集、血栓形成，导致冠状动脉血流显著减少或完全中断而引发的一组急性或亚急性心肌缺血的临床综合征。根据冠状动脉堵塞程度的不同，临床表现为不稳定型心绞痛（UA）、非 ST 段抬高心肌梗死（NSTEMI）和 ST 段抬高心肌梗死（STEMI），其中，前两种类型统称为非 ST 段抬高型 ACS（NSTE-ACS）。

ACS 心脏生物标志物（最好是肌钙蛋白）升高或升高后降低，至少有 1 次数值超过正常上限，并有以下至少 1 项心肌缺血的证据时即可诊断：①心肌缺血临床症状。②心电图出现新的心肌缺血变化，即新的 ST 段改变或左束支传导阻滞（按心电图是否有 ST 段抬高，分为 STEMI 和 NSTEMI）。③心电图出现病理性 Q 波。④影像学证据显示新的心肌活力丧失或区域性室壁运动异常（诊断标准详见临床篇第六章第二节急性冠脉综合征）。

2. 主动脉夹层

主动脉夹层（AD）是指各种原因导致主动脉内膜破裂或中膜弹力纤维病变，血液进入内膜下之中膜内，导致中膜撕裂，并沿着主动脉壁延展剥离的危重心血管急症。

急起剧烈胸痛、血压高、突发主动脉瓣关闭不全、两侧脉搏不等或触及搏动性肿块时应考虑此病。主动脉夹层常被误诊为急性心肌梗死，但心肌梗死胸痛不甚剧烈，逐渐加重，或减轻后再加剧，不向胸部以下放射，用止痛药可收效，伴心电图特征性变化，若有休克则伴血压低，也不引起两侧脉搏不等。超声心动图、CT扫描、磁共振均可用以诊断，对考虑手术者主动脉造影仍甚有必要（诊断标准详见临床篇第六章第六节主动脉夹层）。

3. 肺栓塞

肺栓塞（pulmonary embolism，PE）是以各种栓子阻塞肺动脉系统为其发病原因的一组疾病或临床综合征的总称，包括肺血栓栓塞症（PTE）、脂肪栓塞综合征、羊水栓塞症等。其中PTE为最常见类型，通常肺栓塞所指的即为肺血栓栓塞症。引起PTE的血栓主要来源于深静脉血栓（DVT）形成中的血栓，DVT与PTE实质上为一种疾病过程的不同程度、不同阶段的表现，两者合称为静脉血栓栓塞症（VTE）。

肺栓塞根据临床表现（以起病突然、脑缺氧等一系列表现如胸痛、咯血、焦虑不安等为主）及相关检查（心电图、血气分析、D-二聚体及超声下血管内血栓检查）可确诊（诊断标准详见临床篇第六章第十二节急性肺栓塞）。

（二）辨证诊断

望：喘不得卧，大汗淋漓，或汗出如油，虚烦不安，皮肤青灰，手足青至节，面白肢凉，精神倦怠，舌紫暗，或暗淡，或红，或淡胖，或青紫，苔薄，或白腻，或浊腻，或薄白。

闻：气味无明显异常。

问：胸痛剧烈，或心痛如绞，心痛彻背，痛有定处，遇情志不遂，或劳累后，骤感风寒诱发或加重，或得嗳气则舒。

切：脉弦涩、结代、沉紧、滑数、沉细、微欲绝。

1. 心血瘀阻证

胸痛剧烈，多为刺痛，痛有定处，入夜尤甚，甚则心痛彻背，或痛引肩背，冷汗出，暴怒后、劳累后加重，舌质紫暗，有瘀斑，苔薄，脉弦涩，或结代。

辨证要点：痛有定处，舌紫暗，苔薄，脉弦涩。

2. 寒凝心脉证

猝然心痛如绞，心痛彻背，喘不得卧，多因气候骤冷或骤感风寒而发病或加重，胸闷气短，心悸不宁，神疲乏力，形寒肢冷，或厥逆，冷汗出，面色苍白，舌质淡暗，苔白腻，脉沉紧或沉细。

辨证要点：痛彻胸背，形寒肢冷，舌淡暗，苔白腻，脉沉紧。

3. 气滞心胸证

心胸满闷，隐痛阵发，痛有定处，遇情志不遂时诱发或加剧，或兼有脘胀嗳气，时欲太息，或得嗳气、矢气则舒，舌红，苔薄或薄腻，脉弦或涩。

辨证要点：胸闷痛，与情志相关，舌红，苔薄，脉弦。

4. 痰浊闭阻证

闷痛痞满，口黏乏味，痰多气短，肢体沉重，形体肥胖，遇阴雨诱发或加重，倦怠乏力，纳呆便溏，咯吐痰涎，舌体胖大，边有齿痕，苔浊腻或白滑，脉滑或数。

辨证要点：闷痛痞满，口黏乏味，纳呆便溏，舌体胖大，苔浊腻，脉滑。

5. 心阳不振证

胸痛隐隐，时轻时重，时作时休，胸闷不舒，形寒心惕，面白肢凉，神倦怠，汗多肿胀，舌淡胖，苔薄白，脉沉细弱、沉迟或结代。

辨证要点：闷痛时作，形寒心惕，舌淡胖，苔薄白，脉沉细。

6. 阳脱阴竭证

心胸剧痛，四肢厥逆，大汗淋漓，或汗出如油，虚烦不安，皮肤青灰，手足青至节，淡漠或神志不清，口舌青紫，脉微欲绝。

辨证要点：胸痛剧烈，口舌青紫，脉微欲绝。

三、鉴别诊断

（一）西医学鉴别诊断

根据病情的危重程度分为危重症、急症或非急症进行临床诊断，确定胸痛可能由何种疾病所致，着重考虑是否需要紧急处理。鉴别诊断对进一步的针对性治疗有指导作用，胸痛的鉴别诊断见表5-3。

表5-3 胸痛的鉴别诊断

器官/系统	危重症	急症	非急症
心脏血管疾病			
	急性心肌梗死	不稳定型心绞痛	心脏瓣膜病
	急性冠脉综合征	心肌炎	主动脉瓣狭窄
	主动脉夹层		二尖瓣脱垂
	心脏压塞		肥厚型心肌病
胸肺疾病			
	肺栓塞	气胸 肺炎	纵隔炎 胸膜炎 肿瘤
消化系统疾病			
	食管撕裂	食管损伤	食管痉挛
	胆囊炎		食管反流
	胰腺炎		消化性溃疡
	胆囊炎		
骨骼、肌肉、关节病变			
			肌肉劳损
			肋骨骨折
			肋软骨炎
			非特异性胸壁痛
神经系统疾病			
			脊神经根受压
			胸廓出口综合征
			带状疱疹
其他心理性			
			过度通气

（二）中医学鉴别诊断

1. 辨病证之不同

由于胸痛发作的原因和部位不同，应注意辨别不同的病证。病在心者，胸痛在歧骨之上，且范围广泛，常为胀痛或隐痛，其痛往往持续不解，并伴有心悸、怔忡等症状；病在肺者，常伴有明显咳嗽气喘、咯血等肺系症状；病在肝者则痛及两胁，多兼有情志不畅、善太息等明显肝郁症状；病在脾胃者，其痛受饮食影响直接而明显，并常伴有恶心呕吐、吞酸腹胀、大便不调等症，胃脘痛甚者虽可掣及肩背部，但一般不向左手臂扩散。

2. 辨证候之虚实

胸痛之病有虚、实之分，一般以实证居多，气滞血瘀、寒凝心脉、痰浊闭阻、气滞心胸均可导致心脉痹阻，不通则痛，发为心痛，实证者疼痛剧烈。心阳不振导致心脉失养，不荣则痛，发为胸痛，虚证者胸痛隐隐。证候的虚实不同，则治法各异，应注意辨别。

3. 辨疾病缓急

胸痛初期者疼痛不剧烈，而发展为真心痛者则胸痛剧烈，甚则持续不解，伴汗出，肢冷，面白，唇紫，手足青节，脉微或结代，若进一步发展成阳脱阴竭重症，则大汗淋漓，四肢厥逆，口舌青紫，脉微欲绝。

四、临床治疗

（一）提高临床疗效的要素

1. 辨病与辨证

胸痛可能由冠心病、主动脉夹层、肺栓塞、气胸等引起，这类疾病十分危急，如果仅凭舌象、脉象等外观表象去辨证诊断就会贻误诊治时机，需要充分利用现代医学先进的检测手段，如心电图、实验室检查及其他辅助检查快速诊断并做紧急处理。

2. 治标与治本

中医学认为，外伤、阴寒、邪热、痰浊、瘀血致心胸血脉瘀阻，气血不通而发生胸痛。其病机总属本虚标实，本虚为阴阳气血亏虚，标实为寒、热、痰、瘀交互为患。辨证当辨别标本虚实，其治疗原则为先治其标，后顾其本，必要时可根据虚实标本的主次兼顾同治。

3. 扶正与祛邪

胸痛与寒邪内侵、饮食不当、情志失调、年迈体虚等有关，其病机为本虚标实。实为寒、热、痰、瘀等瘀阻心胸血脉，气血不通，虚为心、脾、肝、肾亏虚，心脉失养。本病在形成过程中，有先实而后致虚，亦有先虚而后致实者，但临床表现多虚实夹杂，或以实证为主，或以虚证为主。治疗胸痛可先从祛邪入手，然后再予扶正，亦可扶正祛邪同施。祛邪治标常以活血化瘀、辛温通阳、泄浊豁痰为主，扶正固本常用温阳补气、益肾法。标急应先治其标，平时应治其本，而对绝大多数患者，扶正与祛邪同时应用效果尤佳。

（二）辨病治疗

1. 急性冠脉综合征的急诊处理

（1）院前或转运中处理　为预防 ACS 患者发生猝死，院前急救应注重"生存链"的概念，包括早期识别求救、早期 CPR、早期除颤和早期高级心血管生命支持（ACLS）。

（2）早期一般治疗　对 ACS 患者，应立即进行心电、血压、呼吸、血氧饱和度检测，建立静脉通道，吸入氧浓度 4L/min，使 $SpO_2 > 93\%$，时刻做好除颤和 CPR 的准备。来诊后应快速明确诊断，及早行再灌注治疗以及必需的辅助治疗，可以给予止痛剂、硝酸甘油、β 受体阻滞剂及抗心律失常药物、肝素等。

（3）再灌注治疗　常规再灌注治疗和介入治疗。

（4）外科手术　急诊冠状动脉旁路移植手术。

治疗方法详见临床篇第六章第二节急性冠脉综合征。

2. 主动脉夹层的急诊处理

（1）急诊处理　对呼吸、循环状态不稳的患者应立即行气管插管、机械通气，如果出现心脏压塞应行急诊开胸手术。对血流动力学稳定的患者，主要是控制疼痛和出血。

（2）内科治疗　发病 48 小时内多静脉给予硝普钠、乌拉地尔、血管紧张素转换酶抑制剂（ACEI）、β 受体阻滞剂、钙通道阻滞剂等。

（3）外科治疗　如人工血管置换术、介入手术治疗。

治疗方法详见临床篇第六章第六节主动脉夹层。

3. 肺栓塞治疗

（1）内科治疗　①一般治疗。②呼吸支持。③循环支持。④抗凝疗法。⑤溶栓疗法。同时应密切监测生命体征、心电图机、动脉血气的变化，绝对卧床休息，保持大便通畅，避免用力，适当使用镇静、止痛、镇咳等对症治疗。

（2）外科治疗　常用的外科治疗方法如下。①肺栓子切除术，肺血栓切除术死亡率很高，仅限于溶栓或血管加压素积极治疗仍持续休克的患者。②腔静脉阻断术，主要预防栓塞的复发。

治疗方法详见临床篇第六章第十一节急性肺栓塞。

（三）辨证治疗

1. 辨证论治

（1）心血瘀阻证

治法：活血化瘀，通脉止痛。

方药：血府逐瘀汤加减。

桃仁 15g，红花 10g，当归 10g，生地黄 10g，牛膝 10g，川芎 15g，桔梗 10g，赤芍 10g，枳壳 10g，甘草 6g，柴胡 10g。

兼寒者加细辛、桂枝温通散寒；兼气滞者加沉香、檀香理气止痛；兼气虚者加黄芪、党参补中益气；瘀血痹阻重症者加乳香、没药、郁金、延胡索以加强理气活血止痛作用。

（2）寒凝心脉证

治法：辛温散寒，宣通心阳。

方药：枳实薤白桂枝汤合当归四逆汤加减。

枳实 15g，厚朴 10g，薤白 10g，桂枝 10g，瓜蒌 15g，当归 12g，桂枝 9g，芍药 9g，细辛 3g，通草 6g，大枣 10g，甘草 6g。

若阴寒极盛而见胸痛剧烈、身寒肢冷者，方用乌头赤石脂丸（蜀椒 15g，乌头 10g，制附子 10g，干姜 15g，赤石脂 15g）；若阳虚之人，虚寒内生者加桂枝、肉桂、附子补肾壮阳。

（3）气滞心胸证

治法：疏肝理气，活血通络。

方药：柴胡疏肝散加减。

陈皮 10g，柴胡 10g，川芎 10g，香附 10g，枳壳 10g，芍药 15g，甘草 6g。

若气郁日久化热见心烦易怒、口干、便秘、舌红苔黄者，方用丹栀逍遥散（甘草 6g，当归 15g，茯苓 15g，芍药 10g，白术 10g，柴胡 10g，牡丹皮 15g，山栀子 10g）；兼胸痛明显，痛有定处属气滞血瘀者，合失笑散（五灵脂 15g，蒲黄 15g）活血化瘀。

（4）痰浊闭阻证

治法：通阳泄浊，豁痰宣痹。

方药：瓜蒌薤白白酒汤合涤痰汤加减。

瓜蒌 15g，薤白 12g，胆南星（姜制）10g，法半夏 12g，枳实 10g，茯苓 10g，橘红 10g，石菖蒲 15g，黄芪 10g，竹茹 10g，甘草 6g。

若痰浊郁而化热，见痰黄、舌红、苔黄腻、脉滑数者，方用黄连温胆汤（川黄连 10g，竹茹 15g，枳实 10g，半夏 10g，橘红 10g，甘草 6g，生姜 10g，茯苓 10g）；若痰阻气机，引起气滞血瘀，见痛有定处、

脉涩者，加当归、郁金、延胡索理气活血，化瘀通脉。

（5）心阳不振证

治法：温阳宣痹，通络止痛。

方药：桂枝甘草龙骨牡蛎汤加减。

桂枝 15g，甘草 6g，煅牡蛎（先煎）30g，煅龙骨（先煎）30g。

若心肾阳虚见四肢寒冷、腰膝酸软者，加附子、桂枝补水中之火，山茱萸、熟地黄壮水之水，从阴引阳，合而温补心肾；若心阳不振兼水饮凌心射肺见水肿、气喘者，方用真武汤（茯苓 15g，芍药 15g，干姜 15g，附子 10g，白术 10g）温阳化气行水。

（6）阳脱阴竭证

治法：回阳救逆。

方药：四逆汤合人参汤加减。

制附片 20g，红参 15g，干姜 10g，炙甘草 10g。

若呕吐涎沫，或少腹痛者，加盐炒吴茱萸以温胃暖肝，下气止呕；若无脉加猪胆汁，用以反佐，以防阳微阴盛而成阳脱之变；若泄泻不止，加升麻、黄芪等，以益气升阳止泻，以防虚阳不能固阴而阴气下脱。

2.外治疗法

（1）针刺治疗

主穴：膻中、内关、心俞、巨阙。

配穴：寒凝气滞加气海、关元；心血瘀阻加膈俞；痰浊阻遏加丰隆、太渊；肺部痛脓加尺泽、丰隆；心气虚弱加心俞、大陵；气阴两虚加太溪、足三里。

操作方法：膻中穴向下斜刺，要求针感向四周扩散；内关直刺 0.3~0.5 寸；心俞向脊柱方向斜刺 0.3~0.5 寸；巨阙向下斜刺 0.3~0.5 寸；关元、气海可加灸，其他配穴均采用虚补实泻的方法针刺，留针 30 分钟。

（2）灸法

主穴：内关、膻中、心俞、厥阴俞、足三里、关元、郄门。

配穴：膈俞、肝俞、脾俞、肾俞、巨阙、神阙、通里、丰隆、太溪。

操作方法：每次选用 2~4 个穴位，每穴每次灸治 15~30 分钟，每日灸治 1 次，10 次为 1 个疗程，疗程间隔 5 天。

（3）耳针疗法

取穴：心、肾、交感、内分泌、皮质下、胃。

操作方法：每次选用 3~5 个耳穴，用毫针强刺激，留针 30~50 分钟，或揿针埋针，留针 6~8 小时，每日或隔日 1 次。

（4）穴位注射

取穴：心俞、膻中、内关。

药物：0.5% 普鲁卡因。

操作方法：按水针操作方法，取 0.5% 普鲁卡因 10ml，分别注入心俞、膻中、内关穴，此法对缓解心绞痛效果好。

（5）推拿疗法

方 1 取穴：心俞（双侧）、肺俞（双侧）、膈俞（双侧）、内关（双侧）。

操作方法：使用轻揉法（以患者感觉舒适，有轻度酸胀感为度），每次每穴推拿 2 分钟，共计 16 分钟，有条件者可适当延长推拿时间。

方 2 取穴：左侧灵墟、屋翳、天池、心俞（由于手掌面积较大，实际涉及心区大部分区域）。

操作方法：采用掌摩法，复合震颤手法，每分钟 200 圈左右，心前区 3 穴共按摩 12 分钟，背部心俞按摩 4 分钟。按摩中部分患者感到心前区发热，逐渐涉及四肢和腰背。若按摩结束时，未出现热感传者，则酌情延长 5~10 分钟，每日按摩 1~2 次，20 日为 1 个疗程。

（6）贴敷治疗

取穴：膻中、心俞。

药物：按姜黄 10、乌头 5、血竭 5、胡椒 1、三七 3、桂枝 5、麝香 0.1、川芎 5、薤白 10 的比例，制成每张重 1.5g 的小膏药

备用。也可用活血止痛膏贴敷。

（7）刮痧治疗　刮痧疗法具有开窍醒脑、调畅气血、疏通经络、活血止痛、调理脾胃、化浊祛湿等功效。本病刮痧选取厥阴俞、神堂、至阳、曲池、内关等穴，常可取效。

3. 成药应用

（1）速效救心丸　功能行气活血，祛瘀止痛，适用于冠心病心绞痛，证属气滞血瘀型。含服，每次 4~6 粒，每日 3 次，急性发作时每次 10~15 粒。

（2）麝香保心丸　功能芳香温通，益气强心，适用于心肌缺血引起的心绞痛、胸闷，证属气滞血瘀型。口服，每次 1~2 丸，每日 3 次。

（3）复方丹参滴丸　功能活血化瘀，理气止痛，适用于胸中憋闷、心绞痛，证属气滞血瘀型。口服或舌下含服，每次 10 丸，每日 3 次。

（4）通心络胶囊　功能益气活血，通络止痛，适用于气虚心血瘀阻者。每次 2~4 粒，每日 3 粒。

（5）血塞通注射液　功能活血祛瘀，通络祛瘀。适用于血瘀脉络者。每次 200~400mg，以 5%~10% 葡萄糖注射液 250~500ml 稀释后缓缓静脉滴注，每日 1 次。

（6）精制冠心胶囊（冠心 Ⅱ 号方）　由丹参、川芎、赤芍、降香、红花组成，每次 1 片，每日 3 次。本方能活血化瘀、行气止痛，研究证实确有抗心绞痛、抗血小板聚集和提高纤溶酶活性的作用，对血瘀征象突出者尤好。

（7）宽胸丸　由檀香、冰片、细辛、高良姜、荜茇、延胡索组成，每次 1~2 丸，每日 3 次。本方系由民间治牙痛验方"哭来笑去散"加减制成，具有平滑肌解痉作用，适用于胸痛急性发作者。

（8）参附注射液，静脉推注，每次 5~20ml，每日 3 次；或静脉滴注，每次

20~100ml，每日 1 次。适用于阳脱阴竭证。

4.单方验方

（1）参葛冠心汤　人参 3g（或党参 20g），葛根、山楂各 20g，丹参 18g，白术 10g，炙甘草 12g。每天 1 剂，水煎服。适用于胸痛虚证患者，气虚夹杂血瘀患者效果尤佳（兰启防主任医师验方）。

（2）葛根决明丹参汤　葛根 9g，决明子 30g，丹参 15g，降香 2.4g，太子参 9g，黄芪 15g，炙远志 5g，石菖蒲 4.5~9g，琥珀 1.5g（冲），茯神 9g。水煎服，每日 1 剂。适用于冠心病属气血两虚者（颜德馨主任医师验方）。

（3）虻虫陈皮汤　虻虫 6~12g，陈皮 12g。气虚加党参 15g，阴虚加玉竹 12g。水煎服，每日 1 剂，连服 33 天为 1 个疗程。适用于脾气虚弱、瘀血阻络之心绞痛（魏振装主任医师验方）。

五、预后转归

（一）预后

胸痛包括许多内科临床常见的危重症，其病机复杂，变化多端。尽管如此，只要辨证准确，治疗及时，善于摄养，一般都可得到控制或缓解。有些患者可因各种因素导致心胸剧痛，持续不解，伴烦、喘、昏厥、脉微欲绝，此为胸痛之重症——真心痛；还有些患者则由各种原因导致心悸不宁，烦躁不安，喘咳倚息不得卧之"心水"等。以上诸证候皆预后不良，应采取急救手段，予监护、中西医结合，积极准确地抢救、诊治，以降低死亡率。

（二）转归

胸痛之转归与患者正气强弱、治疗得当与否及调摄、护理适度与否均有密切的关系。如寒凝心脉证，阴乘阳位，胸阳不振，发病颇多，也往往见于胸痛之初期，

但如果治疗不当，调摄不慎，护理不周，则反复发作，必致心阳不振的证候。若饮食不节，脾胃乃伤，气机不利，必发胃失和降之胸痛。若反复发作，病情进展，脾健失司，湿邪聚积，生痰化浊，壅阻于内，必发痰浊闭阻之胸痛。上述诸证，皆可引起心血瘀滞不畅，而致心血瘀阻的证候。胸痛晚期或病情危重，将出现阳脱阴竭的证候。

六、预防调护

（1）要未病先防，既病防变　七情内伤先致气机紊乱，气血运行失常，继则脏腑经络功能失调，五脏俱损，心则尤甚，故要做好各种预防工作，防止胸痛发生，若已发生更要积极诊治，预防发生各种危重之证。

（2）加强体质锻炼　经常锻炼身体，能使血脉流通，关节疏利，气机调畅，脏腑功能旺盛，从而对增强体质、预防心痹有着积极意义。如五禽戏、太极拳、八段锦、气功等运动方式已经经试验证实对改善血液循环和心脑功能皆有利，为此有助于胸痛的治疗与康复。

（3）调摄情志，流畅气血　宜采用暗示默化法、情志导引法，晓之以理，使患者心胸阔达，以提高患者的认识能力，使其知达食物变化之源及情志与胸痛的利害关系，理智驾驭情感，保持心情舒畅以宁心安神，气血调畅，减轻病痛。

（4）起居、饮食有常　日常生活中宜饮食有节制，作息有定时，不妄事操劳。西医学研究表明，饮食因素与心血管疾病密切相关，谨和五味，顺应四时，防寒避暑，修身养性，可使人体真气和顺，是未病先防的环节之一。

七、专方选要

1.脉通汤

组成：黄芪、丹参各 30g，党参（或人

参10g）、黄精、郁金、山楂、葛根各15g，川芎、炙甘草、酸枣仁各10g。痰湿者，加瓜蒌、半夏各10g；阳虚者，加桂枝10g；阴虚血热者，加生地黄20g；刺痛者，加延胡索10g。

服法：水煎内服，日1剂。

主治：各类冠心病心绞痛 [孙启温. 脉通汤治疗冠心病102例. 光明中医，2001，3（1）：45-46.]

2. 心痛宁方

组成：当归、丹参、瓜蒌、薤白各15g，红花、川芎、厚朴、桔梗各10g，檀香5g。血瘀偏重者，加蒲黄10g、五灵脂10g等；痰湿偏重者，加法半夏10g、石菖蒲10g等；痰热偏重者，加大方中瓜蒌用量至20g，并加栀子10g、竹茹10g等；气虚者，选加黄芪20g、桂枝10g、党参30g、黄精15g等；阴血虚者，方中去川芎、厚朴，加生地黄20g、玄参10g、牡丹皮10g、赤芍10g等。

服法：水煎内服，日1剂。

主治：痰瘀互结型胸痛患者。[王晓峰，巩新城，张杜平. 心痛宁方治疗心绞痛82例临床疗效观察. 新疆中医药，1993，1：15-16.]

3. 通络汤

组成：党参、丹参各30g，桂枝、枳实、炙甘草各10g，瓜蒌20g，薤白15g，当归、红花各12g。胸闷、胸痛剧烈者，加五灵脂10g、蒲黄10g、三七10g；血瘀化火者，加牡丹皮10g、栀子10g；头晕、耳鸣、血压偏高者，加石决明15g、菊花5g、葶苈子10g；口干多饮、血糖升高者，加天花粉15g、山药30g；夜寐不佳者，加酸枣仁10g、柏子仁10g。

主治：气虚血瘀型、劳累型心绞痛。[王海燕，尹小星，林楠. 益气通络汤治疗冠心病劳累型心绞痛的临床观察. 光明中医，2013，2（28）：307-308.]

主要参考文献

[1] Ibánez, Borja, James S, Agewall S, et al. 2017 ESC Guidelines for the management of acute myocardial infarction in patients presenting with ST-segment elevation [J]. Revista Espaola De Cardiología, 2017, 70（12）：1082.

[2] 中国医师协会心血管内科医师分会，中国医师协会心血管内科医师分会血栓防治专业委员会，中华医学会消化内镜学分会，等. 急性冠状动脉综合征抗栓治疗合并出血防治多学科专家共识 [J]. 中华内科杂志，2016，55（10）：813-824.

[3] 中国医师协会急诊医师分会. 2015中国急诊急性冠状动脉综合征临床实践指南（二）——诊断篇 [J]. 中国急救医学，2016，12（1）：9-11.

[4] 李明，丁艳亭，苗鑫，等. 胸痹古今证治差异及原因分析 [J]. 中医杂志，2018，59（7）：546-549.

[5] 邓斌，刘温华，宋银枝，等. 岭南地区热毒血瘀型急性心肌梗死"心移热于小肠"病机探析 [J]. 医学争鸣，2019，10（5）：49-51.

第八节　急性腹痛

急性腹痛是指患者自觉腹部突发性疼痛，是急诊常见的临床症状，约占急诊患者的10%以上。急性腹痛具有起病急、变化快、病情重的特点，如果诊断和处理不当，后果严重。其诊断和鉴别诊断需要对各种致病原因、临床特点和辅助检查了解和掌握。中医认为，急性腹痛是指胃脘以下、耻骨毛际以上部位突然发生剧烈疼痛为主要表现的一种脾胃肠病证。多种原因导致脏腑气机不利，经脉气血阻滞，脏腑经络失养，皆可引起腹痛。文献中"脐腹痛""小腹痛""少腹痛""环脐而痛""绕脐痛"等均属本病范畴。

一、病因病机

（一）西医学认识

1.急性腹痛的病因

（1）腹腔脏器急性炎症　急性胃肠炎、急性腐蚀性胃炎、急性胆囊炎、急性胰腺炎、急性阑尾炎、急性胆管炎等。

（2）腹部脏器穿孔或破裂　胃及十二指肠溃疡穿孔、伤寒肠穿孔、肝脏破裂、脾脏破裂、肾破裂、异位妊娠破裂、卵巢破裂等。

（3）腹腔脏器阻塞或扩张　胃黏膜脱垂症、急性肠梗阻、腹股沟疝嵌顿、肠套叠、胆道蛔虫病、胆石症、肾与输尿管结石等。

（4）腹腔脏器扭转　急性胃扭转、卵巢囊肿蒂扭转、大网膜扭转、肠扭转等。

（5）腹腔内血管阻塞　肠系膜动脉急性阻塞、急性门静脉血栓形成、夹层腹主动脉瘤等。

2.发病机制

根据发病机制可分为真性内脏痛、体性痛和牵涉痛3种。

（1）真性内脏痛　多由消化道平滑肌痉挛或强力收缩，管壁突然扩张，强烈化学刺激及脏器缺血等作用于内脏传入神经末梢，产生冲动所致。内脏神经末梢分布较少，且呈多节段性神经支配，临床表现为定位模糊的弥散性钝痛。

（2）体性痛　脊髓性感觉神经分布在壁腹膜、肠系膜、系膜根部及膈肌等处，当脏器病变累及脊髓感觉神经时，上行传导达丘脑，再交换神经元达大脑皮层，引起尖锐、定位明确的局部疼痛。呼吸、咳嗽、运动等引起腹肌剧烈活动时疼痛加重。

（3）牵涉痛　由于病变器官与牵涉疼痛部位（皮肤）具有相同脊髓后根神经支配或传入神经元沿相同的中枢途径传导冲动，刺激壁内面引起远隔部位疼痛。如胆绞痛牵涉到右肩背部，小肠、横结肠痛牵涉到脐周，直肠和子宫痛放射到腰骶部。

（二）中医学认识

腹内有肝、胆、脾、肾、大肠、小肠、膀胱等诸多脏腑，并是足三阴、足少阳、手阳明、足阳明、冲、任、带等诸多经脉循行之处，因此，腹痛的病因病机也比较复杂。凡外邪入侵、饮食所伤、情志失调、跌仆损伤，以及气血不足、阳气虚弱等原因，引起腹部脏腑气机不利，经脉气血阻滞，脏腑经络失养，均可发生腹痛。

1.外邪入侵

六淫外邪，侵入腹中，可引起腹痛。伤于风寒，则寒凝气滞，导致脏腑经脉气机阻滞，不通则痛。因寒性收引，故寒邪外袭，最易引起腹痛。如《素问·举痛论篇》曰："寒气客于肠胃，厥逆上出，故痛而呕也。寒气客于小肠，小肠不得成聚，故后泄腹痛矣。"若伤于暑热，外感湿热，或寒邪不解，郁久化热，热结于肠，腑气不通，气机阻滞，也可发为腹痛。

2.饮食所伤

饮食不节，暴饮暴食，损伤脾胃，饮食停滞，恣食肥甘厚腻辛辣，酿生湿热，蕴蓄肠胃，误食馊腐，饮食不洁，或过食生冷，致寒湿内停等，均可损伤脾胃，腑气通降不利，气机阻滞，而发生腹痛。如《素问·痹论篇》曰："饮食自倍，肠胃乃伤。"

3.情志失调

抑郁恼怒，肝失条达，气机不畅，或忧思伤脾，或肝郁克脾，肝脾不和，气机不利，均可引起脏腑经络气血郁滞，引起腹痛。如《证治汇补·腹痛》谓："暴触怒气，则两胁先痛而后入腹。"若气滞日久，还可致血行不畅，形成气滞血瘀腹痛。

4. 瘀血内阻

跌仆损伤，络脉瘀阻，或腹部手术，血络受损，或气滞日久，血行不畅，或腹部脏腑经络疾病迁延不愈，久病入络，皆可导致瘀血内阻，而成腹痛。《血证论·瘀血》云："瘀血在中焦，则腹痛胁痛……瘀血在下焦，则季胁、少腹胀满刺痛，大便色黑。"

5. 阳气虚弱

素体脾阳不足，或过服寒凉，损伤脾阳，内寒自生，渐至脾阳虚衰，气血不足，或肾阳素虚，或久病伤及肾阳，而致肾阳虚衰，均可致脏腑经络失养，阴寒内生，寒阻气滞而生腹痛。正如《诸病源候论·久腹痛》所说："久腹痛者，脏腑虚而有寒，客于腹内，连滞不歇，发作有时。发则肠鸣而腹绞痛，谓之寒中。"

综上所述，腹痛的病因病机不外寒、热、虚、实、气滞、血瘀等六个方面，但其间常常相互联系，相互影响，相因为病，或相兼为病，病变复杂。如寒邪客久，郁而化热，可致热邪内结腹痛；气滞日久，可成血瘀腹痛等。腹痛的部位在腹部，脏腑病位或在脾，或在肠，或在气、在血，或在经脉，需视具体病情而定，所在不一。形成本病的基本病机是脏腑气机不利，经脉气血阻滞，不通则痛，脏腑经络失养，不荣则痛。

二、临床诊断

（一）辨病诊断

根据急性腹痛诱因、临床特点，结合针对性的辅助检查，一般可以明确诊断。

1. 诊断思路

（1）鉴别腹痛与急腹症 外科或妇产科急腹症是由某些器官突发器质性病变所致，常为突然发作，急剧进展，可有腹膜刺激征或内出血综合征，多需手术治疗。而内科急性腹痛则多为功能性，无器质性损害或仅有浅表黏膜层炎症、溃疡，或为神经反射性，宜用药物治疗。

（2）确定是否为急性腹膜炎 必须明确有无腹膜炎及其程度，因为关系到治疗方案的选择及其危险性的评估。

（3）确定原发病变的性质 急性腹痛按病变性质可分为 7 大类，即炎症性、穿孔性、出血性、梗阻性、缺血性、创伤性和其他病因性。

2. 临床特点

（1）腹痛的性质 腹痛发作一般可分为持续性、阵发性和持续性疼痛伴阵发性加重 3 种。腹痛的性质表示病变不同，如持续性钝痛或隐痛多提示腹腔内炎症和出血，是炎症物质及腹腔内血液刺激腹膜所致；阵发性绞痛一般是腔道梗阻后平滑肌痉挛所致；持续性疼痛伴阵发性加重提示炎症和梗阻并存，且互为因果。

（2）腹痛的程度 将腹痛分为轻、中、重 3 型。炎症引起的腹痛一般较轻，多可以忍受；管腔梗阻引起的绞痛常较剧烈，表现为满床翻滚，辗转不安；最为剧烈的腹痛是濒死样疼痛，常可引起神经源性休克，常见的有胃十二指肠溃疡穿孔、腹主动脉瘤破裂、重症急性胰腺炎、绞窄性肠梗阻、胆绞痛、输尿管结石。

（3）腹痛的部位 一般腹痛起始和最明显处往往是病变所在部位，根据器官的解剖部位置可做出病变所在器官的初步判断。有些疾病虽然表现为急性腹痛，但病变却在腹外器官，如细菌性肺炎、急性心肌梗死、急性心包炎等都可以表现为上腹部疼痛。

（4）腹痛的转移和放射痛 某些急性腹痛有特征性的转移痛与放射痛，对诊断有一定的参考价值。如急性阑尾炎的腹痛常起自上腹或脐周，逐渐转移至右下腹部；

急性胰腺炎疼痛向左腰背部或呈囊袋状放射；胆囊炎、胆石症疼痛可放射至右肩背部；胃十二指肠球部疾病疼痛放射至剑突并伸展至脐部；胃十二指肠溃疡穿孔因膈肌受刺激可出现肩痛；小肠疾病疼痛放射至脐周；子宫、直肠疾病引起的疼痛常放射至腰骶部；输尿管结石常引起会阴或大腿内侧的放射痛；附睾精索及前列腺疼痛可牵涉腹股沟上方区域及会阴、阴茎；睾丸疼痛可牵涉耻骨联合上方及阴茎；肝脓肿向横膈穿破前的症状是肩（背）痛；脾破裂可出现左肩放射痛等。

3. 重症急性腹痛的临床特点

（1）急性腹痛伴失血性休克临床特点　精神紧张，脉速，面色苍白，冷汗，肢端湿冷，末梢循环障碍，甲床发绀，压迫甲床或耳垂后毛细血管充盈缓慢，少尿，脉搏细数，血压下降，中心静脉压和心排出量降低，血红蛋白降低。

（2）急性腹痛伴感染性休克临床特点　①中毒表现，如寒战、体温升高、精神萎靡、意识障碍。②面色苍白、血压下降、少尿、脉搏细数、末梢循环障碍等。③白细胞明显升高或降低，出现异形核细胞。

（3）继发性急性腹膜炎　指由各种腹腔内病变或外伤所继发的腹膜急性炎症，其临床特点如下：①腹痛是最突出的症状，突然发病，常表现为持续性、烧灼样疼痛，随身体活动而加剧，炎症最严重处疼痛最明显。②恶心、呕吐、食欲不振、口渴和自觉发热等，发病后患者少尿和便秘。③腹膜刺激征，肌紧张、压痛和反跳痛。④体温可以逐渐升高至38℃以上，甚至出现中毒性休克。⑤空腔脏器穿孔可出现气腹征——肺肝界叩不清或消失，腹部 X 线透视示膈下游离气体。⑥腹部穿刺对诊断非常有帮助，通过对抽出的腹腔液性状进行观察，常可以判断出腹膜炎的病因。

4. 急性腹痛的分类及诊断

急性腹痛的病因种类繁多，根据常见病变性质可将急性腹痛归纳为 7 类。

（1）炎症性腹痛临床基本特点　腹痛 + 发热 + 压痛或腹肌紧张。

①急性阑尾炎临床表现：早期出现脐周疼痛，数小时后转移到右下腹，部分患者伴恶心和呕吐等消化道症状，随着病程进展可有体温升高至 39℃ 以上或体温不升，白细胞及中性粒细胞明显升高，右下腹麦氏点附近固定性压痛，局部有腹膜炎时可出现腹肌紧张及反跳痛，即可确诊。

②急性胆囊炎临床表现：胃肠道症状和胆囊区疼痛，并放射至右侧肩部和肩胛处，常伴恶心、呕吐和体温升高，一般无寒战。根据右上腹典型疼痛、Murphy 征阳性或可触及肿大胆囊，结合腹部超声检查，一般可以明确诊断。

③急性胰腺炎临床表现：有 10%~20% 患者为重症急性胰腺炎，病情危重，常可累及多个器官，使功能障碍，死亡率高。常在酗酒和饱食后数小时突发左或右上腹部剧痛，呈持续性，伴阵发性加剧。诊断急性胰腺炎的主要依据为病史、体格检查、超声、CT 和血淀粉酶结果，一般可以明确诊断。

④急性坏死性肠炎临床表现：起病急，表现为高热、腹泻、血便、腹痛，伴有频繁呕吐。患者无肠炎样的里急后重，多表现为急性全身性感染症状或感染性休克。腹部体检可以发现脐周或全腹压痛、肌紧张和反跳痛等，可出现腹胀、肠型。腹部 X 线检查可见肠管胀气或液气平面。

⑤急性盆腔炎临床表现：包括急性子宫周围炎、附件炎、盆腔结缔组织炎和盆腔腹膜炎等。腹痛的部位取决于炎症的部位。急性子宫内膜炎疼痛部位在中下腹部，急性附件炎在病侧髂窝处，而急性盆腔腹膜炎的部位则在整个下腹部；阴道分泌物

增多，并伴有臭味；绝大多数患者会出现局限性腹膜炎的体征；妇科查体，感染累及子宫、附件或宫颈处会有不同程度的触痛，盆腔超声可以发现炎性积液和炎性包块征象。

（2）脏器穿孔性腹膜炎临床基本特点　突发持续性腹痛＋腹膜刺激征＋气腹。

①胃十二指肠溃疡穿孔临床表现：突然发生腹痛，程度剧烈，难以忍受，始于上腹部，并迅速扩散到整个腹部，触诊呈板状腹，有明显反跳痛。肝浊音界缩小或消失，肠鸣音消失。立位腹部X线平片检查多数患者有膈下游离气体征。根据典型的临床症状和体征、腹部X线检查可以明确诊断。

②伤寒肠穿孔临床表现：腹痛常突然发作，并迅速扩散到整个腹部；腹部体征为弥漫性腹膜炎，肠鸣音消失；患者下胸部、上腹部皮肤常有玫瑰疹；X线腹透可见膈下游离气体。

（3）梗阻性腹痛临床基本特点　阵发性腹痛＋呕吐＋腹胀＋排泄障碍。

①肝内胆管结石临床表现：急性化脓性胆管炎主要表现为胆总管结石梗阻及急性化脓性胆管炎的症状，并表现为肝区胀痛和相应的后腰背部疼痛。根据临床特点、肝胆超声检查发现肝内外胆管扩张及内有强回声光团就可以明确诊断。

②肝外胆管结石临床表现：典型急性发作为上腹部剑突下偏右方剧烈疼痛，并向右肩背部放射，常合并频繁恶心、呕吐、寒战，高热，出现巩膜、皮肤黄染，胆囊肿大时常可触及边界清晰、有一定张力、有压痛的胆囊。肝胆超声检查发现肝外胆管系统扩张，胆管腔内有强回声光团。根据腹痛的临床表现，结合超声检查结果就可以得到明确诊断。

③胆绞痛临床表现：常发于饱餐后或夜间，表现为骤然发作又突然消失，疼痛往往开始于右上腹或剑突下，放射到后背部和右肩胛下角处，发作可持续数分钟至数小时，右上腹可以有压痛，但常无明显的肌紧张和反跳痛；腹部超声表现为胆囊内发现强回声光团。有典型的临床表现者，结合腹部超声检查就可以确诊。

④胆道蛔虫病临床表现：骤然发作的剑突下方偏右侧剧烈绞痛，呈钻顶样，向右肩放射。在疼痛发作时，患者常弯腰、屈膝，辗转不安，大汗淋漓，甚至会出现四肢厥冷、面色苍白等休克症状。腹痛程度重而体征轻，两者不相称是本病的特点。腹部B超提示在胆总管内可以发现蛔虫条状回声影。根据上腹部阵发性钻顶样剧痛，症状和体征不相称的特点，结合超声检查，诊断较容易明确。

⑤肠梗阻临床表现：出现腹痛、呕吐、腹胀、肛门停止排便。根据患者的临床症状和体征，结合腹部X线检查，可以发现胀气的肠襻和气液平面，临床上易于诊断。

⑥肠套叠临床表现：患儿突发无明显诱因的反复大声哭闹，肛门不排气及果酱样稀软便或指套上果酱样血迹，右中上腹可触及实性的长形或腊肠样包块。

⑦嵌顿性腹股沟疝临床表现：多见于男性，有右侧腹股沟区可复性肿物病史，突然出现腹股沟区肿物不能还纳、体积增大，伴有较剧烈的疼痛。如果嵌顿的疝内容物为肠管，患者可以现时或在发病后数小时内出现腹痛、呕吐、腹胀、肛门停止排气排便等完全肠梗阻症状。

⑧嵌顿性腹疝临床表现：多见于女性患者，多无腹股沟可复性肿块病史，常表现为突发性的脐周部绞痛，随后发生反复呕吐。腹股沟韧带水平以下的股根部可以触及压痛性肿物。根据上述特点即可明确诊断。

⑨肾、输尿管结石临床表现：运动后突然发作的剧烈的患侧腹部绞痛，可放射

到会阴部或患侧腹股沟区；于患侧腹部输尿管走行方向可以有深压痛。根据典型症状，结合尿常规、超声、X线等辅助检查可以明确诊断。

（4）出血性腹痛临床基本特点　腹痛＋隐性出血或显性出血（呕血、便血或血尿）＋失血性休克。

①胆道出血临床表现：胆道出血三联征，即腹痛、出血和黄疸。患者突发右上腹阵发性绞痛，随后出现呕血或便血（黑便）及皮肤、巩膜黄染。在呕血或便血后右上腹部的绞痛逐渐缓解。有典型的胆道出血三联征则诊断基本成立。

②肝癌破裂出血临床表现：突然发作的剧烈腹痛，伴腹胀、恶心和呕吐、面色苍白、冷汗、心悸等内出血症状，严重者可发生休克。腹部有明显的压痛、肌紧张和反跳痛，并且范围较广泛。腹部叩诊发现移动性浊音阳性，多数患者肠鸣音明显减弱或消失。诊断性腹腔穿刺可抽出不凝血样腹腔液。

③腹主动脉瘤破裂出血临床表现：突发腹部和腰背部撕裂样疼痛，常有濒死感，迅速发生休克，血压急剧下降，面色苍白、发绀、全身冷汗、心动过速等。腹部有明显的压痛，特异性体征是可以触及明显的搏动性肿块。

④异位妊娠破裂临床表现：约有50%的患者可无症状，表现为较为平静的状态。重者突发腹痛和虚脱，常有脉搏细数、血压下降等。体检可以发现下腹部压痛、肌紧张，阴道指诊在患侧的穹窿处有触痛，推动宫颈可加剧疼痛。诊断性穿刺可抽取不凝血。根据育龄妇女有明显的停经史，结合上述临床症状和体征、妊娠试验检查和腹部超声可以明确诊断。

（5）缺血性腹痛临床基本特点　持续性腹痛＋随缺血坏死而出现的腹膜刺激征。

①肠系膜动脉栓塞症临床表现：突然发作的持续性腹痛，范围广，程度重，患者常坐卧不安；可出现呕吐或腹泻，腹部无明显阳性体征，与患者主诉症状不符。心脏听诊可有心房颤动或心脏杂音等体征。选择性动脉造影和彩色超声检查可以确诊。

②缺血性肠病－腹部绞痛综合征临床表现：多为腹部绞痛，呈间歇性发作，在上腹部，常发生在进食后。起病缓慢，一旦发病病情呈进行性发展和恶化。腹痛的程度与进食量有明显的关系，即进食量越大腹痛程度越重。部分患者表现为畏惧进餐并减少进食量。患者呈进行性体重下降。大便潜血试验可为阳性。选择性肠系膜动脉造影可以明确诊断。

③卵巢囊肿蒂扭转临床表现：突然发生的剧烈腹痛，呈持续性绞痛，剧烈腹痛常使患者出现四肢发凉、面色苍白、脉搏细数等类似休克的症状。下腹部可触及压痛性肿块，如果卵巢囊肿破裂，患者会出现急性腹膜炎体征。对于急性下腹部绞痛及触及压痛性肿块的育龄妇女，尤其是在妊娠早期或产后者，要高度怀疑此病的可能性。超声可以帮助诊断。

（6）损伤性腹痛临床基本特点　外伤＋腹痛＋腹膜炎或内出血症候群。

①判断内脏损伤：多数伤者根据临床表现可确定内脏是否受损，但仍有不少伤者的诊断并不容易。这种情况常见于早期就诊而腹内脏器损伤的体征尚不明显以及单纯腹壁损伤并伴有明显软组织挫伤者。因此，进行短时间的严密观察是十分必要的。需详细了解受伤史，包括受伤时间、地点、致伤条件、伤情、受伤至就诊之间的伤情变化和就诊前的急救处理。伤者有意识障碍或因其他情况不能回答问话时，应向现场目击者和护送人员询问。监测脉率、呼吸、体温和血压，注意休克征象，全面而有重点地进行体格检查，包括腹部压痛、肌紧张和反跳痛的程度和范围，是

否有肝浊音界改变或移动性浊音，肠蠕动是否受抑制，直肠指检是否有阳性发现等。还应注意腹部有无损伤，进行必要的化验，如红细胞、血红蛋白与血细胞比容下降，表示有大量失血，血淀粉酶或尿淀粉酶升高提示胰腺损伤或胃肠穿孔，或是腹膜后十二指肠破裂，但胰腺或胃肠道损伤不一定伴有淀粉酶升高。血尿是泌尿系损伤的重要标志，但其程度与伤情可不成正比。

②多脏器受损：结合上述临床表现应先确定是哪一类脏器受损（实质脏器或空腔脏器），然后考虑具体脏器。以下各项表现对判断哪一类脏器破裂有一定价值。a.有恶心、呕吐、便血、气腹者多为胃肠道损伤，再结合暴力打击部位、腹膜刺激征最明显的部位和程度确定损伤在胃、上段小肠、下段小肠或结肠。b.有排尿困难、血尿、外阴或会阴部牵涉痛者提示泌尿系脏器损伤。c.有膈面腹膜刺激表现者，提示上腹脏器损伤，其中尤以肝和脾的破裂为多见。d.有下位肋骨骨折者，警惕有肝和脾破裂的可能。e.有骨盆骨折者，提示有直肠、膀胱、尿道损伤的可能。

③多发性损伤：多发损伤可能有以下几种情况。a.腹内某一脏器有多处破裂。b.腹内有一个以上脏器受到损伤。c.除腹部损伤外，尚有腹部以外的合并损伤。d.腹部以外损伤累及腹内脏器。不论是哪一种情况，在诊断和治疗中，都应注意避免漏诊，否则将导致严重后果。

④困难诊断

辅助检查

a.诊断性腹腔穿刺术和腹腔灌洗术：可推断哪类脏器受损。疑有胰腺损伤时，可测定其淀粉含量。如果抽到不凝固的血液，提示系实质性器官破裂所致内出血。穿刺抽不到血液不完全排除内脏损伤的可能性，应继续严密观察，必要时可重复穿刺，或改用腹腔灌洗术。

b.X线检查：最常用的是胸片及平卧位腹部平片。立位腹部平片虽然更有意义，但不适用于重伤员。根据需要拍骨盆片。骨折的存在可能提示有关脏器的损伤。腹腔游离气体为胃肠道破裂的体征。

c.超声检查：主要用于诊断肝、脾、胰和肾的损伤，能根据脏器的形状和大小提示损伤的有无、部位和程度，以及周围积血、积液情况。

d.CT影像：若同时注入造影剂，对十二指肠破裂的诊断很有帮助，能鉴别有无活动性出血并显示出血的部位。

e.其他检查：可疑肝、脾、胰、肾、十二指肠等脏器损伤，但其他检查方法未能证实者选择性血管造影可有很大帮助。

严密观察

对不能明确有无腹部内脏损伤的病例，严密观察是诊断中极为重要的一个步骤。观察中要反复检查伤情的演变，并根据这些变化不断综合分析，以便尽早做出结论而避免贻误治疗时机。观察期间应做到：a.不随便搬动伤者，以免加重伤情。b.禁食，以免有胃肠道穿孔而加重腹腔污染。

观察期间还应做以下处理：a.积极补充血容量，并防治休克。b.使用广谱抗生素预防或治疗可能存在的腹内感染；疑有空腔脏器破裂或有明显腹胀时，应进行胃肠减压。

腹部探查

以上方法不能排除腹内脏器损伤或出现以下情况时，应及时进行手术探查。

a.腹痛和腹膜刺激征进行性加重或范围扩大者。

b.肠蠕动逐渐减少、消失或出现明显腹胀者。

c.全身情况恶化，出现口渴、烦躁、脉率增快或体温及白细胞计数上升者。

d.膈下有游离气体者。

e.血细胞比容进行性下降者。

f. 血压由稳定转为不稳定甚至下降者。

g. 腹腔穿刺抽出气体、不凝血液、胆汁或胃肠内容物者。

h. 胃肠出血者。

i. 积极救治休克而情况不见好转或继续恶化者。

（7）功能紊乱性或其他疾病所致腹痛临床基本特点　腹痛无明显确定位＋精神因素＋全身性疾病史。

诊断过程中在排除常见病因引起的急性腹痛后，要考虑全身疾病或罕见疾病引起的急性腹痛，如肠易激综合征、结肠肝（脾）曲综合征、胆道运行功能障碍、慢性铅中毒、腹型癫痫、急性溶血、糖尿病酮症酸中毒及腹型过敏性紫癜等。根据腹痛的特点和一般情况，逐项进行一些特殊检查以确定病因，选择有针对性的治疗。

（二）辨证诊断

1. 寒邪内阻证

腹痛急起，剧烈拘急，得温痛减，遇寒尤甚，恶寒身蜷，手足不温，口淡不渴，小便清长，大便清稀或秘结，苔薄白，脉沉紧。

辨证要点：腹痛剧烈拘急，得温痛减，遇寒尤甚，恶寒身蜷，小便清长，脉沉紧。

2. 湿热积滞证

腹部胀痛，痞满拒按，得热痛增，遇冷则减，胸闷不舒，烦渴喜冷饮，大便秘结，或溏滞不爽，身热自汗，小便短赤，苔黄燥或黄腻，脉滑数。

辨证要点：腹部胀痛，得热痛增，遇冷则减，烦渴喜冷饮，小便短赤，苔黄燥或黄腻。

3. 饮食停滞证

脘腹胀痛，疼痛拒按，嗳腐吞酸，厌食，痛而欲泻，泻后痛减，粪便奇臭，或大便秘结，舌苔厚腻，脉滑。多有伤食史。

辨证要点：脘腹胀痛，嗳腐吞酸，厌食，泻后痛减，粪便奇臭，或大便秘结，舌苔厚腻。多有伤食史。

4. 气机郁滞证

脘腹疼痛，胀满不舒，痛引两胁，时聚时散，攻窜不定，得嗳气、矢气则舒，遇忧思恼怒则剧，苔薄白，脉弦。

辨证要点：脘腹胀痛，时聚时散，攻窜不定，得嗳气、矢气则舒，遇忧思恼怒则剧。

5. 瘀血阻滞证

腹痛如锥如刺，痛势较剧，腹内或有结块，痛处固定而拒按，经久不愈，舌质紫暗或有瘀斑，脉细涩。

辨证要点：腹痛如锥如刺，腹内或有结块，痛处固定而拒按，舌质紫暗或有瘀斑。

6. 中虚脏寒证

腹痛绵绵，时作时止，痛时喜温喜按，饥饿劳累后加重，得食或休息后减轻，神疲乏力，气短懒言，形寒肢冷，胃纳不佳，大便溏薄，面色不华，舌质淡，苔薄白，脉沉细。

辨证要点：腹痛绵绵，喜温喜按，得食或休息后减轻，舌质淡，脉沉细。

7. 虫扰腹痛证

脐周疼痛，时作时止，喜温喜按，胃脘嘈杂，心烦喜呕，甚或吐虫、便虫、腹中虫瘕，舌质淡，苔薄白，脉沉细。

辨证要点：脐周疼痛，心烦喜呕，甚或吐虫、便虫、腹中虫瘕，舌质淡，苔薄白，脉沉细。

三、鉴别诊断

（一）西医学鉴别诊断

1. 急性肺炎和胸膜炎

下肺炎症和胸膜炎可刺激膈肌，导致上腹牵涉痛，但患者常有高热、咳嗽、呼吸困难；腹部压痛轻，多不伴有肌紧张及反跳痛，肠鸣正常；肺底叩诊浊音，呼吸音减弱，语颤增强，可闻及湿性啰音、管状呼吸音，或胸膜摩擦音等。胸部平片有助于鉴别。

2. 心肌梗死

少数患者可表现为上腹牵涉痛，也可伴有腹肌紧张。疼痛多位于胸骨后、剑突下或上腹部，痛向左上肢放射。腹部压痛点不固定，无反跳痛。心电图和心肌酶学检查有助于鉴别诊断。

3. 急性心包炎

急性心包炎以青壮年多见，其原因为非特异性、风湿性、化脓性、结核性及恶性肿瘤、心肌梗死后遗症等。临床上可出现上腹部疼痛、腹肌紧张、压痛、出汗、面色苍白等表现，腹痛呈持续性或阵发性，多位于中上腹部，有时位于右下腹或全腹。体检发现颈静脉怒张、肝大、奇脉、心包摩擦音及心音遥远等。实验室检查白细胞总数升高，血沉增快，X线检查心脏呈三角形态或梯形，超声心动图提示心包积液。以上症状、体征、检查，结合心包穿刺抽出液体及心包镜检查等均有助于鉴别诊断。

4. 糖尿病酮症酸中毒

可有明显腹痛、恶心呕吐或出现轻度肌紧张和压痛。患者有糖尿病史，出现意识障碍，呼出气体有烂苹果味，实验室检查显示血糖升高，尿糖、尿酮体阳性。

5. 尿毒症

部分患者可伴有腹痛，并有压痛、反跳痛和肌紧张，其机制不明，可能是代谢废物经腹膜排出刺激腹膜所致。患者有慢性肾病史，尿常规异常，血尿素氮及肌酐明显升高。必要时可行腹腔穿刺，结果示腹水清澈，常规及细菌学检查阴性。

6. 尿潴留

由于尿道或膀胱颈病变，如结石、肿瘤、前列腺肥大、尿道狭窄、子宫肿瘤压迫等因素可造成阻塞性尿潴留；或由于神经、精神病变，如脊髓痨、脊髓炎、脊髓损伤、神经官能症、脑膜脑炎等，可造成非阻塞性尿潴留。轻度尿潴留腹部有胀痛，下腹可扪及肿大之膀胱，叩诊呈浊音；重度尿潴留膀胱可扩张至上腹部而扪不清膀胱边界，由于膀胱极度扩张牵拉刺激脏层腹膜导致腹痛加重，并伴有全腹压痛、反跳痛、肌紧张，可误诊为弥漫性腹膜炎，但全腹叩诊呈浊音，导尿后膀胱缩小、腹痛消失是其特点。

7. 镰状细胞贫血危象

为染色体遗传病，黑人多见，多反复发作剧烈腹痛，可伴有胸痛及骨关节痛，呼吸加快，心动过速，并常有发热，体温可高达39℃，压痛多在上腹部。该病常合并胆石病。

8. 铅中毒

多为阵发性反复发作之右下腹痛，易被误诊为急性阑尾炎，但腹部体征轻，患者有慢性铅接触史。

（二）中医学鉴别诊断

1. 腹痛与胃脘痛鉴别

二者鉴别要点在发病部位不同，胃居上脘，疼痛部位在上腹部胃脘近心窝处，而腹痛疼痛部位在胃脘以下、耻骨毛际以上。

2. 腹痛与蛔厥鉴别

蛔厥突发上腹部疼痛，呈阵发性钻顶样剧烈疼痛，并向背部放射，常常突发突止，反复发作，伴恶心、呕吐，呕吐物常为胆汁，也可吐出蛔虫，间歇期呈隐痛或完全不痛。多见于青少年，初次发病者多，反复发作者少，有吐蛔、驱蛔史。腹部查体多无阳性体征。大便常规检查、肝胆超声检查、静脉胆道造影、钡餐十二指肠造影有助于确诊及鉴别。

3. 腹痛与脾心痛鉴别

脾心痛为突发上腹剧痛，并向肩背部

放射，疼痛持续剧烈，如刀割样，患者常自觉上腹及腰背部有"束带感"，早期多伴恶心、呕吐，但吐后腹痛不缓解，腹部疼痛程度与呕吐频度相一致。多于暴饮暴食后急骤起病。查体可见上腹部压痛、反跳痛、黄疸，严重者可出现休克，脐周或侧腹部皮肤呈淡蓝色或有棕褐色瘀斑。血常规，血、尿淀粉酶检测，胰蛋白酶含量测定，超声检查，X线等检查有助于鉴别。而腹痛无向肩背部放射的表现，不难与脾心痛鉴别。

4. 腹痛与胆石症鉴别

胆石症时右上腹季肋处疼痛，呈阵发性绞痛，向右肩或右肩胛下角放射，伴恶心呕吐、发热寒战、黄疸等症状。胆石症很少有痛及脐腹和小腹者，与腹痛不难鉴别。胆囊超声检查、X线胆道造影检查有助于鉴别。

5. 腹痛与肠痈鉴别

肠痈初起为上腹部或脐周疼痛，呈钝痛、胀痛，数小时至24小时后疼痛转移至右下腹，此时疼痛呈持续性，并逐渐加重，早期伴恶心呕吐、发热等症状。查体右下腹麦氏点或其附近的局限性固定点有压痛、反跳痛和肌紧张。血常规、腹部超声、X线检查有助于鉴别。

6. 腹痛与尿石症鉴别

尿石症患者腹部疼痛，呈阵发性绞痛，向小腹、外阴及大腿内侧放射，伴腰酸痛、腹胀、恶心呕吐等症状。多突然发作，但有反复发作病史。查体肾区叩击痛或少腹有压痛。尿常规检查可见大量红细胞及白细胞。腹部X线片或肾盂静脉造影及泌尿系超声检查有助于鉴别。

7. 腹痛与胸痹鉴别

胸痹不典型发病者可以出现腹痛症状，但逐渐出现心前区疼痛表现，严重者可伴心律失常、心衰、休克。患者有胸痹心痛病史，服用治疗胸痹心痛的药物后腹痛症状可消失。心电图检查、心肌酶检查有助于鉴别。

8. 腹痛与癥积鉴别

腹腔内有癥积时腹痛固定不移，并可于疼痛部位触及包块。多见于中老年人。腹部超声、CT、MRI检查及内窥镜检查有助于鉴别。

四、临床治疗

（一）提高临床疗效的要素

1. 评估病情，分类诊治

迅速检查呼吸、脉搏、血压、神志和体温，把急性腹痛分为以下几级。

（1）危重 先救命后治病，如腹主动脉瘤破裂、异位妊娠破裂并休克等。要在快速纠正休克、生命支持的基础上采用急诊手术或介入方法控制出血。

（2）重 诊断与治疗相结合，如绞窄性肠梗阻、消化道穿孔、卵巢囊肿蒂扭转等。要在尽快完成各项有关检查的同时，改善患者状况，准备急诊手术和相关治疗。

（3）普通（可有潜在危险性） 寻找危及生命的潜在原因，如胃肠炎、消化道溃疡、慢性炎症、腹壁神经性或肌肉疼痛、恶性肿瘤、结石等。按常规诊疗程序进行采集病史、体格检查、辅助检查、诊断和鉴别诊断。

2. 先对症支持治疗，后检查明确诊断

当患者血压 < 90/60mmHg 时应注意休克，先对症给予支持治疗。

（1）防治休克，纠正水、电解质紊乱和酸碱平衡失调。

（2）对伴有发热、白细胞计数升高的炎症性急性腹痛，应用抗生素有效控制感染。

（3）防治腹胀常采用禁食禁水、持续有效胃肠减压的方法。

3.病因诊断不明，止痛措施慎用

腹痛在未诊断明确之前，切不可应用止痛药物，以免影响诊断，延误治疗。未能排除肠坏死、肠穿孔等通常不用灌肠和泻药。

4.如有指征，剖腹探查

（1）怀疑腹腔内持续性出血。

（2）怀疑有肠坏死或肠穿孔伴有严重腹膜炎。

（3）经积极治疗后腹痛不缓解，腹部体征不减轻，全身情况无好转，反而加重。

（二）辨病治疗

1.一般治疗

（1）禁食，输液，纠正水、电解质和酸碱平衡紊乱。

（2）积极抢救休克。

（3）有胃肠梗阻者应予胃肠减压。

（4）应用广谱抗生素以预防和控制感染。

（5）可酌用解痉止痛剂，除非诊断已经明确，否则应禁用麻醉止痛剂。

（6）其他对症治疗。

2.重症、急性腹痛治疗原则

（1）急性腹痛伴失血性休克治疗原则　①积极抗休克。②紧急剖腹手术，控制出血。

（2）急性腹痛伴感染性休克治疗原则　①静脉补液。②抗生素经验性初始治疗。③物理降温。④清除感染灶。

（3）继发性急性腹膜炎治疗原则　①动态监测病情变化，胃肠减压，留置导尿管。②补充血容量，应用抗生素。③积极处理原发病灶，及时手术处理。

3.炎症性腹痛治疗原则

（1）急性阑尾炎治疗　应首选急诊阑尾切除手术，不同意手术或不能耐受手术者可先行抗炎等非手术治疗。

（2）急性胆囊炎治疗　对于一般轻症患者可先选择非手术治疗，有效控制感染，以便进一步查明病情，择期行胆囊切除手术治疗；对非手术治疗无效或重症患者，如急性化脓性或坏疽性胆囊炎、胆囊穿孔者，则应当早期手术治疗。

（3）急性胰腺炎治疗　包括禁食禁水、胃肠减压、镇痛、静脉输液、抑制胰液分泌及抗感染治疗。对胰腺坏死发生感染、胰腺脓肿、胆源性胰腺炎持续不缓解、合并消化道穿孔和出血、腹腔间隔室综合征等并发症及时手术切开减压，清除胰腺坏死组织，彻底引流和处理并发症。

（4）急性坏死性肠炎治疗　非手术治疗包括禁食禁水、胃肠减压、补液、抗感染治疗，以及补充营养等支持疗法，密切观察病情变化和治疗效果。如有腹膜炎或怀疑有肠坏死穿孔、反复大量出血、经内科治疗无效者，应当进行手术治疗。

（5）急性盆腔炎治疗　患者取半卧位，避免炎症向上扩散到腹腔内；静脉给予有效广谱抗生素；营养支持，保持大便通畅；盆腔脓肿严重可经阴道或直肠行脓肿引流术。如果怀疑患者合并输卵管或卵巢脓肿，则应行部腹探查手术。

4.脏器穿孔性腹膜炎治疗原则

（1）胃十二指肠溃疡穿孔治疗　包括禁食禁水、有效的胃肠减压、静脉补液及抗感染治疗；密切观察，治疗6~8小时不见好转反而加重者应立即手术。

（2）伤寒肠穿孔治疗　应先给予抗休克、抗感染治疗；立即行外科手术治疗，根据具体情况可选择穿孔单纯缝合、溃疡病灶楔形切除、回肠切除或右半结肠切除术等。

5.梗阻性腹痛治疗原则

（1）肝内胆管结石治疗　应当首先选择手术治疗，解除梗阻，去除病灶，通畅引流。

（2）肝外胆管结石治疗　以手术治疗

为主，尽可能取净结石，解除胆管狭窄和梗阻，引流感染和解决胆汁停滞，防止结石和感染复发。

（3）胆绞痛治疗　有典型胆绞痛症状的胆囊结石症多主张手术切除胆囊。

（4）胆道蛔虫病治疗　肌内注射阿托品或山莨菪碱解痉镇痛，中药服利胆排蛔汤，应用抗生素防治胆道感染。经非手术治疗无效，腹痛剧烈，发作频繁且合并较重胆管炎症感染者或合并重症急性胰腺炎者应手术治疗。

（5）肠梗阻治疗　持续胃肠减压，静脉输液以纠正水、电解质紊乱及酸碱失衡，抗感染治疗及对症处理；手术治疗可祛除病因，解除梗阻。

（6）肠套叠治疗　对于回盲部的急性肠套叠常用空气灌肠方法；如果使用灌肠疗法效果不佳，或患儿发病已经超过 48 小时，出现剧烈的腹痛、腹部压痛、腹膜刺激体征等情况，则应当手术治疗。

（7）嵌顿性腹股沟疝治疗　发病＜6 小时或局部体征未提示有疝内容物绞窄时，可以试用手法将嵌顿的疝内容还纳；如果有体征提示患者的嵌顿疝内容物已经发生绞窄或经手法复位不成功者，应当进行手术。

（8）嵌顿性腹疝治疗　确诊腹疝嵌顿后，应当行疝修补术治疗

6. 出血性腹痛治疗原则

（1）胆道出血治疗　临床上多采用介入治疗技术栓塞出血部位，多可取得满意治疗效果。

（2）肝癌破裂出血治疗　出血量较少者，可采取保守治疗，患者卧床休息，应用止血药物治疗，待病情缓解后，可考虑行介入治疗；出血量大的患者，应立即行手术治疗。

（3）腹主动脉瘤破裂出血治疗　腹主动脉瘤破裂一旦确诊，立即行手术治疗。

（4）异位妊娠破裂出血治疗　对于有

大出血患者，一经明确诊断，应在抢救休克、扩充血容量的同时争分夺秒地进行手术治疗。

7. 缺血性腹痛治疗原则

（1）肠系膜动脉栓塞症治疗　选择性动脉血管造影检查进行确诊同时行介入置管溶栓治疗，或行剖腹探查手术、栓子取出治疗。

（2）缺血性肠病治疗　解痉止痛。急性腹部绞痛发作者，可以选择药物治疗来暂时缓解；手术治疗可行动脉血栓或内膜剥除手术、旁路移植手术等。

（3）卵巢囊肿蒂扭转治疗　需要进行急诊手术治疗。

8. 损伤性腹痛处理原则

（1）心脏骤停时即刻心肺复苏，其中解除气道梗阻是首要的一环。

（2）迅速控制明显的外出血，尽快恢复循环血容量，控制休克。

（3）对于已确诊或高度怀疑腹内脏器损伤者做好紧急术前准备，争取早期手术。原则上是先处理出血性损伤，后处理穿破性损伤，应先处理污染重的损伤，后处理污染轻的损伤。

9. 功能紊乱性或其他疾病所致腹痛处理原则

根据腹痛的特点和一般情况，逐项进行一些特殊检查以确定病因，选择有针对性的治疗。

（三）辨证治疗

1. 辨证论治

（1）寒邪内阻证

治法：温里散寒，理气止痛。

方药：良附丸合正气天香散加减。

高良姜 15g，干姜 15g，紫苏 10g，乌药 10g，香附 10g，陈皮 5g。

若腹中雷鸣切痛，胸胁逆满，呕吐，为寒气上逆者，用附子粳米汤温中降逆；

若腹中冷痛，周身疼痛，内外皆寒者，用乌头桂枝汤温里散寒；若少腹拘急冷痛，寒滞肝脉者，用暖肝煎暖肝散寒；若腹痛拘急，大便不通，寒实积聚者，用大黄附子汤以泄寒积；若脐中痛不可忍，喜温喜按者，为肾阳不足，寒邪内侵，用通脉四逆汤温通肾阳。

（2）湿热积滞证

治法：通腑泄热，行气导滞。

方药：大承气汤。

大黄15g（后下），芒硝10g（冲），厚朴10g，枳实5g。

若燥结不甚，大便溏滞不爽，苔黄腻，湿象较显者，可去芒硝，加栀子、黄芩、黄柏苦寒清热燥湿；若少阳阳明合病，两胁胀痛，大便秘结者，可用大柴胡汤；若兼食积者，可加莱菔子、山楂以消食导滞；病程迁延者，可加桃仁、赤芍以活血化瘀。

（3）饮食停滞证

治法：消食导滞。

方药：枳实导滞丸。

大黄15g，枳实10g，神曲15g，黄芩10g，黄连10g，泽泻15g，白术15g，茯苓15g。

尚可加木香、莱菔子、槟榔以助消食理气之力。若食滞较轻，脘腹胀闷者，可用保和丸消食化滞；若食积较重，也可用枳实导滞丸合保和丸化滞。

（4）气机瘀滞证

治法：疏肝解郁，理气止痛。

方药：柴胡疏肝散。

柴胡15g，枳壳10g，香附10g，陈皮5g，芍药15g，甘草5g，川芎10g。

若气滞较重，胁肋胀痛者，加川楝子、郁金以助疏肝理气止痛；若痛引少腹、睾丸者，加橘核、川楝子以理气散结止痛；若腹痛肠鸣，气滞腹泻者，可用痛泻要方以疏肝调脾，理气止痛；若少腹绞痛，阴囊寒疝者，可用天台乌药散以暖肝温经，理气止痛；肠胃气滞，腹胀肠鸣较著，矢气即减者，可选四逆散合五磨饮子疏肝理气降气，调中止痛。

（5）瘀血阻滞证

治法：活血化瘀，理气止痛。

方药：少腹逐瘀汤。

当归10g，川芎10g，赤芍10g，蒲黄15g，五灵脂15g，没药10g，延胡索15g，小茴香10g，肉桂10g，干姜10g。

若瘀热互结者，可去肉桂、干姜，加丹参、赤芍、牡丹皮等化瘀清热；若腹痛、气滞明显者，加香附、柴胡以行气解郁；若腹部术后作痛，可加泽兰、红花、三棱、莪术，并合用四逆散以增破气化瘀之力；若跌仆损伤作痛，可加丹参、王不留行，或吞服三七粉、云南白药以活血化瘀；若少腹胀满刺痛，大便色黑，属下焦蓄血者，可用桃核承气汤活血化瘀，通腑泄热。

（6）中虚脏寒证

治法：温中补虚，缓急止痛。

方药：小建中汤。

桂枝15g，饴糖15g，生姜15g，大枣10g，芍药10g，甘草5g。

也可加黄芪、茯苓、人参、白术等助益气健脾之力，加吴茱萸、干姜、川椒、乌药等助散寒理气之功。若产后或失血后，症见血虚者，可加当归养血止痛；食少，饭后腹胀者，可加谷麦芽、鸡内金健胃消食；大便溏薄者，可加芡实、山药健脾止泻；若寒偏重，症见形寒肢冷，肠鸣便稀，手足不温者，则用附子理中汤温中散寒止痛；腰酸膝软，夜尿增多者，加补骨脂、肉桂温补肾阳；若腹中大寒痛，呕吐肢冷者，可用大建中汤温中散寒。

（7）虫扰腹痛证

治法：驱蛔安蛔，调理中焦。

方药：乌梅丸。

乌梅30g，川椒10g，细辛3g，黄连15g，黄柏10g，干姜15g，附子10g，桂枝

10g，人参 10g，当归 15g。

蛔虫病腹不痛，或腹痛不剧烈时，宜祛除蛔虫、消除病因，可用化虫丸加减；若虫结成团，腑气闭结，症见腹部攻撑作痛，并有虫瘕，宜通里攻下，用大承气汤加减。

2.外治疗法

（1）针灸疗法

①寒证

治则：温经散寒，理气止痛。

处方：中脘，神阙，足三里。

方义：中脘乃腑之会、胃之募，升清降浊，调理胃肠，配足三里健运脾胃；灸神阙温暖下元以消寒积。

随证配穴：泄泻——天枢。

操作：毫针刺，可温针灸，神阙隔盐艾灸，每日 1 次，每次留针 30 分钟，10 次为 1 个疗程。

②热证

治则：清热导滞，行气止痛。

处方：中脘，上巨虚，内庭。

方义：中脘升清降浊，调理胃肠气机；上巨虚乃大肠下合穴，疏通腑气，行气消滞；内庭为胃经荥穴，以泄热邪，釜底抽薪。

随证配穴：泄泻——天枢。

操作：毫针刺，泻法，每日 1 次，每次留针 30 分钟，10 次为 1 个疗程。

③虚证

治则：温运脾阳，缓急止痛。

处方：脾俞，胃俞，中脘，章门。

方义：取脾之背俞穴配章门，胃俞配中脘，俞募相合，振奋脾胃阳气，脾阳得复，健运有权，气机得理，疼痛自除。

随证配穴：大便溏泄——天枢。

操作：毫针刺，补法，可温针灸，每日 1 次，每次留针 30 分钟，10 次为 1 个疗程。

④实证

治则：通调肠胃，行气导滞。

处方：中脘，天枢，太冲。

方义：中脘调理胃肠气机，升清降浊；天枢乃大肠募穴，调理肠胃，行气祛瘀以止痛；太冲是肝经原穴，疏肝理气，解郁消滞，缓急止痛。

随证配穴：大便秘结——支沟。

操作：毫针刺，泻法，每日 1 次，每次留针 30 分钟，10 次为 1 个疗程。

（2）穴位注射

选穴：天枢，足三里。

方法：异丙嗪和阿托品各 50mg 混合，每穴注射 0.5ml，每日 1 次。

（3）耳针疗法

选穴：胃，大肠，交感，神门，耳背，脾。

方法：毫针刺，每日 1 次，每次留针 30 分钟；亦可揿针埋藏或王不留行籽贴压。

（4）中药外敷

①艾叶 6g，生姜 6 枚，花椒 6g，诸药共捣碎，用酒炒，敷于脐上，适用于寒积腹痛。

②中药盐包：吴茱萸 250g，粗盐 250g，置于铁锅中以文火炒热，用棉布制成 200mm×180mm 的单层布袋，将吴茱萸与炒热的盐一同装入布袋，用细线密缝封口，即制成药盐包，备用。药盐包可反复使用，可使用 8~10 天，下次使用时将药盐包用适量清水撒湿 1~2 分钟，再放入微波炉中加热 5 分钟，温度在 50~60℃。适用于寒积腹痛。

③花椒 30g，葱白 1 撮，盐 30g，麸皮 250g，炒热，布包乘热敷熨痛处，适用于寒积腹痛。

④莱菔子 120g（打碎），生姜 60g（切碎），葱连根须 500g（切碎），白酒 1 杯。上药用锅炒热，布包好，熨腹部，一般先上后下，由左而右，冷则换之，适用于气滞腹痛。

3.成药应用

（1）木香顺气丸　用于气机郁滞，症

见胸闷腹痛、气郁不舒、食积呕吐等。

（2）桂附理中丸　用于虚寒腹痛，症见呕吐泄泻、手足厥冷等。

（3）附子理中丸　用于脾胃虚寒，脘腹冷痛，症见呕吐泄泻、手足不温等。

（4）纯阳正气丸　用于暑天感受湿热，症见腹痛吐泄、胸膈胀满、头痛恶寒、肢体酸重等。

（5）藿香正气软胶囊　用于外感风寒，内伤湿滞，症见脘腹胀痛、呕吐泄泻等。

（6）栀子金花丸　用于热结腹痛，症见大便秘结、腹部疼痛、口舌生疮、头痛目赤等。

（7）木香槟榔丸　用于肠胃积滞，症见脘腹胀痛、大便不通等。

（8）保和丸　用于食积停滞，症见消化不良、脘腹胀满、嗳腐吞酸、不思饮食等。

（9）槟榔四消丸　用于食积停滞，症见食积痰饮、消化不良、脘腹胀满、嗳气吞酸、大便秘结等。

（10）开胸顺气丸　用于气机郁滞，症见停食停水、气郁不舒、胸胁胀满、脘腹疼痛等。

（11）大黄䗪虫丸　用于瘀血阻滞，症见腹部肿块、肌肤甲错、目眶黑暗、潮热羸瘦等。

（12）失笑散　用于瘀血阻滞，症见腹部刺痛、时发时止等。

4.单方验方

（1）生姜10g，大枣6枚，艾叶9g，红、白糖各15g，水煎服，适用于寒积腹痛。

（2）生姜5片，红糖60g，沏姜糖水加白酒少许，温服，适用于寒积腹痛。

（3）陈皮10g，青皮6g，炒莱菔子15g，水煎服，适用于气滞腹痛。

（4）延胡索15g，当归10g，水煎服，适用于血瘀腹痛。

（5）焦山楂12g，陈皮6g，神曲9g，炒莱菔子6g，水煎服，适用于食积腹痛。

（6）鸡内金3个（炙），研成细末，1天分2次服完，适用于食积腹痛。

（7）炒蔓荆子15g，研成细末，开水送服，适用于热郁腹痛。

（8）芍药、当归等份为末，每次10g，水2碗，煎成50~100ml，温服，适用于剧烈腹痛。

五、预后转归

（一）预后

腹痛的预后决定于其所属疾病的性质和患者的体质。一般来说，体质好，病程短，正气尚足者预后良好；体质较差，病程较长，正气不足者预后较差；身体日渐消瘦，正气日衰者难治。若腹痛急暴，伴大汗淋漓、四肢厥冷、脉微欲绝者为虚脱之象，如不及时抢救则危殆立至。

（二）转归

腹痛各证型之间，往往可以相互转化，互相兼夹。如寒痛可以郁而化热，形成热痛；热痛日久不愈，耗气伤阴，可以转为寒热交错之证；气滞痛可导致血瘀痛，而血瘀痛又可影响气机的通畅，形成气滞血瘀痛；食积痛可以夹寒、夹湿热、夹气滞；虚寒痛常夹食积、气滞等；实性腹痛经久不愈，正气暗耗，可转为虚实夹杂腹痛；虚性腹痛也可以兼夹多种邪气，而显现虚实夹杂腹痛。

六、预防调护

（一）预防

腹痛预防的大要是节饮食，适寒温，调情志。具体如下。

（1）饮食有节，不暴饮暴食，戒烟限酒，勿恣食辛辣、油腻、肥腥等，以免湿从内生，以有营养、易消化、无刺激食物为宜。应减少动物脂肪及含胆固醇丰富的饮食，多食新鲜蔬菜、水果、豆制品、食用植物油。

（2）注意气候寒暖变化，避免六淫外邪。平时生活起居有规律。

（3）保持乐观情绪，心情舒畅，注意平素尽量减少情绪波动，防止七情内伤。

（4）早期发现，早期治疗，如有原发病，应积极及时进行治疗，切勿延误病情。

（5）适当进行体育运动，增强机体免疫力。

（二）调护

腹痛患者依其轻重缓急和证类不同而采取相应护理方法。腹痛剧烈患者宜禁食，诊断明确，腹痛缓解后可以进食流质，逐渐转为半流质、软食，食物以清淡、易消化、营养足够为原则，忌油煎厚味及辛辣刺激食品。虚寒证或其他各证无明显热象者，可给予热水袋敷腹部、葱熨法及艾灸神阙、气海、关元等穴止痛。保持大便通畅，便秘者应及时处理。病情观察中注意腹痛之时间、部位、性质、伴发症状、诱发原因及与寒暖、饮食、劳力等的关系等。慎用止痛药，诊断不明者，禁用麻醉性止痛剂，以免掩盖病情；禁服泻药，以免引起感染扩散，或加重病情；禁止灌肠，以免导致炎症扩散或加重病情等。

如患者突然腹痛剧烈且进行性加重，腹痛部位明确而固定，局部压痛并拒按，腹膜刺激征明显，且扩大蔓延，较快出现厥脱表现，具备外科急腹症特征，应立刻按外科急腹症护理常规护理，并立即向值班医生报告。立即建立静脉输液通道，必要时输血或血浆等，以防治休克，纠正水、电解质、酸碱平衡紊乱，纠正营养失调。

腹痛症状基本消失后，可进行食疗调摄，常用有砂仁莲子粥、桃仁粥、二冬粥等。

砂仁莲子粥：适用于脾胃虚寒和肝气不舒引起的腹痛。用砂仁 5g，莲子 20g，捣碎，粳米 100g，冰糖适量，加水 500ml，煎煮至米烂为度，每日早、晚各服 1 次，7 天为 1 个疗程。

桃仁粥：适用于瘀血腹痛。用桃仁 15g 捣碎，粳米 50g，加水 500ml，煮至米烂。每日早、晚各服 1 次，7 天为 1 个疗程。

二冬粥：适用于肠道积热引起的腹痛和病后伴有津液不足者。用麦冬 15g，天冬 15g，捣烂，粳米 100g，冰糖适量，加水 1000ml，煎煮至米烂为度，每日早、晚各服 1 次，7 天为 1 个疗程。

此外，寒痛者要注意保温，虚痛者宜进食易消化食物，热痛者忌食肥甘厚味和醇酒辛辣，食积者注意节制饮食，气滞者要保持心情舒畅。卧床休息，取俯卧位可使腹痛缓解，也可双手适当压迫腹部，可使腹痛缓解。适当给予解痉药物如阿托品、盐酸消旋山莨菪碱或维生素 K_3 可暂时缓解腹痛。若是暴饮暴食所致腹痛、腹泻者，可试用桐油按摩腹部，往往可起到一定止痛效果。腹痛剧烈且伴有呕吐、高热、血便和肠型时，应速送医院治疗，不宜留家中以免耽误病情。

七、专方选要

1. 吴咸中方 1：复方红藤郁李仁煎剂

组成：红藤 30g，金银花 30g，冬瓜仁 30g，薏苡仁 30g，紫花地丁 15g，败酱草 15g，郁李仁 12g，桃仁 9g，牡丹皮 9g，皂角 6g，石菖蒲 6g。

用法：水煎服，轻症每日 1 剂，重症每日 2 剂，每剂 2 煎。

功效：清热解毒，排脓消肿，化瘀散结。

主治：急性阑尾炎瘀滞期、蕴热期、毒热期，不包括急性阑尾炎穿孔并发弥漫性腹膜炎者。

方解：本方以清热解毒、排脓消肿为重点，但散结与一般方剂不同，用郁李仁而不用大黄。方中以红藤、金银花、紫花地丁、牡丹皮来清热解毒凉血，重用冬瓜仁、薏苡仁、败酱草、皂角排脓消肿，佐桃仁活血化瘀，并以石菖蒲辛温开郁止痛。

2. 吴咸中方2：大黄牡丹皮汤

组成：大黄10~20g，牡丹皮6~10g，桃仁10~15g，冬瓜仁15~30g，芒硝10g（冲服）。

用法：水煎服，每日1剂，每剂2煎。

功效：通里攻下，清热凉血，活血化瘀。

主治：急性单纯性或化脓性阑尾炎。

方解：阑尾炎为肠中气血瘀滞，瘀血不散，壅结化热。本方中大黄善攻下散结，清胃肠积热，牡丹皮清热、凉血散瘀，芒硝软坚，助大黄泻下，桃仁助牡丹皮活血破瘀，冬瓜仁排脓。

注意：以上两剂药方可以作为治疗急性阑尾炎的基本方，在临床上可根据不同的症状及病情适当调整，如果出现不适反应，须立即停止使用。

3. 吴咸中方3：小承气汤

组成：大黄（酒洗）12g，厚朴（炙，去皮）6g，枳实（大者，炙）9g。

用法：上药3味，以水800ml，煮取400ml，去滓，分2次温服。

小承气汤最早见于《伤寒论》，适用于伤寒阳明腑实证，如便秘、痢初起、腹中痛、脘腹胀满等症。方中大黄泻热通便，厚朴行气散满，枳实破气消痞，诸药合用，可以轻下热结，除满消痞。

4. 健脾疏肝汤

组成：黄芪、薏苡仁各20g，白术、党参、茯苓各20g，当归、生地黄、赤芍各12g，郁金15g，川楝子、木香各10g。腹痛甚加延胡索20g，白芍30g；黏液便加儿

茶、煨诃子各15g；便秘加火麻仁、草决明各20g。

用法：每日1剂，20日为1个疗程。

主治：肠易激综合征。［俞亚琴，郭钧. 健脾疏肝汤治疗肠道易激综合征的临床和实验研究. 中国中西医结合消化杂志，1997，5（1）：10-13.］

主要参考文献

［1］吴咸中. 中西医结合急腹症方药诠释［M］. 第1版. 天津：天津科学技术出版社，2001.

［2］庞国明，张胜强，刘增省. 中医急诊急救指南［M］. 第1版. 北京：中国医药科技出版社. 2019.

［3］李建英，林晓燕，甘有君，等. 吴茱萸外用缓解急性腹痛临床护理［J］. 新中医，2013，45（8）：248-249.

［4］翁红宇. 屈他维林治疗急性胃肠炎痉挛性腹痛的临床研究［J］. 临床急诊杂志，2015，16（4）：302-303.

第九节　咯血

咯血是指喉及喉部以下的呼吸气道任何部位（包括气管、支气管或肺组织）的出血，并经咳嗽动作从口腔排出的过程。可由呼吸系统疾病、循环系统疾病、外伤以及其他系统疾病或全身性因素引起。中医学认为咯血又称为嗽血、咳血，是血自肺中、气管而来，经咳嗽随痰而出，故多痰血相兼，或痰中带血，也有痰少、出血量多而咳纯红鲜血者。

一、病因病机

（一）西医学认识

咯血是一种临床症状，并非单独疾病，可以出现在任何年龄阶段，许多呼吸系统

良恶性疾病、循环系统疾病、自身免疫系统疾病都可表现为咯血。一般可根据病史、体格检查、胸部影像学、内窥镜等方法对咯血病因进行了解，以明确诊断。

1. 病因

痰中带血丝或小血块，多由黏膜或病灶毛细血管渗透性增高、血液渗出所致；大咯血可由呼吸道内小动脉瘤破裂或因肺静脉高压时支气管内静脉曲张破裂所致。

常见病因涉及多个脏器及系统。见表5-4。

表5-4　咯血常见原因

分类	病因
气管、支气管疾病	气道内新生物（支气管肺癌、支气管内转移癌、支气管良性肿瘤、卡波西肉瘤、支气管腺瘤）
	支气管炎、支气管扩张、支气管内膜结核、支气管结石、支气管异物
肺部疾病	肺脓肿、肺炎、肺结核、肺曲菌病、肺转移瘤、肺寄生虫病、肺囊肿、肺隔离症、特发性肺含铁血黄素沉着症、韦格纳肉芽肿、肺挫伤、Goodpasture综合征、狼疮性肺炎
原发性肺血管疾病	肺动静脉瘘、肺栓塞、肺动脉高压、动脉导管未闭、急性左心衰、二尖瓣狭窄、心房黏液瘤、纤维素性纵隔炎伴肺静脉阻塞
其他或少见疾病	子宫内膜异位症、全身凝血障碍（血小板减少症、血友病、DIC、白血病）、应用抗凝剂、流行性出血热、肺出血型钩端螺旋体病、白塞病、遗传性毛细血管扩张症

2. 发病机制

（1）血管通透性增加　肺部的感染、中毒或血管栓塞时，病原体及其代谢产物可对微血管产生直接损害或通过血管活性物质的作用使微血管壁通透性增加，红细胞自扩张的微血管内皮细胞间隙进入肺泡而造成小量咯血。

（2）血管壁侵蚀、破裂　肺部慢性感染使血管壁弹性纤维受损，局部形成小动脉血管瘤，在剧烈咳嗽或动作时血管瘤破裂而大量出血，常造成窒息、突然死亡，此种血管瘤多见于空洞性肺结核。

（3）肺血管内压力升高　风湿性心脏病二尖瓣狭窄、肺动脉高压、高血压性心脏病等情况下肺血管内压力升高，可造成血液外渗或小血管破裂而引起咯血。

（4）止、凝血功能障碍　常见于血小板减少性紫癜等血液病，由于凝血因子缺乏或凝血过程障碍以及血管收缩不良等因素，在全身性出血倾向的基础上也可能出现咯血。

（5）机械性损伤　外伤或肺结核钙化灶、支气管结石对血管的机械性损伤引起咯血。

临床表现为血丝痰、痰血、咯少量或大量鲜血，辅助检查包括以胸部X光片为基础的影像检查与纤维支气管镜下直视配合活检、针吸、毛刷、灌洗等组织学、细胞学检查；近来迅速发展的胸部影像学技术，包括HRCT（高分辨率CT）、CTPA（CT下肺动脉造影）、低剂量CT、CT引导下肺内占位性病变的穿刺活检等，有助于明确咯血原因。

（6）咯血程度分级

①小量，24小时咯血量在100ml以内，包括痰中带血丝。

②中量，24小时咯血量在100~500ml。

③大量，24小时咯血量＞500ml或一次咯血量＞300ml。

窒息和失血性休克是大咯血的严重并发症，需积极处理。肺由体循环的支气管动脉系统及肺循环的肺动脉系统供血，在咯血中，支气管动脉源性出血占90%，肺循环源性出血占5%，且大咯血一般是支气管动脉源性出血。

（二）中医学认识

咯血为血自肺中经气道咳嗽而出，或纯鲜红，间夹泡沫，或痰血相兼，或痰中带血。主要由外邪犯肺、肝火上炎、阴虚火旺或气不摄血等原因，以致肺络损伤、血液妄行、溢入气道而成。

咯血由肺络受损导致。肺为娇脏，又为脏腑之华盖，当内外之邪干扰及肺，肺气上逆则为咳，损伤肺络则导致咯血。

1. 外邪袭肺

肺主气，司呼吸，开窍于鼻，外合皮毛，故易受外邪侵袭。外邪袭肺则壅肺气，使肺气失于宣肃而上逆为咳。损伤肺络，血溢气道，则引起咯血。在外邪之中，以热邪、燥邪引起者居多。

2. 肝火犯肺

多由肺气素虚，复因情志不遂，肝郁化火，肝火上逆犯肺，损伤肺络而咯血。或因暴怒气逆，致使肝气横逆，气有余便是火，血随火动，肝火上逆犯肺而咯血。

3. 肺肾阴虚

由于瘵虫侵蚀肺系，动热伤阴，或他病日久，耗伤气阴，以致阴虚肺燥，虚火内炽，灼伤肺络而导致咯血。此外，肺肾之间存在着金水相生的关系，因此，或先病肺阴亏虚，日久病及于肾，或先病肾水不足，以致肺失滋润，均可形成肺肾阴虚、水亏火旺、火灼肺金的咯血。

4. 气虚不摄

或因劳倦过度，或因饮食失节，或因情志内伤，或因外邪不解，耗伤人体正气，以致气虚而血无所主，血不循经而错行，从肺络溢出而形成咯血。

二、临床诊断

（一）辨病诊断

1. 临床诊断

咯血是临床常见症状，应进一步明确引起咯血的原发疾病。很多疾病均可引起咯血，应仔细鉴别诊断。

（1）肺结核　咯血是肺结核患者常见的症状，约有50%的患者有程度不等的咯血，咯血量多少不等，少者仅为痰中带血，多者一次咯血可在500ml以上，结核咯血颜色为鲜红色。支气管镜检查直视下可见支气管结核病灶，刷检涂片和冲洗沉淀法涂片查结核菌或进行组织学检查可明确诊断。根据病史、临床表现、体征、CT、痰结核菌检查和支气管镜检查等进行诊断。

（2）支气管扩张症　咯血是支气管扩张症的常见症状，文献报道约90%患者有不同程度的咯血。少者咯血数口，多者每次达500ml以上，为鲜红色。根据病史、临床表现、体征、CT等可明显诊断。

（3）肺癌　约60%原发性肺癌患者有咯血症状，多为持续性或间断性痰中带血或小量咯血，血痰少，大咯血者少见。根据病史、咳嗽、咳痰、咯血等症状以及X线检查、支气管镜检查、刷检和活检病理、细胞学检查可以确诊。

（4）肺脓肿　多起病急骤，高热，咳嗽，胸痛，吐大量脓臭痰或脓血痰，常是肺炎和葡萄球菌败血症等的并发症，约50%的患者有咯血症状，咯血量不大。一般根据急性发病史、临床表现、X线检查、痰细菌学检查和诊断性治疗，诊断并不困难。

（5）慢性支气管炎　慢性支气管炎患者有时也有咯血，一般为小量或痰中带血，为支气管黏膜充血损伤所致，一般3~4天之内自行停止。

（6）肺炎　肺实质处于高度充血状态，小血管发生破裂而致咯血。

（7）流行性出血热　流行性出血热是一组由虫媒病毒引起的自然疫源性传染病。根据流行季节（多在5~6月份）、流行地区以及发热、出血和肾脏损害等三大临床症状和实验室检查，诊断并不困难。

其他如肺部疾病亦可引起咯血，如肺阿米巴病、肺吸虫病、肺包虫病、肺出血型钩端螺旋体病、支气管结石症、肺尘埃沉着病、良性支气管瘤等。

2.心血管系统疾病

（1）风湿性心脏病二尖瓣狭窄　因为风湿性心脏病二尖瓣狭窄引起左心房衰竭，肺静脉及毛细管内压力明显升高，肺充血，支气管黏膜及毛细管破裂，引起咯血，多为痰中带血或小量咯血。根据心脏病史、查体、超声心动图等结合诊断。

（2）肺栓塞　由血栓阻塞肺动脉引起。增强CT、放射性核素扫描等有助于诊断。

（3）肺动静脉瘘　由肺内先天性血管畸形引起。肺动脉造影、MRI检查等可清楚地了解动静脉瘘的位置。

3.全身性疾病及其他原因

（1）血液病　某些血液病如血小板减少性紫癜、白血病、血友病等也可引起咯血，需专科检查、专科治疗。

（2）结缔组织病　系统性红斑狼疮和结节性多动脉炎偶可发生咯血，活检可明确诊断。

（3）肺出血—肾炎综合征　病因不明，多见于男性青年，病程为数月至1年，预后不良。肾活检免疫荧光检查发现抗肾小球基底膜抗体则诊断明确。

（4）代偿性月经　成年女性发生与月经经期相应的周期性咯血，须考虑为代偿性月经，此种异常现象罕见，原因未明。对于此种异常咯血现象，经过长期观察和细致检查而无其他原因导致咯血时方可诊断为代偿性月经。

（二）辨证诊断

望：痰中夹血，血色鲜红，面色少华，神疲乏力，或兼见鼻血、便血，舌质红，苔白，或燥，或薄黄。

闻：痰中有血腥味。

问：恶寒发热，咳嗽，头痛，鼻塞，口渴，咽痛，咽喉干燥，鼻燥，心烦口渴，胸胁疼痛，头痛眩晕，烦躁易怒，耳鸣，心悸。

切：脉浮，或缓，或数，或脉虚细，或芤。

1.风寒犯肺证

初起恶寒，发热，头痛，鼻塞，咳嗽，痰稀，渐至咳嗽不已，痰中夹血，血量一般不多，脉浮或浮缓，苔白。

辨证要点：恶寒，发热，痰中夹血，血量一般不多，脉浮或浮缓，苔白。

2.风热犯肺证

初起恶寒发热，咳嗽痰黄，痰中夹血，血色鲜红，口渴，咽痛，或头痛，舌苔薄黄，脉浮数。

辨证要点：恶寒发热，痰黄，痰中夹血，口渴，舌苔薄黄，脉浮数。

3.燥邪犯肺证

身热，咳嗽，痰量不多，咯痰不爽，痰中带血，咽喉干燥，鼻燥，心烦口渴，苔薄白而燥，脉浮数。

辨证要点：痰中带血，咽喉干燥，心烦口渴，苔薄白而燥，脉浮数。

4.肝火犯肺证

咳嗽，痰中带血或咯吐纯血，血色鲜红，胸胁疼痛，头痛眩晕，烦躁易怒，口苦而干，舌质红，苔薄黄，脉弦数。

辨证要点：胸胁疼痛，头痛眩晕，烦躁易怒，口苦而干，舌质红，苔薄黄，脉弦数。

5.气不摄血证

面色少华，神疲乏力，头晕目眩，耳鸣，心悸，或咳或不咳，痰中带血或咳吐纯血，或兼见鼻血、便血，舌质淡，脉虚细或芤。

辨证要点：面色少华，痰中带血或咳吐纯血，或兼见鼻血、便血，舌质淡，脉虚细或芤。

三、鉴别诊断

（一）西医学鉴别诊断

1. 咯血与呕血相鉴别

经口排出的血，究竟是咯出还是呕出，有时非但患者或家属回答不清，临床医生也很难鉴别。咯血还是呕血主要参考病史、体征，有时需结合一些辅助检查方能确定。但实际临床工作中，因为患者病情较重，很多时候不能如愿行如支气管镜等检查，故医生的临床经验也很重要。

2. 出血部位鉴别

经口腔、咽、喉、鼻腔的出血，一般也是鲜红色的血液，外观上与咯血难以鉴别。查口腔、咽部，明确有无这些部位的出血；鼻出血一般经前鼻孔流出，常可在鼻中隔前下方发现出血灶；鼻腔后部出血者，血液一般经后鼻孔沿咽喉壁下流，可经咽喉镜检查而确定，并且该类患者一般有液体由咽部向下流的感觉。

3. 区别心源性咯血或肺出血

一定注意心脏病病史、体征，尤其警惕二尖瓣病变导致的首次咯血。急性心源性肺水肿很少大量咯血，个别患者咯血量较大，色较鲜红，结合心脏病病史、端坐呼吸、肺底啰音、发作诱因及规律当不难鉴别。

如前所述，多种全身性疾病均可导致咯血，结合患者发热、多发部位出血、肺外症状、体征以及特异性化验，一般不易误诊。

（二）中医学鉴别诊断

1. 咯血与吐血鉴别

吐血是血由胃来，经食管从口而出，在吐血前，多伴有肝郁气滞、胃脘疼痛、胃气失和等症状。血随呕吐而出，血中夹有食物残渣，血量较多，血色紫暗。吐血

患者大多可伴有黑便症状。

2. 咯血与肺痈鉴别

肺痈虽亦见咳血，但为脓血相兼。肺痈初期，亦可见风热袭于卫表的症状，但肺痈演变至吐脓血时，多有壮热、烦渴、胸痛、咳嗽、脉滑数、舌质红、苔黄腻等症，吐痰量多，气味腥臭，脓血相兼。

3. 咯血与口腔出血鉴别

口腔出血如咽喉、齿龈以及口腔其他部位出血，一般无咳嗽，血往往是纯血或随唾液而出，出血量较少，且可见口腔病变的症状。

四、临床治疗

（一）提高临床疗效的要素

1. 辨外感、内伤

从引起咯血的原因看，咯血可分为外感及内伤两类，两者在临床表现、预后及治疗等方面各不相同，应注意辨识。一般来说，外感咯血病程短，起病较急，初起均有恶寒、发热等表证，内伤咯血病程长，起病较缓，均有脏腑、阴阳、气血虚衰或偏盛的表现，如肺肾阴虚、正气亏虚或肝火上炎等。

2. 辨火旺、气虚

咯血虽可分为外感及内伤两类，但其病机主要分为火旺与气虚两个方面，咯血由火热熏灼肺络者多，火旺应辨明虚火、实火。外感之火及肝郁之火属于实火，阴虚火旺之火则为虚火。气虚者多由内伤所致，气虚则不能摄血而致咯血。

（二）辨病治疗

1. 一般治疗

（1）精神安慰，解除恐惧和紧张心理，鼓励患者把血咯出，避免阻塞气道，必要时可给予小剂量镇静剂，以消除患者的精神紧张，但禁用吗啡等，以免抑制咳嗽反

射引起窒息。

（2）进食易消化食物，尽可能避免便秘的发生。

（3）侧卧位　若为大咯血急性期，建议患者患侧卧位，以免将健侧的支气管也阻塞，引起窒息。

原则上咯血患者不用镇咳药物，鼓励患者将血痰咳出。频繁剧烈咳嗽后发生咯血者，考虑咳嗽可能为咯血原因时可给予可待因 15~30mg，每天 2~3 次，或给予含有可待因的复方制剂，如止咳糖浆 10ml，每日 3 次，或右美沙芬 15~30ml，每日 3 次口服，禁用吗啡等中枢性镇咳药，以免抑制咳嗽反射，从而导致血块堵塞气道造成窒息。安慰患者，消除其紧张、焦虑情绪，必要时给予小剂量镇静剂，如地西泮（安定）2.5mg，每日 2~3 次，或 5~10mg 肌内注射，心肺功能不全或全身衰竭、咳嗽无力者禁用。

2. 药物治疗

（1）垂体后叶素　垂体后叶素是大咯血时首选的药物。首次剂量为 5~10U，加入 5%~25% 葡萄糖注射液 20~40ml 中缓慢静脉注射（10~15 分钟），必要时 6 小时后重复注射，每次极量为 20U。静脉注射后再以 10~40U 加入 5% 葡萄糖注射液 250~500ml 持续静脉滴注。若患者出现头痛、面色苍白、出汗、心悸、胸闷、腹痛、便意及血压升高等反应时，应注意减慢静脉注射或静脉滴注速度。对患有高血压、冠心病、动脉硬化、肺源性心脏病、心力衰竭以及妊娠患者，均应慎用或不用。

（2）血管扩张剂　如酚妥拉明（α-受体阻滞剂）、硝酸甘油等通过扩张肺血管，降低肺动脉压及肺楔压，降低肺循环压力，同时使体循环血管阻力下降，回心血量减少，肺内血液分流到四肢及内脏循环当中，起到"内放血"的作用，使肺动脉和支气管动脉压降低，达到止血目的。适用于高

血压和冠心病患者的咯血。

（3）肾上腺皮质激素　肾上腺皮质激素治疗浸润型肺结核咯血疗效较好，在其他治疗无效时可考虑应用，但需同时应用抗结核药。

（4）止血和凝血药物、抗纤维蛋白溶解剂　6-氨基己酸（抑制纤溶酶原激活为纤溶酶，从而抑制纤维蛋白溶解）、对羧基苄胺、酚磺乙胺（增强血小板和毛细血管功能）、氨甲苯酸注射液（为促凝血药，通过抑制纤维蛋白溶解起到止血作用）、肾上腺色腙片（增强毛细血管对损伤的抵抗力）、纤维蛋白原（在凝血酶作用下形成纤维蛋白单体，在凝血因子 XII 的作用下形成纤维蛋白，促进凝血）、巴曲酶、维生素 K 族、云南白药等，可以作为咯血的辅助治疗药物。

大量咯血造成血流动力学不稳定，收缩压低于 90mmHg 或血红蛋白明显降低者应考虑输血。如果患者存在凝血基因异常，可考虑给予新鲜冻干血浆或重组凝血因子 VII α，如果患者血小板减少，也可以考虑单纯补充血小板。

（5）抗感染治疗　当考虑存在肺部感染时应同时给予抗感染治疗。

3. 纤维支气管镜检查

对采用药物治疗效果不佳的顽固性大咯血患者，应及时进行纤维支气管镜检查。其目的一是明确出血部位；二是清除气道内的陈血；三是配合血管收缩剂、凝血酶、气囊填塞等方法进行有效的止血。出血较多时，一般先采用硬质支气管镜清除积血，然后通过硬质支气管镜应用纤维支气管镜，找到出血部位进行止血。

咯血期间进行气管镜检查有一定危险性，检查前应做好抢救准备。

4. 选择性支气管动脉栓塞

如常规治疗无法控制大咯血或因心肺功能不全不宜行开胸手术者可采用支气管

动脉栓塞治疗。栓塞治疗通常在选择性支气管动脉造影确定出血部位的同时进行。如果在支气管动脉栓塞后仍有咯血，应考虑到肺动脉出血的可能，最多见是侵蚀性假性动脉瘤、肺脓肿、肺动脉畸形和肺动脉破裂，此时需行肺动脉造影，一旦明确病变存在，主张同时做相应的肺动脉栓塞。

支气管动脉栓塞治疗咯血主要适用于：①任何原因所致的急性大咯血，病因一时无法去除，为缓解病情，创造条件进行手术时。②不适合手术，或者患者拒绝手术，内、外科治疗无效者。③咯血量不大但反复发生者。相关的禁忌证包括：①导管不能有效和牢固插入支气管动脉内、栓塞剂可能反流入主动脉者。②肺动脉严重狭窄或闭锁的先天性心脏病，肺循环主要靠体循环供血者，在不具备立即手术矫正肺动脉畸形时。③造影发现脊髓动脉显影极有可能栓塞脊髓动脉者。

5. 外科手术

对于反复大咯血经积极保守治疗无效，24小时内咯血量超过1500ml，或一次咯血量达到500ml，有引起窒息先兆而出血部位明确且没有手术禁忌证者，可考虑急诊手术止血。

（1）适应证 ①大咯血经内科保守治疗无止血趋势者。②反复大咯血，有发生窒息以及休克可能者。③出血部位明确且为不可逆病变，健侧肺无活动性病变，肺功能储备以及全身其他器官功能状况可耐受手术者。

（2）禁忌证 ①两肺存在弥漫性病变（如两肺广泛支气管扩张、多发性支气管肺囊肿等）。②全身情况差，心、肺功能代偿不全。③非原发性肺部病变所引起的咯血。

手术时机最好选择在咯血间歇期以减少手术并发症。

6. 原发病的治疗

根据不同的原发病采用针对性治疗。

如肺结核咯血应积极联系专科医院，尽早规范抗结核治疗；支气管扩张所致咯血必须积极抗感染治疗；二尖瓣狭窄所致咯血，按照急性左心衰处理。

7. 并发症处理

咯血并发症主要有窒息、失血性休克、吸入性肺炎和肺不张等，应注意及时通畅气道、扩容、抗感染等。

大咯血患者的主要危险在于窒息，这是导致患者死亡的最主要原因。因此，在大咯血的救治过程中，应时刻警惕窒息的发生。一旦发现患者有明显胸闷、烦躁、喉部作响、呼吸浅快、大汗淋漓、一侧（或双侧）呼吸音消失，甚至神志不清等窒息的临床表现时，应立即采取以下措施，全力以赴地进行抢救。

①体位引流：让患者取头底脚高45°俯卧位，拍背，迅速排出积血，头部后仰，颜面向上，尽快清理口腔内积血，同时取出假牙，保持呼吸道通畅，有效给氧，建立静脉通道。

②气管插管：将有侧孔的气管内导管插入气管内，边进边抽吸，动作要轻巧迅速，深度通常为24~27cm（到隆突），将血液吸出（必要时用支气管镜吸血），直至窒息缓解。在持续大量出血时，如知道病变部位，可将气管内导管在支气管镜引导下直接插入健侧，以保护健侧肺部，免受血液溢入，保障气体交换，然后再做栓塞治疗。

（三）辨证治疗

辨证论治

（1）风寒犯肺证

治法：疏风散寒，肃肺止血。

方药：金沸草散加减。

金沸草（旋覆花）30g，前胡15g，荆芥15g，细辛3g，生姜10g，茯苓15g，半夏10g。

若瘀血重者加仙鹤草、茜草根、白茅

根、蒲黄止血化瘀；若风寒已解，而咳嗽不止，痰中带血者，可用止嗽散为主方加上述止血化瘀药治疗。

（2）风热犯肺证

治法：清宣肺热，凉血止血。

方药：银翘散加减。

连翘 30g，金银花 30g，薄荷 18g（后下），竹叶 12g，生甘草 15g，荆芥穗 12g，淡豆豉 15g，牛蒡子 18g。

若咳嗽频繁、咯血不甚者，加贝母、杏仁肃肺止咳，墨旱莲、白茅根、藕节、茜草根凉血止血；咳血甚者，再加云南白药或三七粉冲服；发热、痰多、咯痰黄稠、苔黄腻、脉滑数者，加黄芩、鱼腥草，或合千金苇茎汤清热肃肺化痰；表邪已解而津伤较甚，干咳无痰或痰少而黏、舌红少津者，去荆芥、薄荷，加天冬、麦冬、玄参、天花粉养阴润燥。

（3）燥邪犯肺证

治法：清肺润燥，宁嗽止血。

方药：清燥救肺汤加减。

桑叶 20g，石膏（煅）15g，甘草 10g，人参 10g，胡麻仁（炒，研）10g，真阿胶（烊化）15g，麦冬（去心）15g，杏仁 15g，枇杷叶 15g。

若咯血不甚者，可加生地炭、藕节炭、墨旱莲、十灰散等凉血止血；咳血甚者，再加云南白药或三七粉冲服。

（4）肝火犯肺证

治法：泻肝清肺，凉血止血。

方药：泻白散合黛蛤散加减。

地骨皮 30g，桑白皮 30g，甘草（炙）3g，黛蛤散 3g。

若咯血不甚者，可加藕节、白茅根、墨旱莲、茜草根等凉血止血；若出血量较多者，可另吞服三七粉；头晕、目赤者，可加龙胆草、代赭石清热平肝。

（5）阴虚火旺证

治法：养阴清热，凉血止血。

方药：百合固金汤加减。

生地黄 15g，当归身 15g，白芍 10g，甘草 5g，玄参 15g，贝母 10g，麦冬 10g，百合 30g。

若咯血不甚者，加白茅根、藕节、墨旱莲、侧柏叶或十灰散凉血止血；咳血甚者，再加云南白药或三七粉冲服；潮热甚者，加地骨皮、秦艽、白薇清退虚热；盗汗显著者，加煅牡蛎、浮小麦、糯稻根固表敛汗。

（6）气不摄血证

治法：益气摄血，健脾养血。

方药：拯阳理劳汤加减。

人参、黄芪各 15~30g，白术、甘草各 15~20g，当归 10g，陈皮 6~10g，肉桂 3~6g。

若无寒象者可去肉桂，加熟地黄滋阴养血；为加强止血的效果，在益气摄血的同时，可加仙鹤草、白及、阿胶珠、三七粉等以收敛止血，养血止血。

（四）医家经验

1. 陈绍宏

陈绍宏教授将咯血执简驭繁地分为两型：一为肝火犯肺，一为阴虚肺燥。咯血之肝火犯肺证，临床多见咳嗽阵作、咳呛气逆、面赤口苦、胸胁胀痛、急躁易怒、舌红苔黄、脉弦速等，其病机要点为木火刑金，肺失清肃，肺络受损，治宜清肝泻火，凉血止血，以龙胆泻肝汤合咳血方加味治疗，龙胆泻肝汤清泻肝火之功及咳血方凉血止血之功共奏标本兼顾之效；咯血之阴虚肺燥证，症见咽干鼻燥、干咳少痰或反复咳血、颧红、潮热盗汗、舌红少津、脉细数等，病机要点为虚火灼肺，肺络受损，治宜滋阴润肺，宁血止血，以百合固金汤加味治疗，效果良好，《医方集解》中就有百合固经汤治疗阴虚肺燥证的记载。
[赵文，曹平. 陈绍宏教授治疗咯血用方

2. 王和伯

王和伯教授认为"诸血皆由火升"，结合时令节气分析病机；其运用缪希雍"治吐血三要法"，治疗以降气为首务。治法重视降气通络和营、滋阴潜阳，区分外感、内伤之异，对痰饮咯血不轻易投凉药，而重视温经止血。对虚损者主张补其不足、培育后天，倡导节劳静养。[朱冰，齐春红，钱菁，王荣祖. 王和伯治疗咯血经验初探. 中国中医基础医学杂志，2015，21（5）：609-611.]

3. 吴银根

吴银根教授认为支气管扩张咯血之所以难治，乃因标本同病，标在热伤肺络，而本在肺。急则治标宜凉血泻火，缓则治本宜养肺肾阴，是为治咯血之总纲，用药宜静宜凉。无论阴虚内热之火、五志肝胆之火、痰热郁积之火、外感燥热之火或寒湿入里化热之火均可灼伤阴分，阴血扰动，血不循经溢出脉外，故凉血止血是最基本的治则。[程雪，方泓，吴银根. 吴银根治疗支气管扩张诊疗思路与用药特色. 中国中医基础医学杂志，2018，24（2）：267-268.]

4. 黄立中

黄立中教授认为肺癌咯血之病因病机主要责之于气、火，却不止于气、火，血虚、血瘀、阳虚亦能导致咯血，故应从气火论治，首当调气降火，明辨虚实，辅以滋阴养血、祛瘀生血、温阳健脾，同时审证求因，中西医结合，治其根本。其主张分阶段个体化论治，整体把握病情，以人为本，关注得病之人而非疾病本身，重视培补元气，补益脾胃，恢复正气，提高机体自身抗邪能力，慢病缓治，不图速效，则咯血自止。[杨珊，黄立中，肖玉洁，周思春. 黄立中治疗肺癌咯血经验. 湖南中医杂志，2019，35（05）：22-24.]

五、预后转归

咯血预后主要与出血量、出血速度、肺内残留的血量以及窒息时的呼吸复苏等因素有关，与引起咯血的病因不直接相关。若24小时咯血量＞1000ml，则死亡率在58%，若是恶性肿瘤引起咯血，且24小时咯血量＞1000ml，则死亡率在80%，若24小时咯血量＜1000ml，则死亡率在9%。若支气管扩张、肺脓肿或坏死性肺炎引起的大咯血，预后相对较好，死亡率仅在1%左右。

六、预防调护

（一）预防

对有咯血危险的患者（如既往有咯血史，肺内有巨大空洞，损毁肺，肺内有多发钙化灶）宣教，在日常生活中注意避免剧烈咳嗽和剧烈运动，保持大便通畅，禁服或慎服活血化瘀药；咯血期间严禁以热水洗澡、洗头、洗脸及手足，以防止因血管扩张而诱发咯血；对咳嗽剧烈，或顽固咳嗽而诱发咯血的患者，应予以镇咳剂，有利于预防咯血；使其了解和掌握胸部不适感、喉部发痒或异物感、咳嗽、胸闷、呼吸困难、烦躁等咯血先兆症状。

（二）调护

1. 休息

卧床休息，如明确病变部位，应向患侧卧位，以减少病变播散，在患处可以置冰袋降低局部体温，使血管收缩，以利于止血。

2. 饮食

咯血时，患者应暂禁食。咯血间歇期间，可给予少量温度适宜的流质饮食，过热或过凉都可刺激气管，引起咳嗽，诱发咯血。避免进粉末状食物，如蛋糕、硬的及油炸食物，以免引起呛咳。咯血停止后应给予高蛋白、高热量、高维生素饮食，以补充营养物质，促进机体康复。

3. 食疗

（1）银耳百合羹　银耳 50g，干百合 25g（新鲜百合 50g），银耳泡发后洗净，加水煮沸，加入百合，小火炖至成羹，再加适量冰糖，分次食用。可滋阴，润肺，生津，补中，益气，适用于体虚肺弱者因慢性支气管炎、肺结核、支气管扩张、肺癌引起的咯血。

（2）萝卜藕汁　白萝卜、鲜藕各 500g，蜂蜜 10g。白萝卜、鲜藕洗净，用榨汁机取汁，加蜂蜜搅匀（如太浓可加点凉开水稀释饮用）。可凉血止血，消痰止咳，适用于支气管扩张、慢性支气管炎、肺结核以及肺癌引起的各种出血。

（3）百合枇杷藕羹　鲜百合 50g 洗净，枇杷 50g 洗净去皮、核，鲜藕 50g 洗净，刮皮，切片，再将其一起加适量清水煮熟，调入适量湿淀粉，稍煮一会，盛入放有桂花的碗内即成。能润肺止咳，适用于肺结核久咳、吐血，病后虚烦、口渴等。

七、专方选要

1. 清热凉血止血汤

组成：黛蛤散 15g，栀子 10g，瓜蒌 30g，枳壳 10g，海浮石 15g，仙鹤草 10g，百合 15g，百部 10g，茜草 10g，桑叶 10g。

服法：加水 800ml，煎取 400ml，每日 1 剂，分早、晚 2 次服用。

主治：热邪壅肺型咯血。[寇焰，吴之煌，张晓霞．清热凉血止血方治疗支气管扩张咯血 30 例临床观察．北京中医药，2009，28（11）：869-870．]

2. 清肝泻肺止血方

组成：青黛 6g，海蛤壳 20g，桑白皮 15g，黄芩 10g，怀小麦 15g，生甘草 6g，白头翁 15g，秦皮 10g，大黄 10g，炒蒲黄 15g，白及 30g，茜草根 15g，田三七粉 3g，金荞麦根 20g。

服法：青黛、炒蒲黄布包入煎；田三七粉水冲服；大黄多生用后下，若便溏者可改用制大黄。水煎服，少量咯血者日 1 剂，中量咯血者 2 日 3 剂，大量咯血者日 2 剂。

主治：肝火犯肺型咯血。[高媛，胡春媚，胡青云，王丽华，李映霞，张元兵．清肝泻肺止血方治疗肝火犯肺型支气管扩张 30 例．江西中医药大学学报，2016，28（1）：39-41．]

主要参考文献

北京医师协会呼吸内科专科医师分会咯血诊治专家共识编写组．咯血诊治专家共识［J］．中国呼吸与危重监护杂志，2020，19（1）：1-11．

第十节　晕厥

晕厥是指一过性的全脑组织缺血导致的短暂意识丧失状态，表现为迅速、短暂、自限性的全身肌肉无力、肌张力丧失、猝然倒地和意识丧失，其发生较快，一般持续数秒至数分钟，并随即自行恢复，很少有后遗症状，老年人可有逆行性健忘，部分患者可有明显的乏力。

中医属于"厥证"范畴。

一、病因病机

（一）西医学认识

1. 流行病学

晕厥是临床常见的一组症状群，可由多种疾病引起，晕厥患者占门诊及住院患者的 0.8%~2.4%。其发病率男性为 3%，女性为 3.5%，发病年龄呈现 3 个高峰，20 岁左右女性、60 岁及 80 岁左右老人。晕厥因其发病原因不同，后果从良性发作到突然死亡，即使良性发作也常由于受伤或职业特殊（如高空作业者、司机）造成严重的后果。

2. 病因

晕厥的病因可大致分为以下4类，其中血管迷走性晕厥是导致晕厥的最主要原因，约占晕厥总数的70%，排在第二位的是心源性晕厥。①血管舒缩机制障碍引起的晕厥：见于血管迷走性晕厥、体位性低血压、颈动脉窦综合征、排尿性晕厥、咳嗽性晕厥、吞咽性晕厥及疼痛性晕厥等。②各种心脏器质性病变及严重心律失常引起的晕厥：见于阵发性室上性心动过速、阵发性室性心动过速、心房颤动、心室颤动、房室传导阻滞Ⅱ－Ⅲ度、病态窦房结综合征、阿－斯综合征、心绞痛与急性心肌梗死、急性心肌炎、主动脉瓣狭窄、肺动脉瓣狭窄、左房黏液瘤、原发性肥厚型心肌病、法洛四联症等。③右心回心血量机械受阻性晕厥：见于心包填塞、肺栓塞、足月妊娠等。④脑血管病变引起的晕厥：锁骨下动脉盗血综合征、基底动脉性偏头痛、无脉症等。

3. 发病机制

引起晕厥的原因有很多，但其共同的病理基础为短暂的脑血流下降或中断，当全脑血流量下降到约为正常值的40%时导致意识丧失，此种下降通常反映心脏搏出量减少一半或以上，直立时平均动脉压降到40~50mmHg以下；在时间上，大脑血流减少或中断6~8秒即可出现意识丧失。

（1）心血管控制的神经源性机制 交感和副交感神经通过细微调节的方式作用于心血管系统，以减慢心跳（迷走性）和调节躯干、四肢的大静脉容量性血管的收缩程度（交感性），其中任一系统麻痹或活动过度均能扰乱心律和心率，削弱血管运动张力，并导致左心室搏出量减少，右心充盈降低，或者两者兼有。当心脏搏出量减少一半或以上并持续一段时间后就可能发生晕厥。

（2）固有的心脏病 原发心脏病所致心脏结构、节律及收缩力改变使心排血量突然减少或心脏停搏，进而导致脑组织缺血缺氧而发生晕厥。

（3）右心回心血量机械性受阻 如心包填塞、肺栓塞、足月妊娠等导致右心充盈减少而使心脏搏出量明显降低，脑部一过性缺血而发生晕厥。

（4）脑血管病变 由于脑部血管或主要供应脑部血液的血管发生循环障碍，导致一过性广泛性脑缺血。

（二）中医学认识

中医学认为本病的病因主要有七情内伤、体虚劳倦、亡血失津、饮食不节等，其基本病机为气机突然逆乱，升降乖戾，气血运行失常，导致清窍壅塞或神明失养而昏仆发厥。

1. 七情内伤

七情所伤，气机逆乱，气血运行失常致厥。如因大怒而肝阳暴亢，气血并走于上，气血阴阳不相顺接而发为厥证；或其人素体胆气不足，复加突如其来的外界刺激，可使气血逆乱而致厥。

2. 体虚劳倦

素体亏虚，复加空腹劳累，以致中气不足，髓海失养，或睡眠长期不足，阴阳气血亏耗，亦会成为厥证的发病原因。

3. 亡血失津

如因大汗吐下，气随液耗，或因失血过多，以致气随血脱，神明失养而致厥。

4. 饮食不节

嗜食肥甘厚味，脾胃受损，运化失常，以致聚湿成痰，痰浊阻滞，气机不畅，复加情志刺激，肝气不疏，痰随气逆，壅阻清窍，则可发为昏厥。

本病病位主要在心、肝而涉及脾、肾。

其主要病机为气机突然逆乱，升降乖戾，气血阴阳不相顺接。情志变动，影响肝之疏泄，轻则气机郁滞，重则气逆，逆而不顺则气厥。气盛有余之人，骤遇恼怒，致肝失条达，气机冲逆于上，闭塞清窍而发为气厥实证；素来元气虚弱之人，复因惊吓，气机逆乱，或劳累饥饿太过，耗伤元气，清阳之气不能上承清窍，而发为气厥虚证。素有肝阳偏亢，遇暴怒伤肝，怒则气逆，血随气升，气血并走于上，壅塞清窍，发为血厥实证；大量失血，血脱则气无以附，气血不能上达清窍，神明失养，则发为血厥虚证。饮食不节，脾胃受损，运化失常，聚湿成痰，复加情志过极，气机逆乱，痰随气升，闭阻清窍，则为痰厥。病理性质有虚、实之别，实为气机郁闭，虚为气血暴脱。大凡气盛有余，气逆上冲，或血随气逆，或夹痰浊壅滞于上，以致清窍闭塞，不省人事，为厥之实证；气虚不足，清阳不升，或大量失血，气随血脱，气血不能上达清窍，以致神明失养，不省人事，为厥之虚证。

二、临床诊断

（一）辨病诊断

详细了解病史和全面的体格检查是诊断晕厥和寻找晕厥病因的基本手段，同时结合相应的实验室检查和器械检查来综合分析确定。

1. 病史

（1）发作情况 血管迷走性晕厥、体位性低血压、颈动脉窦综合征晕厥持续的时间短，一般在数秒钟；心绞痛和心肌梗死引起的晕厥持续时间较长。血管迷走性晕厥发作前常先出现头晕眼花、面色苍白、四肢乏力、出汗等。心脏传导阻滞所致的晕厥与体位无关，颈动脉窦综合征、阵发性心动过速引起的晕厥常发于坐位或立位。

（2）诱发因素 诱发因素有体位改变、情绪紧张、疲劳、排尿、咳嗽、衣领过紧、上肢的剧烈活动等。体位性低血压引起的晕厥常由卧位或蹲位突然站立时诱发；疲劳、紧张常诱发心源性晕厥；咳嗽性晕厥、排尿性晕厥由咳嗽和排尿诱发；盗血综合征所致晕厥常在上肢剧烈活动后出现；体弱者站立过久可诱发血管迷走性晕厥。

（3）伴随症状 伴有明显的自主神经功能障碍（如面色苍白、出冷汗、恶心、乏力等）者多见于血管迷走性晕厥；伴有心率和心律明显改变者见于心源性晕厥。

2. 体征

全面的体格检查对晕厥的诊断和鉴别诊断具有重要的意义。应特别注意精神状态、神志是否清楚、面色、是否有汗、心率和心律改变、血压的变化、心脏各瓣膜区听诊有无病理性杂音，以及神经系统异常体征。血管迷走性晕厥常有面色苍白、出冷汗；体位性低血压引起的晕厥直立和卧位血压的变化；心率、心律及心脏杂音的改变多提示心源性晕厥。

3. 辅助检查

（1）心电图 12导联心电图可发现心律失常、传导异常、心肌缺血及心肌梗死。心律失常性晕厥诊断的金标准是发生晕厥症状的同时，心电图监测记录到了可导致晕厥的严重心律失常。常规心电图不能发现异常时，应做24小时动态心电图检查。诊断怀疑反复发作的心律失常性晕厥，可考虑采用电生理检查。此外院内心电监测、事件记录仪、体外或体内植入式动态心电图（Holter）、远程遥感监测也可用于诊断。最近，体外及植入式Holter利用无线传输技术将连续心电图记录或24h循环记录结果发送到服务中心，中心将每天的报告和报警事件发给医生。初步的数据显示这一系统的诊断率较高。

（2）电生理检查（EPS） 电生理检查用于晕厥病因诊断，高度依赖于对患者前期检查结果的分析、怀疑心律失常的程度及电生理检查方案。缺血性心脏病患者最初评估提示心律失常为导致晕厥的原因，建议行电生理检查；晕厥前伴有突发、短阵心悸的患者，其他无创检查不能确诊时，应行电生理检查；Brugada 综合征、致心律失常性右室心肌病和肥厚型心肌病患者应有选择地行电生理检查。

（3）超声心动图 超声心动图对诊断器质性心脏病非常重要，如心脏瓣膜病、心肌病、心包填塞、肺栓塞等，必要时可行经食管超声心动图检查。

（4）直立性晕厥的检查方法 当初步怀疑存在直立性低血压时，则应进行该检查，用血压计分别手测平卧位时和站立 3 分钟后的血压，可疑患者应用持续性无创血压监测。若出现症状性血压下降，即与基线值相比收缩压下降 ≥ 20mmHg，或舒张压下降 ≥ 10mmHg，或收缩压降至 90mmHg 以下，则为阳性。若出现无症状性血压下降，即收缩压与基线值相比下降 ≥ 20mmHg，或舒张压下降 ≥ 10mmHg，或收缩压降至 90mmHg 以下，则考虑为阳性结果。

（5）倾斜试验 用于诊断在高风险情况下发生的不明原因的单次晕厥事件（如发生或可能发生创伤，或从事高风险职业），无器质性心脏病反复发生的晕厥，虽然存在器质性心脏病，心源性晕厥的可能性已排除者，证明患者发生反射性晕厥的易感性，反射性晕厥和直立性低血压晕厥的鉴别。缺血性心脏病是异丙肾上腺素倾斜试验的禁忌证。操作方法：倾斜 60°~80°，一般为 70°，基础倾斜试验持续 30~45 分钟，或至出现阳性反应终止试验。若无阳性反应出现，则进行药物激发试验（应用异丙肾上腺素）。受试者在倾斜过程中出现晕厥或接近晕厥症状（濒临知

觉丧失、严重头晕、虚弱无力、黑蒙、听力遥远或丧失、恶心、面色苍白、大汗、维持自主体位困难等症状之一项或几项），同时伴有以下情况之一者，为倾斜试验阳性：①收缩压 ≤ 70mmHg 或较倾斜前降低 50%，有的患者即使血压未达到此标准，但已出现晕厥或接近晕厥症状，仍应判定为阳性。②心动过缓（有以下表现之一：心率 < 50 次 / 分；交界区心律持续 10 秒，窦性停搏 ≥ 3 秒；心率下降超过倾斜位最大心率的 30%）。

（6）运动试验 阳性标准为运动中或运动后即刻发生晕厥，心电图和血流动力学异常，以及运动中出现Ⅱ度以上房室传导阻滞，即使未发生晕厥，也具有诊断意义。用于在劳作过程中或之后不久出现晕厥的患者。

（7）颈动脉窦按摩试验 用于颈动脉窦过敏综合征的诊断，适用于经初步评估原因不明，年龄大于 40 岁的晕厥患者。当颈动脉窦附近有病变时，或用手轻压该区，或转动头部即可引起血压下降，脉搏减慢，晕厥发生。颈动脉窦区的按摩不可随便使用，按摩过程中一旦出现心脏停搏，立即中止按摩，并立即给予静脉注射阿托品 1mg。有颈动脉窦疾病和脑卒中危险的患者以及在 3 个月内发生过短暂性脑缺血发作或脑卒中的患者禁用。

（8）其他 常规实验室检查对于该病的诊断价值不大，但可作为鉴别诊断的依据。空腹血糖低可证实低血糖；低钾血症可以识别心律失常的致病因素；C- 血管造影和磁共振血管造影可用于诊断冠脉、锁骨下动脉病变及颅内血管病变；在诊断尚未明确时，怀疑颅内病变，作为鉴别诊断应做头颅 CT 或 MRI；脑电图可与癫痫相鉴别。

（二）辨证诊断

1.气厥实证

由情志异常、精神刺激诱发，突然

昏仆，不省人事，或四肢逆冷，呼吸气粗，口噤握拳，舌淡红，苔薄白，脉沉弦或伏。

辨证要点：突然昏仆，呼吸气粗，口噤握拳，舌淡红，苔薄白，脉沉弦。

2.气虚虚证

平素身体虚弱，发作前有明显的情绪紧张、劳累、饥饿太过，或站立过久等，突然昏仆，面色苍白，汗出肢冷，气息低微，舌淡苔薄，脉沉细微。

辨证要点：突然昏仆，面色苍白，汗出肢冷，气息低微，舌淡苔薄，脉沉细微。

3.血厥实证

多因急躁恼怒诱发，突然昏倒，不省人事，牙关紧闭，面赤唇紫，舌暗红，脉弦有力。

辨证要点：突然昏倒，不省人事，牙关紧闭，面赤唇紫，舌暗红，脉弦有力。

4.血厥虚证

常因失血过多引起，突然昏厥，面色苍白，口唇无华，呼吸低微，自汗肢冷，目陷口张，四肢震颤，舌质淡，脉芤或细数无力。

辨证要点：突然昏厥，面色苍白，口唇无华，呼吸低微，自汗肢冷，舌质淡，脉芤或细数无力。

5.痰厥证

素有咳喘宿痰，或嗜食肥甘，多湿多痰，恼怒或剧烈咳嗽后突然昏厥，喉中痰鸣，或呕吐涎沫，呼吸气粗，舌苔白腻，脉沉滑。

辨证要点：突然昏厥，喉中痰鸣，或呕吐涎沫，舌苔白腻，脉沉滑。

三、鉴别诊断

（一）西医学鉴别诊断

1.晕厥与癫痫鉴别

两者均为发作时意识丧失，发作后不

遗留后遗症状。癫痫意识丧失的时间相对较长（多数为2~5分钟），晕厥一般持续数秒钟；癫痫可随时随地发作，无明显诱因，晕厥多在体位改变、情绪紧张、疲劳、排尿、咳嗽、颈动脉受刺激、衣领过紧、上肢剧烈活动后发作；癫痫发作后意识恢复时间较长，呈朦胧状态，多伴有头痛、周身酸痛、乏力，而晕厥意识随即恢复，有些可伴有轻微头昏、恶心、乏力；癫痫发作时多伴有抽搐、牙关紧闭、肌强直、大小便失禁，血压可升高；晕厥四肢肌张力低，血压则一般下降。而对于癫痫的失神发作型，其表现为突然短暂的意识丧失（5~10秒）和正在进行的活动中断，双眼凝视，呼之不应，可伴有简单的自动性动作，如擦鼻、咀嚼、吞咽，或伴失张力，如手中持物坠落，发作后立即清醒，无明显不适，和晕厥很容易混淆，但一般不会跌倒。发作时脑电图的改变可作为癫痫与晕厥诊断的金标准。

2.晕厥与癔症样发作鉴别

癔症样发作是由心理障碍而非脑血流量减少引起的脑部功能异常，其意识障碍并非意识丧失，而为意识范围的缩小，发作时无面色改变，无血压和脉搏变化，无心脏和神经系统病损的体征，患者多为青年女性，发病前多有精神因素存在及有人在场，瞳孔正常，对光反射存在；晕厥在任何情况下均可发生，瞳孔散大，对光反射消失。

3.晕厥与发作性睡病鉴别

发作性睡病可引起意识丧失和猝倒，易被误诊为晕厥。根据突然发作的不可抑制的睡眠、睡眠瘫痪、入睡前幻觉及猝倒四联征，以及多导睡眠图可鉴别。

4.晕厥与过度换气综合征鉴别

过度换气在焦虑反应中最常见，在特殊情况下，偶尔促发晕厥，此病在机制上与晕厥密切相关，因为过度换气导致低碳酸血症、碱中毒，使血管收缩，血流量减少，致使总的脑血流量减少引起昏倒。患者有不现实感，注意力难以集中，有难以解释的感觉性主诉，常伴有窒息感、胸部压迫感和深吸气时自觉胸内不能充满气。

5. 晕厥与低血糖综合征鉴别

严重低血糖可出现晕厥，诊断有赖于临床症状和发作期间血糖测定，如血糖低于30~40mg/dl可鉴别。

（二）中医学鉴别诊断

1. 厥证与痫证鉴别

两者均有突然昏仆、不省人事、醒后如常人的特点，但痫证常有先天因素，发作时常伴有抽搐、口中怪叫、口吐涎沫、两目上视、小便失禁；厥证之昏仆，常伴四肢逆冷，无抽搐、叫吼等症状。

2. 厥证与中风鉴别

中风以老年人多见，中风中脏腑者，表现为突然昏仆，常伴有口眼㖞斜、偏瘫等症，神昏时间长，苏醒后常有口眼㖞斜、偏瘫、失语等后遗症；厥证可发于任何年龄，昏倒时间短，醒后无后遗症。

3. 厥证与眩晕鉴别

眩晕为头晕目眩，视物旋转不定，耳鸣，但无神志异常，与厥证的突然昏仆、不省人事，迥然有别。

四、临床治疗

（一）提高临床疗效的要素

1. 厥之实证，开窍，化痰，辟秽，醒神

厥证实证为气逆上冲，或血随气逆，或夹痰浊壅滞于上，以致清窍闭塞，不省人事，治疗当开窍、化痰、辟秽，以辛香走窜的药物为主，通过开泄痰浊闭阻，温通辟秽化浊，宣窍通利气机而达到苏醒神志的目的。在使用剂型上选择丸、散、气雾、注射剂等，宜吞服、吹鼻、静脉注射。本法为急救治标之法，醒后应按病情辨证治疗。

2. 厥之虚证，益气，回阳，救逆，醒神

厥证虚证为气虚不足，清阳不升，或大量失血，气随血脱，气血不能上达清窍，以致神明失养，不省人事，治疗当益气、回阳、救逆，通过运用大量辛温益气回阳的人参、附子、炮姜等来达到补益元气、回阳救逆的作用。对于失血、失津过急过多者，还应配合补液、止血、输血，不可妄用辛香开窍之品。

3. 中西医结合治疗

厥证是内科常见危急重症，当及时救治上，醒神回厥是主要的治疗原则，具体治疗上，实证宜开窍、化痰、辟秽、醒神，虚证宜益气、回阳、救逆、醒神。近20余年来，随着中医对本证的研究与探索，治疗本证的药物剂型从传统的汤剂、丸、散发展为多种剂型，尤其是中药注射剂的应用，如回阳救逆的参附注射液、益气养阴的生脉注射液和参麦注射液，在临床应用中取得了很好的效果，从而提高了中医治疗厥证的疗效。然而我们也必须认识到西医在强心、升压、补液、改善心功能、心脏起搏治疗、导管消融治疗等方面具有较大的优势，因此应中西医结合迅速抢救。

（二）辨病治疗

对于发作次数少、发作前有明显前驱症状的患者可以密切随访观察，暂不治疗，嘱其尽量避免各种诱因，保证充足的水分和食盐摄入，先兆症状出现时采用相应的措施，力求迅速缓解。而对于那些晕厥频繁发作，严重影响工作和生活质量的患者及晕厥发作无先兆，具有潜在生命威胁的患者，以及从事驾驶、高空作业、飞行和体育竞技等特殊职业者，应进行必要的干

预治疗，治疗包括对晕厥患者进行安全教育、进行现场处理、病因治疗等。

1. 晕厥患者的安全教育

应教育患者尽量避免各种可能触发晕厥发作的诱因，如工作居住环境温度过高、脱水、过度疲劳、长期站立、饮酒及情绪激动等，避免服用某些药物，如血管扩张剂、利尿剂和降压药等，保持液体和食盐摄入的平衡，增加直立位血压的耐受性，增加血压和外周阻力，从而有效地预防血管迷走反射，减少晕厥的发生。

2. 现场处理

（1）体位　立即将患者置于平卧位，使其双足稍抬高，松解其衣领及腰带。

（2）保持呼吸道通畅，吸氧。

（3）心律失常与低血压　心动过缓者（＜40次/分），立即给予阿托品1mg静脉注射。对不伴有心动过缓但血压过低者，可立即静脉推注肾上腺素0.5~1mg，心动过缓及意识丧失、上述处置无效且持续时间较长需进行心肺复苏时，可行紧急临时心脏起搏。

3. 病因治疗

准确诊断引起晕厥的病因是预防晕厥再发作的关键所在，但治疗效果取决于晕厥的病因。治疗的目标是预防晕厥发作，降低死亡风险。

（1）血管迷走性晕厥　①非药物的物理治疗为反射性晕厥的一线治疗，即双腿交叉，或双手紧握和上肢紧绷。使用这种方法，在反射性晕厥发作时能够显著升高血压，多数情况下可使患者避免或延迟晕厥发生。②直立倾斜训练是目前广泛用于治疗血管迷走性晕厥的重要方法。逐渐延长站立时间可减少晕厥发作，需长期训练。③药物治疗，如β受体阻滞剂、双异丙吡胺、东莨菪碱、盐酸定片、氨茶碱、氟氢可的松、依替福林及5-羟色胺再摄取抑制剂等可用于治疗血管迷走性晕

厥，但治疗未取得满意效果，但短期使用有一定的预防作用。④心脏起搏器治疗，用于发作频率＞5次/年，年龄≥40岁的患者。

（2）直立性低血压晕厥　①教育和生活方式的改变，使血压的升高幅度较小（10~15mmHg），但其亦同样可以显著改善直立性低血压的症状。②停用诱发晕厥的药物，如利尿剂、血管扩张剂。③保持正常的食盐和液体的摄入量（2~2.5L/d）。④抬高床头位置，以免睡眠时头位下沉。⑤采用腹带或穿长袜及紧身衣服，从而避免重力所致的血管容量降低。⑥在医生指导下进行腿交叉、握力或下蹲活动锻炼。⑦采用药物增加周围血管阻力，如甲氧胺福林5~15mg，每天3次。

（3）心律失常性晕厥　①心律失常造成的晕厥必须针对病因进行治疗。②心脏起搏治疗用于明确为窦房结功能异常和房室传导系统疾病导致的晕厥。③导管消融治疗为房室结折返性心动过速、房室折返性心动过速以及典型心房扑动相关性晕厥患者治疗首选。④埋藏式心脏复律除颤器可用于各种快速型心律失常，如心房颤动和心室颤动。⑤抗心律失常药物适用于快速房颤发作相关的晕厥患者，症状与心电图记录心律失常相关的室上性心动过速和室性心动过速，且不能进行导管消融或者失败的患者。最常用的抗心律失常药物有β受体阻滞剂（美托洛尔）、钠通道阻断剂的Ⅰ类抗心律失常药等。

（4）继发于器质性心脏病的晕厥　治疗目标不仅仅是防止晕厥再发，而且要治疗基础疾病和减少心脏性猝死的风险。

（5）锁骨下动脉盗血综合征所致晕厥　可针对动脉硬化及动脉炎进行对应治疗，对症状反复、影响日常生活或工作者，可考虑手术治疗，如进行血管内膜剥离、血管内支架、血管重建等，不宜使用血管

扩张药和降压药。

（三）辨证治疗

1. 辨证论治

（1）气厥实证

治法：顺气解郁，开窍醒神。

方药：通关散合五磨饮子加减。

猪牙皂 5g，鹅不食草 5g，细辛 3g，木香 15g，沉香 12g，槟榔 10g，枳实 12g，乌药 10g。

若肝阳偏亢，头晕而痛、面赤躁扰者，可加钩藤 12g、石决明 10g、磁石 10g 镇肝息风；若兼有痰热，症见喉中痰鸣、痰壅气塞者，可加胆南星 12g、贝母 10g、橘红 10g 豁痰理气；若醒后哭笑无常、睡眠不宁者，可加茯神 12g、远志 10g、酸枣仁 10g 安神宁志。

（2）气厥虚证

治法：补气，回阳，醒神。

方药：四味回阳饮加减。

人参 12g，附子 9g，干姜 9g，炙甘草 9g。

汗出多者，加黄芪 20g、白术 15g、龙骨 15g、牡蛎 15g 补气敛汗；心悸不宁者，加远志 10g、柏子仁 12g、酸枣仁 12g 养心安神；纳谷不香、食欲不振者，加白术 15g、茯苓 15g、陈皮 12g 益气健脾。

中成药：若急救，可先用生脉注射液、参附注射液静脉推注或滴注，苏醒后继用四味回阳饮。

（3）血厥实证

治法：开窍活血，顺气降逆。

方药：通瘀煎加减。

当归 15g，山楂 10g，香附 12g，红花 15g，乌药 12g，青皮 10g，木香 12g，泽泻 12g。

若急躁易怒，肝热甚者，加菊花 12g、牡丹皮 15g、龙胆草 12g 清泻肝火；若兼见阴虚不足、眩晕头痛者，加地黄 15g、枸杞子 12g、珍珠母 15g 滋阴益肾。

（4）血厥虚证

治法：补益气血。

方药：先服独参汤以固脱，继服人参养营汤加减。

人参 20g，当归 15，黄芪 20，白术 15g，茯苓 15g，肉桂 10g，熟地黄 15g，五味子 12g，远志 10g，陈皮 12g，白芍 10g，炙甘草 6g，生姜 5g，大枣 5g。

若自汗肤冷、呼吸微弱者，加附子 20g、干姜 10g 温阳；若口干少津者，加麦冬 10g、玉竹 10g、沙参 12g 养阴生津；心悸少寐者，加龙眼肉 10g、酸枣仁 12g 安神定悸。

中成药：可用人参注射液、生脉注射液静脉推注或滴注。对于急性失血过多者，应及时止血，并采取输血措施，缓解后继用人参养营汤。

（5）痰厥证

治法：行气豁痰。

方药：导痰汤加减。

天南星 20g，枳实 12g，半夏 15g，橘红 12g，茯苓 15g，甘草 6g，生姜 5g。

若痰湿化热，口干便秘、舌苔黄腻、脉滑数者，加黄芩 12g、栀子 10g、竹茹 12g、瓜蒌子 12g 清热化痰。

2. 外治疗法

（1）针刺治疗

治则：虚证，回阳救逆醒神，针刺补法；实证，苏厥开窍醒神，针刺泻法。

主穴：水沟、内关、涌泉。

加减：虚证配关元、气海、百会、足三里；实证配合谷、太冲；血厥加行间；痰厥加丰隆。

操作：毫针刺，虚证补，实证泻，留针 30 分钟，隔 10 分钟捻针 1 次，每日针治 1 次。

（2）三棱针治疗　取太阳、十二井穴或十宣，点刺出血数滴，隔日或数日 1 次，用于实证。

（3）灸法　虚证，取百会、关元、气海，重灸百会，如不醒加灸关元、气海，每日灸1~2穴，每穴灸3~5次，实证不灸。

（4）耳针疗法　实证取肾上腺、皮质下、心、神门。毫针强刺激，两耳交替取2~4穴，间歇运针。

（5）指针　实证取水沟、内关、太冲。用拇指重力掐按，以患者出现疼痛反应并苏醒为度。

3. 成药应用

（1）参附注射液，50~100ml，加入5%葡萄糖注射液250~500ml静脉滴注，每日1~2次，回阳救逆，益气固脱，用于阳虚厥证。

（2）生脉注射液或参麦注射液，40~100ml，加入5%葡萄糖注射液250~500ml静脉滴注，每日1~2次，益气固脱养阴，用于气虚、气阴两虚证。

4. 单方验方

（1）大人参20~30g（去芦），水煎服。益气固脱，适用于虚厥。[许浚. 东医宝鉴. 北京：中国中医药出版社，2013.]

（2）生白矾6g，水煎服。化痰涎，用于痰厥者。[安怀堂主人. 青囊辑便. 北京：中医古籍出版社，2015.]

五、预后转归

一系列的多中心研究表明，心源性晕厥患者1年病死率较非心源性晕厥和不明原因性晕厥（6%）患者要高。心源性晕厥患者的1年猝死率为24%，而其他两组患者仅为3%~4%。因此，对于心源性晕厥患者，需要密切随访，并定期住院治疗其原发心脏疾病，以干预其预后。而对反射性晕厥患者而言，因其发生重大事件的可能性较低，一般的门诊随访即可达到医师判断其预后的目的，但也应注意这类患者常死于因晕厥而出现的意外。若患者晕厥发生频率较高，应予以较全面的监测，可使

用植入式心电记录器以期发现其可能存在的病因。

六、预防调护

（一）预防

1. 血管迷走性晕厥

了解这一疾病，进行如何避免诱因（如闷热而拥挤的环境，血容量不足）等相关方面的教育。早期识别前驱症状，采取某些动作如仰卧位、身体反压调整以终止发作。避免应用引起血压降低的药物（包括α受体阻滞剂、利尿剂和酒精制剂）。掌握发病规律，当患者主诉有不适感觉或观察到患者有异常变化，立即搀扶其到沙发或床上，再做进一步处理。倾斜训练可能会减少晕厥复发，但是患者依从性较差，治疗会受到影响。

2. 体位低血压性晕厥

①要熟悉病情，了解病史，血容量不足的患者更换体位时勿过急、过猛，静卧几分钟，待情绪稳定后再缓慢离床，直至确定其能安全行走。对于老年高危患者，日常活动如起床、散步、上厕所、洗澡等都随时有人照顾，遇到危险时及时通知医生，以减少晕厥的发生。②有症状时应平卧，取头低足高位，以促进血压恢复。③双下肢穿弹力袜，减少下肢静脉血容量。

3. 心源性晕厥

积极治疗原发心脏疾病，如晕厥发生频率较高，应予以较全面的监测，可使用植入式心电记录器以期发现其可能存在的病因。

（二）调护

告知患者疾病的临床特点，使其不必过分担心、紧张、焦虑，放松心情，避免从事驾驶、高空作业、飞行和体育竞技等特殊职业，避免服用某些药物，如血管扩

张剂、利尿剂和降压药等。保持液体和食盐摄入的平衡，增加直立位血压的耐受性，增加血压和外周阻力，从而有效地预防血管迷走反射，减少晕厥的发生。

七、专方选要

1. 生脉升陷汤

组成：西洋参、五味子各6g，黄芪30g，龙骨、牡蛎各20g（先煎），附子、麦冬、升麻、柴胡、枳壳、知母、当归、酸枣仁、茯神、桔梗各10g。

加减：汗多不止者，去升麻加山茱萸、莲须各10g；痰湿重者，去升麻加半夏10g，石菖蒲、陈皮各6g。

服法：每日1剂，水煎，分3次服。

主治：本方补气升陷，治疗气厥之虚证。[吴登极. 生脉升陷汤治疗晕厥30例疗效观察. 工企医刊，2000，13（1）：57-58.]

2. 补中益气汤加味

组成：炙黄芪60g，人参10g，白术10g，炙甘草10g，陈皮6g，当归10g，丹参30g，川芎10g，升麻6g，柴胡6g，葛根30g。

加减：如兼有湿邪加苍术、法半夏各10g以化湿、助脾散精；血虚明显者加白芍10g、阿胶10g（烊化冲服）。

服法：每日1剂，水煎后分2次服用。

主治：气厥、血厥之虚证。[蒋晓霞. 补中益气汤加味治疗血管迷走性晕厥的疗效观察. 中西医结合心脑血管病杂志，2005，3（11）：1016-1017.]

3. 四逆汤加味

组成：干姜、附子各6g，炒枳实、炙甘草、白芍、当归、川芎、地黄各12g，党参30g。

加减：面色苍白、汗出不止，加龙骨、牡蛎各30g；胃纳差、神疲乏力加炒白术12g，黄芪30g，茯苓12g；心悸不宁、失眠

多梦加远志10g，酸枣仁12g，合欢皮15g；恶心欲呕、胸闷加姜半夏、陈皮各12g，桂枝6g。

服法：1日1剂，1剂2煎，早、晚分服。

主治：用于阳郁血虚之厥证。[师磊. 四逆汤加味治疗单纯性晕厥96例. 实用中医内科杂志，2007，21（4）：54.]

主要参考文献

[1] 张伯礼，吴勉华. 中医内科学[M]. 北京：中国中医药出版社，2017：494-503.

[2] 中华心血管病杂志编辑委员会，中国生物医学工程学会心律分会，中国老年学和老年医学学会心血管病专业委员会，等. 晕厥诊断与治疗中国专家共识（2018）[J]. 中华心血管病杂志，2019，47（2）：96-107.

[3] 杨静，朱明军，李彬. 中医药治疗血管迷走性晕厥研究进展[J]. 中华中医药杂志，2018，33（3）：1011-1013.

[4] 陈杰，缑慧君，马世蓉，等. 中医药治疗厥脱证研究进展[J]. 中国药业，2019，28（6）：94-97.

第十一节　呕血与便血

消化道出血经口腔呕出，称为呕血。消化道出血时，血从肛门排出，呈鲜红、暗红或柏油样，或粪便带血，均称为便血。呕血与便血是消化道出血的特征性表现。上消化道急性大量出血多数表现为呕血，常呈咖啡样胃内容物，如出血速度快、出血量大，则为暗红色，甚至鲜红色，可有血块。上消化道大量出血后，均有黑便，即柏油样便。当出血量大，在肠道停留时间短，可呈暗红色血便。下消化道出血临床表现以血便为主，血便的色泽、性状取决于出血部位、出血量、出血速度以及在肠道内停留的时间。高位下消化道出血在肠内停留过久，亦可呈柏油样黑便。左半

结肠及直肠出血，为鲜红色血便。

消化道以屈氏韧带为界分为上、下消化道，根据出血的部位，常将消化道出血分为上消化道出血和下消化道出血。上消化道出血一般包括来自食管、胃、十二指肠的出血以及来自胰腺、胆道的出血，胃肠道吻合术后的空肠出血也包括在内；下消化道出血是指屈氏韧带以下小肠、结肠、直肠病变引起的出血。上消化道出血比下消化道出血更为多见。

消化道急性大出血常伴血容量减少引起的急性周围循环障碍，通常出血量在1000ml以上或血容量减少20%以上，病情严重可危及生命。消化道急性大出血死亡率约为10%，其中60岁以上患者出血死亡率为30%~50%。

中医血证的吐血与便血和西医学的呕血与便血相一致，吐血指血由胃来，经呕吐而出，血色鲜红或紫红，常夹有食物残渣，并可伴有大便色黑为主症的病证。多因胃热伤络，肝火犯胃，胃络瘀阻或脾虚血失统摄所致。便血是指血从肛门排出体外，或在大便前后，或单纯下血，或与粪便混杂而下的病证。常因饮食劳倦、情志所伤、感湿热之邪等，导致胃肠积热，热伤脉络，或瘀阻脉络，血不循经，或气虚不摄，血液外溢下渗而成。

一、病因病机

（一）西医学认识

上消化道疾病及全身性疾病均可引起上消化道出血（表5-5）。最常见的病因是消化性溃疡、食管胃底静脉曲张、急性胃黏膜病变及胃癌。上消化道的非静脉曲张性疾病引起的出血，统称为急性非静脉曲张性上消化道出血。食管胃底静脉曲张出血患者中40%~50%迟早发生破裂出血，而1/3的食管胃底静脉曲张患者的上消化道出

血可能来自并存的门静脉高压性胃黏膜病变、肝硬化并发上消化道溃疡出血或其他原因。

表5-5　上消化道出血病因分类

病变分类	常见病因或诱因
溃疡	消化性溃疡、胃泌素瘤
急性胃黏膜病变	非甾体抗炎药、肾上腺皮质激素、酗酒、机体应激状态
食管胃底静脉曲张	肝硬化
肿瘤	胃癌、食管癌、胃息肉、胃淋巴瘤、胃平滑肌瘤、神经纤维瘤、壶腹周围癌
炎症	胃、食管、十二指肠、憩室炎，胃空肠吻合术后吻合口或空肠溃疡
损伤	异物、器械检查、放射性损伤、化学损伤、创伤
血管异常	胃血管瘤、动静脉畸形、胃黏膜下恒径动脉破裂
邻近器官或组织疾病	胆道出血、胰腺病变、主动脉瘤、纵隔肿瘤
全身性疾病	出血性疾病、过敏性紫癜、白血病、风湿性疾病、尿毒症
其他	食管贲门黏膜撕裂综合征、胃黏膜脱垂、胃扭转、膈肌裂孔疝、钩虫病

下消化道出血常为各种下消化道疾病的最常见症状，也可能是全身性疾病在下消化道的表现之一。临床上最常见的病因是大肠癌、肠道息肉、炎症性病变、血管病变和憩室，其中小肠出血比大肠出血少见，且诊断较为困难。

（二）中医学认识

1. 病因

（1）感受外邪　外邪侵袭，或因热病损伤脉络而引起出血，其中以热邪及湿热所致者为多。如风、热、燥邪损伤上部脉络，

则引起吐血，热邪或湿热损伤下部脉络引起便血。

（2）情志过极　情志不遂，肝气郁结化火，肝火横逆犯胃则引起吐血。

（3）饮食不节　饮酒过多，或过食辛辣厚味，滋生湿热，损伤脉络，脾胃虚衰，血失统摄，而引起吐血、便血。

（4）劳欲体虚　体劳伤脾，神劳伤心，房劳伤肾，劳欲过度，或久病体虚，导致心、脾、肾气阴损伤，引起吐血、便血。若损伤于气，则气虚不能摄血，以致血液外溢而形成吐血、便血。若损伤于阴，则阴虚火旺，迫血妄行而致便血、吐血。

（5）久病之后　久病阴精耗伤，以致阴虚火旺，迫血妄行而致出血；久病正气亏损，气虚不摄，血溢脉外而致出血；久病入络，血脉瘀阻，血行不畅，血不循经而致出血。

2.病机

从证候的虚实来说，由气火亢盛所致者，属于实证，由阴虚火旺及气虚不摄所致者属于虚证。实证和虚证虽各有其不同的病因病机，但在疾病发展变化的过程中，又常发生实证向虚证的转化。如开始为火盛气逆，迫血妄行，但在反复出血以后，会导致阴血亏虚，虚火内生；或因出血过多，血去气伤，以致气虚阳衰，不能摄血。因此，在某些情况下，阴虚火旺及气虚不摄，既是引起出血的病理因素，又是出血所导致的结果。出血之后，离经之血蓄积体内，瘀阻血脉，妨碍新血的生成及气血的正常运行，使出血反复难止。

二、临床诊断

（一）辨病诊断

根据临床表现特点结合实验室与特殊检查可以明确诊断。

1.临床特点

（1）呕血及便血　呕血和便血是消化道出血的特征性表现。上消化道急性大量出血多数表现为呕血，常呈咖啡样胃内容物，如出血速度快、出血量大，则为暗红色，甚至鲜红色，可有血块。上消化道大量出血后，均有黑便，即柏油样便。当出血量大，在肠道停留时间短，可呈暗红色血便。下消化道出血临床表现以血便为主，血便的色泽、性状取决于出血部位、出血量、出血速度以及在肠道内停留的时间。高位下消化道出血在肠内停留过久，亦可呈柏油样黑便。左半结肠及直肠出血，为鲜红色血便。

（2）周围循环衰竭　消化道急性大出血可致循环血容量迅速减少而导致周围循环衰竭，表现为头昏、乏力、心悸、恶心、晕厥、肢体冷感、面色苍白、心率加快、血压降低，甚至休克，出现烦躁不安、精神萎靡、四肢湿冷、口唇发绀、呼吸急促、意识模糊、反应迟钝、尿量减少或无尿。少数患者已出现周围循环衰竭，但无明显出血表现时，应考虑消化道大出血。

（3）贫血　急性大量出血后均有失血性贫血，贫血出现的速度和程度主要取决于失血的程度。在出血的早期因有周围血管收缩与红细胞重新分布等生理调节，外周血血红蛋白浓度、红细胞计数与血细胞比容可无明显变化。慢性消化道出血可能仅表现为贫血，可渐渐出现头晕、乏力、活动后气促、心悸等症状。

（4）发热　多数患者在24小时内出现低热，可持续数日。发热可能与血容量减少、贫血、周围循环衰竭、血液或分解蛋白吸收等因素导致体温调节中枢功能障碍有关，应注意并发吸入性肺炎。

（5）氮质血症　消化道出血后，大量血液蛋白质的消化产物在肠道被吸收，使血尿素氮升高（肠源性氮质血症）。失血性周围循环衰竭使肾血流暂时性减少，导致氮质潴留（肾前性氮质血症）。一般在纠正低血压、休克后，血尿素氮可迅速降至正常。但如果严重休克造成急性肾功能衰竭，或失血可使原有肾脏疾病进一步加重，尿素氮浓度将持续升高（肾性氮质血症）。

2. 实验室与特殊检查

（1）实验室检查

①隐血试验：大便或呕吐物隐血试验强阳性是诊断消化道出血的重要依据。

②血常规：急性出血患者多为正细胞正色素性贫血，血细胞比容降低。失血刺激造血系统，外周血网织红细胞增多，可暂时出现大细胞性贫血。慢性失血性贫血多为小细胞低色素性，为缺血性贫血。

③血尿素氮：一般一次出血数小时后血尿素氮开始升高，24~48 小时达高峰，大多不超过 14.3mmol/L，3~4 日后降至正常。

④其他：根据原发病及并发症的不同，可伴有血常规、凝血功能、肝功能或肾功能等指标的变化。

（2）特殊检查

①内镜：急诊内镜检查，即在出血后 24~48 小时内做胃镜检查，可提高出血病因诊断的准确性，一般应在生命体征平稳后进行。如心率＞120 次／分，收缩压＜90mmHg 或较基础收缩压降低＞30mmHg，血红蛋白＜50g/L 等，则应先纠正循环衰竭，并使血红蛋白上升至 70g/L。

结肠镜是检查大肠及回肠末端病变的首选检查方法，可发现活动性出血，并可取组织进行病理检查以判断病变性质。可视胶囊内镜和双气囊小肠镜检查具有一定的互补性，双气囊小肠镜主要用于小肠病因的诊断。

②Ｘ线检查：腹部平片对疑有乙状结肠扭转、肠梗阻、肠穿孔有诊断意义。Ｘ线钡剂检查仅适用于慢性出血或出血已停止、病情已稳定的患者的检查，对怀疑病变在十二指肠降段以下小肠段者，可能有一定的诊断意义。Ｘ线钡剂灌肠检查可发现结肠息肉及结肠癌，应用气钡双重造影可提高检出率。插管小肠钡灌肠气钡造影对发现小肠病变有一定的价值。食管吞钡检查可发现静脉曲张。应注意Ｘ线检查发现的病灶不一定就是出血的来源。

③选择性血管造影：适用于紧急内镜检查未能确诊的活动性出血。可用于确定消化道出血的部位（特别是小肠出血）和病因诊断以及介入治疗。一般每分钟至少要有 0.5ml 含有显影剂的血量自血管裂口溢出，才能显示出血部位。但在出血量少或出血间歇期，仍可能发现血管畸形、血管瘤和多血管性肿瘤等病变。数字减影血管造影技术的开展，对消化道出血具有诊断和超选择性血管介入治疗的双重价值。

④放射性核素显像：放射性核素 99mTc（锝）标记自身红细胞后扫描测定放射性核素从血管内溢入到肠腔的情况，常用于下消化道出血的初筛定位，有助于上、消化道出血的鉴别。

3. 出血征象和生命指征评估

（1）失血量评估 成人每日消化道出血量在 5~10ml 时大便隐血试验即可呈阳性，出血量在 50~100ml 以上可出现黑便，胃内积血在 250~300ml 可引起呕血，出血量达 1000ml 可出现急性周围循环衰竭的表现。临床上常根据血容量减少导致周围循环的改变如伴随症状、脉搏和血压、实验室检查等综合指标来判断出血量。但血细胞比容常需在 24~72 小时后才能真实反映出血程度。出血停止后黑便常可持续数日，不能仅根据排出黑便判断是否有活动性出血。

（2）活动性出血的判断 有以下征象提示有活动性出血。①呕血或黑便次数增多。②经快速补液输血，周围循环衰竭的表现未见明显改善，或虽暂时好转而又恶化。③红细胞计数、血红蛋白与血细胞比容持续下降，网织红细胞计数持续升高。④补液量充足有尿的情况下，血尿素氮持续或再次升高。⑤胃管抽出较多新鲜血。⑥内镜检查见病灶有喷血、渗血或出血征象。

（3）病情程度及预后评估

①病情程度分级：根据年龄、有无伴发病、失血量等指标判定，急性上消化道出血可分为轻、中、重度，见表5-6。

②Rockall评分系统分级：根据Rockall再出血和死亡危险性评分系统将急性上消化道出血分为高危、中危、低危，积分≥5分为高危，3~4分为中危，0~2分为低危，见表5-7。

（二）辨证诊断

首先辨虚实，主要是根据病程、临床证候及血色辨别。新病呕血或便血，大多属实，久病吐血或便血多属虚证。实者症见胃脘部疼痛，胀满不舒，出血量多，血色较红或紫暗夹有血块，苔黄脉数；虚者见腹痛绵绵不休或不痛，吐血色淡或紫暗不鲜，舌淡，脉虚细。其次辨别实火、虚火，实火如胃火内炽、湿热阻胃、肝火犯胃等，火热灼伤胃络而致吐血，可兼见面红目赤、心烦易怒、口干舌燥、血色鲜红、舌红、苔黄腻、脉滑数等。虚火则是阴虚火旺，灼伤胃络，吐血或便血色红量多，

表5-6 急性上消化道出血病情程度分级

分级	年龄	伴发病	失血量（ml）	血压（mmHg）	脉搏（次/分）	血红蛋白（g/L）	症状
轻度	< 60	无	< 500	基本正常	正常	无变化	头昏
中度	< 60	无	500~1000	下降	> 100	70~100	晕厥、口渴、少尿
重度	> 60	有	> 1500	收缩压 < 80	> 120	< 70	肢冷、少尿、意识模糊

表5-7 Rockall再出血和死亡危险性评分系统

变量	评分			
	0	1	2	3
年龄（岁）	< 60	60~79	≥ 80	
休克	无休克*	心动过速△	低血压▲	
伴发疾病	无		心力衰竭、缺血性心脏病和其他重要伴发病	肝衰竭、肾衰竭和癌肿播散
内镜检查	无病变，食管贲门黏膜撕裂综合征	溃疡等其他病变	上消化道恶性疾病	
内镜下出血征象	无或有黑斑		上消化道血液潴留，黏附血凝块，血管显露或喷血	

注：*收缩压 > 100mmHg，心率 < 100次/分；△收缩压 > 100mmHg，心率 > 100次；▲收缩压 < 100mmHg，心率 > 100次/分。

胃脘隐痛，面色潮红，潮热盗汗，口渴咽干，心烦不寐，耳鸣，舌红少苔，脉细数。呕血与便血虽然同属于胃肠道出血且呕血伴随便血，但是呕血多在上部，便血多在下部，其病因病机多有差别，故分而论之。

1. 呕血

（1）胃热壅盛证　吐出鲜血或血色紫暗，常夹有食物残渣，口臭，脘腹胀闷作痛，胃脘部拒按，大便色黑、味臭，或有便秘，舌质红，苔黄腻，脉滑数。

辨证要点：吐出鲜血或血色紫暗，大便色黑、味臭，舌质红，苔黄腻，脉滑数。

（2）肝火犯胃证　吐血鲜红或紫暗，口苦胁痛，心烦易怒，嗳气，寐少梦多，舌质红，苔黄腻，脉弦数。

辨证要点：吐血鲜红或紫暗，口苦胁痛，舌质红，苔黄腻，脉弦数。

（3）气虚血溢证　吐血缠绵不止，血色淡，时轻时重，或伴胃痛隐隐，喜温喜按，神疲乏力，心悸气短，面色苍白，少气懒言，舌质淡，脉细弱。

辨证要点：吐血缠绵不止，血色淡，神疲乏力，少气懒言，舌质淡，脉细弱。

（4）胃络瘀阻证　吐血紫暗有瘀块，胃脘疼痛，痛处固定而拒按，痛如针刺或刀割，入夜尤甚，面色晦暗，舌质暗或有紫斑，脉涩。

辨证要点：吐血紫暗有瘀块，舌质暗或有紫斑，脉涩。

（5）阴虚火旺证　吐血色红量多，胃脘隐痛，潮热盗汗，面色潮红，口渴咽干，心烦不寐，耳鸣，大便黑，舌红少苔，脉细数。

辨证要点：吐血色红量多，潮热盗汗，面色潮红，舌红少苔，脉细数。

2. 便血

（1）肠道湿热证　便血色浊，或紫黑如赤豆汁，或血色鲜红，肛门灼热疼痛，大便不畅或里急后重，伴腹痛绵绵，胸膈满闷，肢体困重，纳呆，口黏口苦，小便短赤不畅，舌红，苔黄腻，脉濡数或滑数。

辨证要点：便血色浊，肛门灼热疼痛，舌红，苔黄腻，脉濡数或滑数。

（2）脾胃虚寒证　便血紫暗或黑如柏油样，脘腹隐隐作痛，喜温喜按，口淡不渴，纳呆，便溏，神疲体倦，畏寒肢冷，舌质淡，苔白润，脉沉细弱。

辨证要点：便血紫暗或黑如柏油样，脘腹隐隐作痛，喜温喜按，舌质淡，苔白润，脉沉细弱。

（3）瘀血阻络证　便血紫暗，脘腹胀痛，面色暗滞或黧黑，或胁下有癥块，或见赤丝蛛缕、朱砂掌，或伴有腹部膨隆如鼓，青筋暴露，舌质紫暗，或见瘀点、瘀斑，脉弦细或涩。

辨证要点：便血紫暗，脘腹胀痛，面色暗滞或黧黑，舌质紫暗，或见瘀点瘀斑，脉弦细或涩。

（4）脾气虚弱证　便血色紫暗或紫黑光亮，脘腹不舒，面色无华或㿠白，眩晕，神疲乏力，食少纳呆，食后腹胀，便溏，舌淡胖嫩或有齿痕，苔白，脉细弱。

辨证要点：便血色紫暗或紫黑光亮，脘腹不舒，面色无华或㿠白，舌淡胖嫩或有齿痕，苔白，脉细弱。

三、鉴别诊断

（一）西医学鉴别诊断

1. 呕血

呕血前常有恶心、呕吐，常混有胃内容物，呈酸性，色泽可呈咖啡色、暗红色，呕血后数日内有黑便，无血痰。咯血前常有喉痒感，咯血呈鲜红色，常混有痰液、泡沫，呈弱碱性，大咯血停止后数日内常有痰中带血。咯血被吞入消化道后可出现黑便。

2. 假性呕血

吞入来自口、鼻、咽部的血液或摄入大量动物血后呕出。

3. 假性黑便

服用药物（如铁剂、铋剂、生物炭及某些中草药）或食物（如猪肝、动物血）可引起大便发黑或黑便，应根据病史、临床症状、隐血试验以及停止药物或食物后隐血试验转阴等加以鉴别。

4. 出血病因及部位的诊断

（1）上、下消化道出血的区分　①呕血合并黑便，首先考虑上消化道出血，急诊内镜可明确诊断。②胃管抽吸无血，不能除外上消化道出血后，再行下消化道出血的有关检查。

（2）病因诊断　病史与体征是病因诊断的基础。病史提示如下。①有慢性周期性发作的上腹疼痛或不适病史，提示消化性溃疡出血。②有可引起门静脉高压疾病者，应考虑食管胃底静脉曲张出血。③是否有导致急性胃黏膜病变出血的病因或诱因。④剧烈呕吐后的上消化道出血可能为食管贲门黏膜撕裂综合征。⑤伴有乏力、食欲不振、消瘦，以及缺铁性贫血、持续性粪便隐血试验阳性，可能为胃癌等恶性肿瘤。⑥50岁以上原因不明的肠梗阻及便血，应排除结肠肿瘤。⑦有黄疸、右上腹疼痛应考虑胆道出血的可能。

体检需注意有无浅表淋巴结肿大、腹部压痛及腹部包块。仅有血便者应常规行肛门指诊，以及时鉴别直肠癌、直肠息肉、痔疮等。出血原因与部位的确诊有赖于各种特殊检查，急诊内镜检查常为首选。

（二）中医学鉴别诊断

1. 呕血与咯血相鉴别

呕血与咯血两者血液均经口而出，应予以鉴别。吐血是血由胃而来，经呕吐而出，血色紫暗，常夹有食物残渣，吐血之前多有胃脘不适或胃痛、恶心等症状，吐血之后无痰中带血，但大便多呈黑色。咯血是血由肺而来，经气道随咳嗽而出，血色多为鲜红，常混有痰液，咯血之前多有咳嗽、喉痒、胸闷等症状，较大量的咯血之后，可见痰中带血数天，但大便一般不呈黑色。

2. 便血与痢疾相鉴别

痢疾可出现下痢赤白，大便中混有黏液脓血，与便血有相似之处，但痢疾一般初起有发热恶寒等表证，且便血特点为脓血相兼，并见腹痛、里急后重、肛门灼热等症，与便血不同。

3. 便血与痔疮相鉴别

痔疮属外科疾病，其大便下血特点为便时或便后出血，或量少，仅便外裹有血丝，或量多喷射而出，血色鲜红，常有肛门疼痛或肛门异物感等症，肛门检查可发现内痔或外痔，临床鉴别不难。

四、临床治疗

（一）提高临床疗效的要素

1. 把握时机，及时施治

因呕血与便血病情危重，发展迅速，常可致命，因而早期确诊、及时施治是提高生存率的关键。治疗时以西医处理为主，补充血容、止血治疗最为关键，判断患者疾病严重程度、失血量，及时给予晶体液、胶体液，必要时输血治疗，静脉应用止血药物。急则治其标，中药可予参附汤、独参汤、参麦注射液益气固脱。

2. 虚实为纲，注意病机转化

以出血为主症者，临床辨证当以虚实为纲。新病出血，一般以火热实证为多见，日久可耗阴伤气而转化为阴虚火旺或气阴两虚的出血，若出血量多，血失气伤，可致气亏血耗，甚则气随血脱之证。因火热、脾虚所致出血，血溢脉外，离经之血可停滞为瘀，或久病入络，均可导致瘀阻经络，从而出现虚实相因、虚实夹杂、出血缠绵难愈的情况。

（二）辨病治疗

1. 处理原则

（1）监测出血征象和生命体征，评估出血量、活动性出血、病情程度和预后。

（2）积极补充血容量，及时止血，预防并发症。

（3）针对病因治疗，防止再出血。

2. 一般处置

患者应卧床，活动性出血期间暂禁食；保持呼吸道通畅，吸氧，避免呕血时血液吸入引起窒息，必要时行气管插管；立即建立静脉输液通道，且选择较粗静脉以备输血；做血型交叉试验和备血；有意识障碍和排尿困难者需留置尿管，对活动性出血或重度的急性非静脉曲张性上消化道出血可置胃管观察。

3. 出血征象监测

动态观察呕血、黑便或便血的变化，监测意识状态、脉搏、呼吸、心电图、血压、肢体温度、皮肤和甲床色泽、静脉充盈情况、尿量、中心静脉压、血氧饱和度，定期复查红细胞计数、血红蛋白、血细胞比容、血尿素氮等。

4. 治疗要点

（1）补充血容量　根据失血量多少在短时间内补入足量液体，以纠正血循环量的不足。常用液体包括生理盐水、等渗葡萄糖液、平衡液、血浆、红细胞悬液或其他血浆代用品。急诊大量出血也应适当补钙。

输血指征：①收缩压 < 90mmHg，或较基础收缩压降低幅度 > 30mmHg。②血红蛋白 < 70g/L，血细胞比容 < 30%。③心率增快，> 120次/分。

对于食管胃底静脉曲张出血，输血指征为收缩压 < 80mmHg，血红蛋白 < 50g/L，且不宜将血红蛋白纠正至 90g/L 以上，以诱发再出血。凝血酶原时间延长者应补充凝血酶原复合物。

在补足液体的前提下，如血压仍不稳定，可以适当地选用多巴胺等血管活性药物改善重要脏器的血液灌注。

（2）控制活动性出血　根据出血病因和部位进行相应的止血治疗。对上、下消化道出血，应及时给予针对性的止血和救治措施。

（3）防治并发症　防止吸入性肺部感染，防止输液、输血量过快、过多导致急性肺水肿，保护肾脏等器官功能，防治水、电解质和代谢紊乱。

5. 消化性溃疡出血救治要点

消化性溃疡和急性胃黏膜病变是急性非静脉曲张性上消化道出血最常见的病因，其出血救治要点适用于急性非静脉曲张性上消化道出血的救治。

（1）内镜下止血　内镜止血起效迅速，疗效确切，应作为消化性溃疡出血的首选止血措施。可根据病变性质选用药物（去甲肾上腺素等）喷洒和注射、热凝（高频电、氩气血浆凝固术、热探头、微波、激光）和止血夹等介入治疗。

（2）止血药物

①抑酸药物：质子泵抑制剂（PPI）和 H_2 受体拮抗剂（H_2RA）能够通过抑制胃酸分泌，提高胃内 pH 值，对消化性溃疡、急性胃黏膜病变发挥治疗作用，促进血小板聚集和纤维蛋白凝块的形成，避免血凝块过早溶解，有利于止血和预防再出血，应常规使用。临床上常用的药物如下。

a. PPI：如奥美拉唑、兰索拉唑等，奥美拉唑一般用量为 40~80mg，每日 1~2 次静脉注射；诊断明确者推荐使用大剂量 PPI 治疗，80mg 静脉推注后，以 8mg/h 速度持续输注 72 小时。

b. H$_2$RA：如西咪替丁每次 200~400mg，每 6 小时 1 次；雷尼替丁每次 50mg，每 6 小时 1 次；或法莫替丁每次 20mg，每 12 小时 1 次，静脉滴注。

②其他止血药物：对消化性溃疡出血的确切疗效仍有待证实，不作为首选措施。包括如下。

a. 对有凝血功能障碍者，可静脉注射维生素 K$_1$。

b. 为防止继发性纤溶亢进，可用氨甲苯酸等抗纤溶药。

c. 经胃管灌注硫糖铝混悬液或冰冻去甲肾上腺素溶液（去甲肾上腺素 8mg，加入冰生理盐水 100~200ml）。

d. 可酌情使用云南白药、凝血酶（口服或局部用）、生长抑素类药物。

③血管造影介入治疗：行胃左动脉、胃十二指肠动脉、脾动脉或胰十二指肠动脉血管造影，针对造影剂外溢或病变部位经血管导管超高度选择灌注血管加压素或去甲肾上腺素止血，或进行明胶海绵栓塞止血。

④手术治疗：经药物或介入治疗无效者，病情紧急可考虑手术，并可结合术中内镜止血治疗。

⑤抗幽门螺杆菌治疗：对幽门螺杆菌阳性的消化性溃疡，无论是否伴有出血，均应给予根除幽门螺杆菌的治疗。

6. 食管胃底静脉曲张出血救治要点

（1）止血药物

①生长抑素及其类似物：生长抑素通过抑制胰高血糖素等扩血管激素的释放，间接收缩内脏血管，减少门静脉血流和压力及奇静脉血流和曲张静脉内压力；生长抑素还可抑制肠道积血引起的胃肠充血效应，并能抑制胃泌素、胃酸以及胃蛋白酶的分泌。目前用于临床的药物如下。

a. 14 肽生长抑素，半衰期极短，以首次剂量 250μg 静脉推注，继以 250μg/h 持续静脉滴注，维持 3~5 日，如仍有出血，可增加剂量至 500μg/h，维持。

b. 8 肽的生长激素同类物，如奥曲肽，半衰期较长，以首次剂量 50μg 缓慢静脉推注，继以 25~50μg/h 静脉滴注维持，持续应用 3~5 日。

生长抑素及其长效类似物控制出血效果等于或优于血管加压素和内镜下曲张静脉硬化治疗，不良反应比血管加压素少；与内镜下曲张静脉套扎治疗或内镜下曲张静脉硬化治疗联合应用，效果优于单一药物或内镜治疗。

②血管加压素及其类似物：血管加压素减少门脉血流量、门体侧支循环血流量和曲张静脉压力。止血率为 60%~80%，不降低再出血率和病死率，有明显的增加外周阻力、减少心排出量和冠状动脉血流量等不良反应，可发生腹痛、血压升高、心律失常、心绞痛，甚至心肌梗死等。可并用硝酸甘油增强血管加压素降门脉压力作用，并减少其对心血管的不良反应，从而提高其止血的有效率和耐受性。临床常用药物如下。

a. 血管加压素（垂体后叶素可替代血管加压素应用），一般首次剂量 0.4U/kg 静脉推注后，以每分钟 0.4~1.0U/kg 速度持续静脉滴注，联合硝酸甘油 10~50μg/min 静脉滴注。

b. 三甘氨酰赖氨酸血管加压素（血管加压素的合成类似物），对门静脉药理效应较持久。一般首次剂量 2mg 缓慢静脉推注后，每 4 小时静脉推注 1mg，持续 24~36 小时或直至出血被控制。其止血效果优于血管加压素，与生长抑素、血管加压素联用硝酸甘油、气囊压迫和内镜治疗相当，与内镜下曲张静脉硬化治疗联合应用可提高疗效。

c. 其他止血药物或制品：对食管胃底静脉曲张的确切疗效仍有待证实，不作为一线药物。凝血酶（口服或局部用）、抑酸药物等可酌情应用；肝硬化凝血机制障碍者可应用凝血因子（如新鲜冰冻血浆、凝血酶原复合物、纤维蛋白原）、维生素K，伴有血小板减少可输新鲜血小板。

（2）内镜治疗　用于食管胃底静脉曲张出血的内镜止血方法主要有食管静脉曲张结扎和食管静脉曲张硬化，是控制活动性出血和预防再出血的主要措施。经内镜注射硬化剂（如鱼肝油酸钠、乙醇胺），既可控制急性出血，又可治疗食管静脉曲张。

经内镜向曲张静脉内注入组织胶（如氰基丙烯酸脂）、纤维蛋白胶等，可以有效地控制曲张静脉的活动性出血并预防再出血，是胃曲张静脉出血的止血方法之一（不推荐用于食管静脉曲张），但有并发肺、脑和内脏血管栓塞的风险。

（3）气囊填塞止血　将三腔双囊管或四腔双囊管（含食管吸液腔，用于吸取食管囊以上的分泌物）插入上消化道内，将胃气囊和（或）食管气囊充气以压迫曲张静脉达到止血目的，用于控制急性出血。

进入胃腔后先抽出胃内积血，然后向胃囊内注气，向外加压牵引，用以压迫胃底。若未能止血，再向食管囊内注气，压迫食管曲张静脉。持续压迫时间最长不应超过24小时，放气解除压迫一段时间后，必要时可重复充盈气囊以恢复牵引。

三腔管压迫止血的缺点是气囊放气后再出血率高，并可能并发窒息、食管壁坏死、吸入性肺炎，目前多作为临时性止血措施。

（4）放射介入治疗　放射介入疗法如经颈静脉肝内门体分流术可有效控制出血，但明显增加肝性脑病的风险，适用于药物和内镜治疗难以控制的曲张静脉出血和等待肝移植的患者。

（5）外科手术　急诊外科手术控制曲张静脉出血和预防再出血的效果确切，但围手术期病死率高，术后肝性脑病发生率高，仅在药物和内镜治疗无效、无法施行

放射介入治疗的情况下方可使用。肝功能Child-Pugh分级C级肝硬化患者不宜施行急诊外科手术。择期手术死亡率低，有预防性意义。

有条件时亦可考虑行肝移植术。

（6）预防肝性脑病　除积极止血以外，主要是采取清除肠道积血措施（如口服或鼻饲乳果糖、乳梨醇）预防。

（7）预防再出血　首次出血后存活的患者如无预防措施，有2/3可能在2个月内再次出血。预防措施包括药物治疗（常用非选择性β受体阻滞剂普萘洛尔，可合用单硝酸异山梨酯）、内镜治疗（内镜下静脉曲张套扎术或内镜下曲张静脉硬化治疗，应在内镜治疗后短期应用质子泵抑制剂预防溃疡形成和促进溃疡愈合）、外科手术和放射介入等。

7. 下消化道出血救治要点

（1）止血药物　可应用抗纤溶药（如氨甲苯酸）、云南白药、凝血酶（口服或局部用）。经直肠镜或乙状结肠镜发现出血病灶，可局部应用止血药物。

（2）内镜下止血　包括直肠镜、乙状结肠镜下或纤维结肠镜下局部药物喷洒、电凝、激光等治疗，应防止造成穿孔。

（3）血管造影介入　经造影导管超选择性动脉灌注血管加压素或栓塞物，可以有效止血，对出血原因尚不明确或经药物等治疗无效的下消化道出血具有诊断和治疗价值。

（4）外科治疗　急诊手术仅用于患者出血量多，且其他治疗方法不能止血时，如诊断明确为结肠癌，应尽可能行择期手术。

（三）辨证治疗

1. 辨证论治

（1）呕血

①胃热壅盛证

治法：清胃泻火，化瘀止血。

方药：泻心汤合十灰散加减。

黄芩 15g，黄连 10g，大黄 10g，牡丹皮 10g，栀子 10g，大蓟 15g，茜草根 10g，白茅根 10g，棕榈皮 15g。

若胃气上逆而见恶心、呕吐者，可加代赭石、竹茹、旋覆花和胃降逆；口渴、舌红而干、脉象细数者，加麦冬、石斛、天花粉养胃生津。

②肝火犯胃证

治法：泻肝清胃，凉血止血。

方药：龙胆泻肝汤加减。

龙胆草 15g，柴胡 15g，黄芩 10g，栀子 10g，泽泻 10g，木通 10g，车前子 15g，生地黄 10g，当归 10g，白茅根 15g，藕节 10g，墨旱莲 10g，茜草 10g。

若胁痛甚者，加郁金、制香附理气活络定痛；血热妄行，吐血量多，加犀角、赤芍清热凉血止血。

③气虚血溢证

治法：健脾益气摄血。

方药：归脾汤加减。

党参 15g，茯苓 15g，白术 15g，甘草 10g，当归 10g，黄芪 30g，木香 10g，阿胶 5g，仙鹤草 10g，炮姜炭 10g，白及 10g，乌贼骨 10g。

若气损及阳，脾胃虚寒，症见肤冷、畏寒、便溏者，治宜温经摄血，可改用柏叶汤。方中以侧柏叶凉血止血，艾叶、炮姜炭温经止血，童便化瘀止血，共奏温经止血之效。

④胃络瘀阻证

治法：活血化瘀，通络止痛。

方药：化血丹加味加减。

花蕊石 30g，三七 10g，降香 10g，丹参 10g，地榆 10g，茜草根 10g，血余炭 10g。

若中气虚寒，气不摄血者，加黄芪、人参、炙甘草、砂仁、炮姜、附子、艾叶等；若血热妄行，血溢脉外者，加生地黄、

焦栀子、大黄炭、赤芍、水牛角、牡丹皮、白茅根等。

⑤阴虚火旺证

治法：滋阴降火，凉血止血。

方药：茜根散加减。

茜草根 15g，侧柏叶 15g，生地黄 15g，阿胶 10g，黄芩 10g，麦冬 15g，墨旱莲 15g。

若气虚者，加党参或生脉散；阴虚甚者，加龟甲、玄参；潮热者，加地骨皮、青蒿、鳖甲、白薇；盗汗者，加浮小麦、五味子、牡蛎等；烦躁难眠者，加酸枣仁、知母。

（2）便血

①肠道湿热证

治法：清化湿热，凉血止血。

方药：地榆散合槐角丸加减。

地榆 15g，茜草 15g，槐角 10g，栀子 15g，黄芩 10g，黄连 10g，茯苓 15g，防风 15g，枳壳 10g，当归 10g。

若便血日久，湿热未尽而营阴已亏，应清热除湿与补益阴血双管齐下，虚实兼顾，扶正祛邪，可酌情选用清脏汤或脏连丸。

②脾胃虚寒证

治法：健脾温中，养血止血。

方药：黄土汤或人参甘草汤加减。

灶心土 15g，炮姜 10g，白术 10g，附子 10g，甘草 5g，地黄 15g，阿胶 10g，黄芩 10g，白及 15g，乌贼骨 15g，三七 10g，花蕊石 15g。

若阳虚甚，畏寒肢冷者，去苦寒滋润之黄芩、地黄，加温阳止血之鹿角霜、艾叶。

③瘀血阻络证

治法：行气活血，化瘀止血。

方药：失笑散加味。

五灵脂 15g，蒲黄 10g，当归 10g，赤芍 10g，延胡索 15g，香附 10g，茜草 10g，

花蕊石 10g，三七 10g。

若瘀血内停化热者，加生地黄、小蓟、牡丹皮；胁下有癥块者，加龟甲、鳖甲、郁金；伴有鼓胀者，加黄芪、茯苓、猪苓、泽泻、车前子等；阴虚者，加麦冬、生地黄、玄参。

④脾气虚弱证

治法：健脾益气，养血止血。

方药：归脾汤加减。

党参 15g，炙黄芪 30g，白术 15g，龙眼肉 10g，茯神 15g，酸枣仁 30g，木香 10g，甘草 5g。

若便血较多不止者，加白及、槐米、地榆；便溏喜温者，加炮姜；汗出肢冷者，加人参；出血较多或伴呕血者，加服三七粉或云南白药。

轻症便血应注意休息，重症则应卧床。可根据病情进食流质、半流质或无渣食物。应注意观察便血的颜色、性状及次数。若出现头昏、心慌、烦躁不安、面色苍白、脉细数等症状，常为大出血的征兆，应积极救治。

2. 外治疗法

（1）熏洗　阿胶加醋浸没软化后蒸烊成膏，每次取 30g 再加醋 500g 化开，加热烧开后先熏后洗肛门，每日 2 次。原液可洗多次。用于肛裂、痔疮出血者。

（2）涂药　清凉油拌珠黄散 2 支，涂肛门内外。

（3）野艾（蒿子叶）捣烂如泥敷肛门口。

（4）鸡蛋黄油涂肛口（适合肛口黏膜干燥破裂者）。鸡蛋黄油制法：取熟蛋黄数个，放非铁器餐具内小火翻炒，待油渗出过滤即得。

（5）揉腹　每日早（醒后）、晚（睡前）两次揉摩腹部，逆、顺时针各 100 次。

（6）提肛　做缩肛动作，每日 2~3 次，每次 30~50 次。

（7）针灸疗法　便血属实热者，可配合针刺曲池、大椎、三阴交，用泻法以清热泻火，凉血止血；便血属虚寒者，可取足三里、太白、脾俞、肾俞等，针用补法或温针，或艾灸百会、气海、关元、命门等，以健脾补肾，益气固摄。

3. 成药应用

（1）人参归脾丸　每服 1 丸，每日 2~3 次，口服。适用于脾虚不摄之呕血或便血。

（2）龙胆泻肝丸　每次 1 袋，每日 2 次，口服。适用于肝火犯胃之吐血。

（3）胃血宁口服液　每次 20ml，每日 2 次，口服。有收涩止血之效。

4. 单方验方

（1）蚕豆苗（嫩茎叶）30g，冷开水洗净，捣汁服。

（2）大蓟草、白茅根、藕节各 30g，煎服，也可加韭菜汁少许 1 次服下。

（3）鲜芦根 90g，生侧柏、仙鹤草各 30g，煎服。

（4）白及、侧柏叶各 30g，共研细末，每天 2 次，每次 5g，用温开水调服。

（5）地锦草、墨旱莲各 30g，煎服。

（6）鲜生地汁 30ml，加入生大黄粉 3g，每日 3 次，口服。

（7）三七、白及及生大黄，按 2∶2∶1 比例配成药末，每服 3g，每日 3 次，温开水调服。

（四）新疗法选粹

1. 非静脉曲张性上消化道出血

（1）内镜治疗

①注射治疗：使用一次性注射针注射 1∶10000 肾上腺素溶液，于出血点周围的 4 个象限进行注射，然后注入出血血管，总共注射 4~16ml。

②热治疗：使用热探头和多极电凝以止血。联合加压（填塞）和热处理以止血。

③止血夹：止血夹可用于出血点，在临床试验中效果颇好。止血夹对于大血管

活动性出血尤其有效，但难以用于部位不易到达的溃疡部位。

（2）介入治疗

①选择性动脉内药物灌注止血：应用Seldinger插管技术，根据腹腔内脏动脉分布特点，上消化道出血将导管留置在腹腔动脉干。插管成功后，注射造影剂，一旦确定出血部位，即可采用缩血管药灌注。缩血管药可使胃肠小动脉收缩，平滑肌轻度痉挛，胃肠血流量明显减少而起止血作用。

②选择性动脉栓塞：经导管动脉栓塞是指将某种固体或液体物质通过导管选择性地注入某一血管并使其阻塞，以达到治疗目的的一项技术。栓塞材料主要有明胶海绵、弹簧圈、聚乙烯醇颗粒。栓塞术用于上消化道出血可达到止血目的，对于病因不明确的上消化道出血可作为应急止血措施。例如十二指肠球部溃疡常选择栓塞十二指肠上动脉。

2.静脉曲张性出血内镜治疗

（1）硬化疗法　内镜下硬化剂治疗通过继发性血栓形成而达到止血目的。在活动性出血期，由于硬化剂的类型、操作者的经验、在血管或血管外注射和随后护理的不同而其结果有很大差异。比较硬化治疗和气囊压迫，硬化治疗控制出血显著比气囊压迫为优。

（2）曲张静脉索带结扎　索带结扎与硬化治疗比较，可明显减少并发症和提高生存率。在20世纪90年代，内镜下食管静脉曲张结扎作为内镜下食管静脉曲张硬化的替代疗法，其疗效和安全性逐渐为学术界所认可。Gimson等报道，内镜下食管静脉曲张结扎与内镜下食管静脉曲张硬化相比，前者的再出血率为30%，后者为53%；两组曲张静脉消失率无差别，但内镜下食管静脉曲张结扎组曲张静脉闭塞较快，为39天，内镜下食管静脉曲张硬化组为72天；

达到上述效果，内镜下食管静脉曲张结扎组平均实施3.4次治疗，内镜下食管静脉曲张硬化组平均实施4.9次治疗。另外，内镜下食管静脉曲张结扎组并发症较内镜下食管静脉曲张硬化组少。

（3）其他内镜治疗　采用组织胶，如腈基丙烯酸酯或氰基丙烯酸异丁酯，可以控制约90%患者的出血。然而其再出血率与硬化治疗相仿，有严重的并发症如脑血管意外。

3.下消化道出血

（1）保守治疗　下消化道出血一经查明原因，多先行保守治疗，除一般对症治疗外，对大肠良性出血病变还可采用冰盐水灌肠，一般将8mg去甲肾上腺素加入200~300ml生理盐水中保留灌肠，使局部血管收缩而止血。绝大多数患者经此治疗可达止血目的。

（2）内镜治疗　类似非静脉曲张性上消化道出血的内镜治疗。可在出血灶周围注射1：10000肾上腺素液止血，也可在出血灶上喷洒5%孟氏液、去甲肾上腺素、凝血酶、医用粘合胶等止血，但更多的是采用高频电凝、激光、冷冻等方法止血。

（3）介入治疗　下消化道出血的介入治疗由于选择性动脉插管的导管可以直达出血病灶的肠管边缘血管，局部用药及栓塞的安全性大为提高，且疗效确切，目前已广而用之；但对血管栓塞仍应持慎重态度，不可因误栓而导致肠管坏死。其方法一般包括两个方面：一是经导管注入垂体加压素，注射速度为0.2~0.4u/min，值得注意的是肠缺血性疾病所致的出血，垂体加压素滴注会加重病情，应为禁忌，还可选择注射用血凝酶等止血药；二是选择性动脉栓塞疗法，分暂时性栓塞和永久性栓塞两种，前者用明胶海绵、自体血凝块等，后者用金属线圈、聚乙烯醇等。对于消化道出血严重，但又不能手术的患者，可先栓塞，待病情稳定后择期手术。

（五）医家经验

1. 谢昌仁

谢昌仁教授认为本病以脾胃虚寒证型为多，即所谓"阴络伤则血内溢"是也，所以然者，脾胃络损，气不摄血而溢出。气与血密切相关，"气为血帅，血为气母"，《内经》早有所云，故治血当治气为其原则。自制方溃疡止血方（粉），以人参、黄芪、白术、甘草补脾益气，又取其甘温之性，祛脾胃之虚寒，得以温中摄血固脉，使血行经脉之中；伍以当归、白芍、阿胶珠，气血双补，阳中有阴，和营血而能止痛；乌贼骨收敛止痛，能制酸止痛，《本草纲目》言其主治"唾血，下血"；血"见黑即止"，故用地榆炭、侧柏炭；更以龙骨、牡蛎收敛止血、益气固脱，以防血随气脱之变。本方功能益气摄血，气血双调，固涩而能护膜，且能防止虚脱，临床治愈率达98%。[谢昌仁. 内科血证证治经验浅介. 中医杂志，1983，5：15-17.]

2. 陈泽霖

陈泽霖教授用大黄、白及各等份研细末，每次服3~4.5g，日服3~4次，温开水送服，起到止血、祛瘀、生新作用。方中大黄既能止血，又能祛瘀，白及性胶黏，有收敛止血及生肌作用，二药配合，止血而不留瘀，屡用屡效，其功甚速。因白及中含有白及胶，其性极黏，有收敛止血及生肌作用，并能促进红细胞及血小板凝聚，形成血栓而达到止血目的。大黄含大黄酚，能缩短血液凝固时间而止血。据临床观察，本方局部止血作用优于明胶海绵。[陈泽霖，宋祖慜. 名医特色经验精华. 上海：上海中医学院出版社，1987.]

3. 岳纯德

岳纯德教授治吐血方（旋覆花6g，代赭石12g，三七粉3g，阿胶15g，牛膝炭9g，藕节炭，仙鹤草各15g，小蓟30g，侧柏炭9g，茅根炭30g，黑山栀子9g，生地黄15g），功能降逆、凉血、止血。[洪国靖. 中国当代中医名人志. 北京：学苑出版社，1997.]

五、预后转归

出血初期多为火热实证，反复出血，气血渐亏，则由实转虚。虚证出血兼血瘀者形成虚中夹实证候。

患者的预后与出血的原因、出血量及兼见症状三者密切相关。引起出血的新病易治，久病难治，溃疡、胃炎引起者易治，肝硬化及胃肠道癌症引起者难治。出血骤然发生且出血量多者，易致气随血脱危症，预后较差；出血量少，自觉症状轻者预后较好；出血伴脉数、发热等症者，病情多较急重；身凉肢温，脉和缓者易治。

六、预防调护

（一）预防

（1）积极治疗原发疾病，如消化性溃疡、慢性胃肠道炎症、肝硬化等。

（2）起居有常，避免劳累，调畅情志。

（3）按时用膳，避免暴饮暴食及过饥，不食过硬及辛辣、酸、煎炸等物品，戒烟戒酒，忌浓茶。

（4）保持大便通畅，养成按时排便的好习惯。

（二）调护

（1）安慰患者，使其保持情绪稳定，消除恐惧、焦虑心理。

（2）患者卧床休息，保持安静，注意保暖，吐血严重者，应绝对卧床休息，避免引起晕厥；吐血时采取头低脚高侧卧位，防止误吸，及时清除口腔内的呕吐物，及时用盐水漱口。

（3）密切观察患者的脉搏、血压、体温、神志、尿量，定时检测血常规。

（4）吐血量大者，宜暂时禁食。吐血止后或吐血量少者予流质或半流质饮食，并且少食多餐，忌食辛辣刺激及粗纤维食物。

七、专方选要

甘草人参汤

组成：甘草 60g，人参 30g。

服法：每日 1~2 剂（轻症 1 剂，重症 2 剂），用水 600ml，文火煎煮 1 小时，取 300~400ml。根据病情轻重度 2~4 小时服 1 次，每次 50~100ml。1 周为 1 个疗程。

主治：胃十二指肠溃疡、急性胃黏膜病变所致轻、中度出血。[何如锋. 甘草人参汤治疗急性上消化道出血 60 例. 现代中西医结合杂志，2009，18（5）：536.]

主要参考文献

[1] 羊燕群. 降逆融通止血汤治疗非肿瘤所致上消化道出血临床研究 [J]. 河南中医，2019，39（5）：713-716.

[2] 张昊，屈振亮. 上消化道出血的中医辨证施治及治疗效果分析 [J]. 中国中西医结合外科杂志，2016，22（3）：309-312.

[3] 盛卫忠，姚璐，董天庚，等. 急性下消化道出血的临床外科诊治分析 [J]. 中国临床医学，2019，26（6）：866-869.

第十二节　中暑

中暑是指在高温环境下机体对热应激的适应能力下降，从而引起以体温调节失衡、汗液过多分泌以致汗腺功能衰竭和水电解质紊乱为主的一系列病理改变的急性疾病的总称。为常发生在长夏至初秋，天暑地热、酷暑之时，人在气交之中，感受暑毒，伤气耗津，而突发猝倒、身热汗出、脉虚的急性病症。

本病属于中医学"暑厥""暑风""闭证"范畴。

一、病因病机

（一）西医学认识

1. 病因

中暑原因有很多，在高温的车间工作，如果通风差，则极易发生中暑；露天作业时，人体受阳光直接曝晒，脑膜充血，大脑皮层缺血而引起中暑，空气中湿度的增强易诱发中暑；在公共场所、家中，人群拥挤，产热集中，散热困难，再加上人呼吸的二氧化碳浓度升高，如果空气中二氧化碳浓度高至 0.7%~1% 时，则人的嗅神经麻痹，呼吸急促，身体抵抗力低下，导致中暑发生。

2. 发病机制

中暑是由高温影响下的体温调节功能紊乱所致。下丘脑体温调节中枢能控制产热和散热，以维持正常体温的相对稳定。正常人腋窝温度波动在 36~37℃，直肠温度在 36.9~37.9℃，当周围环境温度超过皮肤温度时，散热主要靠出汗，人体的散热还可通过循环血流，将深部组织的热量带至皮下组织，通过扩张的皮肤血管散热，因此经过皮肤血管的血流越多，散热就越多。如果产热大于散热或散热受阻，体内有过量热蓄积，即产生高热中暑。体温过高对细胞有直接损伤作用，引起酶变性、线粒体功能障碍、细胞膜稳定性丧失和有氧代谢途径中断，导致多器官功能障碍或衰竭。

（1）中枢神经系统　高热能引起大脑和脊髓细胞的快速死亡，继发脑局灶性出血、水肿、颅内压升高和昏迷。小脑浦肯野细胞对高热反应极为敏感，受到损伤常发生构音障碍、共济失调和辨距不良。

（2）心血管系统　中暑早期，皮肤血

管扩张引起血液重新分配，同时心排血量增加，心脏负荷加重。此外，持续高温引起心肌缺血、坏死，促发心律失常、心功能障碍或心力衰竭，继而引起心排血量下降和皮肤血流减少，进一步影响散热，形成恶性循环。

（3）呼吸系统　高热时呼吸频率增快，通气量增加，持续不缓解会引起呼吸性碱中毒。热射病可致肺血管内皮损伤，发生急性呼吸窘迫综合征。

（4）水和电解质代谢　正常人出汗最大速率为1.5L/h。热适应后的个体出汗速率是正常人的2倍。大量出汗常导致水和钠丢失，引起脱水和电解质平衡失常。

（5）肾脏　由于严重脱水，心血管功能障碍和横纹肌溶解等，可发生急性肾衰竭。

（6）消化系统　中暑时的直接热损伤和胃肠道血液灌注减少可引起缺血性溃疡，容易发生消化道大出血。热射病患者发病2~3天后，几乎都有不同程度的肝坏死和胆汁淤积。

（7）血液系统　严重中暑患者，发病后2~3天可出现不同程度的弥散性血管内凝血。弥散性血管内凝血又可进一步促使重要器官功能障碍或衰竭。

（8）肌肉　劳力性热射病患者，由于肌肉局部温度增加、缺氧和代谢性酸中毒，常发生严重肌损伤，引起横纹肌溶解和血清肌酸激酶升高。

（二）中医学认识

夏季暑气当令，气孔开泄，暑、风、湿、热邪易乘虚而入，加之人长时间在烈日下或高温中劳作，劳则伤气，外邪更易乘机侵入而发病。

1. 感受外邪

暑、风、湿、热邪相兼为患，阻滞壅塞经脉，气血失于运行输布，筋脉失养而见气短乏力、体倦、四肢抽搐或痉挛疼痛、

肢体麻木、震颤、角弓反张、牙关紧闭、双目上视等；风邪夹湿，上蒙清窍，故见头目不清、头痛、头晕、发热无汗、烦躁；暑热伤肺，故见口渴多饮、咳嗽气喘、多汗、面赤气粗、发热、身灼热、尿短黄、面赤，甚则骤然咳血、衄血；湿邪困脾，故见胸闷脘痞、恶心呕吐、剧烈腹痛、大便干结；热入心包，故见神志躁扰不宁或昏迷，甚则出现冷汗淋漓、四肢厥冷、尿量减少、面色苍白、呼吸浅促、脉细欲绝等阳脱之证。

2. 正气亏虚

年幼、久病、体虚、高龄之人，本已气血亏虚，稍有外邪侵犯，即致气机阻遏，复因气逆一时上壅，阻遏清阳，则发生昏厥；或暑、湿、热邪伤及津液，气随津脱，气滞血凝，血行不畅，瘀血内阻，筋脉失养而发为痉证。

二、临床诊断

（一）辨病诊断

在高温环境中，重体力作业或剧烈运动之后甚至过程中出现相应的临床表现即可以诊断。对肌痉挛伴虚脱、昏迷伴有高热的患者应考虑中暑可能。

根据中暑临床表现的轻重程度分为三级：先兆中暑、轻症中暑和重症中暑。

1. 先兆中暑

患者在高温环境工作或生活一段时间后，出现口渴、乏力、多汗、头晕、眼花、耳鸣、头痛、恶心、胸闷、心悸、注意力不集中，体温正常或略高。

2. 轻度中暑

先兆中暑加重，出现早期循环功能紊乱，包括面色潮红或苍白、烦躁不安或表情淡漠、恶心呕吐、大汗淋漓、皮肤湿冷、脉搏细数、血压偏低、心率加快、体温轻度升高。

3. 重症中暑

先兆和轻度中暑症状加重，出现高热、痉挛、惊厥、休克、昏迷等症状。重症中暑按表现不同可分为三型，也可出现混合型。

（1）热痉挛　高温环境下强体力作业或运动，出汗后水和盐分大量丢失，造成低钠、低氯血症，导致骨骼肌痉挛伴疼痛。临床表现以活动较多的四肢肌肉、腹部、背部肌肉的肌痉挛和收缩疼痛，尤以腓肠肌痛为特征，常呈对称性和阵发性，也可出现肠痉挛性剧痛。患者意识清楚，体温一般正常。热痉挛可以是热射病的早期表现。

（2）热衰竭　常发生于老年人、儿童和慢性疾病患者，在热应激情况时因机体对热环境不适应引起脱水、电解质紊乱、外周血管扩张，周围循环血容量不足而发生虚脱，可表现为头晕、头痛、恶心、呕吐、面色苍白、皮肤湿冷、大汗淋漓、呼吸增快、脉搏细数、心律失常、晕厥、肌痉挛、血压下降甚至休克，但中枢神经系统损害不明显，其中病情轻而短暂者也称为热昏厥，可发展成为热射病。

（3）热射病　又称中暑高热，属于高温综合征，是中暑最严重的类型。在高温、高湿或强烈的太阳照射环境中作业或运动数小时（劳力性），或老年、体弱、有慢性疾病患者在高温和通风不良环境中持续数日（非劳力性），热应激机制失代偿，体温骤升，导致中枢神经系统和循环功能障碍。患者在全身乏力、出汗、头晕、头痛、恶心等早期症状的基础上，出现高热、无汗、神志障碍，体温高达 40~42℃，甚至更高。可有皮肤干燥、灼热、谵妄、昏迷、抽搐、呼吸急促、心动过速、瞳孔缩小、脑膜刺激征等表现，严重者出现休克、心力衰竭、脑水肿、肺水肿、急性呼吸窘迫综合征、急性肾衰竭、急性重型肝炎、弥散性血管内凝血、多器官功能衰竭。

4. 实验室检查

根据不同病情程度可有白细胞总数升高和（或）中性粒细胞升高、尿常规异常、转氨酶升高、血肌酐和尿素氮升高、血乳酸脱氢酶和肌酸激酶升高、血液浓缩、电解质紊乱、呼吸性和代谢性酸中毒、心电图改变、血小板减少、凝血功能异常等。

（二）辨证诊断

1. 暑热内郁证

壮热，烦躁，头痛，头晕，口渴多饮，汗多，体倦，面赤气粗，舌质红，苔黄少津，脉洪大。

辨证要点：壮热，口渴多饮，汗多，面赤气粗，舌质红，苔黄少津，脉洪大。

2. 暑热闭神证

发热，口渴，神志躁扰不宁或昏迷，身灼热，尿短黄，息粗气喘，面赤，舌红，苔黄，脉滑数或沉实。

辨证要点：发热，神志躁扰不宁或昏迷，息粗气喘，舌红，苔黄，脉滑数或沉实。

3. 暑热动风证

壮热不退，躁扰不宁甚或神昏，四肢抽搐，角弓反张，牙关紧闭，双目上视，面赤息粗，舌红，苔黄少津，脉弦数。

辨证要点：壮热不退，四肢抽搐，角弓反张，牙关紧闭，双目上视，面赤息粗，舌红，苔黄少津，脉弦数。

4. 暑闭气机证

发热无汗，烦躁，胸闷脘痞，恶心呕吐，剧烈腹痛或头痛而胀，甚或神昏，耳鸣，舌红，苔黄，脉弦或沉。

辨证要点：发热无汗，胸闷脘痞，恶心呕吐，剧烈腹痛或头痛而胀，舌红，苔黄，脉弦或沉。

5. 暑伤津气证

发热，口渴，汗多或无汗，心烦，神疲思睡，气短乏力，尿短黄，舌红，苔黄少津，脉细数无力。

辨证要点：发热，口渴，心烦，神疲嗜睡，气短乏力，舌红，苔黄少津，脉细数无力。

6. 阳脱证

冷汗淋漓，四肢厥冷，神志不清，尿量减少，面色苍白，呼吸浅促，脉细欲绝。

辨证要点：冷汗淋漓，四肢厥冷，神志不清，尿量减少，面色苍白，脉细欲绝。

7. 阴虚动风证

五心烦热，口燥咽干，胸闷汗出，四肢抽搐或痉挛疼痛，或肢体麻木、震颤，小便短少，大便干结，舌红少苔，脉细数。

辨证要点：五心烦热，口燥咽干，四肢抽搐或痉挛疼痛，舌红少苔，脉细数。

8. 暑伤肺络证

感受暑热，骤然咳血、衄血，身热，口渴，咳嗽气喘，头目不清，舌红，苔黄，脉洪数无力。

辨证要点：感受暑热，骤然咳血、衄血，咳嗽气喘，舌红，苔黄，脉洪数无力。

三、鉴别诊断

（一）西医学鉴别诊断

中暑须注意排除流行性乙型脑炎、细菌性脑膜炎、中毒性细菌性痢疾、脑型疟疾、脑出血、脓毒症、甲状腺危象、伤寒、抗胆碱能药物中毒等原因所引起的高温综合征。

（二）中医学鉴别诊断

1. 伤暑

症状较轻，无高热、神昏、抽搐、腹痛、呕吐、剧烈头痛、眩晕、面色苍白等症状。

2. 中风

多冬春发病，常于情志刺激，或劳累、饱食、饮酒后发病，昏倒后多有口眼歪斜、半身不遂等症状，一般无高热汗出、胸闷呕吐等症状。

3. 暑瘟、瘴疟、疫毒痢

可做脑脊液检查，血涂片查疟原虫，通过大便常规或培养等进行鉴别。

4. 痫证

非暑季特发病，无感受暑热病史，突然仆倒，口吐涎沫，或有抽搐，不发热，移时苏醒如故。

四、临床治疗

（一）提高临床疗效的要素

1. 尽快脱离作业环境，尽早明确诊断

中暑病因是高温作业，尽快脱离高温作业环境并把患者转移到阴凉、通风环境是提高疗效的关键。通过临床表现和实验室检查，尽早明确诊断。

2. 评估病情，尽早降温

评估患者中暑原因、损伤持续时间、轻重程度，注意体温、水与电解质紊乱情况。迅速降温治疗，降温速度越快，高温持续时间越短，疗效越好。

3. 严密观察病情，中西医结合治疗

严密观察患者意识、脉搏、呼吸、血压、肌张力、尿量的变化。及时、正确辨证，采用中药、针灸、中医外治等相结合的治疗方案，并注意后期补益津液的治疗原则。

（二）辨病治疗

1. 先兆中暑

立即将患者转移到阴凉、通风环境，口服淡盐水或含盐清凉饮料，休息后即可恢复。

2. 轻度中暑

将患者转移至阴凉、通风环境，口服淡盐水或含盐清凉饮料并休息。对有循环功能紊乱或循环衰竭倾向者，可静脉补充5%葡萄糖氯化钠注射液，但滴速不能太快，并加强观察，直至恢复。

3. 重症中暑

（1）热痉挛 主要是补充氯化钠，静脉滴注 0.9% 氯化钠注射液或 5% 葡萄糖氯化钠注射液 1000ml~2000ml。

（2）热衰竭 及时补足血容量，防止血压下降。可用 5% 葡萄糖氯化钠注射液或 0.9% 氯化钠注射液静脉滴注，可根据血清白蛋白水平或凝血情况适当补充白蛋白或血浆。必要时监测中心静脉压指导补液。

（3）热射病

①将患者转移到通风良好的低温环境，可使用电风扇、空调。按摩患者四肢及躯干，促进循环散热。监测体温、心电、血压、凝血功能等。

②给予吸氧。

③降温：降温速度与预后密切相关。体温越高，持续时间越长，组织损害越严重，预后也越差。一般应在 1 小时内使直肠温度降至 37.8~38.9℃。

体外降温：头部降温可采用冰帽、电子冰帽，或用装满冰块的塑料袋紧贴两侧颈动脉处及双侧腹股沟区。全身降温可使用冰毯，或用冰水擦拭皮肤。

体内降温：用冰盐水 200ml 进行胃或直肠灌洗；也可用 5% 葡萄糖氯化钠注射液 1000~2000ml 静脉滴注，开始时滴速控制在 30~40 滴 / 分；或用低温透析液（10℃）进行血液透析。

④补钠和补液，维持水、电解质平衡，纠正酸中毒。低血压时应首先及时输液补足血容量，必要时应用升压药。

⑤防治脑水肿和抽搐：应用甘露醇。糖皮质激素有一定的降温、改善机体反应性、降低颅内压作用，可根据情况使用。可酌情应用白蛋白。抽搐发作患者，可静脉输注地西泮注射液。

⑥综合与对症治疗：保持呼吸道通畅，昏迷或呼吸衰竭者行气管插管，用人工呼吸机辅助通气；肺水肿时可给予毛花苷 C 注射液、呋塞米注射液、糖皮质激素和镇静剂；应及时发现和治疗肾功能不全；防治肝功能不全和心功能不全；控制心律失常；给予质子泵抑制剂预防上消化道出血；适当使用抗生素预防感染等。

（三）辨证治疗

1. 辨证论治

（1）暑热内郁证

治法：祛暑清热。

方药：白虎汤加减。

生石膏 30g，知母 15g，粳米 15g，甘草 5g，人参 15g，淡竹叶 15g，西瓜翠衣 15g。

若烦躁重者加麦冬、栀子；欲吐者加生姜、姜半夏；大便燥结者加大黄、玄参、生地黄。

（2）暑热闭神证

治法：祛暑开窍。

方药：清营汤加减，配服安宫牛黄丸。

犀角 10g（水牛角 30g 代替），生地黄 15g，金银花 10g，连翘 10g，玄参 10g，黄连 10g，竹叶心 10g，丹参 15g，麦冬 15g。

若昏狂重者加郁金、石菖蒲；烦渴欲吐者加芦根、竹叶；瘀血重者加桃仁、红花。

（3）暑热动风证

治法：祛暑息风。

方药：羚角钩藤汤加减，配服紫雪丹。

羚羊角粉 3g（冲），钩藤 15g（后下），菊花 15g，桑叶 10g，生地黄 15g，炒白芍 15g，川贝母 15g，鲜竹茹 10g，桔梗 10g，甘草 5g，茯神 15g。

若烦热重者加生石膏、栀子；痰热者加竹沥、天竺黄、胆南星。

（4）暑闭气机证

治法：祛暑开闭。

方药：木香顺气散加减，配服玉枢丹或行军散。

木香 15g（后下），砂仁 10g（后下），香附（醋制）10g，槟榔 10g，甘草 5g，陈皮 10g，厚朴 10g，枳壳 10g，苍术 10g，青皮 10g。

若胸闷脘痞者加藿香、佩兰、清半夏；若气分热盛加金银花、连翘、知母、石膏；若腹痛明显者加延胡索、白芍。

（5）暑伤津气证

治法：清暑益气。

方药：王氏清暑益气汤加减。

西洋参 15g，麦冬 15g，石斛 15g，芍药 15g，当归 10g，粳米 10g，甘草 5g，荷梗 10g，西瓜翠衣 10g。

若心烦、口渴重者加天花粉、芦根、知母；若气短乏力明显者加黄芪、西洋参；若小便黄赤者加淡竹叶、生地黄、通草。

（6）阳脱证

治法：回阳固脱。

方药：参附汤合生脉散加减。

人参 30g，熟附子 15g（先煎），麦冬 30g，五味子 10g。

若汗出不止者加黄芪、山茱萸、煅龙骨、煅牡蛎；四肢厥冷者加当归、熟地黄、川芎、桂枝；兼血瘀者加丹参、三七。

（7）阴虚动风证

治法：滋阴息风。

方药：三甲复脉汤加味。

炙甘草 30g，干地黄 15g，生白芍 15g，麦冬 15g，阿胶 10g，火麻仁 15g，生牡蛎 30g，鳖甲 30g。

若四肢抽搐或痉挛者加羚羊角、钩藤、地龙；若大便干结者加芒硝、玄参、大黄；若烦躁、口苦、脉数者加龙胆草、栀子、夏枯草。

（8）暑伤肺络证

治法：清暑宣肺。

方药：犀角地黄汤合清络饮加减。

犀角 10g（水牛角 30g 代替），赤芍 10g，牡丹皮 15，金银花 15，白扁豆 15g，西瓜翠衣 10g，丝瓜络 10g，淡竹叶 15g，鲜荷叶 15g。

若咳血、衄血者加白茅根、茜草、仙鹤草、藕节；若咳嗽喘甚者加杏仁、贝母、桑白皮。

2. 外治疗法

（1）刺血疗法

取穴部位：十宣、曲泽、大椎、委中、金津、玉液。

操作方法：常规消毒后，以三棱针点刺放血，或大椎加拔罐。

轻症中暑：刺血后挤出数滴血，片刻诸症即可消失。

重症中暑：每天可挤出紫黑血液 0.5~1ml，并给予清凉饮料口服。

（2）针灸疗法

①中暑阳证及暑厥（闭证）、暑风（痉证），以针刺为主，百会、人中、风池、风府、大椎、少商、商阳、神门、足三里、三阴交等为常用穴，暑风患者，除必刺百会、人中、大椎以外，并可针刺少商、商阳、委中出血。

②中暑阴证及暑脱证，以灸为主，气海、关元、肾俞等为常用穴。

（3）按摩疗法

轻症中暑：可取足三里、大椎、曲池、合谷、内关 5 穴，以单手拇指或双手指顺该穴经络走向，由轻至重在该穴位上掐压，缓慢疏推和点按穴位，反复进行 3~5 分钟，以局部产生酸、麻、痛、胀感为度。

重症中暑：除上述穴位按摩外，另增加人中、十宣、委中、阳陵泉、少冲 5 穴，以点掐、按压为主，每穴点掐、按压 3~5 分钟。

（4）刮痧治疗　在患者胸、腹、颈、项、背及手足弯曲处，用刮痧板刮皮肤，使皮下出现青紫色出血斑。

（5）擦药疗法　取食盐一握，揉擦两手腕、双足心、两胁、前后心等 8 处，擦出许多红点，患者即觉轻松而愈，适用于先兆中暑或轻度中暑。

3. 成药应用

（1）安宫牛黄丸　用于暑热闭神证，症见神志躁扰不宁或昏迷、息粗气喘等。口服，1次1丸，每日1次。

（2）紫雪丹　用于暑热动风证，症见壮热不退、四肢抽搐、角弓反张、牙关紧闭、双目上视等。口服，每次1.5~3g，每日2次。

（3）至宝丹　用于暑闭气机证，症见烦躁，胸闷脘痞，恶心呕吐，剧烈腹痛或头痛而胀，头目昏眩，甚或神昏、耳鸣等。口服，每次2g，每日1次。

（4）玉枢丹　用于暑闭气机证，症见烦躁、剧烈腹痛或头痛而胀等。口服，每次2丸，每日2次。

（5）参附注射液　用于阳脱证，症见冷汗淋漓、四肢厥冷、面色苍白、呼吸浅促、脉细欲绝等。肌内注射，1次2~4ml，每日1~2次。静脉滴注，1次20~100ml，用5%~10%葡萄糖注射液250~500ml稀释后使用。静脉推注，1次5~20ml，用5%~10%葡萄糖注射液20ml稀释后使用。

4. 单方验方

（1）鲜荷叶1张，鲜竹茹60g，水煎服，适用于中暑高热多汗。

（2）大蒜3~5瓣，捣烂合开水灌下，适用于中暑昏倒，人事不省。

（3）韭菜汁1杯，灌下，适用于中暑神昏。

（4）绿豆、西瓜皮、冬瓜皮，不拘用量，水煎服，适用于中暑身热汗出。

（5）冰片1g，生石膏30g，共为细末，每服15g，开水送下，适用于中暑发热、胸闷不适。

（四）新疗法选粹

1. 亚低温疗法

姚晓秋通过对重度中暑患者在急救期间应用亚低温治疗仪进行物理降温，患者短时间内一次性降温成功，说明了重度中暑患者早期使用亚低温治疗仪能迅速降低头部温度，极大地提高了抢救成功率。在实施降温过程中严密观察患者的体温、循环、呼吸、皮肤等情况，保持呼吸道通畅，加强病情观察，做好基础护理工作，减少并发症的发生，多可取得满意的效果。

2. 四步针罐疗法

陈书文等采用四步针罐法治疗中暑65例，并设西医常规治疗对照组60例，观察两组疗效，经1~3天治疗，两组疗效无明显差异，认为针灸疗法在中暑急救过程中，可以达到与西医相当的效果。具体方法如下：取风池、大椎、曲池、足三里、极泉、委中、足太阳膀胱经在背部的两条循行线。第一步，患者取坐位或俯卧位，针刺风池得气，留针，针刺大椎得气不留针，加拔罐15分钟。第二步，取针后，在背部足太阳经线上走罐5~10分钟。第三步，经上述两步治疗后，如患者仍有不适感，则针刺曲池、足三里，留针25~30分钟。第四步，弹拨极泉、委中，并在手、足阳明经上做以揉捏为主的循经按摩手法而结束。经上述治疗后，如感口渴，予服白开水若干。一般患者治疗1次即效，少数患者需每日1次，治疗2~3次，观察3天而统计疗效。

3. 血液净化疗法

有研究者认为在重症中暑的治疗过程中应采用"四早一支持"的治疗原则。

（1）早期快速降温　使用冰毯、冰帽、酒精擦浴结合冬眠降温，使体温尽快降至正常。近半数重症中暑患者体温高于40℃，热度越高，持续时间越长，中枢神经细胞凋亡、肝细胞坏死、弥散性血管内凝血、横纹肌溶解及肾衰竭等并发症的发生概率就越大。降温的速度决定重度中暑患者的预后。通常要求1小时内使直肠温度降至38.5℃以下。采用连续性静脉－静脉血液滤过，降温作用迅速。

（2）早期快速扩容 以晶体液为主，结合血浆、蛋白，尽快补足血容量，纠正低钾、低钠等电解质紊乱，有研究显示，低钠血症如处理不当，病死率高达50%~80%。

（3）早期抗凝 使用低分子肝素钠5000U，皮下注射，1次/12小时，连续7天。

（4）早期改善微循环。

（5）积极支持脏器功能。由于心、肝、肾及胃肠道等脏器均有不同程度的损害，要提高治疗的针对性，保肝护肾，营养心肌，保护胃肠黏膜，对呼吸衰竭者尽早实施机械通气，早期有效抗感染，主要针对肠道细菌移位进行防治。常规功能支持、替代治疗以及营养支持的同时，也存在中暑致多器官功能障碍综合征支持治疗的特殊性。在多脏器支持治疗过程中，血液净化疗法能够改善重症中暑患者的预后，有非常明显的效果。血液净化疗法之所以能够有效，可能是得益于对中暑导致的致炎因子的清除。死亡组患者肌酸激酶、谷丙转氨酶、谷草转氨酶明显高于好转组。进行血液净化治疗改善肾脏功能，清除体内的肌红蛋白、异常升高的各种血清酶以及需肾脏排泄的代谢产物，并且能有效地调节水、电解质及酸碱平衡的紊乱。此外，碱化尿液治疗也有助于保护肾脏免受大量肌红蛋白的损害。在重症急性中暑患者的救治中，短时间内建立血管通路，采取连续性静脉-静脉血液滤过联合物理降温、解痉、醒脑、抗休克、抗感染等治疗具有重要意义。

（五）医家经验

1. 曹恒

中暑者，形同而病别。暑之为气，时应乎夏。在天为热，在地为火，在人为心。暑伤人，先着于心，治以清凉。曹恒说，中医主要可通过穴位急救法和刮痧法治疗中暑。

（1）按摩太阳穴，如晕倒，用手指甲刺激人中穴，舒缓胸口不适，可加按内关穴。用按摩或刮痧方式刺激中指尖端、百会穴、涌泉穴，可令患者尽快苏醒。可用西瓜皮或湿毛巾为患者抹身，加速体温下降。

（2）刮痧疗法

在发病初期，患者大都有腹痛、脘腹胀闷及头部昏沉的感觉，十分难受，中医谓之"痧证"，此时必须尽快进行刮痧治疗。

中医认为，五脏之系皆附于背（即后背正中线及正中线两侧），凡邪气上行则逆，下则顺。通过向下刮痧，使邪气下降，经络中的气机得以通畅而正常运行，所以痧证得以痊愈。

在进行刮痧之前，先用热水一碗，加入香油两匙，取光滑的羹匙、铜币或铜钱一个，蘸油水，从患者的背心开始，轻轻地向下顺刮（切忌倒刮），并逐渐着力。如果羹匙干了，可以再蘸再刮，直到局部皮肤泛红隆起，或显示紫黑色痧点，患者苏醒并感觉轻快为止。

若病势急重，出现剧烈腹痛，上不得吐，下不得泻，可用痧疫回春丹，每次0.2g，温开水吞服，以开窍逐秽。[张凌燕. 中医如何防治中暑. 中国中医药报，2011，06-15（5）.]

2. 蔡荫庭

蔡荫庭教授认为虚之人也必须在重用清热解暑药的前提下予以兼顾，其治暑喜用三石汤（生石膏、寒水石、滑石）加黄连。[蔡云飞. 蔡荫庭老中医治疗暑病经验介绍. 新中医，2003，35（3）：2.]

五、预后转归

中暑若及时抢救，一般预后良好，年

老体弱或病情严重者，预后不佳，可出现重度电解质紊乱、急性心衰等而危及患者生命。

六、预防调护

预防中暑，应将车间热源隔离，机械代替人工操作，调整作息时间；适当补充清凉饮料；加强卫生宣教，对易发生中暑的人员应提前做好防护。

（一）预防

炎热季节不提倡过多户外活动，尽量在室内，在室内开空调适度，使室内温度保持26~28℃，室内外温差在8℃以内，注意通风，规律饮食，适量饮用淡盐水。外出携带淡绿茶水或淡盐水。盐水调制法：1L水，放入盐1/2茶匙调和，每15分钟喝半杯，一天喝3~4次。或用冰袋冷敷降温。可到医院购买医用冰袋，或者自制冰袋：准备一些湿的绒布，把冰块包裹起来，再用一个干净塑料袋套上放入冰箱。出门擦擦脸和胳膊，会感到凉快。下田劳动或暴露于阳光下时应戴草帽、遮阳帽或斗笠，穿浅色或白色透气性好的衣服。回家多用温水洗澡，如果感觉身体发热发烫，可用一些藿香正气水、风油精等药品擦拭，使蒸发吸热。也可用凉水冲手腕，每隔几个小时把手腕放在自来水龙头下冲5秒，可以降低血液温度。注意膳食的调配，饮食宜清淡，多饮水。

常饮各种凉茶如：①凉开水中加入少量食盐、生姜汁。②六一散，每次用30g，泡开水喝。③人丹3~5粒，含服。④积雪草，取鲜草水煎当茶喝。⑤百解茶（岗梅）30g，煎水代茶（百解茶能清热生津、辟瘴解毒，故民间常用以解百毒，防暑热）。⑥荷叶、冬瓜（连仁连皮）、薏苡仁、西瓜皮各适量，煎水多服，连服3~5天，可在暑热季节做清凉饮料预防中暑用。⑦鲜薄荷叶适量泡茶饮用。提高对先兆中暑的认识，一旦出现头昏、头痛、口渴、出汗、全身疲乏、心慌等症状，应立即脱离中暑环境，及时采取纳凉措施。

（二）调护

中暑后期多表现为气津两伤，故后期调护在辨证用药的同时总不忘固护肺胃津气。如生石膏30g，金银花、佩兰、沙参各12g，水煎服，口渴加麦冬10g，无汗加薄荷6g，用于实证中暑后调护。党参15g，麦冬15g，五味子3g，水煎，加入朱砂0.3g调匀服，适用于虚证中暑后的调护。

在饮食上也需要引起人们的重视。具体做法如下。

（1）忌大量饮水　中暑的人应该采取少量、多次饮水的方法，每次以不超过300ml为宜，切忌狂饮不止。因为大量饮水不但会冲淡胃液，影响消化功能，还会引起反射性排汗亢进，造成体内的水分和盐分大量流失，严重者可以促使热痉挛的发生。

（2）忌大量食用生冷瓜果　如果大量吃进生冷瓜果、寒性食物，会损伤脾胃阳气，使脾胃运化无力，寒湿内滞，严重者则会出现腹泻、腹痛等症状。

（3）忌吃大量油腻食物　中暑后应该少吃油腻食物，以适应夏季胃肠的消化功能。如果吃了大量的油腻食物会加重胃肠的负担，使大量血液滞留于胃肠道，输送到大脑的血液相对减少，人体就会感到疲惫加重，更容易引起消化不良。

（4）忌单纯进补　人们中暑后，暑气未消，虽有虚证，却不能单纯进补。如果认为身体虚弱急需进补就大错特错了，因为进补过早的话，则会使暑热不易消退，或者是本来已经逐渐消退的暑热会再卷土重来，那时就更得不偿失了。

主要参考文献

陈一飞，郝征. 浅析王孟英《温热经纬》中"暑邪"医学思想［J］. 中国中医基础医学杂志，2019，25（7）：874-875，936.

第十三节　急性腹泻

急性腹泻是一种常见的消化系统疾病，指排便次数多于平时，粪便溏稀，含水量增加，有时脂肪增多，带有不消化物，或混有脓血黏液，病程在 2 个月以内，常伴有排便急迫、肛周不适、失禁等症状。感染性腹泻可以引起严重后果，特别是在易感人群，可导致大规模发病和死亡。非感染性腹泻同样可以对健康人和患者造成巨大威胁。中医认为急性腹泻指发病突然，以排便次数增加、泻下急迫、大便清稀如水而直下之状为特征的内科急性病证，本病发病急，病程短，罹患广泛，一年四季均可发生，且尤其在夏季多发。

本病属于中医学"泄泻""腹痛""注下""洞泄"等疾病范畴。

一、病因病机

（一）西医学认识

1. 流行病学

腹泻是世界范围内一个大的健康问题，每年造成 4000000 人死亡。据统计，在发展中国家，腹泻每年要夺走 10000 名 5 岁以下婴幼儿的生命。美国 5 岁以下的婴幼儿每年有 2000000 人次患腹泻，200000 人次住院，300 名死亡。成人腹泻的发病率是每人平均每年 1 次。腹泻率占总住院率的 1.5%，高龄、有严重基础疾病和免疫缺陷者发病和死亡的风险均增加。约 65% 的艾滋病患者会发生严重的腹泻。

2. 病因

（1）感染性炎症　如细菌性痢疾、阿米巴肠病、病毒性肠炎、伤寒、霍乱弧菌感染、沙门菌感染等，常累及肠道而引起渗出过多导致腹泻。

（2）非感染性炎症　如溃疡性结肠炎、嗜酸粒细胞性胃肠炎、结肠憩室等，也因渗出物增多引起腹泻。

3. 发病机制

从病理生理的角度腹泻可分为渗出性腹泻、分泌性腹泻、渗透性腹泻、吸收不良性腹泻、胃肠动力加速性腹泻 5 种。

（1）渗出性腹泻为炎症引起的腹泻，分感染性和非感染性两类。

（2）分泌性腹泻为胃肠分泌过多水分、电解质而致腹泻，机制相当复杂，其中环磷酸腺苷（cAMP）占重要地位。肠黏膜细胞中的 cAMP 对分泌水分、电解质起诱导作用，而 cAMP 需经细胞内腺苷酸环化酶催化才能起作用。霍乱弧菌分泌一种肠毒素，可迅速与空肠上皮细胞结合，刺激腺苷酸环化酶，使细胞内 cAMP 含量增加，从而加速水分和电解质分泌到肠腔，超过小肠的吸收能力则会出现腹泻。胰性霍乱综合征为一种少见的胰岛细胞瘤，肿瘤分泌多种多肽（血管活性肠肽、胰高血糖素、促胰液素）和前列腺素，这些介质刺激小肠分泌大量水分、电解质，常使患者脱水，为非感染性分泌性腹泻。

（3）渗透性腹泻是由于肠腔内有大量不被吸收的溶质（非电解质），肠腔内有效渗透压过高，阻碍肠壁对水和电解质的吸收。引起的原因除应用盐类泻剂外，主要为胰液或肝胆汁分泌不足，食物消化不完全，未经充分消化的脂肪、蛋白质及碳水化合物留在肠腔内成为不能被吸收的溶质。

（4）吸收不良性腹泻常由小肠有效吸收面积缩小或黏膜透过水和电解质减少，即黏膜透过性异常，远端小肠切除使肠吸收面积减少，肠道黏膜广泛充血水肿，细菌繁殖过多，细菌毒素影响消化酶，妨碍脂肪的消化吸收所致。先天性腹泻时，肠的主动吸收功能不全，肠内容中氢与氯化物增加而呈酸性，使回肠、结肠内液体积聚等引起腹泻。

（5）胃肠动力加速性腹泻是指由于药物、疾病或胃肠手术改变肠道正常运动功能，促进肠蠕动，使肠内容物过快地通过肠腔，内容物与黏膜接触时间过短，从而影响消化吸收，发生腹泻。

（二）中医学认识

中医学认为本病多由感受外邪、饮食所伤、情志因素所致，也有老年或久病不愈突然出现泄泻者。

1. 感受外邪

在外邪致泻中，以湿邪致泻多见，风、寒、暑、热之邪亦多夹湿邪而为病，如寒湿内侵，困遏脾运，清浊不分而致泻；如兼夹风、寒，亦又可有外感表证；夏秋暑湿当令，湿热伤中，脾胃受病，邪热下迫大肠，亦可致泄泻。

2. 饮食所伤

饮食过量，宿食内停，过食肥甘，多食生冷，误食不洁之物或饮酒过度，致脾胃失运，水谷不化，水反为湿，谷反为滞，精华之气不能输化，升降失调而为泄泻。

3. 情志失调

脾胃素虚，又因忧郁思虑，情绪激动，以致肝气郁逆，乘脾犯胃，脾胃运化受制而发生泄泻，是肝脾二脏之病。

总之，泄泻主要由脾胃运化不调，小肠受盛和大肠传导失常所致，但脾病湿盛可困遏脾运，脾虚又易生湿，湿盛脾虚常互为因果。暴泻属实，若迁延日久，每可从实转虚；久泻多虚，若久泻又受湿食所伤，亦可引起急性发病，表现为虚中夹实。

二、临床诊断

（一）辨病诊断

根据病史、体格检查和实验室检查可以明确诊断。

1. 病史

（1）了解大便的量、次数和特征，腹泻开始和持续的时间、伴随症状，如呕吐、发热、腹痛、里急后重以及神经系统症状。

（2）了解腹泻与其他症状的关系，如大量水样腹泻后出现痉挛性疼痛多考虑胃肠炎，大便后出现腹痛则提示外科病变；了解饮食是否加重腹泻，大便中是否有血液和黏液。

（3）了解腹泻治疗的效果如何；有无既往用药和手术史，特别注意对免疫有影响的药物治疗；有无 HIV 感染史、糖尿病史、胃肠道出血史、恶性肿瘤病史、腹部手术和内分泌疾病史；最近是否接受抗生素治疗和使用缓泻剂。

（4）特别应注意饮食情况，近期旅游史和户外活动情况，有无毒物接触史，包括重金属、一氧化碳、水杨酸盐和地高辛，有无过敏反应。

2. 体格检查

体格检查要评估患者的一般情况，查找容量不足的证据和中毒表现，排除腹部外科情况，并明确有无血便。痢疾总是伴有发热，但发热同样可以是急诊外科疾患的表征。

（1）低血压和心动过速常提示容量不足，应当检查黏膜的湿度、皮肤的弹性和是否有意识状态的改变。儿童还应检查瞳孔是否成针尖样、前囟是否有下陷、排尿有无减少，以及体重下降情况。

（2）腹部重点检查。有明显腹痛的患者应首先考虑是否有感染性胃肠炎，外科疾病常表现为局部压痛、腹膜炎（腹肌紧张）体征以及腹泻前腹痛。

（3）直肠检查可确定有无粪便嵌塞、黑粪便和血便。

3. 辅助检查

（1）大便潜血和细胞计数　临床上往往根据大便涂片检查发现白细胞来推测患者患有胃肠炎而采用抗生素治疗，这是不恰当的，因为大便中检查出白细胞只是支持诊断，但对细菌性结肠炎不具特异性。许多因素引起的炎症性腹泻在大便中都可出现红细胞和白细胞，包括细菌、寄生虫和许多非感染性因素，如化疗、放疗、过敏反应、自身免疫性疾病和炎症性肠病等。排泄物中红细胞不一定与白细胞同时存在，如果粪便中只有红细胞而没有白细胞，往往提示阿米巴病、恶性肿瘤、重金属中毒、穿孔、痔疮、肠缺血和消化道出血等。

（2）艰难梭菌毒素检测　艰难梭菌引起的腹泻最常见于抗生素使用过程中，因此，如果患者主诉近期用过抗生素，则应考虑进行该项检查。25%~40%的患者在使用抗生素后12周才出现腹泻。

（3）大肠杆菌O157　H7毒素：在流行地区和怀疑溶血尿毒症综合征的患者可以考虑进行该项检查。

（4）大便细菌培养　对发热、出现中毒表现、免疫抑制、高龄、病程延长和传统治疗无效的患者有必要行大便培养。

（5）大便寄生虫和虫卵检测　不推荐作为常规检查。仅下列情况可考虑。①慢性腹泻。②旅游史。③接触过托儿所婴幼儿。④HIV感染者。

（6）尿液检查　在怀疑泌尿系统感染和妊娠时应进行尿液检查。

（7）放射检查　如考虑肿瘤、梗阻、瘘管、盲袢和克罗恩病，可行放射检查。

（二）辨证诊断

1. 寒湿伤脾证

泄泻清稀，肠鸣腹痛，脘闷少食，或伴发热恶寒，头痛身痛，身体困倦，小便短少，舌苔白腻，脉濡数。

辨证要点：泄泻清稀，肠鸣腹痛，舌苔白腻，脉濡数。

2. 肠道湿热证

腹痛泄泻，大便急迫如水注，大便臭秽，肛门灼热，烦热口渴，小便短赤，舌红，苔黄腻，脉滑数。

辨证要点：腹痛泄泻，大便急迫如水注，大便臭秽，肛门灼热，舌红，苔黄腻，脉滑数。

3. 食滞胃肠证

泻下臭秽黏腻，夹杂不消化食物残渣，腹痛拒按，泻后痛减，嗳腐食臭，不思饮食，苔厚腻，脉滑数，

辨证要点：泻下臭秽黏腻，夹杂不消化食物残渣，嗳腐食臭，不思饮食。

4. 肝郁脾虚证

腹痛而泻，伴有腹中雷鸣，攻窜作痛，矢气频作，每于抑郁恼怒或情志紧张之时诱发，平素亦多胸胁胀闷、嗳气食少，舌淡红，苔薄，脉弦。

辨证要点：腹中雷鸣，攻窜作痛，每于抑郁恼怒或情志紧张之时诱发腹泻，舌淡红，苔薄，脉弦。

区别泄泻的虚实寒热：发病急，病程短，泄泻而腹痛，多属实证；发病缓，病程长，腹痛不甚，虚证偏多；实证常有小便不利，虚证粪便清稀如水；腹痛喜温的多寒，粪便黄褐而臭，肛门灼热者多热。

三、鉴别诊断

（一）西医学鉴别诊断

急性腹泻最常见的原因为感染致病菌（表5-8）。

（二）中医学鉴别诊断

1. 腹泻与痢疾鉴别

本病与痢疾的病变均在肠，都有大便

表 5-8　感染性腹泻的鉴别诊断

病原菌	病史特点	临床特点	并发症	治疗
弯曲杆菌	接触污染的水、食物，远足者腹泻，潜伏期2~5天，持续1周，10%可复发，多累及1~5岁小儿和大学生	3~4天前驱症状，包括发热、头痛、肌痛、腹肌痉挛和轻微呕吐，大便有红细胞或白细胞	最常见，可以类似阑尾炎或炎症性肠病	环丙沙星500mg，口服，每日2次，连用5天；红霉素500mg，口服，每日4次，连用5天
沙门菌属	摄入污染的食物和水、鸡蛋、乳制品、牛奶，夏季发热，可呈家族性发病，多见于5岁以下小儿和老人，潜伏期为8~12小时，持续2~5天	前驱症状持续数小时，有发热、头痛、腹痛、肌痛和轻微呕吐，5%~10%发生菌血症，大便有白细胞，红细胞少见	脓毒血症、骨髓炎、脑膜炎发生率升高	环丙沙星500mg，口服，每日2次，3~7天，复方磺胺甲噁唑片，口服，每日2次，连用3~7天；对于脓毒血症患者、老人和危重患者给予头孢曲松2g，静脉注射，每日1次
志贺菌属	容易接触传染，从人到人，如家族性、工作场所集中发病，卫生条件差，1~5岁小儿易感染，潜伏期24~48小时，持续4~7天	突然发热、头痛、肌痛、腹痛和腹泻，轻微呕吐，菌血症极少，大便为黏液脓血便，镜检有成堆红细胞或白细胞	在老人和少年引起严重腹泻和脱水，发热和寒战多见	环丙沙星500mg，口服，每日2次，连用3天；甲氧苄啶/磺胺甲异恶唑，口服，每日2次，连用3天
副溶血性弧菌	食用生的或没有煮熟的海鲜、小虾或蚝，夏季发病，任何年龄都可发病，成人多见，潜伏期10~24小时，病程1~2天	突发腹泻，轻度腹肌痉挛，低热，头痛，恶心，伴有少量呕吐，大便有红细胞或白细胞	自限性疾病，菌血症罕见，日本多发生在危重患者创伤，副溶血弧菌可引起脓毒血症	加强护理，一般是自限性，对重症和免疫抑制者应用多西环素100mg，口服，每日1次或每12小时1次，连用7天
肠出血大肠埃希菌O157：H7	食用被污染的食物和水、生牛肉、牛奶、肉类、机关、托儿所可暴发流行，儿童、老人易感，潜伏期3~8天，病程5~10天	严重腹肌痉挛，呕吐，低热，血便，产生志贺样毒素，非侵袭性，大便有红细胞或白细胞	出血性胃肠炎，血样便，类似出血/缺血性结肠炎，可并发溶血尿毒症综合征或血栓性血小板减少症	加强护理，对于发生溶血尿毒症综合征的老人和儿童给予抗生素治疗

性质及次数的改变。但痢疾以腹痛、里急后重、痢下赤白黏冻为主；泄泻以粪便稀溏，便次增多，甚而便下如水样为主。痢疾与泄泻均可出现腹痛，但痢疾之腹痛与里急后重同时存在，其痛泻后不减，而泄泻之腹痛多与肠鸣脘胀同时出现，并无里急后重之感，大便后腹痛可暂时缓解。

2.腹泻与霍乱鉴别

霍乱是一种上吐下泻同时并作的病证，发病特点是来势急骤，变化迅速，病情凶险。霍乱起病突然，腹痛或不痛，吐泻交作，所吐之物均为不消化之食物，所泻之物多为黄色粪水或如米泔水样，常伴恶寒、发热。大部分患者因剧烈吐泻引起津液迅速耗伤，皮皱螺瘪，口干舌燥，迅速消瘦，或变为转筋，腹中绞痛，甚则阴阳离决而见面色苍白、目眶凹陷、汗出肢冷、喘促、脉微欲绝之危候，与泄泻之病势、预后截然不同。

四、临床治疗

（一）提高临床疗效的要素

（1）快速评估病情，纠正水、电解质

紊乱　急性腹泻易引起水、电解质紊乱，补充水、电解质很重要。根据失液量多少，量出而入，注意补钾，纠正酸中毒。

（2）查明感染性腹泻的病原菌，选择敏感的抗生素　根据腹泻病史特点、临床特点、病原菌检查，选择敏感性抗生素。

（3）暴泄不止，耗伤气阴，成为危候，此时当以急救为本。对出现津伤气脱者可给予生脉饮口服或生脉注射液静脉滴注；可合用灸法，灸关元、气海、神阙、足三里等强壮穴位。对于厥脱者静脉推注参附注射液或生脉注射液，回升血压。不可及早应用涩肠止泻药物，以避免湿热未清，邪毒未除，造成闭邪留寇之果。

（二）辨病治疗

1. 快速评估和处理

评估患者的整体健康情况、容量不足的程度和进行必要监护。监测血压、脉搏、呼吸频率、血氧饱和度和肛温。如果患者严重脱水，预计要进行静脉补液时，要检测电解质。应注意血流动力学不稳定的证据，如低血压、心动过速、皮肤湿冷而苍白、少尿、呼吸急促以及精神状况改变。寻找全身疾病的体征如发热、腹痛、脱水、血便、肌痛、头痛、食欲不振等，以对症治疗。

对循环不稳定者给予建立静脉通道，进行连续心电、脉搏和血氧饱和度的监测，同时用生理盐水进行容量复苏。在极少数情况下可能有必要输血或血液制品。

如果腹泻由感染所致，并且有全身感染的表现，应尽早给予抗生素治疗。怀疑重金属中毒时，应给予特殊解毒剂。

2. 进一步治疗

如果有证据表明患者病情严重，或有中毒表现，或已经出现循环不稳定，需要积极进行治疗。对于年老、年幼、有严重基础疾病和免疫抑制者应收住院治疗，而青壮年一般无须住院。

轻到中度脱水者可以选择口服补液治疗。对儿童患者，口服补液按 50~100ml/kg 剂量给予糖盐水，4 小时即可完成。对于严重脱水的患者，则应选择静脉补充生理盐水或乳酸林格氏液。儿童按 20ml/kg 剂量快速补充生理盐水，必要时可重复补液。

对于腹泻患者还要根据病因采取针对性治疗。如对考虑为外科疾病的患者进行进一步检查和外科会诊；对中毒者尽快消除污染，加强护理和使用特殊解毒剂；对其他非感染性腹泻采取相应的治疗。

急诊室常很难确诊腹泻是由哪种特异性病原菌引起的，因此只能暂时根据感染性腹泻的常见致病菌采取经验性治疗。

对成人目前推荐的经验性抗生素治疗如下：环丙沙星，每次 500mg，2 次 / 日，连用 3~7 日，孕妇和小于 18 岁的未成年人禁止使用。如果考虑阿米巴痢疾，推荐在查找到大便中寄生虫和虫卵后使用甲硝唑，继以双碘喹啉治疗。如果患者近期使用过抗生素，怀疑艰难梭菌肠炎，可以选择万古霉素或甲硝唑治疗。

（三）辨证治疗

1. 辨证论治

（1）寒湿伤脾证

治法：温化寒湿。

方药：藿香正气散合胃苓汤加减。

藿香 15g，苏叶 15g，白芷 10g，苍术 15g，白术 15g，厚朴 10g，陈皮 10g，桂枝 10g，茯苓 15g，猪苓 10g，泽泻 10g，甘草 5g。

有发热、恶寒等表证加荆芥、防风疏散风寒；便如水泻，小便不利，加车前子、薏苡仁以分利小便。

（2）肠道湿热证

治法：清热利湿。

方药：葛根芩连汤合白头翁汤加减。

葛根 15g，黄芩 10g，黄连 10g，黄柏 10g，秦皮 10g，茯苓 15g，滑石 15g，炙甘草 6g，白头翁 10g，金银花 10g。

恶心、呕吐加枳壳、竹茹；腹胀、腹痛加木香、白芍；夏月伤于暑湿加香薷、佩兰、白扁豆、荷叶。

（3）食滞胃肠证

治法：消食导滞，调和脾胃。

方药：保和丸加减。

神曲 15g，山楂 30g，麦芽 30g，鸡内金 15g，炒莱菔子 10g，枳实 10g，半夏曲 10g，连翘 10g，陈皮 15g。

脘腹胀加木香、厚朴；大便不爽加槟榔；食积化热加黄连。

（4）肝郁脾虚证

治法：抑肝扶脾。

方药：痛泻要方合四逆散加减。

炒白术 15g，白芍 15g，陈皮 10g，防风 10g，柴胡 15g，枳壳 10g，甘草 6g。

脾胃虚弱者加党参、山药、白扁豆、茯苓；腹痛明显者加延胡索、路路通；因情志致病者加合欢皮、百合、石菖蒲。

2. 外治疗法

（1）针刺治疗　针刺足三里、三阴交、上脘、中脘、下脘、关元、气海等穴。

（2）灸法　隔姜、隔盐等温灸神阙、中极、关元等穴。

（3）耳针疗法　取大肠、小肠、脾、胃、交感、肝、肾，1 次 / 日，3～4 穴 / 次，也可配合贴敷王不留行籽。

（4）拔罐疗法　取神阙、气海、天枢、大肠俞等穴，适用于虚寒证。

（5）推拿疗法　取中脘、气海、大枢、脾俞、肾俞、长强、足三里等穴，用推、揉、按、拿手法。

3. 成药应用

（1）藿香正气丸　适用于寒湿伤脾，症见泄泻清稀、肠鸣腹痛、舌苔白腻、脉濡等。

（2）保和丸　适用于食滞胃肠，症见泻下臭秽黏腻、夹杂不消化食物残渣、嗳腐食臭等。

（3）附子理中丸　适用于寒湿伤脾，症见泄泻清稀、肠鸣腹痛、舌苔白腻、脉濡等。

（4）加味香连丸　适用于湿热阻滞，症见腹痛泄泻、大便急迫如水注、大便臭秽、肛门灼热、舌红、苔黄腻、脉滑数等。

4. 单方验方

（1）罂粟壳（蜜炙）、厚朴（姜制）各 120g，研粉，3~5g/ 次，米汤送服，可治久泻不止。

（2）炒车前子，研末，6g/ 次，开水泡服，可治暴泻。

（3）大蒜，捣烂服汁，可治虚寒泄泻。

（四）医家经验

1. 刘学勤

刘学勤教授针对急性腹泻辨证施治如下。

（1）水湿泻，采用五苓散加减以健脾利湿止泻。中药处方：淡猪苓 15g，云茯苓 15g，焦白术 9g，上肉桂 3g（后下），建泽泻 12g，茅苍术 9g，车前子 12g（布包），广陈皮 9g，广木香 2g，川黄连 3g，炙甘草 5g。

（2）脾虚湿困泄泻，刘教授采用平胃散加减，以健脾燥湿，利水分清。处方如下：茅苍术 9g，姜川朴 9g，广陈皮 9g，云茯苓 15g，车前子 12g（布包），广木香 6g，黄连 3g，上肉桂 3g，炙甘草 5g。水煎取浓汁，分 2 次温服。[刘学勤. 刘学勤医案选粹. 北京：中国中医药出版社，2015.]

2. 田德禄

田德禄教授治疗急性腹泻之水湿壅盛证，多以利湿为主，结合寒邪、热邪等，多采用化湿、分利、芳化、泄热等多种治法。芳香化湿用藿香、佩兰，淡渗利湿用猪苓、茯苓、泽泻、薏苡仁、六一散等；对于肝气乘脾证，治宜抑木扶土，方用痛泻要方合香砂枳术丸化裁、逍遥散加减，如便前腹痛如绞者，加虫类药，以缓急止痛。[冯文亮，田亦非综述，田德禄审校. 田德禄教授治泻经验. 武警医学，2014，25（9）：955-957.]

五、预后转归

（一）预后

泄泻一般预后良好，只要给予及时治疗，很快康复。但是，凡是有脏腑衰竭，津液耗亡，脉证不符而泄利不止者，为亡阴、亡阳之逆证、危重证，预后不佳。

（二）转归

泄泻的转归取决于邪气的强弱及患者体质的盛衰。经正确治疗，绝大多数在几日内痊愈，有少数患者暴泄不止，损气伤津耗阴液，造成痉、厥、闭、脱等危证，特别是伴有高热、呕吐、热毒甚者尤然。邪气盛、正气衰的急性泄泻多重，且易发生变证。急性泄泻因失治或误治，可迁延日久，由实转虚，转为慢性泄泻，日久脾病及肾，肾病可使脾愈虚，以致脾肾同病，错综复杂。

六、预防调护

（一）预防

（1）加强食品和水源管理，注意个人卫生，饭前、饭后要洗手，不喝生水，不吃腐败变质食物，集体食堂要加强卫生管理、水源管理，消灭蚊蝇，防止食物污染。

（2）起居有常，饮食有节，不过饱过饥，定时定量，不偏食，进食时细嚼慢咽。

（3）夏季暑湿盛行，勿贪凉露宿，或冒雨涉水，以防止寒、湿、暑、热之邪的侵袭。

（4）调畅情志，保持乐观的情绪，避免精神刺激。

（5）平时适当参加体育锻炼，以增强体质。

（二）调护

腹泻患者应重视饮食调理。饮食以清淡、细软和易消化为宜，如米粥、米汤、面条、软饭和发糕等，且要少食多餐。煮粥时可加薏苡仁、山药，以健脾护胃，利水止泻。腹泻期间要吃熟食，尽量减少再次感染的机会。有轻度失水的除按医生的嘱咐服用口服补液盐（ORS溶液是世界卫生组织指定的小儿腹泻治疗时使用的药物）外，还可少量、多次饮用淡茶水、米汤、藕粉和苹果汁，这些均可以生津止渴。此外，需注意慎食以下食品。

（1）黏腻、煎炸食物，如元宵、年糕、鸡、鸭、鱼、肉、荤油等。因为腹泻时，体内各种消化酶缺乏，富含脂肪、蛋白类的食物不易被消化。

（2）甜食。中医认为"甘甜令人中满"，过食甜食不利于肠胃复原，可出现食欲不振、腹胀不舒等症状，要少吃糖果、巧克力和甜饮料。

（3）促进肠蠕动及滑肠的食物，如蜂蜜、香蕉及富含粗纤维的青菜、韭菜、芹菜等。

（4）辛燥食物，如花椒、辣椒、芥末等。

（5）寒凉刺激性饮料。冷饮、冷食会进一步损伤脾胃。

主要参考文献

张忠德，刘南，李俊. 中西医结合急诊内科学［M］. 第2版，北京：科学出版社，2018.

第六章　内科急症

第一节　心脏骤停

心脏骤停是指各种原因引起的心脏突然停止搏动，丧失泵血功能，导致全身各组织严重缺血、缺氧，若不能及时进行有效心肺复苏，会迅速造成脑及全身各器官、组织的不可逆损害而死亡，是临床最危急的病症。美国 2016 年经急救系统估计的院外心脏骤停发生率为每年 110.8 例 /10 万人，院外心脏猝死患者的中位年龄为 65 岁。近年来，我国心脏骤停的发生率明显升高，并成为青壮年人群的主要杀手。心脏骤停发生后，由于脑血流突然中断，10 秒钟患者即可出现意识丧失，经及时心肺复苏可获存活，否则将发生生物学死亡。

本病属于中医学"猝死"范畴。

一、病因病机

（一）西医学认识

1.病因

（1）心血管疾病　包括急性心肌梗死、心肌病、心肌炎、恶性心律失常、主动脉夹层、肺动脉栓塞等，表现为原发性心脏源性的心脏骤停主要为心室颤动，少部分为无脉性室性心动过速。

（2）呼吸系统疾病　原发性呼吸衰竭早期常出现高血压或心动过速，随后出现低血压或心动过缓，并进展为无脉性电活动、心室颤动或心室停搏。

（3）循环因素　包括张力性气胸、心脏压塞、血容量减少，早期表现为心动过速和低血压，而后由心动过缓发展为无脉性电活动，但也会恶化为心室颤动或心室停搏。

（4）代谢因素　如高钾血症、低镁血症、高镁血症、低钾血症等，可出现室性心动过速、心室颤动、心室停搏或无脉性电活动。

（5）中毒　包括药物中毒和毒物中毒等，多导致恶性心律失常而使心脏骤停。

（6）其他　如触电、严重低温、淹溺等。触电（包括雷击）通过触发原发性心律失常或呼吸停止导致心脏骤停。

2.发病机制

心脏骤停是由于室性心动过速、心室颤动、心脏停搏等恶性心律失常导致心脏无法正常泵血，有效血液循环停止，机体各器官供血供氧缺失，出现严重酸中毒及乳酸堆积。临床表现包括意识丧失、心音消失、大动脉搏动消失、血压测不出、瞳孔散大、呼吸停止或断续等一系列症状和体征，若不能及时纠正，恢复心脏有效收缩，患者将很快死亡。

（二）中医学认识

中医学认为"猝死"是由于邪实气闭，瘀浊内闭心脉，或气逆血冲致心神大乱或伏遏不行，开合之枢机骤停，脑髓突被痰瘀、邪毒所闭，脑气与脏真之气不相顺接，枢机闭塞，气道为异物梗阻，肺气内闭而衰绝等，均导致心气骤损，肺气耗散，脏腑气机阻隔，升降之机闭塞，伏而不行，气息不用，神机化灭而发生猝死。如为久病或重病之体，正虚于内，精气衰竭，或遇外邪，邪虚相搏，阴竭于内，阳隔于外，阴阳二气壅闭骤竭而猝死；或情志暴乱，气机厥逆，枢机开合之机骤停，使五脏气绝，心脑气散而发猝死。

二、临床诊断

（一）辨病诊断

1. 临床表现

心脏骤停事先可无预兆，少数患者出现急性胸痛或恶性心律失常的表现，随后即出现心脏骤停。为了快速识别，以下情况当判断患者已经发生了心脏骤停。

（1）患者突然无反应，如对声音及机体刺激等无反应。

（2）无循环（颈动脉）或无心脏搏动或无心音。

（3）临终前呼吸或呼吸停止。

注意事项：心脏骤停多发生在院前，不能通过心电信息（心电图等）、超声心动图等客观准确判断，需要通过施救者经验判断，突然之间的无反应及临终前呼吸是快速判断的要点．触摸颈动脉等需要对局部血管解剖熟悉且对动脉搏动的手指下感觉比较有经验。

2. 辅助检查

心脏骤停时，心脏虽丧失了泵血功能，但并非心电和心脏活动完全停止。根据心电图表现可分为下列 3 种类型。

（1）无脉性室速 / 心室颤动　在心脏骤停的早期最常见，约占 80%，复苏成功率最高。

（2）心室停止　心室完全丧失了收缩活动，呈静止状态，心电图呈直线，无心室波或仅可见心房波，多在心脏骤停 3~5 分钟时出现。复苏成功率远较心室颤动者低。

（3）无脉性电活动　即电 - 机械分离，心脏有持续的电活动，但无有效的机械收缩功能。心电图上有间断出现的、宽而畸形、振幅较低的 QRS 波群，频率 < 20~30 次 / 分。

（二）辨证诊断

心脏骤停的早期复苏阶段不是中医辨证治疗的最佳时机。当患者复苏后，已经恢复了自主心搏，有自主呼吸或需要呼吸机辅助呼吸，意识清楚或意识不清的患者均可按中医辨证治疗。中医学认为本病因邪实气机闭阻，气逆血冲致心神大乱，或久病重病，真气耗散，致心脏藏真逆乱所致。

1. 元阳暴脱证

目闭口干，神昏，面色苍白，身凉肢厥，呼之不应或应声低微，舌淡或无法见及，脉沉微欲绝或迟或数。

辨证要点：面白身冷，舌淡，脉沉微。

2. 气阴两脱证

唇干，手足蠕动，语声低微，或神志不清，舌瘦红少苔或短缩，脉细无力。

辨证要点：唇干，舌瘦红少苔，脉细。

3. 痰瘀蒙窍证

面赤，身热，呼吸急促，喉中有痰声，呼之多不应，舌红赤胖大或无法见及，脉洪大。

辨证要点：面赤，喉中有痰声，舌暗红，脉沉滑。

三、鉴别诊断

（一）西医学鉴别诊断

首先应把心脏骤停与引起突然意识丧失的其他疾病鉴别。心脏结构性病变可导致突发意识丧失，如主动脉严重狭窄及肺栓塞所致右心室输出量突然中断。胸主动脉夹层也可以晕厥为原发表现。脑血管疾病（主要为蛛网膜下腔出血）少见以晕厥为首发症状，但后果严重。癫痫及一些不常见原因（如猝倒症）也可出现意识突然丧失。根据接诊时患者的临床特征，包括意识突然丧失、自主呼吸停止、颈动脉搏动消失和心电图节律做出鉴别诊断。

（二）中医学鉴别诊断

本病要与厥证相鉴别。厥证表现为突

然神昏，呼之不应，四肢厥冷，但可触及人迎脉、阴股脉搏动，心音存在。

四、临床治疗

（一）提高临床疗效的要素

1.提升第一目击者的急救参与率

心脏骤停多发生于院外，有效心肺复苏开始的时间越早救治成功率越高。1分钟内开始心肺复苏，90%的患者有机会救活；4分钟开始心肺复苏，50%的患者有机会救活；6分钟开始心肺复苏，救治成功率不到10%；超过10分钟开始心肺复苏，几乎没有患者可以救活。提升院前急救第一目击者参与率，可以大幅提升心脏骤停的救治成功率。为了提升公众参与院前急救，需要医务人员对公众进行心肺复苏技能培训。

2.公共场所配置自动体外除颤器（AED），及早除颤

急救时除了行胸外心脏按压外，电除颤十分重要，在公共场所配置急救需要的AED可以提升救治成功率。越早除颤，救治成功率越高。

3.遵循心肺复苏指南，保证心肺复苏术质量

心肺复苏术（CPR）是心脏骤停后存活的重要决定因素。在心脏骤停治疗中，基本的CPR和尽早除颤是最重要的，药物治疗是次级重要的。因此，在复苏过程中必须遵循心肺复苏的最新指南，保证CPR的质量指标，其中包括按压频率（100~120次/分），按压深度（5~6cm），循环周期，充分放松，并且在除颤前、后中断CPR的时间应最短。

4.中西医结合治疗复苏综合征可提高患者成活率

复苏后综合征仍然是后期复苏的难点。针对复苏后综合征，不仅需要亚低温治疗，同时还需要多器官功能的支持。中西医结合治疗，尤其是综合使用中药汤剂、静脉使用中药注射剂及针灸等综合疗法，可以提升复苏后综合征的救治成功率。

（二）辨病治疗

1.基础心肺复苏

基础心肺复苏即基础生命活动支持，旨在迅速建立有效的人工循环，给脑组织及其他重要脏器以氧合血液而使其得到保护。主要措施包括重建循环、畅通气道、重建呼吸和除颤，简称为CABD。

（1）重建循环——人工胸外按压（C）人工胸外按压时，应将患者置于水平位，头部不应高于心脏水平。若胸外按压在床上进行，应在患者背部垫以硬板。操作者宜跪在患者身旁或站在床旁的椅凳上，以便居高临下实施按压。按压部位在胸骨中、下1/3交界处或胸部正中两乳头之间。按压时，一手与患者胸骨长轴方向平行置于其胸骨前方，掌根相当于胸骨下半部，另一手掌根重叠其上，双肘关节伸直，自背肩部直接向前臂、掌根垂直加压，使胸骨下端下陷5~6cm。按压后应放松，使胸廓弹回原来形状而使胸腔内压下降，血液回流。应遵循指南"用力按压、快速按压"的原则，以100~120次/分的频率进行，保证胸廓充分回弹和胸外按压间歇最短化。

（2）畅通气道（A）意识丧失患者的舌常后移而堵塞气道，因此心肺复苏的第一步必须先设法畅通气道。通常将手置于患者额部加压使头后仰，便可使下颌前移而使舌根离开咽喉后壁，气道便可通畅。但在心脏骤停，肌张力减退的情况下，单手置额部使头后仰常不足以打开气道，需用另一手抬举后颈部或托起下颌。但需注意，在托举下颌时，需用手指头置于下颌的骨性部位将下颌推向前上方，而不要压迫软组织以免反致气道阻塞。对疑有颈部损伤者，则常仅予托举下颌而不常规使

头后仰。

（3）重建呼吸——人工呼吸（B）　如患者自主呼吸已停止，则应做人工呼吸，以口对口呼吸的效果最好。在进行人工呼吸时，需注意观察患者胸壁的起伏，感觉吹气时患者呼吸道的阻力和在吹气间歇有无呼气。在复苏开始时，遇到呼吸停止的无意识患者时，单人施救者应首先从进行30次按压开始心肺复苏，然后进行人工呼吸。所有人工呼吸无论口对口、口对面罩、球囊－面罩或球囊对高级气道，均应持续吹气1秒钟以上，保证有足够的气体进入并使胸廓有明显抬高。按压与通气比为30：2。

（4）体外除颤（D）　当心脏骤停发生在医院内且有除颤器或发生在院外有目击者且AED可立即获得时，应以最快速度除颤。方法为打开除颤器电源开关，将2个电极板置于患者胸前（心尖部和右心底部各1个），从监测屏幕中观察患者心律。当发现为可除颤心律时（如室性心动过速、心室颤动），应立即予高能量电复律（如单向波360J，双向波200J）。若使用AED，可按照仪器上的说明步骤操作。若不能立即获取除颤器，或心脏骤停发生时无目击者，仍主张先CPR。

2. 高级生命支持

高级生命支持旨在进一步支持基本生命活动，恢复患者的自主心搏和呼吸。包括进一步维持有效的机械通气，转复心律达血流动力学稳定，以及恢复脏器的灌注。具体措施包括：①气管插管。②除颤复律和（或）起搏。③建立静脉通路及药物治疗。

3. 常用的复苏药物

（1）肾上腺素　肾上腺素主要药理作用有增强心肌收缩力，增加冠脉及脑血流量，增加心肌自律性和使室颤易被电复律等。肾上腺素目前仍被认为是复苏的一线选择用药，可用于电击无效的心室颤动／无

脉性室速、心脏停止。用法是1mg静脉推注，每3~5分钟重复1次，每次从静脉给药时应稀释成20ml，以保证药物能够到达心脏。

（2）血管加压素　血管加压素实际上是一种抗利尿激素。当给药剂量远远大于其发挥抗利尿激素效应时，它将作为一种非肾上腺素能样的周围血管收缩药发挥作用，可以增加心、脑、肺的血流灌注，同时在应用时不增加心肌氧耗及肺动脉压力。血管加压素被认为是与肾上腺素相比对心脏骤停可能同样有效的一线药物，在《2019AHA心肺复苏指南》中，建议心脏骤停时考虑使用血管加压素，但其作为肾上腺素的替代药物并无优势。

（3）胺碘酮　胺碘酮属Ⅲ类抗心律失常药物。无脉性室速或心室颤动的患者，尤其是可能为缺血性病因的患者，可考虑使用胺碘酮抗心律失常。ALIVE研究显示胺碘酮优于利多卡因，推荐将胺碘酮作为室速或心室颤动发作时的第一线抗心律失常药物。胺碘酮可静脉注射300mg，如果需要，可继续给予150mg静脉注射。但据Lee BK最新多因素分析研究显示，胺碘酮使用是患者室速／室颤复发的独立危险因素，该研究提示我们对于心肺复苏成功患者使用胺碘酮预防室速／室颤复发需慎重考虑。

（4）利多卡因　仅作为无胺碘酮时的替代药物。初始剂量为1~1.5mg/kg静脉推注。如室速或心室颤动持续，可给予额外剂量0.5~0.75mg/kg，5~10分钟1次，最大剂量为3mg/kg。

（5）异丙肾上腺素　异丙肾上腺素纯β受体兴奋剂，具有正性肌力作用，能够增加心肌耗氧，加重心肌缺血和心律失常。其适应证是心动过缓，需安起搏器者，或者尖端扭转型室速，可临时使用且滴速宜慢，不能静脉推注，2019年指南中仍推荐使用。

（6）β受体阻滞剂 对于一些难治性多形室速、尖端扭转型室速、快速单形性室速或室扑及难治性心室颤动，可使用静脉β受体阻滞剂。美托洛尔每隔5分钟，每次5mg静脉注射，直至总剂量15mg；艾司洛尔0.5mg/kg静脉注射，继以50~300μg/min静脉滴注维持。

（7）硫酸镁 仅用于尖端扭转型室速和伴有低镁血症的心室颤动/室速以及其他心律失常两种情况。对于尖端扭转型室速，紧急情况下可用硫酸镁1~2g稀释后静脉注射，5~20分钟注射完毕；或1~2g加入50~100ml液体中静脉滴注。必须注意，硫酸镁快速给药有可能导致严重低血压和心脏骤停。

（8）多巴胺、多巴酚丁胺 多巴胺、多巴酚丁胺不仅能较好地稳定心脏电活动，而且具有良好的正性肌力和外周血管作用。多巴胺的推荐剂量为5~20μg/（kg·min），超过10μg/（kg·min）可以导致体循环和内脏血管的收缩。多巴酚丁胺具有很强的正性肌力作用，无明显血管收缩作用，常用于严重收缩性心功能不全的治疗，剂量范围为5~20μg/（kg·min）。

不推荐的药物包括钙剂、碳酸氢钠和阿托品。静脉注射钙剂已不再推荐为常规使用，只有在急性高钾诱致的持续性室颤、低血钙及接受过量钙通道阻断药者中才考虑使用。碳酸氢钠不再作为常规使用，因大剂量有弊无益，只有当患者在电除颤复律和气管插管后酸中毒持续存在时，才有指征，静脉给予碳酸氢钠，初始剂量可给予1mmol/kg，以后每10~15分钟加50%的初剂量。阿托品可阻断或逆转胆碱能介导的心率下降和房室结传导的降低，但缺乏前瞻性对照临床研究验证阿托品用于心室停搏或缓慢心率的无脉电活动型心脏骤停的效果，2015年指南中已不再推荐阿托品常规用于心脏停止和无脉电活动。

4. 其他复苏方法

腹部提升心肺复苏：由王立祥团队提出。基于腹部循环与呼吸的生理基础，结合CPR个体化临床实践，提出了经腹CPR新途径，可以腹部提压，经膈肌下抬挤，插入式腹主动脉按压等系列CPR方法，2019指南中建议可作为不适合胸外心脏按压的替代方法，也可与胸外心脏按压同时进行。

5. 心脏复苏后的处理

心脏复苏成功后，需继续维持有效的循环（ECMO）和呼吸（呼吸机支持），防治脑缺氧和脑水肿（可使用亚低温疗法），维持水和电解质平衡，防治急性肾功能衰竭（肾脏替代治疗）及继发感染等。

（三）辨证治疗

一旦确诊心脏骤停，应立即行心肺复苏。待自主循环恢复后，根据心脏骤停发生的原因、证候特征进行辨证治疗。

1. 辨证论治

（1）元阳暴脱证

治法：回阳固脱。

方药：通脉四逆汤加减。

熟附子20g（先煎），干姜15g，甘草5g。

阳气虚甚者可加红参30g。

（2）气阴两脱

治法：益气救阴。

方药：生脉散加减。

人参15g，麦冬10g，五味子6g。

若气虚甚者，可酌加黄芪30g；阴虚甚者，可酌加熟地黄15g，枸杞子12g。

（3）痰瘀蒙窍证

治法：豁痰化瘀，开窍醒神。

方药：菖蒲郁金汤加减。

石菖蒲15g，郁金9g，炒山栀9g，连翘9g，竹叶9g，牡丹皮9g，竹沥12g，灯心草6g，玉枢丹1.5g（冲）。

若痰浊甚者，可酌加法半夏 15g；兼湿热内阻者，可酌加黄芩 12g，佩兰 15g，滑石 20g。

2. 外治疗法

心脏骤停经心肺复苏恢复自主循环，但脑功能仍未完全恢复者，应尽早使用针灸疗法，有助于开窍醒神，调理脏腑阴阳，恢复五脏元真。

（1）针刺治疗　以百会、人中、十宣、内关、足三里为主穴。先刺人中穴，用强刺激，然后刺内关、足三里。进针后强刺激，每隔 3~5 分钟行针 1 次，2~3 次效果不显著者，再加涌泉。

（2）灸法　先灸百会，效果不显著加灸气海。如果阳虚欲脱，灸气海、神厥以温中回阳。

（3）耳针疗法　以心、皮质下、肾上腺、神门为主穴。进针后强刺激。

（4）电针　取内关、关元、肾俞，电针刺激，电压 6V，频率 100 次 / 分。

（5）穴位注射　取双侧内关穴，以参附注射液或参麦注射液注射，每次 0.5ml，效果不显著者，可重复注射 1 次。

3. 成药应用

可辨证使用中成药。

（1）安宫牛黄丸，每次 1 丸，每日 1 次，适用于邪热内陷心包证。

（2）苏合香丸，每次 1 丸，每日 1 次，适用于寒闭证。

（3）参附注射液，每次 40~100ml，每日 1~2 次，稀释后静脉滴注，适用阳气虚脱者。

（4）参麦注射液，每次 40~100ml，每次 1~2 次，稀释后静脉滴注，适用于气阴两虚者。

4. 单方验方

（1）红参 30g，熟附子 15g。水煎服，适用于阳气虚脱者。

（2）红参 30g，黄芪 30g。水煎服，适用于气脱者。

（3）水牛角 30g，生地黄 15g，连翘 10g，金银花 10g，郁金 10g，竹沥 10g，石菖蒲 15g，芦根 15g，灯心草 15g，适用于痰热蒙蔽实证。

（4）红参 15g，黄芪 15g，麦冬 15g，五味子 10g，适用于气阴两虚者。

（四）医家经验

1. 姜良铎

猝死复苏贵在急速救治心、肺、脑三脏。心主血脉，运行气、血、水、津等以供人体之用；肺主气，使百脉朝肺，推行营卫，布散津液，以供脏腑、经络生理之需；脑为元神之府、神机之源，脑神统领脏腑诸神及肌肤、筋骨、经络、血气、形体生理活动，为生命活动之中枢。因此，复苏后若症见心灵顿失、神明内乱、妄言谵语者，投石氏犀地汤（水牛角、生地黄、连翘、金银花、郁金、梨汁、竹沥、生姜汁、石菖蒲、芦根、灯心草）。症见心中动悸，气短胸闷，头晕乏力，心烦不宁，脉见雀啄或釜沸者，急予交泰丸（黄连、肉桂）加麦冬、仙鹤草、生地黄、百合、莲子心、茯神、炒远志。若见脉沉迟或屋漏，心慌不宁者，急投麻黄附子细辛汤（麻黄、附子、细辛）加鹿角胶。症见咳喘胸闷，气短难续，口吐涎沫者，予清宣瘀热汤（芦根、枇杷叶、旋覆花、茜草、青葱管、郁金、藏红花）。（姜良铎. 中医急诊学. 北京：中国中医药出版社，2007.）

2. 杨培君

认为本病多发生于中老年人群，中年之人工作压力大，操劳过度，易伤情志，肝气郁滞；饮食失调，过食肥甘，脾运损伤，生痰聚浊；过劳纵欲，肾精亏损。老年之人，五脏气血虚损，功能失调，易致心之气血阴阳亏虚，肝、脾、肺、肾功能失调，或因感寒，或伤情志，或过度劳作，致寒邪、痰浊、气滞、血瘀等病理产物壅闭心之脉络。本病病位在心，病机属本虚标实，本虚属心、肝、脾、肺、肾五脏气血阴阳虚损，标实为痰浊、气滞、瘀血、寒凝、毒热交互为患。（杨培君. 实用中医心血管病诊疗学. 北京：中国中医药出版社，2008.）

五、预后转归

院外心脏骤停患者预后转归差异极大，主要取决于导致心脏骤停的病因以及心肺复苏开始的时间和复苏的质量保证。统计资料显示，自主循环恢复后住院率为9%~65%，仅1%~31%（中位数为6.4%）患者存活出院。出院存活者中，1/3患者遗留永久性神经功能缺损，近半数患者可恢复到心脏骤停前状态。而发生在院内的心脏骤停，强调采用多学科救治，包括优化血流动力、神经系统和代谢功能（包括亚低温治疗），可提高心脏骤停患者的出院存活率。

六、预防调护

（一）预防

1. 控制危险因素

导致心脏骤停的主要因素有冠心病已确诊或高危患者，早期心肌梗死，射血分数下降，以及室性心律失常史，这些危险因素会增加心脏骤停的相对风险。吸烟是为数不多的行为危险因素之一，研究显示，吸烟与心脏骤停可能存在相关性。还有研究显示，压力（尤其是情绪应激）与室性心律失常和心脏骤停有关。

2. 早期发现潜在的心脏疾病

流行病学发现，多数心脏骤停发生于无已知心脏疾病的普通人群，但最后尸解发现大多数有潜在的心脏疾病，目前认为包括肥厚型心肌病、主动脉狭窄、室性心

动过速、缓慢型心律失常、长Q-T综合征等。潜在的心脏疾病可在早期借助检查来完成，包括超声心动图、动态心电图、冠脉CT、心脏导管以及磁共振和核素检查。必须尽一切努力排除心脏骤停的潜在可逆性病因。

3. 及时应用埋藏式心律转复除颤器

研究显示，对于患有局部缺血性心肌病的患者，埋藏式心律转复除颤器（ICD）在预防心脏骤停方面被证明非常有效，患有危及生命的室性快速心律失常的患者其1年存活率达92%。研究还显示，ICD在心脏骤停的二级预防中作用要优于抗心律失常药物。

4. 安装心室再同步心脏复律除颤器

心室再同步心脏复律除颤器（CRT-D）除了双心室同步起搏外，还可自动电复律，集心脏再同步化治疗与心律转复双功能于一身，具有较好的预防猝死的作用。CRT-D的适应证包括：①心衰患者在最佳药物治疗基础上，左心室射血 ≤ 35%、QRS时限 ≥ 120ms、窦性心律、纽约心功能（NYHA）Ⅲ级或非卧床的Ⅳ级心力衰竭患者。②在最佳药物治疗基础上，左心室射血 ≤ 35%、QRS时限 ≥ 120ms、心房颤动、NYHA心功能Ⅲ级或非卧床的Ⅳ级心力衰竭患者。

（二）调护

1. 调节情志

消除紧张心理及急躁情绪，保持情绪稳定，避免恼怒及忧思过度。对A型人格患者，要加强心理护理。医护人员应鼓励患者树立战胜疾病的信心。

2. 调配饮食，劳逸结合

平素宜注意控制、调整饮食，忌食肥甘厚味及辛辣之品，以防痰浊内生。适当参加保健性运动，使气血通畅，以防气血凝滞。避免饱餐、大量饮酒、吸烟、过劳

及寒冷刺激等诱发因素。

3. 食疗

可根据不同体质，选用适当的中药，如人参、西洋参、党参、黄芪、茯苓、麦冬、冬虫夏草、何首乌、肉苁蓉、三七、银耳、天麻、山楂、玉竹等，可将中药与食物调配，制成可口食品，以作食用。

七、专方选要

1. 加味回阳救急汤

组成：熟附子 9g，干姜 5g，肉桂 3g，人参 20g，白术 15g，茯苓 15g，陈皮 10g，五味子 3g，半夏 9g，桃仁 10g，红花 10g，川芎 6g，黄芪 30g，甘草 6g。

服法：每日 1 剂，水煎服用。

主治：急性心肌梗死后阳气虚脱，痰瘀内阻。[曾启全，周波．加味回阳救急汤治疗急性心肌梗死合并休克 20 例．中医杂志，2009，50（4）：353．]

2. 丹参饮合桃红四物汤

组成：丹参 15g，檀香 3g，砂仁 3g，青皮 5g，乌药 5g，当归 10g，川芎 5g，赤芍 10g，桃仁 10g，红花 5g。

服法：每日 1 剂，水煎服用。

主治：心源性猝死后气滞血瘀证。[赵宏．心源性猝死的中医药防治研究进展．中医临床研究，2014，6（23）：145-147．]

主要参考文献

[1] 李春盛主译．罗森急诊医学 [M]．第 7 版．北京：北京大学医学出版社，2013：867-872．

[2] 张文武．急诊内科学 [M]．第 4 版．北京：人民卫生出版社，2017：663-688．

[3] 中华医学会．心脏骤停基层诊疗指南（2019 年）中华全科医师杂 [J]．2019，18（11）：1034-1040．

[4] 黄春林，邹旭．中医临床诊治心血管科专病 [M]．北京：人民卫生出版社，2013：
102-124．

第二节　急性冠脉综合征

急性冠脉综合征是以冠状动脉粥样硬化斑块破裂或侵蚀，继发完全或不完全闭塞性血栓形成为病理基础的一组临床综合征。急性冠脉综合征是临床最严重、最常见的心脏病之一，50 岁男性心绞痛年发病率为 0.2%，女性为 0.08%。在我国，近 20 年来的发病呈增长趋势。临床包括 3 种类型，即不稳定心绞痛、非 ST 段抬高性心肌梗死和 ST 段抬高性心肌梗死。这一组疾病共同的病理生理基础是冠状动脉粥样硬化斑块不稳定破裂及伴随的血小板聚集、血栓形成，从而导致急性、亚急性心肌缺血。

本病相当于中医的"真心痛""厥心痛""胸痹心痛""胸痹"等。

一、病因病机

（一）西医学认识

1. 病因

急性冠脉综合征属于冠心病，其病理基础是冠状动脉粥样硬化。目前对动脉粥样硬化的发生原因还不完全清楚。通过流行病学、遗传学及临床与病理研究，认为其致病因素主要有年龄增长、性别影响、高体重、高血压、吸烟、血脂异常、糖耐量异常或糖尿病、精神紧张、冠心病家族史、同型半胱氨酸升高、胰岛素抵抗、纤维蛋白原升高等。

2. 发病机制

急性冠脉综合征的发病有共同的病理基础，即粥样斑块破裂并发血栓形成。急性冠脉综合征的斑块是易损斑块，即为不稳定斑块或称软斑块，其覆盖的纤维帽在循环系统或斑块内部血流动力学改变、冠脉痉挛、涡流或狭窄远端血流不稳定等外在因素的作用下可出现破裂。破裂后如血栓形成未完全阻塞冠脉则引起不稳定型心绞痛,最终可能发展为完全阻塞冠脉而发生非 ST 段抬高型心肌梗死和 ST 段抬高型心肌梗死。

(二)中医学认识

中医学认为本病与年老体衰、阳气不足、七情内伤、气滞血瘀、过食肥甘或劳倦伤脾、痰浊化生、寒邪侵袭、血脉凝滞等原因有关。寒凝气滞,血瘀痰浊闭阻心脉,心脉不通发为心胸疼痛,严重者部分心脉突然闭塞,气血运行中断而发为真心痛。

本病的发病基础是本虚,为心之气血阴阳亏虚,标实为寒凝、气滞、血瘀、痰阻。标实是发病条件,在本病发生过程中,可先实后虚,亦有先虚后实;若病情进一步发展,可心胸猝然大痛,发作为真心痛。病情或可加重为亡阳厥脱、亡阴厥脱,或阴阳俱脱,最后导致阴阳离决。总之,本病病位在心,总的病机为本虚标实,而在急性期则尤以标实为主。

1. 气虚血瘀

年老体虚,肾阳虚衰,则不能鼓舞五脏之阳,可致心气不足,气为血帅,血脉失于温运,痹阻不畅,心失所养。

2. 寒凝心脉

寒邪入侵,寒主收引,抑遏阳气,而致心气不足,气为血帅,血脉失于温运,痹阻不畅,使血行瘀滞。

3. 阳脱阴竭

年老体衰,肾阴阳俱虚,阳虚则不鼓舞五脏之阳,可致心气不足或心阳不振,肾阴亏虚,则不能濡养五脏之阴,水不涵木,又不能上济于心,心阴耗伤,心脉失于濡养。

4. 痰浊痹阻

饮食不节,过食肥甘厚味,或嗜烟酒成癖,以致脾胃损伤,运化失健,聚湿成痰,痰浊之邪上犯心胸,阻遏心阳,胸阳失展,气机不畅,心脉痹阻。

5. 瘀热互结

邪热入侵,犯于心胸,心主血脉,心病不能推动血脉,血行不畅,不通则痛。

6. 气阴两虚

久病致虚,心气不足,鼓动无力,易致气滞血瘀,肾阴亏生化乏源,心血失荣,均可引致心脉不通,拘急而痛。

二、临床诊断

(一)辨病诊断

1. 临床表现

(1)典型心绞痛　发作常见的诱因有体力活动、情绪激动、受寒、饱餐、吸烟等,贫血、脱水、恶性心律失常或休克也可诱发。疼痛位于胸骨后上、中段或心前区,呈压榨性、窒息样、紧缩感或闷胀性疼痛。疼痛常放射到左肩、左臂前内侧到无名指、小指,疼痛时可伴出汗。疼痛一般持续 1~5 分钟,休息后可逐渐缓解,如舌下含服硝酸甘油片常在 1~2 分钟内缓解。

(2)不稳定型心绞痛　指介于稳定型心绞痛和急性心肌梗死之间的临床状态,除稳定型心绞痛以外的所有心绞痛均属于不稳定型心绞痛。

(3)非 ST 段抬高型心肌梗死/ST 段抬高型心肌梗死

①疼痛:疼痛性质与心绞痛相似但更剧烈,持续时间较长,可达数小时至数天,休息和含服硝酸甘油一般不能缓解。10%~20% 患者可无疼痛,或疼痛的性质不典型,或疼痛的部位不典型,或表现为休克、心力衰竭,或表现为无痛性心肌梗死。

②全身症状:可在发病第 2 天后出现发热,体温一般在 38℃左右;下壁心肌梗死者约 1/3 伴有恶心、呕吐或上腹痛。

③心律失常：见于 75%~95% 的患者，以室性心律失常常见，以室性过早搏动为最多，可频发或成对出现，或呈短阵室性心动过速。少数患者因出现室颤等恶性心律失常而猝死。

④低血压和休克：在老年患者及大面积心肌梗死病中出现，发病后出现低血压或休克的时间越早，死亡率越高。

⑤心力衰竭：主要是左心衰竭，为梗死后心肌收缩力减弱所致。右心梗死者，早期可出现右心衰竭。

2. 体征

急性冠脉综合征患者可缺少特异性体征。部分患者可出现以下体征：①暂时性血压升高或下降，右室梗死或大面积心梗时可出现血压下降。②心律失常。③心尖部出现第四心音（房性奔马律），在左侧卧位时容易听到。④乳头肌功能失调所引起的体征，心尖区第 1 心音亢进，心尖区收缩期杂音及收缩中、晚期喀喇音。

3. 心电图

心电图是诊断急性冠脉综合征最基础的检查，容易获得且诊断价值巨大。心肌梗死时，根据 ST 段是否抬高，分为 ST 段抬高型急性冠脉综合征和非 ST 段抬高型急性冠脉综合征，ST 段抬高型 ACS 即 ST 段抬高型心肌梗死。

（1）非 ST 段抬高型急性冠脉综合征　包括不稳定心绞痛和非 ST 段抬高型心肌梗死，心电图表现为以 R 波为主的导联中，ST 段水平型或下斜型压低≥ 0.1mv，T 波平坦或倒置。不稳定心绞痛 ST 段改变可在发作过后数分钟内逐渐恢复，非 ST 段抬高型心肌梗死的 ST 段短时间内不易恢复。

（2）非 ST 段抬高型心肌梗死　表现为相邻导联 ST 段呈弓背向上型抬高，T 波先高尖，后倒置，往往宽而深，两支对称。相邻导联指的是 I 与 aVL，对应左心室高侧壁；aVF 分别与 II 、III 导联相邻，对应左室

下壁；胸前导联 V1~V3 相邻且对应室间隔；V1~V5 相邻，对应左室前壁；RV3~RV5 相邻，对应右室。

2018 年欧洲心脏病学会发布的第四版心肌梗死全球统一定义提出两种与前降支闭塞相关的心电图改变：①前壁导联 J 点上斜型压低＞ 1mm 伴 T 波对称高尖，多伴有 aVR 导联 ST 段抬高大于 1mm。②前壁导联 T 波对称、倒置，多超过 2mm。新定义强调了 aVR 导联的意义，认为其 ST 段抬高＞ 1mm 可能与前壁或下壁 ST 段抬高型心肌梗死有关，且与心肌梗死病死率增加有关。

4. 实验室检查

心肌酶是确定有无心肌梗死的核心指标，其中尤以肌钙蛋白 I（或超敏肌钙蛋白 I）的特异性最好，其次是肌钙蛋白 T、肌酸激酶同工酶，肌红蛋白是心肌梗死时最早出现的标志物。肌红蛋白、肌酸激酶同工酶、肌钙蛋白在诊断急性冠脉综合征的地位被认可，被誉为"心肌梗死三联"。近年来，随着方法学的改进，发现敏感度更高的超敏肌钙蛋白，更有助于发现微小心肌损伤以及早期诊断心肌梗死。急性冠脉综合征时还需要检查血常规、凝血指标、血糖、血脂、肝肾功能、钾钠氯离子等。

5. 影像检查

心脏彩超、核素心肌显像（ECT）以及心脏核磁共振均可显示缺血性心肌改变。冠脉 CT 可显示冠脉病变情况，在胸痛未能明确诊断又无条件行冠脉造影时尤为适用。

（二）辨证诊断

1. 气虚血瘀证

胸痛胸闷，痛有定处，动则加重，休息减轻，伴短气乏力，汗出，心悸，舌体胖大，边有齿痕，舌质暗淡或有瘀点、瘀斑，舌苔薄白，脉弦细无力。

辨证要点：胸闷而痛，痛有定处，动

则加重。

2. 寒凝心脉证

胸痛彻背，遇寒加重，胸闷气短，心悸不宁，神疲乏力，形寒肢冷，舌质淡暗，舌苔白腻，脉沉无力、迟缓或结代。

辨证要点：胸痛，遇寒加重。

3. 阳脱阴竭证

心胸剧痛，四肢厥逆，大汗淋漓，或汗出如油，虚烦不安，皮肤青灰，手足青至节，甚至神志淡漠或不清，口舌青紫，脉微欲绝。

辨证要点：胸痛剧烈，大汗出。

4. 痰浊痹阻证

心胸疼痛，胸中憋闷或有窒息感，或头昏重，或咳嗽咯痰，腹胀纳呆，舌质暗淡，舌体胖嫩有齿痕，舌苔白腻，脉象弦滑。

辨证要点：胸痛伴窒闷感，痰多，苔腻。

5. 瘀热互结证

胸痛胸闷，痛有定处，面赤烦躁，发热口苦或口臭，纳呆便秘，小便短赤，舌质暗红，舌苔黄腻，脉弦滑数。

辨证要点：胸痛有定处，烦热，舌暗红。

6. 气阴两虚证

胸闷气短，倦怠乏力，自汗，盗汗，咽干口燥，舌红少苔，脉细数无力。

辨证要点：胸痛，气短，自汗，盗汗。

三、鉴别诊断

（一）西医学鉴别诊断

急性冠脉综合征主要与稳定型心绞痛进行鉴别，后者的心绞痛主要是典型的心绞痛表现。肌钙蛋白升高还需要与非急性心肌梗死原因所致的心肌损伤相鉴别。此外，急性冠脉综合征的胸痛还需要与主动脉夹层动脉瘤、急性肺动脉栓塞、急腹症等鉴别。

1. 稳定型心绞痛

疼痛发作历时短，一般不超过 15 分钟，发作前常有诱发因素，不伴有发热、白细胞增多、红细胞沉降率增快或血清心肌酶升高，心电图无变化或有 ST 段压低或抬高。

2. 急性心包炎

有胸闷、胸痛、咳嗽、发热和呼吸困难的病史，但疼痛于深吸气时加重，可有心包摩擦音，不伴休克。心电图除 aVR 导联外，多数导联 ST 呈弓背向下的抬高，无异常 Q 波。血清酶无明显升高。X 线及心脏超声检查对鉴别诊断有一定帮助。

3. 急性肺动脉栓塞

肺动脉大面积栓塞时，常引起胸痛、气促、休克，伴有右心负荷急剧增加的表现（右心室增大，肺动脉瓣区第二心音亢进，三尖瓣区出现收缩期杂音），以及发热和白细胞增加。D- 二聚体、心电图及肺动脉 CT、超声心动图等检查有助于鉴别诊断。

4. 主动脉夹层动脉瘤

亦出现剧烈胸痛，似急性心肌梗死疼痛性质，但疼痛开始即达高峰，常放射到背、肋、腹、腰及下肢。两上肢血压及脉搏可有明显差别，少数患者有主动脉瓣关闭不全，可有下肢暂时性瘫痪或偏瘫。超声及 CT 血管造影检查等有助于鉴别。

5. 急腹症

急性胰腺炎、消化性溃疡穿孔、急性胆囊炎、胆石症等，患者可有上腹部疼痛及休克，可能与他病疼痛波及上腹部者相混，但急腹症多伴消化系统症状，腹部影像学检查、心电图及血清酶测定有助于明确诊断。

（二）中医学鉴别诊断

急性冠脉综合征的中医病名鉴别诊断临床意义不大。在辨证诊断方面，主要抓住各种主症及舌脉，以明辨所属证候。

四、临床治疗

只要无禁忌证，急性冠脉综合征患者均要及时开通狭窄或闭塞的冠状动脉，以改善症状，控制反复发作的心肌缺血，改善心脏功能和预后。

（一）提高临床疗效的要素

1. 建立胸痛中心，规范急性期处理流程

急性冠脉综合征的早期死亡率高，规范的西医学处理策略是合征临床治疗的基石，必须首先坚持。如急性心肌梗死的ST段抬高型心肌梗死院前患者，要从首次医疗接触（FMC）即计时，在其后的每一个处理环节均要强调"时间就是心肌"的理念，直到患者的"闭塞"血管开通。近年来，随着胸痛中心的建立，救治观念已转变为从FMC到"罪犯"血管恢复血流的时间，这一观念转变更加强调了总缺血时间的概念，对临床抢救有积极的指导意义。

2. "罪犯"血管的早期开通有助于改善预后

在冠心病监护病房未建立的年代，急性心肌梗死药物治疗1个月内的死亡率可高达30%；如患者可以静脉溶栓并收入冠心病监护病房，ST段抬高型心肌梗死的急性期死亡率可以减少一半；进入到急诊介入时代，尤其是胸痛中心的建立，可以进一步优化急性冠脉综合征的诊治流程，急性心肌梗死的死亡率可以降到5%以下。然而，我国作为一个人口大国，各地经济社会发展不平衡，医疗资源可及性差异很大，目前ST段抬高型心肌梗死实际再灌注比例较低。因此，在有条件的医疗中心建立胸痛中心，加强直接经皮冠状动脉介入治疗的效能同时，应该在没有条件的医疗机构提倡溶栓再灌注治疗，缩短再灌注时间，再进行转运经皮冠状动脉介入治疗，提高抢救成功率。

3. 中医药的早期参与可改善预后

急性冠脉综合征介入治疗后，可以出现心肌无复流、慢血流、缺血再灌注损伤、心肌顿抑、心室重构等，中医药的早期参与可获得疗效，从而改善预后。如气虚血瘀是再灌注后的主要证型，益气活血中药可以改善再灌注后心肌微循环，保护缺血再灌注损伤的心肌，临床研究显示，以益气活血为主的急性心肌梗死中西医结合临床路径可以降低患者近期主要心血管事件的发生率。

（二）辨病治疗

1. 急性ST段抬高型心肌梗死

治疗原则是防止梗死面积扩大，缩小心肌缺血范围，挽救濒死心肌，保护心功能，防治严重心律失常、泵衰竭等各种并发症。

（1）急诊监护和一般处理

①监护：持续心电、血压和血氧饱和度监测，及时发现和处理心律失常、血流动力学异常和低氧血症。

②卧床休息：发病后需要严格休息，一般以卧床休息为宜。血流动力学稳定且无并发症的急性心肌梗死患者一般卧床休息1~3天，病情不稳定及高危患者卧床时间应适当延长。

③吸氧：急性心肌梗死患者常有不同程度的动脉血氧张力降低，在休克和左心室功能衰竭时更为明显。在严重左心衰竭、肺水肿合并机械并发症的患者，多伴有严重低氧血症，需面罩加压给氧或气管插管并机械通气。

④镇静止痛：如胸痛剧烈，可给吗啡3~5mg皮下注射，必要时每5分钟重复1次，总量不宜超过10mg，注意其对呼吸的影响及吗啡可能引起口服抗血小板药物吸收减缓，起效延迟。

（2）再灌注治疗

①溶栓治疗：对于 ST 段抬高型心肌梗死早期发病的患者，即使转运时间非常短，立即溶栓策略也优于延迟急诊经皮冠状动脉介入治疗（PCI）。PCI 延迟超过 120 分钟与立即溶栓比较，在生存率上没有优势。在没有禁忌证的情况下，预计从首次医疗接触开始 120 分钟以上才能完成 PCI 者，应当在 30 分钟内给予溶栓治疗。患者就诊越晚，越应当考虑转至有条件实施 PCI 的医疗机构（而不是溶栓）。对于发病 > 12 小时仍有症状而且缺血范围较大或血流动力学不稳定的 ST 段抬高型心肌梗死患者，如果没有条件实施 PCI，可以进行溶栓治疗。

开展院前溶栓的适应证：①急性胸痛持续 30 分钟以上，但未超过 12 小时。②心电图相邻两个或更多导联 ST 段抬高在肢体导联 ≥ 0.1mv，胸导联 ≥ 0.2mv，或者新出现的完全性左（或右）束支传导阻滞。③年龄 ≤ 75 岁。④不能在 120 分钟内完成 PCI 治疗。

溶栓的禁忌证和注意事项如下。

溶栓治疗的绝对禁忌证：出血性卒中或原因不明的卒中；6 个月内的缺血性卒中；中枢神经系统创伤或肿瘤；3 周内的严重创伤、手术、头部损伤；1 个月内胃肠道出血；主动脉夹层；出血性疾病；难以压迫的穿刺（内脏活检、腔室穿刺等）。

溶栓治疗的相对禁忌证：6 个月内的短暂性脑缺血发作（TIA）；口服抗凝药物；血压控制不良（收缩压 ≥ 180mmHg 或者舒张压 ≥ 110mmHg）；感染性心内膜炎；活动性肝肾疾病；心肺复苏无效。

溶栓剂的使用方法如下。

a. 重组人尿激酶原（Pro-UK）：5mg/ 支，一次用 50mg，先将 20mg 用 10ml 生理盐水溶解后，3 分钟静脉推注完毕，其余 30mg 溶于 90ml 生理盐水，于 30 分钟内滴注完毕。

b. 阿替普酶（rt-PA）：50mg/ 支，首先静脉注射 15mg，继之在 30 分钟内静脉滴注 0.75mg/kg（不超过 50mg），再在 60 分钟内静脉滴注 0.5mg/kg（不超过 35mg）。

②介入治疗：目前经皮冠状动脉腔内血管成形术 PTCA(和支架置入术是被公认为首选的最安全有效的恢复心肌再灌注的治疗手段，尽早应用可恢复心肌再灌注，降低近期病死率，预防远期的心力衰竭发生，其效果明显优于溶栓和药物治疗。对急性 ST 段抬高型心肌梗死患者，应首选尽早直接 PCI 进行再灌注治疗。

③冠状动脉旁路移植术：冠状动脉旁路移植术是传统的冠脉再通方法。左主干病变、左前降支近段病变、三支病变等，及介入治疗效果欠佳的急性心肌梗死可以考虑应用。ST 段抬高型心肌梗死患者存在机械并发症时，建议在辅助循环支持下，行外科手术修补和冠状动脉旁路移植术，以获得生存机会。

④杂交手术：适用于高危左主干病变。左前降支明显扭曲、慢性完全阻塞不宜行 PCI、糖尿病多支血管病变者，尤其适合在左内乳动脉行前降支搭桥时，冠状动脉杂交手术无疑是一种较理想的选择。冠状动脉杂交手术包括小切口将内乳动脉与左前降支搭桥，回旋支或右冠状动脉病变行支架术。冠状动脉杂交手术可能有助于提高疗效 - 风险比。

（3）药物治疗

①抗血小板药物：冠状动脉内斑块破裂诱发局部血栓形成是导致急性心肌梗死的主要原因。在急性血栓形成中血小板活化起着十分重要的作用，抗血小板治疗已成为急性心肌梗死的常规治疗，溶栓前即应使用。另外，大规模随机对照研究（COMMIT 研究和 CLARITY-TIMI28 研究）及国内外相关指南一致推荐氯吡格雷加阿司匹林为溶栓后患者抗血小板治疗的标准

方案。PLATO 和 TREAT 研究结果显示，替格瑞洛作为新型口服抗血小板药物，可显著降低急性冠脉综合征患者 1 年内心血管死亡相对风险达 21%，研究还显示对于 75 岁以下 ST 段抬高型心肌梗死患者，溶栓治疗后延迟给予替格瑞洛 30 天内 TIMI 大出血风险非劣于氯吡格雷，且 ST 段抬高型心肌梗死患者在使用药物溶栓、阿司匹林、肝素、低分子肝素的基础上，再联合使用替格瑞洛或者氯吡格雷，在 30 天内大出血、致命性大出血或颅内出血发生率均低于 1%，安全性、耐受性良好。

②抗凝药物：凝血酶促使纤维蛋白原转变为纤维蛋白，是最终形成血栓的关键环节，因此抑制凝血酶至关重要。目前建议应用于急性冠脉综合征抗凝的药物有普通肝素、依诺肝素、磺达肝癸钠和比伐芦定。《STEMI 院前溶栓中国专家共识》不建议院前溶栓患者常规使用磺达肝癸钠和比伐芦定进行抗凝治疗，应当选择普通肝素或依诺肝素作为院前溶栓的辅助抗凝治疗。

③β 受体阻滞剂：β 受体阻滞剂通过减慢心率，降低体循环血压和减弱心肌收缩力来减少心肌耗氧量，对改善缺血区的氧供需失衡，缩小心肌梗死面积，降低急性期病死率有肯定的疗效。在无该药禁忌证的情况下应及早常规应用。常用的 β 受体阻滞剂有美托洛尔、比索洛尔、卡维地洛等。

④硝酸酯类药物：作为非再灌注治疗时代的常用药，急性心肌梗死时只要无禁忌证通常使用硝酸甘油静脉滴注 24~48 小时，然后改用口服硝酸酯制剂，注意其对血压的影响。如患者已经开通了"罪犯"血管，如无心绞痛的症状可不必使用，如仍有心绞痛时仍可使用，但需防止低血压的发生。

⑤血管紧张素转换酶抑制剂：血管紧张素转换酶抑制剂（ACEI）主要作用机制是通过改善心肌重塑、减轻心室过度扩张而减少充血性心力衰竭的发生率和病死率。

多项大规模临床随机试验已证实急性心肌梗死早期使用 ACEI 能降低病死率。在无禁忌证的情况下，溶栓治疗后血压稳定即可开始使用 ACEI。ACEI 使用的剂量和时限应视患者情况而定，一般来说，ACEI 应从低剂量开始逐渐增加剂量。

（4）并发症及处理　常见的并发症有急性左心衰竭、心源性休克、心律失常及室间隔穿孔等电活动障碍及机械性并发症（可参照相应内科急症章节）。

2. 非 ST 段抬高型心肌梗死

患者的最初治疗除不能溶栓治疗外，其他治疗与 ST 段抬高型患者相同。

3. 不稳定型心绞痛

需要进行危险分层，风险评分方法可选用 TIMI 或 GRACE 评分系统。TIMI 评分 0 或 1 分或 GRACE 评分＜109 分，为低危，可采用药物治疗，不必积极侵入性治疗（经皮冠状动脉介入治疗或冠状动脉旁路移植术）；TIMI 评分＞2 分或 GRACE 评分 109~140 分，为中危，可先采用药物治疗，如无效则考虑侵入性治疗；如 GRACE 评分＞140 分，或出现心衰症状或体征、新发或加重二尖瓣反流，或血流动力学不稳定，或持续性室速或室颤，或接受药物治疗仍有静息下的心绞痛或心肌缺血均应考虑即刻侵入性治疗。药物治疗方案同 ST 段抬高型心肌梗死。

（三）辨证治疗

1. 辨证论治

（1）气虚血瘀证

治法：益气活血，通脉止痛。

方药：独参汤合丹参饮加减。

红参 30g，丹参 30g，砂仁 5g，檀香 10g，三七 10g，黄芪 30g，赤芍 30g。

阳气大虚者可加重红参剂量，如舌质偏红则改用花旗参，并阳气虚者可加用附子 10g，桂枝 5~10g。

（2）寒凝心脉征

治法：温补心阳，散寒通脉。

方药：当归四逆汤加味。

当归 15g，桂枝 10g，赤芍 20g，细辛 3g，炙甘草 30g，通草 10g，干姜 15g，熟附子 10g（先煎）。

如寒甚者可加大熟附子的用量到 30mg。

（3）阳脱阴竭证

治法：回阳救逆。

方药：四逆汤合生脉散加味。

熟附子 15g，干姜 20g，炙甘草 30g，红参 30g，西洋参 20g，麦冬 20g，五味子 15g。如伴有喘促者可加磁石 30g，生龙骨 30g。

（4）痰浊痹阻

治法：化痰泄浊，宣痹通阳。

方药：瓜蒌薤白半夏汤合涤痰汤加减。

瓜蒌 15g，薤白 20g，法半夏 15g，胆南星 10g，竹茹 20g，枳实 15g，党参 15g，甘草 5g，茯苓 30g。

如伴有脾虚者可加白术 15g，五爪龙 30g。

（5）瘀热互结证

治法：活血化瘀，通脉泄热。

方药：血府逐瘀汤加减。

当归 15g，生地黄 15g，桃仁 10g，红花 10g，赤芍 15g，枳壳 10g，甘草 5g，柴胡 10g，川芎 15g，牛膝 30g，桔梗 10g。

如血瘀甚者可加丹参 30g，三七 10g；热甚且大便秘结者可加生大黄 3~10g（后下），黄柏 15g。

（6）气阴两虚证

治法：益气养阴。

方药：生脉散加味。

西洋参 15g，麦冬 10g，五味子 15g，太子参 30g，丹参 30g。

如伴有血瘀者可加用川芎 15g，赤芍 15g。

2.外治疗法

针刺膻中、内关等可起到止痛及稳定

心律作用。如现场无针灸针，也可用穴位按压方式。

（1）针刺治疗

取穴：厥阴俞、膻中、郄门、心俞、巨阙、阴郄、至阳、大椎、至阳。

适应证：急性冠脉综合征属痰浊痹阻、气虚血瘀者。

方法：直刺 1~1.2 寸，捻针 1 分钟；郄门、阴郄捻针 2 分钟以上；厥阴俞、心俞以 1.5~2 寸毫针向脊柱方向斜刺，运针 1~2 分钟；膻中、巨阙施呼吸泻法，运针 1~2 分钟。以上诸穴均留针。

（2）耳针疗法

取穴：心、神门、皮质下、内分泌、肾上腺。

适应证：急性冠脉综合征属气虚血瘀者。

方法：可根据情况选用毫针法、电针法、埋针法、压穴法、穴位注射法。

（3）穴位注射

取穴：心俞、厥阴俞、郄门、内关、间使、膻中。

适应证：急性冠脉综合征属痰浊痹阻者。

方法：可选用丹参注射液、毛冬青注射液、当归注射液等药物穴位注射。

（4）穴位贴敷

取穴：内关、膻中、心俞、厥阴俞、阿是穴。

适应证辩证选取中药：急性冠脉综合征属寒凝心脉者。

方法：诸药提取混入基质，搅匀后涂布上，制成 4cm×6cm 橡皮膏，双侧内关纵贴各 1 张，膻中、心俞、厥阴俞、阿是穴各横贴 1 张，24 小时后去掉，隔日 1 次，15 次为 1 个疗程。

3.成药应用

可辨证使用通心络胶囊、速效救心丸、复方丹参滴丸、麝香保心丸、丹蒌片、芪参益气滴丸、地奥心血康、复方丹参注射液、丹红注射液、大株红景天注射液、宽胸气雾剂等。

4.单方验方

（1）黄芪60g，当归15g，赤芍30g，地龙20g，延胡索15g。适用于气虚血瘀者。

（2）红参15g，丹参30g，桂枝10g，川芎20g。水煎服。适用于阳气不足，瘀血阻络者。

（3）红参30g，山楂30g，三七10g，川芎15g，大黄5g。适用于气虚血瘀者。

（四）医家经验

1.邓铁涛

邓老认为真心痛病机多数是本虚标实，以致"心痹者，脉不通"。本虚是气、血、阴、阳亏虚，标实是血瘀、痰浊、寒凝、气滞，其中又以气虚血瘀和气虚痰瘀为主要病机。其病变部位主要在心，属心脉痹阻不通之证。因痰浊、血瘀阻于心之脉络，闭塞不通，血行不畅，心失所养而发。由于长期饮食不节、情志内伤、劳逸失调、肝肾亏虚等使心之气血阴阳不足及肝脾肾功能失调，致使痰浊、血瘀、气滞、寒凝等病理产物阻于心脉，在情绪激动、劳累过度、饱餐、寒冷刺激等诱因作用下，心脉闭塞而发。如不及时救治，短时间内可致心阳虚衰、鼓动无力，而发为心衰、脱证等危候，死亡率极高。"正气存内，邪不可干"，正气虚则上述因素才起作用。正气内虚包括五脏之虚，但本病是因心阳亏虚，心阴受损，以致"心痹者，脉不通"。邓老常言痰和瘀既是气虚的病理产物，又是真心痛发病的病因，故邓老提出"痰瘀相关"论，认为痰是瘀的初期阶段，瘀是痰的进一步发展。此外，邓老还认为气滞可导致血瘀，气虚亦可致瘀，因气虚则无力推动血液运行。现代血流动力学认为血液的推动力是影响流速、流量的一个重要因素，这与中医所说的气的作用很相似。结合动脉粥样硬化发生的病理过程，胆固醇在血管壁内膜下的沉积，可相等于痰引起的病证，若血管内的粥样硬化斑块进一步发展，导致管腔狭窄，便会影响血液的流通，产生中医所谓的瘀。冠心病的早、中期以痰证最为常见，而中后期至心肌梗死时，则以瘀证为多，气虚血瘀和气虚痰瘀是心肌梗死的常见证型。[张敏州.邓铁涛论治冠心病.北京：科学出版社，2012.]

2.朱良春

朱良春教授认为冠心病有虚有实，即使实证，亦系本虚标实。实证当化瘀宣通，虚证必须扶正养营。若虚实不辨，一味化瘀，徒伤正气。冠心病病位在心，但与其他诸脏均有密切的关系，必须整体地、辨证地看待之，才能使处方用药吻合病机。此见甚是，而"养其四脏则心自安"之论，更是发前人所未发，堪作临床指南。譬如冠心病伴心气不足，症见胸闷气短，心痛隐隐，心悸殊甚，忐忑不安，口干少津，苔薄，脉细涩者，治心必兼补中。胃之大络名虚里，心悸殊甚，乃宗气外泄，此证忌用活血化瘀法，朱良春教授常取生脉散合四君子汤加玉竹、桂枝、柏子仁（大量），以益心气，养心营，通心脉，兼补中气，收效较佳。[朱良春.医学微言.北京：人民卫生出版社，1996.]

五、预后转归

急性冠脉综合征患者的预后、转归与病情程度、诊断是否及时准确、是否及时开通"罪犯"血管等密切相关。中医学早就认识到真心痛预后严重，有"旦发夕死，夕发旦死"的记载。在无溶栓及心血管监护病房的保守治疗年代，急性心肌梗死的病死率在30%左右；随着监护病房的建立，及针对ST段抬高型心肌梗死的溶栓治疗，住院病死率已降至 10%~15%；随着急性冠脉综合征绿色通道的开通，患者可以在第一时间开通"罪犯"血管，梗死心肌可以得到全部或部分恢复，住院死亡率可降到 5% 左右。当患者出现泵衰竭或心源性休克则死亡率大幅上升。

患者出院后，经一定时间休息、调养，运动耐量恢复后可再次回到工作岗位。

六、预防调护

（一）预防

急性冠脉综合征的预防主要是二级预防，即防复发，其措施包括调血脂，控制血压、血糖，稳定以及治疗心绞痛，长期口服抗血小板药物（如阿司匹林）等。

（二）调护

1. 调摄精神

急性冠脉综合征发生后，应快速调整心态，了解并尽快适应自己新的健康状态。保持精神愉快、舒畅，有助于病情的康复。作为医护人员或家属，需要多鼓励患者，让其感觉到爱和帮助。

2. 注意生活起居

在冠脉开通前后，病情未稳定前，应在监护病房卧床休息，进食、大小便在床上进行，由护理人员协助完成。病情稳定后，尽早开始活动，以助心脏康复；运动需循序渐进，可在病床上轻微活动，然后在平地上慢步行走，再逐渐增加活动量；当可耐受日常活动时，经过专业的心功能评估后，可回到工作岗位。病情稳定后仍然要注意生活起居，寒温适宜，避免寒冷刺激、精神刺激等。

3. 饮食调理

急性冠脉综合征患者的饮食建议包括：①饮食宜清淡、稀薄、易于消化、富于营养，如麦片粥、汤羹、果汁、牛奶等。②进食不宜过饱，以少食多餐为宜。③主张低盐，避免辛辣、燥热、刺激食品，如浓茶、咖啡、烟酒、酸辣汤、辣椒以及煎炸、烧烤食品。④适当进食水果、蔬菜，多饮水，保持大便通畅，必要时给予通便药物。

4. 有氧运动

急性冠脉综合征恢复期患者应在医生指导下规律地进行有氧运动，以提升心功能。运动方法包括八段锦、平路快步走、游泳、右极拳、健身操等。

5. 食疗

食疗的中药材有红参、人参、麦冬、党参、山药、芡实等，可将这些中药材与食物一起制作汤品以供食用。

七、专方选要

1. 冠心方

组成：橘红 6g，法半夏 10g，茯苓 12g，甘草 5g，枳壳 6g，竹茹 10g，党参 15g，丹参 12g，豨莶草 10g。

服法：水煎服，日 1 剂，分 2 次服。

主治：心肌梗死属气虚痰瘀者。气虚明显加黄芪、五爪龙，或人参（另炖）6g，或嚼服人参 1.5g；兼阴虚不足可合生脉散；如心痛明显可合失笑散或三七末冲服；兼高血压加决明子、珍珠母；兼高脂血症加山楂、何首乌、麦芽；兼肾阳虚加淫羊藿；兼血虚加黄精、桑寄生、鸡血藤。[张敏州. 邓铁涛对冠心病介入术后患者的辨证论治. 中医杂志, 2006, 47（7）：486–487.]

2. 枳实薤白桂枝汤

组成：枳实 12g，厚朴 12g，瓜蒌 30g，薤白 15g，桂枝 5g，红花 10g，檀香（后下）9g，蒲黄 10g，炒五灵脂 12g，茯苓 15g，丹参 18g，焦山楂 12g，延胡索 9g，莪术 6~9g。

服法：水煎服，日 1 剂，分 2 次服。

主治：心肌梗死属邪气乘心，血脉痹阻者。[焦树德. 心痹的辨证论治. 河北中

医，2004，26（2）：85-87.]

主要参考文献

[1] 林果为，王吉耀，葛均波. 实用内科学[J]. 第
15版. 北京：人民卫生出版社，2017：1061-
1076.

[2] 陈可冀，张敏州，霍勇，等. 急性心肌梗
死中西医诊疗专家共识[J]. 中国中西医结
合杂志，2014，34（4）：389-395.

[3] 葛均波，方唯一. 现代心脏病学进展2019[J].
北京：科学出版社，2019：239-243.

第三节　急性心力衰竭

急性心力衰竭（AHF）又称急性心衰，
是指心衰症状和体征迅速发生或恶化。根
据临床表现，急性心力衰竭分为急性左心
衰和急性右心衰。急性右心衰即急性肺源
性心脏病，主要由大面积肺梗死引起。急
性心衰预后很差，住院病死率为3%，6个
月再住院率为50%，5年病死率高达60%。
急性左心衰更为常见，急性右心衰较少见。
急性左心衰是指急性发作或加重的左心功
能异常所致的心肌收缩力明显降低，心脏
负荷加重，造成急性心排血量骤降，肺循
环压力突然升高，周围循环阻力增加，从
而引起肺循环充血而出现急性肺淤血、肺
水肿，以及伴组织器官灌注不足的心源性
休克的一种临床综合征。急性左心衰是本
节的主要讨论内容。

本病属于中医学"暴喘""病证""怔忡"
等疾病范畴。

一、病因病机

（一）西医学认识

1.诱因与病因

（1）诱因

①可能导致心功能迅速恶化的诱因：
如快速心律失常，或严重心动过缓；急性
冠脉综合征及其机械并发症，如室间隔穿
孔、腱索断裂、右心室梗死等；急性肺栓
塞；高血压急症；心脏压塞；主动脉夹层；
围手术期；感染；围产期心肌病等。

②可能导致慢性心衰急性失代偿的诱
因：感染，包括感染性心内膜炎；慢性阻
塞性肺疾病或支气管哮喘加重；贫血；急
性肾损伤或慢性肾功能异常；药物治疗和
生活管理缺乏依从性；医源性因素如使用
糖皮质激素、非甾体抗炎药、抗肿瘤药物
及某些治疗糖尿病药物；心律失常；未控
制的高血压；甲状腺功能亢进或减退；酒
精或药物滥用等。

（2）病因　①慢性心衰急性加重。②急
性心肌坏死和（或）损伤，如广泛急性心
肌梗死、重症心肌炎。③急性血流动力学
障碍。

2.发病机制

其主要病理生理基础为心脏收缩力突
然严重减弱，或瓣膜急性反流，或心脏的
前、后负荷增加，导致心输出量下降，不
能保证周围循环的需要。急性左心衰时左
心室排血量急剧减少，左心室舒张末压迅
速升高，肺静脉回流不畅而肺静脉压快速
升高，肺毛细血管楔压随之升高，使血管
内液体渗入肺间质和肺泡内形成急性肺水
肿。急性肺水肿早期因交感神经激活，血
压可升高，但随着病情持续发展，血管反
应减弱，血压逐步下降。

（二）中医学认识

中医学认为急性心力衰竭主要病因为
外邪侵袭、过度劳倦或久病伤及心肺、情
志失调、饮食不节等。

1.外邪侵袭

外邪侵袭，损伤心肺，肺气失宣，升
降失常，而致肺气壅塞。邪伤心脉，心气
不足，鼓动无力，骤致心衰。

2. 情志失调

郁怒伤肝，肝失疏泄，致气机不利，血行不畅，或痰郁化热成火，煎熬血液，均可导致瘀血内生，心脉痹阻，心气运化失常，突发心衰。

3. 饮食不节，脾失运化

饮食不当，脾胃受损，运化失健，积湿成痰，壅塞气机，脉道不利，血运不畅，痰为阴邪，阴盛伤阳，阳气不达，水痰内逆，射肺凌心，心气鼓动无力，发为本病。

4. 劳欲所伤

因年迈体虚或久病体弱，日久导致心阳不振，气血运行失畅，心脉因之瘀滞，心营失运；或各种疾病迁延日久，耗气伤津，残阳损阴，加之外感六淫、内伤情志、体劳过度、药物失宜等，耗损阴阳，致阴阳俱虚，均可出现心衰。

本病以心之阴阳虚衰为本，每因感受外邪、劳倦过度、情志内伤等诱发，临床以突发心悸、端坐喘促、动则加重、舌质紫暗、脉沉细无力或涩或结代为特点。病变脏腑以心为主，涉及肝、脾、肺、肾四脏，同时与气（阳）、血、水、痰关系密切，为本虚标实之证。本病可出现喘汗致脱，症见冷汗淋漓、面色苍白、口唇紫暗、神昏脉微等。

本病发展过程中，亦可因阴阳气血逆乱发生厥证或亡阴、亡阳而出现神昏等危重变证。

二、临床诊断

（一）辨病诊断

急性心衰发作迅速，可在几分钟到几小时内恶化甚至死亡。诊断主要依赖于患者症状及必要的临床检查。

1. 基础疾病的病史和表现

大多数患者有各种心脏疾病史，并存在引起急性心衰的各种病因。基础疾病是急性心衰诊断的基础，但其临床表现未必有特异性。

2. 早期表现

疲劳或运动耐力下降，以及心率增快是左心功能降低的早期表现；继续发展可出现劳力性呼吸困难、夜间阵发性呼吸困难、不能平卧等；检查可发现左心室增大，舒张早期或中期奔马律，肺动脉瓣听诊区第二心音亢进，两肺尤其是肺底有湿啰音，还可有哮鸣音，提示已有左心功能障碍。

3. 急性肺水肿

可为临床发现的第一表现，起病急骤，可迅速发展至危重状态。突发严重呼吸困难，端坐呼吸，喘息不止，烦躁不安并伴有恐惧感，呼吸频率显著增快至 30~50 次 / 分；频繁咳嗽、咯痰，先为大量白色泡沫痰，后为粉红色泡沫血痰；听诊心率快，可闻及奔马律；两肺满布湿啰音和哮鸣音。

4. 心源性休克

包括持续性低血压、血流动力学障碍和组织低灌注。当收缩压降至 90mmHg 以下，持续 30 分钟以上，需要循环支持即为持续性低血压。血流动力学障碍的指标包括肺毛细血管楔压（PCWP）≥ 18mmHg，心脏指数（CI）≤ 2.2L/min·m^2（有循环支持时）或 ≤ 1.8L/min·m^2（无循环支持时）。当出现皮肤湿冷、苍白或紫绀，尿量显著减少（< 30ml/h），甚至无尿，意识障碍，代谢性酸中毒则为组织低灌注状态。

5. 生物标志物

（1）利钠肽 临床检测的有脑钠肽（BNP）和氨基末端脑钠肽前体（NT-proBNP），两者均有助于急性心衰的诊断与鉴别诊断。BNP < 100ng/L，NT-proBNP < 300ng/L 是排除急性心衰的切点。BNP 半衰期短，NT-proBNP 相对稳定，但肾小球滤过率下降时其数值往往偏高。诊断急性心衰时 NT-proBNP 水平应根据年龄和肾功能不全

分层：50 岁以下的成人血浆 NT-proBNP 浓度 > 450ng/L，50 岁以上血浆浓度 > 900ng/L，75 岁以上血浆浓度 > 1800ng/L，肾功能不全（肾小球滤过率 < 60ml/min）时应 > 1200ng/L。NT-proBNP 还可评估心衰的严重程度和预后：NT-proBNP > 5000ng/L 提示心衰患者短期死亡风险较高，> 1000ng/L 提示长期死亡风险较高。

（2）肌钙蛋白　肌钙蛋白是心肌坏死标志物，包括肌钙蛋白 I 和肌钙蛋白 T，前者全部来自于心肌，其特异性更高；两者的敏感性均高，是反映心肌损伤的可靠指标。急性心肌梗死时肌钙蛋白可升高 3 倍以上。急性心衰时肌钙蛋白也可升高，其原因为心肌纤维在应激与缺氧环境下出现崩解。心衰时肌钙蛋白可持续升高，其数值一般小于正常值 3 倍。

（3）其他　一些新的生物标志物也在研究中，如中段心房利钠肽前体（MR-proANP），其分界值为 120pmol/L，研究发现其可能是不劣于 BNP 或 NT-proBNP 早期诊断急性心力衰竭的指标。另外，反映心肌纤维化的可溶性 ST2 及半乳糖凝集素 -3 等指标在急性心衰的危险分层方面可提供帮助。

6. 其他实验室检查

（1）血气分析　动脉血气分析用于评估酸碱平衡及血氧含量等。主要表现为 pH 值下降，呈代谢性酸中毒及代偿性呼吸性碱中毒，动脉氧分压及血氧含量下降等。

（2）生化　对诊断急性心衰意义不大，但需要关注钾离子、血糖、尿酸、肝肾功能、血脂、酮体等，其影响临床处理与预后。

（3）血乳酸　其升高提示组织灌注下降，是病情严重的指标；反之，如经处理后，血乳酸恢复正常则提示病情好转。

（4）血、尿常规等　注意有无贫血及尿比重异常等。

7. 心电图

急性心衰的心电图不具有特异性，但心电图可以帮助确定心率、心律、QRS 波群、ST-T 改变等，帮助确定急性心衰的病因以及评估心脏的负荷状态。

8. 胸部 X 线

急性心衰患者进行床旁胸部 X 线检查，可以评估心脏情况（心脏的形状和大小）和是否有肺淤血或肺水肿。条件许可，胸部 CT 的扫描可提供的信息更全面与准确。胸部 X 线可以用于诊断、疾病进展的随访以及评估对治疗的效应。典型急性肺泡性肺水肿的胸部 X 线表现为肺门阴影呈蝴蝶状，肺野可见大片融合的阴影。

9. 心肺超声

心脏超声用以评估潜在急性心衰或并发急性心衰患者心脏功能和结构的改变，在合并急性冠脉综合征时尤其具有重要的意义。肺部超声可根据肺部伪线评价肺水状态，肺部超声评估急性左心衰竭的严重程度主要是记录不同肺部区域内 B 线数目和融合度，可见一定程度地提高了床旁肺部超声诊断急性心力衰竭的量化度。

10. 血流动力学监测

血流动力学监测适用于血流动力学状态不稳定，病情严重且治疗效果不佳的患者，如伴有肺水肿或心源性休克患者。其监测方法包括右心导管和外周动脉插管。右心导管适用于患者存在呼吸窘迫或灌注异常，但临床不能判断心内充盈压力情况，如急性心衰患者在标准治疗情况下仍持续有症状且伴有以下情况之一：容量状态、灌注或肺血管阻力情况不明，收缩压持续低下，肾功能进行性恶化，需静脉血管活性药物维持，考虑机械辅助循环或心脏移植时，也可置入右心导管。外周动脉插管可持续监测动脉血压，还可抽取动脉血检疫标本检查。肺动脉插管一般不常规使用。

总之，急性心衰可根据典型的临床症

状、体征及适当的检查如心电图、胸片、生化标记物和心脏超声做出诊断。

（二）辨证诊断

急性心力衰竭表现为呼吸困难，相当于中医学的"喘证"。

1. 心肺气虚证

喘促，心悸，动则加剧，汗出，神疲，咳喘，面色苍白，舌淡或边有齿痕，脉沉细或虚数。

辨证要点：喘促，心悸，动则加剧。

2. 气阴亏虚证

喘促，心悸，气短，疲乏，动则汗出，自汗或盗汗，头晕心烦，口干，面颧暗红，舌质红少苔，脉细数无力或结代。

辨证要点：喘促，自汗或盗汗，心烦。

3. 心肾阳虚证

喘促，心悸，气短乏力，动则气喘，身寒肢冷，尿少浮肿，腹胀便溏，面颧暗红，舌质红少苔，脉细数无力或结代。

辨证要点：喘促，动则尤甚，身寒，肢肿。

4. 气虚血瘀证

喘促，心悸气短，胸胁作痛，颈部青筋暴露，胁下痞块，下肢浮肿，面色灰青，唇青甲紫，舌质紫暗或有瘀点、瘀斑，脉涩或结代。

辨证要点：喘促，气短，唇青甲紫，舌质紫暗或有瘀点。

5. 阳虚水泛证

喘促，心悸气短，不得平卧，咯吐泡沫痰，面肢浮肿，畏寒肢冷，烦躁出汗，额面灰白，口唇青紫，尿少腹胀，或伴胸水、腹水，舌暗淡或暗红，舌苔白滑，脉细促或结代。

辨证要点：喘促，咯吐泡沫痰，面浮肢肿。

6. 痰饮阻肺证

喘促，心悸，气急，咳嗽，不能平卧，咯白痰或痰黄黏稠，胸脘痞闷，头晕目眩，尿少浮肿，或伴痰鸣，或发热口渴，舌苔白腻或黄腻，脉弦滑或滑数。

辨证要点：喘促，咳嗽咯痰，胸脘痞闷。

三、鉴别诊断

（一）西医学鉴别诊断

急性心衰肺水肿伴哮鸣音时主要应与支气管哮喘鉴别，另外应与其他原因引起的肺水肿如化学或物理因素引起的肺水肿、肺间质引流不畅或胸腔负压升高等相鉴别。其主要鉴别依据如下（表6-1）。

表6-1　心源性哮喘与支气管哮喘鉴别

心源性哮喘	支气管哮喘
高血压心脏病、冠心病、心肌病、风湿性心脏病史，多在夜间睡眠中发病	过敏与哮喘史任何时间发作
咳粉红色泡沫痰	无
湿啰音为主，可有哮鸣音	哮鸣音，呼气延长明显
奔马律	无
血嗜酸性细胞不升高	血嗜酸性细胞一般升高
BNP和（或）NT-proBNP升高	无
左心室扩大	左心室不大，可有右心室扩大
左室射血分数下降或正常	左室射血分数正常
X线示肺淤血或肺水肿表现	无

（二）中医学鉴别诊断

急性心力衰竭的中医病名一般对应是"喘证"，需要与哮证进行鉴别。喘指气息言，为呼吸气促困难，甚则张口抬肩，摇身撷肚。哮指声响言，必见喉中哮鸣有声，有时伴有呼吸困难。

在辨证诊断方面，主要抓住各种主症及舌脉，以明辨所属证候。

四、临床治疗

未经处理的急性心力衰竭一般均会死亡，早期正确处理是减少急性心力衰竭急诊死亡的关键。急性心力衰竭治疗目标：①减少急性期死亡。②治疗导致急性心力衰竭的病因和诱因。③制订长期治疗方案，减少器官损害，保护心功能。

（一）提高临床疗效的要素

1. 建立急性心力衰竭救治小组，规范急诊处理流程

急救开始的时间对于急性心力衰竭患者的预后至为重要，越早开始抢救预后越好。由于急性心力衰竭的救治需要的专业素质非常高，一个急诊科需要建立一个急性心力衰竭救治小组，成员中有一个高年资的心血管专科医生作为组长。现场急救时，由小组成员资历最高的医师作为现场负责人和指挥抢救，负责诊断、处理和家属的沟通。急性心力衰竭救治小组还需要定期学习，加强医护配合，规范急诊处理流程。

2. 合理使用吗啡

吗啡是急性心力衰竭治疗的第一要药，其不仅可缓解患者的紧张情绪，还可扩张动静脉，降低心脏负荷，迅速缓解心衰症状。吗啡同时可抑制呼吸，如患者有二氧化碳潴留时则为禁忌；患者从血压升高到降低时则意味着可能转为心源性休克，此时也不宜再使用。每次静脉注射的量为稀释后 3~5mg，病情不缓解可 15~20 分钟重复 1~2 次，总量不宜超过 10mg。

3. 控制好血压

血压是判断急性心力衰竭病情变化的重要指标，同时也是治疗的目标之一，控制好血压就可以逆转病情。急性心力衰竭的发展期，血压可升高到 200/130mmHg 以上，当到达极值时血压会转头向下（非药物干预时），此时应密切关注外周循环，注意是否开始了早期休克。急性心力衰竭休克早期收缩血压可在 110mmHg 以上。在血压开始由基础血压上升 20~30mmHg 时即应开始静脉使用扩血管药物，必要时可使用 α 受体阻滞剂如乌拉地尔或硝普钠。当收缩血压下降时，注意调整扩血管药物的剂量，如血压到 130mmHg 以下可考虑撤除 α 受体阻滞剂等强降压药。如判断有休克早期表现时，去甲肾上腺素等缩血管药物应及时使用，维持血压在一个可以保证器官灌注的合适水平。

4. 优化支持治疗

虽然不是每例急性心力衰竭患者均需要有创的循环和呼吸支持治疗，但重症患者的支持治疗如主动脉内球囊反搏（IABP）、无创呼吸机辅助通气（NIV）、肾替代治疗（CRRT）等可改善预后。

（二）辨病治疗

1. 一般治疗

（1）取坐位，双腿下垂，以减少静脉回流。注意，没有证据表明轮流束扎四肢可以改善急性心力衰竭的预后，因其可操作性差，并可能会导致静脉血栓形成，目前临床已不再使用。

（2）吸氧 可在血气分析或外周血氧监测的指导下给氧。急性心力衰竭时可给予中高流量的氧以改善组织缺血状态。无创呼吸机辅助通气在部分急性心力衰竭患者中有效。

（3）加强出入量管理。容量负荷过大是 AHF 的诱因之一，治疗时注意静脉输液的速度和总量，并且要关注尿量情况，此时记录 24 小时尿量不能灵敏地反映肾功能情况，需要记录每小时的尿量。急性心力衰竭时液体管理的基本原则是负平衡。使用利尿剂的尿量过多时，注意血钾等电解质是否平衡。

2. 药物治疗

（1）吗啡　如前文所述。有指南不推荐常规使用，但对于急性心力衰竭处于血压上升阶段，使用恰当，可获得良好效果。

（2）利尿剂　急性心力衰竭或心力衰竭急性失代偿，有液体潴留症状的患者应常规使用利尿剂。利尿剂通过利尿降低左、右室充盈压，从而减轻外周充血和肺水肿。袢利尿剂（呋塞米、布美他尼、托拉塞米）静脉注射通过利尿可减少血容量，降低右房和肺楔压及肺阻力。临床常用呋塞米 20~40mg 经注射或 5~40mg/h 持续将脉滴注。

血管加压素 V_2 受体拮抗剂（托伐普坦）是一种排水利尿剂，阻断水的重吸收，增加水排泄，对老年、低血压、低钠血症、肾功能损伤等高危人群依然有效。EVERST、QUEST 及我国研究表明，急性失代偿心衰患者早期使用托伐普坦，可明显减轻体质量，增加液体负平衡，缓解淤血症状，无明显短期和长期不良反应。目前相关指南推荐托伐普坦用于充血性心衰、常规利尿剂治疗效果不佳、有低钠血症或有肾功能损害倾向的患者，可与袢利尿剂合用，有协同利尿效果。

小剂量联合应用利尿剂比单独大剂量应用一种药物更有效，并有较少的不良反应。临床经常噻嗪类利尿剂及螺内酯与袢利尿剂联合应用。袢利尿剂也可联合应用多巴酚丁胺、多巴胺或硝酸盐，同样可以取得良好的治疗效果，不良反应更少。

（3）洋地黄　具有正性肌力作用，其机制是能抑制心肌 Na^+，K^+-ATP 酶，从而增加 Ca^{2+}-Na^+ 交换，产生正性肌力作用。在急性心衰时，合并快速房颤是使用洋地黄类药物的适应证。临床常用地高辛静脉给药首次剂量给 0.4~0.8mg 静推，中国心衰指南推荐剂量为 0.5mg 稀释后静脉注射，如无地高辛注射液，也可使用去乙酰毛花苷注射液。洋地黄类药物的应用禁忌证包括心动过缓、Ⅱ度或Ⅲ度房室传导阻滞、病态窦房结综合征、颈动脉窦综合征、预激综合征、肥厚性梗阻型心肌病、低钾血症和高钙血症。在急性心梗引起的急性心衰中，前 24 小时应避免使用洋地黄。Meta 分析显示，心衰患者长期使用地高辛治疗对病死率的影响是中性的，但可降低住院风险。

（4）血管扩张剂　血管扩张剂在大多数急性心力衰竭中作为一线药物使用，用于扩张末梢循环及降低心脏前负荷。血管扩张剂应用的前提是保证收缩压在 100mmHg 以上。

①硝酸盐类：可扩张动静脉，减轻心脏前后负荷，并可改善冠状动脉的血供，适用于冠心病（包括急性心肌梗死）所致的 jixing 心力衰竭。舌下含服硝酸甘油 0.5mg，可 5~10 分钟重复 1 次，或嚼服二硝酸异山梨醇酯 3mg。静脉使用硝酸甘油从 20μg/min 开始逐渐增加至 200μg/min，二硝酸异山梨醇酯从 1mg/h 逐步增加至 10mg/h。应用时应严密监测血压，当收缩压低于 90~100mmHg 时应停止给药。病情稳定后逐步减少用量，突然停止静脉滴注可能会引起症状反跳。主动脉瓣狭窄患者应谨慎使用硝酸盐。

②硝普钠：硝普钠用于严重的心衰患者或明显后负荷升高如高血压性心衰或二尖瓣反流的患者。使用时从 0.3μg/kg/min 逐渐增加至 1μg/kg/min，不超过 5μg/kg/min。硝普钠长时间应用可由于药物代谢产物氰化物产生毒性，因此应避免长期使用，尤其是合并严重肾功能衰竭或肝功能衰竭的患者需要更加注意。停用硝普钠时应逐渐减小剂量，突然停用可引起反跳。硝普

钠可引起冠脉窃血综合征，因此在急性冠脉综合征引起的急性心衰中，不作为常规应用。

③乌拉地尔：乌拉地尔具有阻断突触后受体和阻断外周 α₂ 受体的作用，但以前者为主。此外，它尚有激活中枢 5 羟色胺 1A 受体的作用，通过降低延髓心血管调节中枢的交感反馈而起到降低血压的作用。本品对静脉的舒张作用大于对动脉的作用，在降压时并不影响颅内血压。本品尚可降低心脏前后负荷和平均肺动脉压，改善心搏出量和心输出量，降低肾血管阻力，对心率无明显影响。急性心衰一般采用静脉注射，剂量为 25~50mg，如用 50mg，应分 2 次给药，其间隔为 5 分钟；病情稳定后可静脉滴注，将 250mg 溶于 500ml 溶液中，开始滴速为 6mg/min，维持剂量滴速平均为 120mg/h。其不良反应包括头痛、头晕、恶心、疲乏、心悸、心律失常、瘙痒、失眠等。

④奈西立肽：奈西立肽是重组人脑钠肽，对静脉、动脉和冠脉均有扩张作用，能降低前后负荷，增加心输出量，而无直接正性肌力作用，常用于急性失代偿性心力衰竭。可采用负荷剂量 1.5~2μg/kg 静脉推注，随后以维持剂量 0.0075~0.01μg/kg·min 持续静脉滴注，疗程一般为 3 天。国外指南及《2018 中国心力衰竭诊断和治疗指南》均推荐奈西立肽为急性心衰的一线用药。

（5）正性肌力药　适用于低血压（收缩压 < 90mmHg）和（或）组织器官低灌注的患者。短期静脉应用正性肌力药物可增加心输出量，升高血压，缓解组织低灌注，维持重要脏器的功能。

①左西孟旦：左西孟旦为一种钙增敏剂，通过结合于心肌细胞上的钙蛋白促进心肌收缩，还通过介导 ATP 敏感的钾通道发挥血管舒张作用和轻度抑制磷酸二酯酶的效应。左西孟旦在缓解临床症状、

改善预后方面可能优于多巴酚丁胺，且不增加冠心病患者的死亡风险。通常给药剂量为首次剂量 12~24μg/kg 静脉推注（> 10 分钟），随后给予持续静脉滴注，剂量为 0.1μg/kg/min，可酌情减半或加倍。对于收缩压 < 100mmHg 的患者，无须负荷量，可直接用维持量，防止低血压。应用时需要监测血压和心电图，避免血压过低和心律失常。LIDO 研究显示，左西孟旦与多巴酚丁胺相比较，急性失代偿心衰患者死亡率降低 16%。

②多巴酚丁胺：多巴酚丁胺主要通过刺激 β₁ 和 β₂ 受体产生剂量依赖的正性肌力作用和变时作用，反射性降低交感神经张力，并因此降低血管阻力。小剂量多巴酚丁胺产生微弱的扩张动脉作用，从而通过降低后负荷增加每搏输出量。大剂量多巴酚丁胺收缩血管。多巴酚丁胺应用于外周低灌注，伴或不伴对靶剂量利尿剂和血管扩张剂治疗无效的充血或肺水肿。通常开始以 2~3μg/kg/min 持续滴注逐步增至 20μg/kg/min。使用时应监测血压，常见不良反应有心律失常、心动过速，偶尔因加重心肌缺血而出现胸痛。正在使用 β 受体阻滞剂的患者不推荐使用多巴酚丁胺和多巴胺。

③磷酸二酯酶抑制剂：临床应用的只有米力农。在急性心衰中，此类药物具有明显的正性肌力作用和外周血管扩张作用，从而增加心输出量和每搏输出量，同时伴有肺动脉压、肺楔压、全身血管阻力和肺血管阻力的下降。临床使用米力农时，首次剂量为 25~75μg/kg 静脉注射（> 10min），再以 0.375~0.75μg/kg/min 的剂量维持滴注。常见不良反应有低血压和心律失常。临床研究表明，米力农可能增加不良反应事件和病死率。

④多巴胺：小剂量多巴胺（< 3μg/kg/min）作用于外周多巴胺受体，直接和间接降

低外周阻力。大剂量多巴胺（＞5μg/kg/min）作用于β肾上腺素受体，可增加外周血管阻力。由于个体差异较大，一般从小剂量起始，逐渐增加剂量，在急性心衰伴低血压时，多巴胺可作为正性肌力药使用（＞3μg/kg/min），应用时间宜短。本药可引起低氧血症，应监测血氧饱和度，必要时给氧；可增加心率，需要进行心电、血压监测。

（6）血管收缩药物 在应用了正性肌力药物仍出现心源性休克，或合并显著低血压状态时，血管收缩药物可以使血液重新分配至重要脏器，收缩外周血管并提高血压。需要注意的是，血管收缩药物同时也增加左心室后负荷。血管收缩药物包括去甲肾上腺素、肾上腺素等。

①去甲肾上腺素：去甲肾上腺素与α受体有较高的亲和力，在全身血管阻力降低引起的低血压（如败血症性休克）中多用去甲肾上腺素（0.2~1μg/kg/min）。去甲肾上腺素可以与多巴酚丁胺合用以改善血流动力学。

②肾上腺素：肾上腺素与β$_1$、β$_2$和α$_2$受体具有较高的亲和力。当多巴酚丁胺抵抗或血压持续较低时，通常使用肾上腺素，滴注剂量为0.05~0.5μg/kg/min。

（7）抗凝治疗 合并深静脉血栓或高危肺栓塞的患者，无抗凝治疗禁忌证时需要使用抗凝治疗，可选择低分子肝素或新型口服抗凝药物。

3. 非药物治疗

当药物治疗效果不佳时，有条件者可使用非药物治疗。

（1）主动脉内球囊反搏 可有效改善心室灌注，降低心肌耗氧量并增加心输出量。其适应证包括：心肌梗死或严重心肌缺血并发心源性休克，且不能由药物纠正；伴有血流动力学障碍的严重冠心病（如急性心肌梗死伴机械并发症）；心肌缺血或重症心肌炎伴顽固性肺水肿；作为左心室辅助装置或心脏移植前的过渡治疗。

（2）机械通气 包括无创呼吸机辅助通气和有创辅助通气（气管插管或人工机械通气），其指征为合并呼吸衰竭（包括Ⅰ型和Ⅱ型呼吸衰竭）或心跳呼吸骤停而进行的心肺复苏术。研究表明，呼吸机辅助通气对于急性肺水肿有益。

（3）血液净化治疗 作为肾脏替代治疗，其可超滤体内过多的水分，还可移除体内过多的钠，对肾功能不全或严重感染所致的脓毒症患者更为有益。

（4）心室机械辅助装置 急性心衰经常规治疗疗效不佳时，有条件可使用左室辅助装置，包括体外模式人工肺氧合器（ECMO）、心室辅助泵（如可置入式电动左心辅助泵、全人工心脏等）。ECMO可部分或全部替代心肺功能，研究表明，其可改善急性心衰患者的预后。心室机械辅助装置也可作为心脏移植或心肺联合移植的过渡。

4. 病因或诱因的治疗

（1）控制感染 进展期的急性心衰患者易并发呼吸或消化系统感染以及败血症。如有感染指征应及时应用抗生素。

（2）控制血糖 合并糖尿病的急性心衰常并发高血糖，应停止使用常规口服降糖药，并根据多次血糖测定使用胰岛素来控制血糖。

（3）注意代谢情况 急性心衰进展过程中存在能量消耗增多和负氮平衡，应采取措施保证能量和氮平衡。血浆白蛋白浓度与氮平衡相似，可以帮助监测代谢情况。

（4）预防肾功能衰竭 急性心衰与肾衰竭之间存在着密切的联系，二者互为因果，可相互加重、影响，治疗时必须反复检查肾功能。对于合并肾功能衰竭的患者，在选择治疗方案时应首先考虑保护肾功能。

（三）辨证治疗

1. 辨证论治

（1）心肺气虚证

治法：补益心肺。

方药：独参汤合补肺汤加减。

红参30g，黄芪30g，甘草5g，桑白皮15g，熟地黄60g，紫菀15g，五味子10g。

若寒痰内盛，加款冬花15g、紫苏子10g以温化寒痰；肺阴虚较重，加沙参15g、玉竹20g、百合15g以养阴润肺。

（2）气阴亏虚证

治法：益气养阴。

方药：生脉散加减。

西洋参30g，麦冬15g，生地黄20g，五味子15g。

若阴虚较重，加当归10g、白芍15g养血和营；气虚明显者，加白术30g、茯苓15g、甘草5g健脾益气。

（3）心肾阳虚证

治法：温补心肾。

方药：桂枝甘草龙骨牡蛎汤合肾气丸加减。

桂枝15g，甘草10g，龙骨30g，牡蛎30g，熟地黄15g，山药30g，山茱萸15g，肉桂5g，熟附子15g（先煎），干姜30g。

若水肿较重，加北五加皮等利水消肿；气虚明显者，加红参30g、黄芪30g益气养心。

（4）气虚血瘀证

治法：益气活血。

方药：人参养荣汤合桃红四物汤加减。

黄芪30g，当归30g，肉桂10g，炙甘草10g，陈皮10g，白术15g，人参30g，白芍10g，熟地黄15g，五味子10g，远志15g，桃仁10g，红花10g，当归15g。

若胸痛重者，加枳壳10g、降香15g、郁金15g以理气活血止痛。

（5）阳虚水泛证

治法：温阳利水。

方药：真武汤加减。

红参30g，赤芍15g，茯苓30g，白术15g，熟附子10g（先煎），泽泻30g。

若气虚甚者，加黄芪50g以益气；若水肿重者，加北五加皮15g利水消肿。

（6）痰饮阻肺证

治法：宜泻肺化痰。

方药：葶苈大枣泻肺汤加减。

大枣30g，桑白皮15g，茯苓30g，葶苈子20g（包煎），泽泻30g。

若寒痰较重，加干姜、细辛温化痰饮；若咳嗽喘促重者，加莱菔子15g、苏子10g下气祛痰等；若痰饮内蕴化热者，可改用清金化痰汤合苇茎汤加减。

2. 外治疗法

（1）针刺治疗　可采用温针灸法。主穴选肺俞、合谷、膻中、天突、内关、少府、心俞、神门、足三里。若水肿者，取水分、水道、阳陵泉、中枢透曲骨；咳嗽痰多，加取尺泽、丰隆；嗳气腹胀者，加取中脘；心悸不眠者，加取曲池。

（2）灸法　灸神阙、气海、关元以回阳固脱。

（3）耳针疗法　取肾上腺、皮质下、心、肺、内分泌，两耳交叉取穴，适当刺激后间歇留针，留针2~4小时。

（4）穴位贴敷　复方丁香开胃贴外敷神阙穴，每次贴12小时。对于改善慢性心衰患者消化道症状方面具有良好效果，在减缓和消除腹胀、纳差、恶心、呕吐、嗳气等方面疗效显著。

3. 成药应用

①心宝丸，每次2~4粒，每日3次。适用于心肾阳虚，心动过缓者。

②芪苈强心胶囊，每次4粒，每日3次。适用于阳虚水泛者。

③参附注射液，每次40~100ml，每日1~2次，稀释后静脉滴注。适用于心肾阳虚者。

④ 生脉注射液，每次 40~100ml，每次 1~2 次，稀释后静脉滴注。适用于气阴两虚者。

4. 单方验方

（1）红参 10g，熟附子 15g，薏苡仁 20g，橘红 5g。水煎服，适用于心阳不足者。

（2）葶苈子 5g。研末服用，适用于水气凌心者。

（3）鲜万年青根 30g。水煎服，每日 2 次，适用于喘促重者。

（4）蟾酥 30mg，茯苓 30g。研末冲服，适用于喘促重者。

（四）医家经验

1. 邓铁涛

邓铁涛教授认为心衰病位在心，但不局限于心，以心为本，以他脏为标；本虚标实，以心阳亏虚为本，以瘀血水停为标。阴阳分治，以温补阳气为上，故立温心阳和养心阴为治疗心衰的基本原则，代表方为暖心方（红参、熟附子、薏苡仁、橘红等）与养心方（生晒参、麦冬、法半夏、茯苓、田三七等），前者重在温心阳，后者重在养心阴，分别用于阳气虚和气阴两虚的心衰患者。在用药方面，补气除用参、芪、术、草之外，邓铁涛教授还喜用五爪龙，且用量多在 30g 以上。邓铁涛教授强调辨证论治，但也不能忽视西医辨病对治疗的参考意义，必须病证结合，灵活变通，根据心衰的不同病因，适当调整治疗方案。［邓铁涛. 邓铁涛临床经验辑要. 北京：中国医药科技出版社，1998：22.］

2. 颜德馨

颜德馨教授认为本病应从肺失治节，气不化水论治。心病日久，可累及肺，肺病又可影响心气。心水证心阳不足，势必导致肺主治节失权，气失宣肃，水津失布，甚则水瘀互结，凌心射肺，而见咳喘、心悸、胸痞、不能平卧等危象。故凡治肿者，必先治水；治水者，必先治气；治气者，必先治肺。肺为水之上源，主一身之气，肺气宣降，则脾气得升，肾气得化，水津四布，其肿自消。轻证宜泻白散合五皮饮加杏仁、桔梗、紫苏子、茯苓等宣气肃肺，利水消肿；重证则宜取葶苈大枣泻肺汤之意，葶苈子质轻味淡，上行入肺，宣气肃肺，既可泻肺气以治咳喘，又可利水以治水肿；邪实者多与防己、椒目、大黄等同用；正虚者可配伍黄芪、党参、白术类。［颜乾麟，邢斌. 颜德馨从气血论治心水证的经验. 中华中医药杂志，2008，23（3）：228-230.］

五、预后转归

急性心衰预后取决于基础疾病及开始有效治疗的时间。基础疾病越多、越严重的患者预后越差；症状开始后有效治疗越早，预后越好。预后还与并发疾病有关，并发疾病越多，预后越差。如急性心衰同时存在急性肾损伤或糖尿病酮症酸中毒等，因存在治疗上的矛盾，如无连续性肾脏替代治疗或主动脉内球囊反搏、体外膜肺氧合等支持，患者住院的死亡率将大增。发生过急性心衰的患者，其 5 年生存率低于 50%，预后甚至差于恶性肿瘤，故需要积极、规范治疗。

六、预防调护

（一）预防

急性心力衰竭的预防主要是二级预防，即防复发，其措施包括积极控制血压、心率和容量，有感染时及早干预。

（二）调护

1. 调摄精神

经历过急性心力衰竭的患者，是一次心理创伤过程，如有焦虑或抑郁，需要请心理科医生帮助疏导。平时避免精神刺激，保持良好的精神状态，有利于心功能的稳定。

2. 劳逸结合

急性心衰发作期必须卧床休息，病情稳定后则宜劳逸结合，适量的运动可以提升心功能，运动以不疲劳为度。

3. 合理调配饮食

低盐饮食是心衰患者必须坚持的，高盐会增加血容量，诱发心衰。饮食宜易于消化、富于营养；忌食肥腻、难消化的食物，忌食辛辣刺激物品，以及浓茶、咖啡等，戒烟戒酒；少食多餐，多食水果、蔬菜。

4. 食疗

中药食疗有益健康。益气、活血、养阴、祛湿、健脾的中药，如红参、莲子、山药、冬虫夏草、麦冬、沙参、玉竹、百合、杜仲、薏苡仁、白茅根等有利于心衰患者。

七、专方选要

1. 桂枝加厚朴杏子汤

组成：桂枝30g，炒白芍30g，厚朴20g，杏仁15g，炙甘草20g，生姜30g，大枣20g。

服法：煎3次，合而为一，分次频服。

主治：急性心力衰竭，肺心病，慢性心力衰竭出现呼吸困难，动则加重者。［杨福龙．桂枝加厚朴杏子汤治疗急性心力衰竭20例临床疗效观察．光明中医，2012，27（7）：1363-1364.］

2. 破格救心汤

组成：熟附子120g，干姜60g，炙甘草60g，红参30g，山茱萸120g，生龙骨30g，生牡蛎30g，磁石30g。

服法：煮2小时，浓煎成300ml，频服。

主治：急性心力衰竭、慢性心力衰竭出现的心源性休克。［徐国峰，刘真，颜芳，

等．破格救心汤治疗急性左心衰虚证的短期疗效评价．中国中医急症，2014，23（3）：428-430.］

3. 暖心方和养心方

邓铁涛教授治心衰按阴阳分治，以温补阳气为上，故立温心阳和养心阴为治疗心衰的基本原则，代表方为暖心方及养心方。［邓铁涛．邓铁涛临床经验辑要．北京：中国医药科技出版社，1998：22.］

暖心方主要组成：红参、熟附子、薏苡仁、橘红。

服法：煮2小时，浓煎成300ml，频服。

主治：温心阳，治疗急性心力衰竭及慢性心力衰竭出现的大汗淋漓、四肢湿冷、畏寒等表现。

养心方主要组成：生晒参、麦冬、法半夏、茯苓、田三七。

服法：煮2小时，浓煎成300ml，频服。

主治：气阴两虚型心衰患者。

主要参考文献

［1］梅广源，邹旭，罗翌．中西医结合急诊内科学［M］．北京：科学出版社，2008：88-94.

［2］中华医学会心血管病学分会，中华心血管病杂志编辑委员会．中国心力衰竭诊断与治疗指南2014［J］．中华心血管病杂志，2014，42（2）：98-122.

［3］中华医学会．急性心力衰竭基层诊疗指南（2019）［J］．中华全科医师杂志，2019，18（10）：925-930.

第四节　急性心脏压塞

急性心脏压塞是指心包腔内大量液体快速积聚引起的心包内压力急骤升高而引起的急性心脏压迫综合征。急性心脏压塞的液体一般是血液或渗出液。心脏压塞的特征有：①心腔内压力快速升高。②心室舒张期充盈进行受限。③心脏每搏输出量

和心排血量降低。急性心脏压塞属于心血管的急症之一。

本病属于中医学"心水""暴喘""支饮""神昏""厥脱"等疾病范畴。

一、病因病机

（一）西医学认识

1.病因

急性心脏压塞一般是某种临床疾病的一个危重并发症，不是一个独立疾病，无其临床流行病学的资料。由于冠脉介入、心脏手术数量的大幅增加，以及交通意外所造成的胸部创伤等，急性心脏压塞的病例并不鲜见。急性心脏压塞的常见原因有：创伤性心包积液，医源性心包积血（心脏手术后、心导管术后、起搏或射频消融治疗术后），主动脉夹层逆向撕裂到心包，自发性出血（抗凝治疗、尿毒症、血小板重度减少），心肌梗死后心脏破裂，各种肿瘤侵犯心包（如间皮瘤、肺恶性肿瘤），特发性或病毒性急性心包炎（如 EB 病毒感染、结核、艾滋病、巨细胞病毒、肠道病毒、细菌），肾功能衰竭等。无超声心动图引导的心包穿刺术可导致心外膜和心肌撕裂，也是心脏压塞的病因。

2.发病机制

正常心包内有少量液体，心包内的压力是零或负值，其功能主要是减少壁层和脏层心包表面的摩擦。当心包内的液体增加时，其内压升高。心包内的液体缓慢增加时，心包代偿性扩张，心包内压上升缓慢。慢性心包积液时，即使其内的液体超过 1000ml，由于心包逐渐膨胀扩大，心包内的压力不会快速上升，心脏受压不明显，患者可在一定程度上耐受。当心包内的液体短时间内迅速增加，心包不能迅速发生适应性扩张，导致心包腔内压力上升至与右房和右室舒张压力相等时，心腔舒张的

跨壁压力下降至零，此时则出现典型的心脏压塞症状，心搏量降低，动脉血压下降，周围组织灌注不足，循环淤血，甚至出现循环衰竭而出现休克症状。心包内积液上升的速度过快，心包膜不能相应地扩张，心包内压力快速上升是引起急性心脏压塞的主要因素。如既往已有缩窄性心包炎，心包扩张代偿能力更低，快速积液时只需 100ml 液体即可导致心脏舒张期充盈受限而出现典型的 Beck 三联征：动脉血压下降、静脉压力上升、心脏小而安静。

（二）中医学认识

心包又称心包络，是心的包膜，它是心脏的外围组织，是心的外卫，具有保护及营养心脏的作用。由于心在脏腑中居于首位，是人体生命活动的统帅，故古人将心比喻为君主，认为其不可侵犯，多由心包来"代心受邪"。临床上认为外邪入心，首先侵犯心包，心包受邪，必然影响心脏的功能而出现心脏的病证，其主要表现为心藏神功能异常，出现突发神昏等心神受扰的病态，此为邪入心包。邪气或是湿毒，或是痰浊，或是瘀血。邪盛可直伤心阳，或邪为阴阳不相衔接，表现为厥脱之证。除上述邪气致病外，还可与外伤有关，即手术或刀枪伤损伤脉管，血溢于外。

二、临床诊断

（一）辨病诊断

急性心脏压塞为临床最危重的急症之一，尤其是心血管治疗过程中出现的心脏压塞需要立即明确诊断，果断采取急救措施。以下情况的患者应该怀疑心脏压塞：低血压、颈静脉扩张、奇脉、心动过速、呼吸急促和（或）严重的呼吸困难，此外QRS 波群电压较低、电交替和 X 片显片线

心脏轮廓增加也提示心脏压塞。根据其典型的发病过程、临床症状、影像检查等即可明确诊断。

1.临床表现

根据其基础病因不同，其临床症状也有所不同。如为感染或风湿热所致的心包炎，一般会有发热及其他炎症症状。如为心血管疾病所致，患者会感觉心前区刺痛，或胸闷，或呼吸困难，甚至发绀，并可出现烦躁不安，出汗，面色苍白，四肢湿冷，随后可出现意识障碍等休克表现。

2.体征

脉搏细弱、奇脉（即吸气时脉搏减弱或消失，是心脏压塞的重要体征之一）、颈静脉怒张、Kussmal征阳性（吸气时颈静脉扩张）是急性心脏压塞的典型体征。此外还有呼吸频率增快，心尖部搏动减弱或消失，心浊音界增大，心音低弱、遥远，心动过速，血压下降，动脉压下降尤甚，脉压减小等体征。因体静脉压升高可出现腹水征、下肢水肿、肝大。

3.胸部 X 线或 CT 检查

急性心脏压塞在胸片上可无任何诊断性特征，因心脏破裂或撕裂所致急性心包出血发生心脏压塞时，心脏大小可完全正常。当积液超过250ml时，心脏向两侧扩大，呈烧瓶样改变。透视下心脏增大，搏动减弱或消失，但肺野清晰。相比较 X 线检查，胸部 CT 检查能提供更为准确的信息，特别是早期或积液积血量不多时。

4.心脏彩超检查

推荐床旁超声检查。可探及心包腔积液。心脏受压时表现为右心房舒张期塌陷，右心室舒张早期塌陷。吸气时三尖瓣血流异常增加和二尖瓣血液减少大于15%，吸气时右心室面积异常增大和左心室面积异常缩小，吸气时 EF 斜率减小。大量心包积液时，可见心脏呈摇摆运动。

5.心导管检查

心导管检查可以确定心包积液对血流动力学的影响，能够提供心脏压塞绝对肯定的诊断，并可同时进行心包穿刺，抽取心包内的积液，缓解心脏压塞。心导管的检查可显示右心房压升高伴特征性的保持收缩期 X 倾斜而无或仅有一小的舒张期 Y 倾斜，心包内压力和右心房压力几乎一致升高。

6.心电图

心电图电交替是心脏在心包腔内摆动所造成的，是心包内有大量液体的间接证据。其他表现包括窦性心动过速、低电压、T 波低平或倒置。

7.其他实验室检查

感染时白细胞计数和中性粒细胞均升高，血沉加快，血红蛋白和红细胞减少。若为肿瘤引起，心包穿刺液可查到肿瘤细胞。

（二）辨证诊断

急性心脏压塞根据其基础疾病与临床表现的不同，可相当于中医的"心水""暴喘""支饮""神昏""厥脱"等。

1.毒热伤心证

发热，胸闷或有胸痛，心悸怔忡，烦闷不安，喘促，或有咳嗽，持续不缓，或伴四肢关节红肿热痛，舌红，苔黄燥，脉滑数或结代。

辨证要点：发热，胸闷或有胸痛，喘促。

2.痰邪入心证

胸闷，喘促，呃逆，痰多，不能平卧，头昏心悸，肢体浮肿，小便短少，舌苔白腻，脉沉滑或滑数。

辨证要点：胸闷，喘促，痰多。

3.痰瘀阻心证

胸闷痛，痛有定处，心悸怔忡，胸闷气短，喘息不能平卧，夜间加剧，甚者持续不缓；或伴口唇青紫，胁下痞块，舌质青紫晦暗，脉沉细或涩或结代。

辨证要点：胸闷痛，痛有定处，喘促。

4.阳虚气脱证

起病急骤，胸痛或有或无，心悸，气喘倚息不得卧，烦躁不安，口唇青紫，四肢不温，冷汗淋漓，重者昏不识人，舌质淡，苔白，脉微欲绝或不能触及。

辨证要点：喘促，烦躁，肢冷汗出，昏不识人。

三、鉴别诊断

（一）西医学鉴别诊断

临床怀疑有急性心脏压塞时应及时进行超声心动图检查。心脏 CT 或 MRI 有助于排除癌症、主动脉夹层合并心包积液的情况。此外，还应排除缩窄性心包炎、充血性心力衰竭、晚期肝病合并肝硬化等疾病。低血压伴颈静脉压升高应与以下疾病鉴别。

1.充血性心力衰竭

进展到休克期时可出现低血压、体静脉淤血体征及少量心包积液，一般有慢性心脏病病史，多数能听到心脏收缩期杂音及肺部湿性啰音，无奇脉及 Kussmal 征，超声见心脏扩大而无或仅有少量心包积液。

2.右心衰竭

可有低血压、奇脉、颈静脉充盈、肝大、浮肿等表现，但临床过程缓慢，气促症状较轻，X 线胸片的心影无对称性扩大，超声心动图可见右心扩大而无或有极少量心包积液。

3.缩窄性心包炎

听诊可闻及心包摩擦音。X 线检查示心影正常或轻度增大，可见心包钙化。超声心动图可见心包增厚、室间隔矛盾运动但无心包积液。

4.肝硬化

可有腹水、浮肿，但无心脏压塞表现，超声心动图可鉴别。

5.急性心肌梗死或肺栓塞

二者均可有血压低、静脉压升高和心率加快，但无奇脉，超声心动图、心电图和 CT 等对鉴别诊断有一定的帮助。

（二）中医学鉴别诊断

急性心脏压塞的中医病名鉴别诊断临床意义不大。在辨证诊断方面，主要抓住各种主症及舌脉，以明辨所属证候。

四、临床治疗

急性心脏压塞诊断一旦确立，必须立即行心包穿刺，抽取或引流心包积液，改善心脏受压，然后针对其基础病因治疗。中医药治疗应在心脏压塞症状缓解后参与。

（一）提高临床疗效的要素

1.床旁彩超是及时确诊的捷径

由于超声对液体的诊断具有优势，床旁彩超不仅可以估算心包腔内的液体量，还可以明确心脏受压的情况，是快速准确诊断最好的帮手。

2.超声引导下的心包穿刺引流是改善血流动力学的有效方法

解除心脏压塞的直接方法是穿刺心包，并引流心包内的液体，降低心包内压，然后针对病因进行治疗。

3.心胸外科等多专科的协作有助于提高救治成功率

急性心脏压塞有时是临床操作的严重并发症，这时需要心胸外科等共同参与。如冠状动脉支架置入术时发生冠脉破裂，立即改为冠脉旁路移植术（CABG）；心律失常射频消融治疗时发生心脏破裂立刻需要心外科开胸手术治疗。内、外科的配合更有助于重症患者的救治。

4. 中西医综合治疗有助于病情的康复

针对急性心脏压塞的基础病因，有中医药的辨证参与治疗，可获得更佳疗效。

（二）辨病治疗

心脏压塞的诊断一旦确立，患者有血流动力学障碍如休克，需要立即进行心包引流，以挽救生命。如果血流动力学稳定，在获取实验室检查结果（包括血细胞计数、凝血功能）的前提下，在诊断后 12~24 小时内进行心包引流。

1. 外科处理

以下情况需要紧急手术：① Stanford A 型主动脉夹层。②急性心肌梗死后心室游离壁破裂。③新近的胸部创伤。④脓性积液并血流动力学不稳定患者。⑤经皮途径不能处理的多房积液。

包括心包切开术和心包切除术。如心脏压塞继发于损伤引起，优先胸外科治疗。对不需要进行广泛心包切除的患者可在剑突下做一小的心包切口，在加压下完成外科心包排液，同时置入引流管行胸腔外引流。心包切除术适用于心包大量渗出或心包缩窄的患者。

2. 心包穿刺以降低心包腔内压力，缓解心脏受压

2014 年发布的欧洲心脏病学会《心脏压塞紧急管理分类策略立场声明》提供一个评分系统，用来识别需要紧急进行心包穿刺术和可以延迟心包穿刺的患者。其过程共分为 3 步，其评分 ≥ 6 分时需要紧急心包穿刺。心包穿刺术的方法如下。

心包穿刺一般要求在导管室、有超声心动图指引下进行，如在抢救室操作需要床旁超声的引导，应由熟练的急诊科或介入科或心脏科医生操作。穿刺部位可选择心尖部或剑突下心脏侧（大多数患者心脏在左胸），选择后者时需要确认无肝左叶增大，否则有穿刺到肿大的肝左叶的可能。使用深静脉导管和深静脉导管置入术的技术操作有助于减少心包穿刺的并发症。心包穿刺的操作通常在血流动力学监测下进行，监测右心及心包腔内压力。如术前未能证实存在大量心包积液的情况下，避免盲目在床边用针头行心包腔穿刺术。对于有急性创伤性心包出血或继发于左室壁或主动脉瘤破裂所致的急性心包出血时，进行心包穿刺后不能改善血流动力学，应尽早请求心外科干预。

3. 基础疾病的治疗

根据其病因、诱因等对症处理。

（三）辨证治疗

在改善心脏压塞的症状后可进行中医辨证治疗。

1. 辨证论治

（1）毒热伤心证

治法：清热解毒利湿。

方药：仙方活命饮。

白芷 15g，贝母 6g，防风 15g，赤芍 30g，当归 5g，甘草 5g，皂角刺 15g，穿山甲 15g，天花粉 20g，乳香 15g，没药 10g，金银花 30g，陈皮 15g。

热毒盛者加黄芩 15g、黄连 10g、黄柏 10g 以清热泻火解毒；热伤津液口干者加用生地黄 20g、玄参 15g、麦冬 15g 以养阴生津。

（2）痰邪入心证

治法：利湿蠲饮，开胸通阳。

方药：葶苈大枣泻肺汤合苓桂术甘汤。

葶苈子 15g，大枣 10g，茯苓 20g，桂枝 5g，白术 15g，苍术 15g，甘草 5g，石菖蒲 15g，竹茹 30g。

气短乏力者加黄芪 30g、党参 30g 补气；血瘀胸痛明显，胁下有痞块，舌质紫暗者，加三七 15g、桃仁 10g、延胡索 15g 以活血祛瘀。

（3）痰瘀阻心证

治法：活血逐瘀，通络止痛。

方药：血府逐瘀汤合失笑散。

当归10g，生地黄15g，桃仁15g，红花10g，枳壳15g，赤芍30g，柴胡10g，甘草5g，桔梗5g，川芎15g，牛膝30g。

可加用延胡索15g、三七15g以加强止痛；伴气滞者加香附15g、佛手15g以行气；痰多者加法半夏15g、胆南星15g以化痰。

（4）阳虚气脱证

治法：回阳益气固脱。

方药：参附龙牡汤。

红参30g，熟附子15g，生姜30g，大枣10g，龙骨30g，牡蛎30g。

气虚者加黄芪30g。

2. 外治疗法

（1）针刺治疗

①取穴：大椎、曲池、心俞、巨阙、内关、列缺、丰隆、膻中、气海等；每次取4~6个穴，泻法行针，得气后留针20分钟，其间捻转5次。适用于毒热伤心者。

②取穴：以心俞、巨阙、肾俞、脾俞、丰隆、气海为主穴，以委阳、三焦俞为配穴；补法行针，留针15分钟，中间捻针2~3次。适用于痰邪入心、咳逆喘息者。

③取穴：心俞、巨阙、心平（少海穴下3寸）或厥阴俞、膻中、内关，加配膈俞或血海，进针后刮针2分钟，四肢、胸腹得气后留针20分钟。适用于痰瘀阻心者。

④取穴：以内关、神门、心俞、厥阴俞为主穴，以素髎、大椎、关元、足三里为配穴；主穴每次取2个穴，配穴每次取1~2个穴，交替使用；用补法或平补平泻法，得气后留针5~20分钟。适用于阳虚气脱者。

（2）耳针疗法

①取肺、心、神门、肾上腺等穴，埋针，或胶布固定王不留行籽，每天按压2~3次，每次5分钟，保留3~5天。适用于毒

热伤心者。

②取皮质下、内分泌、神门、交感、肾等穴，或取压痛敏感点，采用埋针或胶布固定王不留行籽，每天按压3~4次，每次5分钟，保留3天后换针或换药。适用于痰湿淫心者。

③取交感、神门、胸、内分泌等穴，使用方法同上。适用于痰瘀阻心者。

3. 成药应用

热毒甚者可使用具有清热解毒功能的中成药如清开灵注射液、穿琥宁注射液、血必净注射液及口服抗病毒口服液、双黄连口服液等；有血瘀证征象者可使用川芎嗪注射液、丹参注射液、灯盏花素注射液、红花注射液等；阳虚气脱者可使用丽参注射液、参附注射液等。

4. 单方验方

（1）地龙薤白泻心饼　地龙、甘遂各9g，薤白15g，黄连、猪苓各15g，细辛3g，共研为末，再以葱白20~30g捣烂，和药末调敷脐部。适用于心肾阳虚、痰饮凌心者。

（2）二牛一车散　牵牛子、牛蒡子各9g，车前子、赤茯苓各15g，共研细末，每服4g，每天2~3次；或水煎服，每日1剂。适用于少至中量心包积液伴腹水或全身水肿者。

（3）芝麻丹参散　黑芝麻、丹参各30g，檀香10g，栝楼皮20g，水煎服，每日1剂。适用于瘀血结心以胸闷胸痛为主要症状者。

（4）龙眼丹参饮　龙眼肉30g，远志、丹参各15g，水煎加红糖，每天2次代茶饮。适用于心脾阳虚或气滞血瘀而以心前区疼痛为主要症状者。

（四）医家经验

陈镜合

陈镜合教授认为心包积液当属中医

学"心水"范畴。"心水"为"五水"之一，是指水气影响心脏的病变。"心水"病名始见于《金匮要略》，其主要症状为"水停心下，甚者则悸，微者气短，恶水不欲饮。心水者，其身重而少气，不得卧"。水液代谢与肺、脾、肾三脏关系最为密切。阳虚水泛，上则凌心射肺，外则溢泄，引起心悸、气促、水肿之症。治疗时宜标本并治，以真武汤为主温阳利水治其本，五皮饮、防己黄芪汤"开鬼门，洁净府"治其标。如患者病情危重，可中西医结合治疗，疗效更好。[李俐.陈镜合辨治心病验案3则.上海中医药杂志，2008，42（12）：12-13.]

五、预后转归

急性心脏压塞是一个危急重症，严重危害患者的生命安全，故治疗上应予足够的重视，给予氧疗，积极进行病因治疗，尤其应及时进行心包穿刺抽液，以解除和减轻大量渗液引起的压迫症状。患者最终的预后如何，需要看基础疾病情况，以及是否得到及时有效的治疗。

六、预防调护

（一）预防

急性心脏压塞大多来源于医源性，在针对心脏操作时需要严格操作规程，避免损伤心脏或血管。另由基础疾病所致者，平素需注意病情变化，如病情短时间发生变化即来急诊就诊。

（二）调护

1.生活调理

急性期一般应卧床休息，以减轻心脏做功负担，保护未损伤心肌；若为慢性心包渗液和心包粘连，可适度散步、练气功和打太极拳，以促进血液循环，帮助心包渗液的吸收，减轻粘连，促进病情恢复，但应量力而行，劳逸结合。重症者应卧床休息治疗；呼吸困难者宜采取半卧位。

2.饮食调理

一般应低盐饮食，以营养丰富、细软、易消化的饮食为主，忌食辛辣、肥甘之品，戒烟酒。

七、专方选要

1.狼疮性心包炎系列方

（1）红一方组成　生地黄30g，玄参30g，知母9g，麦冬12g，薏苡仁30g，虎杖30g，羊蹄根30g，忍冬藤30g，苦参30g，黄芩30g。

（2）红二方组成　生石膏（先煎）30g，寒水石30g，滑石30g，生地黄30g，薏苡仁30g，知母9g。

（3）红三方组成　葶苈子30~60g，桑白皮30~60g，猪苓15g，茯苓15g，泽泻15g，车前子30g。

服法：水煎服，日1剂。

主治：系统性红斑狼疮性心包炎属水阴互结证候，功能养阴清热，蠲饮利水。[杨思澍.中国现代名医验方荟海.武汉：湖北科学技术出版社，1996.]

2.尿毒症性心包炎经验方

组成：黄芪30g，淫羊藿25g，菟丝子18g，黄精18g，大黄9g，丹参20g，三七末（冲）3g，甘草6g。

服法：水煎服，日1剂。

主治：尿毒症性心包炎，症见心胸闷痛，呕逆喘促，不能平卧，气短乏力，面色无华，肢体、颜面浮肿，小便短少，舌淡暗，苔薄白，脉沉细。中医辨证为肾虚湿毒瘀阻者。本方由广东省中医院黄春林教授创制。

主要参考文献

[1]陈灏珠主译.心脏病学[M].北京：人民

卫生出版社，2016：1680–1700.

[2] European Society of Cardiology. Triage strategy for urgent management of cardiac tamponade：A position statement of the European Society of Cardiology Working Group on Myocardial and Pericardial Diseases. European Heart Journal [J]，2014，10（7）：1–6.

第五节　恶性心律失常

恶性心律失常是指引起血流动力学障碍的心律失常，包括持续性室性心动过速（室速）、心室颤动（室颤）等。恶性心律失常多发生于器质性心脏病（如冠心病、心肌病、心力衰竭等）患者。临床将心律失常分为良性、潜在恶性和恶性，恶性心律失常所占比例不到 5%，但其危害大，容易出现心源性猝死。我国人群估计每年心脏猝死 103 万人。

中医学归属于"心悸""眩晕""昏厥"等范畴。

一、病因病机

（一）西医学认识

1.病因

（1）各种病因的器质性心脏病，如冠状动脉性与风湿性心脏病、心肌病、心包炎等。

（2）房室旁道传导引起的预激综合征。

（3）内分泌代谢疾病与电解质紊乱，如甲状腺功能亢进、低钾或高钾等。

（4）药物的毒性作用，如洋地黄、奎尼丁、吡二丙胺、胺碘酮等抗心律失常药等。

（5）外科手术和诊断性操作，如胸部手术，尤其是心脏手术，包括麻醉过程，还有心脏插管术及冠状动脉造影。

（6）急性感染。

（7）急性颅内病变，如蛛网膜下腔出血。

2.发病机制

（1）冲动形成异常

①自律性异常：各种生理或病理情况下，如心肌缺血、坏死、电解质紊乱等可改变心房或心室内异位兴奋点的自律性，使其高于窦房结的频率，导致异常节律的形成。

②触发激动：在儿茶酚胺浓度升高、低血钾、高血钙、洋地黄中毒、延长动作电位的药物（如胺碘酮）等因素作用之下，动作电位内向钙离子流加速，引起心肌细胞再次除极。连续的触发激动可导致心动过速。

（2）冲动传导异常

①传导系统阻滞：因冲动适逢生理不应期者为生理性阻滞，若非生理性不应期者，则为病理性传导阻滞。

②折返：是大多数快速心律失常最常见的发生和维持机制。折返的形成要具有如下 3 个基本条件：传导系统环路、单向传导阻滞和传导速度减慢。折返可发生在心房、心室内和心房与心室之间。

（二）中医学认识

中医学认为本病的病因有外邪侵袭、七情刺激、饮食不节、体质虚弱等。其病位在心，与肝、脾、肾等脏相关。心失所养、心脉瘀阻、脏腑功能失调是其基本病机，心悸、怔忡、脉律失常是其共同表现。病机不外虚、实两端，虚证之中通常有心气不足、气血不足、心气阴两虚、心阳不足、心阳虚脱、心神不宁等；实证之中通常有痰扰心脉、心脉瘀阻等。证型可以变化发展，心气不足，帅血无力，可以造成心脉瘀阻；痰浊血瘀可以阻塞脉道，令心失濡养，心气不足，心血不通，气阴两虚，心阳不足，甚至心阳虚脱。本病的基本证型可以单独出现，但更多的是混合相见。因此心气不足往往与心脉瘀阻并见，心阳不足往往与痰浊扰心共存，心阴不足往往与心火上炎相伴。

二、临床诊断

（一）辨病诊断

1. 临床表现

根据心律失常类型的不同，其临床表现各异。

（1）血流动力学稳定的单形性室速过速　心悸，胸闷，无或有乏力。

（2）多形性室速　心悸，胸闷，乏力，发作性头晕，重者出现昏厥，休克，甚则猝死。

（3）心室纤颤或无脉性室速、室颤一旦发生立即出现意识丧失、抽搐等血流动力学障碍的表现，继之循环、呼吸停止。

2. 体征

除基础病的体征外，根据心律失常的类型，体征各有特点。

（1）血流动力学稳定的单形性室性心动过速　心率在100~250次/分，心律可规则或略不规则，心尖部第一心音强弱不等并可有心音分裂。

（2）多形性室速　出现血流动力学障碍时血压下降，老年患者可出现意识模糊。

（3）心室纤颤或无脉性室速、室颤　意识丧失，血压下降，大动脉搏动和心音消失。

3. 辅助检查

主要有心电图、动态心电图、希氏束心电图等。

（1）心电图

①单形性室速：连续出现快而大致规则的宽大畸形QRS波群，频率为100~250次/分；心房激动波与宽大畸形的室性QRS波群无关，出现房室分离，偶可出现心房激动波下传心室，出现心室夺获或心室融合波。

②多形性室速：室性QRS波群振幅和主波方向每隔3~10个心搏转向相反方向；QRS波群频率多在150~次/分；多在长－短序列以后发作；QT间期延长，并见高大U波。

③心室扑动：P波消失，出现连续和有规则的大振幅波，频率为200~250次/分，不能区分QRS波群和ST-T波段；持续时间短，常于数秒或1~2分钟内转变为室速或室颤。

④心室颤动：P-QRS-T波完全消失，代之以形态振幅和间隔绝对不规则的小振幅波，频率＞250次/分；持续时间短，如不能转复，心电活动数分钟后消失。

⑤严重室内传导阻滞：右束支传导阻滞时QRS波群时限超过0.12s，V_1、V_2导联呈rsR，R波粗钝，T波与QRS主波方向相反。左束支传导阻滞时QRS波群时限超过0.12s，V_5、V_6导联q波消失，R波宽大，顶部有切迹或粗钝，T波与QRS主波方向相反。左前分支阻滞时电轴左偏达-45°~90°，Ⅰ、aVL导联呈qR波，Ⅱ、Ⅲ、aVF导联呈rS型，QRS时限小于0.12s。左后分支阻滞时电轴右偏达+90°~120°，Ⅰ导联呈rS波，Ⅱ、Ⅲ、aVF导联呈qR波，且RⅢ＞RⅡ，QRS时限小于0.12秒。

⑥完全性房室传导阻滞：心房与心室电活动各自独立，互不相关；心房率快于心室率；心室率为40~50次/分，QRS波群的形态正常或出现传导阻滞。

⑦病态窦房结综合征：非药物引起的持续而显著的窦性心动过缓，心室率＜50次/分；窦性停搏与窦房传导阻滞；窦房传导阻滞与房室传导阻滞并存；心动过缓与房性快速性心律失常交替发作（慢－快综合征）。

（2）动态心电图　记录 24 小时心电活动，发现并鉴别恶性心律失常。动态心电图有助于评估心悸、前兆晕厥、晕厥等症状是否由室性心律失常所致（Ⅰ级推荐，B级证据）。

（3）希氏束电图　有创性的心腔内心电图，用于研究心律失常的发生机制，鉴别室上性或室性心动过速，诊断房室传导阻滞部位等。

（4）食管心电图　记录心房电位和心房快速起搏或程序电刺激，用于确定是否存在房室结双径路和鉴别室上性和室性心动过速，有助于预激综合征和病态窦房结综合征的诊断。快速心房起搏可终止某些室上性折返性心动过速。

（5）信号平均技术　检测心室晚电位，预测心肌梗死后心律失常的危险因素。

（6）临床心电生理检查　记录心腔内不同部位局部电活动，确立心律失常类型、发生部位和机制，终止心动过速，判断患者是否容易诱发室速及发生心脏性猝死。

心律失常发作或间歇期要确定诱因和有无基础心脏病，除常规心电学检查外，需做心脏 X 线、超声心动图、放射性核素心肌显像或冠状动脉造影等检查，确诊或排除器质性心脏病。

（二）辨证诊断

辨证诊断是中医诊断疾病的固有方法。恶性心律失常的证型与素体体质及心律失常的原发病因、心律失常的类型有密切关系。

1. 气阴两虚证

心悸怔忡，虚烦多梦，或自汗盗汗，或五心烦热，舌淡，苔薄白，脉虚数或促涩、结代。

辨证要点：自汗盗汗，或五心烦热，舌淡，脉虚数或促涩、结代。

2. 心阳不振证

心悸不安，胸闷气短，面色苍白，畏寒肢冷，乏力气短，舌淡苔白，脉虚微或兼迟缓，或涩或结代。

辨证要点：面色苍白，畏寒肢冷，乏力气短，舌淡，脉虚微或兼迟缓，或涩或结代。

3. 心脉瘀阻证

心悸不安，胸闷不舒，心前区刺痛，入夜尤甚，或见唇甲青紫，舌质紫暗或有瘀斑、瘀点，脉涩或结代。

辨证要点：胸闷，心前区刺痛，或见唇甲青紫，舌质紫暗或有瘀斑、瘀点，脉涩或结代。

4. 痰扰心脉证

心悸胸闷，眩晕恶心，头重身倦，痰多咳嗽，舌苔浊腻，脉弦滑或涩或结代。

辨证要点：头重身倦，痰多咳嗽，舌苔浊腻，脉弦滑或涩或结代。

三、鉴别诊断

（一）西医学鉴别诊断

主要与非恶性心律失常相鉴别。非恶性心律失常多发生于轻度或无器质性心脏病的患者。如在吸烟、饮酒、情绪激动、强体力活动后可出现窦性心动过速；运动员常见窦性心动过缓；如偶发的房性期前收缩、室性期前收缩也可发生于无器质性心脏病的患者。因此，对心律失常首先要确定其性质、诱因、对血流动力学影响的程度、恶性程度和预后以及导致猝死的风险。发作间期应确定有无器质性心脏病。某些特别难鉴别的心律失常还需要行食管心电图、临床心电生理检查等来鉴别。

（二）中医学鉴别诊断

1. 惊悸与怔忡

心悸可分为惊悸与怔忡。大凡惊悸发病，多与情绪因素有关，可由骤遇惊恐，忧思恼怒，悲哀过极或过度紧张而诱发，多为阵发性，病来虽速，病情较轻，实证居多，可自行缓解，不发时如常人。怔忡多由久病体虚，心脏受损所致，无精神等因素亦可发生，常持续心悸，心中惕惕，不能自控，活动后加重，多属虚证，或虚中夹实。病来虽渐，病情较重，不发时亦可兼见脏腑虚损症状。惊悸日久不愈，亦可形成怔忡。

2. 心悸与奔豚

奔豚发作之时，亦觉心胸躁动不安。《难经·五十六难》云："发于小腹，上至心下，若豚状，或上或下无时"，称之为肾积。故本病与心悸的鉴别要点为：心悸为心中剧烈跳动，发自于心；奔豚乃上下冲逆，发自少腹。

四、临床治疗

（一）提高临床疗效的要素

1. 快速判断，尽快终止恶性心律失常

利用5~10秒的时间快速判断患者有无危及生命的情况，如为无脉性室速、室颤，患者神志不清，大动脉搏动消失，立即按照心脏骤停进行心肺复苏。如血流动力学稳定，则可根据病情情况，采取药物治疗。如血流动力学不稳定，应立即给予电复律治疗。

2. 准确掌握抗心律失常药物适应证

抗心律失常药物可控制部分恶性心律失常，但使用不当，也可诱发新的心律失常，因此应根据导致恶性心律失常的心脏疾病、血流动力学的状态、恶性心律失常的类型，采取不同的治疗方案，选择不同的抗心律失常药物。

3. 坚持中西医结合治疗

西医治疗恶性心律失常的优势在于能够快速、有效地改善心律，维持血流动力学稳定，减少猝死等心脏事件的发生率，对控制发作、解决器质性病变方面具有优

势。但抗快速性心律失常的药物，其本身也可导致心律失常，甚至可能成为致命性的心律失常。近年来，随着中医对心律失常病理机制认识的不断深化，临床治疗和实验研究也取得了一定的疗效和进展。中医对心律失常的治疗优势在于中医药着重调节疾病累及或相关的脏腑气血功能，对于非心脏器质性病变引起的心律失常能确切缓解心律失常引起的不适症状，同时安全性较高，不良反应少。对于严重的缓慢性心律失常患者，中医药治疗还可以起到延后安装起搏器的时间，提高生活质量，对不能安装起搏器的患者，可改善症状，延长生命，还可减少安装起搏器的并发症。

（二）辨病治疗

Ⅰ类和Ⅲ类抗心律失常药物都是可采用的有效治疗措施，但Ⅰ类抗心律失常药物对器质性心脏病患者负性肌力作用明显，在预防室性心动过速复发和降低猝死方面作用不明显，有时甚至有害，因此应谨慎应用。用于预防室性心动过速复发或长期给药时，2019中国指南仍推荐Ⅲ类抗心律失常药物如胺碘酮、索他洛尔与β受体阻滞剂联用。2017年美国心脏协会、美国心脏病学会、美国心律学会公布的共同指南中明确指出射血分数降低的心力衰竭（LVEF < 40%）患者，为降低猝死及全因死亡率，推荐使用β受体阻滞剂、盐皮质激素受体拮抗剂和血管紧张素转换酶抑制剂/血管紧张素受体阻滞剂/血管紧张素受体－脑啡肽酶抑制剂（Ⅰ级推荐，A级证据）。

1. 血流动力学稳定的单形性室速

首选药物治疗，包括胺碘酮、利多卡因、普鲁卡因胺、索他洛尔和维拉帕米。

（1）胺碘酮 2019室性心动过速中国指南中明确指出其为首选药物，适应证为室性心律失常（血流动力学稳定的单形室性心动过速，不伴QT间期延长的多形性室

性心动过速）。用法：负荷量 150mg，稀释后 10 分钟注射，继之以 1mg/min 静脉泵入维持，若有必要，间隔 10~15 分钟可重复负荷量 150mg，稀释后缓慢静脉推注，静脉维持剂量根据心律失常情况酌情调整，24 小时最大静脉用量不超过 2.2g。若有口服胺碘酮指征，可于静脉使用当天开始，起始剂量每次 200mg，每天 3 次。临床上静脉使用胺碘酮充分发挥药效需数小时甚至数天，且因人而异。有时需加用口服数日才生效。用药早期，即使室性心动过速的发作需反复电复律，也不说明胺碘酮无效，若无不良反应应坚持使用。静脉使用的早期，应尽早查甲状腺功能、肝功能，查胸片，为口服用药的观察留下对比资料。

（2）利多卡因 只在胺碘酮不适用或无效时，或合并心肌缺血时作为次选药物。2019 室性心动过速中国指南指出利多卡因适用于血流动力学稳定的室性心动过速（不做首选，与缺血相关的室性心动过速可考虑使用）。用法：负荷量 1.0~1.5mg/kg（一般用 50~100mg），2~3 分钟内静脉推注，必要时间隔 5~10 分钟可重复，但最大量不超过 3mg/kg。负荷量后继以 1~4mg/min 静脉滴注维持。禁忌证有严重房室传导阻滞与室内传导阻滞、利多卡因过敏等。

（3）艾司洛尔和美托洛尔 可用于反复发作单形性室性心动过速及多形性室性心动过速。美托洛尔首次剂量 5mg，5 分钟缓慢静脉推注。如需要，间隔 5~15 分钟可再给 5mg，直到取得满意的效果，总剂量不超过 10~15mg（0.2mg/kg）。艾司洛尔负荷量 0.5mg/kg，1 分钟静脉推注，继以 50μg/kg/min 静脉维持，疗效不满意，间隔 4 分钟可再给 0.5mg/kg，静脉推注，静脉维持剂量可以 50~100μg/kg/min 递增，最大静脉维持剂量可至 300μg/kg/min。

（4）维拉帕米 适用于梗阻性心肌病、维拉帕米敏感性室速患者。2.5~5.0mg 稀释后在 2 分钟以上时间内缓慢静脉推注，无效者每隔 15~30 分钟后可再注射 5~10mg。累积剂量可用至 20~30mg。主要不良反应有低血压、缓慢性心律失常、诱发心衰、便秘。禁忌证有心衰、低血压、心源性休克、房室传导阻滞。

2. 多形性室速

多形性室速常见于器质性心脏病。持续性多形性室性心动过速可蜕变为心室扑动或心室颤动。不同类型多形室性心动过速的抢救治疗措施完全不同。

（1）血流动力学不稳定的多形室性心动过速 多见于急性心肌缺血状态，或大量儿茶酚胺释放时，极易恶化为心脏骤停，需立即治疗，首选同步电复律，电复律后如无自主心搏，立即行心肺复苏术。

（2）QT 间期正常的多形性室速 血流动力学稳定的多形性室速要鉴别有无 QT 间期延长。QT 间期正常的多形性室速要注意有无急性心肌缺血。这种室速频率一般较快，易发展成室颤，应当尽早去除诱因，如进行冠脉检查，除外冠脉狭窄或痉挛引起的心肌缺血。抗心律失常药物可选择胺碘酮、利多卡因、β 受体阻滞剂。

（3）QT 间期延长的多形性室速 QT 间期延长所致尖端扭转型室速是多形性室速的一种特殊类型，可自行终止但反复发作，极易出现血流动力学不稳定。部分患者的尖端扭转型室速会蜕变为室颤，导致猝死。处理 QT 间期延长的尖端扭转室速应区分先天性或获得性。

3. 室颤或无脉室速

心室扑动与心室颤动是急诊急救中最危重的心律失常，处理不及时或不当可短时间内致命，又称为临终心律。发生室扑与室颤时，心脏失去排血功能，患者有晕厥及阿斯综合征表现，紧急非同步直流电复律为唯一的治疗手段。除颤的时机是治疗的关键，每延迟除颤 1 分钟，复苏成功率下降 7%~10%。成功电除颤取决于从室颤发生到行首次电除颤的时间。若室颤波甚细，可静脉注射肾上腺素 1~3mg，使室颤波变粗，利于除颤成功。在没有除颤设备的情况下，如发生在目击下 1 分钟之内，应立即用手叩击心前区，并实施心肺复苏术；同时可使用药物除颤，但效果不及电转复，用药方法同室速。

4. 慢心室率型心律失常

治疗目的是提高心室率，维持心排血量，预防猝死。药物可选用异丙肾上腺素和阿托品。药物治疗无效时或出现低血压、心绞痛、心力衰竭加重、晕厥前兆或晕厥等血流动力学障碍，需及时安装临时或永久起搏器。

（三）辨证治疗

1. 辨证论治

根据急则治其标、缓则治其本的原则，当出现血流动力学障碍的恶性心律失常时，首先要及时使用电复律或抗心律失常药物等措施使血流动力学恢复稳定。待血流动力学稳定后，根据导致心律失常的基础疾病及证候特点，结合四诊进行辨证治疗。

（1）气阴两虚证

治法：益气养阴。

方药：生脉散加减。

西洋参（另炖）10g，麦冬 15g，五味子 10g。

若气虚偏甚，气短乏力较甚者，加黄芪 20g 以益气补心；若阴虚而有低热者加天冬 15g、地黄 18g、黄连 6g、莲子心 2g、苦参 10g 以养心清热宁心；若心烦、失眠明显者加酸枣仁 20g、柏子仁 12g 以安神助眠；若肾阴不足，症见腰酸膝软，目眩耳鸣者，加冬虫夏草 5g、龟甲（先煎）20g、鳖甲（先煎）20g 以滋肾养心；若兼心脉瘀阻，胸闷刺痛，舌有瘀点者，加丹参 15g、三七粉（冲服）3g 以活血通脉。

（2）心阳不振证

治法：补益阳气，温振心阳。

方药：温阳复脉汤加减。

熟附子（先煎）15g，干姜 10g，淫羊藿 15g，冬虫夏草 5g，甘松 15g，炙甘草 12g。

若兼心气不足、气短乏力者加人参（另炖）10g、黄芪 25g 以补益心气；若兼血瘀心脉，心胸瘜痛者，加降香 12g、当归 12g、川芎 12g 以通心脉；若兼痰阻心脉，心胸瘜痛，加瓜蒌皮 15g、薤白 15g、法半夏 15g、石菖蒲 12g 豁痰开窍以通心脉；若兼阳虚水泛，肢体浮肿者，加茯苓皮 30g、猪苓 15g、泽泻 15g、桂枝 12g 以温阳利水消肿。

（3）心脉瘀阻证

治法：活血化瘀，通脉止悸。

方药：活血复脉汤加减。

桃仁 12g，红花 10g，赤芍 12g，生地黄 18g，香附 12g，丹参 20g，当归 12g，延胡索 12g，三七粉（冲服）3g，青皮 12g，甘草 9g。

若兼气虚，心悸乏力者，可去香附、青皮，加党参、黄芪各 20g 以益气养心；兼阳虚胸闷气短、畏寒肢冷者，可去青皮、生地黄、红花，加淫羊藿 15g、熟附子（先煎）12g、肉桂（焗服）3g 以温心通阳。

（4）痰扰心脉证

治法：通阳泄浊，涤痰开结。

方药：涤痰复脉汤加减。

法半夏 15g，陈皮 10g，佛手 12g，胆南星 12g，党参 18g，茯苓 15g，石菖蒲 12g，甘草 6g。

若气虚者，加党参、黄芪各 18g 以益气豁痰；痰浊蕴久化热而见心悸失眠、胸闷烦躁、口干口苦者，加黄连 9g、竹茹 12g、枳实 12g 以清热豁痰。

2. 外治疗法

对于血流动力学稳定的患者或院外药

物缺乏时，可选择使用针灸和穴位按摩等外治法。

（1）针刺疗法　取膻中、内关、神门、心俞、厥阴俞，用平补平泻法，新发病及年轻体力尚强者用重刺激，留针3~5分钟；对久病体虚者用补法，轻刺激，留针15~30分钟。适用于各种室性心动过速。

（2）灸法　适用于心气、心阳不足或心阳气虚脱者。先灸百会，效果不显著加灸气海。如果阳虚欲脱，灸气海、神厥以温中回阳。

（3）耳针疗法　选心、神门、交感点。用5分毫针刺入穴内，留针30分钟，每10分钟行针一次，中等刺激，适用于室速。对于反复发作者，可于发作终止之后，改用耳穴埋针或耳穴压药（用王不留行籽或保济丸），每3日更换1次。如为缓慢性心律失常，可选内分泌、心、神门、交感、皮质下，用胶布固定王不留行籽贴压于耳穴上，每天按压2~3次，每次5分钟，10次为1个疗程。

（4）按摩疗法　患者仰卧，医生以拇指端顺时针按压左神藏穴或灵墟穴，治疗阵发性室性心动过速。如为缓慢性心律失常，取心俞、膈俞、至阳穴，采用点、按、揉等手法，在上述穴位上进行刺激，手法由轻至重，每日1次，每次15分钟，10次为1个疗程。

3.成药应用

（1）心宝丸　每次2粒，每日3次。适用于缓慢性心律失常而阳虚有寒者。

（2）黄杨宁片　每次1~2mg（2~4片），每日2~3次。适用于各种证型的快速性心律失常者。

（3）宁心宝胶囊　每次2粒，每日3次。适用快速性心律失常而心肾虚者。

（4）黄连素片　每次0.6g，每日3次。适用快速性心律失常而有湿热者。

（5）生脉饮　每次1支，每日3次。适用于快速性心律失常气阴两虚者。

（6）步长稳心颗粒　每次9g，每日3次。适用于快速性心律失常心气阴两虚者。

4.单方验方

（1）苦参　每日20~30g，水煎服。10天为1个疗程。适用于室性早搏。

（2）延胡索粉　口服，每次3~10g，每日3次，7~10天为1个疗程。适用于房性早搏、结性早搏、阵发性房颤。

（3）桂枝9g，炙甘草6g，龙骨（先煎）12g，牡蛎（先煎）12g。适用于心阳不振型心律失常。

（4）法半夏12g，茯苓12g，竹茹12g，生姜12g，枳实9g，陈皮9g，甘草6g。适用于痰热内扰型心律失常。

（四）医家经验

邓铁涛

邓老认为本病治疗首先辨虚实，标本兼治。冠心病心律失常为本虚标实之证，以心阴心阳虚为本，以痰瘀闭阻为标，辨证宜分心阴虚（兼痰或瘀）、心阳虚（兼痰或瘀）、阴阳两虚（兼痰或瘀），或以痰瘀闭阻为主，兼见阴虚、阳虚或阴阳俱虚。广东地处南方潮湿之地，以心阳虚兼痰者多见，治宜益气除痰，方用温胆汤去生姜加党参。邓老着重益气，故以党参易生姜。偏虚寒者，去竹茹加桂枝或桂心；气虚甚者加黄芪、白术或吉林参；兼瘀者加失笑散或三七末。若心阴虚兼痰者，以生脉散合温胆汤；兼瘀者，加丹参、红花或三七末之类。兼有高血压者，选加草决明、钩藤、牛膝或川芎、代赭石、杜仲；兼高脂血症者，酌加草决明、山楂、何首乌、布楂叶之属。若心阴阳虚兼瘀或痰者，酌情合并使用上述方剂加减化裁。心梗合心律失常者，多属痰瘀闭阻而兼虚，当以治标为主，加养心安神之品等。[邓铁涛.邓铁涛医案.北京：人民卫生出版社，

1995. 18.]

五、预后转归

恶性心律失常是导致心脏性猝死的一个主要原因，因此应当高度重视，早期识别，一经发现必须给予及时而恰当的紧急处理。恶性心律失常的预后与病因、诱因和血流动力障碍有关。Q-T间期延长综合征患者发生室性早搏时，易演变为多形性室性心动过速或室性颤动，预后不良。室性快速心律失常和心率极慢的完全性房室传导阻滞、心室自主心律、重度病态窦房结综合征，可迅速导致循环功能障碍而危及生命。双束支和Ⅲ度房室传导阻滞、病态窦房结综合征而致昏厥者，安装永久心脏起搏器和植入式心律轻复除颤器可明显改善预后。发生在器质性心脏病基础上的心律失常，尤其是严重心功能不全或急性心肌缺血者，预后较差。

六、预防调护

（一）预防

中医强调未病先防，内养正气，预防为先。积极防治原发病，及时控制、消除原发病的病因和诱因，如由急性冠脉综合征引起需重建冠状动脉血运，心力衰竭者尽快改善心功能，低血钾低血镁引起者要尽快消除诱因。对于心律失常病因不明或无明显基础疾病者，也应改善患者的整体状况，消除患者紧张情绪，如适当采用β受体阻滞剂或胺碘酮等药物进行控制。以上措施均是预防本病发生的关键。

（二）调护

1.调节情志

避免精神刺激和疲劳，精神乐观、情绪稳定可减少本病的发作。

2.生活调护

起居有常，切勿过劳。通常不宜从事重体力劳动以及过度剧烈的体育活动，可以适当地散步、练气功、打太极拳，以使经脉气血流通，有益于健康。严重心律失常以及原发病为急性心肌梗死、风湿热活动期、心肌炎急性期等患者，必须休息治疗。

3.饮食调养

饮食清淡，戒烟酒，忌浓茶、咖啡，宜以富含营养的高蛋白饮食为主，辅以新鲜蔬菜、时令鲜果，避免过饱，保持大便通畅，并适当辅以中医食疗。

4.食疗

有些中药既有助于心律失常的治疗，又可作食物使用，例如人参、黄芪、芡实、当归、川芎、冬虫夏草、鹿茸、黄精、麦冬、莲子（不去心）、三七、葛根、佛手、丁香、椒目、山楂、大枣、百合、茵陈蒿等，可以把这些中药与有关食物结合起来调配或烹调为美味食品，既可口又利于疾病的康复。

七、专方选要

1.保元汤加味

组成：党参18g，黄芪30g，肉桂6g，炙甘草6g，当归10g，白芍10g，龙眼肉10g，山茱萸20g，羌活10g。

服法：每日1剂，水煎服。

主治：气血不足、肺脾虚弱证的心悸等症状。[刘玉洁，蒋宏利，袁金英.保元汤加味方治疗缓慢性心律失常临床观察.中国中医急症，2012，21（7）：1041-1057.]

2.温胆汤。

组成：法半夏15g，茯苓12g，竹茹12g，生姜12g，枳实9g，陈皮9g，甘草6g。

服法：每日1剂，水煎服。

主治：口苦，呕吐，心悸症状者。[陈镜合.当代名老中医临证荟萃.广州：广

东科学技术出版社，1987.]

主要参考文献

[1] 张文武. 急诊内科学 [M]. 第4版. 北京：人民卫生出版社，2017：689-710.

[2] 丁邦晗，王大伟，李俊. 心律失常的中西医结合紧急处理策略 [J]. 安徽中医药大学学报，2014，33（5）：94-96.

[3] 黄春林，邹旭. 中医临床诊治心血管科专病 [M]. 北京：人民卫生出版社，2013：72-87.

[4] 中华医学会心电生理和起搏分会. 室性心律失常中国专家共识 [J]. 中国心脏起搏与心电生理杂志，2016，30（40）：283-304.

[5] 中华医学会. 室性心动过速基层诊疗指南（2019）[J]. 中华全科医师杂志，2019，18（11）：1047-1055.

第六节 主动脉夹层

主动脉夹层是指在内因和（或）外因作用下造成主动脉内膜破裂，血液通过内膜的破口渗入主动脉壁的中层，并沿其纵轴延伸剥离形成夹层血肿，部分患者主动脉呈瘤样扩张，又称主动脉夹层动脉瘤。主动脉夹层的死亡率高，未能得到及时准确诊断和治疗的主动脉夹层患者，早期死亡率约为每小时1%，半数左右的患者死于发病后48小时内，大多数（60%~90%）死于发病后1周内。

本病属于中医学"真心痛""胸痛""猝心痛""厥心痛"等范畴。

一、病因病机

（一）西医学认识

1. 病因

主动脉夹层常见于男性，发病率随年龄增长而升高。主动脉夹层最常见的原因

是高血压，其他包括遗传性结缔组织异常，先天性心血管异常如主动脉缩窄、动脉导管未闭、两叶主动脉瓣，动脉粥样硬化，创伤以及肉芽肿性动脉炎。动脉插管和心血管手术可引起医源性夹层撕裂。

2. 发病机制

动脉内膜撕裂、动脉管壁剥离及血肿在动脉壁中间蔓延扩大至全层是主动脉夹层发病的主要病理机制。内膜的撕裂可起于主动脉的任何部位，但最常见的是升主动脉近心端、离主动脉瓣2cm内和降主动脉起始部即左锁骨下动脉开口附近，撕裂的长轴常与主动脉长轴相垂直。内膜一旦撕裂，由于血流的顺向和逆向冲击，夹层血肿顺行或逆行蔓延，病变可累及主动脉的各分支，如无名动脉、颈总动脉、锁骨下动脉、肾动脉等。少数患者可能没有内膜破裂而只是中层滋养血管破裂出血形成夹层血肿。部分患者的夹层可破入胸腔、心包导致猝死或心脏压塞致死，或破入主动脉内出现第二个开口，形成主动脉内的假腔流道。根据撕裂累及的部位不同，主动脉夹层分升主动脉型（A型）和降主动脉型（B型）。

（二）中医学认识

中医学认为本病病位在心与脉，涉及多个脏腑。临床主症为剧烈撕裂样胸痛伴背部放射痛，多因情志所伤，或为饮食失节，寒邪内侵而发病。病机为本虚标实，标实多为气滞、寒凝、血瘀，不通则痛；本虚多为脾气血亏虚，心脉失养，不荣则痛。

二、临床诊断

（一）辨病诊断

1. 临床表现

（1）疼痛 大部分患者将主动脉夹层的疼痛描述为生命中最剧烈的疼痛，常为

撕裂样或刀割样疼痛。升主动脉夹层为胸前疼痛，降主动脉夹层为后背疼痛，介于两侧肩胛之间。夹层向远处延伸时，疼痛可向下转移，进入腹部和盆腔。

（2）休克　主动脉夹层急性期约有1/3的患者出现面色苍白、大汗淋漓、四肢皮肤湿冷、脉搏快弱等休克现象，但血压常不低甚至部分患者反而有所升高，此可能与肾缺血、主动脉腔不完全阻塞、剧痛反应或主动脉减压神经受损等有关。

（3）其他系统症状　除疼痛与休克表现外，主动脉夹层还可能有以下表现。夹层分离累及主动脉大的分支时引起相应脏器的供血不足表现、夹层血肿压迫周围组织出现相应的压迫症状，以及夹层血肿向外膜破裂穿孔所具有的相应征象。

2. 体征

主动脉夹层典型的体征包括主动脉反流性杂音，脉搏减弱或消失，最常见于一侧股动脉；双侧上肢血压显著不同应高度怀疑主动脉夹层。主动脉夹层涉及的任何血管床的灌注异常均可导致相关的缺血表现，如神经功能缺失、腹部压痛等。无上述体征不能除外主动脉夹层。

3. 实验室检查

（1）血和尿常规　白细胞计数常迅速升高，可出现溶血性贫血和黄疸。尿中可有红细胞，甚至肉眼血尿。

（2）D-二聚体　D-二聚体显著升高不仅对急性主动脉夹层的诊断有重要的参考价值，还可能代表夹层撕裂的范围较广泛，不良预后风险增加。若是急性胸痛患者的D-二聚体 < 500ng/ml，对于除外主动脉夹层有很高的敏感性和阴性预测意义。

（3）血清生化　血中的平滑肌肌球蛋白重链增高，对于早期诊断主动脉夹层有用。主动脉夹层患者出现疼痛等症状6小时后，血中的平滑肌肌球蛋白重链即可显著增加，> 2.5μg/L 具有临床诊断价值。

4. 影像学检查

临床上，当结合患者症状和体征考虑主动脉夹层诊断可能性较大时，这时在策略上需要首选快速准确的影像学方法，优先选择主动脉CT血管造影术（CTA）或磁共振血管造影（MRA）检查，避免先做胸片再做CT或MRI的常规次序。

（1）主动脉CTA　CTA能显示血管夹层的部位、大小及范围。增强螺旋CT扫描用于诊断胸主动脉夹层，进行三维重建可以显示夹层血肿与周围组织的毗邻，清晰识别头臂干血管情况。其不足之处是难以判断撕裂口的位置以及动脉分支血管情况，对主动脉是否存在反流也不能准确判定。

（2）磁共振血管造影　MRA能直接显示主动脉夹层的真假腔，清楚显示内膜撕裂的位置和剥离的内膜片或血栓，能确定夹层的范围和分型，以及与主动脉分支的关系。其不足之处是检查时间较长，费用昂贵，不能用于装有起搏器等金属物的患者。

（3）主动脉造影　可以显示主动脉夹层分离的真假腔、内膜破口，以及主动脉分支受累范围和主动脉瓣关闭不全，诊断准确率在95%以上。其不足之处是主动脉造影对技术要求较高，需要专科医生操作才能完成，使用造影剂可能存在肾毒性。如果心电图提示病变可能累及冠脉造成心肌供血不足，可以考虑同时实施冠脉造影。

（4）X线胸片　胸部X线平片对主动脉有增宽的主动脉瘤诊断有辅助价值。但需注意，胸片未发现异常不能排除主动脉夹层。

（5）超声心动图　对诊断升主动脉夹层有意义，可识别并发症（如心包积液、主动脉瓣关闭不全和胸腔积液）。

（二）辨证诊断

中医认为本病的主症为胸痛剧烈伴背

部放射痛，次症的特征是证候分类的依据。

1. 阴寒痹阻证

胸痛彻背，遇寒则甚，畏寒肢冷，重则喘息不得卧，面色苍白，心悸自汗，四肢厥冷，舌淡，苔白滑或腻，脉沉细或弦紧。

辨证要点：遇寒则甚，畏寒肢冷，舌淡，苔白，脉沉细或弦紧。

2. 痰浊壅塞证

胸痞胀痛，甚则痛引肩背，心悸气短，身重头昏，少食腹胀，形体肥胖或咳嗽喘促，痰黏色白，舌胖嫩，苔白腻，脉弦滑。

辨证要点：身重头昏，形体肥胖或咳嗽，痰黏色白，舌胖嫩，苔白腻，脉弦滑。

3. 血瘀阻络证

胸痛引背，时作时止，痛如撕裂，入夜加重，胸闷，气短，心悸，舌质紫暗，有瘀斑，苔白，脉弦涩或结代。

辨证要点：痛如撕裂，入夜加重，舌质紫暗，有瘀斑，苔白，脉弦涩或结代。

4. 气阴两虚证

胸闷隐痛，时作时止，心悸气短，倦怠懒言，面色少华，头晕目眩，遇劳则痛甚，舌质淡紫，苔白，脉细弱或结代。

辨证要点：心悸气短，倦怠懒言，头晕目眩，舌质淡紫，苔白，脉细弱或结代。

三、鉴别诊断

（一）西医学鉴别诊断

1. 急性心肌梗死

根据临床病史与特征，结合心电图与心肌损伤标记物肌钙蛋白等连续、动态变化，必要时行心脏彩超、冠脉螺旋CT、冠脉造影有助于急性心肌梗死的诊断。

2. 急性肺栓塞

患者多以突然呼吸困难、胸痛、咯血，或不明原因的低氧血症为特征，查体右心室增大，肺动脉瓣区第二心音亢进，三尖瓣区可出现收缩性杂音，心电图示电轴右偏，Ⅰ导联出现S波或原有S波加深，Ⅲ导联出现Q波和T波倒置，aVR导联出现高R波，结合D-二聚体、血气分析以及肺动脉CT增强检查有助于急性肺栓塞的诊断。

3. 急腹症

如溃疡穿孔、急性胰腺炎、急性胆囊炎等，患者可有剧烈的腹痛，查体可见反跳痛、肌紧张等症状；动脉夹层累及腹主动脉时，可出现腹痛，但无腹肌紧张及压痛、反跳痛等体征。通过仔细询问病史和查体，结合血常规、生化检测及腹部CT等影像学检查可鉴别。

（二）中医学鉴别诊断

1. 胃脘痛

疼痛部位主要在胃脘部，其疼痛多在饮食后或饥饿时发作，多伴有胃脘胀痛，或呕吐吞酸，或纳差，或便难，或泄泻。多与长期饮食失节或不洁，饥饱劳倦，情志郁结或外感寒邪，或素体不足等。

2. 胁痛

胁痛部位主要在两胁部，其疼痛特点为刺痛不移，或胀痛不休，或隐痛，常伴有胁部胀满不舒，善叹息，嗳气，纳呆腹胀或咽口干燥。本病发作常由情绪激动引发。

3. 悬饮

悬饮可有胸胁胀痛，持续不解，与活动等无关，多伴有咳嗽、转侧或呼吸时加重，肋间饱满，可有咯痰等症状。

四、临床治疗

（一）提高临床疗效的要素

1. 提高首诊医生诊治水平

主动脉夹层是最常见的主动脉灾难性疾病，死亡率极高。患者多以胸痛为首发症状而就诊于急诊科、心血管科，首诊医生应该对主动脉夹层有充分的认识，保持高度的警觉性。

2. 识别高危因素，快速诊断

主动脉夹层的高危因素包括：①约有75%的主动脉夹层患者伴发高血压病。②基因突变导致的疾病包括马方综合征、Tuner综合征。③动脉粥样硬化导致溃疡。④医源性因素如主动脉球囊反搏、支架、导管、主动脉外科手术、外伤。⑤毒品使用。⑥炎症或感染性疾病包括巨细胞炎症、白塞病等。

3. 规范"胸痛中心"建设，改进诊治流程

"胸痛中心"应用现代化的管理手段，整合多学科的技术力量，为急性胸痛患者提供快速、优化、高质量的诊治流程，可显著缩短主动脉夹层的准确诊断和快速救治时间，提高手术成功率，减少死亡率和致残率。

4. 把握手术时机，实行个体化治疗

主动脉夹层的死亡高峰在急性期内，晚期手术并不能大幅度减少死亡率。任何类型的主动脉夹层，应提倡在内科药物治疗的基础上尽早进行外科手术或者腔内隔绝治疗。同时，也应根据患者的具体病情，结合所在医院相关专科技术及经验选择个体化方案。

（二）辨病治疗

对于主动脉夹层，一旦疑似或诊断为本病，应立即进行监护治疗，并尽量保持患者处于安静状态。在严密监测下采取积极、有效的干预措施如降血压或纠正休克，保证患者生命体征稳定，为随后的治疗提供机会。但一旦出现威胁生命的并发症如主动脉破裂的先兆或剥离（心包、胸腔积液）、侵及冠状动脉的先兆（缺血症状及心电图改变）、急性主动脉瓣关闭不全、心脏压塞或损害了生命器官的血液循环等，应立即考虑手术治疗。

1. 药物治疗

药物治疗在主动脉夹层急性期显得尤为重要。应该在重症监护室密切监护，给予镇痛，严格控制血压、心率及缓解疼痛，总体目标是减轻主动脉壁压力，减低破裂风险。

（1）镇痛 疼痛本身可以加重高血压和心动过速，一般首选吗啡，3~5mg皮下注射，效果不佳者，隔15分钟后可重复予3~5mg皮下注射或改为静脉注射，但要注意其对呼吸抑制等的不良反应。

（2）控制血压及心率 2017年的主动脉夹层中国专家共识建议将心率控制在60~80次/分，收缩压控制在100~120mmHg。进一步治疗方案应根据主动脉夹层的类型、并发症、疾病进展等因素综合考虑。

①β受体阻滞剂：如无禁忌证，β受体阻滞剂是首选药物，β受体阻滞剂可以减缓心率，减轻主动脉壁压力。超短效β受体阻滞剂艾司洛尔适用于动脉血压不稳定，特别是要进行手术的患者。可予负荷剂量250~500μg/kg，于1分钟内静脉注射，继以50~100μg/kg/min的速率定脉滴注，最高至300μg/kg/min（如患者能够耐受）。美托洛尔也可静脉应用，但半衰期较长。也可应用阻滞α和β受体的拉贝洛尔。

②硝普钠：对紧急降低动脉血压有效，血压控制的目标是将血压降到能维持足够的脑、心和肾的血流灌注的最低血压水平。需注意的是，若患者心率未得到良好控制，不要首选硝普钠降压。因硝普钠可引起反射性儿茶酚胺释放，使左心室收缩力和主动脉壁切应力增加，加重夹层病情。

③乌拉地尔：有良好的周围血管扩张作用和降低交感神经张力作用。缓慢静脉推注10~50mg，若效果不满意，可重复使用，最大剂量不超过75mg。静脉推注后可

以 2~8μg/（kg·min）持续泵入，密切监测血压变化。

2. 外科治疗

当急性主动脉夹层出现了威胁生命的并发症时应立即考虑外科手术治疗。《2014ESC 主动脉疾病诊断和治疗指南》及《主动脉夹层诊断与治疗规范中国专家共识2017》均明确推荐对 A 型主动脉夹层首选紧急手术治疗。年龄不是急性 Stanford A 型主动脉夹层外科手术禁忌证已成为共识。IRAD 研究结果显示，年龄 > 70 岁是患者术后死亡的独立危险因素，但患者病死率明显低于药物保守治疗，对于任何年龄的急性 Stanford A 型主动脉夹层患者均应考虑外科治疗；加拿大全国心外科医师调查结果显示，97% 的医师认为年龄 > 75 岁不是 Stanford A 型主动脉夹层的外科手术禁忌证。但对于高龄患者，治疗策略应充分评估全身其他器官的状况。外科治疗的主要方法包括人造血管主动脉置换，外科血管旁路及内膜造口术。外科手术还用于治疗复杂型急性主动脉夹层及假腔进行性瘤样扩张的患者，以预防主动脉破裂。

3. 介入治疗

近年来，由于无创性诊断技术的提高，血管内介入治疗逐渐成为更具有研究前景的主动脉夹层的治疗方法之一。Meta 分析和临床经验已经表明，介入治疗手术成功率高，并发症与死亡率低。与传统的外科手术相比，介入治疗对 B 型夹层具有明显的优势。目前介入治疗主动脉夹层的方法主要包括覆膜支架、内膜片造口或开窗，分支支架植入，裸支架技术以及上述几种技术的联合应用。

4. 杂交手术

外科治疗已与介入治疗联合治疗 A 型夹层，对于累及降主动脉的 A 型夹层，在未修复的降主动脉植入支架可减少夹层并发症的发生。杂交手术是治疗累及弓部急性 Stanford A 型主动脉夹层的重要策略。Stanford A 型主动脉夹层杂交手术的主要方法为主动脉弓部去分支手术（Debranch 手术）。该术式结合开放手术和腔内修复术的优势，可同期处理主动脉根部和弓部病变，避免了深低温停循环，减少手术创伤。研究结果表明，与传统手术相比，杂交手术可缩短手术时间、ICU 住院时间及减少围术期神经系统和呼吸系统并发症，中期随访结果亦不劣于传统手术，但可能增加出血的风险。

（三）辨证治疗

1. 辨证论治

本病救治原则为急则治其标。治疗上应先辨其虚实，掌握标本，标实应区分阴寒、痰浊、血瘀的不同。阴寒治以温阳散寒，痰浊治以泄浊豁痰，血瘀治以活血化瘀。

（1）阴寒痹阻证

治法：散寒通阳，化浊宣痹。

方药：瓜蒌薤白白酒汤加减。

瓜蒌 24g，薤白 12g，白酒适量。

若寒邪较重者，可酌加干姜 10g、细辛 3g、桂枝 10g 等以散寒通阳；气滞甚者，可酌加檀香 12g、枳壳 10g 以理气行滞；兼血瘀者，可酌加丹参 15g、桃仁 10g 等以活血化瘀。

（2）痰浊壅塞证

治法：宣痹通阳，理气豁痰。

方药：瓜蒌薤白半夏汤。

瓜蒌 24g，薤白 9g，半夏 12g，白酒适量。

若气滞甚者，可酌加檀香 10g、降香 10g 以理气行滞；兼血瘀者，可酌加丹参 12g、三七 5g 以增化瘀止痛之力。

（3）血瘀阻络证

治法：行气活血，化瘀止痛。

方药：血府逐瘀汤加减。

桃仁 15g，红花 10g，赤芍 15g，川芎 15g，牛膝 20g，生地黄 9g，当归 9g，桔梗 5g，枳壳 10g，柴胡 10g，甘草 10g。

若血瘀甚者，可酌加丹参 12g、三七 6g 以增化瘀止痛之力。

（4）气阴两虚证

治法：益气养阴，活血通络。

方药：炙甘草汤。

炙甘草 20g，人参 6g，大枣 10g，生地黄 30g，麦冬 10g，阿胶 6g（烊化），火麻仁 10g，桂枝 9g，生姜 9g。

若兼血瘀者，可酌加丹参 12g、三七 3g 以增化瘀止痛之力。

2. 外治疗法

（1）针刺治疗

①阴寒痹阻：可取厥阴俞、膻中、郄门、心俞，施提插捻转配合呼吸补泻的泻法，令针感向胸前及背下放射。

②痰浊壅塞：可取膻中、郄门、心俞、巨阙、阴郄、丰隆、足三里，施提插捻转平补平泻手法。

③血瘀阻络：可取心俞、巨阙、膻中、厥阴俞、血海、内关，施提插捻转泻法。

④气阴两虚：可取厥阴俞、心俞、膻中、巨阙、神门、太溪，施提插捻转补法。

（2）耳针疗法　主穴取心、神门、皮质下，配穴取交感、内分泌、肾、胃。每次取 2 个主穴，1 个配穴，左、右耳轮换，在双侧耳廓区常规消毒后，运用 0.5~1 寸毫针刺入 0.1~0.3 寸，留针 30 分钟，留针期间行针 1~3 次，每次运用常规中等强度，捻转手法行针 10 秒。

（3）穴位注射　取心俞、厥阴俞、郄门、内关，可选用丹参注射液、当归注射液，每穴注射药物 1.5~2ml，上述药物交替使用，每日或隔日 1 次，10 次为 1 个疗程。

（4）按摩疗法　按压至阳穴可以缓解胸痛。患者取坐位或侧卧位，由肩胛骨下角下缘画一垂直于脊柱的直线，直线交于脊背正中线处即为至阳穴，将伍角硬币边缘横放于穴位上，适当用力按压 3~5 分钟。

3. 成药应用

可选用辨证选用成药。

（1）速效救心丸　急性发作时，每次 10 丸，舌下含服；或每次 4 丸，每日 3 次。适用于气滞血瘀证。

（2）复方丹参滴丸　每次 4 丸，每日 3 次。适用于气滞血瘀证。

（3）麝香保心丸　每次 2 丸，每日 3 次。适用于气滞血瘀证。

（4）丹参注射液　每次 10~20ml，每次 1~2 次，稀释后静脉滴注。适用于血瘀证。

（5）参麦注射液　每次 40~100ml，每次 1~2 次，稀释后静脉滴注。适用于气阴两虚证。

4. 单方验方

（1）五灵脂（醋制）10g，三七 3g，生姜 3g，捣碎，每次 3g，冲服，每日 1~2 次。适用于瘀血痹阻者。

（2）丹参 10g，红花 10g，将两种药物制成流浸膏，涂于胸前区即可。

（3）延胡索 10g，五灵脂 10g，草果 10g，没药 10g，研磨成粉，每次 3g，冲服，每日 1~2 次。适用于瘀血痹阻者。

（四）医家经验

杨培君

杨培君认为胸腔是心、肺两脏所处的部位，它们都有赖于胸阳之气的流畅宣通，才得以发挥正常的生理功能，一旦胸阳不能振奋，津液不得输布，就会凝聚为痰，阻塞气机，而结滞于胸中，形成胸痹。痹，就是闭塞不通之意。胸阳为痰所阻，轻者可见胸满，重者则为胸痛，即所谓的"不通则痛"。痰浊内阻又会使肺气不能下降而上逆，故有喘息气短、咳唾涎沫等症。治疗采取宣通胸阳、豁痰散结的方法，使气血流畅，上下宣通，则胸阳得以开泄而病自愈。瓜蒌薤白白酒汤具有通阳散结、行气祛痰之功，正是为此等病证而设。胸中为气之所宗，血之所聚，肝经循行之分野。血瘀胸中，气机阻滞，清阳郁遏不升，则胸痛、头痛日久不愈，痛如针刺，且有定处。胸中血瘀，方用血府逐瘀汤。全方配伍，特点有三：一为活血与行气相伍，既行血分瘀滞，又解气分郁结；二是祛瘀与养血同施，则活血而无耗血之虑，行气而又无伤阴之弊；三为升降兼顾，既能升达清阳，又可降浊下行，使气血和调。合而用之，使血活瘀化气行，则诸症可愈，为治胸中血瘀证之良方。[杨培君. 实用中医心血管病诊疗学. 北京：中国中医药出版社，2008：42-56.]

五、预后转归

主动脉夹层是一种高死亡率疾病，未经治疗的主动脉夹层患者，48小时内平均每小时死亡率增加1%，多数患者死于发病后的早期，5年生存率约为19%。然而，其诊断有许多潜在陷阱，主要症状为非特异性，容易与急性冠脉综合征、胃肠道疾病、急腹症等混淆。但如诊断及时，则根据不同的类型进行外科手术或介入治疗，可明显降低死亡率。因此，快速准确诊断和紧急处理显得非常重要。

六、预防调护

（一）预防

积极控制血压，避免血压波动，降低血脂、血糖，减少动脉粥样硬化的发生。

（二）调护

1. 调节情志

避免精神刺激，保持心情愉快，忌大怒大笑。

2. 生活调护

起居有常，切勿过劳。戒烟，慎饮酒。日常生活中重视观察血压、脉搏的变化。保持大便通畅。

3. 饮食调养

适当进食米果、蔬菜，多饮水，保持大便通畅。便秘者如果无糖尿病推荐食用香蕉、柑橙、芝麻糊、蜜糖、番薯、嫩玉米、荞麦片等食物，必要时给予通便剂。

4. 八段锦

八段锦不仅能够调心、调息、调形，改善气血运行，调节脏腑功能，疏导患者的不良情绪，而且符合现代研究低强度、长时间有氧运动的特点，非常适合主动脉夹层术后的康复训练。

5. 食疗

食疗的中药有人参、西洋参、党参、黄芪、茯苓、麦冬、冬虫夏草、何首乌、肉苁蓉、三七、银耳、天麻、山楂、玉竹等，可在辨证选药的基础上，将中药与食物调配，制成可口食品，以作食用。

七、专方选要

救心散

组成：三七1.7g，川芎0.24g，丹参0.72g，灵芝0.24g，黄芪0.17g，当归0.17g，水蛭0.1g，人参0.14g，冰片0.01g。

服法：每次1剂，服用。

主治：痰瘀夹杂而气血不足证。[孙丽，鲁云泉，姜新华. 中医中药对主动脉夹层的治疗功效. 中国卫生标准管理，2016，（17）：146-147.]

主要参考文献

[1] 杨培君. 实用中医心血管病诊疗学[M]. 北京：中国中医药出版社，2008：42-56.

[2] 张文武. 急诊内科学[M]. 第4版. 北京：人民卫生出版社，2017：794-798.

[3] 中国医师协会心血管外科分会. 主动脉夹

层诊断与治疗规范中国专家共识［J］. 中华胸心血管外科杂志，2017，33（11）：641-650.

第七节 高血压急症

高血压急症是指在原发性或继发性高血压发展过程中，短期内（数小时或数日）血压急剧升高，舒张压＞120mmHg和（或）收缩压＞180mmHg，同时伴有重要器官、组织如心脏、肾脏、眼底、大动脉的严重功能障碍，是可危及生命的临床综合征。高血压急症包括高血压脑病、颅内出血（脑出血和蛛网膜下腔出血）、急性脑梗死、急性心力衰竭、急性冠状动脉综合征、主动脉夹层、子痫等。高血压亚急症是指血压明显升高但不伴靶器官损害。

本病属于中医学"薄厥""眩晕""头痛"等疾病范畴。

一、病因病机

（一）西医学认识

1. 流行病学

据美国流行病学资料显示，因血压升高来急诊就诊的患者中，1/3是高血压急症。来自意大利的研究显示，在门诊和急诊患者中，高血压急症患者分别占3%和27.5%。美国每年大约有50万患者发生高血压急症。与美国相比，我国不但有庞大的高血压人群，而且高血压患者的知晓率、治疗率和控制率还很低，可以推测我国的高血压急症发病率更高。随着人口老龄化以及肥胖、糖尿病的发病率升高，高血压急症的发病率也在逐渐升高。

2. 发病机制

不同高血压急症的发病机制不尽相同，某些机制尚未完全阐明，可能与下列因素有关。

（1）交感神经张力亢进和缩血管活性物质增加 在各种应激因素（如精神严重创伤、情绪激动等）作用下，交感神经张力、血管收缩活性物质（如肾素、血管紧张素Ⅱ等）大量增加，诱发短期内血压急剧升高。

（2）局部或全身小动脉痉挛 局部或全身小动脉痉挛在不同脏器表现不一。①脑细小动脉持久性或强烈痉挛导致自动调节机制破坏，过度收缩的脑血管继之发生"强迫性"扩张，导致过度灌注，引起颅内高压，诱发高血压脑病。②冠状动脉持久性或强烈痉挛导致心肌缺血、损伤甚至坏死等，诱发急性冠状动脉综合征。③肾动脉持久性或强烈收缩导致肾脏缺血性改变，诱发肾功能衰竭。④视网膜动脉持久性或强烈痉挛导致视网膜内层组织变性坏死和出血——视网膜屏障破裂，诱发视网膜出血、渗出和视神经乳头水肿。⑤全身小动脉痉挛导致压力性多尿和循环血容量减少，反射性引起缩血管活性物质进一步增加，形成病理性恶性循环，最终诱发心、脑、肾等重要脏器缺血和高血压急症。

（3）脑动脉粥样硬化 高血压促成脑动脉粥样硬化后斑块或血栓破碎脱落易形成栓子，微血管瘤形成后易于破裂，斑块和（或）表面血栓形成增大，发生急性脑血管病。

（4）其他 引起高血压急症的其他相关因素尚有神经反射异常（如神经源性高血压危象等）、内分泌激素水平异常（如嗜铬细胞瘤高血压危象等）、肾素-血管紧张素-醛固酮系统的过度激活等。

高血压急症可以发生在高血压患者，表现为高血压脑病，也可发生在其他许多疾病过程中，主要在心、脑血管病急性阶段，例如脑出血、蛛网膜下腔出血、缺血性脑梗死、急性心力衰竭、急性冠脉综合征、急性主动脉夹层和肾功能衰竭等。

（二）中医学认识

中医学虽无高血压急症的病名，按其不同的主要临床表现，可分别归入"薄厥""眩晕""头痛"等范畴。高血压急症主要病因为素体阳亢、劳倦内伤、情志失调、饮食不节等，但多由情志失调诱发。

1. 情志失调

素体阳亢，五志过极，致肝阳暴亢，神明被扰，而见昏厥；或忧思伤脾，健运失司，聚湿成痰，或肝气郁结，气滞血瘀，使脑窍经络受阻，发为眩晕、昏厥、头痛等症。

2. 饮食不节

平素嗜食肥甘厚味，加之素体阳盛，内热与糟粕结于胃肠，浊气扰于神明而昏厥；饮食不节，损伤脾胃，痰浊内生，蒙蔽清窍，而见眩晕。

3. 劳欲所伤

因劳倦伤脾，脾失健运，湿浊内停，积聚成痰，痰浊上蒙清窍，而见眩晕、头痛。

总之，高血压急症病位在肝，与心、脾相关，发病时气血逆乱，引发本症。

二、临床诊断

（一）辨病诊断

1. 临床表现

高血压急症和高血压亚急症的临床表现各异，但共同的临床特征是血压在短时间内急剧升高，收缩压可高达 220~240mmHg，舒张压可达 120~130mmHg。当出现血压显著升高，同时伴有头痛、眩晕、烦躁、恶心呕吐、心悸、气急和视力模糊等靶器官急性损害的临床表现，考虑为高血压急症。反之，如无器官功能损害的临床表现，则考虑高血压亚急症。需要指出的是，真正区分是否伴有靶器官损伤，需结合相应的辅助检查，对脏器功能进行评估，以做好明确诊断。临床常见表现如下表 6-2、表 6-3。

特殊情况：①在临床上，当患者收缩压＞220mmHg 和（或）舒张压＞140mmHg，无论有无脏器功能损害的症状均应视为高血压急症。②妊娠期妇女或某些急性肾小球肾炎患者，特别是儿童，高血压急症的血压升高可以不显著，但是危害极大（对脏器损害较重），也应视为高血压急症。③某些患者既往血压显著升高，已造成相应靶器官损害，就诊时收缩压＜210~240mmHg 和（或）舒张压＜120~130mmHg，但检查明确提示已经并发急性肺水肿、主动脉夹层、心肌梗死或脑血管意外者，即使血压仅为中度升高，也应视为高血压急症。

2. 病史

此为非必需条件。既往有原发性高血压，或有肾实质疾病、肾血管性高血压、肾移植后、嗜铬细胞瘤、子痫等继发性高血压、头颅外伤、围手术期（特别是颈总动脉区的手术）等。

3. 实验室和其他检查

（1）胸片　可见左心扩大，肺静脉扩张，并可能有胸腔或叶间积液。

（2）心电图　可见左心室高电压伴劳损。

（3）心脏彩超　可见左心室肥厚，舒张功能下降，如主动脉或肺动脉有病变亦可发现，还可了解心脏瓣膜情况。

（4）眼底镜检查　可见高血压性视网膜病变，视盘水肿，动静脉交叉征、出血和渗血。

（5）CT 和（或）MRI　CT 和（或）MRI 可发现靶器官（脑、心脏、肾脏等）的血管病变及血供情况。

（二）辨证诊断

望：面色潮红或面色苍白，呕吐，体

表 6-2　高血压急症患者靶器官损害临床表现

高血压急症	靶器官损害临床表现
脑血管意外	脑梗死：失语，面、舌瘫，偏身感觉障碍，肢体偏瘫，意识障碍，癫痫发作 脑出血：意识障碍，不同程度偏瘫，失语，抽搐；喷射性呕吐 蛛网膜下腔出血：剧烈头痛，恶心，呕吐，颈背疼痛，意识障碍，脑膜刺激征（包括颈强直、Kernig 征和 Brudzinski 征阳性），抽搐 CT 和 / 或 MR 可以确诊。
充血性心力衰竭	咳嗽，咯泡沫样痰，呼吸困难，胸闷，发绀，肺部啰音，心率增快，心脏扩大等；脑钠肽和（或）氨基末端脑钠肽前体升高
急性冠脉综合征	缺血性胸痛胸闷，心电图缺血性 ST-T 改变；心肌梗死患者可有心肌坏死标志物（肌钙蛋白）升高。冠脉 CT 或冠脉造影可发现冠脉狭窄或闭塞
急性主动脉夹层	撕裂样胸痛，波及血管范围不同可有相应临床表现，累及主动脉弓可伴有一侧脉搏的消失，累及肾动脉则可出现少尿甚至无尿。主动脉 C 血管造影术、磁共振血管造影或主动脉造影可确诊
高血压脑病	急性发作剧烈头痛、恶心及呕吐，精神症状（意识模糊，嗜睡，抽搐，视野异常、甚至昏迷），进展性视网膜病变，CT 或 MR 未发现急性脑血管疾病的证据
先兆子痫和子痫	孕妇在妊娠 20 周到分娩后第 1 周之间发生严重高血压、蛋白尿或水肿，可伴有头痛、头晕、眼花、上腹不适、恶心等症状，以上症状伴发抽搐或昏迷
急性肾损伤	少尿甚至无尿，尿中管型蛋白，血肌酐和尿素氮升高
眼底改变	视觉障碍，眼底检查出现视乳头水肿，视网膜出血和渗出

表 6-3　高血压亚急症患者非靶器官损害临床表现

高血压亚急症	非靶器官损害临床症状
自主神经功能失调	面色苍白，烦躁不安，多汗，心悸，手足震颤和尿频。心率增快，可大于 110bpm
其他	部分症状如鼻衄、单纯头昏头痛等，可能仅是血压升高而并不伴一过性或永久性脏器急性受损

强拘急，昏厥倒地，不省人事，行走不稳，舌红苔黄，或舌淡暗苔白腻，或舌红少苔。

闻：口臭，或气味无明显异常。

问：耳鸣，心烦易怒，健忘，急躁，头晕，头痛，头胀，恶心，痰多，腰酸，小便赤，大便秘结。

切：脉弦、滑、滑数、细数。

1. 肝阳上亢证

平素时有头晕或头痛、头胀，心烦易怒，急躁，突发头痛加剧，面赤，呕吐，行走不稳，甚则昏仆，不省人事，体强拘急，大便秘结，舌红，苔黄，脉弦紧。

辨证要点：头痛，心烦易怒，脉弦紧。

2. 痰浊上扰证

平素头晕头胀，痰多泛恶，胸闷，突然头晕头胀或头痛加剧，或呕吐泛涎，昏厥倒地，舌淡暗，苔白腻，脉弦滑。

辨证要点：头晕，胸闷，苔白腻，脉滑紧。

3. 痰热腑实证

平素过食肥甘厚腻，突然头晕急剧，昏厥倒地，甚则神志不清，鼻鼾痰鸣，肢体强痉拘急，项强身热，口臭，大便秘结，舌红，苔黄腻，脉弦滑数。

辨证要点：头晕，身热，大便秘结。

4. 阴虚阳亢证

平素腰酸耳鸣，心烦健忘，突发情志相激而发病，症见头痛剧烈，恶心眩晕，躁扰不宁，便干尿赤，舌红少苔，脉弦细而数。

辨证要点：眩晕或头痛，腰酸，脉弦细数。

三、鉴别诊断

（一）西医学鉴别诊断

1. 高血压急症与高血压亚急症鉴别

高血压亚急症是指血压显著升高但不伴靶器官损害。患者可以有血压显著升高造成的症状，如头痛、胸闷、鼻出血和烦躁不安等。相当多的患者有服药依从性不好或治疗不足的问题。血压升高的程度不是区别高血压急症与高血压亚急症的标准，区别两者的唯一标准是有无新近发生的急性进行性的严重靶器官损害。

2. 高血压急症与其他疾病鉴别

高血压急症造成的靶器官损伤需与原发疾病相鉴别，判断是由于血压升高造成靶器官受损，还是原发疾病导致继发血压升高。如血压升高可造成主动脉夹层，而主动脉夹层患者为保证心输出量，90%的患者血压会代偿性升高，但收缩压一般不会超过180mmHg。如血压升高是蛛网膜下腔出血的诱因之一，而蛛网膜下腔出血患者多伴血压升高，这时鉴别原发疾病就相对困难。鉴别原发疾病，对制定降压的途径、方法和目标有着重要的临床意义。

（二）中医学鉴别诊断

高血压急诊在中医学属"眩晕"范畴。

1. 眩晕与中风相鉴别

中风表现为猝然昏仆，不省人事，伴有口眼歪斜，半身不遂，而眩晕之昏仆无半身不遂、不省人事等表现，可资鉴别。

2. 眩晕与痫证鉴别

痫证以突然仆倒，昏不知人，口吐涎沫，两目上视，四肢抽搐，或口中如作猪羊叫声，移时苏醒，醒后一如常人为特点。痫证昏仆与眩晕甚者之仆倒相似，且其发前多有眩晕、乏力、胸闷等先兆，发作日久常有神疲乏力、眩晕时作等症状表现，故应与眩晕鉴别，其鉴别要点为痫证昏仆必有昏迷不省人事，且伴口吐涎沫、两目上视、抽搐、猪羊叫声等症状。

四、临床治疗

（一）提高临床疗效的要素

当怀疑高血压急症时应进行详尽的病史收集、体检和实验室检查，评价靶器官功能受累情况，以尽快明确是否为高血压急症。但初始治疗不要因为对患者进行整体评价的过程而延迟。

1. 快速明确诊断是获得疗效的基础

（1）快速了解病史　询问病史，迅速了解患者有无高血压病史、药物治疗情况及血压控制程度等。仔细了解有无使血压急性升高的诱因，明确有无特殊用药史，如拟交感神经药物或违禁药物（如可卡因）等，通过特异性的症状评估判定有无潜在的重要靶器官损伤，这些症状包括胸痛（心肌缺血或心肌梗死，主动脉夹层）、后背疼痛（主动脉夹层）、呼吸困难（肺水肿或充血性心衰）以及神经系统症状，癫痫发作或意识改变（高血压性脑病），少尿或无尿（肾功能损伤）。寻找血压异常升高的诱因是临床评估的重要环节。

（2）体格检查　有所侧重，体格检查除测量血压外，应仔细检查眼底、心血管和神经系统，了解靶器官损害的程度，同时，评估有无继发性高血压的可能。特别是对于症状不典型，但血压明显升高的急诊就诊患者，行系统、详细的物理检查，可尽早明确高血压急症诊断：①测量患者平卧及站立两种姿势下的血压以评估有无血容量不足。②测量双侧上肢、双侧下肢血压，双侧上肢、双侧下肢血压明显不同应警惕主动脉夹层的可能性。③眼底镜检查对于鉴别高血压急症及高血压亚急症具有重要作用，如果有新发的出血、渗出、视神经乳头水肿情况存在则提示高血压急症。④心血管方面的检查应侧重有无急性心力衰竭的存在，如颈静脉怒张、双肺底湿啰音、病理性第三心音或奔马律等。⑤神经系统检查应评估患者的意识状态、有无脑膜刺激征、视野改变及局部病理性体征等。

2. 做好危险程度评估，快速识别危重患者

可根据以下 3 方面指标评估高血压急症的危险程度。

（1）影响短期预后的脏器受损情况 如存在肺水肿、心源性胸痛、视觉敏感度下降、抽搐及神经系统功能障碍则提示病情危重。

（2）基础血压值 通过了解基础血压可以反映血压急性升高的程度，以评估脏器损害存在的风险。

（3）急性血压升高的速度和持续时间 血压缓慢升高和（或）持续时间短的严重性较小，反之则较为严重。

3. 控制好血压，科学使用药物

基本治疗原则：高血压急症的 1 年生存率可达 90%~95%，生存情况主要取决于年龄和确诊高血压急症时的并发症情况。在急诊遇到血压显著升高的患者时，首先并不是盲目给予降压处理，而是要通过病史采集、体格检查以及必要的实验室检查对患者进行评估，查找引起患者血压急性升高的临床情况和诱因，评估患者是否有急性靶器官损害、损害的部位及损害的程度。初步诊断为高血压急症的患者应及时给予有效的治疗，进行紧急降压处理，预防或减轻靶器官的进一步损害，具体临床工作中应在去除引起血压急性升高的可逆临床情况或诱因的同时，给予药物治疗，包括硝普钠、尼卡地平、拉贝洛尔、乌拉地尔、艾司洛尔和硝酸甘油等，根据具体的临床情况选择单用或联合使用。随后在治疗的同时查找病因，并给予及时处理。在短时间内使病情缓解，预防进行性或不可逆性靶器官损害，降低患者的死亡率。

高血压急症的血压控制并非越快越好，也并非越低越好，需在对患者充分评估的基础上，制订个体化的治疗方案，有节奏、有目标地降低血压。

（二）辨病治疗

1. 急诊监护和一般处理

（1）监护 持续进行心电、血压和血氧饱和度监测，必要时行动脉血压监测。

（2）吸氧 高血压急症行患者如并发急性心肌梗死、急性心力衰竭、高血压脑病等，一般需要给予低流量吸氧。

（3）对症处理 血压急骤升高的患者多出现烦躁、心悸，此时可给予少量地西泮予以镇静；如患者头痛明显则需止痛；患者保持大便通畅可减少恶性事件的发生。

2. 快速控制血压

（1）降压治疗的目标

①降压治疗第一目标：高血压急症降压治疗的第一目标是在 30~60 分钟将血压降低到一个安全水平。由于患者基础血压水平各异，合并的靶器官损害不一，这一安全水平必需根据患者的具体情况决定。《中国高血压防治指南（2010 年）》建议，要在给予降压治疗的 1 小时内使平均动脉压（MAP）迅速下降，但不超过降压治疗前血

压的 25%。但多数学者认为，应在最开始的 1 小时内将血压降低约 10%，随后 2~4 小时进一步将血压降低 10%~15%，主动脉夹层例外。在紧急降压治疗时，需要充分认识血压自身调节的重要性。如果通过治疗，血压急骤降低，缩小血管床的自身调节空间，将导致组织灌注不足，造成组织缺血坏死和（或）梗死。

②降压治疗第二目标：在达到第一目标后，应放慢降压速度，减慢静脉给药的速度，加用口服降压药，逐渐将血压降低到第二目标。《中国高血压防治指南（2010年）》建议，在给予降压治疗后的 2~6 小时将血压降至 160/（100~110）mmHg，并根据患者的基础血压和具体病情适当调整。

③降压治疗第三目标：若患者可耐受降压治疗第二目标达到的血压且其临床情况稳定，在以后 24~48 小时逐步降低血压至正常，即达到高血压急症血压控制的第三目标。

（2）降压用药 首选静脉使用的降压药，可用硝普钠、乌拉地尔，也可用硝酸甘油。

①硝普钠：硝普钠以 1~3μg/（kg·min）的滴速开始静脉滴注，根据病情逐渐加重，滴速不超过 10μg/（kg·min），避光点滴，24 小时总量不超过 5mg/kg，持续静脉滴注一般不宜超过 3 日，以免发生氰化物中毒。

②乌拉地尔：乌拉地尔注射液 25mg 稀释于 10ml 生理盐水中，缓慢静推，后予乌拉地尔 50mg 稀释后静脉滴注。

③硝酸甘油：5~30mg 溶于 5% 葡萄糖溶液中，以 30~50μg/min 的速度静脉滴注。

④艾司洛尔：艾司洛尔是心脏选择性的短效 β 阻滞剂，静脉注射 60 秒内起效，作用持续 10~20 分钟。首次负荷量 500μg/kg 于 1 分钟内注射，接着 25~50μg/（kg·min）持续静脉滴注，可以每 10~20 分钟增加 25μg/（kg·min），直至血压满意控制，最大剂量可达 300μg/（kg·min），适用于除合并心力衰竭肺水肿以外的大多数临床类型的高血压急症，尤其是围手术期高血压。

⑤酚妥拉明：酚妥拉明是一种非选择性 α 受体阻滞剂，5~10mg/ 次，静脉注射，静脉注射后 1~2 分钟内起效，作用持续 10~30 分钟，适用于伴有血液中儿茶酚胺过量的疾病，如嗜铬细胞瘤危象。静脉给药 1~2 日后可选择加用口服药，逐渐停用静脉制剂而维持口服，以使血压长期稳定。

（3）注意事项

①高血压急症的临床病理生理学较为复杂，治疗时指南的应用需结合个体化治疗原则。

②高血压急症临床治疗占以半衰期较短的药物为主，采用静脉给药途径，避免口服或舌下含服快速降压药（如硝苯地平）。

③药物治疗与一般治疗并重，如安静休息、吸氧、维持生命体征平稳、适当镇静等。

④如果患者出现局灶的神经系统障碍，除颅压急剧升高外，在脑影像检查前不建议进行急诊降压处理。

3. 特殊情况的治疗

（1）高血压脑病 除迅速降压外，还需制止抽搐和减轻脑水肿。①地西泮 10~20mg 静脉缓注，必要时可 30 分钟后重复 1 次，也可选用苯巴比妥钠 0.2g 肌内注射。②减轻脑水肿，快速静脉滴注 20% 甘露醇 125ml，每隔 4~6 小时可重复；呋塞米，40~80mg 加入 0.9% 生理盐水 10~20ml 静脉注射，必要时可使用糖皮质激素。

（2）脑出血 一般血压低于 180/105mmHg 无须降压，血压在 180~230/105~120mmHg 可静脉给予拉贝洛尔，亦可口服拉贝洛尔、卡托普利，口服无效可静脉给药。血压超过230/120mmHg宜静脉应用拉贝洛尔。血压目标为血压正常者降至160~170/100mmHg，高血压者降至180/110mmHg。

（3）蛛网膜下腔出血　收缩压超过180mmHg时应降压治疗，首选尼莫地平或尼卡地平，在6~12小时内将平均动脉压降低20%~35%，或达到目标水平170~180/100mmHg，注意血压下降过快或血压过低则影响脑灌注。

（4）急性脑梗死　降压治疗参考脑出血。

（5）急性左心衰　吗啡为首选药物，降压药物选择静脉用袢利尿剂、硝酸甘油或α受体阻滞剂。

（6）急性心肌梗死　一般将血压控制在140/90mmHg以下，可选择硝酸酯类、β受体阻滞剂和血管紧张素转化酶抑制剂（ACEI）等。

（7）先兆子痫和子痫　硫酸镁、甲基多巴及肼屈嗪是较好的选择，在监护条件下可选用拉贝洛尔、尼卡地平。硝普钠因给胎儿带来不利影响，一般不作为一线药，仅在肼屈嗪和甲基多巴抵抗时才考虑使用。禁止钙拮抗剂与硫酸镁合用，因为二者联合阻滞钙离子通道，有神经肌肉阻断、抑制心肌和低血压反应。不宜将血压降得过低，以免影响胎儿血供，可静脉注射乌拉地尔，给予地西泮肌内注射，禁用硝普钠，慎用钙拮抗剂、利血平。

（8）急性肾功能衰竭（急性肾损伤）　一般需要使用肾脏替代治疗，药物可选择袢利尿剂，也可选择α受体阻滞剂。

（9）嗜铬细胞瘤所致高血压危象　首选酚妥拉明，安定类药物也有帮助。

（10）主动脉夹层　血压宜控制在110/70mmHg以下，可选用乌拉地尔、硝普钠、艾司洛尔等，静脉使用以迅速降压；疼痛者需要给予吗啡镇痛，安定以镇静。

应尽快行介入或手术治疗。

（三）辨证治疗

1. 辨证论治

（1）肝阳上亢证

治法：平肝潜阳。

方药：羚角钩藤汤加减。

天麻、杜仲、桑寄生、黄芩、益母草、山栀、朱砂、茯神、夜交藤各10g，钩藤、川牛膝各12g，生石决明18g。

肝火亢盛，加龙胆草9g、牡丹皮12g以增强清肝泄热之力；大便秘结，加大黄9g（后下）、黄连3g以清热通腑；眩晕急剧，泛呕，手足麻木，甚则震颤，筋惕肉瞤，有阳动化风之势者，可加龙骨30g、牡蛎30g、珍珠母30g以镇肝息风，必要时可加羚羊角以增强清热平肝息风之力。

（2）痰浊上扰证

治法：化痰息风开窍。

方药：涤痰汤加减。

半夏、竹茹各15g，胆南星、茯苓各12g，陈皮、枳实、人参各9g，石菖蒲6g，甘草3g。

湿痰偏盛者，不可早用寒凉，以免引起冰伏之弊，治宜辛温芳香，化其痰浊，宜加佩兰、藿香各10g，生姜6g；若肝风内动，四肢抽搐者，加钩藤10g，全蝎6g。

（3）痰热腑实证

治法：通腑泻热，化痰醒脑。

方药：桃仁承气汤加减。

桃仁、大黄各12g，桂枝、炙甘草、芒硝各6g。

（4）阴虚阳亢证

治法：育阴潜阳，息风活络。

方药：镇肝息风汤加减。

白芍、天冬、玄参、龟甲、生赭石、生龙骨、生牡蛎、菊花、生鳖甲各20g，茵陈、生麦芽、川楝子各10g，怀牛膝25g。

肝阳上亢加钩藤20g，夏枯草20g，石

决明 20g；肝肾阴虚明显加枸杞子 15g，山
茱萸 15g，桑寄生 15g；头痛剧烈加川芎
10g，天麻 10g，丹参 20g，并加大生赭石、
牛膝用量 30g；心悸失眠加远志 12g，炒酸
枣仁 12g，茯神 12g。

2. 外治疗法

（1）贴敷治疗　可将以下药物调制成贴
脐剂：川芎 5g，地龙 3g，黄芩 5g，吴茱萸
3g，钩藤 5g，罗布麻 5g，冰片 1g。以醋调
开，可辅助降压。

（2）针刺治疗　取风府、天柱、风池和
安眠穴。

（3）药汁沐足　以夏枯草 30g，钩藤
20g，菊花 20g，加水浸泡 2 小时，煮沸
15 分钟，药汁泡足，每晚 1 次，可以辅助
降压。

（4）药枕　选用桑寄生 150g，丹参
20g，白菊花 150g，益母草 150g，磁石
200g，罗布麻 120g，夏枯草 100g，钩藤
50g，川芎 50g，共碾末做成药枕，可以辅
助降压。

3. 成药应用

（1）安宫降压丸　功能清热镇惊，平肝
降压，主治肝阳上亢型高血压，症见头晕
目眩、脑胀项痛、心悸、失眠、多梦、易
烦易躁等。每次 1/2~1 丸，1 日 1~2 次。

（2）降压避风片　功能清热平肝，降
火，主治肝火上炎型高血压，症见头痛、
目赤、口苦、烦躁易怒等。每次 3~6 片，
1 日 2 次。

注意：本品是一种中西药配伍组方的
中成药，含有利尿剂，请勿与西药利尿降
压药合用，糖尿病患者慎用。

（3）复方羚角降压片　功能平肝抑阳，
主治肝阳上亢型高血压，症见头晕目眩及
中风先兆症状等。每次 4 片，1 日 3 次，空
腹服。本品可预防脑卒中。

（4）山楂降压片　功能滋阴平肝，主治
阴虚阳亢型高血压，症见眩晕耳鸣，烦躁

失眠，腰膝酸软，四肢麻木。每次 5 片，1
日 3 次。胃酸过多者不宜服用。

4. 单方验方

（1）龙胆草 30g，茵陈 20g。水煎取汁
常饮，适用于肝阳上亢型高血压。

（2）女贞子 12g，五味子 10g，石斛
6g。日 1 剂，水煎服，适用于肝肾阴虚型高
血压。

（3）丹参 15g，枸杞子 10g，黄芪 20g。
日 1 剂，水煎服，适用于气虚血瘀型高
血压。

（4）苦丁茶 10g，开水泡代茶饮，可治
疗阳亢型高血压。

五、预后转归

高血压急症的病因复杂，临床表现多
样，如不及时处理，可出现短期内死亡的
严重并发症。患者渡过急性期，控制好血
压，病情不再反复，有利于改善预后。

六、预防调护

（一）心理调护

情绪波动对血压的影响极大，中医学
也认为暴怒可使病情加重。因此，应做好
高血压患者的心理护理。许多患者认为高
血压病不能根治，并发症较重，且致死率、
致残率较高，一旦致残会给家人带来很多
麻烦，故患此病患者大都有紧张、恐惧心
理，而紧张、恐惧只会加重病情。所以针
对此类患者应耐心、细致地进行劝慰开导，
解除其心理负担，介绍医学发展前景以个
人情绪对本病转归的重要性，使患者能调
整好心态。

（二）饮食

患者饮食宜清淡，主食以米、白面、
玉米为主，多食新鲜蔬菜瓜果，如芹菜、
青菜、冬瓜、豆制品及海带、海蜇。勿食

辛辣、肥腻等刺激性食物及各种动物肝脏，饮食有节，切不可暴饮急食、畅怀贪杯，尤其是晚餐不宜过饱过食。

（三）锻炼教育

高血压患者也应选择适合自己的活动项目，适当地进行体育锻炼，如步行、打太极拳、慢跑、游泳、打乒乓球、打门球等，每次运动要超过30分钟，每周至少运动5次，运动要达到一定程度，不可运动过量，以免加重病情。

（四）生活起居护理

高血压患者生活要有规律，起居定时，保证睡眠质量。大便要通畅，养成晨起排大便的习惯，预防便秘。注意四季保健，适时增减衣服，冬季应保暖，夏季要防暑，预防感冒，防止风寒侵袭，避免中风的发生。

七、专方选要

1.清抑化调方

组成：生牡蛎、细生地、川牛膝、滑石、橘络、橘核各15g，代赭石、旋覆花各12g，知母、黄柏、桑叶、杭白菊、白蒺藜、沙蒺藜、法半夏、僵蚕各10g，石斛、石决明、桑寄生、茯苓、瓜蒌各30g，羚羊粉1.2g（冲服）。

服法：每日1剂，水煎服。

主治：高血压。[程立丰. 名医孔伯华治疗高血压的一则经验方. 求医问药，2010（12）：54-55.]

主要参考文献

[1] 张松，刘伟. 高血压急症的处理及相关指南解读 [J]. 医学研究杂志，2016，45（10）：1-3.

[2] 刘慧娜. 高血压急症的护理干预 [J]. 医药卫生，2016（6）：95.

[3] 任鑫. 议论高血压急症的诊断与治疗 [J]. 医药，2016（4）：217.

[4] 中国急诊高血压诊疗专家共识（2017修订版）[J]. 中国实用内科杂志，2018，38（5）：421-433.

第八节　急性呼吸衰竭

呼吸衰竭是指各种原因引起的肺通气和（或）换气功能严重障碍，以致在静息状态下亦不能维持足够的气体交换，导致低氧血症伴（或不伴）高碳酸血症，进而引起一系列病理生理改变和相应临床表现的综合征。从病程上可分为急性呼吸衰竭和慢性呼吸衰竭急性加重。其临床表现缺乏特异性，明确诊断有赖于动脉血气分析。在静息状态下，无心内右向左分流疾病，于海平面呼吸空气时，动脉血氧分压$PaO_2 < 60mmHg$，或伴有二氧化碳分压$PaCO_2 > 50mmHg$，即为呼吸衰竭（简称呼衰）。

本病属于中医学"喘证""暴喘""喘脱""肺衰"等病证范畴。

一、病因病机

（一）西医学认识

1.流行病学

根据美国资料，各种原因导致的呼吸衰竭每年有36万例，其中36%的患者死于住院期间。并发症随年龄增长而增加。我国缺乏全面的统计资料，部分资料显示，中国仅急性肺损伤和呼吸窘迫综合征的患者每年近70万例，慢性阻塞性肺疾病年死亡128万，后者全部与呼吸衰竭有直接或间接的关系。

2.病因

①气道阻塞性病变：气管－支气管的炎症、痉挛、肿瘤、异物等导致气道阻塞，

如慢性阻塞性肺疾病、重症哮喘等。

②肺组织病变：各种累及肺泡和（或）肺间质的病变导致肺泡减少、交换面积减少，如肺炎、肺气肿、严重肺结核、弥漫性肺纤维化、肺水肿、矽肺等。

③肺血管疾病：肺栓塞、肺血管炎等可引起通气/血流比例失调。

④心脏疾病：各种缺血性心脏疾病、心瓣膜疾病、心肌病等和严重心律失常均可导致通气和换气障碍，从而导致缺氧和（或）CO_2 潴留。

⑤胸廓与胸膜病变：影响胸廓活动和肺脏扩张，造成通气减少及吸入气体分布不均，导致呼吸衰竭，如连枷胸、严重气胸、大量胸腔积液等。

⑥神经肌肉疾病：呼吸中枢抑制或呼吸肌无力导致呼吸衰竭。如脑血管疾病、颅脑外伤、脑炎、药物中毒，或是脊髓颈段或高位胸段损伤、多发性神经炎、重症肌无力等。

3. 发病机制

（1）低氧血症和高碳酸血症的发生机制 各种病因通过引起肺泡通气不足、弥散障碍、肺泡通气/血流比例失调、肺内动－静脉解剖分流增加和氧耗量增加 5 个主要机制，使通气和（或）换气过程发生障碍，导致呼吸衰竭。

（2）低氧血症和高碳酸血症对机体的影响 呼吸衰竭时发生的低氧血症和高碳酸血症，能够影响全身各系统器官的代谢、功能，甚至使组织结构发生变化。当呼吸衰竭进入严重阶段时，则出现代偿不全，表现为各系统器官严重的功能和代谢紊乱，直至衰竭。由于缺氧或 CO_2 潴留可对中枢神经系统、循环系统、呼吸系统、肾功能、消化系统及内环境等方面发生不同程度的影响，临床上可表现为一系列神经精神症状以及出现各器官功能障碍、内环境紊乱等表现，如肺性脑病、休克、心律失常、

肾功能不全、消化道出血、肝功能损害、酸碱中毒、电解质紊乱等。

（二）中医学认识

中医学认为急性呼吸衰竭的发生主要与以下病因有关。①先天禀赋不足。②外感温热疫毒。③伤损，产后瘀血留滞。④电击，溺水。⑤烧伤，烫伤，疮毒内攻。⑥水湿犯肺。

急性呼吸衰竭的基本病机是肺气郁闭，宣降失常。邪热壅肺，则肺气郁闭，宣降失常；热传阳明，则热结胃肠，腑气不通，浊气上逆；热入营阴，则肾阴受伤，元气耗损，肾不纳气，呼多吸少。伤损、产后，瘀血停滞，阻遏气机，以致肺气升降失常；烧烫伤、疮毒内攻等，致邪热壅肺，水湿犯肺，肺气失于宣发与肃降，变成喘促。

二、临床诊断

（一）辨病诊断

1. 临床表现

急性呼吸衰竭的临床表现主要是低氧血症所致的呼吸困难和多器官功能障碍。

（1）呼吸困难 呼吸困难是呼吸衰竭最早出现的症状。多数患者有明显的呼吸困难，可表现为频率、节律和幅度的改变。较早表现为呼吸频率增快，病情加重时出现呼吸困难，辅助呼吸肌活动加强，呈三凹征。中枢性疾病或中枢神经抑制性药物所致的呼吸衰竭表现为呼吸节律改变，如潮式呼吸、比奥呼吸等。

（2）发绀 发绀是缺氧的典型表现。当动脉血氧饱和度低于90%时，口唇、指甲发绀。注意贫血者则发绀可不明显或不出现，严重休克可出现外周性发绀。

（3）精神神经症状 急性缺氧可出现精神错乱、躁狂、昏迷、抽搐等症状。如合

并急性二氧化碳潴留，可出现嗜睡、淡漠、扑翼样震颤，以至呼吸骤停。

（4）循环系统表现　多数患者有心动过速。严重低氧血症、酸中毒可引起心肌损害，亦可引起周围循环衰竭、血压下降、心律失常、心搏停止。

（5）消化和泌尿系统表现　临床可出现消化不良、胃肠道黏膜充血水肿，胃黏膜糜烂渗血或应激性溃疡及出血，丙氨酸氨基转移酶、血浆尿素氮升高及蛋白尿等。

2. 分类

在临床实践中，通常按动脉血气分析、发病急缓及病理生理的改变进行分类。

（1）按照动脉血气分析分类　可分为Ⅰ型呼吸衰竭和Ⅱ型呼吸衰竭。Ⅰ型即缺氧性呼吸衰竭，血气分析特点是 $PaO_2 <$ 60mmHg，$PaCO_2$ 降低或正常，主要见于肺换气障碍，如重症肺炎、急性呼吸窘迫综合征、急性肺栓塞等。Ⅱ型即高碳酸性呼吸衰竭，血气分析特点是 $PaO_2 <$ 60mmHg，同时伴有 $PaCO_2 >$ 50mmHg，系肺泡通气不足所致，如慢性阻塞性肺疾病等。

（2）按照发病机制分类　可分为通气性呼吸衰竭和换气性呼吸衰竭，也可分为泵衰竭和肺衰竭。驱动或制约呼吸运动的中枢神经系统、外周神经系统、神经肌肉组织（包括神经-肌肉接头和呼吸肌）以及胸廓统称为呼吸泵，这些部位的功能障碍引起的呼吸衰竭称为泵衰竭。通常泵衰竭主要引起通气功能障碍，表现为Ⅱ型呼吸衰竭。肺组织病变、气道阻塞和肺血管病变造成的呼吸衰竭，称为肺衰竭。肺组织和肺血管病变常引起换气功能障碍，表现为Ⅰ型呼吸衰竭。严重的气道阻塞性疾病（如慢性阻塞性肺疾病）影响通气功能，造成Ⅱ型呼吸衰竭。

3. 诊断要点

除原发疾病和低氧血症及 CO_2 潴留导致的临床表现外，呼吸衰竭的诊断主要依靠血气分析。而结合肺功能、胸部影像学和纤维支气管镜等检查对于明确呼吸衰竭的原因至关重要。

（1）动脉血气分析　对于判断呼吸衰竭和酸碱失衡的严重程度及指导治疗具有重要意义。

（2）胸部影像学检查　包括普通 X 线胸片、胸部 CT 和放射性核素肺通气/灌注扫描、肺血管造影等。

（3）纤维支气管镜检查　对于明确大气道情况和取得病理学证据具有重要意义。

4. 诊断依据

患者存在呼吸衰竭的基础疾病或诱发因素，如新近有外伤、休克、脓毒血症、肺炎、异物吸入、骨折、输液过快等基础病史；动脉血氧分压 $PaO_2 <$ 60mmHg（8kPa），伴或不伴有二氧化碳分压 $PaCO_2 >$ 50mmHg（6.65kPa），即可诊断为急性呼吸衰竭。

（二）辨证诊断

望：呼吸喘促，张口抬肩，不能平卧，或呼吸微弱，叹气样呼吸，神烦，精神困顿或萎靡，面青唇紫或面色苍白，舌红、绛、淡、暗，苔黄、白、厚、滑、腻。

闻：喉间痰鸣，气味多无明显异常。

问：吸气/呼气困难，胸部憋闷，自觉有痰，痰多/痰少，痰黏难咯。

切：肤温多正常，部分可发热或四末不温，大汗出或不汗出，脉沉、滑、洪、数、细。

1. 痰热壅盛证

喘促气急，喉间痰鸣，痰黄而黏，发热口渴，烦躁不安，时有抽风，舌质红，苔黄厚，脉滑数。

辨证要点：喉间痰鸣，痰黄而黏，发热口渴，脉滑数。

2. 热犯心包证

喘促气急，高热夜甚，谵语神昏，心

烦不寐，口不甚渴，舌质红绛，脉细数。

辨证要点：高热夜甚，谵语神昏，心烦不寐，舌质红绛。

3. 阳明腑实证

高热，喘促气憋，腹胀满痛，大便秘结，小便短赤，舌苔黄燥，脉洪数。

辨证要点：腹胀满痛，大便秘结，舌苔黄燥，脉洪数。

4. 痰蒙神窍证

呼吸喘促或微弱，或叹气样呼吸，喉中痰鸣，精神萎靡，甚则昏不识人，舌暗，苔腻，脉滑数。

辨证要点：呼吸微弱，喉中痰鸣，精神萎靡，苔腻，脉滑数。

5. 阳虚水泛证

呼吸喘促，气息微弱，神识昏蒙，腹大肢肿，四末不温，舌淡暗，苔腻或水滑，脉沉细。

辨证要点：呼吸喘促，气息微弱，舌淡暗，脉沉细。

三、鉴别诊断

（一）西医学鉴别诊断

1. 急性呼吸衰竭与睡眠呼吸暂停综合征鉴别

后者指每晚 7 小时睡眠中每次发作呼吸暂停 10 秒以上，呼吸暂停发作 30 次以上。对于疑诊本病患者，睡眠时整夜监测记录脑电图、眼动图、肌动图以及行鼻和口腔气流连续测定、胸腹式呼吸测定、脉搏监测及血氧饱和度监测等，可以确诊本病，并了解分型及病情轻重程度。

2. 急性呼吸衰竭与重症代谢性酸中毒鉴别

重症代谢性酸中毒，尤其是急性重症代谢性酸中毒时患者出现深大呼吸，应和呼衰引起的呼吸困难相鉴别。患者可有恶心，呕吐，食欲不振，烦躁不安，以至精神恍惚，嗜睡，昏迷。代谢性酸中毒时常伴有原发病的其他表现，如糖尿病酮症酸中毒呼气时有烂苹果味，尿毒症者有尿味，失水者皮肤黏膜干燥等。确诊应依靠血气分析，其 pH 值降低，$PaCO_2$ 降低，标准碳酸氢盐减少，实际碳酸氢盐小于标准碳酸氢盐，碱剩余负值明显增大。

（二）中医学鉴别诊断

1. 哮病

哮病是一种反复发作性疾病，以气息急促、喉中喘鸣如水鸡声、难以平卧为主症。如《类证治裁》曰："哮者，气为痰阻，呼吸有声，喉若拽锯，甚则喘咳，不得卧息。"

2. 短气

短气以呼吸气短、状若不能接续为特征，呼吸虽急而无痰声，亦不抬肩，但卧为快。《丹溪心法》曰："短气乃气急而短促，呼吸频数而不能相续，似喘而不能摇肩，似呻吟而无痛。"但短气常是肺衰之渐。

四、临床治疗

（一）提高临床疗效的要素

急性呼吸衰竭危害机体的关键是缺氧和（或）伴有二氧化碳潴留。由于起病急，患者机体不能代偿缺氧，尽快改善缺氧是改善预后，提高临床疗效的关键；纠正或祛除诱因是治疗急性呼吸衰竭的根本。

（二）辨病治疗

呼吸衰竭总的治疗原则：有效的呼吸支持，包括保持呼吸道通畅、纠正缺氧和改善通气等；呼吸衰竭病因和诱发因素的治疗；一般支持治疗和对其他重要脏器功能的监测与支持。

1. 保持呼吸道通畅

对任何类型的呼吸衰竭，保持呼吸道通畅是最基本、最重要的治疗措施。气道不畅使呼吸阻力增加，呼吸功消耗增多，会加重呼吸肌疲劳；气道阻塞致分泌物排出困难，将加重感染，同时也可能发生肺不张，使气体交换面积减少；气道如发生急性完全阻塞，会发生窒息，在短时间内导致患者死亡。

保持气道通畅的主要方法有：①开放气道，必要时建立人工气道。②及时有效清除气道内分泌物及异物。人工气道的建立一般有三种方法，即简便人工气道、气管插管及气管切开，后两者属气管内导管。简便人工气道主要有口咽通气道、鼻咽通气道和喉罩，是气管内导管的临时替代方式，在病情危重、不具备插管条件时应用，待病情允许后再行气管插管或切开。气管内导管是重建呼吸通道最可靠的方法。

若患者有支气管痉挛，需积极使用支气管扩张药物，可选用 β_2 肾上腺素受体激动剂、抗胆碱药、糖皮质激素或茶碱类药物等。

2. 氧疗

通过增加吸入氧浓度纠正患者缺氧状态的治疗方法即为氧疗。对于急性呼吸衰竭患者，应给予氧疗。

（1）吸氧浓度　确定吸氧浓度的原则是保证 PaO_2 迅速提高到 60mmHg 或脉搏容积血氧饱和度（SpO_2）达 90% 以上的前提下，尽量减低吸氧浓度。Ⅰ型呼吸衰竭的主要问题为氧合功能障碍而通气功能基本正常，较高浓度（> 35%）给氧可以迅速缓解低氧血症而不会引起 CO_2 潴留。对于伴有高碳酸血症的急性呼吸衰竭，往往需要持续低浓度给氧。

（2）吸氧装置

①鼻导管或鼻塞：主要优点为简单、方便，不影响患者咳痰、进食。缺点为氧浓度不恒定。吸入氧浓度与氧流量的关系：吸入氧浓度（%）≈21 + 4× 氧流量（L/min）。

②面罩：主要包括简单面罩、带储气囊无重复呼吸面罩和文丘里面罩，主要优点为吸氧浓度相对稳定，可按需调节，该方法对于鼻黏膜刺激小，缺点为在一定程度上影响患者咳痰、进食。

3. 增加通气量，改善 CO_2 潴留

（1）呼吸兴奋剂　呼吸兴奋剂的应用价值有限。常用的药物有尼可刹米和洛贝林，用量过大可引起不良反应，近年来这两种药物接近淘汰。对于镇静催眠药过量引起的呼吸抑制和慢性阻塞性肺疾病并发急性呼吸衰竭可选用多沙普仑。使用原则：①必须保证呼吸道通畅。②脑缺氧、脑水肿未纠正而出现频繁抽搐者慎用。③患者的呼吸肌功能基本正常。④不可突然停药。主要适用于以中枢抑制为主、通气量不足引起的呼吸衰竭，不宜用于肺换气功能障碍为主所致的呼吸衰竭。

（2）机械通气　当机体出现严重的通气和（或）换气功能障碍时，以人工辅助通气装置（呼吸机）来改善通气和（或）换气功能，即为机械通气。无创正压通气（NIPPV）用于急性呼吸衰竭的治疗已取得了良好效果。经鼻 / 面罩行无创正压通气，无须建立有创人工气道，简便易行，与机械通气相关的严重并发症的发生率低。当通过常规氧疗或 NIPPV 不能达到或维持满意的通气和氧合效果，或呼吸道分泌物增多，咳嗽和吞咽反射明显减弱甚至消失时，应行气管插管机械通气。

（3）体外膜式氧合　体外膜式氧合（ECMO）是体外生命支持技术中的一种，通过将患者静脉血引出体外后经氧合器进行充分的气体交换，然后再输入患者体内。按照治疗方式和目的，ECMO 可分为静脉 - 静脉方式 ECMO（VV-ECMO）和静脉 - 动脉方式 ECMO（VA-ECMO）两种。

VV-ECMO是指将经过体外氧合后的静脉血重新输回静脉，仅用于呼吸功能支持；而VA-ECMO是指将经过体外氧合后的静脉血输至动脉，减少了回心血量，可同时起到呼吸和心脏功能支持的目的。ECMO是严重呼吸衰竭的终极呼吸支持方式，主要目的是部分或全部替代心肺功能，让其充分休息，为原发病的治疗争取更多的时间。

4.病因治疗

如前所述，引起急性呼吸衰竭的原发疾病多种多样，在解决呼吸衰竭本身造成危害的前提下，针对不同病因采取适当的治疗措施十分必要，也是治疗呼吸衰竭的根本所在。

5.一般支持疗法

电解质紊乱和酸碱平衡失调的存在，可以进一步加重呼吸系统乃至其他系统器官的功能障碍，并可干扰呼吸衰竭的治疗效果，应及时加以纠正。加强液体管理，防止血容量不足和液体负荷过大，保证血细胞比容在一定水平，对于维持氧输送能力和防止肺水过多具有重要意义。呼吸衰竭患者往往存在营养不良，需保证充足的营养及热量供给。

6.其他重要脏器功能的监测与支持

呼吸衰竭往往会累及其他重要脏器，应及时将重症患者转入ICU，加强对重要脏器功能的监测与支持，预防和及时处理脑功能障碍、肾功能障碍、消化道功能障碍等严重并发症。

（三）辨证治疗

1.辨证论治

（1）痰热壅肺证

治法：清热化痰，宣肺平喘。

方药：涤痰汤合千金苇茎汤加减。

姜半夏10g，胆南星6g，橘红10g，枳实10g，茯苓15g，人参10g，石菖蒲10g，竹茹10g，甘草5g，麻黄6g，苇茎30g，薏苡仁30g，桃仁10g，冬瓜仁15g。

若腑实不通，加生大黄6g（后下），瓜蒌仁30g。

（2）热犯心包证

治法：清营解毒，开窍醒神。

方药：犀角地黄汤合清营汤加减。

犀角15g（水牛角代，先煎），生地黄30g，牡丹皮10g，赤芍15g，玄参15g，竹叶心10g，麦冬10g，金银花10g，连翘10g，黄连5g，丹参15g。

若痰黄质黏难咯，加天竺黄10g，胆南星6g。

（3）阳明腑实证

治法：通腑泻下，宣肺平喘。

方药：宣白承气汤合三拗汤加减。

生石膏30g（先煎），生大黄9g（后下），苦杏仁10g，全栝楼30g，麻黄6g，生甘草10g，牛蒡子15g，苏叶10g。

若发热不退，加柴胡15g，羚羊骨6g（先煎），人工牛黄0.3g（冲）。

（4）痰蒙神窍证

治法：涤痰开窍。

方药：涤痰汤加减送服安宫牛黄丸或至宝丹。

姜半夏10g，胆南星6g，橘红10g，枳实10g，茯苓15g，人参10g，石菖蒲10g，竹茹10g，甘草5g。

若腑实便秘，加生大黄6g（后下），虎杖15g，瓜蒌仁30g。

（5）阳虚水泛证

治法：温阳利水，泻肺平喘。

方药：真武汤合麻黄附子细辛汤合葶苈大枣泻肺汤。

炮附子6g（先煎），茯苓15g，芍药10g，白术15g，生姜10g，麻黄6g，细辛3g，葶苈子15g，大枣10g。

若肢冷汗出，炮附子改为15g（先煎），加人参10g。

2. 外治疗法

（1）针刺治疗　取肺俞、内关、丰隆、足三里穴，用补法，适用于呼吸衰竭肺脾两虚兼痰阻者。痰多壅盛，加天突；喘而欲脱，加心俞、三阴交。

（2）耳针疗法

取穴：脑、交感、肺、皮质下、肾等。适用于呼吸衰竭肺实肾虚、痰多喘促者。

操作方法：先用毫针捻转数分钟，待病情缓解后再行单耳或双耳埋针24~48小时，隔日更换。

（3）穴位注射

①醒脑静注射液

适应证：呼吸衰竭属热犯心包、痰火扰心者。

方法：醒脑静注射液1~2ml注射于足三里，双侧穴位可交替注射1次。

②喘可治注射液

适应证：呼吸衰竭辨证为肾气虚或脾气虚者。

方法：喘可治注射液各1ml注射双侧足三里穴位，每天1次，疗程为1周。

（4）穴位贴敷

①中药

适应证：呼吸衰竭辨证属阳虚水泛者。

方法：将肉桂、甘遂等药研末，用蜜调敷神阙、关元穴，每次贴2~6小时，每日1次。

②坎离砂

适应证：呼吸衰竭辨证为肾气虚或阳虚者。

方法：坎离砂贴敷双侧涌泉穴，每次20分钟，每天1次，疗程为1周。

（5）搐鼻法

适应证：呼吸抑制者。

方法：用搐鼻散（细辛、皂角、法半夏）和通关散（猪牙皂、细辛、薄荷、麝香）吹入患者鼻中，使之打喷嚏，以达到兴奋呼吸的目的。

3. 成药应用

可辨证选用六神丸、猴枣散、参麦注射液、参附注射液等。

（1）六神丸　口服，1日3次，温开水吞服或鼻饲；1岁每次服1粒，2岁每次服2粒，3岁每次服3~4粒，4~8岁每次服5~6粒，9~10岁每次服8~9粒，成年人每次服10粒。用于急性呼吸衰竭证属热毒壅滞，症见咽喉肿痛，喉风喉痈，单、双乳蛾，痈疡疔疮。

（2）猴枣散　每日1~2次，每次0.3~0.6g，口服或鼻饲。用于急性呼吸衰竭证属痰热壅塞，症见痰多气急，发热烦躁，喉间痰鸣。

（3）参麦注射液　1次20~100ml，用5%葡萄糖注射液250~500ml稀释后应用，或遵医嘱。用于急性呼吸衰竭证属阴脱证，症见喘促不宁，大汗淋漓，脉细数无力。

（4）参附注射液　1次20~100ml，用5%~10%葡萄糖注射液250~500ml稀释后使用，每日1~2次，或遵医嘱。用于急性呼吸衰竭证属阳脱证，症见喘促无力，肢冷汗出，脉微欲绝。

4. 单方验方

（1）生石膏20g，栝楼皮15g，大黄、浙贝母、鱼腥草、葶苈子、苦杏仁、芦根、桑白皮各10g。每天1剂，加水煎取药液200ml，分早、晚口服。治慢性阻塞性肺疾病急性加重伴呼吸衰竭证属痰热壅肺者。[叶丽君，朱夏玲. 清肺定喘泻热方联合中医个体化肺康复治疗慢性阻塞性肺疾病急性加重伴呼吸衰竭临床研究. 新中医，2021，53（24）：184–187]

（2）黄芪30g，肉桂6g，桃仁9g，红花9g，丹参30g，三七粉5g，大黄6g，水蛭9g。每日1剂，用500ml水，先用武火煮沸，再文火煎煮15~20分钟，取汁约300ml，分2次口服或鼻饲。治颈髓损伤合并呼吸衰竭属气虚血瘀者。[王凤英，宋青凤，尤莉莉.益气活血方对颈髓损伤合并呼吸衰竭患者呼吸系统的影响.广州中医药大学学报，2019，36（1）：36-40.]

（四）新疗法选粹

加味大承气汤保留灌肠联合无创通气治疗慢性阻塞性肺疾病急性呼吸衰竭

赵彩霞等在无创通气治疗的基础上应用加味大承气汤保留灌肠（大黄15g，芒硝10g，枳实30g，厚朴30g，黄芩15g，鱼腥草30g，以水煎取300ml，保留灌肠至少1小时，1次/天，5次/星期）。[赵彩霞.加味大承气汤保留灌肠联合无创通气治疗COPD急性呼吸衰竭临床研究.内蒙古中医药，2016，35（5）：98-99.]

（五）医家经验

1.洪广祥

洪广祥教授将呼吸衰竭分为热毒犯肺、痰火壅肺、腑结肺痹、气阴两竭、痰瘀阻肺、水凌心肺、喘脱等7种证型，分别采用清热解毒、泻火逐痰、通下救肺、益气救阴、祛痰行瘀、温阳利水、回阳固脱等7类治法，并结合其兼证、转归延伸出一系列应对方法，可为临床救治呼吸衰竭患者提供重要参考。[柯诗文，李少峰，朱伟，等.国医大师洪广祥中医救急经验浅析.中华中医药杂志，2019，34（5）：1965-1968.]

2.方邦江

上海名中医方邦江教授治疗慢性阻塞性肺疾病急性加重合并Ⅱ型呼吸衰竭经验丰富。患者表现为神志改变、烦躁、谵语、气促等肺性脑病症状，辨证为肺肾亏虚之喘证，治以理气温肺、化痰平喘之法，给予二陈汤合定喘汤加减。全方如下：黄芪30g，党参30g，白术9g，陈皮9g，制半夏9g，当归6g，柴胡9g，炙甘草6g，紫菀9g，款冬花9g，南沙参、北沙参各30g，黄芩15g，瓜蒌12g，桑白皮12g，苏子9g，

杏仁12g，川贝9g，五味子6g。经治疗2天后患者症状改善，神志转清，气促缓解。后改用补中益气汤加减，调养1周患者病情好转出院。[郭全，张英兰，曹敏.方邦江教授中西医结合治疗AECOPD并呼吸衰竭1例.2015年急诊学术年会暨中医急危重症学术研讨会，郑州：2015.]

五、预后转归

急性呼衰，一般原无肺部疾病，发生急骤，预后主要与抢救是否及时有关，在原发病得到控制之后，一般可以痊愈。但是不及时抢救，可危及生命。其并发症包括呼吸衰竭时，对机体各系统正常功能的影响以及各种治疗措施（主要是呼吸机治疗）带来的危害，如呼吸道感染、肺不张、呼吸机与肺损伤、气管插管及气管切开的并发症、肺水肿与水潴留、循环系统并发症、肾脏损伤和酸碱失衡等。

六、预防调护

（一）预防

呼衰是由哮病、肺胀、肺痨等病证发展而来，因此预防本病应首先预防以下各种病证。呼衰的发生与外感风邪、热毒、烧伤和金刃伤等创伤、感染邪毒、劳倦过度等有密切关系，甚至可以导致其复发。预防感冒、温病的发生，平素小心谨慎，预防意外伤害发生，对预防本病亦有重要意义。呼衰患者应增强体质，适应气候的变化，预防感冒的发生。

（二）调护

（1）保证呼衰患者的呼吸道通畅，改善肺泡气体交换，正确使用各种通气给氧装置。

（2）防止下呼吸道细菌污染，对建立人工气道，包括气管插管和气管切开套管

的患者，应及时清除导管内分泌物。

（3）加强患者的血流动力学监护，保证组织血液的有效灌注。严密监测血压、中心静脉压、心率及心输出量。

（4）保证患者血容量的同时，严格注意因快速大量输液可能发生的超负荷输液，严格记录液体和电解质出入量，以防止肺水肿或全身水肿的形成。

（5）定时翻身拍背，改换体位，防止痰液淤积、肺不张、感染及压疮。

（6）呼衰患者常有腹胀等脾胃失健的证候，中药汤剂宜浓煎，宜少量多次分服。若药进即吐者，可用生姜汁点舌，或口含糖姜片。若服药后胃脘不舒，宜增加服药次数，减少每次服药量，或改注射针剂。

（7）严密观察和记录呼衰患者的病情变化，对了解预后、确定治疗和护理原则有很大的帮助。必须经常注意患者的心搏次数和节律、血压、呼吸、出入量、面色、舌苔、脉象的变化。

（三）饮食调理

患者应忌食生冷、油腻、黏滞食物；夹痰者忌食甘甜，饮食以清淡滋补为宜，柔软易消化食物为佳，戒除烟酒嗜好。呼衰患者还可选用以下食疗方服用。

（1）杏仁粥　杏仁 15g，去皮尖，水研滤汁，同白米 50g，煮粥食用。功能镇咳平喘，用于痰浊阻肺之喘证。

（2）竹沥粥　取鲜竹，截段约 65cm，劈开，两端去节，以火烤中间，流出汁液，即煮竹沥。用粳米 100g 入竹沥 100~150ml，煮粥，每日服 2~3 次。功能清热化痰，用于痰热壅肺之喘证。

（3）人参粥　人参粉（或党参粉 30g），生姜 5 片，粳米 100g，煮稀粥，每天服 2~3 次。功能大补元气，补益肺脾，用于肺脾气虚之喘证。宜早、晚空腹服食，在服食期间，最好不要食用萝卜、茶叶；脾胃湿热者不宜服用。

（四）精神调理

本病病程较长且易反复发作，患者思想负担较重，因此精神调理十分重要。要耐心劝说患者树立信心，使其克服反复发作时的紧张情绪，平素应保持精神舒畅，尽量避免各种精神刺激，及时解决患者的疑虑，认真倾听患者的诉说，从而使患者能够良好地配合医护进行治疗，早日康复。

七、专方选要

1. 黄鱼承气汤

组成：大黄 15g（后下），枳实 15g，厚朴 15g，芒硝 9g（冲服），黄芩 15g，鱼腥草 30g。

服法：水煎，口服，或灌肠，日 1 剂。

主治：急性呼吸衰竭，症见呼吸喘促，发绀，腹胀，大便不通或便秘，意识障碍，舌暗红，苔黄腻，脉实有力。[翁燕娜，韩云，焦莉.应用黄鱼承气汤灌肠配合无创通气治疗急性呼吸衰竭临床疗效观察.辽宁中医药大学学报，2011，13（4）：226-227.]

2. 固本平喘汤

组成：炙麻黄 10g，黄芩 10g，地龙 10g，当归 10g，炙甘草 10g，苏子 15g，莱菔子 15g，淫羊藿 15g，补骨脂 15g，川芎 15g，丹参 15g，黄芩 30g。

服法：水煎服，日 1 剂，分次服用。

主治：慢性阻塞性肺疾病急性加重期合并 Ⅱ 型呼吸衰竭，证属痰热瘀阻、肺肾两虚。[赵明灯.固本平喘汤联合无创正压通气对慢性阻塞性肺疾病急性加重期合并 Ⅱ 型呼吸衰竭疗效研究.创伤与急危重病医学，2020，8（1）：38-41.]

主要参考文献

［1］葛均波，徐永健，王辰.内科学［M］.第

9 版. 北京：人民卫生出版社，2018.

[2] 严重急性低氧性呼吸衰竭急诊治疗专家共识组. 严重急性低氧性呼吸衰竭急诊治疗专家共识 [J]. 中华急诊医学杂志，2018，27（8）：844-849.

[3] 李希，刘黎. 重症呼吸衰竭患者治疗进展 [J]. 河北医药，2019，41（20）：3168-3172.

[4] 黄颖，蓝登科，张熹煜，等. 从痰瘀论治慢性阻塞性肺疾病急性加重期并呼吸衰竭 [J]. 长春中医药大学学报，2016，32（4）：742-744.

[5] 高洁，王元，张淑敏. ICU急性呼吸衰竭患者应用高流量氧疗疗效及中医辨证探讨 [J]. 世界中西医结合杂志，2018，13（10）：1448-1450.

[6] 刘文斌. 辨证分型联合西药治疗慢性阻塞性肺疾病急性加重呼吸衰竭随机平行对照研究 [J]. 实用中医内科杂志，2015，29（12）：146-148.

[7] 马丽亚，古丽扎·买买提. COPD急性加重期呼吸衰竭中医证候及证候要素分布规律临床研究与分析 [J]. 医药前沿，2017，7（2）：43-44.

第九节 急性呼吸窘迫综合征

急性呼吸窘迫综合征（ARDS）是指由各种肺内和肺外致病因素所导致的急性弥漫性肺损伤和进而发展的急性呼吸衰竭。主要是在严重感染、创伤、休克及烧伤等非心源性疾病过程中，肺毛细血管内皮细胞和肺泡上皮细胞损伤造成弥漫性肺间质及肺泡水肿，导致的急性低氧性呼吸功能不全或衰竭。是以难治性低氧血症、呼吸窘迫为特征的临床综合征。曾经将急性肺损伤（ALI）作为 ARDS 的临床早期阶段而单独诊断。而 2012 年 ARDS 新的柏林定义则将 ALI 作为轻度 ARDS 而统一纳入 ARDS。

急性呼吸窘迫综合征属于中医学"喘证""暴喘""喘脱"等病证范畴。

一、病因病机

（一）西医学认识

1. 流行病学

流行病学调查显示，急性呼吸窘迫综合征是临床常见危重症。根据 1994 年欧美联席会议制订的 ALI/ARDS 诊断标准提示，ALI 发病率为每年 18/10 万，ARDS 为每年 13/10 万~23/10 万。2005 年的研究显示，ALI、ARDS 发病率分别为每年 79/10 万和 59/10 万。提示 ALI、ARDS 发病率显著升高，明显增加了社会和经济负担，甚至可与胸部肿瘤、获得性免疫缺陷综合征（AIDS）、哮喘或心肌梗死等相提并论。

2. 病因及诱因

（1）病因 肺毛细血管内皮细胞和肺泡上皮细胞损伤造成弥漫性肺间质及肺泡水肿，导致急性低氧性呼吸功能不全或衰竭。以肺容积减少、肺顺应性降低、严重的通气/血流比例失调为病理生理特征。

（2）常见诱因 分直接肺损伤因素和间接肺损伤因素。前者包括严重肺部感染、胃内容物吸入、肺挫伤、吸入有毒气体、淹溺、氧中毒等；后者包括肺外严重感染、严重的非胸部创伤、重症胰腺炎、大量输血、体外循环、弥散性血管内凝血等。

3. 发病机制

ARDS 发病机制尚未完全阐明，尽管有些致病因素可对肺泡膜造成直接损伤，但 ARDS 本质是多种炎症指标及其释放的炎症介质和细胞因子间接介导的肺脏炎症反应。ARDS 是全身炎症反应综合征（SIRS）的肺部表现，SIRS 是指机体失控的自我持续放大和自我破坏的炎症瀑布反应；当 SIRS 启动时，机体也会同时启动一系列内源性抗炎介质，抗炎性内分泌激素引起的抗炎反应称为代偿性抗炎症反应综合征（CARS），正常情况下，机体 SIRS 和 CARS 处于相对平衡状态，当肺内以炎症细胞为主导的肺内炎症反应失控，肺泡上皮和肺毛细血管内皮细胞损伤，其通透性增加，导致大量富含蛋白质和纤维蛋白的液体渗出至肺间质和肺泡，从而形成非心源性肺水肿及透明膜。如果损伤修复过程正常有序进行，则可完成肺再上皮化和结构功能恢复；如果损伤修复过程异常无序，则向异常重塑和 ARDS 后肺纤维化演化，最终形成不可以逆转的纤维化病灶。

（二）中医学认识

中医没有 ARDS 的病名，在中医学中根据 ARDS 临床表现不同可归属于"喘证""暴喘""喘脱"等病证的范畴。本病主要病因病机为感受邪毒、外伤产褥、厥脱重症等导致肺气壅滞，肺失肃降，气机紊乱，肺举叶张，气逆于上，或肺气衰败，宗气外泄。

温热毒邪：温热毒邪入侵，邪热犯肺，肺失肃降，热邪灼液为痰，痰热壅肺，气分热盛，肺气痹阻上逆而致本病。肺与大肠相表里，肺热与肠道糟粕纠结，燥屎内停，腑气不通，浊气不得下泄而上熏于肺，气机升而不降，气逆而成本病。

外伤产褥：跌仆外伤，尤其是严重的挤压伤，损伤骨肉血脉，败血形成，或产褥之中，气血受伤，败血逆行，败血循经入肺贯心，壅塞于肺，肺失肃降，水津失布，津阻为饮，痰瘀相搏，壅阻于肺；或外伤直接损伤脏腑，真气受损，气伤则气机升降逆乱，肺失肃降，津液不得输布，痰湿内停，聚而成痰，痰随气逆，发为本病。

厥脱重症：阴阳不相顺接之厥证，或阴不维于阳，阳不系于阴的脱证，脏腑真气受伤，致使肾失纳气之职，脾失生气之能，心失气血

统运之功，肺气衰败，肺不主气，失于肃降，气机壅塞不通，逆于胸中，发为本病。

其他：大面积烧伤、吸入秽毒之气、大手术术后、溺水等直接伤肺，肺体肺络受损，气血失和，血结内瘀，瘀阻津渗为痰，痰瘀内阻，气道壅塞，从而发为本病。

二、临床诊断

（一）辨病诊断

临床主要依据症状、体征、肺功能的进行诊断，具体如下。

（1）症状

①发病 1 周以内，有已知的呼吸系统受损的临床表现或新 / 加重的呼吸系统症状。

②常规吸氧后低氧血症难以纠正。

（2）体征　肺部体征无特异性，急性期双肺可闻及湿啰音，或呼吸音减低。

（3）肺功能　氧合指数（PaO_2/FiO_2）≤ 300mmHg。

（4）诊断依据　ARDS 2012 柏林会议诊断标准：①急性起病，发病 1 周以内，有已知的呼吸系统受损的临床表现或新 / 加重的呼吸系统症状。②胸部影像（胸片或 CT），双肺透光度减弱，不能完全用肺内液体漏出，大叶 / 肺不张，或结节病变解释。③呼吸衰竭不能完全用心衰或液体输入过多解释的，在没有危险因素存在的情况下，需要做客观的检查（如心脏超声）以除外由于静脉压升高所致的肺水肿。④氧合功能，PaO_2/FiO_2 ≤ 300mmHg。分轻度（200mmHg < PaO_2/FiO_2 ≤ 300mmHg 和 PEEP 或 CPAP < 5cmH$_2$O）、中度（100mmHg < PaO_2/FiO_2 ≤ 200mmHg 和 PEEP ≥ 5cmH$_2$O）和重度（PaO_2/FiO_2 < 100mmHg 和 PEEP ≥ 10cmH$_2$O）。

（二）辨证诊断

望：呼吸急促，喘促不宁，或呼吸微

弱，动则气促，张口抬肩，精神萎靡，口唇发绀，舌红、绛、紫、淡、暗，苔黄、白、薄、厚、滑、腻。

闻：声音低弱，气味多无明显异常。

问：少气，短气，呼吸困难，胸部憋闷，口干，乏力。

切：肤温多正常，部分可发热或四末不温，脉滑、数、细、沉。

1.邪毒瘀滞，肺失宣降

呼吸急促，壮热躁动，或呕血便血，或大便秘结，或腹胀，舌红绛或紫暗，舌苔厚腻或焦躁，脉象滑数。

辨证要点：呼吸急促，或壮热躁动，或大便秘结，舌红绛或紫暗。

2.痰瘀闭肺，正虚喘脱

喘促不宁，神疲，甚者神识昏蒙，呛咳，甚者咳吐粉红泡沫痰，四末不温，舌紫暗，苔浊或腻，脉数无根。

辨证要点：喘促不宁，或神识昏蒙，或咳吐粉红泡沫痰，四末不温，脉数无根。

3.气阴两伤，痰湿瘀阻

动则气促、汗出，咳嗽咯痰，神疲乏力，纳呆，声低，舌暗偏淡，苔薄腻，脉细数或沉细。

辨证要点：动则气促，自汗乏力，舌淡暗，苔薄腻，脉细数。

三、鉴别诊断

（一）西医学鉴别诊断

1. ARDS 与心源性肺水肿鉴别

本病当除外心脏原因所致的肺水肿。心源性肺水肿多有高血压、冠心病等病史，可反复发作，发病急，端坐呼吸，咳白色泡沫痰，严重者可出现粉红色泡沫样痰，两肺可闻及广泛哮鸣音及大中水泡音，呈混合性呼吸困难；ARDS 起病前往往无心肺基础性疾病，发病进程相对缓慢，发绀明显，缺氧严重，但患者安静，呈平卧位。

治疗上，心源性肺水肿通常经强心、利尿、扩血管并控制诱发因素治疗后迅速缓解；ARDS 治疗较困难，其低氧血症呈进行性加重，难以纠正。

2. ARDS 与气胸鉴别

气胸主要临床表现为胸痛、呼吸困难，尤其是张力性气胸呼吸困难更为突出。但根据胸片检查可以鉴别。严重肺挫伤导致的气胸亦可并发 ARDS。

（二）中医学鉴别诊断

1. ARDS 与喘证鉴别

ARDS 属于中医喘证的范畴。由于 ARDS 的危重性和难治性，有别于一般的喘证。

2. ARDS 与心衰病鉴别

心衰多有胸痹、眩晕等疾病的基础，发病急剧，端坐呼吸，痰量多且色白有泡沫；而本病常有创伤、外感发热、脱证、急性脾心痛等病史，呼吸急促，但能平卧，痰量少。

四、临床治疗

（一）提高临床疗效的要素

1.中西合璧，协同增效

针对 ARDS，西医学的优势在于呼吸支持治疗，为病因的去除及机体自身恢复赢得时间。中医在整体及局部不同环节上可产生协同作用。如针对全身炎症反应综合征、针对微循环障碍、针对继发的免疫功能受损、针对胃肠功能等进行多环节的调治。

2.五脏相关，整体调节

虽然 ARDS 的主要病位在呼吸系统，但其发病既可因其他系统继发而来，又可累及其他系统，并发多器官功能障碍综合征。治疗 ARDS，当兼顾各器官系统，体现五脏相关，整体调节，尤其是肺肠同治。

（二）辨病治疗

1. 原发病治疗

治疗 ARDS 应积极控制原发病。感染是 ARDS 的常见原因，也是 ARDS 的首位高危因素，ARDS 又易并发感染，所以对所有患者都应怀疑感染的可能，除非有明确的其他导致 ARDS 的原因存在。治疗上宜选择广谱抗生素。

2. 呼吸支持治疗

呼吸支持治疗是抢救 ARDS 患者的重要手段，视病情轻重采用一般氧疗、机械通气及体外膜氧合治疗。

（1）氧疗　ARDS 患者吸氧治疗的目的是改善低氧血症，使动脉血氧分压（PaO_2）达到 60mmHg 以上或 $SaO_2 \geqslant$ 90%。首先使用鼻导管，当需要较高的吸氧浓度时，可采用可调节吸氧浓度的文丘里面罩或带贮氧袋的非重吸式氧气面罩。

（2）无创机械通气　无创机械通气（NIV）可以避免气管插管和气管切开引起的并发症。尚无足够的资料显示 NIV 可以作为 ARDS 导致的急性低氧性呼吸衰竭的常规治疗方法。轻度氧合障碍的患者早期可尝试无创机械通气。如不能改善病情，应及时开放气道进行有创机械通气。

（3）有创机械通气

①机械通气的时机选择：ARDS 患者经高浓度吸氧仍不能改善低氧血症时，应行气管插管进行有创机械通气。ARDS 患者应积极进行机械通气治疗。

②肺保护性通气：对 ARDS 患者实施机械通气时应采用肺保护性通气策略，气道平台压不应超过 30~35cmH_2O。

③肺复张：目前临床常用的肺复张手法包括控制性肺膨胀、呼气终末正压（PEEP）递增法及压力控制法（PCV 法）。

④PEEP 的选择：应使用能防止肺泡塌陷的最低 PEEP，应用 PEEP 时应注意以下方面。①对血容量不足的患者，应补充足够的血容量以代偿回心血量的不足，同时不能过量，以免加重肺水肿。②从低水平开始，先用 5cmH_2O，逐渐增加至合适的水平，争取维持 $PaO_2 >$ 60mmHg 而 $FiO_2 < 0.6$。一般 PEEP 水平为 8~18cmH_2O。

⑤自主呼吸：ARDS 患者机械通气时应尽量保留自主呼吸。

⑥半卧位：若无禁忌证，机械通气的 ARDS 患者应采用 30°~45° 半卧位。

⑦镇静镇痛与肌松：对机械通气的 ARDS 患者，应制定镇静方案（镇静目标和评估），重症 ARDS 患者必要时可使用肌松剂。

（4）体外膜肺氧合治疗　重症 ARDS 患者可视条件开展体外膜肺氧合治疗。

3. 药物治疗

（1）液体管理　在保证组织器官灌注的前提下，应实施限制性的液体管理，有助于改善 ARDS 患者的氧合和肺损伤。存在低蛋白血症的 ARDS 患者，通过补充白蛋白等胶体溶液和合理应用利尿剂，有助于实现液体负平衡，并改善氧合。

（2）糖皮质激素　不推荐应用大剂量糖皮质激素预防和治疗 ARDS。

（3）一氧化氮（NO）吸入　不推荐吸入 NO 作为 ARDS 的常规治疗。

4. 连续性血液净化

其作用机制是 ARDS 患者血液中存在大量中分子的炎性介质，如肿瘤坏死因子、白细胞介素 -1、白细胞介素 -6、白细胞介素 -8，可加重或导致肺及其他脏器功能障碍或衰竭。在高容量血液滤过的情况下，可通过对流机制清除大部分相对分子质量为 10000~300000 的中分子细胞因子，还可通过吸附机制清除炎症细胞因子。连续性血液净化可改善 ARDS 患者的换气功能，提高血氧饱和度，甚至清除炎性因子和改善病理状况，对 ARDS 有一定治疗作用。

（三）辨证治疗

1. 辨证论治

（1）邪毒瘀滞，肺失宣降

治法：泻肺平喘，化痰降逆。

方药：麻杏石甘汤合葶苈大枣泻肺汤合血府逐瘀汤加减。

麻黄 6g，苦杏仁 10g，生甘草 10g，生石膏 30g（先煎），葶苈子 15g，大枣 10g，当归 10g，桃仁 6g，红花 10g，枳壳 10g，赤芍 10g，柴胡 6g，桔梗 10g，川芎 6g。

若腑实便秘，加生大黄 6g（后下），牛蒡子 15g，瓜蒌子 30g。

（2）瘀痰闭肺，正虚喘脱

治法：扶正固脱，祛邪开闭。

方药：参附汤加味。

生晒参 15g（另炖），炮附子 10g（先煎），紫石英 30g（先煎），牡蛎 30g（先煎），山茱萸 30g，紫菀 15g，陈皮 10g。

若痰多色白，肢肿难消，加干姜 10g，炒白术 15g，茯苓 30g。

（3）气阴两伤，痰湿瘀阻

治法：补益气阴，化痰祛湿，活血通络。

方药：生脉散合二陈汤合桃红四物汤加减。

西洋参 15g（另炖），麦冬 10g，五味子 6g，生白术 10g，茯苓 10g，橘红 10g，紫菀 15g，地黄 10g，法半夏 10g，桃仁 6g，红花 10g，枳壳 10g，赤芍 10g，生甘草 5g。

若痰多质黏难咯，加海蛤壳 15g（先煎），百部 15g，紫苏子 15g。

2. 外治疗法

针刺治疗：治疗继发性 ARDS 患者，主穴取内关，用提插泻法；人中穴用雀啄泻法，刺激以患者眼睑潮湿或泪出为度。辅穴取肺俞，直刺 0.3 寸，用捻转补法；丰隆直刺 0.5~1 寸，用捻转泻法；气舍直刺 0.3~0.4 寸，用捻转补法。

3. 成药应用

临床可辨证选用血必净注射液、痰热清注射液、参附注射液等。

（1）血必净注射液　血必净注射液 50ml 加 0.9% 生理盐水 100ml 静脉点滴，每天 2 次。适用于早期 ARDS 患者，用于改善早期 ARDS 患者氧合。

（2）痰热清注射液　痰热清注射液 20~40ml，加入 5% 葡萄糖注射液或 0.9% 氯化钠注射液 250~500ml，静脉滴注，每日 1 次。适用于 ARDS 早中期证属痰热阻肺患者。

（3）参附注射液　参附注射液 20~100ml，用 5%~10% 葡萄糖注射液 250~500ml 稀释后使用，每日 1~2 次。适用于 ARDS 中晚期阳气暴脱的喘脱证患者。

4. 单方验方

（1）大黄 10g，厚朴 20g，枳实 14g，芒硝 5g，桃仁 5g，藏红花 6g，赤芍 12g，甘草 12g。加 500ml 清水，用文火煎煮后，取 200ml 药汁分 2 袋密封后服用，早、晚各 1 袋，连续服用 7 天。适用于 ARDS 符合暴喘证者。[陈飞. 化瘀通腑汤方加减辅治急性呼吸窘迫综合征临床观察. 实用中医药杂志，2022，38（2）：216-218.]

（2）丹参 10g，连翘 10g，栀子 10g，赤芍 15g，牡丹皮 15g，桃仁 10g，茯苓 10g，当归 10g，五味子 10g。早、晚口服或鼻饲，每次服用 100ml，疗程为 14 天。适用于 ARDS 属气滞饮停、水瘀挟热者。[原艺. 化瘀逐饮方治疗急性呼吸窘迫综合征 50 例临床研究. 山东中医药大学学报，2020，44（4）：414-418.]

（四）新疗法选粹

1. 细辛脑联合沐舒坦治疗急性呼吸窘迫综合征

施淑静等将 120 例急性呼吸窘迫综合征

患者分为对照组、细辛脑组、沐舒坦组与联合组4组，每组各30例，4组均接受西医常规治疗措施，细辛脑组细辛脑的用法是：将0.5mg/kg的此药加入到100ml浓度为5%的葡萄糖注射液中，对患者进行静脉滴注，每天用药1次。沐舒坦组沐舒坦的用法是：将7.5mg/kg的此药加入到100ml的生理盐水中，对患者进行静脉滴注，每天用药1次。联合组的两组药物用法中细辛脑的用法与细辛脑组患者相同，沐舒坦的用法与沐舒坦组患者相同。经治疗7天后，细辛脑组患者与沐舒坦组患者血管内皮生长因子（VEGF）和与降钙素原（PCT）的水平均低于对照组患者，联合组患者VEGF和PCT的水平均低于其他三组患者，提示对ARDS患者在常规治疗的基础上，加用细辛脑与沐舒坦治疗可改善患者的VEGF与PCT水平，缓解病情。［施淑静，崔峰，黄芳，等．用细辛脑与沐舒坦对急性呼吸窘迫综合征患者进行治疗对其VEGF与PCT水平的影响．当代医药论丛，2019，17（12）：155-156.］

2.血必净联合抗凝治疗急性呼吸窘迫综合征

储然将86例ARDS患者随机分为试验组和对照组2组，每组各43例。两组患者均接受西医常规治疗，对照组：在常规治疗上给予低分子肝素持续泵入，剂量保持在5~10U（kg·h）之间，7天为1个疗程；观察组则在对照组治疗基础上联合血必净治疗，将50ml血必净注射液加入到100ml的生理盐水中静脉滴注，1次/12小时，7天为1个疗程，两组患者均治疗1个疗程后，观察组患者的凝血功能、肺功能均优于对照组，机械通气时间和ICU平均住院时间较对照组显著较短，死亡率也低于对照组。［储然．血必净联合抗凝治疗急性呼吸窘迫综合征的临床观察．血栓与止血学，2017，23（3）：445-447，450］

（五）医家经验

1.刘尚义

国医大师刘尚义认为本病病位在肺，病性属肺气不利，痰浊（热）内阻，由浅入深，积久骤变，最后形成痰瘀壅肺，气不肃降，急性期多见痰热壅肺，气机不利，后期多见肺胃阴伤，余邪未去，统属正气不足，痰毒瘀互结，气机不利贯穿于全病程中，治疗当以宣畅肺气、祛湿化痰为总治则，其中调畅气机是重点，尽快恢复肺宣发肃降功能，所谓"肺主一身之气，气化则湿亦化也"。早、中期以调理肺气为法，总结创立保金立甦汤临证加减；晚期以泄热存阴为原则，正所谓"救阴不在血，而在津与汗，留得一分津液，便有一分生机"，常用沙参麦冬汤、青蒿鳖甲汤、大补阴丸加减化裁。［李兰，杨柱．国医大师刘尚义治疗肺衰病经验．时珍国医国药，2017，28（5）：1227-1228.］

2.韩云

韩教授认为本病属于中医"暴喘"范畴，多属本虚标实之证，以实热为主，治以清热祛邪为要，兼以益气宣肺，化痰平喘，但临床这类危重患者单用清热宣肺之法难以收效，原因在于肺与大肠相表里，肺失宣降致气和津不下达，大肠传导失司，糟粕内阻，腑气不通，浊气上逆乘肺，加重肺气壅塞，上逆为喘，肺气壅塞与腑气不通之间相互影响，形成恶性循环。此外，热毒内陷脏腑，损伤正气，加之脏腑功能失调，尤其是腑气不通，浊邪不得排泄，内生浊邪与外来热毒搏结，进一步耗伤元气，致使脏腑虚衰。治疗当从整体出发，肺肠同治，通下为主，兼以益气扶正，攻补兼施，祛邪不伤正，补虚不留寇，并密切注意治疗后气促、痰液、发热、大便排出情况，慎防病机传变。［周耿标，赖芳，韩云．韩云教授宣肺调肠方治疗脓毒症急

性呼吸窘迫综合征临证经验. 世界中西医结合杂志, 2019, 14（5）: 633-635.]

五、预后转归

ARDS 病因复杂, 如各种创伤、多种感染均可导致疾病的发生, 病情凶险, 病死率高。文献报道提示 ARDS 的病死率为 36%~44%。预后与原发病和疾病的严重程度明显相关。继发于感染性脓毒症或免疫功能低下患者并发条件致病菌引起的肺炎患者预后极差。ARDS 单纯死于呼吸衰竭者仅占 16%, 49% 的患者死于多器官功能障碍综合征。另外, 老年患者（年龄超过 60 岁）预后不佳。有效的治疗策略和措施是降低病死率及改善预后的关键因素。ARDS 协作网在 1997 年至 2009 年期间开展的临床试验显示, ARDS 的病死率呈现明显的下降, 这可能与采取的允许性高碳酸血症和保护性肺通气策略、早期应用抗生素、预防溃疡和血栓形成、良好的液体管理、营养支持和其他脏器支持等措施有关。ARDS 存活者大部分肺功能完全恢复, 部分遗留肺纤维化, 但多不影响生活质量。

六、预防调护

本病死亡率极高, 因此早期预防、早期治疗十分重要。重症感染、多发伤、烧伤、重症胰腺炎等易并发本病, 应注意观察患者的呼吸频率, 监测血气, 出现氧合指数低于 300 时, 就应及早加以干预, 避免病情进一步加重而预后不良。

（一）预防

（1）对于体虚患者, 应适度进行体育锻炼, 增强体质, 可口服玉屏风散以益肺固表。

（2）积极预防上呼吸道感染, 平时避免受寒, 有计划进行耐寒锻炼, 减少感冒等病的发生。

（3）平素有吸烟、酗酒不良习惯者应尽量控制, 多进行户外运动, 呼吸新鲜空气和进行有氧运动。

（二）调护

（1）休息　患者应注意生活起居的卫生, 保持居室清洁、空气清新, 避免疲劳和剧烈运动。

（2）饮食　多吃新鲜水果, 忌烟, 戒酒, 禁食辛辣等有刺激性的食品。宜多食山药、沙参、麦冬、玉竹、太子参、薏苡米、银耳、雪梨等性质平和, 兼有补益之效的药材或食物。

（3）精神调理　大部分轻、中度病情的患者经过合理治疗能极大地改善生活质量, 甚至达到痊愈的目的。因此医护人员要使患者情绪保持稳定, 克服其对疾病的悲观失望情绪, 帮助患者树立同疾病斗争的信心, 使其较好地配合诊疗过程, 从而达到更好的治疗效果。

七、专方选要

1. 小青龙汤

组成: 麻黄 10g, 细辛 3g, 干姜 10g, 五味子 10g, 芍药 15g, 桂枝 10g, 半夏 10g, 炙甘草 10g。

服法: 水煎服, 日 1 剂, 分次口服。

主治: 急性呼吸窘迫综合征证属寒饮阻肺。[原艺. 小青龙汤加减治疗急性呼吸窘迫综合征的临床研究. 中西医结合研究, 2019, 11（2）: 57-60.]

2. 升降理肺汤

组成: 麻黄 6g, 杏仁 9g, 大黄 6g, 姜黄 12g, 僵蚕 9g, 蝉蜕 9g。

服法: 水煎服, 日 1 剂, 分次口服或鼻饲。

主治: 脓毒症合并急性呼吸窘迫综合征, 证属热毒瘀壅滞, 肺失宣降。[李国臣, 田正云, 张飞虎, 等. 升降理肺汤治疗脓

毒症相关性急性呼吸窘迫综合征的临床研究．中国中医急症，2019，28（8）：1321-1323．］

主要参考文献

［1］葛均波，徐永健，王辰．内科学［M］．第9版．北京：人民卫生出版社，2018．

［2］隋博文，李明爽，任聪林，等．从肺损络伤探讨急性呼吸窘迫综合征中医治疗进展［J］．辽宁中医药大学学报，2019，21（1）：18-20．

［3］骆长永，王双，李雁．从"毒、瘀、虚"论治急性呼吸窘迫综合征探析［J］．中国中医急症，2017，26（5）：823-826．

［4］苏景深，刘恩顺，赵鑫民．急性肺损伤/急性呼吸窘迫综合征中医药治疗研究进展［J］．吉林中医药，2019，39（5）：696-700．

［5］李晓霞，卢笑晖．"肺与大肠相表里"——大承气汤峻下热结方剂与急性呼吸窘迫综合征临床研究概况［J］．实用中医内科杂志，2016，30（4）：119-121．

［6］闫丽娜，傅强，杜超，等．阳明腑实证合并急性肺损伤/急性呼吸窘迫综合征患者预后因素分析：附206例多中心报告［J］．中华危重病急救医学，2015（7）：548-551．

［7］杨华，白少华，马美星．活血化瘀药物穴位贴敷联合低分子肝素治疗急性呼吸窘迫综合征疗效观察［J］．现代中西医结合杂志，2017，26（34）：3831-3834．

第十节　自发性气胸

自发性气胸是指无外伤或人为因素情况下，脏层胸膜破裂，或者因靠近肺表面的肺大泡破裂，造成气体进入胸膜腔导致胸腔积气的病理状态。自发性气胸可分为原发性（特发性）自发性气胸（PSP）和继发性自发性气胸（SSP）两种类型。

西医学气胸一病与中医的"肺胀""喘促""胸痹""咳嗽"有一定关系，它们的症状和体征极其相似。

一、病因病机

（一）西医学认识

1. 流行病学

近年来，我国环境污染问题日益严重，空气质量不断下降，人均身高普遍增加，自发性气胸的发病率呈逐渐上升的趋势。在普通人群中，原发性自发性气胸的发病率约为9/10万，多见于中青年人，大多在20~30岁；在吸烟人群中，发病率增高，男性多于女性，比率为（4~6）∶1；对于继发性自发性气胸，多数患者为男性，大于45岁，多有明显的肺部疾患。英国胸科协会2010年发布的自发性气胸管理指南强调戒烟可减少气胸的复发率；气胸不一定是过劳引起的。

2. 病因

（1）原发性气胸　其发生原因和病理机制尚未十分明确。大多数认为与肺大疱、体型、胸廓等因素有关。

①肺大疱：胸膜下各种原因引起的微小疱或肺大疱形成并破裂引起原发性自发性气胸。肺大疱的形成原因有非特异性炎症、肺弹力纤维先天性发育缺陷、遗传因素等。

②身高和体型：瘦长体型青年体瘦且胸肌多不发达，更依赖腹式呼吸，膈肌活动幅度较大，在屏气用力等剧烈活动时，膈肌活动幅度突然增加，肺尖处的胸内负压陡增，对胸顶的粘连索带产生突然的直接或间接的拉力，由于肺组织较胸膜疏松，故易在肺侧造成撕裂从而形成破裂口。

③扁平型胸廓：胸廓扁平者与正常胸廓相比弧度明显减少，当胸壁在同样大气压的作用下，肺组织受到的压力或冲击力要大于正常胸廓者；外力作用时肺尖部受

到的压力最大,这是易在肺尖部出现肺小疱的另一原因。

（2）继发性气胸　其产生机制是在其他肺部疾病的基础上,形成肺大疱,或直接损伤胸膜。常在 COPD 或炎症后纤维病灶（如矽肺、慢性肺结核、弥漫性肺间质纤维化、囊肿性肺纤维化等）的基础上,细支气管炎症狭窄、扭曲,产生活瓣机制而形成肺大疱。肿大的气泡因营养、循环障碍而退行性变性。在咳嗽、打喷嚏或肺内压升高时,导致大疱破裂引起气胸。

3.发病机制

气肿样改变是原发性自发性气胸的病理生理学基础。原发性自发性气胸的病理表现主要体现在肺大疱上典型的肺大疱在镜下可见肺泡囊状扩张,呈气球样改变,囊壁为胶原结缔组织,肺泡腔间隔断裂,肺泡扩张,并相互融合成较大的腔隙。Vanderscheren 根据肺大疱和病变组织的粘连程度,其分为 4 级：Ⅰ级为内镜下见肺组织无明显异常；Ⅱ级为气胸伴有脏层、壁层胸膜的粘连索带形成,但没有肺大疱,表明以往有气胸史；Ⅲ级为脏层胸膜下有直径 < 2cm 的肺大疱；Ⅳ级有多个直径 > 2cm 的肺大疱。原发性自发性气胸病理类型多为Ⅰ级和Ⅲ级,Ⅳ级多见于继发性自发性气胸。

（二）中医学认识

肺为"华盖",在五脏六腑中位置最高,覆盖诸脏,上通鼻窍,外合皮毛,与外界相通,且又为"娇脏",在易受外邪入侵的同时本身也不耐邪气之侵,当耗损不藏时,易产生虚证。本病发病多因久病肺虚或素体不强,每因再感外邪或受金刃外伤而发。

1.素体不强

多为先天不足,肾气虚弱致使肺卫不固,易受邪侵,肺失宣降而发病。

2.久病肺虚

内伤久咳,哮喘、肺胀、肺痨等疾患迁延失治,痰浊内生,肺气闭阻,日久耗伤肺气阴,肺不主气而发病。

3.复感外邪

肺虚外邪乘虚入侵,引动痰饮宿疾,致肺失宣发肃降,气机逆乱,肺气郁闭,上焦壅塞,脉络痹阻,病情急剧恶化,而见气急、剧咳、胸痛。

4.外伤损肺

金刃之外伤致肺体失用,宣降失司。

本病以肺脏虚损为基础,病位以肺为主,肺气亏虚是自发性气胸发病的根本因素,反复发作亦可损伤脾、肾,故此病亦与脾、肾相关。另外,少阳胆经受病,肝郁气滞,木火刑金,也可发为此病。病本在肺,肺气亏虚为最基本的病理因素,故本病病机总为肺气亏虚致气机升降失调,气血运行缓慢而积于胸部,日久肺膜不固,破损发为气胸。因其肺叶破损为虚,积气于胸为实,故为本虚标实之证,在本为肺气亏虚,在标为气滞、血瘀等。

二、临床诊断

（一）辨病诊断

自发性气胸的临床症状与气胸发生的速度、胸腔内的气体量、气胸的临床类型、是否双侧同时发病、肺脏及身体原来的健康状况及有无因此导致的并发症等因素相关而表现出轻、重、缓、急各不相同。本病诊断主要依靠病史、症状、体征及胸部 X 线检查,一般诊断不难。

1.病史

可有先天性肺发育不良、慢性支气管炎、严重哮喘、肺气肿、肺癌等基础性肺部疾病,发病前有持重物、屏气、剧烈运动等诱发因素,也有患者在正常活动或安静休息时发生,偶有在睡眠中发生气胸者。

2. 症状

多起病急骤，突发性胸痛、胸闷与呼吸困难为最早和最突出的症状，胸痛为针刺样或刀割样，持续时间短暂，双侧气胸、胸腔积气量大或原已有较严重的基础疾病（慢性阻塞性肺疾病等）者，以呼吸困难为突出表现。患者偶可出现刺激性咳嗽，病情严重者可出现大汗淋漓、血压下降甚至休克。

3. 体征

取决于积气量的多少和是否伴有胸腔积液。胸腔内积气量较多时，患者可出现气管移向健侧，患侧胸廓膨隆，呼吸动度及触觉语颤减弱，叩诊闻及过清音或鼓音，心或肝浊音界缩小或消失，听诊呼吸音减弱或消失等体征。胸腔内积气较少时体征不明显，尤其存在慢性阻塞性肺疾病等基础疾病的患者更难确定。当左侧少量气胸或纵隔气肿时，可出现 Hamman 征（Hamman 征为在左心缘处听到与心跳一致的气泡破裂音）。

4. X 线检查

气胸典型 X 线表现为患者肺向肺门萎陷，或呈圆球形阴影，气胸部分肺野透明度增加，肺纹理消失，压缩的肺外缘可见发线状的脏胸膜阴影随呼吸内外移动。气管、纵隔、心脏向健侧移位。

5. 分型

根据胸腔内压力测定，气胸可分为以下三型。

（1）闭合性气胸（也称单纯性气胸） 肺表层破口已闭合，一般积气量不大，抽气后胸腔内即可维持负压。

（2）开放（交通）性气胸 破口尚未闭合，胸腔与支气管相通，胸腔内压力维持在零上下，抽气后观察数分钟仍无变化；

（3）张力（高压）性气胸 破口呈活瓣性阻塞，空气只进不出。胸腔内压力为正压。抽气至负压后不久又变为正压。

6. 气胸容量的测定

胸部 X 片定量气胸的容量准确性较差，胸部 CT 扫描的准确性几乎为 100%。但对于大多数就诊的气胸患者来说，首选的还是胸部 X 片检查。英国胸科协会 2010 年发布的自发性气胸管理指南指出气胸定量如下：测量肺边缘至侧胸壁的距离，小于 2cm 为小量，大于等于 2cm 为大量。美国胸内科医师学会指南：测量肺尖至胸廓顶部的距离，小于 3cm 为小量，大于等于 3cm 为大量。英国胸科协会 2010 年发布的自发性气胸管理指南认为，美国胸内科医师学会指南取肺尖至胸廓顶部≥ 3cm 判断为大量气胸有过判的可能。我们在临床实践中，多在胸部 X 片提示肺压缩范围 < 5% 时夹管观察，其后行胸部平扫 CT，明确肺压缩范围；但研究指出，CT 与胸片对气胸定量诊断的相关性很差（r=0.71）。这点值得我们临床医师注意。

（二）辨证诊断

望：呼吸气促，呼吸窘迫，或呼吸微弱，面色㿠白，呼多吸少，气不得续，吐字费力或困难，烦躁或萎靡，舌淡、暗，苔薄、白、滑、腻。

闻：语声低沉或低微，气味多无明显异常。

问：突然剧痛，刺痛或胀痛，难以忍受或胸部憋闷、堵塞感，呼吸费力。

切：肤温多正常，脉虚、数、细、弦、涩。

1. 肺气虚证

喘促，面色㿠白，自汗畏风，气短语声低怯，倦怠懒言，咳嗽，咳白稀痰，舌质淡胖，苔薄白，脉虚弱。

辨证要点：喘促，气短，自汗，舌淡胖，脉虚弱。

2. 肾虚不纳证

气急喘促，胸部憋闷或痛，呼多吸少，

气不得续,舌淡苔白或黑而润滑,脉细弱或沉弱。

辨证要点:喘促,呼多吸少,舌淡苔白或黑而润滑。

3. 气滞血瘀证

外伤久病,喘促胸痛,舌质紫暗,有瘀斑,苔薄,脉弦涩。

辨证要点:喘促,外伤久病后,胸痛,舌质紫暗,脉涩。

三、鉴别诊断

(一)西医学鉴别诊断

自发性气胸中局限性或包裹性气胸应与巨型肺大疱相鉴别,另外应与支气管哮喘、COPD、心肌梗死、肺栓塞等疾病相鉴别。

1. 局限性或包裹性气胸与巨型肺大疱相鉴别

两者在症状、体征和 X 线胸片上均类似;不同点:肺大疱病史长,症状发生缓慢;而气胸病史短,症状往往突然发生。肺大疱气急不剧烈,大疱气腔呈圆形或卵圆形,位于肺野内;而气胸为带状气影,位于胸部外带胸膜腔内。肺上部大疱可见基底缘向下凹陷,下缘下外方肺组织向上外方伸延,而上胸部包裹性气胸其外下方气影向外下方倾斜。肺大疱若在下叶,则肋膈角圆钝,贴近胸壁处可见到被挤压的肺组织和(或)胸膜,气腔内无液平面。而气胸患者肋膈角可见到液平面。

2. 自发性气胸与支气管哮喘和阻塞性肺气肿鉴别

均有气急和呼吸困难,当呼吸困难突然加重伴有针刺样胸痛时,要考虑并发气胸的可能,X 线检查可以鉴别。

3. 自发性气胸与急性心肌梗死鉴别

急性心肌梗死亦有急性胸痛、胸闷、呼吸困难、休克等表现,但常有高血压、动脉硬化等病史。体征和 X 线检查有助于鉴别。

4. 自发性气胸与肺栓塞鉴别

肺栓塞有胸痛、呼吸困难和发绀等类似自发性气胸的临床表现,但患者常有低热和咯血,并常有下肢或盆腔栓塞性静脉炎、骨折、心房纤颤,且多为长期卧床的老年患者,X 线检查、肺血管造影可鉴别。

(二)中医学鉴别诊断

自发性气胸需与中医哮证、喘证及肺胀相鉴别:自发性气胸与哮证、喘证及肺胀均以咳而上气、喘满为主症,有类似之处。区别言之,自发性气胸多起病急骤,除喘促以外,多伴有突发胸痛,胸痛为针刺样或刀割样,持续时间短暂;肺胀是多种慢性肺系疾病日久积渐而成,除咳喘外,尚有心悸、唇甲紫绀、胸腹胀满、肢体浮肿等症状;哮证是呈反复发作性的一种疾病,以喉中哮鸣有声为特征;喘是多种慢性疾病的一个症状,以呼吸气促困难为主要表现。

(三)气胸临床病情的判断

临床收治的气胸患者,有的症状明显,如气促、胸痛甚至休克;有的症状轻微,甚至无任何不适。正确地判断病情,及时准确地给予对症处理从客观上减轻了患者的痛苦,也减少了气胸的死亡率。英国胸科协会 2010 年发布的自发性气胸管理指南根据病情轻重,将气胸分为稳定型和不稳定型。稳定型:①呼吸 < 24bpm。②心率 HR 60~120bpm。③血压正常。④不吸氧时 SaO_2 > 90%。⑤两次呼吸间说话成句。不稳定型:不符合以上稳定型标准。

四、临床治疗

(一)提高临床疗效的要素

(1)休息,氧疗。

（2）迅速解除胸腔内正压。立即解除胸腔内正压，改善呼吸困难，纠正低氧血症，预防并发症及抢救患者生命。根据气胸的不同类型适当排出胸腔积气，以解除胸腔积气对呼吸、循环所造成的障碍，缓解临床症状，使压缩的肺脏尽早复张，恢复功能，防止复发。

（3）同时要治疗并发症和原发病，可配合中药治疗。

（二）辨病治疗

自发性气胸的治疗原则为排出胸腔内积气并促进气体的吸收，控制胸内压力，解除肺部受压，闭合创口，促进其愈合，促进患者肺复张，同时消除病因，减少或避免并发症及其复发。在确定治疗方案时，应考虑症状、体征、X线变化（肺压缩的程度、有无纵隔移位）、胸膜腔内压力、有无胸腔积液、气胸发生的速度及原有的肺功能状态、首次发病抑或复发等因素。

1. 一般处理

气胸患者应绝对卧床休息，吸氧，营养支持，避免用力，保持大便通畅，予解痉平喘剂，剧烈咳嗽者应用镇咳及镇静剂，存在感染者予抗感染治疗等，使肺活动减少，有利于气体吸收。一般治疗适用于首次发作，肺萎陷在20%以下，不伴有呼吸困难者。单纯卧床休息，每日可吸收气胸容积的1.25%。吸氧后可增加气胸吸收的速度，如面罩吸氧，氧流量3L/min，可使胸膜腔内气体每日吸收率提高达4.2%，从而缩短肺复张的时间，其机制是提高血中氧分压，使血氮分压下降，从而增加胸膜腔与血液间的血氮分压差，促使胸膜腔内的氮气向血液转递（氮-氧交换），加快肺复张。此法应注意氧中毒的发生，避免持续吸入高浓度的氧。如经1周治疗肺仍然不复张者，则需要采用其他治疗措施。

多项临床研究表明，单侧肺压缩＜15%的稳定型患者，给予临床观察及吸氧治疗，24~48小时复查胸片，如无压缩范围增多，则绝大部分患者无须胸腔穿刺抽气或胸腔闭式引流，胸腔内游离气体可自然吸收；单纯吸氧观察的小量气胸患者复发率与胸腔抽气和闭式引流患者无明显差异。

2. 排气疗法

适用于呼吸困难明显、肺压缩程度较重的患者，尤其是张力型气胸需要紧急排气者。

（1）胸膜腔穿刺抽气法　用气胸针在患者患侧锁骨中线第2肋间或腋下区第4、第5或第6肋间于皮肤消毒后直接穿刺入胸膜腔，随后连接50ml或100ml注射器，或人工气胸机抽气并测压，直至患者呼吸困难缓解为止。张力型气胸病情紧急，又无其他抽气设备时，为了抢救患者生命，可用粗针头迅速刺入胸膜腔以达到暂时减压的目的。

（2）胸腔闭式引流术　单纯气胸者通常选择第2肋间插入引流管；局限性气胸或有胸膜粘连者，应行X线透视定位插管；液气胸需排气排液者，多选择上胸部插管引流，有时需置上、下两根引流管。

（3）胸膜粘连术　由于自发性气胸的复发率高，为了预防复发，用单纯硬化剂、免疫赋活剂、纤维蛋白补充剂、医用黏合剂及生物刺激剂等引入胸膜腔，使脏层和壁层两层胸膜粘连，从而消灭胸膜腔间隙，使空气无处积存，即所谓"胸膜固定术"。本方法的缺点是①刺激性较大，易引起感染。②肺原发病灶仍保留，遗有后患。③部分刺激剂效果不肯定，部分牢固粘连，给今后开胸手术带来极大困难。

（4）肺或大疱破口闭合法　在诊断为肺气肿大疱破裂而无其他的肺实质性病变时，可在不开胸的情况下经内镜运用激光器或黏合剂使裂口闭合。包括经纤维支气管镜用药法、胸腔镜法、支气管堵塞法等。

（5）外科手术疗法　手术目的是控制肺漏气，处理肺病变，使脏层和壁层胸膜粘连以预防气胸复发。近年来随着胸腔外科手术方式的改进及手术器械的完善，尤其是电视辅助胸腔镜器械和技术的进步，手术处理自发性气胸已成为安全可靠的方法。外科手术可以消除肺的破口，又可以从根本上处理原发病灶，如肺大疱、支气管胸膜瘘、结核穿孔等，或通过手术确保胸膜固定，因此是治疗顽固性气胸的有效方法，也是预防复发的最有效措施。英国胸科协会2010年发布的自发性气胸管理指南建议，对于难治性或复发性气胸，开胸外科手术部分胸膜切除术是最有效的治疗方法（复发率约1%）。常用的手术方法有肺大疱缝扎术、肺大疱切开缝合术、壁层胸膜广泛剥脱及化学性烧灼、肺切除术、胸膜剥脱术等。

3.并发症及其处理

（1）脓气胸　大多并发于感染性肺炎，尤其是坏死性肺炎，如金黄色葡萄球菌、肺炎杆菌、铜绿假单胞菌等引起的肺炎、结核，或由于食管穿孔致胸腔的感染。需要及时抽脓和排气，同时积极进行抗感染治疗。

（2）血气胸　气胸伴有胸膜腔内出血常与胸膜粘连带血管断裂有关，肺完全复张后，出血多能自行停止，若出血不止，除抽气排液及适当输血外，应考虑开胸结扎出血的血管。

（3）纵隔气肿和皮下气肿　由于肺泡破裂逸出的气体进入肺间质，形成间质性肺气肿。肺间质内的气体沿血管鞘进入纵隔，造成纵隔气肿。纵隔气体也会沿着筋膜进入颈部皮下组织，甚至进入胸部和腹部的皮下组织，导致皮下气肿。大多数患者只需要对症治疗及休息，但应严密观察。

若发现气体明显压迫心脏，可在局部麻醉下于颈部胸骨上切迹处作皮肤切口，分离皮下组织，使气体逸出。

（三）辨证治疗

1.辨证论治

本病以肺气虚为主，治疗多从肺气虚着手，且兼顾祛邪。

（1）肺气虚证

治法：补益肺气。

方药：补肺汤加减。

黄芪30g，炙甘草6g，人参10g（另炖），肉桂2g，地黄15g，茯苓15g，白石英30g，紫菀15g，陈皮10g，当归6g，三七6g，白及6g。

若动则气短多汗，加麻黄根10g，糯稻根15g。

（2）肾虚不纳证

治法：补肾纳气。

方药：金匮肾气丸合参蛤散。

熟地黄30g，山药15g，山茱萸15g，茯苓10g，泽泻10g，牡丹皮10g，桂枝10g，炮附子6g（先煎），红参10g（另炖），蛤蚧尾1对，三七6g，白及6g。

若纳差腹胀，熟地黄减量为15g，加炒麦芽、炒谷芽各15g。

（3）气滞血瘀证

治法：宽中理气，活血化瘀。

方药：血府逐瘀汤加减。

当归10g，生地黄10g，桃仁10g，红花6g，枳壳10g，赤芍10g，柴胡6g，生甘草5g，桔梗10g，川芎6g，牛膝10g，三七6g，白及6g。

若胸痛明显，加乳香6g，没药6g。

2.外治疗法

补中益气膏贴敷配合艾灸法治疗特发性气胸，取肺俞、厥阴俞、脾俞及背部阿是穴以及中脘、关元或气海、足三里。通过补中益气膏贴敷与艾灸的作用相辅相成，更有效地起到调补脾肺、培本固元的作用。

（四）新疗法选粹

参苓白术散联合微创短疗程胸腔抽气

袁登荣等采用西医常规及胸腔闭式引流治疗，同时服用健脾益气方药，组方拟参苓白术散加减：党参20g，茯苓20g，白术（炒）15g，山药10g，白扁豆（炒）15g，莲子10g，薏苡仁（炒）10g，砂仁5g，桔梗5g，甘草10g。若兼血瘀，可加三七10g，毛冬青15g；若兼痰热，可加鱼腥草20g，竹茹15g；若兼痰湿，加瓜蒌10g，薏苡仁20g。每日1剂，连服7天为1个疗程，后隔日1剂，调理3个月，可以缩短拔管时间、住院时间，降低住院费用。[罗胜，何志良，龙荣尊，等. 健脾益气法联合微创短疗程治疗自发性气胸疗效观察. 中国临床研究，2019，11（8）：18-20.]

（五）医家经验

史载祥

史载祥教授曾采用升陷祛瘀汤治愈月经性气胸。症见胸痛，气短，腹痛，乏力气短，语声低微，经行量少色暗，舌淡胖大有齿痕，苔白腻，脉沉细微，双寸脉弱。中医诊断为胸痹（经期胸痹，气陷血瘀），治拟益气举陷，调经祛瘀，方选自创升陷祛瘀汤：黄芪30g，知母15g，山茱萸20g，北柴胡10g，桔梗10g，升麻10g，三棱12g，莪术15g，益母草15g。每日1剂，水煎400ml，分两次服。患者服用上方2个月，临床症状渐次消除，复查CT、胸片正常，随诊3年，气胸未再反复，月经期偶有胸背刺痛，约二三秒钟自行消失，平素乏力气短的症状也消失，语音响亮，面色红润。[张雪芹，刘蓓，史载祥. 升陷祛瘀汤治愈月经性气胸1例. 中医杂志，2015，56（6）：539-540.]

五、预后转归

发生气胸时间较长且积气量少的患者，无须特殊处理，胸腔内的积气一般可在1~2周内自行吸收。大量气胸需行胸膜腔穿刺，抽尽积气，或行闭式胸腔引流术，促使肺尽早膨胀，并使用抗生素预防感染。

六、预防调护

（一）预防

（1）患者出院后应在舒适安静的环境下卧床休息，避免剧烈活动，出院后3~6个月内不要做牵拉、扩胸运动，以防诱发气胸。

（2）吸烟患者应戒烟。

（3）注意补充营养，摄入充足的蛋白质、维生素，不挑食，不偏食，适当进食粗纤维食物，以增强机体抵抗力。

（4）避免用力和屏气动作，如剧烈咳嗽和打喷嚏，保持大便通畅，2天以上未解大便应采取有效措施，如服用缓泻剂、肛塞、开塞露等。

（5）注意保暖，预防感冒。

（6）气胸患者建议禁止乘坐飞机，因为在高空上有可能加重病情，引发严重后果。

（二）调护

（1）保持心情舒畅，晨起到户外散步，适当参加一些轻微娱乐活动。

（2）如果出现呼吸困难立刻复诊。

（3）2~4周复查胸片1次。

（4）肺功能不正常者应永久避免跳水。

七、专方选要

1.补肺汤

组成：生黄芪60g，人参10g，熟地

黄20g，炙紫菀9g，桑白皮10g，五味子6g。

服法：水煎服，日1剂，分次口服。

主治：自发性气胸证属肺脾气虚、大气下陷者。[李小虎.补肺汤联合胸腔镜下腋下小切口肺大疱切除术治疗自发性气胸的效果.河南医学研究，2019，28（3）：517-519.]

2.理气活血止痛复方

组成：白及30g，乌药10g，赤芍10g，柴胡10g，当归10g，三七5g，川芎5g，沉香3g。

服法：水煎服，日1剂，分次口服。

主治：自发性气胸证属气滞血瘀者。[祖丽华.评价理气活血止痛法配合西医治疗特发性气胸的临床疗效.中医临床研究，2015，7（25）：97-99.]

主要参考文献

[1] 葛均波，徐永健，王辰.内科学[M].第9版.北京：人民卫生出版社，2018.

[2] 乔贵宾，陈刚.自发性气胸的处理：广东胸外科行业共识（2016年版）[J].中国胸心血管外科临床杂志，2017，24（1）：6-15.

[3] 陈志斌，兰岚.气胸中医诊疗专家共识[J].中国中医急症，2019，28（2）：189-191.

[4] 宋前犇.自发性气胸的中西医相关研究进展[J].世界最新医学信息文摘，2017，17（A2）：38-40.

[5] 蔡元培，林朝亮，张桂才."木火刑金"理论在自发性气胸治疗中的应用研究[J].医药前沿，2015（29）：305-306.

[6] 张法越，姜霭玲，隋铁泉，等.序列穴位刺激护理对自发性气胸患者VATS围术期肺功能的影响[J].护士进修杂志，2018，33（7）：623-625.

第十一节 急性肺栓塞

急性肺栓塞（APE）是各种内源性或外源性栓子堵塞肺动脉主干或分支引起肺循环障碍的临床和病理生理综合征。包括肺血栓栓塞症、脂肪栓塞综合征、羊水栓塞、空气栓塞等。肺血栓栓塞症（PTE）为来自静脉系统或右心的血栓阻塞肺动脉或其分支所致的疾病，以肺循环和呼吸功能障碍为其主要临床和病理生理特征。PTE为APE的最常见类型，占APE中的绝大多数。当肺动脉发生栓塞后，其支配区的肺组织因血流受阻或中断而发生坏死，称为肺梗死（PI）。引起PTE的血栓可以来源于下腔静脉径路、上腔静脉径路或右心腔，大部分来源于下肢深静脉，所以说PTE是深静脉血栓形成（DVT）的并发症，故DVT与PTE实质上为一种疾病过程在不同部位、不同阶段的表现，两者合称为静脉血栓栓塞症（VTE）。

急性肺栓塞属于中医学"胸痹""喘证""厥证""脱证"等病证范畴。

一、病因病机

（一）西医学认识

1.流行病学

VTE包括DVT和PTE，美国VTE的发病率约为1.17/1000人年，欧盟6个主要国家，症状性VTE的年新发病例数超过100万，34%患者表现为突发性致死性PTE。国内VTE的诊断例数也呈增长趋势，来自国内的60家大型医院的统计资料显示，住院患者中PTE的比例从1997年的0.26‰上升到2008年的1.45‰，尽管如此，由于PTE的症状缺乏特异性，确诊需要特殊的检查技术，故PTE的检出率偏低，临床上仍存在较严重的漏诊和误诊现象，对此应予以充分关注。

2. 危险因素

任何可以导致静脉血流淤滞、静脉系统内皮损伤和血液高凝状态的因素，都是 DVT-PTE 发生的危险因素，特别是存在多种因素综合作用时，发生 DVT-PTE 的风险更大。大体上，可将危险因素分为遗传性危险因素和获得性危险因素（表 6-4）。

3. 发病机制

（1）呼吸生理的改变

①肺泡死腔增大：被栓塞的区域出现有通气、无血流灌注带，造成通气-灌注失衡，无灌注的肺泡不能进行有效的气体交换。

②通气受限：栓子释放 5- 羟色胺、组胺、缓激肽等，引起气道及支气管痉挛，气道阻力明显升高。

③肺泡表面活性物质丧失：表面活性物质维持肺泡的稳定性。当肺血流终止 2~3 小时后，表面活性物质即减少，肺泡变形及塌陷，出现充血性肺不张，患者有咯血。

④低氧血症：肺通气 / 血流（V/Q）比例失调，心衰时，混合静脉血氧分压低下；当肺动脉压明显升高时，通气灌注明显失常，严重时可出现分流。

（2）血流动力学改变　肺栓塞后肺血管床减少，肺血管阻力和肺动脉压力增加，肺毛细血管血流阻力增加，引起急性右心衰竭、心输出量骤然降低、血压下降等。70% 患者平均肺动脉压 > 20mmHg，一般为 25~30mmHg。

表 6-4　DVT-PTE 的危险因素

遗传性危险因素	获得性危险因素		
	血液高凝状态	血管内皮损伤	静脉血流淤滞
抗凝血酶缺乏	高龄	中心静脉置管或起搏器	瘫痪
蛋白 S 缺乏	恶性肿瘤	吸烟	住院
蛋白 C 缺乏	抗磷脂抗体综合征	高同型半胱氨酸血症	急性内科疾病
XII 因子缺乏	口服避孕药	肿瘤静脉内化疗	居家养老护理
凝血酶原 20210A 基因突变（罕见）	妊娠 / 产褥期	手术（多见于全髋关节或膝关节置换）	长途航空或乘车旅行
V 因子 Leiden 突变（活性蛋白 C 抵抗）	静脉血栓个人史 / 家族史	创伤 / 骨折（多见髋部骨折和脊髓损伤）	
纤溶酶原缺乏	肥胖		
纤溶酶原不良血症	炎症性肠病		
血栓调节蛋白异常	肝素诱导血小板减少症		
纤溶酶原激活物抑制因子过量	肾病综合征		
非 "O" 血型	真性红细胞增多症		
	巨球蛋白血症		
	植入人工假体		

①血管阻塞范围：肺血管床丧失越多，肺动脉内血流阻力就越大，右心室负荷也越大。

②栓塞前心肺疾病状态：原有严重心肺疾病，对肺栓塞的耐受性较差。肺血管床已有很大损伤，右心功能差，肺内气体交换已受影响。发生肺栓塞后，肺动脉高压程度比无心肺疾患的肺栓塞者更为显著。

（3）神经体液介质的变化 栓子在肺血管移动，引起血小板脱颗粒，释放各种血管活性物质，如腺嘌呤、肾上腺素、核苷酸、组胺、5-羟色胺、二磷酸腺苷、血小板活化因子、儿茶酚胺、血栓素 A_2、缓激肽、前列腺素及纤维蛋白降解产物等；神经体液介质可促使血管收缩及刺激肺各种神经受体，引起呼吸困难、心率加快、咳嗽、支气管和血管痉挛、血管通透性增加。

（二）中医学认识

中医没有急性肺栓塞的病名，在中医学中根据临床表现不同可归属于"胸痹""喘证""厥证""脱证"等病证范畴。肺栓塞常继发于创伤、术后、长期卧床等诱因引起的深静脉血栓形成。中医认为久卧伤气，金刃损伤耗气伤血，气虚则血瘀，瘀血阻络，气血津液运行不畅，留津为痰为毒，痰浊瘀毒随经而行，闭阻心肺，心不主血脉，肺治节失调，气血运行不畅而发为本病。因此本病主要病机为恶血乘肺，痰瘀互结，久病失养，瘀血阻脉，导致肺之气血壅聚不通，甚至可致气机不相接续，元气暴脱。病证凶险，预后不良。

二、临床诊断

（一）辨病诊断

1. 临床表现

肺栓塞临床常表现为呼吸困难，气促，胸痛，晕厥，烦躁不安，惊恐和濒死感，咯血，咳嗽，心悸。结合患者症状、体征、辅助检查可以做出相应的诊断。

（1）不明原因的呼吸困难或气促 尤以活动后最明显，为 PTE 最常见的症状，发生率高达 80%~90%，多于栓塞后即刻出现，可在短期内进行性加重。呼吸困难的程度多与栓塞面积有关。

（2）晕厥 可以是 PTE 的唯一首发症状，发生率为 11%~20%，主要表现是突然发作的一过性意识丧失，多合并呼吸困难和气促。当大块肺栓塞或重症肺动脉高压时，可引起一过性脑缺血，表现为晕厥，其发生率 11%~20%，可为肺梗死的首发症状。

（3）胸痛 PTE 所致胸痛可分为胸膜炎性胸痛和心绞痛样胸痛。

（4）咯血 发生率为 11%~30%，血量不多，鲜红色，数日后变为暗红色，提示有肺梗死。其他症状有咳嗽，发生率为 53%，多表现为干咳，可伴哮鸣音；惊恐，发生率为 55%，由胸痛或低氧血症所致。

（5）烦躁不安、惊恐，甚至濒死感。

（6）咳嗽、心悸等。

应特别强调的是，典型肺梗死三联征为呼吸困难、胸痛及咯血，但临床表现为典型肺梗死三联征的患者仅有约 20%。

2. 体征

PTE 的体征同样缺乏特异性，容易被忽视或被认为是其他心肺疾病的体征。比较常见的体征包括呼吸急促、心动过速、血压变化、体温升高、发绀。呼吸系统体征一般有肺萎缩或不张、湿啰音、哮鸣音以及胸膜炎的相应体征；循环系统的体征主要以肺动脉高压、右心扩大、右心功能不全的体征为主。另外 PTE 常并存 DVT 的临床表现，包括小腿深静脉、股静脉、髂股静脉血栓形成导致患肢肿胀、疼痛或压痛，周径增粗，皮温降低，皮肤色素沉着，行走后患肢易疲劳或肿胀加重。

应测量双侧下肢的周径来评价其差别。大、小腿周径的测量点分别为髌骨上缘以上 15cm 处，髌骨下缘以下 10cm 处。双侧相差大于 1cm 即考虑有临床意义。

3. 辅助检查

（1）血浆 D- 二聚体　D- 二聚体是纤维蛋白交联蛋白的代谢产物，急性 PTE 时血浆含量增加，敏感性高，但特异性不强，在临床上对于 PTE 有较大的排除诊断价值。如 D- 二聚体低于 500μg/L（酶联免疫吸附法 ELISA 测定），能可靠地排除急性 PTE 诊断。

（2）血气分析　常表现为低氧血症、低碳酸血症，肺泡 - 动脉血氧分压差增大。临床上部分 PTE 患者并不伴有明显的低氧血症，尤其是年纪较轻、既往无肺部疾患的中青年 PTE 患者。所以单纯依靠 PaO$_2$ 诊断 PTE 缺乏足够的依据。

（3）心电图　大多数患者表现有非特异性的心电图异常。最常见的改变为窦性心动过速，另外较多见的表现包括 V$_1$~V$_4$ 的 T 波改变和 ST 段异常，发生率为 42% 左右；部分患者可出现 I 导 S 波加深，III 导出现 Q/q 波及 T 波倒置（即 S$_I$Q$_{III}$T$_{III}$征），其他提示存在右心改变的心电图表现还包括肺型 P 波、电轴右偏、顺钟向转位等。

（4）下肢深静脉检查　下肢为 DVT 最多发的部位，超声检查为诊断 DVT 最简便的方法。另外，放射性核素或 X 线静脉造影、CT 静脉造影（CTV）、MRI 静脉造影（MRV）等对于明确是否存在 DVT 亦具有重要价值。

（5）PTE 的影像学特点

①X 线胸片：多有异常改变，最常见的征象为肺纹理稀疏、减少，透亮度增加和肺血分布不匀。偶见形状不一的肺梗死浸润影；典型表现为底边朝向胸膜或膈肌上的楔形影，有少至中量胸腔渗液。此外还可见气管移向患侧或较重侧，膈肌抬高。当并发肺动脉高压或右心扩大或衰竭时，上腔静脉影增宽，肺动脉段凸出，右肺下动脉增宽，右心室扩大。X 线胸片可为诊断提供初步线索。

②CT 肺动脉造影：CT 肺动脉造影（CTPA）是由外周浅静脉快速注射造影剂，造影剂经腔静脉回流，以首次通过的方式使肺动脉显影，并且通过 CT 扫描而成像的方法。作为无创性血管造影技术，CTPA 已逐渐成为一线确诊手段，能够准确发现段以上肺动脉内的血栓，它的敏感性可达 90%~100%，特异性为 92%~100%。PTE 在螺旋 CTPA 的直接征象表现为肺动脉内的低密度充盈缺损，部分或完全包围在不透光的血流之间（轨道征）或者呈完全充盈缺损，远端血管 不显影，是 CT 诊断 PTE 的特异征象。PTE 的间接征象包括肺野楔形密度增高影、条带状高密度区或盘状肺不张，中心肺动脉扩张及远端血管分支减少或消失等，对 PE 诊断具有提示作用。CTPA 还可作为 PTE 溶栓治疗的评价指标。

③磁共振肺动脉造影：磁共振肺动脉造影（MRPA）可直接显示肺动脉内的栓子及 PTE 所致的低灌注区，可确诊 PTE，但对肺段以下水平的 PTE 诊断价值有限，可用于肾功能严重受损、对碘造影剂过敏或妊娠患者。

④超声心动图：可无创评估心脏功能，监测血流动力学改变，并有助于鉴别如急性心肌梗死、感染性心内膜炎、主动脉夹层和心脏压塞等其他心血管疾病。超声心动图检查发现右心室功能障碍的一些表现，可提示或高度怀疑 PTE，若在右心房或右心室发现血栓，同时患者临床表现符合 PTE，即可做出诊断。超声检查偶可因发现肺动脉近端的血栓而确诊。超声检查符合下述两项指标时即可诊断右心室功能障碍：a. 右心室扩张；b. 右心室运动幅度降低；c. 吸气时下腔静脉不萎陷；d. 三尖瓣反流压差 >

30mmHg。

⑤肺动脉造影：肺动脉造影（PAA）被公认是PTE诊断的金标准，敏感性98%，特异性95%~98%。但由于它是一种有创性检查，发生致命性或严重并发症的可能性为0.1%和1.5%，应严格掌握适应证。

⑥放射性核素肺通气/血流灌注扫描（V/Q）显像：是PTE的重要诊断方法，典型征象是呈肺段分布的肺血流灌注缺损，并与通气显像不匹配。若其结果提示高度可能，具有诊断意义，肺通气/血流（V/Q）显像对于远端肺栓塞的诊断价值更高，且可用于肾功能不全和碘造影剂过敏患者。

4. 诊断流程

参照2018年由中华医学会呼吸病学分会肺栓塞与肺血管病学组、中国医师协会呼吸医师分会肺栓塞与肺血管病工作委员会、全国肺栓塞与肺血管病防治协作组共同发布的《肺血栓栓塞症诊治与预防指南》和2016年中华医学会心血管病学分会肺血管病学组发布的《急性肺栓塞诊断与治疗中国专家共识（2015）》，将PTE的诊断分为临床疑似诊断（疑诊）、确定诊断（确诊）和寻找发病原因（求因）三个步骤及相关诊断策略。

对存在危险因素，特别是并存多个危险因素的病例，须有较强的诊断意识，需注意：①临床症状、体征，特别是在高度可疑病例出现不明原因的呼吸困难、胸痛、咯血、晕厥或休克，或伴有单侧或双侧不对称性下肢肿胀、疼痛等，对诊断具有提示意义。②结合心动图、胸部X线片、动脉血气分析等基本检查，可初步确诊PTE或排除其他疾病。③宜尽快常规行D-二聚体检测，据以做出排除诊断。④超声检查可以迅速得到结果并可在床旁进行，虽一般不能作为确诊方法，但对于提示PTE诊断和排除其他疾病具有重要价值，宜列为疑诊PTE的一项优先检查项目；若同时

发现下肢DVT的证据则更增加了诊断的可能性。

根据临床情况进行临床可能性评估可以提高疑诊PTE的准确性，目前已经研发出多种明确的临床预测评分，最常用的包括简化Wells评分、修订版Geneva评分量表等（表6-5）。

（二）疑诊

（1）推荐基于临床经验或应用临床可能性评分（简化Wells评分，修订版Geneva评分量表）对急性PTE进行疑诊的临床评估。

（2）推荐应用临床评估联合D-二聚体检测进一步筛查急性肺栓塞。

（3）临床评估低度可能的患者，如D-二聚体检测阴性，基本可除外急性PTE，如D-二聚体检测阳性，建议行确诊检查。

（4）临床评估高度可能的患者，建议直接行确诊检查。

（三）确诊

（1）疑诊PTE的患者，推荐根据是否合并血流动力学障碍采取不同的诊断策略。

（2）血流动力学不稳定的PTE疑诊患者，若条件允许，建议完善CTPA检查以明确诊断或排除PTE。如无条件或不适合行CTPA检查，建议行床旁超声心动图检查，如发现右心室负荷增加和（或）发现肺动脉或右心腔内血栓证据，在排除其他疾病可能性后，建议按照PTE进行治疗，行肢体静脉压迫超声检查，如发现DVT的证据，则VTE诊断成立，并可启动治疗，在临床情况稳定后行相关检查明确诊断。

（3）血流动力学稳定的PTE疑诊患者，推荐将CTPA作为首选的确诊检查手段，如果存在CTPA检查相对禁忌（如造影剂过敏、肾功能不全、妊娠等），建议选择其他影像学确诊检查，包括V/Q显像、MRPA。

表 6-5　PTE 可能性评分表

简化 Wells 评分	计分	修订版 Geneva 评分	计分
PTE 或 DVT 病史	1	PTE 或 DVT 病史	1
4 周内制动或手术	1	1 个月内手术或骨折	1
活动性肿瘤	1	活动性肿瘤	1
心率（次 / 分）≧ 100	1	心率（次 / 分）75~94	1
咯血	1	10 年（次 / 分）≧ 95	2
DVT 症状或体征	1	咯血	1
其他鉴别诊断的可能性低于 PTE	1	单侧下肢疼痛	1
		下肢深静脉触痛	1
临床可能性（低度可能）	0–1	单侧下肢水肿	
临床可能性（高度可能）	≧ 2	年龄 > 65 岁	1
		临床可能性（低度可能）	0~2
		临床可能性（高度可能）	≧ 3

注：0~1 分为低度可能，2~4 分为中度可能，≧ 5 分为高度可能。

（四）求因

（1）急性 PTE 患者，推荐积极寻找相关的危险因素，尤其是某些可逆的危险因素（如手术、创伤、骨折、急性内科疾病等）。

（2）不存在可逆诱发因素的患者，注意探寻潜在疾病，如恶性肿瘤、抗磷脂综合征、炎性肠病、肾病综合征等。

（3）年龄相对较轻（如年龄小于 50 岁）且无可逆诱发因素的急性肺栓塞患者，建议行易栓症筛查。

（4）家族性 PTE，且没有确切可逆诱发因素的急性肺栓塞患者，建议行易栓症筛查。

（五）危险分层

（1）建议对确诊的急性肺栓塞患者进行危险分层以指导治疗（表 6-6），首先根据血流动力学状态区分其危险程度，血流动力学不稳定者定义为高危，血流动力学稳定者定义为非高危。

（2）血流动力学稳定的急性 PTE，建议根据是否存在右心功能不全和（或）心脏生物学标志物升高将其作为中危和低危。

（六）辨证诊断

望：气促，咳嗽，咯血，血色深红或暗红，烦躁，惊恐，精神困顿甚至昏迷，面色苍白，口唇发绀，舌淡、红、绛、暗，有瘀斑、瘀点，苔黄、白、腻、滑。

闻：喘息或咳嗽有声，气味多无明显异常。

问：胸痛，胸闷，呼吸费力，心悸，纳差。

切：肤温偏低，四末不温，冷汗淋漓，脉沉、弦、数、细、促、结、代、微弱欲绝。

表 6-6 肺血栓栓塞症危险分层

危险分层	休克或低血压	影像学（右心功能不全）	实验室指标（心脏生物学标志物升高）
高危	+	+	+/-
中高危	-	+	+
中低危	-	+/-	-/+
低危	-	-	-

1. 阳气欲脱证

烦躁不安，面色苍白，四肢厥冷，冷汗淋漓，胸闷，喘促，心悸，胸痛，唇指发绀，甚者意识模糊或昏迷，脉微欲绝。

辨证要点：面色苍白，四肢厥冷，冷汗淋漓，脉微欲绝。

2. 痰瘀阻脉证

胸闷痛如窒，喘促，不能平卧，咳嗽有痰，或痰中带血，心悸不宁，汗出，乏力，纳呆，面色晦暗，甚则面浮足肿，舌质暗淡，苔白腻，脉沉、涩或弦数。

辨证要点：咳嗽有痰，或痰中带血，乏力，纳呆，面色晦暗，舌质暗淡，苔白腻。

3. 瘀血痹肺证

胸痛剧烈，痛处固定不移，胸胀闷，喘促咳逆，声高息粗，心悸，咳血，或痰中带血，面色紫暗，舌质暗红，或有瘀斑、瘀点，脉促、结或代。

辨证要点：胸痛剧烈，痛处固定不移，舌质暗红，或有瘀斑、瘀点，脉促、结或代等。

三、鉴别诊断

（一）西医学鉴别诊断

由于 PTE 的症状和体征很不典型，极易造成漏诊和误诊。在临床上，PTE 易误诊为肺炎、心绞痛、胸膜炎等疾病。

1. PTE 与肺炎鉴别

有相当一部分 PTE 患者表现为咳嗽，咳少量白痰，低到中度发热，同时有活动后气促，伴或不伴胸痛症状，化验血外周白细胞增多，有时中性粒细胞偏高，X 线胸片显示肺部浸润阴影，往往被误诊为肺炎，但经抗感染治疗效果不好，症状迁延甚至加重。

2. PTE 与心绞痛鉴别

部分急性 PTE 患者心电图可出现胸前导联 T 波倒置，甚至呈"冠状 T"表现，同时存在心前区疼痛，疼痛可以向肩背部放射，心肌酶不升高或轻度升高，容易被误诊为冠心病心绞痛。这就需要在临床工作中仔细询问病史，尤其是静脉血栓形成的相关病史，并进行仔细的体格检查，注意发现有无 DVT 的临床表现，并做相应的检查如心脏超声和静脉超声、血浆 D- 二聚体检测加以鉴别。

3. PTE 与胸膜炎

约 1/3 肺栓塞有胸腔积液，易被误诊为结核性胸膜炎，但缺少结核病的全身症状。胸腔积液常为血性，量少，消失也快。

4. 其他

急性心肌梗死、降主动脉瘤破裂、夹层动脉瘤、急性左心衰竭、食管破裂、气胸、纵隔气肿等也为剧烈的前胸痛，应与 PTE 仔细鉴别。

（二）中医学鉴别诊断

本病非独立的中医病证，包含了许多中医病证，如"胸痹""喘证""厥证""脱证""咯血"等。各病证命名依主症而定，如当表现以胸部闷痛，甚则胸痛彻背，喘息不得平卧为主时，可定义为胸痹；表现以呼吸困难，甚至张口抬肩、鼻翼扇动、不能平卧为主时，可定义为喘证；当表现以一侧或两侧胸胁部疼痛为主时，可定义为胁痛。各证可依临床表现鉴别。

四、临床治疗

（一）提高临床疗效的要素

1. 全面考虑，减少漏诊

本病的症状和体征缺乏特异性，常常容易被忽视或被认为是其他心肺疾病的体征。据统计，临床表现为典型肺梗死三联征的患者不足 30%。然而本病预后转归却极其凶险，一旦漏诊，可能给患者带来极大的生命隐患。因此临床医生必须强化对本病的危险意识，一旦发现疑似本病的患者，一定要全面体检，完善各项辅助检查，直到能肯定或者排除本病为止，减少漏诊率，以降低本病的致死率。

2. 明确分型，了解预后

临床上 PTE 主要分为 3 型。①大面积 PTE：临床上以休克和低血压为主要表现，即体循环动脉收缩压 < 90mmHg 或较基础值下降 ≥ 40mmHg，持续时间 > 15 分钟。排除其他致血压下降原因。一般大面积 PTE 解剖学标准是血栓阻塞 ≥ 2 个肺叶或 ≥ 7 个肺段。②非大面积 PTE：不符合以上大面积 PTE 标准的 PTE。③次大面积 PTE：属于非大面积 PTE 中的一个亚型。氨基末端脑钠肽前体一般梗死面积越大，患者的预后越差。急性肺栓塞危险分层的主要指标见表 6-7。

表 6-7　急性肺栓塞危险分层的主要指标

临床特征	休克 低血压
右心功能不全	超声心动图示右心扩大 运动减弱或压力负荷过重表现 螺旋 CT 示右心扩大 脑钠肽或氨基末端脑钠肽前体升高 右心导管术示右心室压力增大
心肌损伤标志物	心肌肌钙蛋白 T 或 I 阳性

　　a：低血压定义：收缩压 < 90mmHg 或血压降低 > 40mmHg 达 15min 以上，除外新出现的心律失常、低血容量或败血症所致低血压。

3. 防微杜渐，防胜于治

本病为 DVT 的并发症，故 DVT 与 PTE 实质上为一种疾病过程在不同部位、不同阶段的表现，两者合称为 VTE。而 DVT 在临床上极为常见，常见的危险因素很多，任何可以导致静脉血流滞缓、静脉壁损伤和血液高凝状态的因素，都是 DVT-PTE 发生的危险因素，特别是存在多种因素综合作用时，发生 DVT-PTE 的风险更大。因此在未发生 DVT 时，应尽力规避各种高危致病因素，一旦发生了 DVT，应尽早治疗，及时干预，防止其演变为 PTE。

4. 谨守病机，畅通为要

本病发生无外乎邪气炽盛，壅闭肺窍，或者正气亏虚，邪滞肺窍，以肺窍闭塞，气机受阻，肺之宣降受损为根本，故治疗应以畅通肺窍为首要。或溶栓治疗，或抗凝治疗，或采用中医治法，如活血祛瘀，或化痰祛瘀，或利水宣肺，或补气活血，或补气利水，总之治疗手段可以千差万别，治疗途径可以千变万化，但始终离不开通畅肺窍这一根本。

5. 证机本一，异病同治

DVT 和 VTE 虽然病变部位、病变时间、病变程度等互不相同，但其实两者本质是一样的。从西医角度上讲，它们都属于血管栓塞性疾病，故两者均可采用溶栓、抗凝等治疗手段。从中医角度上看，二者都属于中医血瘀证的范畴，均存在血瘀证的病机特点及临床症状，由于两者的证机相同，故根据"异病同治"的思想，两者均可采用以活血化瘀为主的方法治疗。

（二）辨病治疗

1. 一般处理

密切监测呼吸、心率、血压、心电图及血气等变化，绝对卧床，保持大便通畅，抗感染；呼吸、循环支持治疗，吸氧，合并呼衰者可考虑无创或气管插管机械通气（尽量避免气管切开，以免在抗凝或溶栓过程中发生局部不易控制的大出血），出现休克者给予血管活性药物，如多巴胺、多巴酚丁胺、去甲肾上腺素、异丙肾上腺素、间羟胺等。

2. 溶栓治疗

主要适用于高危 PTE 患者（有明显呼吸困难、胸痛、低氧血症等）。对于部分中危 PTE 患者，若无禁忌证可考虑溶栓，PTE 的溶栓适应证仍有待确定，对于血压和右心室运动功能均正常的低危病例，不宜溶栓，溶栓的时间窗一般定为 14 天以内，但若近期新发 PTE 征象可适当延长。溶栓应尽可能在 PTE 确诊的前提下慎重进行。对于明确溶栓指征的患者应尽早开始溶栓。

（1）溶栓治疗适应证 ①2 个肺叶以上的大面积肺栓塞患者。②不论肺动脉血栓栓塞部位及面积大小，只要血流动力学有改变者。③并发休克和体循环低灌注，如低血压、乳酸酸中毒和（或）心排血量下降者。④原有心肺疾病的次大面积 PTE 引起循环衰竭者。⑤有呼吸窘迫症状（包括呼吸频率增加、动脉血氧饱和度下降等）的 PTE 患者。

（2）溶栓时间窗 14 天以内。起病 48 小时内即开始行溶栓治疗能够取得最大的疗效，对于那些有症状的急性肺栓塞患者，在 6~14 天内行溶栓治疗仍有一定作用。

（3）禁忌证

绝对禁忌证：活动性内出血，近期自发性颅内出血。

相对禁忌证：①2 周内的大手术、分娩、有创检查如器官活检或不能压迫止血部位的血管穿刺。②3 个月内的缺血性卒中。③10 天内的胃肠道出血。④15 天内的严重创伤。⑤1 个月内的神经外科或眼科手术。⑥难以控制的重度高血压（收缩压 > 180mmHg，舒张压 > 110mmHg）。⑦创伤性心肺复苏。⑧血小板计数低于 $100 \times 10^9/$L 或抗凝治疗过程中（如正在应用华法林）。⑨妊娠、细菌性心内膜炎、心包炎或心包积液、严重肝肾功能不全、糖尿病出血性视网膜病变等。⑩年龄 > 75 岁。对于致命性大面积 PTE，上述绝对禁忌证亦应被视为相对禁忌证。

溶栓的主要并发症是出血，最严重的是颅内出血，发生率为 1%~2%，发生者近半数死亡，用药前应充分评估出血的危险性，必要时应配血，做好输血准备。溶栓前应留置外周静脉套管针，以方便溶栓中取血监测，避免反复穿刺血管。

（4）常用溶栓药物 我国临床上常用的溶栓药物有尿激酶（UK）、链激酶（SK）和重组组织型纤溶酶原激活剂（rt-PA），临床首选 rt-PA。具体用法如下。①尿激酶：2 小时溶栓方案，按 20000IU/kg 剂量，持续静脉滴注 2 小时，另可考虑负荷量 4400U/kg，静脉注射 10 分钟，随后以 2200U/（kg·h）持续静脉滴注 12 小时。②链激酶：负荷量 250000U，静脉注射 30 分钟，随后以 100000U/h 持续静脉滴注 12~24 小时。链激酶具有抗原性，故用药前需肌内注射苯海拉明或地塞米松，以防发生过敏反应。链激酶 6 个月内不宜再次使用。③rt-PA：50mg 持续静脉滴注 2 小时。

（5）溶栓治疗过程中注意事项 ①溶栓前应常规检查血常规、血型、活化部分凝血活酶时间（APTT）、肝肾功能、动脉血气、超声心动图、X线胸片及心电图等作为基线资料，用以与溶栓后资料作对比以判断溶栓疗效。②备血，向家属交代病情，签署知情同意书。③使用尿激酶溶栓期间勿同时使用肝素，rt-PA溶栓时是否停用肝素无特殊要求，一般也不使用。④溶栓使用rt-PA时，应在溶栓开始后每30分钟做1次心电图，复查动脉血气，严密观察患者的生命体征。⑤溶栓治疗结束后，应每2~4小时测定APTT，当其水平低于基线值的2倍（或≤60s）时，开始规范进行肝素治疗。常规使用肝素或低分子肝素治疗。使用低分子肝素时，剂量一般按体重给予，皮下注射，每日2次，且不需监测APTT。普通肝素多主张静脉滴注，有起效快、停药后作用消失也快的优点，这对拟行溶栓或手术治疗的患者十分重要。普通肝素治疗先予2000~5000IU或按80IU/kg静脉注射，继以18IU/（kg·h）维持。根据APTT调整肝素剂量，APTT的目标范围为基线对照值的1.5~2.5倍。⑥溶栓结束后24小时除观察生命体征外，通常需行核素肺灌注扫描或肺动脉造影或CT肺动脉造影等复查，以观察溶栓的疗效。⑦使用普通肝素或低分子量肝素后，可给予口服抗凝药，最常用的是华法林。华法林与肝素并用直到国际标准化比值（INR）达2.0~3.0即可停用肝素。

3.抗凝治疗

高度疑诊或确诊急性肺栓塞的患者，如无禁忌证，应立即给予抗凝治疗。抗凝治疗前应测定基础活化部分凝血酶时间（APTT）、凝血酶原时间（PT）及血常规（含血小板计数、血红蛋白）；应注意是否存在抗凝的禁忌证，如活动性出血、凝血功能障碍、未予控制的严重高血压等。对

于确诊的PTE病例，大部分禁忌证属相对禁忌证。

（1）普通肝素 首先给予负荷剂量2000~5000IU或按80IU/kg静脉注射，继之以18IU/（kg·h）持续静脉滴注。测定APTT，尽快使APTT达到并维持于正常值的1.5~2.5倍。肝素亦可皮下注射给药，一般先予负荷量2000~5000IU静脉注射，然后按250U/kg的剂量每12小时皮下注射1次，调节注射剂量，使注射后6~8小时的APTT达到治疗水平。

肝素治疗期间，应注意监测血小板，以防出现肝素诱导的血小板减少症（HIT），若患者出现血小板计数迅速或持续降低达50%以上，或血小板计数小于100×10^9/L，应立即停用普通肝素。

（2）低分子肝素 所有低分子肝素均应按照体重给药（如每次100IU/kg或1mg/kg，皮下注射，每日1~2次）。对有严重肾功能不全的患者，在初始抗凝时使用普通肝素是更好的选择（肌酐清除率<30ml/min），因为普通肝素不经肾脏排泄。对于有严重出血倾向的患者，如需抗凝治疗，应选择普通肝素进行初始抗凝，一旦出血可用鱼精蛋白迅速纠正。常用的低分子肝素有那曲肝素钙、依诺肝素钠、达肝素钠等。

（3）其他新型抗凝药物 如达比加群酯、阿哌沙班和利伐沙班等，这类药物与食物、药物相互作用少，不需要常规监测凝血指标，应用方便，但不建议用于严重肾功能损害的患者。

（4）华法林 传统口服抗凝药。初始通常与低分子肝素联合使用，起始剂量为2.5~3.0mg/d，3~4天后开始测定部分凝血酶原活动度的INR，当该比值稳定在2.0~3.0，48小时后停止使用低分子量肝素，继续予华法林治疗。抗凝治疗的时间应因人而异，部分患者的危险因素可短期内消除，如口

服雌激素、短期制动、创伤和手术等，抗凝治疗3个月即可；对于栓子来源不明的首发病例，给予抗凝治疗至少6个月；特发性或合并凝血因子异常的DVT导致的急性肺栓塞需长期抗凝；若为复发性PTE或合并慢性血栓栓塞性肺高压的患者，需长期抗凝；肿瘤合并急性肺栓塞患者抗凝治疗至少6个月，部分患者也需长期行抗凝治疗。

4.肺栓塞的介入治疗（经静脉导管碎解和抽吸血栓）

用导管碎解和抽吸肺动脉内巨大血栓或行球囊血管成型，同时还可进行局部小剂量溶栓。适应证：肺动脉主干或主要分支的高危PTE并存在以下情况者。①溶栓和抗凝治疗禁忌。②经溶栓或积极的内科治疗无效。③在溶栓起效前（在数小时内）很可能发生致死性休克。

5.肺栓塞的手术治疗（肺动脉血栓摘除术）

适用于经积极的内科或导管介入治疗无效的紧急情况，要求医疗单位有施行手术的条件与经验。患者应符合以下标准：①大面积肺栓塞，肺动脉主干或主要分支次全堵塞，不合并固定性肺动脉高压者（尽可能通过血管造影确诊）。②有溶栓禁忌证者。③在溶栓起效前（在数小时内）很可能发生致死性休克。

6.DVT的治疗

急性PTE患者需重视DVT的形成和处理，以防PTE再发。DVT的治疗原则是卧床、抬高患肢、抗凝、溶栓、抗炎及抗血小板聚集。对于有抗凝禁忌证、血栓栓塞反复发作，或有高危近端静脉血栓形成的DVT患者可考虑在下腔静脉安装滤过器。

7.心力衰竭的治疗

当右房压升高，有明显右心衰竭时，可应用洋地黄类、利尿剂、扩血管药等抗心衰治疗。

（三）辨证治疗

1.辨证论治

（1）阳气欲脱证

治法：温经散寒，回阳救逆。

方药：参附汤加味。

炮附子10g（先煎），红参30g（另炖），三七10g，山茱萸30g，红景天12g。

若肢冷汗出，加煅牡蛎30g（先煎），煅龙骨30g（先煎）。

（2）痰瘀阻脉证

治法：化痰平喘，活血通脉。

方药：定喘汤合桃核承气汤加减。

白果10g，生麻黄6g，款冬花10g，桑白皮15g，苏子15g，法半夏10g，苦杏仁10g，桃仁10g，生甘草6g，三七10g，酒大黄6g，红景天12g。

若气短纳差，加鸡内金6g，刘寄奴15g。

（3）瘀血痹肺证

治法：活血祛瘀，益肺通脉。

方药：血府逐瘀汤合二味参苏饮加减。

当归10g，生地黄10g，桃仁10g，红花6g，枳壳10g，赤芍10g，柴胡6g，生甘草5g，桔梗10g，川芎6g，牛膝10g，红参6g（另炖），三七10g，苏叶10g。

若痰多便溏，加炒白术15g，茯苓15g。

2.成药应用

可选用注射用红花黄色素、大株红景天注射液、血塞通软胶囊等。

（1）注射用红花黄色素　注射用红花黄色素100mg，加入0.9%氯化钠注射液250ml中，静脉缓慢滴注，每日1次，7~14天为1个疗程。适用肺栓塞证属血瘀证患者。

（2）大株红景天注射液　大株红景天注射液10ml，加入250ml 5%葡萄糖注射液中，1日1次，10天为1个疗程。适用于肺栓塞合并心衰患者。

（3）血塞通软胶囊　每次100~200mg（1~2粒），每日3次，口服，2~4周为1个疗程。适用肺栓塞证属血瘀者。

3. 单方验方

（1）党参20g，附子10g，茯苓20g，瓜蒌30g，白芍10g，枳实10g，薤白10g，桂枝10g，黄芪30g，厚朴12g，杏仁12g，桔梗12g。以上诸药加入1000ml水煎服，煎煮至200ml，每日1剂，分2次温服，100ml/次，连续治疗3个月。适用于急性肺栓塞本虚标实证。[刘雪莲，刘艳洁，白洁，等. 活血散结方结合常规溶栓抗凝治疗急性肺栓塞的效果分析. 中华中医药学刊，2019，37（8）：2021-2024.]

（2）黄芪、瓜蒌各30g，茯苓、党参各20g，杏仁、厚朴、桔梗各12g，附子、薤白、枳实、白芍、桂枝各10g。以上中药加水煎煮取汁300ml，分早、晚两次温服，连续治疗14天。适用于急性肺栓塞气虚血瘀证者。[高丽蓉，陈秀山，贺苗. 益气散结方联合华法林治疗急性肺栓塞的临床观察. 中国中医急症，2022，31（1）：136-138.]

（四）医家经验

刘伟胜

刘教授认为瘀血闭阻心肺是急性肺栓塞的主要病机，痰饮壅肺是急性肺栓塞最常见的兼夹证，阳气暴脱是急性肺栓塞最危险的变证。对于急性肺栓塞的治疗存在溶栓禁忌证的患者，刘教授认为此类患者往往久病或年老体虚，气虚无力摄血，不得擅用破血的药物以免动血而溢，治疗应立足于气虚血瘀这一病机，以益气活血为主进行治疗，常用的中药汤剂为补阳还五汤。刘伟胜教授在应用此方时除了强调黄芪用量宜大外，还认为心肺属上焦，可加桑枝、桂枝等以引药上行。对于部分急性肺栓塞患者应用溶栓或抗凝治疗后效果不理想时，刘教授常在血府逐瘀汤的基础上配伍使用水蛭、地龙、僵蚕等虫类药以破血。对于破血类药物，刘伟胜教授非常推崇水蛭，认为其破血力宏，而少有动血之弊，顽血阻络，多因寒凝，刘教授主张同时配伍使用温通药物，轻症可考虑合用生化汤，重症阳脱者则合用四逆汤。[谢东平，韩云. 刘伟胜教授治疗急性肺栓塞经验. 中国中医急症，2017，26（8）：1383-1385.]

五、预后转归

本病预后差异大，病情危重预测因素与低血压、肌钙蛋白升高、B型钠尿肽升高等密切相关。

六、预防调护

（一）预防

（1）凡老年体弱、久病卧床以及脊柱、腹腔和盆腔手术后者，应注意加强腿部的活动，经常更换体位，术后早期活动，经常抬高下肢，必要时穿弹力袜，行腓肠肌电按摩或下肢气囊压迫，以减轻下肢血液的淤滞，预防产生DVT。

（2）药物抗凝，预防血栓形成。

（二）调护

（1）休息　患者应采取平卧位或半卧位，从溶栓开始应卧床休息1~2周，加强生活护理。

（2）饮食　加强饮食管理，给予清淡易消化的软食，饮食富含纤维素和维生素，多饮水，应禁食辛辣，戒酒烟。保持大便通畅，避免用力排便，如大便干结，可口服温和导泻药。

（3）注意观察　严密观察病情变化，及时获得病情变化信息，预防并发症。

七、专方选要

1. 血府逐瘀汤

组成：桃仁15g，牛膝15g，当归10g，生地黄10g，红花10g，枳壳10g，赤芍6g，桔梗6g，川芎6g，柴胡3g，甘草3g。

服法：水煎服，日1剂，分次口服。

主治：肺栓塞证属气滞血瘀。[朱星宇，贾媛媛.血府逐瘀汤治疗肺血栓栓塞症临床疗效观察.现代中医药，2017，37（6）：94-95.]

2.肺痹汤

组成：苍术30g，白术30g，猪苓30g，茯苓30g，黄芪20g，金银花20g，生晒参20g，薏苡仁20g，大腹皮20g，栝楼皮15g，穿山龙15g，红景天15g，木瓜15g，牛膝15g，炙款冬花15g，紫菀10g，盐黄柏6g，盐知母6g。

服法：水煎服，日1剂，分次口服。

主治：肺栓塞属气虚血瘀，痰湿阻滞。[赵润杨，张德生，孟泳，等.肺痹汤与千金苇茎汤序贯使用辅助治疗重症肺血栓栓塞51例临床观察.中医杂志，2018，59（15）：1305-1309.]

主要参考文献

[1]葛均波，徐永健，王辰.内科学[M].第9版.北京：人民卫生出版社，2018.

[2]中华医学会呼吸病学分会肺栓塞与肺血管病学组，中国医师协会呼吸医师分会肺栓塞与肺血管病工作委员会，全国肺栓塞与肺血管病防治协作组.肺血栓栓塞症诊治与预防指南[J].中华医学杂志，2018，98（14）：1060-1087.

[3]中华医学会心血管病学分会肺血管病学组.急性肺栓塞诊断与治疗中国专家共识（2015）[J].中华心血管病杂志，2016，44（3）：197-211.

[4]陈威，王俊峰.从肺血痹论治肺血栓栓塞症[J].河南中医，2017，37（9）：1581-1583.

[5]杨惠琴，杨剑，李冬.肺栓塞中医证型与西医危险分层及预后的相关性研究[J].新疆中医药，2017，35（5）：1-3.

[6]余锋，陶如，刘南，等.急性肺栓塞中医证候分布及用药规律探讨[J].广州中医药大学学报，2018，35（1）：50-55.

[7]王峰，王植荣，王庆海，等.急性肺血栓栓塞症的中医证型和证素分布规律研究[J].中国医药指南，2019，17（1）：1，3.

[8]甫尔开提·波拉提，杨惠琴.肺栓塞的中医诊治进展[J].新疆中医药，2019，37（6）：122-124..

第十二节　重度持续哮喘

支气管哮喘是慢性炎症导致气道高反应性增加，并引起反复发作性的喘息、气急、胸闷或咳嗽等症状的一种疾病，常在夜间和（或）清晨发作、加剧，通常出现广泛多变的可逆性气流受限，多数患者可自行缓解或经治疗缓解。重度持续哮喘是指哮喘患者经过吸入糖皮质激素（≥1000μg/d）和应用长效β受体激动剂或茶碱类药物治疗后，哮喘症状仍持续存在或继续恶化，或哮喘呈暴发性发作，哮喘发作后短时间内即进入危重状态，是支气管哮喘临床上的危重症，可严重影响气体交换，如病情不能得到有效控制，可危及患者生命。

重度持续哮喘临床以咳嗽、呼吸急促、发绀等为主要症状，有明显三凹征或胸腹矛盾呼吸，严重时因气道严重堵塞引起低氧血症和二氧化碳潴留，导致体力活动和说话受限（仅能单音吐字），出现端坐体位，极度焦虑，烦躁，大汗淋漓，神志改变如神志淡漠和嗜睡，甚则心跳呼吸骤停。

中医学归入"哮病"范畴。

一、病因病机

（一）西医学认识

1.流行病学

哮喘发病率在世界范围内呈上升趋势，

据统计，全球患病率为 1%~18%，共约 3 亿人患有哮喘，每年约有 25 万人死于哮喘。我国的哮喘发病率为 1.24%，且呈逐年上升趋势。哮喘的病死率为（1.6~36.7）/10 万，多与哮喘长期控制不佳，最后一次发作时治疗不及时有关，我国已成为全球哮喘病死率最高的国家之一。

2. 发病机制

（1）变态反应性炎症　哮喘是由 Th2 细胞驱导的，存在 Th2 细胞和其所分泌的细胞因子增多或占优势。包括 IgE 介导、T 淋巴细胞依赖的炎症途径和非 IgE 介导、T 淋巴细胞依赖的炎症途径。

（2）气道高反应性　气道高反应性是哮喘的重要特征之一。气道炎症是导致气道高反应性最重要的机制之一。

（3）神经因素　支气管的自主神经支配很复杂，除以前所了解的胆碱能神经、肾上腺能神经外，还存在非肾上腺能、非胆碱能神经系统。

支气管哮喘气道的基本病理改变为气道炎症和重构。气道黏膜下组织水肿，微血管通透性增加，支气管内分泌物潴留，支气管平滑肌痉挛，纤毛上皮剥离，基底膜露出，杯状细胞增殖及支气管分泌物增加等病理改变，称之为慢性剥脱性嗜酸性粘细胞支气管炎。哮喘长期反复发作，则可进入气道不可逆性狭窄阶段，即气道重构。主要表现为气道壁增厚，可累及全部支气管树，主要发生在膜性和小的软管性气道，即中央气道，与 COPD 主要累及周围气道不同。

气道炎症和重构均与气道高反应性密切相关。后者如气道壁的厚度与气道开始收缩的阈值呈反比关系，平滑肌增生使支气管对刺激的收缩反应更强烈，血管容量增加可使气道阻力升高，同时这些因素具有协同或累加效应。

小气道阻塞可导致肺泡过度充气以及相应区域毛细血管的灌注减少；灌注减少而通气正常会导致死腔的增大，使有效通气量降低。哮喘急性发作时，多数患者表现为过度通气，通常动脉血 $PaCO_2$ 降低。若动脉血 $PaCO_2$ 正常或升高，临床医生应高度警惕呼吸衰竭的可能性或是已经发生了呼吸衰竭。

气道阻塞可大大增加呼吸功。哮喘持续状态也存在血液循环的紊乱。肺过度充气会加重吸气肌肉的负荷，降低肺的顺应性。内源性呼气末正压也是呼吸肌负荷增加的一个重要因素，肺过度充气时膈肌血流减少。哮喘持续状态患者若血清肌酐和乳酸水平升高可能提示呼吸肌疲劳，此时若气道阻塞不能迅速缓解，潮气量将进行性下降，最终将会发生呼吸衰竭。

（二）中医学认识

中医认为，哮病病因有内、外因两种。外因为外感风寒或风热之邪，或因吸入烟尘、花粉、动物毛屑、异味气体等。内因为饮食不当，过食生冷，或嗜食酸咸甘肥，或进食海鲜发物；体虚病后，素质不强，或病后体弱。一般而言，素质不强者多以肾为主，而病后所致者多以肺为主。哮病的病位主要在肺，关系到脾、肾、肝、心。基本病机为痰阻气道，肺失宣降。病理因素以痰为主，如朱丹溪指出："哮喘专主于痰。"痰的产生主要由于人体津液不归正化，凝聚而成，如伏藏于肺，则成为发病的潜在"夙根"，因各种诱因（如气候、饮食、情志、劳累等）诱发，这些诱因每多错杂相关，其中尤以气候变化为主。哮病发作时为痰阻气闭，病理性质以邪实为主。哮证有寒哮、热哮之分。哮因寒诱发，素体阳虚，痰从寒化，属寒为患则发为寒哮；若因热邪诱发，素体阳盛，痰从热化，属痰热为患，则表现为热哮。或由痰热内郁，风寒外束，则为寒包火证。寒痰内郁化热，亦可为寒哮转化为热哮。若长期反复发作，寒痰伤及脾肾之阳，痰热耗灼肺肾之阴，则可从实转虚，在平时表现为肺、脾、肾等脏脏气虚弱之候。大发作时邪实与正虚错综并见，肺肾两虚，痰浊壅盛，严重者肺不能治理、调节心血的运行，肾虚命门之火不能上济于心，则心阳亦同时受累，甚至发生喘脱危候。

二、临床诊断

（一）辨病诊断

结合起病急及相应的临床症状、体征、血气分析、肺功能异常等，诊断为重度持续哮喘并不困难。

（1）症状　咳嗽，气促，发绀，严重时因气道严重堵塞引起低氧血症和二氧化碳潴留，导致出现体力活动和说话受限（仅能单音吐字），端坐体位，极度焦虑，烦躁，大汗淋漓，面色灰暗，神志淡漠，嗜睡。

（2）体征　呼吸急促，频率大于 30 次/分，口唇、甲床发绀，有明显三凹征或胸腹矛盾呼吸，双肺可闻及广泛哮鸣音。严重发作时可出现呼吸音低下，哮鸣音减弱或消失，临床上称为"静止肺"。心率大于 120 次/分，或伴严重心律失常，甚则心跳、呼吸骤停。至耗竭状态，可出现心动过缓、低血压。

（3）动脉血气分析检测　动脉血氧分压下降，二氧化碳分压正常或升高。

（4）肺功能检测　支气管扩张试验一秒用力呼气容积（FEV_1）< 60% 预计值，或最大呼气流量（PEF）< 60% 个人最佳值，PEF 或 FEV_1 变异率 > 30%。

（5）常规实验室检查　生化检查可有电解质紊乱，但无特异性。血常规多见中性粒细胞和嗜酸性粒细胞增多。

（6）痰液检测　可见大量嗜酸性粒细胞、Creola 小体、脱落的上皮细胞、嗜酸性粒细胞溶血磷脂、细支气管管型。

（7）胸部 X 线检查　重度持续哮喘常见的 X 线表现为肺过度充气，也可见到气胸、纵隔气肿、肺不张或肺炎等表现。

（8）心电图　常见为窦性心动过速、电轴右偏，偶见肺性 P 波。严重可见室速、室上速。

（二）辨证诊断

望：呼吸喘促，不能平卧，或呼吸微弱，呼多吸少，烦躁不安，神志昏蒙，面青唇紫或面色苍白，口干苦，舌红、淡、暗，苔黄、白、厚、滑、腻。

闻：喉间哮鸣音，似水鸡声，气味多无明显异常。

问：呼吸困难，胸部憋闷、胀满，痰黏难咯。

切：肤温多正常，部分可发热或肢冷，大汗出或不汗出，脉浮、弦、滑、数、细。

1. 寒哮

喉中哮鸣如水鸡声，呼吸急促，喘憋气逆，胸膈满闷如塞，咳不甚，痰少，咯吐不爽，色白而多泡沫，口不渴或渴喜热饮，形寒怕冷，天冷或受寒易发，面色青晦，舌苔白滑，脉弦紧或浮紧。

辨证要点：咳痰不爽，畏寒肢冷，舌苔白滑，脉弦紧。

2. 热哮

喉中痰鸣如吼，喘而气粗息涌，胸高胁胀，咳呛阵作，咯痰色黄或白，黏浊稠厚，排吐不利，口干苦，口渴喜饮，汗出，面赤，或有身热，甚至有好发于夏季者，舌质红，苔黄腻，脉滑数或弦滑。

辨证要点：咳痰色黄，或白而黏稠，面赤口苦，口干，舌红，苔黄腻，脉滑数。

3. 痰哮

寒与热俱不显著，喘咳胸满，但坐不得卧，痰涎壅盛，喉如拽锯，咯痰黏腻难出，舌苔厚浊，脉滑实。

辨证要点：寒与热俱不显著，痰涎壅

盛，咯痰黏腻难出，舌苔厚浊，脉滑实。

4. 喘脱危证

哮病反复久发，喘息鼻扇，张口抬肩，气短息促，烦躁，昏蒙，面青，四肢厥冷，汗出如油，舌质青暗，苔腻或滑，脉细数不清，或浮大无根。

辨证要点：喘息鼻扇，张口抬肩，气短息促，四肢厥冷，舌质青暗，苔腻或滑，脉细数不清，或浮大无根。

三、鉴别诊断

（一）西医学鉴别诊断

重度持续哮喘需与心源性哮喘相鉴别。

1. 病史鉴别

心源性哮喘患者多有高血压心脏病、冠心病、风湿性心脏等病史和体征。重度持续哮喘患者有支气管哮喘病史。

2. 临床症状及体征鉴别

心源性哮喘多在夜间熟睡中发病，阵发性咳嗽，常咯出粉红色泡沫痰，两肺可闻及广泛哮鸣音及湿啰音，可伴左心界扩大、颈静脉充盈，肝颈静脉反流征阳性，心尖部可闻及奔马律。重度持续哮喘可于任何时间发作，痰色黄或白，无咯粉红色泡沫样痰，两肺可闻及哮鸣音，呼气延长明显。无心界扩大、颈静脉充盈、心尖部奔马律等体征。

3. 影像学检查鉴别

心源性哮喘患者病情许可时做胸部 X 线检查，可见心脏增大，肺淤血征。重度持续哮喘患者胸部 X 线检查无特异性表现，常见为肺纹理增大、紊乱和肺气肿，也可见到气胸、纵隔气肿、肺不张或肺炎等表现。

（二）中医学鉴别诊断

1. 哮病与喘证鉴别

哮病与喘证都有呼吸急促的表现，但哮必兼喘，而喘未必兼哮。哮指声响言，喉中有哮鸣音，是一种反复发作的独立性疾病；喘指气息言，为呼吸急促，喘息气短，是多种急慢性疾病的一个症状。可以从症状特点及有无复发鉴别两者的不同。

2. 哮病与支饮鉴别

支饮虽然也有痰鸣气喘的症状，但多系部分慢性咳嗽久经不愈，逐渐加重而成，病势时轻时重，发作与间歇界限不清，咳和喘重于哮鸣，与哮病之间歇发作，突然发病，哮吼声重而咳轻，或不咳不同。

四、临床治疗

（一）提高临床疗效的要素

（1）解除过敏原、痰栓阻塞，纠正脱水。

（2）规范急救处理流程，治疗强调个体化。

（3）合理使用激素和 β_2 受体激动剂。

（4）严密监护，必要时及时给予机械辅助通气。

（二）辨病治疗

1. 补液

重度持续哮喘的患者，由于摄入水量不足，呼吸道水分丢失以及多汗、感染、茶碱的应用等原因，患者常常伴有不同程度的脱水，从而造成气道分泌物黏稠，难以排出，气道进一步阻塞影响通气。此时如根据失水及心脏情况适当补充液体，必要时加用气道内湿化，有助于纠正脱水，稀释痰液和防止痰栓形成。通常每日补液量 2500~4000ml，使每日尿量达 1000ml 以上。但对临床上无明显脱水的哮喘患者，则应避免过量补液。

2. 糖皮质激素

应用糖皮质激素是控制重度持续哮喘的重要治疗措施。可用甲泼尼龙 40~80mg/d

（亦可选用氢化可的松琥珀酸钠 10mg/（kg·d）或地塞米松 0.1~0.2mg/（kg·d），疗程一般 5~7 天。待病情得到控制，症状缓解后再逐渐减量，改为口服给药。

3. 速效型 β_2 受体激动剂

（1）雾化吸入　可用定量吸入器（MDI），每次 2~4 揿，或 0.25mg 加入 2ml 生理盐水中雾化吸入。必要时 3~4 小时重复一次。如患者呼吸浅快，吸入疗法难以奏效，应注射给药。

（2）皮下或肌内注射沙丁胺醇　500μg/次（每次 8μg/kg），4~6 小时后可重复注射。也可用特布他林代替，每次 250~500μg 皮下注射，效果明显而不良反应较小。

（3）静脉注射沙丁胺醇　250μg/次（每次 4μg/kg），注射速度宜慢（约 10 分钟），必要时重复用药。也可沙丁胺醇 1mg 加入 100ml 液体中静脉滴注，30~60 分钟滴完，间隔 6~8 小时重复一次。滴注过程中应注意监测患者心血管情况。

4. 溴化异丙托品

可与 β_2 受体激动剂联合吸入治疗，尤其适用于夜间哮喘患者。250~500μg 溴化异丙托品加入 2ml 生理盐水雾化吸入，1 日 4~6 次；也可用定量吸入器，每日 3 次，每次 25~75μg。

5. 氨茶碱和二氢丙茶碱注射液

测定或估计患者血浆茶碱浓度，若患者的血浆茶碱浓度 < 5μg/ml，则可给予负荷量氨茶碱（5mg/kg），用 5% 葡萄糖溶液或生理盐水 20~40ml 稀释后缓慢静脉注射，需 10 分钟以上注射完；如果血浆茶碱浓度已达 10~15μg/ml，又未用缓释或控释茶碱制剂者则按 0.7mg/（kg·h）的维持量氨茶碱静脉滴注，并注意血浆茶碱浓度的监测，及时调整药物用量。二氢丙茶碱（喘定）作用与氨茶碱相同，但不良反应较轻，250~500mg，用 5% 葡萄糖溶液 20~40ml 稀释后缓慢静脉注射。

6. 白三烯拮抗剂（扎鲁斯特、孟鲁司特）

白三烯拮抗剂适用于阿司匹林哮喘、运动性哮喘和伴有过敏性鼻炎哮喘患者的治疗。口服给药，扎鲁司特 20mg，每天 2 次；孟鲁司特 10mg，每天 1 次。

7. 氧疗

一般吸入氧浓度为 25%~40%，并应注意湿化。如果患者低氧血症明显，又 $PaCO_2$ < 35mmHg，则可面罩给氧。当吸入氧浓度 > 50% 时，则应严格控制吸入氧浓度和高流量氧疗的时间，使 PaO_2 > 50mmHg，注意预防氧中毒。

8. 酸碱、电解质失衡

应监测动脉血气变化，酸中毒时可降低肾上腺能受体对内、外源性儿茶酚胺的反应，严重酸中毒时可适当补充碱液以有利于平喘药物药效的发挥。因患者大量发汗，进食减少和呕吐等常有 K^+、Na^+、Cl^- 的丢失，应注意补足。仅有呼吸性酸中毒时，当 pH < 7.2，可补碱（5% 碳酸氢钠），达到 pH > 7.2 即可；若有混合性酸中毒存在，pH > 7.2 可补碱，达到 pH > 7.3 即可。

9. 抗生素

如果患者有发热、脓痰，提示有细菌继发感染，则需应用抗生素，可参照社区获得性肺炎抗菌治疗选择药物。

10. 祛痰剂

急性发作期，痰色白如泡沫，不宜用祛痰剂，补液本身可减少痰栓形成，平喘药物有利于痰的引流和咳出。但若为黄脓痰，不易咳出，则需应用祛痰药物。

11. 二氧化碳潴留

当出现二氧化碳潴留，则病情危重，提示已有呼吸肌疲劳。应注意有无肺不张、气胸、纵隔气肿等并发症。必要时做气管插管和机械通气。如果并发气胸则需立即抽气和胸腔插管水封瓶引流。

12. 辅助机械通气

经上述措施治疗后病情继续恶化者，应及时给予辅助机械通气治疗。其指征包括重度低氧血症和（或）CO_2 潴留，呼吸性酸中毒时 pH < 7.20，或伴发严重代谢性酸中毒、意识障碍、呼吸肌疲劳、自主呼吸微弱甚至停止等。可以先试用鼻（面）罩等非创伤性通气方式，若无效则应及早插管机械通气，必要时酌情加用呼气末正压通气（PEEP）。对于维持正常通气容积所需压力（气道峰压与平台压）过高患者，可试用允许性高碳酸血症通气策略。

13. 抗心律失常

重度持续哮喘患者可因缺氧、电解质紊乱而出现各种心律失常，甚至出现严重心律失常，如室性心动过速、心室扑动和心室颤动松弛，故应行心电监测，以达尽早发现、及时处理。

14. 新疗法

（1）硫酸镁 其作用机制尚未明了，可能与降低细胞内钙浓度致气道平滑肌松弛及其镇静作用有关。常用的方法：①静脉注射：25% 硫酸镁 5ml 加入 5% 葡萄糖液 40ml 中静脉注射，20 分钟左右推完。②静脉滴注：25% 硫酸镁 10ml 加入 5% 葡萄糖液 250ml 中静脉滴注，滴速为 30~40 滴/分，使用该药时，应注意低血压、心跳减慢的发生。

（2）吸入氦氧混合 氦气密度较低，能使哮喘时小气道狭窄及黏膜表面分泌物增多所引起的涡流减轻，从而降低气道阻力，减少呼吸功、氧耗和二氧化碳产量；此外，氦能加强二氧化碳的弥散，从而使单位时间内二氧化碳排出量增加，已有多个研究报道，气管插管或非气管插管哮喘患者伴有高碳酸血症性呼吸衰竭时，在吸入氦氧混合气（氦浓度为 60%~80%）20 分钟内 $PaCO_2$ 显著降低，pH 升高，在治疗过程中需密切监测氧浓度。

（3）奥马珠单抗试验性治疗 抗 IgE 单克隆抗体奥马珠单抗（Omalizumab）能与血液循环中的 IgE 高度特异性结合，并阻断 IgE 与效应细胞膜表面受体相互作用，阻止效应细胞脱颗粒，从而阻断哮喘的发生和发展。抗 IgE 治疗主要适用于血清特异性较高的哮喘患者。根据全球哮喘防治倡议（GINA）建议，对于联用大剂量吸入激素和其他各种哮喘治疗药物仍未有效控制症状、IgE 明显升高的重度过敏性哮喘患者，可以口服低剂量糖皮质激素或抗 IgE 治疗。欧洲呼吸学会/美国胸科学会国际指南指出，试用奥马珠单抗的重度哮喘成人和儿童（年龄 ≥ 6 岁），应具有经证实的 IgE 依赖性变异性哮喘，尽管采用了最佳的药物和非药物治疗以及脱离过敏原后，病情仍未控制，而且血清 IgE 水平在 30~700IU/ml。奥马珠单抗最常用的给药方式是皮下注射，每 2 周或 4 周给药 1 次，剂量取决于患者体重和血清 IgE 水平。主治医师应对治疗反应进行全面的评估。

（4）支气管热成形术 支气管热成形术是一项通过高温消融气道平滑肌（ASM）的技术，它能降低 ASM 的异常收缩力，从而缓解哮喘发作时 ASM 的痉挛状态。欧洲呼吸学会/美国胸科学会国际指南指出，热成形术潜在的获益和伤害都存在较大的可能性，而且这种新的侵袭性干预治疗的长期结局尚属未知，故推荐热成形术只在机构审查委员会批准的独立性系统登记或临床研究中的重度哮喘成人中进行。

（三）辨证治疗

1. 辨证论治

（1）寒哮

治法：温肺散寒，化痰平喘。

方药：射干麻黄汤加减。

射干 10g，麻黄 9g，生姜 15g，细辛 3g，紫菀 15g，款冬花 10g，五味子 6g，大枣 10g，法半夏 10g，桂枝 10g，白芍 10g，紫苏叶 15g。

若痰稀量多，加干姜 10g，佛耳草 15g，鹿衔草 15g。

（2）热哮

治法：清热宣肺，化痰定喘。

方药：麻杏石甘汤加减。

炙麻黄 9g，苦杏仁 10g，生石膏 30g（先煎），生甘草 10g，地龙 15g，栝楼皮 10g，天竺黄 10g，清半夏 10g，陈皮 10g，前胡 10g，柴胡 6g。

若腑实便秘，加生大黄 6g（后下），瓜蒌仁 15g。

（3）痰哮

治法：涤痰除壅，利气平喘。

方药：三子养亲汤加减。

紫苏子 15g，白芥子 10g，莱菔子 10g，姜半夏 10g，茯苓 15g，海蛤壳 30g（先煎），麻黄 6g，苦杏仁 10g，生甘草 10g。

若脘腹痞满，加厚朴 10g、大腹皮 15g。

（4）喘脱危证

治法：化痰开窍，回阳固脱。

方药：回阳急救汤加减。

炮附子 6g（先煎），干姜 10g，人参 15g（另炖），炙甘草 6g，肉桂 5g，陈皮 10g，炙麻黄 6g，山茱萸 30g，煅牡蛎 30g（先煎）。

若汗出不止，四肢逆冷，炮附子改为 15g（先煎），加麻黄根 10g。

2. 外治疗法

（1）针刺治疗

①实证常用穴位有大椎、身柱、风门、肺俞、丰隆、膻中、曲池、合谷、外关、商阳、鱼际等。每次选穴 8~10 个，每日 1 次，10 天为 1 个疗程，中间休息 1 周。

②虚证常用穴位有肺俞、璇玑、膻中、天突、气海、关元、膏肓、神阙、三阴交、肾俞、复溜、命门等。

③梅花针刺大椎、曲池、丰隆穴，火罐拔吸 15 分钟。每日 1 次，适用于热哮。

（2）灸法

①温箱灸涌泉、足三里补脾肾，纳气平喘，每日 1 次。适用于喘脱者。

②隔姜灸神阙、大椎、命门、涌泉穴，每日 1 次。适用于寒哮、喘脱者。

（3）贴敷治疗

白芥子膏贴敷，炒白芥子、延胡索各 20g，细辛、甘遂各 10g，共研细末，用生姜汁调成糊状。将药糊贴敷于穴位上（双侧定喘穴、双侧肺俞穴、天突穴、膻中穴、双侧中府穴），胶布固定。贴 4~6 小时后去药洗净，注意防止出现明显的皮肤损伤。

（4）药汁沐足

药物：莶莖 20g，黄柏 20g，大黄 20g，白芷 20g，桃仁 20g。加入 300ml 水中煎至 10ml，加入温开水 1000ml 后沐足 20~30 分钟。能够清肺活血，适用于热哮。

3. 成药应用

可辨证选用猴枣散、痰热清注射液、参麦注射液、参附注射液。

（1）猴枣散　每日 1~2 次，每次 0.3~0.6g，口服或鼻饲。适用于重症哮喘证属痰热壅塞，症见痰多气急，发热烦躁，喉间痰鸣。

（2）痰热清注射液　每次 20~40ml，加入 5% 葡萄糖注射液或 0.9% 氯化钠注射液 250~500ml，静脉滴注，每日 1 次。适用于重症哮喘痰热阻肺患者。

（3）参麦注射液　每次 20~100ml，用 5% 葡萄糖注射液 250~500ml 稀释后应用，或遵医嘱。适用于重症哮喘患者，症见喘促不宁，大汗淋漓，脉细数无力。

（4）参附注射液　每次 20~100ml，用 5%~10% 葡萄糖注射液 250~500ml 稀释后使用，每日 1~2 次，或遵医嘱。适用于重症哮喘患者，症见喘促无力，肢冷汗出，脉微欲绝。

4. 单方验方

射干10g, 炙麻黄10g, 桂枝10g, 生姜6g, 细辛3g, 紫菀10g, 款冬花10g, 法半夏10g, 紫苏子10g, 五味子6g, 蝉蜕6g, 地龙10g, 乌梅15g, 淫羊藿15g, 大枣7枚。每日1剂, 水煎取汁300ml, 分早、晚2次温服, 连续用药7天。适用于支气管哮喘急性发作寒哮证。[戴佩, 佩彭娜, 王卫. 自拟咳喘宁方治疗支气管哮喘急性发作对患者呼吸功能和氧化应激水平的影响. 中国中医急症, 2021, 30 (7): 1263-1266.]

(四) 新疗法选粹

中药离子导入联合穴位贴敷

龚芬芳等治疗气管哮喘发作期属寒哮证患者, 在沙美特罗替卡松粉吸入剂治疗的基础上给予中药离子导入联合穴位贴敷。导入药物为射干麻黄汤加减, 射干、炙麻黄、生姜、紫菀、款冬花、紫苏子、白芥子、苦杏仁、葶苈子各10g, 细辛3g。常规水煎煮, 取药液200ml, 分2袋包装备用。护理人员先清洁治疗部位处的皮肤, 待其干燥; 以100ml药液充分浸透治疗仪专用药垫, 并取出内芯, 分别放于泡棉止水圈内, 贴于皮肤上, 正极置于肺俞穴, 负极置于定喘穴, 将治疗仪输出电极与贴片背部连接牢固即可, 电流不超过40mA, 以患者局部产生刺痛感, 能耐受为宜, 每次治疗持续25分钟, 每天1次。治疗2周, 明显改善喘息、气急、咳嗽、胸闷等症状。[龚芬芳, 龚燕梅. 中药离子导入联合穴位贴敷治疗支气管哮喘发作期临床研究. 新中医, 2019, 51 (10): 292-295.]

(五) 医家经验

1. 晁恩祥

国医大师晁恩祥教授认为风邪犯肺、气道挛急是哮病发作的主要病机, 有别于传统以痰为中心的病机认识。他认为风邪袭肺, 阻于肺与气道, 肺失宣发肃降, 风盛气逆, 风盛则挛急, 气道挛急, 肺管不利而发病, 痰作为继发性致病因素, 也可碍肺之宣降, 但只是其中的病理因素之一。晁恩祥教授根据多年的临床症状学观察及反复验证, 从风立论, 独自创立了风哮证型, 并提出应用疏风宣肺、缓急解痉、降气平喘法治疗风哮, 临床常用炙麻黄、蝉蜕、紫苏叶、僵蚕、地龙等疏散风邪、舒缓气道, 以紫菀、杏仁、炙枇杷叶等宣肺止咳, 五味子、白果等敛肺降气, 创制了具有祛风解痉、宣肺化痰平喘的黄龙疏喘汤。若寒者甚可加桂枝、细辛等; 若热甚者可加黄芩、鱼腥草、桑白皮等; 若痰浊明显者可加莱菔子、白芥子等; 若久病血瘀者, 可加丹参、赤芍、川芎等; 若偏虚者可加蛤蚧、冬虫夏草等。为了临床使用方便, 晁老还指导研发了苏黄止咳胶囊, 专门用于风哮、风咳的辨治, 疗效甚佳。[赖芳, 翁燕娜, 张燕, 等. 国医大师晁恩祥教授防治重症支气管哮喘经验总结. 全国第十九次中医肺系病学术交流会暨2015年浙江省中医药学会呼吸病分会学术年会, 杭州, 2015.]

2. 洪广祥

洪广祥教授根据多年的临床实践和经验总结, 提出了哮喘的"三因学说"发病观, 即"外感风寒""痰瘀伏肺"和"气阳虚弱", 并在"三因学说"发病观的基础上, 提出了全程温法治疗哮喘——以温宣温散治疗哮喘的主要诱因"外感风寒", 以温通温化治疗哮喘的宿根"痰瘀伏肺", 以温补兼施治疗哮喘本虚"气阳虚弱"。洪教授即使在治疗热哮病的过程中也"治肺不远温"和"用药不避温", 但是要辨证论治, 洪教授认为热哮证中的热象多是寒郁化热而产生, 所以才会出现痰鸣、黄脓痰、发热等热象见症, 因此热象仅为标, 可在温药的基础上加清热即可，如小青龙汤加清热药生石膏、黄芩等。[孙朋，叶超，喻强强，等. 国医大师洪广祥全程温法治哮喘经验探析. 中华中医药杂志，2019，34（10）：4610-4613.]

五、预后转归

对于哮喘发作前身体基础状况好的患者来说预后良好，而合并肺心病、严重肺部感染、中毒性心肌炎及伴有严重并发症的患者则预后不良。据报道，重度持续哮喘经加强监护治疗后，死亡率较低，还有作者经过长期随访，报道重度持续哮喘的死亡率为16.5%。目前我国尚无确切的统计数字。应加强对重症哮喘患者的教育、密切随访、规范治疗，识别加重哮喘的因素。

六、预防调护

（一）预防

（1）尽力去除发病诱因。避免过敏原的接触，如室内尘螨、花粉、寒冷空气等。

（2）吸烟者要戒烟。

（3）注意居室空气流通，温度、湿度适宜。

（4）饮食宜清淡而富营养，忌生冷肥甘厚味、海鲜发物、辛辣等食物。

（5）保持心情舒畅，避免不良情绪的影响。

（6）注意适时增减衣物，防止寒冷刺激，预防感冒。

（二）调护

（1）劳逸适当，防止过度疲劳。

（2）根据身体情况，进行适当的体育锻炼，如太极拳、内养功、八段锦、慢跑等，逐步增强体质，提高抗病能力。

（3）如有鼻窦疾病和鼻后滴漏综合征，应予以治疗。

（三）健康宣教

（1）根据不同对象和具体情况，采用适当的、灵活多样的方式对患者及其家属进行系统教育。

（2）开展长期的管理，提高哮喘患者对于疾病的认识，使其更好地配合治疗和预防，提高患者防治依从性。

七、专方选要

1.四子平喘汤

组成：葶苈子12g，炙苏子9g，莱菔子9g，白芥子2g，苦杏仁9g，浙贝母12g，制半夏9g，陈皮5g，沉香5g（后下），生地黄12g，当归5g，丹参15g。

服法：水煎服，日1剂，分次口服。

主治：哮喘属肾虚失纳、痰饮停肺。[张丰强，郑英. 首批国家级名老中医效验秘方精选. 北京：今日中国出版社，1999：128-129.]

2.加味麦味地黄汤

组成：麦冬10g，五味子10g，山茱萸10g，紫石英15g（先煎），熟地黄10g，山药10g，牡丹皮10g，茯苓10g，泽泻10g，肉桂3~6g。

服法：水煎服，日1剂，分次口服。

主治：哮喘属肺肾两虚。[张丰强，郑英. 首批国家级名老中医效验秘方精选. 北京：今日中国出版社，1999：127.]

主要参考文献

[1]葛均波，徐永健，王辰. 内科学［M］. 第9版. 北京：人民卫生出版社，2018.

[2]中华医学会呼吸病学分会哮喘学组. 支气管哮喘防治指南（2016年版）［J］. 中华结核和呼吸杂志，2016，39（9）：675-697.

[3]中华医学会呼吸病学分会哮喘学组，中国哮喘联盟. 支气管哮喘急性发作评估及处理中国专家共识［J］. 中华内科杂志，

2018, 57（1）：4-14.

[4] 李宣霖，马锦地，李建生，等. 现代名老中医诊治支气管哮喘的病因病机分析 [J]. 中医研究，2016，29（11）：62-67.

[5] 郭钊明，黄楚栓，刘建博，等. 难治性哮喘的中医辨治思考 [J]. 中华中医药杂志，2019，34（7）：2928-2931.

[6] 庞天祥，张弘. 张弘治疗支气管哮喘急性发作期经验 [J]. 陕西中医药大学学报，2016，39（4）：38-40.

[7] 李宣霖，马锦地，李建生，等. 现代名老中医诊治支气管哮喘文献证候分析 [J]. 中医杂志，2017，58（16）：1416-1420.

第十三节　急性胰腺炎

急性胰腺炎（AP）是指多种病因引起胰酶激活，继以胰腺局部炎性反应为主要特征，伴或不伴其他器官功能改变的疾病。大多数患者病程呈自限性，20%~30% 的患者临床发展为重症急性胰腺炎（SAP），其病情危重，预后凶险。

中医学可归入"脾热病""脾心痛""胃心痛""结胸病""胰瘅"等范畴，亦属中医学"胃痛""胁痛""腹痛""黄疸"等范畴。

一、病因病机

（一）西医学认识

1. 病因

（1）常见病因　约占病例数 70% 以上，包括胆石症（包括胆道微结石）、高甘油三酯血症和饮酒。胆源性胰腺炎仍是我国 AP 的主要病因。高三酰甘油血症性胰腺炎的发病率呈上升趋势，当甘油三酯 ≥ 11.30mmol/L 时，临床极易发生 AP；而当甘油三酯 < 5.65mmol/L 时，发生 AP 风险减小。

（2）其他病因　约占病例数的 10%。包括壶腹乳头括约肌功能不良、药物和毒物、外伤性、高钙血症、血管炎、先天性（胰腺分裂、环形胰腺、十二指肠乳头旁憩室等）、肿瘤性（壶腹周围癌、胰腺癌）、感染性（柯萨奇病毒、腮腺炎病毒、获得性免疫缺陷病毒、蛔虫症）、自身免疫性（系统性红斑狼疮、干燥综合征）、α_1- 抗胰蛋白酶缺乏症等，均可导致 AP。近年来，内镜下逆行胰胆管造影术（ERCP）术后、腹部手术后等医源性因素诱发 AP 的发病率也呈上升趋势。

经临床与影像、生化等检查，不能确定病因者称为特发性。

2. 发病机制

AP 的发病机制仍不明确，目前已形成一些基本学说，如胰酶异常激活学说炎症介质学说、肠道菌群易位学说、细胞凋亡学说、氧化应激学说、自由基损伤学说等。目前一般认为，各种胰酶原的不适时提前被激活是 AP 形成的主要始动因素。正常情况下，胰腺腺泡细胞内酶蛋白的形成与分泌过程处于与细胞质隔绝状态，但各种原因导致胰腺酶代谢不出去，则被胰腺自身所消化，这使胰酶原被激活，而胰酶原被激活后又会增加胰腺细胞的坏死，增加胰酶被胰腺自身消化的可能，这种恶性循环就是急性胰腺炎的主要发病机制。

（1）共同通道梗阻　胆总管与胰管有共同通道，该通道一旦受到感染或梗阻，如胆道蛔虫和炎症、胆石症等会使其产生水肿或者痉挛，从而使胆囊收缩，当胆囊内压力超过胰管内压力时，胆汁可能倒流入胰管内激活胰酶原，导致自身消化，也就是胆道系统疾病以及由此引发的胰腺分泌过度旺盛致病的原因。当胆道发生炎症时，细菌释放出的激肽可顺势通过胆囊和胰脏间的淋巴管激活胰腺消化酶，使其过度活跃，这也是导致急性胰腺炎的重要原因。

（2）酗酒 其机制在于乙醇会刺激胃部分泌胃泌素，增加胃酸分泌，使十二指肠内酸碱值下降，最终导致胰泌素分泌旺盛；同时酒精也会直接刺激十二指肠黏膜，使其产生水肿，妨碍胰液的排出。酗酒使胰腺分泌压力升高和括约肌痉挛，二者都会导致胰管破裂，从而使胰蛋白酶进入组织，最终激活胰酶原，产生自体消耗现象，这是急性胰腺炎发病的主要原因。

（3）高脂血症 胰腺毛细血管床中的脂肪酶作用于血清中高水平的甘油三酯，产生有毒性的游离脂肪酸（FFA），损伤胰腺小血管内皮，FFA激活胰蛋白酶原成为有活性的胰蛋白酶，胰蛋白酶消化胰腺腺泡，引起胰腺的自身消化；高血脂激活血小板，引起血栓素A2（TXA2）的大量释放，使得胰腺的微循环障碍，胰液分泌受阻；高甘油三酰使血液处于高凝状态，并且脂质颗粒聚集堵塞胰腺微血管，同样会导致胰腺微循环障碍，从而使胰腺处于缺血和缺氧状态，该型AP血清淀粉酶可不升高，但脂肪酶升高。

（4）炎症介质 大量炎症介质的暴发性生成是造成AP并引发全身炎症反应综合征（SIRS）和多器官功能障碍综合征以致死亡的主要原因。

（二）中医学认识

1.病因

中医学认为急性胰腺炎的发病与六淫之邪、饮食不节（饮酒过度、暴饮暴食）、情志失畅、胆石、虫积、创伤等有关。其早期病位在肝、胆、脾、胃、肠，后期可累五脏六腑，致多脏器衰竭。

（1）感受外邪 外感六淫之邪，传里化热，热郁中焦，里热积滞，因热致瘀，热毒血瘀互结。

（2）酒食不节 过食辛辣肥甘，暴饮暴食，饮酒过度，导致肝胆疏泄失司，胃肠腐熟传导失司，实热内积，湿热邪毒壅积，腑气不通。

（3）虫石内积 蛔虫上扰或肝胆湿热、胆汁郁结煎熬成石，肝胆失于疏泄，通降受阻，阻塞胆腑气机，不通则痛。

（4）跌仆损伤 外部创伤（如ERCP）致胰脏受损，腑气不通，血瘀气滞。

（5）情志不舒 情志不畅，或暴怒伤肝，或忧思多虑，致肝气郁结或脾失健运，不通则痛。

2.病机

根据病程可分为初期、进展期、恢复期。

（1）初期 各种病理因素如湿、热、毒、气、瘀、虫等蕴结中焦，脾胃升降功能紊乱，气机升降失调，湿热阻于中焦，阳明热结于里，故早期病机以肝郁气滞、肝胆湿热、腑实热壅证最为多见。

（2）进展期 邪气结聚不散，形成血瘀，血瘀又可进一步形成留瘀化热、灼伤血络、络瘀化毒等征象。热毒血瘀进一步发展为热毒内盛，瘀热内结，肉腐为脓，五脏六腑皆可受病，耗阴伤阳，正虚邪实，可见气血败乱、内闭外脱、脏器衰败的诸多脏衰证候。

（3）恢复期 由于邪去正伤，气血不足，不能温养脏腑，可出现气阴两伤、脾虚湿困、湿热留恋等证，腹痛可迁延不愈。

二、临床诊断

（一）辨病诊断

1.临床表现

（1）腹痛 腹痛是AP的主要症状，疼痛位于上腹部，常向背部放射，患者自觉上腹及腰背部有"束带感"，腹痛的位置与病变的部位有关，如胰头病变重者，腹痛以右上腹为主，并向右肩放射；病变在胰尾者，则腹痛以左上腹为重，并向左肩放射。疼痛强度与病变程度多相一致。多为急性发作，呈持续性，少数无腹痛。

（2）发热　发热常源于全身炎症反应综合征、坏死胰腺组织继发细菌或真菌感染。发热、黄疸多见于胆源性胰腺炎。发热程度与病变严重程度多一致，重症急性胰腺炎常表现高热。

（3）恶心、呕吐　发病之初即出现，其特点是呕吐后不能使腹痛缓解。呕吐的频度亦与病变的严重程度相一致。重症急性胰腺炎时，则呕吐剧烈或为持续性频频干呕。

（4）黄疸　黄疸可能为并发胆道疾病或为肿大的胰头压迫胆总管所致。

2. 体征

（1）腹部压痛　轻症仅表现为轻压痛，重症可出现腹膜刺激征、腹水、Grey-Turner 征、Cullen 征。压痛、反跳痛与肌紧张可因病变程度和部位不同而各异。一般情况下，多在上腹部有程度不同的压痛，但压痛部位与病变部位有关。病变在胰头者，压痛在右上腹；病变在胰尾者，压痛在左上腹；病变累及全胰腺者，全上腹有压痛。

（2）肿块　腹部常可触及肿块。肿块的原因可能有①胀大的胆囊，位于右上腹胆囊区。②肿大的胰头，位于右上腹，但位置较深。③胰腺囊肿或脓肿，多为圆形的囊性肿物。④水肿的发炎组织，如大网膜、肠管或小网膜囊内的积液。

（3）假性肠梗阻　大多数患者有持续24~96 小时的假性肠梗阻。重症患者常因肠麻痹而出现腹胀，肠鸣音多减弱，当出现肠麻痹时，可呈"安静腹"。

（4）皮下青紫　SAP 患者可出现皮下青紫，出现在两肋部者，称为 Grey-Turner征，出现在脐部的，称为 Cullen 征。它们在 SAP 的出现率不到 3%。Grey-Turner 征是由于血性液体从肾旁间隙后面渗透至腰方肌后缘，然后再通过肋腹部筋膜流至皮下；Cullen 征是由于后腹膜出血渗入镰状韧带，随后由覆盖于韧带复合体周围的结缔组织进入皮下。

3. 并发症

（1）局部并发症　局部并发症包括急性胰周液体积聚（APFC）、急性坏死物积聚（ANC）、胰腺假性囊肿、包裹性坏死（WON）和胰腺脓肿，其他局部并发症还包括胸腔积液、胃流出道梗阻、消化道瘘、腹腔出血、假性囊肿出血、脾静脉或门静脉血栓形成、坏死性结肠炎等。局部并发症并非判断 AP 严重程度的依据。

（2）全身并发症　全身并发症主要包括器官功能衰竭、全身炎症反应综合征（SIRS）、全身感染、腹腔内高压（IAH）或腹腔间隔室综合征（ACS）、胰性脑病（PE）。

4. 辅助检查

（1）血清酶学检查　血清淀粉酶和脂肪酶升高有价值，与病情程度不呈正相关。尿淀粉酶变化意义不大。

（2）血清标志物　推荐使用 C 反应蛋白，发病 72 小时后 C 反应蛋白 > 150mg/L 提示胰腺组织坏死。动态测定血清白细胞介素 –6（IL-6）水平升高提示预后不良。血清淀粉样蛋白升高对 AP 诊断也有一定价值。

（3）影像学诊断　推荐 CT 扫描作为诊断 AP 的标准影像学方法，且发病 1 周左右的增强 CT 诊断价值更高，可有效区分液体积聚和坏死的范围。在 SAP 的病程中，应强调密切随访 CT 检查，建议按病情需要，平均每周 1 次。按照改良 CT 严重指数（MCTSI），胰腺炎性反应分级为：正常胰腺（0 分），胰腺和（或）胰周炎性改变（2分），单发或多个积液区或胰周脂肪坏死（4分）；胰腺坏死分级为：无胰腺坏死（0分），坏死范围≤30%（2分），坏死范围＞30%（4分）；胰腺外并发症，包括胸腔积液、腹水、血管或胃肠道病变等（2分）。评分94分可诊断为中重症急性胰腺炎（MSAP）或SAP。

（4）MRI 也可以辅助诊断AP。MRI扫描不仅技术成熟，而且灵敏度、特异性、诊断准确率均高于CT扫描技术。但MRI扫描对重症患者，尤其带有生命支持系统的患者不适用，一些难以控制自身呼吸的患者也不适用于MRI。另外，MRI成像费时多，费用较为昂贵，限制了其在AP诊断时的使用。

（5）超声内镜和ERCP 在发病初期24~48小时行超声检查，可以初步判断胰腺组织形态学变化，同时有助于判断有无胆道疾病，但受AP时胃肠道积气的影响，对AP不能做出准确判断。

5. 诊断标准

临床上符合以下3项特征中的2项，即可诊断为AP。

（1）与AP符合的腹痛（急性、突发、持续、剧烈的上腹部疼痛，常向背部放射）。

（2）血清淀粉酶和（或）脂肪酶活性至少＞3倍正常上限。

（3）增强CT/MRI或腹部超声呈AP影像学改变。

6. 分级诊断

（1）轻度AP（MAP） 符合AP诊断标准。满足下列情况之一：无器官功能衰竭、无局部或全身并发症；Ranson评分＜3分；急性生理学和慢性健康状况评价Ⅱ（APACHEⅡ）＜8分；AP严重度床边指数（BISAP）评分＜3分；改良CT严重指数（MCTSI）评分＜4分。

（2）中度AP（MSAP） 符合AP诊断

标准。急性期满足下列情况之一：Ranson评分≥3分；APACHEⅡ评分≥8分；BISAP评分≥3分；MCTSI评分≥4分；可有一过性（＜48h）器官功能障碍。恢复期出现需要干预的假性囊肿、胰瘘或胰周脓肿等。

（3）重度AP（SAP） 符合AP诊断标准。伴有持续性（＞48h）器官功能障碍（单器官或多器官），改良Marshall评分≥2分。

（二）辨证诊断

AP在中医学中主要属于"脾热病""脾心痛""胃心痛""结胸病""胰瘅"等范畴。

望：嗳气呕恶，或呕吐剧烈，或吐苦黄水，或发黄疸，或见出血，皮肤青紫，有瘀斑，舌淡红，或舌红有瘀斑，或舌质干绛，苔薄黄，或黄腻，或黄燥，或黄厚腻，或灰黑而燥。

闻：呼吸喘促。

问：腹胀满剧痛，痛及两胁或肩背，甚则大汗淋漓，四肢厥冷，呈持续性或阵发性，高热或低热，或身热不扬，口苦咽干，大便燥结不通，小便短赤。

切：脉弦紧、弦数、沉实、弦滑数、沉细而弱。

1. 初期

（1）肝郁气滞证 中上腹胀满剧痛，阵发性加剧，痛及两胁、右肩背，口苦咽干，嗳气呕恶，胸胁苦满，大便秘结，或低热，舌淡红，苔薄黄，脉弦紧。

辨证要点：中上腹胀满剧痛，痛及两胁、右肩背，舌淡红，苔薄黄，脉弦紧。

（2）胃肠热结证 全腹胀满作痛，按之痛甚，牵及腰背，大便燥结不通，小便短赤，口苦咽干，高热烦渴，呕吐剧烈或吐苦黄水，舌红，苔黄腻或黄燥，脉沉实、弦滑数。

辨证要点：全腹胀满作痛，按之痛甚，大便燥结不通，小便短赤，高热烦渴，舌红，苔黄腻或黄燥，脉弦滑数。

（3）肝胆湿热证　中上腹胀痛拒按，两胁痛引肩胛，身热不扬，午后热甚，纳呆呕恶，口干而黏，肢体沉重，或发黄疸，大便不爽或干结，舌质红赤，苔黄厚腻，脉弦数或滑数。

辨证要点：中上腹胀痛拒按，两胁痛引肩胛，身热不扬，午后热甚，口干而黏，肢体沉重，或发黄疸，舌质红赤，苔黄厚腻。

（4）蛔虫上扰证　持续性上腹部疼痛，伴阵发性钻顶样疼痛，痛引肩背，甚则大汗淋漓，四肢厥冷，呕吐清涎，或有吐蛔史，伴低热，舌淡，苔薄白或黄，脉弦紧。

辨证要点：持续性上腹部疼痛，伴阵发性钻顶样疼痛，痛引肩背，或有吐蛔史。

2. 进展期

（1）瘀热（毒）互结证　腹部刺痛拒按，痛处不移，或可扪及包块，或见出血，皮肤青紫，有瘀斑，发热夜甚，口干不渴，小便短赤，大便燥结，舌质红或有瘀斑，脉弦数或涩。

辨证要点：痛处不移，或可扪及包块，或见出血，皮肤青紫，有瘀斑。

（2）内闭外脱证　脐周剧痛，呼吸喘促，面色苍白，肢冷抽搐，恶心呕吐，身热烦渴，多汗，皮肤可见花斑，神志不清，大便不通，小便量少甚或无尿，舌质干绛，苔灰黑而燥，脉沉细而弱。

辨证要点：脐周剧痛，呼吸喘促，面色苍白，肢冷抽搐，神志不清，舌质干绛，苔灰黑而燥，脉沉细而弱。

3. 恢复期

主要据瘀留伤正、肝脾不和、肝胃不和、热灼津伤、胃阴不足之轻重不同，症、舌、脉含有不同。

三、鉴别诊断

（一）西医学鉴别诊断

需注意与肠梗阻、消化性溃疡穿孔、急性胆石症等疾病鉴别。

1. 肠梗阻

肠梗阻的患者多有腹部手术史或腹壁疝史。主要症状为腹痛、呕吐、腹胀、排气与排便停止。腹痛为阵发性绞痛，每隔4~8分钟发作1次，发作间歇期疼痛缓解。呕吐开始为胃内容物，后为肠内容物。晚期多发生腹胀，一般都停止排气排便。体征主要表现为腹胀，膨胀的肠管有压痛，绞痛时伴有肠型和蠕动波。立位腹部X线片探查腹部肠腔内气液平面对于肠梗阻有确诊价值。

2. 消化性溃疡穿孔

消化性溃疡穿孔的患者大多数有消化性溃疡症状的病史。患者开始为上腹部剧烈疼痛，很快扩散到全腹，患者呈重病面容，浅弱的胸式呼吸运动，不敢翻身。消化性溃疡穿孔的患者呈焦虑不安状，全腹肌紧张如板状，压痛明显，立位腹部X线片探查腹腔游离气体对于急性消化性溃疡穿孔有确诊价值。

3. 胆总管结石或胆管炎

胆总管结石和胆管炎患者可能有胆石症病史或胆道操作史，如ERCP操作史。胆道梗阻早期通常有血清谷丙转氨酶和谷草转氨酶浓度升高。随后，血清胆红素和碱性磷酸酶水平升高，且升高程度大于血清谷丙转氨酶和谷草转氨酶。血清淀粉酶和脂肪酶水平正常。

4. 胆囊炎

急性胆囊炎患者通常诉腹痛，最常见于右上腹或上腹正中，可放射至右肩或背部。与急性胰腺炎患者不同，急性胆囊炎患者在胆囊窝周围区域触诊时往往不适感增加，并且可能伴有吸气停止（墨菲征）。胆囊炎患者可能出现血清氨基转移酶和淀粉酶轻度升高伴高胆红素血症，但通常不会出现淀粉酶或脂肪酶升至正常上限的3倍以上。腹部CT扫描示胆囊壁水肿和胆囊周围条纹征。

（二）中医学鉴别诊断

当注意鉴别分期，从中医学角度讲，AP可分为初期、进展期、恢复期。初期病情较轻，病机多为气滞邪壅，此时感邪较轻，正气旺盛，能够与邪气抗争，主要证型为肝郁气滞证；若不及时干预，病情将进一步加重，进入进展期，此期病机多为湿热内蕴，瘀毒互结，邪热内陷，上迫于肺，伤及血络，成为气血逆乱之危症，主要证型为瘀热（毒）互结证、内闭外脱证；若能得到有效的治疗，病情逐渐好转，进入恢复期，此期正气亏虚，邪气亦不盛，成正虚邪恋之势，主要证型为瘀留伤正证、肝脾不和证、胃阴不足证。

四、临床治疗

（一）提高临床疗效的要素

西医方面，本病需尽早确诊，并进行病因方面诊断，以确定适当的治疗策略。密切观察及动态复查相关理化指标，积极发现并治疗局部及全身并发症。加强支持治疗，如早期肠内营养及液体管理等。如有介入或外科手术指征时及时请相关专科联合诊治。

中医方面，急性胰腺炎起病急骤，病情危重，临床上初起以实证为主，中医辨证以肝郁气滞、肝胆湿热、胃肠热结证为多见，因属急性期，故治疗贯彻"急则治标，缓则治本"原则，以祛邪为第一要义；进展期会出现邪实正虚的表现，故应扶正祛邪；恢复期常表现正伤邪气留恋症状，

故对症调理以善其后。因此，该病治疗上宜根据不同阶段、不同证型辨证治疗。

（二）辨病治疗

1. 发病初期的处理

主要目的是支持治疗，纠正水、电解质紊乱，防止局部和全身并发症。观察内容包括血、尿、凝血常规测定，粪便隐血，肝、肾功能测定，血糖、血钙测定，心电、血压监护，血气分析，血清电解质测定，胸部X线摄片，中心静脉压测定等。动态观察腹部体征和肠鸣音改变。记录24小时尿量和出入量变化。判断AP严重程度和预后。SAP建议入住ICU密切监测生命体征，调整输液速度和液体成分。常规禁食，对有严重腹胀、麻痹性肠梗阻者应采取胃肠减压等相应措施。在患者腹痛减轻或消失、腹胀减轻或消失、肠道动力恢复或部分恢复时可考虑开放饮食，开始以糖类为主，逐步过渡至低脂饮食，不以血清淀粉酶活性高低作为开放饮食的必要条件。

2. 脏器功能的维护

（1）早期液体复苏 早期进行控制性液体复苏，主要分为快速扩容和调整体内液体分布两个阶段，必要时使用血管活性药物。补液量包括基础需要量和流入组织间隙的液体量。

（2）针对急性肺损伤或呼吸功能衰竭的治疗 SAP发生急性肺损伤时给予鼻导管或面罩吸氧，维持氧饱和度在95%以上，要动态监测患者血气分析。当进展至急性呼吸窘迫综合征时，予以机械通气和糖皮质激素治疗，有条件时行气管镜下肺泡灌洗术。

（3）针对急性肾损伤或肾功能衰竭的治疗 急性肾功能衰竭主要是支持治疗，稳定血流动力学参数，必要时予以连续性肾脏替代治疗（CRRT）。CRRT的应用指征为伴急性肾功能衰竭，或尿量≤

0.5ml/kg·h；早期伴2个或2个以上器官功能障碍；SIRS伴心动过速、呼吸急促，经一般处理效果不明显；伴严重水电解质紊乱；伴胰性脑病（PE）。可联合连续性静脉-静脉血液滤过（CVVH）和连续性血浆滤过吸附（CPFA）两种模式。

（4）其他脏器功能的支持　出现肝功能异常时可给予保肝药物，弥散性血管内凝血时可使用肝素，上消化道出血时可应用质子泵抑制剂。对于SAP患者还应特别注意维护肠道功能，密切观察腹部体征和排便情况，监测肠鸣音的变化，及早给予促肠道动力药物，包括硫酸镁、乳果糖等，应用谷氨酰胺制剂保护肠黏膜屏障。病情允许的情况下，尽早恢复饮食或实施肠内营养。

3. 抑制胰腺外分泌和胰酶抑制剂应用

生长抑素及其类似物（奥曲肽）可通过直接抑制胰腺外分泌而发挥作用，对于预防ERCP术后胰腺炎也有积极作用（生长抑素的用法为首次剂量250μg加入10%葡萄糖溶液20ml中缓慢静脉推注，继将3~6mg加入10%葡萄糖溶液中500ml静脉滴注，维持12~24小时。醋酸奥曲肽的用法为首次剂量0.1mg加入10%葡萄糖溶液20ml中静脉缓慢注射，继将0.6mg加入10%葡萄糖溶液500ml中维持治疗12~24小时）。H_2受体拮抗剂或质子泵抑制剂可通过抑制胃酸分泌而间接抑制胰腺分泌，还可预防应激性溃疡的发生。蛋白酶抑制剂（乌司他丁、加贝酯）能够广泛抑制与AP进展有关的胰蛋白酶、弹性蛋白酶、磷脂酶A等的释放和活性，还可稳定溶酶体膜，改善胰腺微循环，减少AP并发症，主张早期足量应用（乌司他丁用法为100000U+加入500ml溶液中，静脉滴注，1~2小时滴完，1~3次/日）。

4. 营养支持

MAP患者在可耐受的情况下可尽早开放饮食。MSAP或SAP患者常先施行肠外营养，待患者胃肠动力能够耐受，及早（入院后24~72小时）实施肠内营养。肠内营养的最常用途径是内镜引导或X线引导下放置鼻腔肠管。输注能量密度为4.187J/ml的要素营养物质，如能量不足，可辅以肠外营养，并观察患者的反应，如能耐受，则逐渐加大剂量。应注意补充谷氨酰胺制剂。对于高脂血症患者，应减少脂肪类物质的补充。进行肠内营养时，应注意患者腹痛、肠麻痹、腹部压痛等胰腺炎症状和体征是否加重，并定期复查电解质、血脂、血糖、血清总胆红素和白蛋白、血常规以及肾功能等，以评价机体代谢状况，调整肠内营养的剂量。可先采用短肽类制剂，再逐渐过渡到整蛋白类制剂，要根据患者血脂、血糖的情况进行肠内营养剂型的选择。

5. 抗菌药物应用

预防性应用抗菌药物不能显著降低病死率，因此，对于非胆源性AP不推荐预防使用抗菌药物。对于胆源性MAP或伴有感染的MSAP和SAP应常规使用抗菌药物。胰腺感染的致病菌主要为革兰阴性菌、厌氧菌等肠道常驻菌。抗菌药物的应用应遵循"降阶梯"策略，选择抗菌谱为针对革兰阴性菌和厌氧菌为主、脂溶性强、有效通过血胰屏障的药物。推荐方案如下。①碳青霉烯类。②青霉素+β内酰胺酶抑制剂。③第三代头孢菌素+抗厌氧菌抗生素。④喹诺酮+抗厌氧菌抗生素。疗程为7~14日，特殊情况下可延长应用时间。不推荐常规抗真菌治疗，临床上无法用细菌感染来解释发热等表现时，应考虑到真菌感染的可能，可经验性应用抗真菌药，同时进行血液或体液真菌培养。

6. 胆源性胰腺炎的内镜治疗

推荐在有条件的单位，对于怀疑或已经证实的AP患者（胆源性），如果符合重症指标，和（或）有胆管炎、黄疸、胆总管扩张，或最初判断为 MAP，但在治疗中病情恶化者，应行鼻胆管引流或内镜下十二指肠乳头括约肌切开术（EST）。胆源性 SAP 发病的 48~72 小时为行 ERCP 的最佳时机，而胆源性 MAP 住院期间均可行 ERCP 治疗。在胆源性 AP 恢复后应该尽早行胆囊切除术，以防再次发生 AP。

7. 局部并发症的处理

大多数 APFC 和 ANC 可在发病后数周内自行消失，无须干预，仅在合并感染时才有穿刺引流的指征。无菌的假性囊肿和 WON 大多数可自行吸收，少数直径 > 6cm 且有压迫现象，持续观察见直径增大，或出现感染症状时可予微创引流治疗。胰周脓肿和（或）感染首选穿刺引流，引流效果差则进一步行外科手术，外科手术为相对适应证。建议有条件的单位开展内镜下穿刺引流术或内镜下坏死组织清除术。

8. 全身并发症的处理

发生 SIRS 时应早期应用乌司他丁或糖皮质激素。CRRT 能很好地清除血液中的炎性介质，同时调节体液、电解质平衡，因而推荐早期用于 AP 并发的 SIRS，并有逐渐取代腹腔灌洗治疗的趋势。菌血症或脓毒症者应根据药敏结果调整抗菌药物，要由广谱抗菌药物过渡至窄谱抗菌药物，要足量、足疗程使用。SAP 合并腹腔间隔室综合征（ACS）者应采取积极的救治措施，除合理的液体治疗、抗炎药物使用之外，还可使用血液滤过、微创减压以及开腹减压术等。

9. 手术治疗

在 AP 早期阶段，除严重的 ACS，均不建议外科手术治疗。在 AP 后期阶段，若合并胰腺脓肿和（或）感染，应考虑手术治疗。

10. 其他措施

疼痛剧烈时考虑镇痛治疗，在严密观察病情下可注射盐酸哌替啶（杜冷丁）。不推荐应用吗啡或胆碱能受体拮抗剂，如阿托品、消旋山莨菪碱（6542）等，因前者会收缩 Oddi 括约肌，后者则会诱发或加重肠麻痹。免疫增强制剂和血管活性物质如前列腺素 E_1 制剂、血小板活化因子拮抗剂等，可考虑在 SAP 中选择性应用。益生菌可调节肠道免疫和纠正肠道内菌群失调，从而重建肠道微生态平衡，但目前对 SAP 患者是否应该使用益生菌治疗尚存争议。

（三）辨证治疗

1. 辨证论治

（1）初期

①肝郁气滞证

治法：疏肝解郁，理气通腑。

方药：柴胡疏肝散加减。

柴胡 15g，香附 9g，炒枳壳 6g，白芍 15g，陈皮 10g，川芎 10g，甘草 5g。

因胆道蛔虫病引起者加乌梅、苦楝根皮；痛甚加青皮、佛手、延胡索；大便干结者加芦荟、芒硝、大黄；腹胀明显者加莱菔子、瓜蒌；呕吐明显者，少佐半夏，加姜竹茹。

②胃肠热结证

治法：清热解毒，通里攻下。

方药：大柴胡汤合大承气汤加减。

柴胡 9g，枳实 9g，半夏 10g，黄芩 10g，生大黄 9g（后下），厚朴 10g，芒硝 10g（冲），白芍 10g，栀子 9g，连翘 12g，桃仁 12g，红花 9g，黄连 6g。

呕吐重者加紫苏梗、竹茹；热重加金银花；痛甚加白芍、延胡索；神昏加安宫牛黄丸。

③肝胆湿热证

治法：清利肝胆，内泻热结。

方药：茵陈蒿汤合龙胆泻肝汤或清胰汤加减。

茵陈蒿 10g，龙胆草 10g，大黄 9g（后下），栀子 10g，柴胡 9g，枳实 9g，木香 9g，黄连 10g，延胡索 12g，黄芩 12g，车前子 10g，通草 10g，生地黄 10g，当归 10g。

黄疸热重者加蒲公英、败酱草、紫花地丁；大便黏滞不爽者加滑石、薏苡仁。

④蛔虫上扰证

治法：寒温兼施，安蛔驱虫。

方药：柴胡驱蛔汤加减。

柴胡 12g，乌梅 12g，白芍 9g，黄连 6g，半夏 6g，生姜 6g，川椒 9g，茯苓 9g，黄芩 6g，吴茱萸 6g，生姜 4.5g，甘草 6g。

大便秘结者加大黄。

（2）进展期

①瘀热（毒）互结证

治法：清热泻火，祛瘀通腑。

方药：泻心汤或大黄牡丹皮汤合膈下逐瘀汤加减。

大黄 9g（后下），黄连 12g，黄芩 15g，当归 10g，川芎 10g，桃仁 10g，红花 10g，赤芍 12g，延胡索 9g，生地黄 10g，丹参 10g，厚朴 10g，炒五灵脂 6g，牡丹皮 12g，水牛角 30g（先煎），芒硝 10g（冲）。

便血或呕血者加三七粉、茜草根；瘀重者加三棱、莪术。

②内闭外脱证

治法：通腑逐瘀，回阳救逆。

方药：小承气汤合四逆汤加减。

生大黄 9g（后下），厚朴 9g，枳实 9g，熟附子 6g（先煎），干姜 12g，甘草 6g，葛根 12g，赤芍 12g，红花 6g，生晒参 10g（另炖），代赭石 15g，生牡蛎 30g（先煎）。

大便不通者加芒硝；汗多亡阳者加煅龙骨、煅牡蛎。

（3）恢复期

根据正虚邪恋，主要表现为瘀留伤正，或见肝脾不和、肝胃不和、热灼津伤、胃阴不足之证，宜以调理脾胃、疏肝化湿为则。方用平胃散、柴胡疏肝散、六君子汤、养胃汤等。

①肝郁脾虚证

治法：疏肝健脾，和胃化湿。

方药：柴芍六君子汤加减。

柴胡 10g，白芍 10g，茯苓 15g，白术 10g，党参 15g，甘草 5g，陈皮 10g，半夏 15g。

食积者加焦三仙、莱菔子；腹胀明显者加莱菔子、木香。

②气阴两虚证

治法：益气生津，养阴和胃。

方药：生脉散合益胃汤加减。

药物：人参 10g，五味子 5g，沙参 10g，麦冬 15g，细生地 10g，玉竹 10g。

口渴明显者加玄参、天花粉。

2. 外治疗法

（1）中药灌肠

①加味大柴胡汤：柴胡 10g，黄芩 10g，白芍 15g，姜半夏 10g，生大黄 10g，木香 10g，醋延胡索 10g，川楝子 10g，枳实 10g，厚朴 10g，甘草 10g，芒硝（后下）10g，生姜 10g，大枣 10g。上方药用冷水浸泡半小时，煎 2 次，各煎 20 分钟，后下芒硝，过滤取汁 200ml，将生大黄浸入其中，浸泡半小时再滤去大黄，药汁用于灌肠治疗。适用于急性胰腺炎少阳阳明合病证型。

②生大黄制剂：100ml 制剂中含生大黄 15g，直肠内滴注，每日 2 次。可有效防止肠功能衰竭及细菌移位，提高临床疗效，减少并发症，降低死亡率。

（2）贴敷治疗

①四黄水蜜：用四黄散（含大黄、黄芩、黄柏、黄连）适量，加温开水拌匀搅成饼状，表面涂以蜂蜜，用布包好外敷下腹部，每日 1~2 次。适用于急性胰腺炎实证。

②芒硝：芒硝 500g 研成细末状，置于布袋中铺平，放置于中上腹部，发硬结晶及时更换，每天持续外敷 10 小时以上。适

用于急性重症胰腺炎。

（3）针刺治疗

①取足三里、下巨虚、内关、胆俞、脾俞、胃俞、中脘等，一般采用强刺激，也可用电刺激。临床尚可酌情选取公孙、神阙、天枢、合谷、章门、气海、内庭、阳陵泉、期门、血海、膈俞、太冲、膻中等穴，以增强疗效。适用于急性胰腺炎实证。

②取足三里下3~5寸的压痛点（双侧），深刺，留针20~30分钟，间歇用重刺激手法。压痛较显著一侧做重点针刺。适用于急性胰腺炎实证。

（4）穴位注射

①选双侧足三里、胆囊穴，用丹参注射液2~4ml注入穴位，每日2次。适用于胆源性急性胰腺炎。

②主穴：足三里、下巨虚。配穴：腹痛加地机、日月，呕吐加内关、中脘。药液：10%葡萄糖注射液、阿托品注射液。每次仅取1个主穴，据症加1个配穴。一般每穴注入5~10ml的10%葡萄糖注射液。均于注射针头深刺得气后，加速推入药液，务使感应强烈。如腹痛剧烈，则于地机或日月注射0.25mg阿托品。每日治疗2次。适用于急性胰腺炎实证。

3. 成药应用

可辨证使用六味安消胶囊、安宫牛黄丸、血必净注射液、复方丹参注射液等。

4. 单方验方

（1）清胰合剂　柴胡15g，黄连9g，黄芩9g，木香9g，延胡索12g，白芍12g，芒硝9g，大黄粉1.5g（冲）。适用于急性胰腺炎。[王冠庭. 清胰合剂治疗92例急性胰腺炎疗效观察. 新医学，1976，11：521-522.]

（2）清胰汤冲剂　红藤30g，败酱草30g，生山楂15g，枳实12g，生大黄9g，芒硝9g，主治水肿型急性胰腺炎。[严世芸，郑平东. 张伯臾医案. 上海：上海科学技术出版社.]

（四）医家经验

1. 蔡炳勤

全国名老中医蔡炳勤教授立足中医经典，认为重症急性胰腺炎属于《伤寒论》"结胸""腹痛""阳明腑实证"等范畴。蔡炳勤教授将西医学的病程分期与中医辨证施治相结合，提出分期分型论治的观点：急性反应期治以急下水热浊邪，阻其化浊成毒，方药常选用甘遂末、复方大承气汤等加减；全身感染期治以泄热逐水，佐以清泻三焦、清热凉血、透达膜原，方药常选用大柴胡汤、清胰汤、清瘟败毒饮、柴胡达原饮等；残余感染期治以扶正祛邪，寒热并调，方药常选用半夏泻心汤加减。其临证处方用药体现了中医药治疗重症急性胰腺炎的独特优势。[董彬武，彭建新，郑志鹏，等. 蔡炳勤分期辨治重症急性胰腺炎经验. 广州中医药大学学报，2018，35（4）：730-734.]

2. 谢晶日

黑龙江省第二批名中医谢晶日教授认为此证主要病机为"瘀"，瘀久则闭，腑气不通，在治疗上，谢教授强调以"通"为用，从而消除疾病的诱因，采用以疏肝理气、荡涤通腑、清热化湿为特点的治疗大法。此为临床上治疗急性轻症胰腺炎提供了中医治疗思路。[苏越，谢晶日. 谢晶日教授从"瘀"论治急性胰腺炎经验. 中国中医急，2017，26（12）：2127-2129.]

3. 曹志群

曹志群教授认为酒食不节、情志失调、创伤等，导致脾气不运，易被湿困，湿邪困脾，加重脾脏负担，痰湿内生，湿邪蕴结生热等，发为急性胰腺炎；提出"痛随利减，通其经络"的独到见解，以"通"立法，创立清胰运脾汤，清利湿热，疏肝运脾，调气活血解毒，随症加减。具体拟方：炒苍术30g，红藤24g，砂仁9g，丹参

15g，橘络 12g，蒲公英 30g，白芷 9g，醋延胡索 24g，厚朴 12g，连翘、茵陈、郁金各 15g，薏苡仁 30g，败酱草 15g。血瘀明显，有成痈之象，用薏苡仁 45g，炒桃仁 12g，败酱草 15g；脾虚明显，加炒白术，以达健脾助运而不助湿邪。［胡冬青，仲璨，曹志群. 曹志群清胰运脾汤治疗急性胰腺炎. 实用中医内科杂志，2017，31（6）：8-10.］

五、预后转归

轻症患者预后良好，重症患者 20%~30% 临床预后凶险，总体病死率为 5%~10%。中医药有较确切的疗效，病重者应中西医结合治疗，可有效降低病死率，严重时转外科手术治疗。由于医学技术的不断进步和医务人员的不懈努力，重症急性胰腺炎的病死率近年来也有所下降。

影响预后的因素包括胆石症、高脂血症、饮食控制、高龄、低血压、低蛋白血症、低氧血症、低血钙、血糖，以及是否有并发症等。目前国际上仍公认 Ranson 所提出的判断急性胰腺炎预后的因素有重要参考价值。

六、预防调护

（一）预防

急性胰腺炎是可以预防的。无论是初次急性发作，还是慢性胰腺炎的急性发作，均可以预防。预防的主要环节就在于注意饮食，同时也要对急性胰腺炎主要诱发因素采取针对性预防措施。

（1）严禁酗酒，低脂饮食　酗酒和肥腻的食物是诱发急性胰腺炎发作的重要原因，因此，避免酗酒及高脂饮食是预防急性胰腺炎的重要措施之一。

（2）饮食清淡，勿过饱饮食　饮食中宜少吃煎炸油腻，饮食宜清淡，尤其是对于有胆石症者更应该注意。进食不可过饱。

（3）针对诱发疾病进行针对性治疗　有胆石症者应尽早进行取石或碎石等治疗；患有胆囊炎、胆管炎者，应进行及时、足量的抗感染、利胆治疗；胆道或肠道有蛔虫者，要尽早进行驱虫治疗。

（4）及早、彻底治疗可能并发急性胰腺炎的感染性疾病，如伤寒、肝炎、败血症、肠病毒感染等。

（5）降低血脂，积极防治动脉硬化。

（6）谨慎应用可能诱发胰腺炎的药物，如激素、双氢克尿噻、硫唑嘌呤、异烟肼、吲哚美辛、雌激素等。

（7）进行 ERCP 注射药物时，要严格控制造影剂的剂量和注射时的压力，术后要对患者进行严密观察。

（二）调护

1. 生活调护

避寒暑，慎起居，适劳逸，节（洁）饮食，戒烟酒。向患者及家属介绍疾病的主要诱发因素和疾病过程，嘱患者劳逸适度，生活、饮食规律，保持良好的心理状态。

2. 饮食调养

（1）早期禁食水，并行胃肠减压或行空肠营养管，待患者有自主大便、肠鸣音正常时开始进食。进食易消化的食物，避免暴饮暴食。适当食用蔬菜、水果，以保证人体对维生素及矿物质的需求。

（2）绝对禁酒，忌食油腻性食物，禁用肉汤、鱼汤、鸡汤、奶类、蛋黄等高脂肪食物，忌辛辣刺激调味品，如辣椒、花椒粉、咖喱粉等。

（3）常用食疗方如下。

①黄花菜马齿苋饮：黄花菜、马齿苋各 30g，将两者洗净，放入锅内，加清水适量，用武火烧沸后，转用文火煮 30 分钟，放凉后装入罐内，代茶饮。有清热解毒消

炎功效。适用于急性胰腺炎刚开始食流质的阶段。

②佛手柑粥：佛手柑15g，煎汁去渣，加粳米50g，加水适量煮成粥，即将熟时加入冰糖，粥成后食之。有理气止痛、健脾养胃之功效。

③豆蔻粥：肉豆蔻10g，生姜10g，粳米50g。先将粳米淘净加入水，待煮沸后，加入捣碎的肉豆蔻细末及生姜，继续熬煮成粥后服。可理气、止痛、散寒，治疗急性胰腺炎。

④丝瓜汁饮：取老丝瓜1500g，洗净，捣烂绞汁，每小时服用50ml，昼夜不停。可清热止血，适用于胰腺炎急性发作者。

3. 精神调理

早期患者禁食、禁水时，应就其意义向患者耐心解释，可以帮助患者进行湿润嘴唇、含漱等护理。该病具有发病快、病情严重、病程长等特点，往往给患者家庭带来较大经济负担，患者对自己病情的转归有着不同程度的焦虑与恐惧心理，因此，耐心的解释与安慰等精神护理显得尤为重要。

七、专方选要

1. 胰胆汤

组成：茵陈蒿15g，生大黄（后下）30g，柴胡10g，栀子10g，枳实10g，芒硝（冲）30g，厚朴10g。

服法：每日1剂，水煎200ml，在入院2小时内服下，药后应得泻4~8次，若4小时内不泻，再服1剂；除第1天禁食外，一旦得泻，第2天即可饮水和给予忌油流质或半流质饮食，中药剂量以保持每天大便3~5次为宜。

主治：急性胆源性胰腺炎。[彭培初，要全保，王亚平，等. 胰胆汤治疗急性胆源性胰腺炎31例. 上海中医药杂志，2003，37（7）：12-13.]

2. 消胰饮

组成：柴胡6g，黄芩6g，黄连6g，半夏6g，木香6g，枳壳6g，川楝子9g，神曲9g，厚朴5g。大便秘结者加大黄9g（后下），元明粉12g，或再加木香槟榔丸6~9g；类似"阳明热结里实证"者，重用承气汤合加味木香槟榔丸；实热重加金银花15g，连翘9g；湿热重加茵陈15g，栀子9g；口渴加知母9g，芦根60g；积滞加山楂9g或麦谷芽各9g；疼痛日久加赤芍、桃仁各9g，红花5g。

服法：根据病情，于入院开始3~4天，每日给消胰饮120ml（2剂的剂量），分4次服。症状缓解后，每日给60ml（1剂的剂量），分2次服。

主治：一般水肿型或严重水肿型胰腺炎。[王文赛，甘美芳，周国英. 消胰饮为主治疗急性胰腺炎203例临床小结. 福建医药杂志，1982（10）：1-13.]

主要参考文献

[1] 张声生，李慧臻. 急性胰腺炎中医诊疗专家共识意见（2017）[J]. 中华中医药杂志，2017，32（9）：4085-4088.

[2] 陈灏珠，林果为，王吉耀. 实用内科学[M]. 第15版. 北京：人民卫生出版社，2017.

[3] 杜奕奇，陈其奎，李宏宇，等. 中国急性胰腺炎诊治指南（2019年，沈阳）[J]. 临床肝胆病杂志，2019，35（12）：2706-2711.

[4] 周秉舵，徐亭亭，王宏伟，等. 试述急性胰腺炎的中医治疗[J]. 中国中医急症，2015，24（1）：99-101.

[5] 平美花，陈科. 大黄清胰汤治疗重症急性胰腺炎临床观察[J]. 四川中医，2019，37（12）：95-98.

[6] 孙武，刘宝清，杨成城，等. 中医外治法在急性胰腺炎防治中的运用[J]. 天津中医

药大学学报，2019，38（2）：200-204.

[7] 焦旭，卢云. 中医药治疗急性胰腺炎的临床进展 [J]. 中国中医急症，2016，25（10）：1922-1925.

第十四节　急性上消化道出血

急性上消化道出血是指屈氏韧带以上的食管、胃、十二指肠和胰管、胆管病变引起的急性出血，胃空肠吻合术后吻合口附近的空肠上段病变所致出血也属这一范围。急性上消化道出血占内科住院患者的 2.4%~10.3%，这是一种常见的临床急症，多由于上消化道炎症、机械损伤、畸形、肿瘤等器质性病变引起，如不及时采取有效措施进行治疗，可能导致严重的不良后果。

上消化道出血系指屈氏韧带以上的消化道出血。其最主要的表现是呕血和（或）黑便，与中医学中的"呕血"和"便血"相类，统属于"血证"范畴。

一、病因病机

（一）西医学认识

1. 病因

（1）上消化道疾病

①食管疾病：食管炎（反流性食管炎、食管憩室炎），食管癌，食管消化性溃疡，食管贲门黏膜撕裂症，食管器械检查或异物引起损伤，放射性损伤，强酸和强碱引起化学性损伤等。

②胃十二指肠疾病：消化性溃疡，急、慢性胃炎（包括药物性胃炎），胃黏膜脱垂，胃癌，急性胃扩张，十二指肠肠炎，胃泌素瘤，胃手术后病变（吻合口溃疡，吻合口或残胃黏膜糜烂，残胃癌）；还有淋巴瘤、平滑肌瘤、息肉、肉瘤、血管瘤、神经纤维瘤、膈疝、胃扭转、憩室炎、钩

虫病等。

③空肠疾病：空肠克罗恩病，胃肠吻合术后空肠溃疡。

（2）门静脉高压

①各种肝硬化失代偿期。②门静脉阻塞，门静脉炎，门静脉血栓形成，门静脉受邻近肿块压迫。③肝静脉阻塞综合征。

（3）上消化道邻近器官或组织的疾病

①胆道出血：胆管或胆囊结石，胆囊或胆管癌，术后胆总管引流管造成的胆道受压坏死，肝癌或肝动脉瘤破入胆道。

②胰腺疾病：累及十二指肠胰腺癌，急性胰腺炎并发脓肿溃破。

③纵隔肿瘤或脓肿破入食管。

④动脉瘤破入食管、胃或十二指肠，主动脉瘤，肝或脾动脉瘤破裂。

（4）全身性疾病

①血液病：如白血病，血小板减少性紫癜，血友病，弥散性血管内凝血及其他凝血机制障碍。

②血管性疾病：如动脉粥样硬化，过敏性紫癜，遗传性出血性毛细血管扩张。

③结节性多动脉炎，系统性红斑狼疮或其他血管炎。

④尿毒症。

⑤应激性溃疡：败血症创伤、烧伤或大手术后、休克、肾上腺糖皮质激素治疗后、脑血管意外或其他颅脑病变、肺气肿与肺源性心脏病等引起的应激状态。

消化性溃疡、食管胃底静脉曲张破裂、急性糜烂出血性胃炎和胃癌被认为是急性上消化道出血最常见的原因。近年来国内外对此有很多研究，由于缺乏大样本资料，研究结果不完全一致，但以胃酸相关疾病为首仍占目前临床报道主要认知。此外，应激性溃疡及服用非甾体抗炎药物引发出血事件有所增加，可达 5%，不应忽视。

2. 发病机制

上消化道出血的发病机制因其病因不

同而存在一定的差异，但无论何种病因，其基本病理变化大多为消化道黏膜层或肌层糜烂、溃疡。肉芽组织增生坏死导致血管破裂出血。如各种类型的胃炎、食管炎、十二指肠炎可因反流的胆汁、胃酸、幽门螺杆菌等攻击因子损伤胃黏膜屏障，氢离子反流入黏膜层造成黏膜充血、水肿、坏死，进而损伤毛细血管而出血。乙醇可因溶解胃黏膜上皮细胞的脂蛋白层，导致氢离子逆向弥散进入黏膜层，刺激肥大细胞释放组胺，从而使毛细血管扩张及通透性增加，引起局部渗出与组织缺氧，形成糜烂。非甾体抗炎药如阿司匹林等除对黏膜的直接作用外，主要通过抑制前列腺素合成，削弱对胃黏膜的保护作用，引起黏膜损伤和黏膜下出血。而严重烧伤、颅脑损伤或脑血管意外、大手术后、败血症、休克等则往往在应激状态下造成胃黏膜缺氧致黏膜急性糜烂坏死出血。消化性溃疡可因溃疡周围黏膜小血管破裂或溃疡基底部血管及溃疡肉芽组织内血管破裂导致出血。消化道肿瘤出血是因为肿瘤组织缺血性坏死造成肿瘤表面糜烂、溃疡，使血管破裂。肝硬化并食管胃底静脉破裂出血多由门静脉压力升高所致。胆道结石、寄生虫合并胆道感染引起胆管黏膜炎症水肿、糜烂、溃疡是引起胆道出血的常见原因。血液系统引起上消化道出血的原因往往是因为血小板数量减少，功能不全，凝血因子缺乏，使凝血机制障碍或血管渗透性增加。

（二）中医学认识

内科常见的吐血、便血，均属本证讨论的范围。

1. 感受外邪

外邪侵袭，损伤脉络而引起出血，其中以感受热邪所致者为多，如风、热、燥邪损伤上部脉络，则引起吐血，热邪或湿热损伤下部脉络，则引起便血。

2. 饮食不节

饮酒过多以及过食辛辣厚味，损伤脾胃，脾胃虚衰，血失统摄，而引起吐血、便血。

3. 情志过极

忧思恼怒过度，肝气郁结化火，肝火横逆犯胃则引起吐血。

4. 久病或热病之后

久病或热病使正气亏损，气虚不摄，血溢脉外而致出血。

上述各种原因之所以导致出血，其共同的病机可以归结为火热熏灼、迫血妄行及气虚不摄、血溢脉外两类。正如《景岳全书·血证》说："血本阴精，不宜动也，而动则为病。血主荣气，不宜损也，而损则为病。盖动者多由于火，火盛则逼血妄行；损者多由于气，气伤则血无以存。"

二、临床诊断

（一）辨病诊断

1. 临床表现

（1）呕血和（或）黑便　呕血和（或）黑便是上消化道出血的特征性表现。出血部位在幽门以上者常有呕血和黑便，在幽门以下者可仅表现为黑便。但出血量少而速度慢的幽门以上病变可仅见黑便，而出血量大、速度快的幽门以下的病变可因血液反流入胃，引起呕血。

（2）失血性周围循环障碍　出血量在400ml以内可无症状，出血量中等可引起贫血或进行性贫血、头晕、软弱无力，突然起立可产生晕厥、口渴、肢体冷感及血压偏低等。大量出血达全身血量40%~50%即可产生休克，表现为烦躁不安或神志不清、面色苍白、四肢湿冷、口唇发绀、呼吸困难、血压下降至测不到、脉压差缩小及脉搏快而弱等，若处理不当，可导致死亡。

（3）氮质血症。

（4）贫血和血象变化　急性大出血后均有失血性贫血，出血早期血红蛋白浓度、红细胞计数及红细胞压积可无明显变化，一般需要经 3~4 小时以上才出现贫血。上消化道大出血 2~5 小时，白细胞计数可明显升高，止血后 2~3 天才恢复正常。但肝硬化和脾亢者，白细胞计数可不升高。

（5）发热　大量出血后，多数患者在 24 小时内常出现低热，一般不超过 38.5℃，可持续 3~5 天，随后自行恢复正常。

2. 体征

临床上除原发病体征外，多有不同程度的贫血及周围循环障碍表现，出血量少时可见皮肤及黏膜、指甲、口唇等颜色苍白，出血量多时可心率快、心音低钝、心尖部可闻及柔和的收缩期杂音、血压下降、气促、四肢湿冷、烦躁、反应迟钝、意识模糊甚至昏迷。尤其老年患者因有脑动脉硬化，更易有意识障碍。

3. 实验室检查

（1）红细胞计数、血红蛋白（Hb）和红细胞压积　少量出血（500ml 以内）者，上述指标无明显变化；中等量出血（500~1000ml 及以上者），红细胞计数、红细胞压积、血红蛋白进行性下降。一般而言，红细胞计数、血红蛋白、红细胞压积的下降与失血量呈正相关，但出血早期可因血液稀释，上述指标无明显变化。因此应动态观察，并注意是否受既往贫血及输血、输液的影响。

（2）网织红细胞计数及白细胞计数　出血后 24 小时内出现网织红细胞升高，可达 10% 左右，出血停止 1 周后才恢复正常。急性出血后白细胞升高，但肝硬化、脾功能亢进时，白细胞升高不明显。

（3）肾功能检查　主要是出血后血中尿素氮及肌酐升高造成氮质血症。①肠源性氮质血症：系大量出血后，血液蛋白的分解产物在肠道被吸收，以致血中尿素氮

在数小时内升高，24 小时后可达高峰。若无继续出血，1~2 天后可降至正常。②肾前性氮质血症：是由于失血性周围循环衰竭造成肾血流暂时性减少，肾小球滤过率和肾排泄功能下降，以致氮质贮留。在纠正低血压、休克后，尿素氮可迅速降至正常。

（4）大便隐血试验　上消化道少量出血（小于 50ml）可用大便隐血试验检测，但要与下消化道出血鉴别。

4. 内镜及影像学检查

（1）纤维内镜检查　诊断的阳性率可达 90% 以上，是目前临床上应用最广泛的方法。多主张在出血后 24~28 小时内进行（亦称紧急内镜检查），若延误时间，一些浅表性黏膜损害部分或全部修复，使诊断阳性率大大下降。但大出血患者，则应补充血容量，待血流动力学指标稳定后检查较安全。内镜诊断的临床价值：①能即刻确定出血部位、病变性质及出血情况，能区分动脉或毛细血管损伤引起的出血，指导治疗。②结合活检，既可明确出血部位，又可获得出血病变性质的诊断。③能鉴别肝硬化并上消化道出血是否为静脉曲张破裂所致。④根据内镜下征象提供出血预后的依据。⑤内镜检查的同时可用多种方法镜下止血。

（2）胶囊胃镜　胶囊胃镜已成为检查小肠疾病的一线检查技术和不明原因消化道出血诊断的主要方法。

（3）X 线钡餐检查　上消化道 X 线钡餐仅适用于出血已停止、生命体征平稳的上消化道出血患者，宜在出血停止 3 天后谨慎进行。

（4）选择性动脉造影　可用于急诊胃镜检查不能确诊或不能耐受者，特别对血管畸形病变、慢性及隐源性消化道出血是一种定位精确、灵敏性强的诊断方法。也可经血管造影导管注射血管收缩剂或血管

栓塞剂进行止血治疗。

（5）放射性核素扫描　是一种无创伤检查，对 Meckel 憩室诊断意义较大，可显示 0.1ml/min 的出血。本法缺点是出血部位确定不准，也不能确定出血病变性质。

5. 临床诊断依据

（1）吐血或黑便史。

（2）头昏、心悸、虚弱、晕厥、口渴、尿少等。

（3）大便潜血强阳性。

（4）血压、脉搏改变。

（5）血红蛋白 90g/L，红细胞压积 28%。

（6）急诊胃镜检查　发现出血灶和明确为胃、十二指肠溃疡，胃、十二指肠糜烂性炎症，胃癌，食管胃底静脉破裂等所致出血。

（1）～（3）项为必具条件。

6. 临床分级标准

（1）轻度　估计出血量在 500ml 以内，黑便成形，偶有头昏、心悸，脉率、血红蛋白无明显变化，休克指数为 0.5。

（2）中度　估计出血量在 500~1000ml，大便稀溏，色黑如漆，可有吐血、心悸、口干、眩晕，或见昏厥，脉率 100 次/分左右，血红蛋白 70~100g/L，休克指数为 1。

（3）重度　估计出血量在 1000ml 以上，吐血、黑便频作，眩晕，心悸，口干，尿少，甚则汗出肢冷，神志恍惚或昏迷，脉微细欲绝，脉率 120 次/分以上，血压下降，收缩压在 90mmHg 以下，血红蛋白低于 70g/L，休克指数 > 1.5。

（二）辨证诊断

望：吐血或便血，色红或紫暗，面色苍白、萎黄，面色无华，大汗淋漓，舌质红、红绛，或舌淡，苔黄腻或薄白。

闻：口臭，或气味无明显异常。

问：口苦，心烦易怒，寐少梦多，口臭，神疲乏力，心悸气短，眩晕，神志恍惚。

切：脉弦数、滑数、细弱、细数。

1. 胃热壅盛证

脘腹胀闷，甚则作痛，吐血、便血色红或紫暗，常夹有食物残渣，口臭，便秘，大便色黑，舌质红，苔黄腻，脉滑数。

辨证要点：口臭，便秘，大便色黑，舌质红，苔黄腻，脉滑数。

2. 肝火犯胃证

吐血或便血色红或紫暗，口苦胁痛，心烦易怒，寐少梦多，舌质红绛，苔黄，脉弦数。

辨证要点：口苦胁痛，心烦易怒，舌质红绛，脉弦数。

3. 脾胃虚寒证

吐血、便血紫暗，甚则黑色，腹部隐痛，喜热饮，面色无华，神倦懒言，便溏，舌质淡，苔薄白，脉细。

辨证要点：面色无华，神倦懒言，便溏，舌质淡，苔薄白，脉细。

4. 气随血脱证

吐血量大，大便溏黑甚则紫暗，面色苍白，大汗淋漓，四肢厥冷，眩晕心悸，烦躁口干，神志恍惚，甚或昏迷，舌淡红，苔白，脉细数无力或脉微细。

辨证要点：面色苍白，大汗淋漓，四肢厥冷，舌淡红，脉细数无力或脉微细。

三、鉴别诊断

（一）西医学鉴别诊断

1. 吐血

（1）吐血与咯血相鉴别，鉴别要点见表 6-8。

（2）排除鼻腔、口腔及咽喉这些部位出血，血色鲜红，不夹杂食物残渣，在五官科做有关检查即可明确具体部位。

2. 便血

（1）便血与痢疾相鉴别　痢疾初起有发热、恶寒等症，其便血为脓血相兼，且

表 6-8　咯血与呕血的鉴别要点

咯血	吐血
咳出	呕出
常混有痰	常有食物及胃液混杂
泡沫状，色鲜红	无泡沫，呈暗红色或咖啡渣样
呈碱性反应	多呈酸性反应
有心、肺疾病史	有胃病或肝硬化病史
咳血前咽喉瘙痒，有"忽忽"声	呕血前常有上腹部不适、恶心，并有头晕感
除非经咽下，否则粪便无改变	粪便呈黑色或柏油状
咯血后继有少量血痰数天	无血痰

有腹痛、里急后重、肛门灼热等症。便血无里急后重，无脓血相兼，与痢疾不同。

（2）便血与痔疮相鉴别　痔疮属外科疾病，其大便下血的特点为便时或便后出血，常伴有肛门异物感或疼痛，做肛门直肠检查时可发现内痔或外痔，与内科所论之便血不难鉴别。

（二）中医学鉴别诊断

1. 辨病证的不同

血证具有明确而突出的临床表现。出血一般不易混淆，但由于引起出血的原因以及出血部位的不同，应注意辨清不同的病证。例如从口中吐出的血液，有吐血与咳血之分；大便下血则有便血、痔疮、痢疾之异。应根据临床表现、病史等加以鉴别。

2. 辨脏腑病变之异同

血证可以由不同的脏腑病变引起，应注意辨别。吐血有病在胃及病在肝之别。

3. 辨证候之寒热虚实

血证由火热熏灼、热迫血行引起者为多。但火热之中，有实火及虚火的区别。

血证有实证及虚证的不同，一般初病多实，久病多虚；由实火所致者属实，由气虚不摄血甚至阳气虚衰所致者属虚。证候的寒热虚实不同，则治法各异，应注意辨明。

四、临床治疗

（一）提高临床疗效的要素

治疗血证，应针对各种血证的病因病机及损伤脏腑的不同，结合证候虚实及病情轻重而辨证论治。《景岳全书·血证》说："凡治血证，须知其要，而血动之由，惟火惟气耳。故察火者，但察其有火无火，察气者，但察其气虚气实。知此四者而得其所以，则治血之法无余义矣。"概而言之，对血证的治疗可归纳为治火、治气、治血三个原则。

1. 治火

火热熏灼，损伤脉络，是血证最常见的病机，应根据证候虚实的不同，实火当清热泻火，虚火当滋阴降火。并应结合受病脏腑的不同，分别选用适当的方药。

2. 治气

气为血帅，气能统血，血与气密切相关，故《医贯·血证论》说："血随乎气，治血必先理气。"对实证当清气降气，虚证当补气益气。

3. 治血

《血证论·吐血》说："存得一分血，便保得一分命。"要达到止血的目的，最主要的是根据各种证候的病因病机进行辨证论治，其中包括适当选用凉血止血、收敛止血或活血止血的方药。

（二）辨病治疗

1. 一般治疗

（1）卧床休息，吸氧，观察神色和肢体皮肤冷湿或温暖情况。

（2）记录血压、脉搏、出血量与每小

时尿量。

（3）保持呼吸道通畅，避免呕血时引起窒息。

（4）大量出血宜禁食，小量出血者可适当进流质。

（5）大出血者应常规放置胃管。进行必要的实验室检查，配血备血。

2. 补充血容量

迅速补充血容量是处理上消化道大出血的首要措施。入院后立即开放静脉通道，积极输液，有输血指征时积极输血，在输血条件暂不具备时可输入生理盐水及胶体液，输入量视失血量而定，当收缩压低于 90mmHg，或较基础收缩压下降超过 30mmHg，血红蛋白低于 70g/L，红细胞压积低于 25%，心率增快，超过 120 次／分时，应立即输入足够量成分血。开始输液应快，但老年人及心功能不全者输血输液不宜过多过快，否则可导致肺水肿，最好进行中心静脉压等血流动力学监测。如果血源困难，可给右旋糖酐或其他血浆代用品。

3. 药物治疗

（1）抑酸抗酸药

① H_2 受体拮抗剂：在急性期及禁食期应静脉给药，使胃液酸度持续降低。雷尼替丁开始冲击量为 50mg，然后 100mg/8h 进行维持。法莫替丁开始冲击量为 10mg，然后 20mg/12h 进行维持。静脉给药 24~48 小时，直至出血停止或允许口服为止。

②质子泵抑制剂：奥美拉唑或注射用埃索美拉唑钠，效果较 H_2 受体拮抗剂更佳。在明确病因前，推荐静脉使用质子泵抑制剂进行经验性治疗。使用方法为注射用埃索美拉唑钠或奥美拉唑 80mg 静脉推注后，以 8mg/h 速度持续输注 72 小时。

③硫糖铝：能保护胃黏膜，并有轻度中和胃酸作用，特别适用于应激性溃疡及弥漫性胃黏膜渗血者。应用时，可将每 2g 硫糖铝溶于 10ml 水中，当胃管盐水冲洗

胃内出血停止后，即向胃内注入 60ml 硫糖铝溶液，每 2 小时注入 1 次，持续 24 小时；第 2 天改为每 2 小时注入 20ml；第 3 天改为每 4 小时注入 10ml 或直至可以口服为止。

（2）止血药

①去甲肾上腺素：可用于急性胃黏膜病变及消化性溃疡，同时用于食管静脉曲张破裂出血。口服或胃内灌注，用 8mg 去甲肾上腺素加入生理盐水 100~200ml 中，置于冰箱使成 4℃，一次灌注。若无效，可于 1~2 小时后重复 1~2 次，若仍无效则不宜使用。每次灌注后应变换体位，使药物作用于整个胃黏膜。另外，有腹水者还可腹腔灌注。

②凝血酶：首次剂量宜大（8000~20000U），溶于 50~100ml 生理盐水或牛奶中口服或管内注入，每 2~6 小时 1 次。

③冻干凝血酶原复合物：某些肝病或其他出凝血机制障碍的患者可出现全消化道出血，一般药物治疗无效，可用本品，每次 200~400U（10~20U/kg）静脉滴注，每日 1~2 次，出血控制后酌情减量，一般历时 2~3 天。

（3）降低门脉压的药物

降低门脉压的药物不仅对静脉曲张破裂出血有效，对消化性溃疡、糜烂性胃炎、贲门黏膜撕裂征等所致大出血同样有效。主要药物有以下两类。

1）血管收缩剂

①血管加压素及其衍生物：垂体后叶素应用最普遍。垂体后叶素以连续静脉滴注疗效为好，且不良反应少。常用量为 0.2U/min，无效时可增加至 0.4~0.6U/min，止血后以 0.1U/min 维持 12 小时停药，剂量超过 0.8U/min 疗效不再增加，而不良反应将增加。

②生长抑素及其衍生物：生长抑素是由 14 个氨基酸组成的环状活性多肽，能够

减少内脏血流，降低门静脉阻力，抑制胃酸和胃蛋白酶分泌，抑制胃肠道及胰腺肽类激素分泌等。临床常用于急性静脉曲张出血（首选药物）和急性非静脉曲张出血的治疗，可显著降低消化性溃疡出血患者的手术率，预防早期再出血的发生。同时，可有效预防内镜治疗后的肝静脉压力梯度（HVPG）升高，从而提高内镜治疗的成功率。生长抑素半衰期一般为 3 分钟左右，静脉注射后 1 分钟起效，15 分钟内即可达峰浓度，有利于早期迅速控制急性上消化道出血。首剂量 250μg 快速静脉滴注（或缓慢推注）后，以 250μg/h 速度持续静脉滴注（或泵入），疗程为 5 天。

2）血管扩张剂：血管扩张剂通过降低门静脉血管阻力而使门脉压下降。目前主要和缩血管药联合应用及止血后预防再出血，多数不主张大出血时单独应用扩血管药。

①硝酸酯类：硝酸甘油可在静脉滴注垂体后叶素后或同时应用。其剂量为每 15~30 分钟舌下含服 0.4~0.6mg，或静脉滴注，10~40μg/min；若收缩压在 110mmHg 以上，可每 15 分钟以 40μg/min 量递增，最大可增至 400μg/min。另外，可选用硝普钠、硝酸异山梨酯等。

②α受体阻滞剂：目前常用的有酚妥拉明。在静脉滴注垂体后叶素（0.2~0.4U/min）同时，静脉滴注酚妥拉明 0.1~0.3mg/min，出血停后减量维持，止血 12 小时后停药。

3）钙通道阻滞剂：常用药物有硝苯吡啶、盐酸维拉帕米片、汉防己甲素等。在大出血停止后，选择其中之一长期口服，可预防曲张静脉破裂出血，其中尤以汉防己甲素疗效显著。用量分别为硝苯吡啶 20mg、盐 40mg，均为每日 3 次口服。此外，β受体阻滞剂如盐酸普萘，长期服用可预防食管胃底静脉曲张破裂出血或反复出血，对门脉压较高而肝功能较好的患者，洛尔是长期治疗的首选药物。一般从小剂量逐渐开始加量，用量必须充足，心率不宜少于 60 次 / 分。用药过程中切勿突然停药，以防门脉压高压反跳出血。

（4）血管活性药物　在补足液体的前提下，如血压仍不稳定，可以适当选用血管活性药物（如多巴胺）以改善重要脏器的血液灌注。

（5）抗菌药物　活动性出血时常存在胃黏膜和食管黏膜炎性水肿，预防性使用抗菌药物有助于止血，并可减少早期再出血及感染，提高存活率，可使用喹诺酮类药物，如过敏改为头孢菌素类。

4. 内镜下治疗

内镜下治疗作为急性上消化道出血首选，一般急诊胃镜应在发病 24 小时内进行。常用内镜止血方法包括硬化剂注射、曲张静脉结扎和组织胶注射闭塞血管。

（1）硬化剂治疗　硬化剂注射治疗（EIS）在 1939 年首次被用于控制曲张静脉出血，20 世纪 70 年代以后内镜下 EIS 逐渐受到重视，并被证实为曲张静脉破裂急性出血有效止血手段。EIS 止血的机制为黏膜下注射硬化剂以后引起局部组织炎症和纤维化，最终形成静脉血栓堵塞血管腔，反复多次 EIS 能够闭塞曲张静脉并造成食管壁内层的纤维化，预防再次出血。EIS 价格便宜，使用方便，急诊止血的有效率可达 90% 以上，但在曲张静脉消失前再出血的发生率为 30%~50%，多次硬化治疗会增加并发症的发生率。另外，现有资料表明，EIS 治疗并不能降低肝硬化患者的死亡率。

（2）曲张静脉结扎治疗　内镜下曲张静脉结扎（EVL）治疗能够使曲张静脉内形成血栓，继发无菌性炎症、坏死，最终导致血管固缩或消失，局部食管壁内层纤维化，但对固有肌层没有影响。与 EIS 相比，EVL 消除曲张静脉速度更快，急诊控制出血成功率达到 90% 以上，并发症和死亡率较低，尤其产生食管深溃疡乃至穿孔的风险很低，但费用较高，术后曲张静脉复发率仍然高达 35%~47%，而且对食管壁深层静脉曲张及有交通支形成的患者，单纯 EVL 疗效欠佳，需要联合 EIS。

（3）组织胶注射闭塞血管　N-丁基-2-氰基丙烯酸酯，又称为组织胶，是一种液体黏合剂，遇到血液等生物介质后能够在 20 秒内迅速凝固，因而将之注射入曲张静脉以后可以机械性阻塞血管。1984 年 Gotlib 首先将组织胶注射用于食管静脉曲张的治疗，临床证实其控制出血的有效率可以达到 93%~100%，尤其对胃底静脉曲张出血疗效更为显著。

另外，其他镜下止血法有电凝止血，适用于喷射状出血、活动性渗血等。放置缝合夹子适用于消化性溃疡、急性胃黏膜病变的出血等。而激光治疗可明显降低再出血率及急诊手术率。食管静脉曲张套扎疗法也是简单、安全、易行的止血方法，另外还有微波治疗等。

5. 其他止血方法

（1）动脉内灌注药物或栓塞剂　在选择性动脉造影基础上证实有持续性出血，经动脉导管向动脉内输注垂体后叶素、去甲肾上腺素等血管收缩药，使出血的血管被堵塞而止血。本法适用于内科治疗无效而不能耐受手术的动脉和毛细血管严重出血者，尤其是消化性溃疡和癌肿出血。

（2）经颈静脉肝内门腔分流术

1）主要适应证：①急性胃底食管静脉曲张破裂大出血患者经内科治疗包括三腔管气囊压迫止血及静脉内滴注垂体后叶素等措施，出血仍然不能停止者。②晚期肝硬变合并门静脉高压症，反复发作危及生命的胃底、食管静脉曲张破裂大出血者。③反复注射静脉硬化剂治疗反应差者。④顽固性肝源性腹水患者。

2）禁忌证：①活动性出血，收缩压不能持续在 90mmHg 以上，或需药物才能维持者。②肝性脑病，不能合作者。③不可纠正的凝血功能障碍，具有很高出血风险的患者。④多脏器功能衰竭和（或）败血症合并终末性消化道出血者。⑤对造影剂严重过敏者。

（3）三腔二囊管压迫止血　适应于门静脉压高引起食管、胃底静脉曲张破裂出血者。

6. 手术治疗

上消化道出血经非手术治疗止血后，择期手术最为理想。若被迫紧急手术，可能影响预后和增加死亡率。

手术指征如下。

①过去有反复出血病史。②大量出血者虽经上述方法治疗仍出血不止。③溃疡病病史长，过去有合并穿孔或幽门梗阻症状。④出血量虽不大，但经长期保守治疗无效。⑤年龄在 50 岁以上或胃溃疡出血者。

总之，凡出血来势凶猛，出血不止或不易止血者，应及早手术治疗。

（三）治疗消化道出血注意事项

（1）引起上消化道出血的原因繁多，针对病因或原发病的治疗十分重要。

（2）对非喷射性出血和非血管显露出血的溃疡病患者，内镜下止血与保守治疗（输血和抗溃疡）的疗效相似。药物止血多用静脉注射质子泵抑制剂或 H_2 受体拮抗剂，前者效果更佳。在内镜止血成功之后，应立即抗溃疡治疗。食管静脉曲张出血，应用生长抑素，是一个安全有效的方法，可在硬化治疗前后，或在硬化治疗失败后应用。颈静脉肝内门腔分流术治疗食管静脉曲张出血，可用于出血急性期，并可作预防出血治疗。该法疗效可靠，对不能做手术者，或拟行肝移植者，均可先行此法治疗。

（3）老年人上消化道出血治疗应注

意 ①对心脏供血不足的老年人，要输全血，保持血红蛋白不低于90~100g/L。②补充血容量时，注意避免肺水肿的发生。③应用垂体后叶素可使冠状动脉收缩，引起心绞痛，甚至心肌梗死，要严格掌握适应证。④避免急诊手术。

（4）食管胃底静脉曲张破裂出血死亡率高，根据不同对象和不同时机采取上述方法联合治疗，可提高疗效。必要时手术治疗，以降低死亡率。

（5）由于大出血而致周围循环衰竭休克的患者，除止血等治疗外，抗休克治疗甚为关键。

（四）辨证论治

1. 辨证论治

（1）胃热壅盛

治法：清胃泻火，化瘀止血。

方药：泻心汤合十灰散。

大黄 10g，黄连 10g，黄芩 10g，大蓟 10g，小蓟 10g，侧柏叶 10g，荷叶 10g，茜根 10g，栀子 10g，牡丹皮 10g。

胃气上逆而见恶心、呕吐者，可加代赭石、竹茹、旋覆花和胃降逆；热伤胃阴而表现口渴、舌红而干、脉象细数者，加麦冬、石斛、天花粉养胃生津。

（2）肝火犯胃

治法：泻肝清胃，凉血止血。

方药：龙胆泻肝汤。

龙胆草（酒炒）6g，黄芩（酒炒）9g，山栀子（酒炒）9g，泽泻 10g，木通 9g，车前子 10g，当归（酒炒）6g，生地黄 15g，柴胡 10g，生甘草 6g。

可加白茅根 15g，藕节 15g，墨旱莲 10g，茜草 15g，或合用十灰散，以加强凉血止血的作用。胁痛甚者，加郁金 10g、制香附 10g 理气活络定痛。

（3）脾胃虚寒

治法：健脾温中，养血止血。

方药：黄土汤。

甘草 5g，地黄 20g，白术 15g，附子（炮）15g，阿胶、黄芩各 10g，灶心黄土 30g。

可加白及 10g、乌贼骨 15g 收敛止血，三七 10g、花蕊石 10g 活血止血。阳虚较甚，畏寒肢冷者，可加鹿角霜 15g、炮姜 10g、艾叶 10g 等温阳止血。

（4）气随血脱

治法：益气摄血，回阳固脱。

方药：独参汤加减。

人参 30g，制附子 10g，炙甘草 6g，炮干姜 10g。

可酌加仙鹤草 30g、白及 10g、乌贼骨 15g 等温经固涩止血。

2. 外治疗法

（1）针刺治疗　胃热壅盛证取上脘、内庭，针用泻法；肝火犯胃证取不容、劳宫、梁丘、太冲、地五会，针用泻法；脾胃虚弱证取中脘、脾俞、足三里、隐白，针用补法加灸。

（2）穴位贴敷

①栀子 10g，郁金 6g，白芷 6g，大黄 15g，共为细末，韭菜汁调成糊状，敷于膻中、上星、上脘 3 穴，药干另换新药。适于胃热壅盛、肝火犯胃证。

②紫珠草、地稔根各 150g，水煎，浓缩 500ml（可按此比例制取药液），用时先取 300ml，用胃管注入胃内，左右变换体位，使药液与胃各部充分接触，然后抽出。另取 200ml 注入胃内保留。适于胃热壅盛、肝火犯胃证。

③吴茱萸末适量，醋调敷于涌泉穴，适用于脾胃虚寒证。

3. 成药应用

（1）禁黄液，每次 30ml，每日 3 次，冰冻口服，适用于热证出血。

（2）柴地凝血散，每次 3~4 次，口服，适用于胃热壅盛、肝火犯胃出血。

（3）参附注射液、参麦注射液，适用于气随血脱证。

4. 单方验方

（1）大黄粉3~6g口服或胃管注入治疗，每日1次，温开水送服。适用于胃热壅盛证。［姚永芳. 中医药治疗护理上消化道出血的临床观察. 湖北中医杂志，2015，37（5）：41-42.］

（2）三七粉3g，每日3次，水冲服。适用于所有证型患者。［王洪君. 三七粉治疗上消化道出血112例临床观察. 中国实用医药，2015，10（6）：206-207.］

（3）云南白药1g，每日3次，水冲服。适用于所有证型患者。［黄国荣，龙青山. 云南白药治疗上消化道出血患者的疗效分析. 中国实用医药 2020，15（6）：136-138.］

（五）医家经验

1. 杨继荪

著名国家级名老中医杨继荪认为消化道出血类疾病，虽有呕血、便血之分，仅是出血部位不同而已，其病因病机之总纲则不外乎火盛与气虚。因此对出血病证的治疗，杨氏认为主要应抓住泻火和益气这两个重要环节。对火盛伤阴，或阴虚火动所致的出血，分别于泻火之中顾其阴，或养阴之中清其火；对气不摄血者，则缓以补益心脾，摄血止血，急以大补元气，摄血固脱。以上是杨教授用于治疗各类出血患者，解决主要矛盾之总纲。［俞仰光，潘智敏. 杨继荪名老中医治疗上消化道出血的经验. 实用中医内科杂志，2007.21（7）：16-17.］

2. 梁乃津

梁乃津名老中医辨火热之吐血、便血，属热伤胃络者，治以泻火之法。常用基础方加黄连、黄芩、焦山栀子、紫珠草等以泻实火。方中诸药以苦味泻火降泄以求止血，尤大黄走下降泄力强，最为常用。若火热伤阴见口干舌燥者，宜加生地黄，既可清热凉血，又防苦味之品燥而伤阴，若为胃阴不足，虚火灼络致出血者，则用基础方加生地黄、麦冬、玄参、知母、紫珠草等，而不用黄芩、黄连、栀子等苦寒燥湿药。［黄穗平. 梁乃津教授治疗溃疡病并出血经验. 新中医，1996，8：10-11.］

五、预后转归

消化道出血性疾病预后可采用Rockall再出血和死亡危险评分系统及Blatchford评分进行评估，Rockall评分表见第五章第十一节 呕血与便血相关内容。Blatchford评分见表6-9。

表6-9 急性消化道出血患者的Blatchford评分

项目	检测结果	评分
收缩压（mmHg）	100~109	1
	90~99	2
	< 90	3
血尿素氮	6.5~7.9	2
	8.0~9.9	3
	10.0~24.9	4
	≥ 25	6
血红蛋白（g/L）	男性：120~129	1
	100~119	3
	< 119	6
	女性：100~119	1
	< 100	6
其他表现	脉搏≥ 100次/分	1
	黑便	1
	晕厥	1
	肝脏疾病	2
	心力衰竭	2

注：评分＞6分为中高危，＜6分为低危。

中医认为血证预后主要与下述3个因素有关：一是引起血证的原因，一般来说，外感易治，内伤难治，新病易治，久病难治；二是与出血量的多少密切相关，出血量少者病轻，出血量多者病重，甚至形成气随血脱的危急重病；三是与兼见症状有关，出血而伴有发热、咳喘、脉数等症者，一般病情较重。正如《景岳全书·血证》说："凡失血等证，身热脉大者，难治，身凉脉静者，易治，若喘咳急而上气逆，脉见弦紧细数，有热不得卧者死。"

六、预防调护

（一）预防

（1）避免过度劳累及情绪激动，加强卧床休息。指导患者合理进食。上消化道出血患者应食用具有凉血功能，质软、清淡、少渣易消化的食物，并遵循低温、少食多餐的原则。

（2）急性出血期伴呕血者应予禁食，同时取侧卧位或去枕平卧位，头偏向一侧，以免呕吐物吸入气管引起窒息。

（3）大便隐血阳性而呕吐者可以不禁食，给予低温流质饮食，如牛奶、豆汁等带碱性食物，当大便隐血转为阴性后可进无刺激、少渣、低温、半流质饮食。

（二）调护

（1）出血期间选用偏凉性味的食物，如百合汤、西瓜汁、梨汁、芦根水等，平时可选食木耳、甲鱼、红枣、山药等滋阴清热及补血养血之品。

（2）建议患者戒烟、酒，禁食辛辣动火之品以及过热过烫的饮食，忌食生冷油腻、坚硬不易消化的食物，以避免再出血。

（三）食疗

（1）山药三七粉　生山药100g打碎，三七粉10g，桂圆肉20g，炮姜炭6g。将桂圆肉、炮姜炭先煮30分钟，姜渣加山药粉、三七粉慢火共熬成粥，酌加少量红糖，每日温服1次，可治脾虚血亏的呕血、便血。

（2）木耳粥　黑木耳30g，温水浸泡约半小时，粳米100g，大枣5枚，加木耳、冰糖适量。共煮成粥，早、晚各1次。[周嵘. 上消化道出血的食疗方. 食品与健康，1999，6（6）：29.]

七、专方选要

1. 健脾摄血汤

组成：黄芪40g，三七6g，白及10g，炒白术15g，山药20g，茯苓10g，生甘草5g。

服法：每日1剂，煎2次，分2次服，7天为1个疗程。

主治：元气亏虚、气不摄血导致的上消化道出血。[欧阳星. 健脾摄血汤治疗上消化道出血40例. 广西中医药，2002，25（6）：46-48.]

2. 宁络止血汤

组成：当归、仙鹤草、白芍、蒲黄、生地黄、山茱萸、三七粉、清半夏、生龙骨、黄连、甘草、赤石脂。

服法：每日1剂，煎2次，分2次服，7天为1个疗程.

主治：脾虚失摄导致的上消化道出血。[邓志刚，邓晖，张迪. 宁络止血汤治疗上消化道出血的临床分析. 中国医药指南，2012，10（27）：272-273.]

主要参考文献

[1] 林果为，王吉耀，陈灏珠. 实用内科学[M]. 第15版. 北京：人民卫生出版社，2017.

[2] 中华医学会消化内镜学分会. 急性非静脉曲张性上消化道出血诊治指南（2015年，南昌）[J]. 中华消化杂志，2015，35（12）：793-798.

[3] 刘畅，刘亚军. 急性非静脉曲张性上消化道出血中西医结合诊治共识（2019年）[J]. 中国中西医结合杂志，2019，39（11）：1296-1302.

[4] 李小蝶，吴耀南. 中医治疗上消化道出

血的研究进展 [J]. 中医药通报，2017，16（1）：70-72，54.

[5] 赵文霞. 中医辨证治疗上消化道出血经验介绍 [J]. 新中医，2020，52（6）：194-195.

[6] 王前波. 大黄粉治疗消化道出血的临床疗效 [J]. 血栓与止血学，2020，26（2）：233-234.

[7] 高萍. 自拟黄连三七汤加减治疗消化性溃疡 50 例疗效观察 [J]. 国医论坛，2011，26（1）：29-30.

第十五节　急性肝功能衰竭

急性肝功能衰竭（ALF）是多种因素引起的急性严重肝脏损害，导致其合成、解毒、代谢和生物转化功能严重障碍或失代偿，出现以黄疸、凝血功能障碍、肝肾综合征、肝性脑病、腹水等为主要表现的一组临床症候群。2018 年中国肝衰竭诊治指南中急性肝衰竭、亚急性肝衰竭、慢加急性（亚急性）肝衰竭均属于本节叙述范围。急性肝衰竭预后恶劣，死亡率可高达 70%~80%。

本病属于中医学中"黄疸""臌胀""血证""昏迷"等疾病范畴。

一、病因病机

（一）西医学认识

1. 流行病学

我国急性肝衰竭的病因主要是肝炎病毒（尤其是乙型肝炎病毒），其次是药物及肝毒性物质（如乙醇、化学制剂等）导致的肝衰竭，儿童肝衰竭还可见于遗传代谢性疾病。乙型肝炎病毒（HBV）相关肝衰竭病情严重，并发症多，治疗困难，病死率高。发病人群以男性居多，年龄则以青壮年为主，且呈上升趋势。随着 HBV 相关肝衰竭的分型发展及其演变，在我国，急性肝衰竭和亚急性肝衰竭呈减少趋势，慢加急性肝衰竭和慢性肝衰竭呈增加趋势。

2. 病因

（1）病毒　包括甲型肝炎病毒、乙型肝炎病毒、丙型肝炎病毒、丁型肝炎病毒、戊型肝炎病毒、EB 病毒、巨细胞病毒、肠道病毒、疱疹病毒、黄热病毒等，多数由乙型肝炎病毒所致。

（2）药物及肝毒性物质　对乙酰氨基酚、抗结核药、抗代谢药、抗肿瘤化疗药、部分中草药、抗风湿药、乙醇、毒蕈、有毒化学物等。

（3）细菌及寄生虫等病原体感染　严重或持续感染（如败血症、血吸虫病等）。

（4）代谢异常　肝豆状核变性、遗传性糖代谢障碍等。

（5）缺血缺氧　休克、充血性心力衰竭等。

（6）妊娠急性脂肪肝。

（7）自身免疫性肝病。

（8）肝移植、部分肝切除、肝脏肿瘤。

（9）胆道疾病　先天性胆道闭锁、胆汁淤积性肝病等。

（10）其他　如胆汁淤积性肝病、创伤、热射病等。

（11）原因不明。

3. 病理

（1）急性广泛大块、亚大块、融合性肝细胞坏死及桥接坏死　坏死初期，肝脏有显著的弥漫性充血，切面呈红色，过去称为红色肝萎缩。继而，肝实质细胞大多消失，但支架保存，充满胆汁，切面呈黄色，故有急性或亚急性黄色肝萎缩之称。

（2）急性肝细胞脂肪变性　由四环素、妊娠急性脂肪肝和瑞氏综合征所致者均以肝细胞脂肪变性为主。肝活组织检查可见肝小叶排列紊乱，界限板破坏，用特殊染色在肝细胞质内可见微小的脂肪滴充盈，但无明显肝细胞坏死和炎症细胞浸润。由于脂肪的广泛沉积，肝脏并不缩小，甚至可有肿大。

4. 发病机制

（1）病毒因素 ①病毒对肝脏的直接作用。②HBV基因变异可引起细胞坏死，导致严重的肝脏损害。

（2）宿主因素 ①有众多证据显示宿主遗传背景在乙型肝炎重症化过程中有重要作用。②宿主免疫在肝衰竭发病中的作用已被广泛认可。以细胞毒性T淋巴细胞（CTL）为核心的细胞免疫在清除细胞内病毒方面起关键作用，同时也是造成细胞凋亡或坏死的主要因素。

（3）毒素因素 严重肝病患者，由于库普弗细胞功能严重受损，来自门静脉的大量内毒素未经解毒而溢入人体循环。内毒素可直接或通过激活库普弗细胞释放的化学介质引起肝坏死，且是其他肝毒物质，如半乳糖胺、四氯化碳和乙醇等致肝坏死的辅助因素，因而可导致肝衰竭的发生。

（4）代谢因素 各类慢性肝病患者皆存在不同程度的肝脏微循环障碍，胃肠道吸收的营养成分难以进入肝脏，无法有效发挥药物疗效；代谢废物难以排出肝脏，成为毒素，滞留于肝脏，导致肝细胞损伤，而加快肝病进展。

（5）肝性脑病（HE）的发病机制十分复杂，且尚未完全阐明。高氨血症和氨中毒学说在HE发病机制中处于核心地位，但血氨水平与HE的严重程度并不完全一致。大脑神经细胞的炎症反应、脑水肿以及神经递质传递障碍及其协同作用在HE疾病的发生与进展中同样起着重要作用。具体包括：①高氨血症导致星形胶质细胞肿胀和脑能量代谢障碍出现脑水肿。②谷氨酰胺介导氧化应激和线粒体损伤。③炎症反应。④脑干网状结构的功能紊乱。此外，γ-氨基丁酸/苯二氮䓬（GABA/BZ）复合受体机制、血清素、多巴胺神经传递异常等多种机制都参与了HE的发病过程。而高氨血症和细胞因子在致病作用中起着较为关键的作用。

（二）中医学认识

多因情志郁结、饮酒过多、感染湿热疫毒及肝病初起失治、误治所致，毒邪（主要湿热疫毒）侵犯机体，困于脾胃，弥漫三焦，熏蒸肝胆，胆汁外泄，发于皮肤及全身，故见目黄、身黄、尿黄。肝、脾、肾三脏俱虚，湿热疫毒易致湿热久羁，毒瘀胶着，阻碍气机，一则使阴血亏虚，水道滞涩，流行不畅，二则使气机疏泄不利，三则三焦水道不利，毒素无从下泄，壅积体内致癃闭、关格之变证。

二、临床诊断

（一）辨病诊断

1. 临床表现

（1）肝性脑病 又称肝昏迷，为急性肝功能衰竭最具有特征性的表现。

1期：又称昏迷前驱期。有细微的性格和行为异常。如有的患者不言不语，有的则多言多语；平时表现非常稳重，突然出现幼稚轻率的动作，或衣帽不整，或随地吐痰，随处大小便，脱衣服等；反应和回答问题尚正确，但有时吐字不清，动作缓慢等。此期一般无神经体征，或仅有轻微的表现。令患者两臂平伸，手指分开，可出现手向外侧偏斜，掌指关节、腕关节，甚至肘、肩关节出现急促的不规则扑击样颤抖，称为肝震颤。此期脑电图检查多数正常。

2期：又称昏迷前期。以精神错乱、意识模糊、睡眠障碍、行为失常为主要表现，比前一期症状加重。定向力和理解能力均减低，如对人员的姓名、年龄、自己住在何处、现在是什么时间均出现概念模糊；不能完成简单的计算和智力动作，常有语言不清，书写障碍，举动反常如循衣摸床、手舞足蹈；时有幻视、幻觉、恐惧狂躁，近似一般精神病的表现。此期患者神经系统体征已出现，如肌张力增高、腱反射亢进、锥体束征阳性，脑电图常出现不正常波形，具有一定的特征性。

3期：又称昏睡期。以整天昏睡和严重精神错乱为主，各种神经病理体征陆续出现，并逐渐加重。患者24小时中大部分时间处在昏睡之中，但呼之能醒，叫醒后数秒钟后又入睡，答话极不准，幻觉，神志不清。肝震颤仍可引出，肌张力增高，四肢被动运动有抵抗，锥体束征常呈阳性，脑电图不正常。

4期：又称昏迷期。患者完全丧失神志，进入昏迷状态，呼之不应，不能叫醒。但对疼痛刺激尚有反应，有时出现张目凝视，浅昏迷时膝腱反射亢进，肌张力增高。因查体不能配合，肝震颤不能引出或引出不准确。病情继续发展，则进入深昏迷。此时各种反射消失，肌张力降低，瞳孔散大，呼吸过度换气，阵发性惊厥，各种刺激无反应。

（2）黄疸　开始见尿色加深，很快出现皮肤、黏膜及巩膜的黄染，并迅速加深。因肝细胞大块坏死，肝脏可迅速缩小，在叩诊时肝浊音界缩小，B超检查可进一步证实。患者呼出气中有一种霉烂的臭味，即肝臭，其浓淡与肝细胞坏死的程度一致。

（3）重度消化道症状　全身情况极差，如食欲极差、极度乏力、烦躁不安等；出现顽固性的呃逆、恶心、呕吐及明显的腹胀。

（4）出血　由于肝脏制造凝血因子功能障碍，内毒素血症激活凝血系统，可出现皮肤出血点、淤斑、呕血、便血、衄血等。

（5）脑水肿，肺水肿　可能与不适当地大量补液、缺氧等有关，易造成脑疝、呼吸衰竭。

（6）腹水　门静脉高压、血浆白蛋白降低等因素可使30%的患者出现少至中量的腹水。

（7）出现继发感染，常见有菌血症、肺炎、腹膜炎等。

（8）肝肾综合征、休克等严重并发症　慢性肝衰竭发生在慢性活动性肝病的基础上，一般有原发慢性肝病的各种表现，可逐渐发生肝功能衰竭。也可在病程中因某些损肝因素而突然出现肝功能衰竭的征象。

2. 实验室检查

（1）血常规　可根据血红蛋白下降的速度判断出血的程度及止血治疗效果，白细胞计数及分类在暴发性肝衰竭时常明显升高，血小板检查也有助于对病情的判断。

（2）凝血因子　急性肝功能衰竭时凝血酶原活动度（AT 或 PTA）< 50%，用维生素 K_1 不能纠正，则提示预后不良。

（3）血氨检测　仍为反映肝性脑病的重要指标之一，应定期检查。

（4）肝功能检查　血清胆红素水平常有明显升高，有的患者可迅速上升，丙氨酸氨基转移酶（ALT）和门冬氨酸氨基转氨酶（AST）明显升高，ALT/AST < 1，提示肝细胞严重损伤，另外在终末期可出现酶 – 胆分离现象，即随着黄疸的上升 ALT 逐渐降低，若病程超过 2 周，血清白蛋白水平也降低，若持续下降提示肝细胞持续性严重损伤。

（5）血糖测定　可出现严重低血糖，需立即纠正。

（6）血清胆固醇和胆固醇酯测定　暴发性肝衰竭患者胆固醇有明显降低，严重者甚至降至测不到，胆固醇酯往往低于总胆固醇的 40%。

（7）甲胎蛋白　甲胎蛋白（AFP）升高

表示肝细胞再生活跃，常表示预后较好。

（8）肾功能检查　可反映肾脏损害的程度，由于尿素是在肝脏合成的，在肝脏严重损伤时，尿素氮可不升高，血肌酐水平可更好地反映肾脏功能。

（9）电解质、血气及酸碱平衡　有助于及时发现酸碱、电解质紊乱。

（10）弥漫性血管内凝血指标　对有出血或出血倾向者应定时检测。

（11）血 GC 蛋白测定　GC 蛋白是肝脏合成的一种 α 球蛋白，其主要功能之一是清除坏死的肝细胞释放的肌动蛋白，在暴发性肝衰竭时 GC 蛋白明显降低，若低于100mg/L 提示预后不良。

（12）有关病毒性肝炎的检查　包括甲、乙、丙、丁、戊型肝炎病毒等及巨细胞病毒和 EB 病毒抗体的检测。

（13）自身免疫性肝病相关抗体检测。

（14）内毒素检测。

3. B 超检查

观察肝脏大小并排除胆管梗阻及胆囊疾病。

4. 中心静脉压

应检测中心静脉压，以决定补液量和速度。

5. 颅内压检测

一般应将颅内压维持在 20mmHg 以下。

6. 脑电图（EEG）

7. CT

CT 检查可观察肝脏大小变化并可进行前后对比，同时可观察脑水肿的情况。

8. 肝组织学检查。

ALF 的诊断须符合以下标准：①迅速发生的肝细胞功能衰竭，如黄疸进行性加深、凝血功能障碍等。②伴肝性脑病。应依据临床上有黄疸、肝脏缩小及脑病表现，生化检查有高胆红素血症、转氨酶升高、凝血酶原和凝血因子 V 等凝血因子极度降低来做出诊断。腹部超声检查可观察肝脏

大小及结构改变，有无慢性肝病的征象或占位性病变，以及血管和胆管的情况。病原学诊断应根据详细的临床分析及血清学和毒理学实验，最终还可进行组织学检查。

（二）辨证诊断

1. 热毒炽盛证

目黄身黄，高热口臭，烦躁乱语，甚则神志昏乱，腹胀便秘，小便黄赤，或尿血，或吐血，或便血，或身体发斑，舌质红或绛，苔黄燥，脉洪而数。

辨证要点：目黄身黄，高热口臭，腹胀便秘，小便黄赤，舌质红或绛，苔黄燥，脉洪而数。

2. 痰热闭神证

目黄身黄，烦躁，甚则狂叫，两手震颤或抽搐，逐渐昏迷，口臭便秘，喉中痰声，尿少深黄，舌红，苔黄厚腻，脉滑数。

辨证要点：口臭便秘，喉中痰声，尿少深黄，舌红，苔黄厚腻，脉滑数。

3. 痰迷心窍证

目黄身黄，神情淡漠、呆滞，或朦胧嗜睡，呼之懒言，口有秽气，面色污黄，舌苔白浊腻，脉滑或滑数。

辨证要点：朦胧嗜睡，呼之懒言，口有秽气，面色污黄，舌苔白浊腻，脉滑或滑数。

三、鉴别诊断

（一）西医学鉴别诊断

1. 精神病

以精神症状为唯一突出表现的肝性脑病易被误诊为精神病。因此，凡遇精神错乱而原因不明的患者，应警惕肝性脑病的可能。

2. 代谢性脑病

如糖尿病酮症酸中毒、低血糖、尿毒症、高钠血症、低钠血症等。根据相应的

基础疾病病史，结合相关实验室检查、血气分析有助于鉴别。

3.颅脑病变

各种脑血管意外（脑出血、脑梗死、硬膜下出血）、颅内肿瘤、脑脓肿、脑炎、脑膜炎等可出现昏迷和昏睡。根据神经系统的症状及体征，结合头颅 CT 或 MRI 检查，以及脑脊液检查，大多数可明确诊断。

4.中毒性脑病

因酒精中毒、药物中毒、重金属中毒而导致的脑病，根据酗酒史、用药史和特殊职业接触史，结合实验室检查，有助于鉴别诊断。尤其注意与酒精相关性疾病的鉴别，如急性酒精中毒和戒酒后出现的戒断综合征与肝性脑病的表现类似，鉴别的关键是饮酒史、血中酒精浓度升高，戒酒时心动过缓、发热、震颤更显著。

（二）中医学鉴别诊断

1.阳黄与阴黄鉴别

肝衰竭乃湿热蕴郁为病，身目俱黄为常见症状，据临床所见，阳黄居多而阴黄较少，辨之不可仅凭黄色鲜明与否而定阴阳。阴黄辨证除肤黄晦暗如烟熏外，尚有口和不渴、便溏喜温、脉虚无力等可资鉴别。

2.黄疸与萎黄鉴别

（1）病因病机　黄疸之病多因感受湿热邪毒、饮食所伤、脾胃虚寒及积聚转化而发病。病机为湿热阻滞中焦或痰、瘀、毒阻滞胆道，致胆液不循常道，溢于肌肤、颜面而发黄。萎黄的病因病机为虫积食滞，导致脾胃虚弱，水谷不能化生精微而资生气血，或失血，病久气血亏耗，气血衰少，既不能滋润皮肤肌肉，又不能荣养脏腑，以致肌肤萎黄无光。

（2）主症　黄疸以身黄、目黄、小便黄为主症。随着湿热、寒湿和瘀血内阻等的不同病理演变，黄疸可呈现鲜明、晦暗的不同变化。萎黄的主症是两目和小便均不黄，仅肌肤呈淡黄色，且干萎无光泽，并常伴有眩晕耳鸣、心悸少寐等症。

四、临床治疗

（一）提高临床疗效的要素

1.活用清热解毒通腑

肝衰竭具备"毒邪"致病的共同特征，湿热疫毒猖獗是本病的主要病因，毒损肝络是其基本病机，毒瘀与正虚交织是其病机特点，治疗肝衰竭在清热解毒时，亦注重通过外用通腑法把湿热毒邪从肠道排泄而出，从而事半功倍。

2.四及早

（1）阳黄者，及早清里、祛邪，使邪有所出路，以免重症急黄之发生。

（2）急黄初成，及早泻火解毒、凉血救阴，减免难、逆、危证之发生。

（3）急黄，神志轻度异常，须及早开窍醒神，乃是防止神昏危证发生的关键。

（4）急黄者，出现腹胀、尿少时，则要及早化瘀逐水，亦是防治急黄转成臌胀的要领。

（二）辨病治疗

1.一般支持治疗

急性病毒性肝炎患者应及时卧床休息，戒酒，避免服用对肝脏有损害的药品和精神紧张，防止暴发性肝功能衰竭的发生。

（1）卧床休息，减少体力消耗，减轻肝脏负担，病情稳定后可适当加强运动。

（2）一般处理　应注意补充维生素 B、C 和维生素 K_1。早期新鲜冰冻血浆、全血和白蛋白对防止出血、腹水、脑水肿和肺水肿的发生有积极作用，也有利于肝细胞的再生。

（3）加强病情监测　完善凝血功能、血氨及血液生化的监测，动脉血乳酸、内毒素、嗜肝病毒标志物、铜蓝蛋白、自身免疫性肝病相关抗体检测，以及腹部 B 超（肝胆脾胰、腹水）、胸部 X 线检查、心电图等相关检查。

（4）营养支持 推荐肠道内营养，包括高碳水化合物、低脂、适量蛋白饮食，肝性脑病患者需限制经肠道蛋白摄入；进食不足者，每日静脉补给足够的热量、液体和维生素。

（5）积极纠正低蛋白血症 补充白蛋白或新鲜血浆，并酌情补充凝血因子。

（6）维持内环境平衡 进行血气监测，注意纠正水、电解质及酸碱平衡紊乱，特别要注意纠正低钠、低氯、低镁、低钾血症。

（7）防止感染 注意消毒隔离，加强口腔护理及肠道管理，预防医院感染发生。

2. 病因治疗

肝衰竭病因对指导治疗及判断预后具有重要价值，包含发病原因及诱因两类。对其尚不明确者应积极寻找病因以期达到正确处理的目的。

（1）病毒性肝炎 HBV-DNA 阳性的肝衰竭患者，不论其检测出的 HBV-DNA 滴度高低，建议立即使用核苷（酸）类药物抗病毒治疗，恩替卡韦、替诺福韦、拉米夫定、替比夫定、阿德福韦酯等（优先选用恩替卡韦、替诺福韦）均可有效降低 HBV-DNA 水平，降低肝衰竭患者的病死率。甲型、戊型病毒性肝炎引起的急性肝衰竭，目前尚未证明病毒特异性治疗有效。对确定或疑似疱疹病毒或水痘 - 带状疱疹病毒感染引发的急性肝衰竭患者，可使用阿昔洛韦（5~10mg/kg，每 8 小时静脉滴注）治疗。

（2）药物性肝损伤所致急性肝衰竭 应停用所有可疑的药物，追溯过去 6 个月服用的处方药、中草药、非处方药、膳食补充剂的详细信息（包括服用、数量和

最后一次服用的时间）。对确诊或疑似对乙酰氨基酚（APAP）过量引起的急性肝衰竭患者，如摄入 APAP 在 4 小时之内，在给予 N- 乙酰半胱氨酸（NAC）之前应先口服活性肽。摄入大量 APAP 的患者，血清药物浓度或转氨酶升高提示即将或已经发生了肝损伤，应立即给予 NAC。怀疑 APAP 中毒的急性肝衰竭患者也可应用 NAC。必要时给予人工肝治疗。

（3）确诊或疑似毒蕈中毒的急性肝衰竭患者，可考虑应用青霉素 G 和水飞蓟素。

（4）妊娠急性脂肪肝 /HELLP 综合征所导致的肝衰竭，建议立即终止妊娠，如果终止妊娠后病情仍继续进展，须考虑人工肝和肝移植治疗。

（5）肝豆状核变性 采用血浆置换、白蛋白透析、血液滤过，以及各种血液净化方法组合的人工肝支持治疗，可以在较短时间内改善病情。

3. 对症治疗

（1）护肝药物治疗 推荐应用抗炎护肝药物、肝细胞膜保护剂、解毒保肝药物以及利胆药物。不同护肝药物分别通过抑制炎症反应，解毒，免疫调节，清除活性氧，调节能量代谢，改善肝细胞膜稳定性、完整性及流动性等途径，减轻肝脏组织损害，促进肝细胞修复和再生，减轻肝内胆汁淤积，改善肝功能。

（2）微生态调节治疗 肝衰竭患者存在肠道微生态失衡，益生菌减少，肠道有害菌增加，而应用肠道微生态制剂可改善肝衰竭患者预后。建议应用肠道微生态调节剂、乳果糖或拉克替醇，以减少肠道细菌易位或内毒素血症。有报道粪便菌群移植（FMT）作为一种治疗肝衰竭尤其是肝性脑病的新思路，可能优于单用益生菌。

（3）免疫调节剂的应用 肾上腺皮质激素在肝衰竭治疗中的应用尚存在不同意见。非病毒感染性肝衰竭，如自身免疫性

肝炎及急性酒精中毒（重症酒精性肝炎）等，可考虑肾上腺皮质激素治疗（甲强龙，1.0~1.5mg/kg/d）。治疗中需密切监测，及时评估疗效与并发症。其他原因所致的肝衰竭前期或早期，若病情发展迅速且无严重感染、出血等并发症者，可酌情短期使用。

胸腺肽 α1 单独或联合乌司他丁治疗肝病合并感染患者可能有助于降低 28 天病死率。胸腺肽治疗肝衰竭合并感染患者建议早期应用。

4. 防治并发症

（1）脑水肿

①有颅内压升高者，给予甘露醇 0.5~1.0g/kg 或者高渗盐水治疗。

②袢利尿剂：一般选用呋塞米，可与渗透性脱水剂交替使用。

③应用人血白蛋白，特别是对肝硬化白蛋白偏低的患者，提高胶体渗透压，可能有助于降低颅内压，减轻脑水肿症状。

④人工肝支持治疗。

⑤不推荐应用肾上腺皮质激素控制颅内高压。

⑥急性肝衰竭患者使用低温疗法可防止脑水肿，降低颅内压。

（2）肝性脑病

①去除诱因，如严重感染、出血及电解质紊乱等。

②调整蛋白质摄入及营养支持：一般情况下蛋白质摄入量维持在 1.2~1.5g/kg/d，3 期以上肝性脑病蛋白质摄入量维持在 0.5~1.2g/kg/d。能量摄入在危重期推荐 25~35kcal/kg/d，病情稳定后推荐在 35~40kcal/kg/d。告知患者白天少食多餐，夜间也加食复合碳水化合物，仅严重蛋白质不耐受患者需要补充支链氨基酸。

③应用乳果糖糖浆，口服或鼻饲，每次 15~40ml，每日 2~3 次；亦可用米醋 50ml 加水至 100~200ml 保留灌肠；抑制肠内尿素酶的活力，减少尿素等的分解。

④降低血氨：昏迷者可用谷氨酸钾，总量 26g/d 或谷氨酸钠，总量 23g/d，稀释于葡萄糖液内静脉滴注；视酸碱平衡情况酌情选用门冬氨酸鸟氨酸 5~20g/d 或精氨酸 15~20g/d，稀释后静脉滴注。

⑤对 3 期以上的肝性脑病建议气管插管。抽搐患者可酌情使用半衰期短的苯妥英钠或苯二氮䓬类镇静药物，不推荐预防用药。

⑥人工肝支持治疗。

⑦转移患者至安静环境，密切评估其病情变化，防止病情进展恶化。常规评估患者的颅内压，轻度降低体温，吲哚美辛可以考虑应用于难控制的颅内高压患者。

（3）合并细菌或真菌感染

①推荐常规进行血液和其他体液的病原学检测。

②除肝移植前围手术期患者外，一般不推荐常规预防性使用抗菌药物。

③一旦出现感染，应首先根据经验选择抗菌药物，并及时根据培养及药敏试验结果调整用药。使用强效或联合抗菌药物、激素等治疗时，应同时注意防治真菌二重感染。

（4）急性肾损伤及肝肾综合征

①减少或停用利尿治疗，避免肾损伤药物、血管扩张剂及非甾体抗炎药，保持有效循环血容量，低血压初始治疗建议静脉输注生理盐水。

②顽固性低血容量性低血压患者可使用系统性血管活性药物，如去甲肾上腺素（0.5~3.0mg/h）加白蛋白（20~40g/d）静脉输注，但在有颅内高压的严重脑病患者中应谨慎使用，以免因脑血流量增加而加重脑水肿。

③保持平均动脉压 ≥ 75mmHg。

④限制液体入量，24 小时总入量不超过尿量加 500~700ml。

⑤人工肝支持治疗。

（5）出血

①推荐常规预防性使用 H_2 受体阻滞剂或质子泵抑制剂。

②对门静脉高压性出血患者，为降低门静脉压力，首选生长抑素类似物，也可使用垂体后叶素（或联合应用酸酯类药物）；食管胃底静脉曲张所致出血者可用三腔二囊管压迫止血，或行内镜下硬化剂注射或套扎治疗止血；可行介入治疗，如肝内门体支架分流术（TIPS）。

③对显著凝血障碍患者，可给予新鲜血浆、凝血酶原复合物和纤维蛋白原等补充凝血因子，血小板显著减少者可输注血小板；对弥散性血管内凝血者可酌情给予小剂量低分子肝素或普通肝素，对有纤溶亢进证据者可应用氨甲环酸或止血芳酸等抗纤溶药物。

④肝衰竭患者常合并维生素 K_1 缺乏，故推荐常规使用维生素 K_1（5~10mg）。

（6）低钠血症及顽固性腹水　呋塞米联合螺内酯应答差的患者，可酌情选用 V2 受体阻滞剂托伐普坦、特利加压素 1~2mg，每 12 小时给药一次，腹腔穿刺引流及输注白蛋白。

（7）肝肺综合征　$PaO_2 < 80mmHg$ 时给予氧疗，通过鼻导管或面罩给予低流量氧（2~4L/min），对于氧气量需求增加的患者，可以加压面罩给氧或者气管插管。

5. 人工肝治疗

通过一个体外的机械、理化和生物装置，清除各种有害物质，补充必需物质，改善内环境，暂时替代衰竭肝脏的部分功能，为干细胞再生及肝功能恢复创造条件或等待机会进行肝移植。

6. 肝移植

肝移植是治疗中晚期肝衰竭最有效的挽救性治疗手段，适用于各种原因所致的中晚期肝衰竭，经积极内科综合治疗和（或）人工肝治疗疗效欠佳，不能通过上述方法好转或恢复者及各种类型的终末期肝硬化。

（三）辨证治疗

1. 辨证论治

（1）热毒炽盛证。

治法：清热解毒开窍。

方药：黄连解毒汤合清营汤加减。

黄连 10g，黄芩 10g，黄柏 6g，栀子 12g，水牛角 30g（先煎），生地黄 15g，玄参 12g，竹叶心 3g，金银花 10g，连翘 10g，丹参 10g，麦冬 15g。

脉弦涩，气滞血瘀者，可加延胡索、莪术。

（2）痰热闭神证

治法：清热化痰开窍。

方药：温胆汤合千金犀角散加减。

法半夏 10g，竹茹 6g，枳实 10g，陈皮 10g，茯苓 5g，炙甘草 5g，生姜 5g，水牛角 30g（先煎），羚羊角 3g（冲），前胡、栀子、黄芩、射干各 10g，大黄、升麻各 12g，豆豉 9g。

水肿重者，可加桂枝、猪苓、泽泻。

（3）痰迷心窍证

治法：化浊豁痰醒窍。

方药：导痰汤加减。

制南星 3g，法半夏 10g，陈皮 10g，茯苓 15g，瓜蒌仁 15g，枳实 10g，桔梗 10g，栀子 15g，黄芩 10g，黄连 5g，甘草 5g，木香 10g（后下）。

痰热闭窍合用安宫牛黄丸。

2. 外治疗法

（1）针刺治疗

主穴：肝俞、脾俞、期门；章门、京门、中脘、水分、三阴交、肾俞、太冲、阳陵泉。每日选用一组穴，不留针。

配穴：气滞加合谷、太冲、阳陵泉；寒湿困脾加阴陵泉、水道；湿热加支沟、大都。

（2）贴敷治疗 芫花6g，甘遂6g，牵牛子6g，冰片3g，大黄10g，黄芪15g。将上述中药研磨成粉末混合，用食醋调成糊状，外敷于肚脐上，并用胶布固定，敷药时间为12小时，每日1次。适用于急性肝功能衰竭合并水肿者。［毕启超，林敏如. 慢加急性肝衰竭水肿患者的中医整体护理疗效观察. 中国中医药现代远程教育，2017，15（23）：125-127.］

3. 单方验方

（1）温阳解毒化瘀方，茵陈、薏苡仁各30g，白术、丹参各15g，制附片10g，赤芍60g。适用于脾虚瘀黄证。［朱文芳，孙克伟，陈斌，等. 温阳解毒化瘀方对HBV相关肝衰竭患者肠道菌群的影响. 中西医结合肝病杂志，2014，24（4）：214-216.］

（2）清毒汤，由黄连、大黄、厚朴、枳实、生地黄、乌梅、小蓟、茜草、血余炭等组成。适用于热毒炽盛证。［王融冰，刘军民，吴云忠，等. 清毒汤治疗肝病肠源性内毒素症临床观察. 中西医结合肝病杂志，2004，14（3）：135-137.］

（3）大黄10g（后下），赤芍10g，酒黄芩10g，白芍15g，茯苓15g，生薏苡仁15g，白及10g，乌梅30g。上药煎汤剂保留灌肠，联合人工肝治疗适用于慢加急性肝衰竭患者。［罗海燕，沈霞，范恒，等. 中药保留灌肠联合人工肝治疗慢加急性肝衰竭的临床疗效观察. 时珍国医国药，2020，31（4）：907-909.］

（4）祛毒护肠汤灌肠，蒲公英30g，茯苓20g，大黄20g，黄芩1g，赤芍15g，薏苡仁15g，甘草8g。适用于慢加急性肝衰竭肠源性内毒素血症者。［谭峥嵘，徐勇军，张清，等. 祛毒护肠汤灌肠辅助西药治疗HBV相关慢加急性肝衰竭肠源性内毒素血症疗效观察. 中国中医急症，2018，27（12）：2217-2219.］

五、预后转归

暴发性肝衰竭的存活率因患者情况和病因不同而异，年轻患者由对乙酰氨基酚中毒或甲型肝炎引起者存活率可达50%，40岁以上的患者及由某些药物引起的肝炎，存活率可低于10%，进行原位肝移植后病死率降到了20%~30%，1年生存率达55%~80%。

六、预防调护

（一）预防

（1）暴发性肝衰竭的预防首先应从病因开始，积极预防乙型肝炎，进行普遍性的乙肝疫苗接种，尤其是对高危人群进行接种可有效地预防乙、丁型肝炎；由于慢性丙型肝炎重叠感染甲型肝炎易于引起暴发性肝衰竭，因此对慢性丙型肝炎患者和非免疫的高危人群进行甲肝疫苗接种，可防止甲型肝炎病毒（HAV）引起的暴发性肝衰竭。预防药物引起的肝衰竭应对患者传授有关药物知识，尤其是在用药过程中出现新的症状时应及时停药。对伴有乙型肝炎，尤其是乙肝病毒E抗原（HBeAg）阴性的HBV突变株感染的肿瘤患者进行化疗时，合并应用α干扰素可防止急性重型肝炎的发生。其他包括慎食野生蘑菇、防止中暑、治疗顽固性心律失常、手术过程中避免肝脏切除过多等。

（2）防止急性肝病患者发生暴发性肝衰竭。对凝血酶原活动度＜50%的患者，尤其是40岁以上有明显黄疸者应及时收入院，针对病因积极治疗。如果应用镇静药、肝毒性和肾毒性药物的患者出现急性肝病的症状时应立即停药。如果患者出现对乙酰氨基酚中毒的情况应立即静脉给予N-乙酰半胱氨酸以预防严重的肝损害。晚期妊娠妇女出现烦渴、恶心及呕吐，应警惕妊娠脂肪肝，宜尽快终止妊娠以挽救母子生命。

（3）防止暴发性肝衰竭进一步恶化。当肝性脑病出现时，昏迷患者应尽早给予气管插管，躁动者应采取限制措施，并采取一切可能的治疗措施来改变该病的自然病程。

（二）调护

治疗急性肝功能衰竭绝对卧床休息非常重要，治疗中应避免一切不利于肝脏的药物与因素，如四环素、红霉素、呋喃妥因、氯丙嗪、利福平、异烟肼、对氨基水杨酸、甲基睾丸酮、吗啡、饮酒、过度疲劳、妊娠等。

1. 休息

绝对卧床休息是治疗急性乙型肝炎的重要措施。症状明显减轻、肝功能好转后每日可轻微活动1~2小时，但以不感觉疲劳为度。

2. 饮食

（1）对能进食者供给碳水化合物的食物可选葡萄糖、米汤、藕粉、果汁、果酱、果冻等，以及细粮和纤维少的水果。豆制品含丰富的亮氨酸、异亮氨酸等支链氨基酸，为肝性脑病患者蛋白质的良好来源。牛乳蛋白质产氨较少，在病情好转时可适量逐渐增加。要注意电解质的变化，纠正电解质紊乱。

（2）肝昏迷前驱期，宜选用易消化的低蛋白、低脂肪、低盐、高碳水化合物的半流质饮食或流质饮食，已有昏迷者，可给予鼻饲流食。

（3）肝昏迷患者给予少渣半流质饮食，3期以上肝性脑病患者蛋白质摄入量应维持在0.5~1.2g/kg/d。营养支持能量摄入在危重期推荐25~35kcal/kg/d，病情稳定后推荐在35~40kcal/kg/d，脂肪30g，碳水化物300~320g，食盐1~2g，铜3mg，锌15mg。微量元素不足者可应用相应的营养素补充

剂补充。

（4）不适宜食物 肉类、蛋类等蛋白质产氨较多，不宜供给。

3. 食疗

（1）鸡骨草煲红枣 鸡骨草60g，红枣8枚，水煎代茶饮。适用于阳黄、急黄。

（2）溪黄草煲猪肝 溪黄草60g，猪肝50g，水煎服。适用于阳黄、急黄。

（3）丹参灵芝煲田鸡 丹参30g，灵芝15g，田鸡（青蛙）250g。将田鸡去皮洗净同煲汤，盐调味，饮汤食肉。适用于阴黄。

七、专方选要

温阳化浊退黄汤

组成：白附片30g（先煎），干姜15g，茵陈30g，生大黄6g，赤芍30g，虎杖15g，人参15g，白术15g，甘草10g。

用法：每日1剂，煎取200ml，早、晚分服，连续治疗8周。

适应证：乙肝相关慢加急性肝衰竭辨证属于阳虚瘀黄证者。[王秀峰，钟云青，张荣臻，等. 温阳化浊退黄汤治疗乙肝相关慢加急性肝衰竭的临床研究. 中国中医急症，2019，28（9）：1540-1542.]

主要参考文献

［1］王敏，宫嫚，唐金模，等. 李筠中医治疗慢加急性肝衰竭经验［J］. 中华中医药杂志，2018，33（6）：2419-2421.

［2］何发娟，吕建林，裴燕燕，等. 毛德文教授以毒邪—毒浊新学说指导治疗肝衰竭经验撷菁［J］. 四川中医，2018，36（3）：17-19.

［3］李焱光，华忠，过小叶，等. 付德才教授运用清热凉血调营法治疗乙型肝炎相关肝衰竭临床经验［J］. 中西医结合肝病杂志，2018，28（1）：41-42.

［4］张荣臻，毛德文，王璐，等. 不同剂量大

黄、赤芍对肝衰竭大鼠肝功能的影响［J］.
辽宁中医杂志，2017，44（7）：1518-1519.

［5］刘汶，李梦缘，程红杰，等. 肝衰竭的中医
诊治［J］. 中国中医药现代远程教育，2019，
17（23）：96-97.

第十六节　肝性脑病

肝性脑病（HE）是指由急、慢性肝功能严重障碍或各种门静脉－体循环分流异常所致的，以代谢紊乱为基础，轻重程度不同的神经精神异常综合征。既往所称肝昏迷，目前认为是 HE 中程度最严重的第 4 期，并不代表 HE 的全部。根据病因可将 HE 分为 3 种类型：A 型（肝性脑病伴急性肝衰竭）、B 型（肝性脑病伴门体旁路）、C 型（肝性脑病伴肝硬化和门脉高压或门体分流）。有肝功能障碍（病史、临床表现和生化异常）的患者，出现神经、精神方面的异常，如人格改变、行为失常、意识障碍和昏迷以及扑翼样震颤等神经系统体征，在排除其他神经或精神疾病后，即可诊断为 HE。

2013 年共识依据 West-Haven 分级标准将 HE 分为 0 级、1 级、2 级、3 级和 4 级，根据 SONIC 的分级标准，将轻微型肝性脑病（MHE）和 1 级 HE 归为隐匿性肝性脑病（CHE），将 2、3、4 级 HE 定义为明显的肝性脑病（OHE）。2014 年指南认为 HE 是一个连续的从大脑认知功能受损到意识昏迷的完整过程，将 HE 分为 CHE 和 OHE，CHE 包括 MHE 和 1 级 HE，OHE 包括 2、3、4 级 HE。2018 年指南采用修订后的 HE 分级标准，分为无 HE、MHE、1 级 HE、2 级 HE、3 级 HE 和 4 级 HE，其中无 HE、MHE 对应传统 West-Haven 标准中的 0 级。

中医学可归属于"神昏""癫狂""闭证""脱证"等范畴。

一、病因病机

（一）西医学认识

1. 流行病学

据国外资料报道，肝硬化患者伴肝性脑病的发生率为 30%~45%，经颈静脉肝内门体静脉分流术（TIPS）后肝性脑病的总体发生率为 25%~45%。

2. 病因及诱因

（1）病因　各种严重的急性和慢性肝病均可伴发肝性脑病，其中病毒性肝炎、肝硬化最多见。急性肝病伴 HE 是由于大量的肝细胞变性、坏死，常为药物或毒素引起的肝炎、病毒性肝炎、妊娠期脂肪肝等。慢性肝病伴 HE 是由于有功能的肝细胞总数减少和肝血流改变，与广泛的门体静脉分流有关，常见为慢性肝功能衰竭、肝硬化、肝癌等。

（2）诱因　诸多因素可促发或加剧肝性脑病。

①上消化道出血：胃肠道内出血可使肠内产氨和其他有害物质增加，出血后低血压、低血氧还可提高脑细胞对有害物质的敏感性。

②高蛋白饮食：增加肠内氨的生成。

③感染：使机体基础代谢率升高，分解代谢增强，增加内源性氨的合成；同时，感染使组织耗氧量增加，促发肝、肾、脑损害加重。

④碱中毒：肠腔内氨的吸收取决于肠道内 pH 值。氨在 pH < 6 的酸性环境下，大量生成胺（NH_4^+），成为无毒物质，不仅难以通过血－脑脊液屏障，还可由粪便排出，降低血氨。在碱性（pH > 6）环境下，氨生成增多，生成的 NH_3 被大量吸收，血氨升高。

⑤利尿剂：尤其是在大量持续用药时，容易发生电解质紊乱，导致低血钾和碱中

毒；而且，过度利尿还可以导致有效血容量不足和肾功能不全。

⑥放腹水过多：有效血容量不足和肾功能不全。

⑦便秘：食物残渣留于肠内，增加氨和其他有害胺类的产生和吸收。

⑧腹泻：肠内菌群增多，产氨增加；引起水、电解质紊乱和有效血容量不足。

⑨低血压：增加脑细胞对氨和有害物质的敏感性，引起肾功能不全。

⑩药物：麻醉、镇静、催眠药物直接作用于神经细胞；任何可损害肝细胞的药物均可加重肝性脑病。有研究发现，质子泵抑制剂可能导致小肠细菌过度生长，从而增加肝硬化患者发生肝性脑病的风险。

3. 病机

其机制主要包括氨中毒学说、炎症反应学说，还有氨基酸失衡学说和假性神经递质学说、γ-氨基丁酸/苯二氮䓬（GABA/BE）复合受体学说、锰中毒学说、脑干网状系统功能紊乱等。

4. 病理

急性肝功能衰竭所致的 HE 患者的脑无明显解剖异常，但 38%~50% 有脑水肿，可能是本病的继发性改变。慢性肝性脑病患者可出现大脑和小脑灰质以及皮质下组织的原浆性星形细胞肥大和增多，病程较长者则大脑皮质变薄，神经元及神经纤维消失，皮质深部有片状坏死，甚至小脑和基底部也可累及。

（二）中医学认识

中医学虽无肝性脑病的病名，但有关其病因证治很早就有论述。如《素问·厥论篇》中曰："厥或令人腹满，或令人暴不知人。"《伤寒论》叙述了热结阳明所致的神昏，并创立了清热、攻下两大治法，至今仍有重要的临床意义。

中医对肝性脑病的认识是以发病过程及临床表现为依据的。中医学认为，本病以邪扰神明为主要发病因素，基本病机是湿浊、痰热、毒火蒙闭清窍，或气血阴阳衰竭，神无所依。素患肝病，湿热内蕴，复感外邪，外邪化热入里，热结胃肠，上扰神明；或热入营血，内陷心包，出现神识迷蒙、昏迷。恣食肥甘厚腻，或嗜酒过度，损伤脾胃，脾失健运，聚湿成痰，痰湿上蒙清窍；或痰湿郁而化热，痰热蒙蔽清窍，神识昏迷而成本病。积聚、黄疸、鼓胀等病失治或误治，湿热邪毒炽盛，邪毒熏蒸，内陷心包，引动肝风出现神昏、抽搐等。素体气阴不足，若攻伐太过，亡阴亡阳，或暴然呕血、便血，气随血脱，或邪盛正虚，正不胜邪，阳气外脱，均可致神明失用而成本病。总之，本病的病位在脑，与心、肝、脾密切相关。究其病性不外乎虚、实两端，虚为气血阴阳之不足，实属热火痰浊之过盛。闭证治当醒脑开窍，脱证急宜回阳固脱。

二、临床诊断

（一）辨病诊断

1. 临床表现

肝性脑病的临床表现往往由于诱因、肝病的病因、病程缓急及肝功能损害的程度等不同而表现不一，故应结合起病缓急、临床表现、辅助检查等，排除其他神经或精神疾病后，方可诊断为 HE。HE 的诊断主要为临床表现及临床检验、检查指标，同时包括神经心理学测试和神经生理学测试，采取何种方法取决于当地人口标准和可用性。2018 年指南提出应符合以下主要诊断要点。①有引起 HE 的基础疾病，严重肝病和（或）广泛门—体侧支循环分流。②传统神经心理学测试指标中至少 2 项异常。③新的神经心理学测试方法中如动物命名测试（ANT）、姿势控制及稳定性测试、多感官整合测试，至少1项异常。④临界闪烁频率检测异常。⑤脑电图、视觉诱发电位、脑干听觉诱发电位异常。⑥功能性核磁共振成像异常。符合要点①、②以及③～⑥中任意一条或以上，即可诊断为MHE。

肝性脑病的具体表现如下。

①脑病表现

a. 症状：脑病早期以轻度的性格改变、睡眠障碍、行为异常为主，随着病情的加重，逐渐出现精神失常、意识错乱、昏睡甚至昏迷。

b. 体征：神经系统体征表现为肌张力增强、腱反射亢进，可出现扑翼样震颤、踝阵挛。扑翼样震颤发生于大多数HE早期，是代谢性脑病的特征性表现之一，随着昏迷的出现而消失或不能引出。随着病情的发展，可出现锥体束征，严重时有阵发性惊厥。晚期神经反射消失，全身呈弛缓状态。

HE如不及时治疗，尤其是重症脑病患者，神经损害常不可逆，症状、体征则持续存在。脑电图检查明显异常。根据HE的症状、体征轻重可对其进行分期（表6-10）。

②肝病表现：主要表现为肝功能减退和门脉高压症。前者表现为厌食、肝臭、黄疸、出血倾向等，后者表现为门体侧支循环形成、腹水、脾功能亢进、脾大，易并发各种感染、自发性腹膜炎、消化道出血、肝肾综合征等，使临床表现更加复杂。

2. 辅助检查

（1）肝病的实验室检查　因各类型肝病而异，急性HE患者常以凝血酶原时间异常、血清胆红素升高为主；慢性HE在凝血酶原时间异常、血清胆红素升高基础上，多伴有高γ-球蛋白血症、低蛋白血症；各型严重肝病的HE大多有一种或数种电解质异常；血清尿素氮、肌酐在伴有肝肾综合征时升高。

（2）血氨测定　慢性HE患者多有血氨升高，急性HE患者血氨可正常。

表6-10　肝性脑病的分期

分期	精神（意识）	神经体征	脑电图
1期 （前驱期）	性格改变：抑郁或欣快 行为改变：无意识动作 睡眠节律：昼夜颠倒	震颤或抖动（+） 正常反射存在 病理反射（-）	对称性θ慢波（每秒4~7次）
2期 （昏迷前期）	定时障碍 嗜睡或冷漠，定向障碍 简单计数错误 书写缭乱 语言断续不清 人物概念模糊	震颤或抖动（+） 正常反射存在 病理反射（+） 肌张力可增强	同上
3期 （昏睡期）	昏睡状态 反应存在（包括能唤醒） 狂躁扰动	震颤或抖动（+） 正常反射存在 病理反射（+） 肌张力明显增强	同上
4期 （昏迷期）	完全昏迷 反应消失 阵发性抽搐	震颤或抖动（-） 正常反射消失 病理反射（±）	极慢δ波（每秒1.5~3次）

（3）血浆氨基酸测定　芳香族氨基酸，尤其色氨酸常明显增加，支链氨基酸浓度降低，两者比值常倒置。在慢性肝性脑病更明显。此法目前已少用。

（4）脑脊液检查　常规检查和压力均正常，谷氨酰胺、色氨酸、谷氨酸和氨浓度可升高。此法目前已少用。

（5）脑电图检查　脑电图（EEG）可以反映大脑皮质功能，不需要患者的合作，也没有学习效应的风险，虽然脑电图早已被临床广泛研究和应用，但只有在严重HE患者中才能检测出典型的脑电图改变，故临床上基本不用于HE的早期诊断，仅用于儿童HE的辅助诊断。脑电图的异常主要表现为节律变慢，而该变化并非HE的特异性改变，亦可见于低钠血症、尿毒症性脑病等其他代谢性脑病。

（6）神经生理测试　体外记录由外部刺激经感受器传入大脑神经元后产生的同步放电反应，主要是各种诱发电位（EP）的测定，包括脑干听觉诱发电位（BAEP）、视觉诱发电位（VEP）、躯体感觉诱发（SSEP）和事件相关电位（ERPs）P300，被认为对轻微HE的筛选、诊断、疗效观察等方面优于常规EEG检查，其中以SSEP、BAEP、P300价值较大。与心理智能测试相比，神经生理检查更客观，且不受年龄和教育的影响，但其缺点是检查需要复杂仪器。最近研究认为，VEP检查在不同人、不同时期变化太大，缺乏特异性和敏感性，不如简单的心理或智力测试有效。

（7）心理智能测验　一般将木块图试验、数字连接试验及数字符号试验联合应用。对诊断早期HE最有价值，对2期以上的HE不适用。分析结果时应考虑受教育程度、年龄等影响因素。

（8）影像学检查　头部CT或MRI检查时，急性HE患者可发现脑水肿，慢性HE患者则可发现有不同程度的脑萎缩。单

光子发射计算机断层摄影（SPECT）可显示区域性的脑血流异常，如额颞部及基底节区的局部血流量降低。MRI还可以显示基底神经节（苍白球等）T_1加权信号增强（可能与锰的积聚有关）。磁共振波谱学（MRS）是一种在高磁场（1.5T）磁共振扫描机上测定活体某些区域代谢物含量的方法，可用于HE的动态监测和评估各种治疗方案的疗效。正电子发射断层摄影术（PET）可以影像学形式反映脑的特殊生化或生理学过程，其影像主要取决于所用示踪剂。以$^{15}O-H_2O$可测脑血流；^{13}N可测氨的代谢；18F-氟脱氧葡萄糖可测葡萄糖代谢。然而，这些检查费用昂贵，限制了应用。

（9）临界视觉闪烁频率检查　该方法可用于发现及检测轻微HE。轻度星形细胞肿胀是HE的病理改变，而星形细胞肿胀（Alzheimer II型）会改变胶质 - 神经元的信号传导，视网膜胶质细胞在HE时形态学变化与Alzheimer II型星形细胞相似，故视网膜胶质细胞病变可作为HE时大脑胶质星形细胞病变的标志，通过测定临界视觉闪烁频率可定量诊断HE。

排除其他导致神经精神异常的疾病，如代谢性脑病、中毒性脑病、神经系统疾病（如颅内出血、颅内感染及颅内占位）、精神疾病等情况。首先排除精神疾病、代谢性脑病、颅内病变和中毒性脑病等，再根据基础疾病进行分类，参照West-Haven分级标准进行分级。对于显性肝性脑病（OHE）的诊断，2018年指南与2013年共识、2014年指南并无较大差别，但特别提出应注意寻找引起HE的诱因，如感染、上消化道出血、大量放腹水等。在对MHE的诊断上，2013年共识主要依据肝性脑病心理测量评分，其中数字连接试验A（NCT-A）、数字符号试验2项均阳性即可诊断MHE，而2014年指南认为至少使用

2 种测试。

（二）辨证诊断

肝性脑病的临床表现有闭证和脱证之分。湿浊、痰热、毒火、瘀血等蒙闭清窍者属闭证范畴；气血耗散、阴阳衰竭致神明失守者为脱证。病名诊断虽有"神昏""癫狂""闭证""脱证"等，但辨证分型均以病机为据。

1.湿浊蒙窍证

神情淡漠呆滞，昏蒙模糊，逐渐为静卧不烦，嗜睡昏迷，面色苍白，胸脘痞闷，泛恶痰多，喉间痰鸣，舌苔白腻，脉濡细。

辨证要点：昏蒙，静卧不烦，泛恶痰多。

2.痰热闭窍证

发热面赤，烦躁谵语，渐至昏迷，呼吸急促，或黄疸，腹部胀大，小便短赤，大便秘结，舌红，苔黄腻，脉滑数。

辨证要点：烦躁谵语，发热面赤。

3.热毒炽盛证

壮热烦躁，神昏谵语，四肢抽搐，身目发黄，其色如金，恶心呕吐，吐血衄血，胁腹疼痛，口干渴，小便深黄，舌红绛，苔黄燥，脉弦数。

辨证要点：神昏谵语，壮热烦躁，身黄如金。

4.阳气虚衰证

昏睡或昏迷，呼之不应，口唇青紫，面色苍白，四肢厥冷，呼吸微弱，大汗淋漓，腹胀，身目发黄，少尿或无尿，大便失禁，舌暗淡，苔白滑润，脉微欲绝。

辨证要点：昏睡，四肢厥冷，大汗淋漓。

三、鉴别诊断

（一）西医学鉴别诊断

根据 HE 的定义，症状性 HE 的主要诊断依据为：①有严重肝病病史和（或）广泛门体侧支循环分流。②出现精神紊乱、昏睡或昏迷。③有常见的诱因。④存在明显肝功能损害或血氨升高。扑翼样震颤和典型的脑电图或诱发电位的改变有重要参考价值，并可根据患者意识障碍程度、神经系统表现和脑电图改变将 HE 作1~4 期的严重程度区别。以精神症状为唯一突出表现的 HE 易被误诊为精神病，因此凡遇到精神错乱患者，需警惕 HE 的可能性。

（二）中医学鉴别诊断

1.证候鉴别

本病证型之间可从实证、虚证、亡阴亡阳进行鉴别。

（1）实证 湿浊、痰热、毒火蒙闭清窍，多见神昏，烦躁，高热，二便闭结，舌红或绛，苔厚腻或白或黄，脉沉实有力。

（2）虚证 气血阴阳衰竭，神无所依，其中内闭外脱者见神昏，面色苍白，身热，呼吸气粗，汗多黏冷，肢厥，目闭口开，撒手遗尿，舌红或淡红，脉沉伏，虚数无力，或脉微欲绝。

（3）亡阴 神志不清，气息微弱，皮肤干皱，目陷睛迷，口唇无华，面色苍白，或面红身热，自汗肢冷，舌淡或绛，少苔，脉细数。

（4）亡阳 昏聩不语，气息微弱，面白唇紫，四肢厥逆，冷汗淋漓，二便失禁，舌淡润暗，脉微细欲绝。

本病因心脑受邪，窍络不通，神明被蒙，神机受损而致。病性常由实到虚，病情由轻到重的发展过程，早期实证与虚实兼夹多见，晚期多见虚证。

2.肝性脑病与痫证鉴别

（1）病因病机 肝性脑病以邪扰神明为主要发病因素，基本病机是湿浊、痰热、毒火蒙闭清窍，或气血阴阳衰竭，神无所依。痫证病因多为七情失调、先天因素、脑部外伤等，病机关键是痰浊内阻，脏气不平，阴阳偏盛，神机受累，元神失控。

（2）主症　肝性脑病以痴呆、躁狂、神志不清、昏不知人为主要临床表现。痫证以突然仆倒、昏不知人、两目上视、口吐涎沫、口中如作猪羊叫、四肢抽搐、移时苏醒、醒后一如常人为特点。

四、临床治疗

（一）提高临床疗效的要素

1. 祛除病因，固护阴津

肝性脑病具有温热病之发病急、变化快的特点，其病情复杂，热象偏重，化燥伤阴，病情险恶，病死率极高。存在一分津液便有一分生机，因此，在肝性脑病的治疗中，自始至终要抓住救阴生津。

2. 攻下通腑，保肝开窍

西医学认为血氨产生于大肠，中医的攻下通腑法可降低血氨，通过抑制细菌繁殖、泻下、酸化肠道来减少毒素生成、聚集及吸收，利胆退黄，保护肝细胞，增强肝脏的解毒功能，达到"通腑保肝，通腑开窍"的目的，控制和降低血氨，是救治肝性脑病的重要一环。

3. 分清闭脱，中西合璧

肝性脑病须区分闭证和脱证。对闭证采用开窍药，实为抢救肝性脑病的重要手段。开窍药有凉开、温开之别。凉开有安宫牛黄丸、至宝丹、紫雪丹，三者均具有清热开窍之共性，是治疗温病神昏险恶危证之药。温开如苏合香丸、玉枢丹等，皆属辛温芳香之品，有化浊开窍解毒之效。脱证属虚证，患者神志昏迷，面色苍白，四肢厥冷，循衣摸床，神昏痉厥，呼之不应，气息低微，汗出肢冷，二便失禁，舌质淡，无苔，脉微欲绝，治宜益气养阴、

回阳固脱。脱证一出现，往往来不及抢救而死亡，因此在临证中，应严格观察病情变化，及时抢救脱证，中西医结合，提高抢救成功率。

（二）辨病治疗

早期识别、及时治疗是改善 HE 预后的关键。2013 年共识提出 HE 的治疗应以去除诱因、营养支持、个体化治疗为主。2018 年指南则是在此基础上增加了分级预防策略，一级预防的重点是针对病因及营养支持，减少 MHE/OHE 发生，二级预防的重点是对患者及其家属进行健康教育，控制血氨升高及调节肠道微生态等。

1. 及早识别及消除诱因

大多数 HE 的发病通常可找到诱因，治疗第一步就是要纠正或去除诱因。

（1）有躁狂、抽搐时，宜首选东莨菪碱（每次 0.3~0.6mg，肌内注射），其次为抗组胺药（如异丙嗪，每次 12.5~25mg 肌内注射，或苯海拉明，每次 10~20mg 肌内注射），或小剂量地西泮（每次 5~10mg，肌内注射），禁用麻醉剂、氯丙嗪、巴比妥类及大剂量地西泮等镇静药和损害肝功能的药物。对于严重精神异常患者，在征得家属同意后，可使用丙泊酚控制症状。

（2）止血和清除肠道积血　止血可参照上消化道出血治疗部分。清洁肠道可口服轻泻剂，以每日排出软便 2~3 次为宜，乳梨醇、乳果糖、大黄等，剂量因人耐受性而异。对于胃肠积血需立即排出者，可从胃管抽吸或清洁灌肠排出。灌肠液可用生理盐水 500~700ml 加适量的食醋配伍而成，禁用碱性溶液（如肥皂水）灌肠。

（3）纠正电解质及酸碱平衡紊乱　肝硬化患者在进食减少、利尿过度及大量排放腹水后，常因内环境紊乱而导致低钾性碱中毒，是诱发或加重 HE 的常见原因。因

此，在大量排放腹水时，可静脉输入足量白蛋白，维持有效血容量，同时应防止电解质紊乱，低钾者补充氯化钾。长期营养不良、吸收不良、低蛋白血症和利尿剂应用可造成低镁血症，临床上可致肌肉兴奋性升高，手足徐动，谵妄和昏迷，出现这些症状而给予钙剂后加重，应考虑低镁血症，可用25%硫酸镁5~10ml加入葡萄糖溶液中静脉滴注。若有门冬氨酸钾镁注射液宜首选，常用20~40ml加入葡萄糖或生理盐水中静脉滴注。若有代谢性碱中毒，除补充氯化钾外，还可补充盐酸精氨酸。HE所致的精神症状可能与缺乏微量元素、水溶性维生素，特别是维生素B_1有关，低锌可导致氨水平升高。对失代偿期肝硬化或有营养不良风险的应给予复合维生素或锌补充剂治疗。

（4）控制感染　应用对肝功能损害小的广谱抗生素静脉给药。

2. 减少肠内氨基酸性毒物的生成与吸收

（1）控制与调整饮食中的蛋白质　一旦发生肝性脑病，蛋白质的摄入量即应限制并保证热量供给，每日理想能量摄入为35~40kcal/kg，鼓励少食多餐，睡前加餐。3~4期HE患者应禁止从胃肠道补充蛋白质，可鼻饲或静脉注射25%的葡萄糖溶液。1~2期患者开始数日应限制蛋白质摄入量为20g/d，以逐渐增加对蛋白质的耐受性。

（2）清洁肠道　方法如前述，特别适用于上消化道出血或便秘患者。

（3）口服不可吸收糖，降低肠内pH值可口服或鼻饲乳果糖，日剂量30~100ml，分3次服用，从小剂量开始，视病情增减，以调整至每日排2~3次软便或糊状便为宜。

（4）微生态制剂　服用不产生尿素酶的有益菌，如双歧杆菌、乳酸杆菌、肠球菌等，可抑制产生尿素酶细菌的生长，并酸化肠道，对防止氨和有毒物质的吸收有一定作用。

3. 拮抗神经毒素对神经递质的抑制作用

（1）γ-氨基丁酸/苯二氧草复合受体拮抗剂　氟马西尼为BZ受体拮抗剂，可以使内源性BZ衍生物导致的神经传导抑制得到短期改善。用法为静脉注射，每次1mg。

（2）支链氨基酸　可纠正氨基酸代谢不平衡，提供能量，抑制大脑中假神经递质的形成，但对门体分流性脑病的疗效尚有争议。

（3）其他药物　如精氨酸、谷氨酰胺、阿卡波糖、清除幽门螺旋杆菌的药物L-肉碱、对氨基水杨酸和驱锰药物依地酸二钠、阿片受体拮抗剂纳洛酮、5-羟色胺受体拮抗剂等。

4. 暂时性肝脏支持

既往常用血浆置换，目前多用分子吸附再循环系统清除与白蛋白结合的毒素、胆红素。生物性人工支持系统以培养的肝细胞等生物材料为基础，提供肝功能支持，尚处于试验阶段。此外，还有肝细胞和骨髓干细胞移植等。

5. 肝移植

凡是无脑水肿的3期以上HE或暴发性肝功能衰竭（FHF）且符合下面5条中的3条或3条以上者，有急症肝移植指征。①动脉血pH＜7.3。②年龄＜10岁或＞40岁。③出现脑病前黄疸时间＞7天。④凝血酶原时间＞50秒。⑤血清总胆红素＞300umol/L。总体来说，对内科治疗效果不佳，反复发作的难治性HE伴有肝衰竭，是肝移植的指征。

6. 对症治疗

患者应置于重症监护室，头部抬高20°~30°，保持低温32~33℃。对重度HE必要时进行气管插管以降低呼吸骤停的危险，加强脑细胞功能保护，可给予甘露醇治疗脑水肿。继发性脑水肿引起的颅内高压，是HE患者常见并发症，可导致患者死亡或不可逆脑损伤。

（三）辨证论治

1.辨证施治

（1）湿浊蒙窍证

治法：化浊解毒，开窍醒神。

方药：菖蒲郁金汤加减。

石菖蒲15g，栀子10g，鲜竹叶10g，牡丹皮15g，郁金10g，连翘10g，菊花15g，牛蒡子10g，滑石15g，生姜5g。

伴有恶心呕吐，加法半夏10g，茯苓20g。

（2）痰热闭窍证

治法：清热化痰，开窍醒神。

方药：安宫牛黄丸合黄连温胆汤加减。

黄连10g，枳实15g，法半夏10g，陈皮10g，茯苓20g，炙甘草5g，郁金15g，炒酸枣仁15g，煅龙骨、煅牡蛎各30g（先煎），柏子仁15g。

痰热闭窍兼用安宫牛黄丸。

（3）热毒炽盛证

治法：清热解毒，凉血开窍。

方药：犀角地黄汤加减。

水牛角30g（先煎），生地黄20g，白芍10g，甘草5g，白茅根20g，藕节15g，侧柏叶15g，牛膝10g，黄芩10g。

伴有抽搐，加羚羊角骨6g，钩藤15g。

（4）阳气虚衰证

治法：益气回阳，救逆固脱。

方药：参附龙牡汤加减。

红参15g，制附片10g（先煎），煅龙骨、煅牡蛎各30g（先煎），石菖蒲10g，制南星9g。

伴便溏，加土茯苓30g，砂仁6g。

2.外治疗法

（1）针刺治疗 人中透刺龈交穴（得气后留针15分钟，中间行针2次，疗程7天）联合西医基础治疗痰浊上蒙脑窍所致HE，可明显缩短患者清醒时间，降低血氨水平，提高生活质量。［常玉坤，刘亚爽，石志敏.人中透刺龈交穴联合西药治疗肝性脑病的临床观察.世界中西医结合杂志，2018，13（5）：646-648，652.］

（2）中药灌肠 大黄煎剂（大黄、乌梅各30g），水煎取液200ml（或加入食醋100ml），保留灌肠。促使排便，减少毒素的吸收。［杨小徽，黄国初，王萌，等.大黄煎剂保留灌肠治疗轻微型肝性脑病.吉林中医药，2016，36（12）：1220-1222.］

3.成药应用

辨证属于痰热闭窍或热毒炽盛者，可选用安宫牛黄丸、至宝丹、清开灵颗粒、醒脑静注射液等。［张晨曦，贡联兵.肝性脑病中成药的合理应用.人民军医，2018，61（1）：84-85；刘龙民，王灵台，陈建杰，等.清开灵颗粒对亚临床肝性脑病患者智力测试与诱发电位的影响.中成药，2006，28（3）：372-37.］

4.单方验方

凉血解毒化瘀方（赤芍、栀子、白花蛇舌草、茵陈、茜草、丹参）、益气解毒化瘀方（黄芪、太子参、炒白术、炙附子、豨莶草、虎杖等）联合西医综合治疗可显著降低HBV-ACLF合并HE患者的8周病死率，提高8周生存率，延长生存时间。分别适用于毒热瘀结及气虚毒瘀内结的患者。［宫嫚，周超，张宁，等.中西医结合治疗HBV相关慢加急性肝衰竭合并肝性脑病的效果分析.临床肝胆病杂志，2018，34（4）：795-800.］

五、预后转归

肝性脑病的预后主要取决于肝细胞衰竭的程度和诱因是否可被去除。诱因（例如出血、低钾等）明确且容易消除者预后较好。肝功能较好，分流手术后由于进食高蛋白而引起门体分流性脑病（PSE）者预后较好。有腹水、黄疸、出血倾向的患者预后较差。暴发性肝功能衰竭所致的HE预后最差。

六、预防调护

（一）预防

（1）加强对患者及家属有关肝性脑病（HE）/轻微型肝性脑病（MHE）的知识教育，了解MHE的潜在危害，熟悉HE/MHE的诱发因素，尽可能避免包括高蛋白饮食在内的各种诱因。对于有肝硬化和门体分流、曾发生过HE的患者，应在医师指导下调整蛋白质饮食及使用利尿剂。指导家属注意观察患者性格及行为变化，以尽早发现、尽早治疗。

（2）积极预防和治疗消化道出血、电解质紊乱、感染等HE的诱发因素，避免不合理地大量放腹水或利尿，避免不合理地大量应用麻醉剂和镇静剂。

（3）对于肝硬化等高危人群，尽早进行MHE筛查，发现MHE患者并及时治疗，防止其发展为HE。

（二）调护

1. 密切观察病情变化

早期发现肝性脑病是治疗的关键，在临床上需要严密观察，尤其在夜间，注意是否有行为异常，如暴躁、激动多语、烦躁不安、不能入睡、拒穿衣裤、随地便溺、抑郁症状、表情淡漠、对周围任何事情不关心、呈嗜睡状态等。医护人员应加强巡视，多与患者交谈，提出简单问题、计算方法，以了解患者的定向力、计算力、理解力、反应程度和记忆力减退情况，以及时准确地判断意识障碍的发生。

2. 加强饮食管理

肝性脑病的患者应给予高热量饮食，维持正氮平衡，以减少氨的生成，应严格限制蛋白质饮食，每天应低于30g，宜选用豆制品等植物蛋白，因为植物蛋白含甲硫氨酸、芳香族氨基酸较少，含支链氨基酸较多，还含有非吸收性纤维而被肠菌酵解产酸，有助于氨的排除和通便。切忌暴饮暴食及进食生、冷、硬、刺激性食物。

针对不同诱因给以不同的饮食调护，如重症肝炎黄疸患者的辨证施护，阳黄热重于湿者，以清热利湿，佐以泻下；湿重于热者，以利湿化浊，佐以清热。饮食宜半流质、清淡食为主，多吃水果、蔬菜，忌食辛辣、醇酒、肥腻、甜黏等助热生湿之品，可用茵陈泡茶饮，也可用葫芦、冬瓜做汤或烧菜食用。阴黄患者应健脾和胃，温化寒湿，饮食忌生冷、油腻，多吃温中健脾利湿之品，如核桃仁、冬瓜、薏苡仁、山药、葫芦等。对不能自我节制的患者要耐心说服并严格对患者进食情况进行监督。

3. 保持大便通畅

便秘使含氨类等有毒衍生物与结肠黏膜接触的时间延长，肠道有毒物质排出减慢，因此保持大便通畅、酸化肠道亦是防治肝性脑病的重要措施之一。肠内pH值降低后，氨的形成、吸收减少，还可使血液中的氨通过肠黏膜扩散入肠腔成为铵盐排出。

4. 加强安全防护

三防三护。"三防"指防走失、防伤人、防自残，"三护"指床档、约束带（家属签知情同意书后）、乒乓球手套。部分肝性脑病早期患者，因性格异常、行为错乱、狂躁而出现自伤或伤害他人行为，应做好安全措施。

5. 心理干预

医护人员应根据患者的不同情绪、不同年龄进行疏导，介绍疾病与情绪的关系，运用解释、鼓励、指导、暗示等支持性治疗方法解决他们的心理问题。给予情感支持，协助患者维持希望，做好患者及家属的工作，对家属针对性地、耐心地、反复地进行宣教并确保患者和家属能理解和接受，动员家属给予患者充分的精神支持和生活照顾，从而提高患者战胜疾病的信心，使其积极主动配合治疗。

七、专方选要

益木脑液

组成：生大黄30g；蒲公英30g，石菖蒲30g，芒硝20g，乌梅30g，煅牡蛎20g。

用法：煎药400ml，保留灌肠，每日1次。

主治：肝性脑病辨证属于浊毒内蕴证者。[陈晨，李京涛，刘永刚，等. 常占杰运用涤肠泻毒法治疗肝性脑病经验. 四川中医，2019，37（8）：6-8.]

主要参考文献

[1] 刘亚爽. 癫狂梦醒汤联合心理干预治疗轻微型肝性脑病临床研究[J]. 山东中医杂志，2017，36（4）：297-299，303.

[2] 陈晨，李京涛，刘永刚，等. 常占杰运用涤肠泻毒法治疗肝性脑病经验[J]. 四川中医，2019，37（8）：6-8.

[3] 黄云义，张群，时克，等. 中医药治疗肝性脑病的研究进展[J]. 中国中西医结合杂志，2020，40（5）：638-640.

[4] 田聪聪，朱萌萌，牛艳艳. 中医药治疗肝性脑病的研究进展[J]. 中医研究，2019，32（4）：73-77.

[5] 刘琼，蔡克银. 中医药治疗肝性脑病的研究进展[J]. 华南国防医学杂志，2018，32（2）：142-144.

[6] 常玉坤，刘亚爽，石志敏. 人中透刺龈交穴联合西药治疗肝性脑病的临床观察[J]. 世界中西医结合杂志，2018，13（5）：646-648，652.

[7] 杨小徽，黄国初，王萌，等. 大黄煎剂保留灌肠治疗轻微型肝性脑病[J]. 吉林中医药，2016，36（12）：1220-1222.

[8] 张晨曦，贡联兵. 肝性脑病中成药的合理应用[J]. 人民军医，2018，61（1）：84-85.

[9] 刘龙民，王灵台，陈建杰，等. 清开颗粒对亚临床肝性脑病患者智力测试与诱发电位的影响[J]. 中成药，2006，28（3）：372-375.

[10] 易文轶，刘正金，韦玲. 醒脑静联合纳洛酮对肝性脑病患者认知功能的改善效果及其对血清炎症因子水平的影响[J]. 海南医学，2018，29（5）：616-620.

[11] 申友平. 纳洛酮联合醒脑静对肝性脑病患者的治疗效果[J]. 吉林医学，2018，39（5）：825-826.

[12] 吴波. 门冬氨酸乌氨酸、醒脑静联合乳果糖治疗肝性脑病的疗效[J]. 实用临床医学，2016，17（5）：21-22.

[13] 宫嫚，周超，张宁，等. 中西医结合治疗HBV相关慢加急性肝衰竭合并肝性脑病的效果分析[J]. 临床肝胆病杂志，2018，34（4）：795-800.

[14] 陈晨，李京涛，刘永刚，等. 常占杰运用涤肠泻毒法治疗肝性脑病经验[J]. 四川中医，2019，37（8）：6-8.

[15] 杨东升，李晶滢. 加减地黄饮子治疗乙型肝炎肝硬化肝性脑病36例[J]. 环球中医药，2013，6（3）：210-212.

[16] 徐小元，丁惠国，李文刚，等. 肝硬化肝性脑病诊疗指南[J]. 临床肝胆病杂志，2018，34（10）：2076-2089.

[17] 朱小区，吴春明，陶玉. 清腑灌肠方保留灌肠对肝性病患者LPS、TNF-α和IL-6的影响[J]. 中国中医急症，2014，23（3）：389-390.

[18] 杨守峰，陈华. 生白术颗粒剂治疗亚临床肝性脑病33例疗效观察[J]. 新中医，2002，3（44）：16-17.

第十七节　急性肾损伤

急性肾损伤（AKI）是指多种原因引起突然发生的肾脏功能减退，溶质清除能力及肾小球滤过率急剧持续下降，导致水、电解质和酸碱平衡紊乱及氮质代谢产物在血液蓄积的一组临床综合征。

急性肾损伤临床表现不同，患者之间有很大差异，典型患者以尿量减少为主要表现，也有部分患者尿量正常，其余可出现疲倦乏力、恶心纳差、气促、心悸、水肿乃至神经系统、血液系统等各系统临床表现，常无特异性，易与原发疾病临床表现混合存在。

根据其主要表现，中医学将其归入"癃闭""关格""水肿"等疾病范畴。

一、病因病机

（一）西医学认识

1. 流行病学

全球范围内急性肾损伤的发病率为100~600/（百万人·年），约占住院患者的5%，社区获得性急性肾损伤患病率为1%，医院获得性为5%~7%，重症监护病房高达20%~30%，每年国内因急性肾损伤死亡病例达万余人。大量临床研究表明，肾功能轻度损伤即可导致AKI发病率及病死率的增加，故早期诊治尤为重要。

2. 病因

急性肾损伤的病因复杂，血液从输送至肾脏到尿液产生需经过血管的运输、肾小球的滤过、肾小管的重吸收及分泌后产生尿液，而尿液需输尿管输送至膀胱储存并排出体外，尿液生成及输送的各个过程中出现的问题都有可能导致肾功能异常。

根据病因可将急性肾损伤可分为肾前性、肾性及肾后性。急性肾小管坏死占45%，肾前性因素所致占21%，急性/慢性肾脏病占13%（大部分由急性肾小管坏死及肾前性疾病诱发），尿路梗阻占10%（有前列腺疾病基础的老年男性占多数），肾小球肾炎或血管炎占4%，急性肾实质损伤占2%，动脉栓塞占1%。

（1）肾前性　由于肾脏血流灌注不足引起的缺血性功能损害。常见于以下情况。

①循环血容量不足：各种导致循环血容量下降的因素均可影响肾脏的血液灌注。可见于各种原因导致的出血，如手术、创伤、胃肠道出血、产后大出血等；体液丢失，如胃肠道液体丢失（如剧烈的呕吐、腹泻、胃肠道减压），大量出汗，过度利尿（如大量使用利尿药、醛固酮增多症），皮肤性失液（如烧伤）；全身性血管扩张，如脓毒症、过敏反应等。以上因素导致血流分布异常，循环血容量相对下降。

②有效动脉压下降：有效动脉压下降将会影响肾脏血液灌注，使肾内血流重新分配。常见病因为心脏疾患如充血性心力衰竭、心肌病、严重心律失常、心包填塞等影响心输出量而使有效动脉压下降；肾脏血流动力学改变，包括疾病或药物，高钙血症、肝肾综合征、非甾体抗炎药、血管收缩剂等导致的肾血管收缩和出球小动脉扩张（如血管紧张素转化酶抑制剂）。肾脏血流灌注减少，肾内血流重新分配，肾小管重吸收水、钠增加，尿量减少，因而尿素清除率下降，但肾脏的储备功能尚能维持正常的血肌酐。若能及时去除病因，肾血流灌注改善，则肾功能可改善或恢复。若肾缺血程度较严重或持续时间较长，则可引起急性肾小管坏死。

（2）肾性　见于各种原因导致的肾实质的病变。常见病因如下。

①急性肾小管坏死：是最常见的AKI类型，包括肾缺血（如脱水、失血、休克等）或肾中毒（外源性毒物包括微生物及

其代谢产物，药物，蛇毒、毒蕈等生物毒素，砷、铅等重金属等）；内源性毒物包括溶血、挤压综合征、剧烈运动产生的毒素及电击伤、高钙血症、高尿酸血症等）。

②肾脏血管疾病和肾小球疾病：如急性肾小球肾炎、急进性肾炎、肾病综合征、微血管病变、肾静脉血栓或动脉栓塞。

③急性小管间质疾病：如药物、感染等引起急性间质性肾炎、肾乳头坏死；肾内梗阻，如高钙血症、高尿酸血症、多发性骨髓瘤。

④急性肾皮质坏死：如感染性流产、胎盘早期剥离、败血症等。

（3）肾后性　尿路结石或血块、前列腺疾病和肿瘤等为常见病因。在婴儿中，后尿道瓣膜为常见病因；而在儿童中，慢性的尿道阻塞性疾病将会增加缺血及肾毒性物质诱发 AKI 的风险。

3. 发病机制

目前研究认为，导致肾组织损伤的机制包括以下方面。

（1）肾小管上皮细胞发生变性、凋亡、坏死、脱落。损伤的肾小管上皮通过释放肿瘤坏死因子 -α、单核细胞趋化蛋白 -1、白细胞介素 -8、白细胞介素 -6、白细胞介素 -1、转化生长因子 -β，活化 T 细胞表达与分泌调节因子分泌的炎症和趋化因子参与炎症细胞的趋化与活化过程，导致炎症反应放大，加重损伤过程，如脓毒症导致的急性肾损伤。

（2）肾小管间质的微血管内皮功能以及结构受损，急性缺血或再灌注，各种毒素以及炎症性损伤均会导致肾组织损伤。

（3）免疫炎症反应（天然免疫和活动性免疫反应）介导组织损伤，如药物引起的急性肾损伤。

（二）中医学认识

AKI 在中医学中属于"癃闭""关格""水肿"等疾病范畴。

受古代医学条件所限，根据 AKI 主要临床症状确定的相应病名均有其局限性，癃闭的临床表现类似于西医尿潴留及无尿症，但其中各种原因引起的尿潴留并非 AKI 范畴；关格的临床表现与 AKI 后期严重的临床表现最为类似，但慢性肾功能衰竭后期的临床表现与之难以区分；水肿则是西医多种疾病的一个症状。故 AKI 的病名编者认为应根据国家 ICD 诊断编码对应为"急性肾衰"更为适宜。

本病病位在肾，与肺、脾、三焦、膀胱等脏腑密切相关，总属本虚标实、虚实夹杂之证。急性肾衰在病程发展的不同阶段，正虚与邪实有不同的侧重。一般来说，少尿期邪实证居多，而虚实夹杂者亦不鲜见；多尿期则邪气渐退，而正气亦衰；恢复期则以脏腑虚损、气血亏耗为主。

二、临床诊断

（一）辨病诊断

1. 临床诊断

（1）诊断标准　出现肾功能突然减退（48 小时内），血肌酐升高，绝对值＞26.5μmol/L（0.3mg/dl），或血肌酐较前升高，＞50%，或尿量减少（尿量＜0.5ml·kg·h，时间超过 6 小时），可诊断为急性肾损伤。

上面的标准既包括血肌酐绝对值的改变，也包括相对于年龄、性别、体重指数等差异的相对值的改变，不需要基础肌酐水平，但仍需要 48 小时内至少 2 次的肌酐值。尿量标准的纳入是由于该指标在预测方面的重要性，但同时要考虑到非 ICU 患者尿量的测量并不正规的情况。在单独应用尿量诊断标准时要除外尿路梗阻或其他可导致尿量减少的可逆因素。上面的标准在应用时要与临床相结合（已经存在的肾功能不全的程度），并给予充分的液体补充。

（2）分级诊断标准　见表6-11。

（3）分期诊断标准

①少尿期：突然出现少尿（24小时尿量少于400ml，或每小时尿量少于17ml），或无尿（24小时尿量少于100ml），同时伴有氮质血症及代谢性酸中毒迅速加重等临床表现。

②多尿期：少尿期后尿量可突然或逐日增加，当每日尿量超过400ml时即进入多尿期，多尿期每日尿量可多达2500~5000ml或更多，尿比重或渗透压降低，氮质血症和代谢性酸中毒早期继续加重，以后逐渐减轻，同时可伴有脱水、贫血、乏力、纳差、嗜睡、低钾血症、低钠血症等临床表现。

③恢复期：多尿期后尿量逐渐恢复正常（每日尿量1500~2500ml），肾功能进一步改善，血清肌酐浓度（SCr）和血尿素氮（BUN）也恢复正常。临床常见消瘦、乏力等临床表现。肾小球滤过功能多在3~12个月内恢复；肾小管功能恢复较慢，部分持续1年以上，仍可出现尿比重低、渗透压低；少数严重患者可发生永久性肾损害（慢性肾衰）。

（二）辨证诊断

急性肾损伤根据其临床表现可分为少尿型及非少尿型。其中，少尿型可归为中医"癃闭""关格""水肿"等范畴，非少尿型结合实验室检查可归为现代中医"急性肾衰"范畴，或根据其原发病因确定病名。

1. 邪毒内侵证

尿量急骤减少，甚至闭塞不通，或发热不退，头痛身痛，烦躁不安，或神昏嗜睡，恶心呕吐，口干欲饮，舌质绛红，舌苔黄腻，脉濡滑或细滑。

辨证要点：发热，舌红，苔腻。

2. 热毒瘀滞证

尿点滴而出，或尿闭、尿血，或高热，神昏，谵语，吐血，衄血，斑疹紫黑或鲜红，舌质绛、紫暗，苔黄焦或芒刺遍起，脉细数。

辨证要点：发热，出血倾向，舌暗。

3. 瘀毒内阻证

严重外伤及挤压伤之后出现血尿、尿少、尿闭，瘀斑累累，全身疼痛，恶心呕吐，舌质瘀紫，苔腻，脉涩。

辨证要点：外伤史，出血或瘀斑，疼痛，舌质瘀紫。

4. 津亏气脱证

大汗大泻、大失血后，血压下降，尿少或无尿，气微欲绝，或喘咳急促，唇黑甲青，进一步出现汗出肢冷，舌淡或淡白，脉微细欲绝。

辨证要点：大汗大泻、大失血后，血压下降，脉微细欲绝。

表6-11　《KDIGO急性肾损伤临床实践指南》关于AKI的分级诊断标准

分级	血肌酐标准	尿量
1级	基线水平的1.5~1.9倍； 或血肌酐上升 ≥ 26.5μmol/L（0.3mg/dl）	连续6~12小时尿量 < 0.5ml/kg/h
2级	基线水平的2~2.9倍	连续12小时尿量 < 0.5ml/kg/h
3级	基线水平的3倍以上； 或血肌酐 ≥ 353.6μmmol/L（0.4mg/dl）； 或开始肾脏替代治疗； 或小于18岁，估算的肾小球滤过率（GFR）< 35ml/min/1.73m²	连续24小时尿量 < 0.3ml/kg/h； 或连续12小时以上无尿

5. 气阴两虚证

全身疲乏，咽干思饮，腰膝酸软，尿多清长，舌红少津，脉细。

辨证要点：疲乏，腰酸，尿多清长，脉细。

三、鉴别诊断

（一）西医学鉴别诊断

1. 与急性尿潴留鉴别

凡突然出现少尿者，均需与急性尿潴留相鉴别。需注意患者有无尿频、尿急、尿不利等相关症状，有无膀胱区胀满、叩诊浊音等体征，必要时完善膀胱 B 超检查，或及时留置尿管导尿，留置尿管也有利于尿量的密切观察；如长期留置尿管者突然出现尿量减少，则需注意有无尿管堵塞导致的急性尿潴留，应仔细检查尿管通畅与否。

2. 与慢性肾衰竭鉴别

首先了解病史，慢性肾衰竭既往有慢性肾炎、高血压病、糖尿病等慢性肾脏病史，而急性肾损伤多存在急性的病因，如心衰、休克、感染、梗阻、中毒等；其次了解症状，慢性肾衰竭贫血严重，有不同程度的慢性并发症，如尿毒症性心肌病、肾性骨病等，急性肾损伤者贫血不严重，有全身慢性并发症，如心脏、眼底病的病变，一般较轻微；还可以通过理化检查进一步鉴别诊断，慢性肾衰竭 B 超多提示双肾缩小、结构紊乱，而急性肾损伤双肾不缩小甚至增大，慢性肾衰竭患者每日血肌酐动态改变幅度不大，而急性肾损伤患者发病时血肌酐进行性升高明显，去除诱因、病情改善后血肌酐下降速度也较快。

3. 急性肾损伤的病因鉴别

（1）肾前性 AKI 有导致肾缺血的明显因素（如脱水、失血、休克、心力衰竭、严重肝肾功能不全等）；患者尿量明显减少（不一定达到少尿），尿比重增高（> 1.018），尿渗透压 ≥ 500mOsm/ kg，尿钠 < 10mmol/L，尿沉渣常无异常；尿素氮/血肌酐不成比例增加，可达 20：1 或更高。如仍不易鉴别，可通过补液试验，如果已补足血容量，血压恢复正常，尿量增加，氮质血症改善，则支持肾前性的诊断，如仍无尿，应怀疑病情已发展为急性肾小管坏死。

（2）肾后性 AKI 有导致尿路梗阻的因素如肿瘤、结石、血块阻塞等病史；临床无尿与多尿交替出现，或起病突然无尿；影像学检查见肾盂扩张、肾盂积水、输尿管上端扩张或膀胱尿潴留。一周内解除梗阻因素，急性肾衰竭（ARF）多为可逆性。

（3）肾实质病变 ①急性间质性肾炎，常有药物过敏史，如发热、皮疹、关节疼痛，实验室检查有镜下血尿、蛋白尿，尿沉渣染色可见嗜酸性粒细胞，血中嗜酸性粒细胞增加，IgE 升高，停用致敏药物后肾功能可逐渐恢复，临床上激素治疗有效；如由重症急性肾盂肾炎所致，常有高热、血白细胞升高、脓尿及白细胞管型，尿培养常获阳性结果，抗生素治疗有效。②肾血管疾病或肾小球疾病，临床上少尿更突出，尿蛋白严重，可根据无导致急性肾小管坏死的致病因素，而具有的特殊病史、特征性临床表现、化验异常及对药物治疗的反应做出诊断，肾活检可帮助鉴别。③坏死性乳头炎，常因肿胀、坏死的乳头阻塞尿流而发生急性肾衰竭，可依据尿路感染史及尿中发现坏死乳头的碎片等进行鉴别。

（二）中医学鉴别诊断

1. 癃闭与淋证鉴别

二者都有小便量少、排尿困难之症，但淋证尿频而尿痛，且每日排尿总量多为正常；癃闭则无尿痛，每日排尿量少于正常，严重时甚至无尿。

2.关格与肠结鉴别

关格和肠结均可出现呕吐及停止排便，但肠结主要是指西医学各种原因导致的肠梗阻，其停止排便主要指排大便，临床特点还有腹痛、腹胀和排气停止；而关格的停止排便主要指排小便，不伴有腹痛腹胀。结合西医学检查不难鉴别。

四、临床治疗

（一）提高临床疗效的要素

1.早期发现，早期诊断

早期发现、早期诊断AKI包括两方面含义，一是尽早确立AKI诊断，二是尽早明确AKI病因。提高诊疗意识，正确识别AKI的高危患者，对高危患者进行密切观察，及时发现并诊断AKI，显得尤为重要。

2.合理选用中西医治疗方案，提高疗效

AKI患者因年龄、基础状况、原发病因及并发症的不同，病情严重程度及预后均存在很大差异，必须结合患者具体情况，合理选用中西医治疗方案以提高疗效。

在AKI启动阶段，病因的祛除为治疗的主要方向。此时，西医的及早介入非常重要，如血容量不足者尽快补液、急性心梗者尽快开通罪犯血管、严重脓毒症者抗生素的及时使用、挤压综合征者清除坏死组织、肾后性因素者梗阻的及早解除等，此阶段中医辨证施治可作为辅助治疗手段。

在少尿期，轻症患者可以中医综合治疗为主，辅以西医病因或对症处理；重症患者必须中西医结合治疗，有指征者尽快进行肾脏替代治疗。如此期患者常存在高钾血症等严重电解质紊乱，因多种中药富含钾离子，在高钾血症未纠正前，服用中药有可能进一步导致血钾升高，所以服用中药前必须有切实有效的措施控制患者的高钾血症，如利尿、纠正酸中毒、静脉使用钙剂及胰岛素等，必要时需结合肾脏替代治疗；而对于部分危重患者，如果存在严重的水钠潴留或胃肠功能障碍，口服或鼻饲中药也不能操之过急，可考虑采用灌肠、贴敷、针刺等外治法综合治疗。

进入多尿期，患者尚未脱离生命危险，必要时仍需维持肾脏替代治疗，在西医综合治疗的基础上，可根据中医辨证治疗提高疗效。而进入恢复期后，西医已无确切的治疗方法，此时可以中医治疗为主，促进患者肾功能尽快恢复。

3.中医整体辨证施治要点

AKI应根据疾病不同时期、不同阶段，采取相应的治则治法。一般来说，少尿期多以邪实为主，治以祛邪为要，多采用清热解毒、通腑泄浊、活血化瘀等法，兼顾扶正；多尿期正虚邪恋、余邪未清，治当扶正祛邪、标本兼顾；恢复期主要表现为正虚，当以扶正为主，常用益气养阴、温阳固涩等法。但也有例外，如少尿期有以急性虚证甚至厥脱为主者，治当亟固其本；又如AKI的过程中无论何种原因，最终出现血流动力学改变和血管内皮受损，中医认为这些病变多属于脉络不和，气血内阻。AKI的病理产物主要有湿、热、瘀、毒，这些病理产物互为因果，损伤脏腑，阻于下焦，导致功能失调。同时它们又阻遏气机，影响了肺的宣肃、脾之运化、肾阳之升腾气化，最终可导致气、血、阴、阳的虚衰，因而又是多器官衰竭的重要病理因素。因此，湿、热、瘀、毒等病理因素常贯穿于AKI发生发展的整个过程，中医辨证治疗中必须兼顾这些环节。

（二）辨病治疗

1.治疗原则

①积极寻找并消除诱因。②保持有效肾脏灌注。③维持水、电解质、酸碱平衡

和内环境的稳定，促进肾脏恢复。④加强营养支持。⑤积极治疗原发疾病，防治并发症。

2. 一般治疗

卧床休息，充分补充热量，营养饮食疗法。

3. 肾脏替代治疗

肾脏替代治疗（RRT）包括所有间断性或连续性地清除溶质、对脏器功能起支持作用的各种血液净化技术，是目前 AKI 的主要治疗手段。其中连续性肾脏替代治疗（CRRT）包括所有连续性地清除溶质、对脏器功能起支持作用的各种血液净化技术。

肾替代治疗的时机：重症患者，如出现对其他治疗效果不满意的代谢性酸中毒、容量超负荷及严重电解质紊乱，均为肾脏替代治疗的绝对适应证及开始治疗的时机。特别适用于 AKI 伴心衰、脑水肿、高分解代谢、重症胰腺炎、急性呼吸窘迫综合征、器官功能障碍综合征等危重状态者，尤其对于炎症因子的清除是目前研究的热点。部分教材以下列具体指标作为肾脏替代治疗时机。

（1）紧急透析指征　①急性肺水肿，或充血性心力衰竭。②严重高钾血症，血钾在 6.5mmol/L 以上。③严重代谢性酸中毒（二氧化碳结合率在 10mmol/L 以下），补碱难以纠正。

（2）一般透析指征　①少尿或无尿 2 日以上。②已出现尿毒症症状如呕吐、神志淡漠、烦躁或嗜睡。③高分解代谢状态。④出现体液潴留现象。⑤血 pH 在 7.25 以下，实际碳酸氢盐在 15mmol/L 以下或二氧化碳总量在 10mmol/L 以下。

4. 非替代治疗

（1）少尿期的治疗

①严格控制水、钠摄入量：每日输入量为前 1 日的尿量加上显性失水量和非显性失水量（约 400ml）。发热者，体温每增加

1℃应增加入液量 100ml。但对于合并肾前性因素者需充分评估其补液量，防止过分限制补液导致血容量不足。可通过观察患者体重、心率、血压、肺水肿症状体征等综合判断。必要时借助中心静脉压、血管彩超甚至围手术期重症监护心血管优化技术（PiCCO）、漂浮导管等血流动力学监测手段进行精密评估及动态观察。

②利尿剂与脱水剂

呋塞米：袢利尿剂，并具有轻度血管扩张作用，是 AKI 治疗中最常用的利尿剂，主要用于治疗少尿期水钠潴留引起的心功能不全，减少营养补充和静脉用药的困难。初始剂量为 20mg，1 小时后无效，可静脉推注 40mg。若尿量仍无增加，可改为持续静脉泵入，剂量为 2~4mg/min，可持续 2~3 天，一般每日总剂量 < 1g。但使用利尿药不能增加尿毒症毒素的排出，并且有临床研究发现，呋塞米对 AKI 不仅没有治疗益处，反而增加患者的病死率。因此，对于 AKI 患者应慎用利尿药。

甘露醇：不仅具有渗透性利尿作用，还具有清除细胞外氧自由基的作用。在挤压综合征引起的 ARF 中，早期应用甘露醇有治疗作用。其他病因引起的 ARF 中，甘露醇无治疗作用，甚至加重病情。因此，甘露醇在 ARF 的救治中不应常规应用。

③营养支持：以糖类和脂肪供应为主，每日最少摄取碳水化合物 100g，以减少糖异生和饥饿性酸中毒。每日给予蛋白质 0.5g/kg，选用优质蛋白。对于高分解代谢或接受血液净化疗法者，蛋白质摄入量可适当放宽。饮食摄入以胃肠道为主，危重患者出现肠功能障碍则需结合静脉营养。

④电解质和酸碱平衡的管理：容量过负荷、肺水肿、脑水肿及高钾血症是少尿期死亡的主要原因，所以在此期应积极控制容量负荷，并防止电解质和酸碱平衡失调。

⑤控制感染：感染也是患者少尿期主要的死亡原因，常见感染部位为肺部、尿路、胆道等，应根据细菌培养和药敏结果，合理选用抗生素治疗，避免肾毒性药物的使用。

⑥防治消化道出血：可选择 H$_2$ 受体拮抗剂或质子泵抑制剂预防严重急性肾衰患者的胃肠道出血。

（2）多尿期的治疗　多尿期开始，威胁生命的并发症依然存在，治疗重点仍为维持水、电解质和酸碱平衡，控制氮质血症，治疗原发病和防止各种并发症。部分急性肾小管坏死病例多尿期持续较长，每日尿量多在 4L 以上，补充液体量应逐渐减少（为出量的 1/2~2/3），并尽可能经胃肠道补充，以缩短多尿期。

（3）恢复期的治疗　此期应注意加强营养，增强体质，定期随访检查肾功能，尽量避免一切对肾脏有害的因素。少数转为慢性肾衰竭的患者，应按慢性肾衰竭进行治疗。

（三）辨证治疗

1.辨证论治

（1）少尿期

①邪毒内侵证

治法：通腑泄浊，解毒导滞。

方药：黄连解毒汤。

黄连 10g，黄芩 6g，黄柏 6g，栀子 10g。

水肿严重者加用茯苓皮 15g 以利水消肿；恶心、呕吐者加法半夏 10g、竹茹 10g、陈皮 10g 以和胃止呕；大便不通者加川厚朴 15g、大黄 8g 以行气泄浊。

②热毒瘀滞证

治法：清热解毒，活血化瘀。

方药：清瘟败毒饮。

生地黄 18g，黄连 12g，黄芩 6g，牡丹皮 6g，石膏 30g，栀子 6g，甘草 3g，竹叶 6g，玄参 6g，连翘 6g，赤芍 6g，知母 6g，桔梗 3g。

发热重而风动不止者加紫雪丹口服以清热止痉；神昏者加石菖蒲 10g，郁金 15g 以清热开窍。

③瘀毒内阻证

治法：活血祛瘀，通腑泄毒。

方药：桃红四物汤。

当归 15g，熟地黄 15g，川芎 10g，白芍 10g，桃仁 9g，红花 10g。

如伴有恶心、呕吐者加法半夏 10g、竹茹 10g、陈皮 10g 以和胃止呕；如有活动性出血，上方宜暂去桃仁、红花、川芎等活血动血之品，改为三七 10g、蒲黄 10g、茜根 10g 祛瘀止血。

④津亏气脱证

治法：益气回阳，养阴固脱。

方药：参附汤合生脉饮。

熟附子 10g，人参 30g，麦冬 15g，五味子 10g。

如伴有短气懒言者可加用黄芪 20g、陈皮 5g、升麻 5g 以益气升阳；如伴有大便干结难解者可加用生地黄 15g、玄参 15g 以养阴增液。

（2）多尿期

①气阴两虚

治法：益气养阴。

方药：参芪地黄汤。

黄芪 15g，人参 6g，熟地黄 15g，山茱萸 9g，山药 15g，牡丹皮 9g，泽泻 10g，茯苓 9g。

若余邪未尽，湿热留恋，身热苔腻，则须注意清热化湿，选加黄芩 10g，滑石 10g，薏苡仁 15g，白豆蔻 10g，藿香 10g。

②肾阴亏损证

治法：滋阴补肾。

方药：二至丸。

女贞子 15g，墨旱莲 15g。

尿多不禁者，加五味子 10g、牡蛎 15g、桑螵蛸 10g 以固涩缩尿。

2. 外治疗法

（1）中药结肠透析

①邪实为主者，以生大黄 15~20g，枳实 20g，芒硝 20g，厚朴 20g，蒲公英 30g，加水 500ml 浓煎成 150ml，调至适温，高位保留灌肠，保留至少 30 分钟，每日 2 次。

②阳虚邪实者，以熟附子 20g，生大黄 15~20g，枳实 20g，芒硝 20g，厚朴 20g，加水 500ml 浓煎成 150ml，调至适温，高位保留灌肠，保留至少 30 分钟，每日 1 次。

（2）针刺治疗

①伴有休克者：针刺人中、合谷、涌泉、足三里；耳针取升压点、心、肾、皮质下、内分泌等穴位。

②少尿期：针刺膀胱俞、中极、阴陵泉；耳针取肾、交感、内分泌等穴位。

③多尿期：针刺肾俞、关元、气海、大椎、三阴交、足三里；耳针取肾、膀胱、三焦、内分泌等穴位。

3. 成药应用

可辨证使用中成药。辨证为热毒瘀滞者，可予口服大黄苏打片、尿毒清颗粒，静脉使用血必净注射液；辨证为脾肾不足、气阴两虚者，可酌情给予口服金水宝胶囊，静脉使用参麦注射液、参附注射液；辨证为湿浊瘀阻者，可口服肾衰宁片，静脉滴注肾康注射液。

4. 单方验方

（1）蝼蛄 6 个，蜣螂虫（去翅、足）6 个，研末，分 3 次用白水冲服。孕妇忌用。适用于少尿、无尿者（宋代许叔微《普济本事方》）。

（2）田螺 5~7 个，去壳捣烂，敷关元穴。适用于少尿或无尿者（明代李时珍《本草纲目》）。

（3）连根葱、生姜各 1 份，淡豆豉 12 粒，盐 1 匙，共研烂，捏成饼状，烘热后敷于脐部，以布扎定，气透于内，即能通

利二便。适用于二便闭塞者（元代危亦林《世医得效方》）。

（4）治卒不得小便方，车前草一把，桑白皮半两，上二味，哎咀，以水三升，煎取一升，顿服之（唐代孙思邈《备急千金要方》）。

（五）医家经验

1. 张琪

国医大师张琪总结其多年治疗慢性肾衰竭的经验，制定了一系列治疗该病的法则，其中最具代表性和张氏特色的治法，即"补脾肾、化湿浊、解毒活血"。张琪教授认为慢性肾衰竭病位主要在脾肾，以脾肾虚损为主，湿浊、痰湿、瘀血潴留为标，两者互相影响，治疗专攻邪则伤正，单扶正又留邪，因此要扶正与祛邪组方合用，使扶正不留邪，祛邪不伤正，此为本病的有效治法。[张佩青. 国医大师张琪. 北京：中国医药科技出版社，2019 年.]

2. 邹云翔

邹云翔为第三届国医大师，1959 年邹云翔带领的肾病研究组，用大黄为主药，以通腑解毒等法抢救尿毒症危重病例成功，并于 1961 年在《中医杂志》上总结发表了抢救 12 例尿毒症患者的体会。邹云翔教导学生："口服时要用熟大黄，药性缓和，解毒而不伤正气，生军（即生大黄）可在灌肠方中应用。"在邹老的引领下，在 20 世纪 80 年代，很多学者对大黄治疗尿毒症进行了临床实验研究，证实其治疗尿毒症确有疗效。现在大黄有效成分及大黄复方治疗慢性肾衰竭的中成药也正在不断开发之中。[王钢，邹燕勤. 一代名医邹云翔为中国中医肾病学发展作出的贡献. 中国中西医结合肾病杂志，2016，17（3）：192-196.]

五、预后转归

急性肾功能衰竭的预后与肾脏受损的

病理类型及并发症的严重程度密切相关。对急性肾功能衰竭若能早期诊断，积极抢救和治疗，病理损伤减轻的患者，肾功能多可在2~3周内恢复。但一旦出现并发症，则会延迟恢复，若病情危重或并发多脏器衰竭可致死亡；死亡率随衰竭器官数的增加而增加。少部分患者遗留慢性肾功能损害，尤其是老年患者。研究显示，老年患者医院内获得性急性肾小管坏死后慢性肾功能损害的发病率高达16%。部分患者在肾功能完全恢复后亦会逐渐出现慢性肾功能损害，其肌酐水平可维持在正常范围，但出现持续性高血压，伴或不伴蛋白尿。

需要注意的是，如在透析治疗中发生低血压或透析相关并发症，可在肾脏发生新的缺血灶，影响肾功能恢复，甚至无法摆脱透析进展至终末期肾脏病。发生在慢性肾脏病或全身性疾病基础上的急性肾衰竭转归较差，肾功能很难完全恢复到基线水平，严重者可能需要长期透析治疗。

六、预防调护

（一）预防

（1）生活规律，起居有节，避免劳累。

（2）维持足够的有效血容量，纠正肾脏低灌注状态，尤其在高热、呕吐、腹泻等容易失液脱水的状态下。

（3）积极治疗原发病，及早发现可能导致急性肾衰的危险因素并迅速去除。

（4）避免滥用药物，尤其是肾毒性的非甾体类消炎止痛药、抗生素、造影剂等药物。

（5）药源性AKI的预防　用药前详细询问病史及药物过敏史；严格掌握肾毒性药物的使用；避免合用肾毒性药物；肿瘤化疗前应预先服用别嘌醇，化疗前及化疗期间应补足液体；使用在尿中形成结晶的药物宜同时碱化尿液及水化；使用对比剂

的CI-AKI（造影剂急性肾损伤）高危患者应用等张氯化钠或碳酸氢钠注射液静脉途径扩容，而不是非静脉途径扩容。

（6）小儿、老年人及原有肾病患者更易发生AKI，应积极治疗基础病。

（二）调护

1. 生活

①适寒温，防外感。②调畅情志。③充分休息。

2. 饮食

总的饮食摄入原则为清淡易消化，应摄入含充分的维生素、足够的碳水化合物（每日最少摄入碳水化合物100g）和优质低蛋白的饮食，并应根据患者胃肠功能，循序渐进地增加，不能操之过急。高血钾时应严格限制含钾量高的食物如瘦牛肉、橘子、香蕉、炒花生、海带、紫菜、土豆、豆类制品等的摄入。可作食疗用的有粳米、藕粉、红萝卜、鲜白茅根、马蹄、竹蔗等。少尿期应严格控制水钠摄入量，以"量出为入"为主要原则。进入多尿期后，随着尿量的增加，逐渐增加饮食摄入量，包括逐日增加蛋白质摄入、钠盐摄入、含钾食物摄入。

3. 食疗

（1）红萝卜马蹄白茅根竹蔗水　红萝卜100~150g，白茅根30~60g，马蹄5~10个，竹蔗250g，水约1000ml，煲熟代茶，频频口服，若无竹蔗可用少许白糖替代。适用于少尿期邪毒内侵证。

（2）山莲葡萄粥　山药15g，莲子15g，葡萄250g。前二味煎煮饮汤，食葡萄。适用于多尿期气阴两伤证。

（3）胡桃肉蜂蜜饮　蜂蜜30g，胡桃肉10枚。胡桃肉仁加水适量，煮沸后煮15分钟，调入蜂蜜即可。主治恢复期脾肾亏虚之面色㿠白、神疲纳少、尿蛋白长期存在者。

七、专方选要

1. 王氏肾衰方（王永钧方）

组成：黄芪30g，红参12g，丹参30g，淫羊藿12g，木香12g，薏苡仁30g，三七9g。

用法：水煎至150ml温服，每日1剂。

主治：急性肾功能衰竭少尿到多尿期。
[胡熙明. 中国中医秘方大全（上册）上海：文汇出版社，1989.]

2. 肾毒清灌肠液（王刚方）

组成：红花30g，丹参20g，金银花20g，龙骨15g，牡蛎15g，益母草15g，黄连10g，大黄10g（后下），附子8g。

用法：1剂水煎至150ml，早、晚灌肠治疗。

主治：急性肾衰竭证属浊瘀阻塞证，症见小便点滴而下，或尿如细线，小腹胀满疼痛，舌紫暗或瘀斑，脉涩。[王刚. 肾毒清灌肠合黄葵胶囊辅助连续性肾脏替代疗法治疗急性肾衰竭疗效及对炎症因子水平的影响. 现代中西医结合杂志，2019，28（35）：3930-3933.]

3. 济生肾气丸（李学丙方）

组成：熟地黄160g，茯苓120g，牛膝120g，山茱萸80g，山药80g，泽泻60g，牡丹皮60g，车前子40g，肉桂20g，附子20g。

用法：将上药粉碎成粉末，过筛混匀，用炼蜜和适量水将粉末成丸，粉末和炼蜜的比例为100∶35~50，干燥后将水蜜丸制出来，或将粉末和炼蜜的比例设定为100∶90~110，将大蜜丸或小蜜丸制出来，然后用热水将其融化，调成38%~42%的200ml药液，如果患者能够进食，则让其口服，如果无法进食，则通过胃管注入，严格依据患者的实际情况调整注入速度，每日1次，1周为1个疗程。

主治：急性肾衰竭证属肾阳衰惫，症见少尿，畏寒，肢冷，舌淡，脉沉。[李学丙，陈家佳. 济生肾气丸对老年急性肾衰竭患者的临床效果. 中国老年学杂志，2017，37（8）：4065-4066.]

主要参考文献

[1] 张忠德，刘南，李俊. 中西医结合急诊内科学［M］. 北京：科学出版社，2018.

[2] 李丽娜. 血清肝素结合蛋白在脓毒血症患者急性肾衰竭过程中的表达与意义［J］. 中国医药导报，2019，16（11）：109-111.

[3] 姜玉红. 针刺联合益肾活血解毒法对老年急性肾衰竭患者肾功能、炎症因子和血流动力学的影响［J］. 中国老年学杂志，2019，39（9）：4050-4253.

[4] 张洪波. 通腑泄浊汤灌肠联合前列地尔治疗重症急性肾衰竭的疗效观察［J］. 中国中医药科技，2018，25（5）：700-701.

第十八节　糖尿病酮症酸中毒

糖尿病酮症酸中毒（DKA）是由于体内胰岛素水平绝对或相对不足或升糖激素显著升高引起糖、脂肪和蛋白质代谢严重紊乱，所致血糖及血酮体明显升高及水、电解质平衡失调和代谢性酸中毒为主要表现的临床综合征。严重者常致昏迷及死亡，是糖尿病常见的急性并发症。

本病属于中医学"消渴病""昏聩"等范畴。

一、病因病机

（一）西医学认识

1. 流行病学

据统计，每年1型糖尿病DKA的发病率为3%~4%，2型糖尿病在急性感染或应激状态也可发生。在中国大部分地区DKA直接致死率已明显下降，在很大程度上取决于诊断及时和治疗恰当。

2.诱因

（1）感染 感染是DKA最常见的诱因，尤其是糖尿病患者伴发急性感染，如肺部感染、泌尿道感染、急性胰腺炎等常诱发此病。

（2）降糖药物应用不规范 近年来研究表明，由于患者依从性差而导致胰岛素用量不足、不适当减量或突然中断已经成为DKA最主要的诱因之一。

（3）某些影响糖代谢药物的应用，如皮质激素、噻嗪类利尿剂、神经镇定类药物等可诱发DKA。

（4）心肌梗死、脑血管意外、胃肠疾病（呕吐、腹泻等）。

（5）手术、创伤、妊娠、分娩。

3.发病机制

各种诱因导致胰岛素的分泌绝对或相对不足时，拮抗胰岛素的一组激素相对或绝对增多、增强而促进了体内代谢分解，抑制了合成，引起代谢紊乱，出现高血糖、高酮血症和代谢性酸中毒。

（1）高血糖 由于葡萄糖生产（包括糖原分解和糖异生）增多及葡萄糖利用（糖酵解、脂肪酸合成和糖原合成）减少所致，胰高血糖素和儿茶酚胺类激素水平升高，胰岛素水平降低，促进糖原分解。

（2）酮症和代谢性酸中毒 酮症是由于脂肪细胞生成游离脂肪酸增多，肝酮体合成增加所致。胰岛素水平下降，儿茶酚胺和生长激素升高促进脂肪分解，生成游离脂肪酸（FFA）和甘油。在DKA时，胰岛素高度缺乏，促使脂肪分解，生成大量FFA，同时胰高血糖素和胰岛素的比率增加，降低了丙二酰辅酶A（CoA）的浓度，导致FFA进入线粒体生成酮体。DKA时，由于酮体生成增加，碳酸氢根不断被消耗，另外，乳酸生成增加，肾排酸失碱加重，加之休克和脱水造成机体排酸障碍，最终导致代谢性酸中毒发生。

（3）脱水 DKA时，血糖和血酮浓度升高使血浆渗透压升高，细胞外液高渗时细胞内液向细胞外转移，细胞脱水伴渗透性利尿。蛋白质和脂肪分解加速，大量酸性代谢物的排出带出水分。酸中毒失代偿时的恶心、厌食、呕吐使水摄入量减少及丢失过多，这些因素相互和累加作用，引起患者脱水，严重者血容量不足，血压下降，甚至出现循环衰竭。

（4）电解质平衡紊乱 渗透性利尿、呕吐及摄入减少，细胞内外水分及电解质的转移及血液浓缩等因素，均可导致电解质平衡紊乱。

（二）中医学认识

中医学认为本病是在消渴阴虚燥热、气阴两虚的基础上，或因饮食不节，或因感受湿浊之邪，出现痰浊内生，热毒浸淫，而见本病，痰浊上蒙清窍而见昏聩不醒，可危及生命。

1.饮食不节

暴饮暴食，损伤脾胃，升降失司，或宿食积滞，日久化热，腐食化浊，或因过食辛辣之品，胃热内盛，或素有宿食痰浊，久蕴化热，胃热上蒸。见口出臭秽之气，味似烂苹果，口渴多饮，口唇红赤，尿赤便秘，舌红苔黄，脉数。

2.湿浊犯胃

感受湿浊之邪，阻遏中焦，脾不升清，胃不降浊，清浊不分，气机逆乱，胃失和降而见突然泛恶，纳呆呕吐，发病暴急。

二、临床诊断

（一）辨病诊断

1.症状

多数患者起病时有多尿、烦渴多饮和乏力等糖尿病症状加重，或首次出现以上症状，如未及时治疗，患者病情恶化，渐出现消化、呼吸、循环、神经系统症状如恶心、呕吐、血压下降、呼吸深而快、呼出气味有烂苹果味、休克、神志淡漠、反应迟钝甚至昏迷等。

2. 体征

早期除糖尿病原有征象外，失水常加重，皮肤黏膜（包括口腔、唇舌、鼻黏膜等）明显干燥，黏膜分泌浓缩，组织弹性减低。酸中毒时有 Kussmaul 呼吸，部分患者呼气中有烂苹果味（丙酮气味）。合并潜在感染的患者可发热，但无发热并不能排除感染，因为酸中毒可使血管扩张，导致体温下降，低体温是病情严重的征兆，提示预后不良。

3. 辅助检查

（1）尿液检查　尿糖、尿酮常呈强阳性，当肾功能严重损害时，肾小球滤过率减少，而肾糖阈及酮阈升高，可出现尿糖和酮体减少，甚至消失，此时应注意诊断应以血酮为主。

（2）血糖和血酮　当血酮 ≥ 3mmol/L 或尿酮体阳性，血糖 > 13.9mmol/L 或已知为糖尿病患者，血清 HCO_3 > 18mmol/L 和（或）动脉血 pH > 7.3 时可诊断为糖尿病酮症，而血清 HCO_3 < 18mmol/L 和（或）动脉血气 pH < 7.3 即可诊断为 DKA。如发生昏迷可诊断为 DKA 伴昏迷。

（3）血电解质及尿素氮、肌酐　由于高血糖可导致细胞内水分转移至细胞外，入院时患者血钠水平多降低，而严重脱水时体内总钠耗竭，但由于血液浓缩，血钠可升高。酸中毒时钾向细胞外转移，因此虽然总体钾水平下降，但患者血钾可表现为升高、正常或降低。而胰岛素治疗和纠正酸中毒后，钾离子向细胞内转移，有机酸钾盐经尿液丢失，出现低血钾。

（4）血酸碱度　最常见的酸碱平衡紊乱是代谢性酸中毒，血 pH 和二氧化碳结合力及 HCO_2^- 下降，阴离子间隙明显增大。酸中毒程度可分为①轻度，pH < 7.3，或 HCO_2^- < 15mmol/L。②中度，pH < 7.2，或 HCO_2^- < 10mmol/L。③重度，pH < 7.1，或 HCO_2^- < 5mmol/L。

（5）其他　DKA 患者血常规检查白细胞可升高，无感染时也可高达 10×10^9/L，尤以中性粒细胞升高更为明显。如白细胞计数超过 25×10^9/L，强烈提示有感染，需密切随访。血游离脂肪酸、甘油三酯、脂蛋白可升高。

4. 诊断要点

详细询问病史和发病过程，综合体检发现意识障碍、Kussmaul 呼吸、脱水、休克等临床表现，要考虑 DKA 的可能性。实验室检查示尿糖和酮体强阳性，同时血糖、血酮明显升高，且血 pH 和二氧化碳结合力降低，则无论有无糖尿病病史，均可诊断为 DKA。

（二）辨证诊断

1. 阴虚燥热证

心烦，口渴喜冷饮，疲乏倦怠，纳呆，或见恶心欲吐，舌暗红，苔薄黄而干或微腻，脉细数或滑数。

辨证要点：心烦，口渴喜冷饮。

2. 浊毒中阻证

口燥唇焦，大渴引饮，渴饮无度，皮肤干瘪，精神萎靡，嗜睡，胸闷纳呆，恶心呕吐，口有秽臭，时有少腹疼痛如绞，大便秘结，舌红，苔垢而燥，脉沉细。

辨证要点：渴饮无度，皮肤干瘪，恶心呕吐，口有秽臭。

3. 浊毒闭窍证

口干微渴，心烦不寐，烦躁不安，或嗜睡，甚则昏迷不醒，呼吸深快，食欲不振，口臭呕吐，小便短赤，舌暗红而绛，苔黄燥或黑，舌有灰晕，脉细数。

辨证要点：烦躁不安，或嗜睡，甚则

昏迷不醒。

4. 虚风内动证

神疲欲寐，耳聋眼花，手足蠕动，甚则抽搐，惊厥，气短，虚烦不眠，舌质绛，少苔，脉虚细数。

辨证要点：耳聋眼花，手足蠕动，甚则抽搐，惊厥。

三、鉴别诊断

临床上 DKA 需要与乳酸性酸中毒、低血糖相鉴别，查乳酸、酮体、血糖等即可鉴别。

四、临床治疗

（一）西医急救与治疗

DKA 诊断一旦确立，应该立即进行治疗，并启动代谢和心、肾功能监护，观察神志变化。治疗的原则为去除诱因，纠正病理生理变化和代谢紊乱，防止各种并发症和可能导致复发的因素。

1. 胰岛素治疗

DKA 发病的主要因素是胰岛素缺乏，因此迅速补充胰岛素是治疗的关键。小剂量胰岛素治疗方案（即每小时每公斤体重 0.1u 胰岛素，或 4u/h~8u/h）是目前公认的有效治疗方式。首先，在治疗开始的前 2 小时按照该速度输入，使血糖下降速度为每小时 3.9~5.6mmol/L，每 1~2 小时密切监测血糖、血酮、血钾和其他电解质水平，及时调整治疗方案。如治疗 2 小时后血糖无明显下降，则胰岛素剂量加倍。待血糖下降至 13.9mmol/L 左右时改输 5% 葡萄糖液，按每 2~6g 葡萄糖加 1u 胰岛素继续点滴，使血糖维持在 8~11mmol/L，直至酮体消失。当脱水、酸中毒、电解质紊乱纠正后，患者食欲恢复时，可改为皮下注射胰岛素。

2. 补液

大部分 DKA 患者存在液体和电解质的丢失，为迅速扩充血管内外容量和恢复肾脏的有效灌注，必须开始补液治疗，补液不仅能纠正失水，还有助于血糖下降和酮体的消除。救治时要建立两条静脉输液通路，一条进行补液治疗，另一条专门进行小剂量胰岛素持续静脉滴注。

（1）补液总量可按体重的 10% 计算，如没有心衰情况，在治疗开始的 2 小时内输液量为 1000~2000ml。以后根据患者的血压、心率、尿量、末梢循环等情况，必要时可根据中心静脉压决定输液速度和输液量。第 3~6 小时输入 1000~2000ml。在第 1 个 24 小时内应纠正液体不足，输液总量为 3000~6000ml，严重失水者可达 6000~8000ml。

（2）一般使用 0.9% 氯化钠注射液，如血糖大于 33.3mmol/L、血钠大于 150mmol/L 时可先给 0.45% 低渗盐水，有休克者可适当补充胶体液。

（3）早期口服补液是适宜的。待血糖降至 13.9mmol/L 左右时，应给予 5% 葡萄糖或 5% 葡萄糖盐水。不能进食者葡萄糖的补充量应在 150g/d 以上。

（4）恢复有效循环量和有效的组织灌注以后，总的失水量可以根据患者心、肾功能的情况，在 2~4 天内补足。第 2 天及以后的补液量，应根据前 1 天总入液体量减去尿量和其他生理消耗量，算出净补液量，再根据估计的总失水量与以前净补液量的差，以及患者的治疗效果，再制定出当天的补液计划。

（5）儿童患者的补液速度为前 1 小时 10~20ml/（kg·h），一般不超过 50ml/（kg·h），补液速度需控制，在 48 小时以上纠正脱水。

3. 纠正电解质紊乱

通过输注生理盐水，低钠低氯血症一般可纠正。DKA 时体内总钾量明显减少，平均丢失钾 5~12mmol/kg，初起由于失水，血钾常升高，也可正常或降低，所以初期的血钾水平不能真实地反映缺钾程度。如已知患者有肾功能不全、无尿或高钾（血钾＞5.5mmol/L），应暂缓补钾。开始补液、使用胰岛素和每小时尿量大于40ml后，即开始补钾，如治疗前血钾已低于正常，治疗开始后2~4小时每小时补钾13~20mmol/L（相当于氯化钾1~1.5g），可通过静脉和胃肠道补给，一般24小时补氯化钾6~8g。应根据血钾、尿量的情况，调整输入的速度和量。

4. 纠正酸中毒

鉴于严重的酸中毒可以引起不良后果，建议pH＜6.9的成年患者即开始进行补碱治疗，补碱过程中应该每2小时测定一次，直到pH维持在7.0以上。pH＞6.9的患者无须进行碳酸氢盐治疗。

5. 其他治疗

（1）休克　如休克严重，经快速补液后仍未纠正，考虑可能合并感染性休克或急性心肌梗死，应仔细鉴别，及时给予相应的处理。

（2）感染　常为本病的诱因，又可为其并发症，以呼吸道和泌尿系感染最为常见，应积极选用合适的抗生素治疗。

（3）心力衰竭，心律失常　老年或合并冠状动脉粥样硬化性心脏病患者，尤其合并急性心肌梗死或因输液过多、过快等，可导致急性心力衰竭和肺水肿，应注意预防，合理控制补液量及补液速度，一旦发生应及时治疗。血钾过低、过高均可引起严重的心律失常，应在全程加强心电监护，一旦出现，及时治疗。

（4）肾衰竭　失水、休克或原已有肾脏病变或治疗延误等，均可引起急性肾衰竭，重在预防，一旦发生，及时处理。

（5）脑水肿　为本病最严重的并发症，病死率高。可能与脑缺氧、补碱不当、血糖下降过快、补液过多等因素有关。若患者经综合治疗后，血糖已下降，酸中毒改善，但昏迷反而加重，应警惕脑水肿的可能。

（二）辨证治疗

中医辨证治疗可以减轻临床症状，改善患者主观感受，提高治疗效果。

（1）阴虚燥热证

治法：清泻肺胃，生津止渴。

方药：玉女煎合白虎汤加减。

熟地黄20g，生石膏15g，麦冬10g，知母10g，牛膝10g，甘草6g。

汗出、烦渴重者加五味子10g、乌梅8g、石斛10g、天花粉15g、玄参15g敛汗养阴，止渴除烦；疲乏倦怠重者加黄芪15g；恶心欲呕，舌苔白腻者加法半夏10g、竹茹10g、藿香10g芳香化浊，和胃止呕；大便秘结者加玄参20g、何首乌15g、大黄8g养阴清热通便。

（2）浊毒中阻证

治法：清热导滞，芳香化浊。

方药：增液承气汤合清胃汤加减。

大黄9g，芒硝4.5g（冲服），玄参30g，麦冬20g，生地黄20g，石膏30g，黄芩6g，天花粉10g，牡丹皮10g。

发热，大渴引饮，大汗出者，重用生石膏50g，加知母15g、石斛15g养阴清热，除烦止渴；伴头晕、嗜睡不语者加石菖蒲10g、佩兰10g芳香辟秽，开窍醒神；少腹疼痛如绞，舌质紫暗，有瘀斑者加桃仁10g、赤芍10g、木香10g活血化瘀，行气止痛；小便刺痛加车前子15g、黄柏10g、苍术10g清热除湿，利尿通淋。

（3）浊毒闭窍证

治法：芳香开窍，清营解毒。

方药：安宫牛黄丸合清营汤加减。

水牛角30g，生地黄15g，玄参9g，竹叶6g，麦冬10g，丹参6g，黄连5g，金银花9g，连翘6g。

惊厥抽搐者加羚羊角20g、钩藤15g、

白芍 15g 养阴柔肝，息风止痉。

（4）虚风内动证

治法：滋阴清热，柔肝息风。

方药：复脉汤或大定风珠加减。

炙甘草 12g，桂枝 10g，人参 10g，生地黄 20g，阿胶 10g（烊化），生姜 9g，麦冬 10g，火麻仁 9g，大枣 8g，白芍 18g，生龟甲 12g，生牡蛎 12g，炙甘草 12g，鳖甲 12g。

仅见手足蠕动者可选用二甲复脉汤；若见抽搐惊厥、神识不清者，用三甲复脉汤。

（三）医家经验

1. 吕仁和

国医大师吕仁和教授结合自身治疗糖尿病丰富的临床经验和深厚的理论基础，提出用陈气蕴毒化热理论来阐释、分析并指导糖尿病急性并发症的诊断、治疗及研究，认为糖尿病急性并发症发生的基础是甘气上溢，郁积日久形成陈气，核心病机为陈气蕴毒化热，怒气上逆，血气逆留。治疗上应治之以兰，兼顾毒、热、瘀，同时还需兼顾正气及虚实，在临床和科研上都具有极高的指导意义。[李莉，晏军，王世东，等. 从吕仁和陈气蕴毒化热理论探讨糖尿病急性并发症. 环球中医药，2021，14（8）：1458-1461.]

2. 张发荣

全国名中医张发荣教授总结其从医近 60 年中医药治疗糖尿病患者的临床经验，抓住老年糖尿病患者群体"肾元亏损"的体质特点以及糖尿病"久病入络"的病变特征，基于平调阴阳、扶正祛邪的思想，以益肾、和络为治疗大法，为本病及相关并发症的防治提供了思路。其中，益肾非独补肾，乃平调阴阳，以助肾气升发；和络非独活血，乃多法并举，以令气血通达。临证处方，更需三因制

宜，最终实现"阴平阳秘、以平为期"的治疗目的。[张博荀，岳仁宋. 张发荣教授"益肾和络"治疗老年糖尿病临证经验. 成都中医药人学学报，2022，45（1）：57-60.]

五、预后转归

糖尿病酮症酸中毒是糖尿病常见的急性并发症之一，其中重症患者起病急，变化快，病情凶险，在临床治疗中往往因病情严重、复杂或因抢救过程中某一环节处理欠妥，合并急性脑水肿及急性呼吸窘迫综合征，其病死率为 2.5%~9%，及时合理的治疗，对提高患者的生命质量及降低病死率是非常必要的。

糖尿病酮症酸中毒及昏迷患者经治疗后，患者意识恢复，血酮体可恢复正常，尿酮体消失，在严格观察下可行常规糖尿病治疗，根据患者的胃纳情况，恢复日常的糖尿病饮食，并依据血糖、尿糖情况给予规范的药物治疗。

六、预防调护

（一）预防

（1）生活规律化，按糖尿病标准控制好饮食，定时定量进餐，防止暴饮暴食。同时注意心理平衡，避免精神、情绪过分波动，根据体力情况适当进行体育活动。

（2）预防感染发生的可能，保持口腔、皮肤卫生，注射胰岛素时注意局部皮肤严格消毒，预防感染。创伤后注意观察有无与感染发生有关的症状和体征，及早发现，及时处理。

（3）不要迷信偏方、偏药而终止规范的胰岛素治疗；按时按剂量注射胰岛素。做好血糖以及尿酮体的监测工作，将血糖和尿酮体的含量维持在正常水平。

（二）调护

长期严格控制糖尿病，尤其是应用各种降糖药物或接受胰岛素治疗的患者，不能随意减量或中断治疗。此外，根据患者平素的具体情况，进行中医中药调护治疗，有助于控制糖尿病，预防并发症的发生。

七、专方选要

1.益气养阴消酮方

组成：生黄芪 45g，党参 10g，黄连 30g，知母 30g，炒白芍 30g，麦冬 20g，葛根 15g，熟地黄 30g，生地黄 15g，生石膏 12g，川芎 12g，当归 12g，陈皮 12g，炙甘草 6g。

用法：每日 1 剂，水煎取汁 400ml，早、晚分服。

主治：气阴两虚、燥热内盛的糖尿病酮症酸中毒患者。[周会明. 益气养阴消酮方治疗糖尿病酮症酸中毒的疗效观察. 西部中医药，2019，32（3）：77-79.]

2.养阴清热活血方

组成：薏苡仁 30g，山药 20g，生石膏 15g，生地黄 15g，荔枝核 15g，鬼箭羽 15g，知母 10g，玄参 10g，黄连 10g，麦冬 10g，天花粉 10g。

用法：每日 1 剂，煎至 200ml，早、晚分 2 次温服。

主治：阴虚血热夹瘀的糖尿病酮症酸中毒患者。[张娜. 养阴清热活血方辅助西药治疗糖尿病酮症酸中毒疗效观察. 中国中医急症，2019，28（6）：1079-1081.]

3.消酮化浊汤

组成：大黄 10g，莱菔子 10g，赤芍 10g，牡丹皮 10g，半夏 10g，黄连 10g，陈皮 15g，白术 15g，大青叶 20g，蒲公英 20g，茯苓 30g，金银花 30g。

用法：水煎取 300ml，每日 2 次，每日 1 剂，连续治疗 5 天。

主治：热毒炽盛、浊毒内阻的糖尿病酮症酸中毒患者。[焦素杰. 消酮化浊汤治疗糖尿病酮症酸中毒的临床观察. 中国中医急症，2019，28（7）：1271-1273.]

4.调气通腑汤

组成：杜仲 18g，葛根 15g，五味子 12g，地骨皮 12g，黄芪 9g，山药 9g，玄参 9g，丹参 9g。

用法：水煎后分早、晚 2 次服用，日 1 剂，治疗 3 天。

主治：脾肾两虚、气阴两伤的糖尿病酮症酸中毒患者。[原明毅，倪娜娜. 调气通腑汤辅治糖尿病酮症酸中毒对血清炎性因子的影响. 实用中医药杂志，2019，35（5）：586-587.]

主要参考文献

[1] 中华医学会糖尿病学分会. 中国高血糖危象诊断与治疗指南[J]. 中华糖尿病杂志，2013，5（8）：449-461.

[2] 张忠德，刘南，李俊. 中西医结合急诊内科学[M]. 北京：科学出版社，2018.

[3] 严永俊. PICCO 在糖尿病酮症中毒患者容量复苏中的运用观察[J]. 糖尿病新世界，2019，24（12）：27-28.

[4] 王倩. 皮下连续输注式胰岛素泵治疗糖尿病酮症中毒对血糖改善效果观察[J]. 中国医疗器械信息，2019，24（12）：159-160.

第十九节　急性脑出血

急性脑出血（AIH）是指非外伤性原发于脑实质的出血，也称自发性脑出血，以突然出现头痛、呕吐、肢体瘫痪、意识障碍、痫性发作等为主要症状；无明显前驱症状，于活动或情绪激动时突然起病，短期内血压明显升高，症状达到高峰。

中医学归属于"中风"范畴。

一、病因病机

（一）西医学认识

1. 流行病学

本病发病率为（60~80）/10万人/年，我国脑出血的患病率约为112/10万，且近年来发病率有上升的趋势。常于冬、春二季起病。可发生于各个年龄阶段，中老年发病率较高，脑出血发病年龄在50~70岁。流行病学调查显示男女患病率为1.5∶1。在脑出血中，大脑半球出血约占80%，脑干和小脑出血约占20%。

2. 病因

本病最常见的病因是高血压合并细小动脉硬化，出血灶以大脑深部为主；其他病因包括先天性脑动静脉畸形、动脉瘤、血液系统疾病（白血病、血友病、再生障碍性贫血、血小板减少症、凝血异常及淋巴瘤）、脑淀粉样血管病（CAA）、脑动脉炎、梗死后出血、抗凝或溶栓治疗、脑肿瘤及毒品与滥用药物等。

3. 发病机制

脑出血患者其脑内动脉壁薄弱，中层肌细胞和外膜结缔组织较少，而且缺乏外弹力层。在长期高血压等病因的促使下，使脑内细小动脉发生玻璃样变及纤维素性坏死，管壁弹性减弱，同时易形成微动脉夹层动脉瘤，当血压波动剧烈时，血管及微动脉瘤破裂而导致脑出血发生。高血压脑出血的发病部位以基底节区最常见，主要是因为此处的豆纹动脉从大脑中动脉呈垂直发出，同时该处容易形成密集的微动脉瘤，在基础病的促使下，血压骤然升高后可引起血流剪切力异常，从而导致血管破裂出血。

脑室内的大量出血可出现脑室铸型，阻塞脑脊液的循环通路，特别是中脑导水管堵塞，引起梗阻性脑积水，使颅内压骤然升高，患者迅速出现昏迷甚至死亡；少量出血可分散吸收。脑组织中出血迅速形成血肿，巨大的血肿引起颅内压升高，造成脑疝，抑制心搏、呼吸。急性期出血周围的脑组织水肿明显，脑水肿一般维持数天，水肿持续的过程中会加重脑组织缺血、坏死、液化、血红蛋白析出。典型病理表现是一个大的血液融合区，其内的血液凝块数周后会逐渐被吞噬细胞吞噬吸收，原出血灶成为一个塌陷的腔，内可含有少量黄色的透明黏液，腔壁内衬以含有含铁血黄素的巨噬细胞。出血可以破坏周围的脑组织，血液溶解吸收后，腔的周围脑组织形成一个软化带。

不伴高血压的老年人，脑皮质及脑膜小血管的中层和外膜内有嗜伊红淀粉样蛋白沉积，形成脑淀粉样血管病变，多见于非高血压性的脑叶内出血。

（二）中医学认识

脑出血属中医学"中风"范畴。《内经》中论述之"仆击""大厥""薄厥""偏枯"等与中风之昏迷及后遗症期之表现相似。就病因学说之发展，在唐宋以前多以"内虚邪中"立论。如《灵枢》所述"真气去，邪气独留"，医圣张仲景认为"络脉空虚"，风邪入中是本病发生的主因，并以邪中深浅、病情轻重而分为中经中络、中脏中腑。金元以后则以内风立论。刘完素认为病因是热，刘河间则主"心火暴盛"。李东垣提出了中风的正气自虚学说。朱丹溪则提出了湿痰生热生风之说。元代王履以病因分"真中""类中"。明代缪希雍在前人的基础上提出了"内虚暗风"说。明代张景岳创立"非风"学说，认为非风主要是由真阴亏损，元气虚脱所致。清代叶天士进一步阐明"肝阳偏亢，内风时起"的病机。近现代医家提出中风多见于中老年人，其成因与虚、瘀、痰、火、风有关，即元气虚为本，瘀、痰、火、风为标，归纳中风的基本病机为元气亏虚，痰瘀互结，痰热生风，由此，中风的病因病机可概括为阴虚、阳亢、动风（肝风、外风）、痰（风痰、湿痰）。

二、临床诊断

（一）辨病诊断

1. 病史

多数有高血压病史，以中老年人多见，寒冷季节发病较多。

2. 症状

活动中或情绪激动时发病，血压明显升高，突然出现头痛、恶心、呕吐等，可能出现偏瘫、失语等，伴有意识障碍时应高度怀疑。

3. 体征

瞳孔形状不规则，双侧缩小或散大，双侧大小不等，对光反应迟钝或消失，脑膜刺激征阳性，出现局限性定位体征。

4. 辅助检查

（1）CT检查　颅脑CT扫描可清楚显示出血部位、出血量多少、血肿形态、是否破入脑室以及血肿周围有无低密度水肿带和占位效应等。病灶多呈圆形或卵圆形均匀高密度区，边界清楚，脑室大量积血时多呈高密度铸型，脑室扩大。1周后血肿周围有环形增强，血肿吸收后呈低密度或囊性变。动态CT检查还可评价出血的进展情况。

（2）MRI和MRA检查　对发现结构异常，检出脑干和小脑的出血灶和监测脑出血的演进过程优于CT扫描，对急性脑出血诊断不及CT。

（3）其他检查　包括血常规、血液生化、凝血功能、心电图检查和胸部X线摄片检查。外周白细胞、血糖和尿素氮水平可暂时升高，凝血活酶时间和部分凝血活酶时间异常提示有凝血功能障碍。

（二）辨证诊断

根据神机受损的程度与有无神识昏蒙分为中经络与中脏腑。两者根本区别在于中经络一般无神志障碍，而中脏腑多有神志障碍。

1. 中经络

（1）痰热内闭证：半身不遂，鼻鼾痰鸣，项强身热，气粗口臭，躁扰不宁，甚则手足厥冷，频繁抽搐，偶见呕血，舌质红绛，舌苔黄腻或厚腻，脉弦滑数。

辨证要点：鼻鼾痰鸣，项强身热，气粗口臭，躁扰不宁。

（2）肝阳暴亢证　半身不遂，口舌歪斜，言语謇涩或不语，偏身麻木，头晕头痛，面红目赤，口苦咽干，心烦易怒，尿赤便干，舌质红或红绛，舌苔薄黄，脉弦有力。

辨证要点：头晕头痛，面红目赤，口苦咽干，心烦易怒。

（3）痰热腑实证　半身不遂，口舌歪斜，言语謇涩或不语，偏身麻木，腹胀，便干便秘，头晕目眩，咯痰或痰多，舌质暗红或暗淡，苔黄或黄腻，脉弦滑或偏瘫侧脉弦滑而大。

辨证要点：腹胀，便干便秘，头晕目眩，咯痰或痰多。

（4）气虚血瘀证　半身不遂，口舌歪斜，言语謇涩或不语，偏身麻木，气短乏力，口角流涎，自汗出，心悸便溏，手足肿胀，舌质暗淡，舌苔薄白或白腻，或舌边有齿痕，脉沉细、细缓或细弦。

辨证要点：气短乏力，口角流涎，自汗出，心悸便溏。

（5）阴虚风动证　半身不遂，口舌歪斜，言语謇涩或不语，偏身麻木，烦躁失眠，头晕耳鸣，手足心热，咽干口燥，舌质红绛或暗红，或舌红瘦，少苔或无苔，脉弦细或弦细数。

辨证要点：烦躁失眠，头晕耳鸣，手足心热，咽干口燥。

2. 中脏腑

（1）闭证 起病急骤，神昏，半身不遂，肢体拘急，项强身热，甚则手足抽搐，四肢厥冷，或伴见肢体松懈，瘫软不温，面白唇暗，痰涎壅盛，舌质红绛或淡胖，苔黄腻而干或白腻，脉弦滑数或沉实有力。

辨证要点：四肢厥冷，或伴见肢体松懈，瘫软不温，面白唇暗。

（2）脱证 神昏或昏聩，肢体瘫软，手撒肢冷，大汗淋漓或冷汗如珠，二便失禁，舌痿，脉沉缓或沉微。

辨证要点：手撒肢冷，大汗淋漓或冷汗如珠，二便失禁。

三、鉴别诊断

（一）西医学鉴别诊断

急性脑出血首先须鉴别其他脑血管意外疾病如脑梗死、蛛网膜下腔出血，也应与其他引起神志障碍的疾病如肺性脑病、肝性脑病相鉴别。

1. 脑梗死

脑梗死患者高血压程度常不及脑出血者严重，有动脉粥样硬化或栓子来源的证据，病前可有短暂性脑缺血发作病史。除大面积脑梗死严重脑水肿外，颅内高压表现多不明显。经CT、MRI等影像学检查可鉴别诊断。

2. 蛛网膜下腔出血

蛛网膜下腔出血以青壮年多见，起病急骤，常见剧烈头痛、呕吐，无偏瘫等神经功能缺损表现或程度较轻，脑膜刺激征明显，CT检查示蛛网膜下腔高密度影，腰椎穿刺可见血性脑脊液和脑脊液压力升高。

3. 其他

对发病突然，迅速昏迷，局灶体征不明显的患者，应与引起昏迷的全身性疾病，如中毒（一氧化碳中毒、酒精中毒、镇静催眠药中毒等）和某些系统性疾病（低血糖、肝性脑病、肺性脑病、尿毒症等）相鉴别。需要仔细询问病史，并进行相关的实验室检查，头颅CT能排除脑出血。

（二）中医学鉴别诊断

需与口僻、厥证、痉证、痿证、痫证等相鉴别。

1. 与口僻鉴别

口僻俗称"吊线风"，主要症状是口眼歪斜，但常伴耳后疼痛，口角流涎，言语不清，而无半身不遂或神志障碍等表现，多因正气不足，风邪入脉络，气血痹阻所致。

2. 与厥证鉴别

厥证神昏时间短，发作时常伴有四肢逆冷，移动时多可自行苏醒，醒后无半身不遂、口角歪斜、言语不利等表现。

3. 与痉证鉴别

痉证以四肢抽搐、项背强直、角弓反张为主症，无明显半身不遂、口角歪斜等症状。痉证抽搐时间较长，中风抽搐时间较短；痉证多在抽搐后出现神昏，中风常见神昏后抽搐。

4. 与痿证鉴别

痿证可以有肢体瘫痪、活动无力等类中风的表现；痿证一般起病缓慢，双下肢瘫痪或四肢瘫痪，或以肌肉萎缩为多见；中风起病较急，且以偏瘫不遂为主。痿证起病时无神昏，中风常有不同程度的神昏。

5. 与痫证鉴别

痫证发病时起病急骤，突然昏仆，常出现阵发性的神志异常，倒地时口中作声，四肢抽搐，口吐白沫，中风多无；痫证神昏多短暂，移动时可自行苏醒，醒后如常人，可反复发作，中风神昏持续时间长，症状严重，难以自行恢复，中风后多有半身不遂、口眼歪斜等症状。

四、临床治疗

（一）提高临床疗效的要素

1. 临证时，正确使用通下之法

中风患者常因瘀热内阻，腑气不通导致腹满，便秘，小便不通，邪热上扰致神机失用，应及时使用通腑泄热之法，使大便畅通，痰热下泄，有助于邪从下泄，则神识可清，危象可解。元气亏虚者慎用。

2. 灵活使用凉血化瘀法

脑出血的中医机制多有瘀热搏结，络伤血溢，临床有时可见面唇青紫，舌绛或紫暗，可配合凉血化瘀止血法，以行瘀热，有助止血，应用时注意活血不破血、动血。

3. 中风后遗症口眼歪斜的治法

中风后遗症多系风痰阻于络道所致，治疗宜祛风、排痰、通络，方选牵正散加减。

（二）辨病治疗

重点在于脱水降颅压，减轻脑水肿，调整血压，防治继续出血，减轻血肿造成继发性损害，促进神经功能恢复，防治并发症。

1. 内科治疗

（1）脱水降颅内压 ①甘露醇，可用20%甘露醇125~250ml快速静脉滴注，6~8小时1次，一般情况应用5~7天为宜。颅内压升高明显或有脑疝形成时，可加大剂量，快速静脉推注，使用时间也可延长。②呋塞米（速尿），按说明书使用。③甘油果糖，按说明书使用。

（2）血压的调控 脑血管病合并高血压的处理原则有①积极控制过高的血压（>200/110mmHg）。②防止降血压过低、过快。③严密监测血压变化，尤其在抗血压治疗过程中。④降血压宜缓慢进行，因为此类患者的血压自动调节功能差，急速大幅降血压则易导致脑缺血。⑤降血压要个体化治疗，因为每个患者的基础血压不同，对原有降血压药物敏感性不同，以及合并的其他疾病不同。⑥维持降血压效果的平稳性，一般主张采用长效降血压药物。⑦在降血压过程中应注意靶器官的保护，尤其是脑、心、肾。

（3）亚低温治疗 局部亚低温治疗是脑出血的一种辅助治疗方法，能够减轻脑水肿，减少自由基的产生，促进神经功能缺损恢复，改善患者预后，不良反应少，安全有效。建议在脑出血6小时内实施，使颅温控制在32~36℃，治疗时间持续在48~72小时以上。

（4）并发症的处理 积极防治并发症是脑出血患者急性期及过后维持生命稳定的重要保证，包括卒中相关性肺炎和消化道出血。同时应积极防治电解质紊乱、肝肾功能不全、脑心综合征等并发症的出现。

2. 外科手术治疗

（1）既往有高血压的中老年患者，如突然出现局灶性神经功能缺损症状，并伴有头痛、呕吐、血压升高，应考虑脑出血。首选头部CT扫描，明确诊断脑出血的部位、出血量、是否破入脑室及占位效应、脑组织移位情况。

（2）根据出血部位及出血量决定治疗方案。①基底节区出血：小量出血可内科保守治疗；中等量出血（壳核出血≥30ml，丘脑出血≥10ml）可根据病情、出血部位和医疗条件，在合适时机选择微创穿刺血肿清除术或小骨窗开颅血肿清除术，及时清除血肿；大量出血或脑疝形成者，多需外科行去骨瓣减压血肿清除术，以挽救生命。②小脑出血：易形成脑疝，出血量≥10ml，或直径≥3cm，或合并明显脑积水，在有条件的医院应尽快手术治疗。③脑叶出血：高龄患者常为淀粉样血管病出血，除血肿较大危及生命或由血管畸形引起需外科治疗外，宜行内科保守治疗。④脑室出血：轻症部分脑室出血可行内科保守治疗；重症全脑室出血（脑室铸型），需脑室穿刺引流加腰穿放液治疗。

（三）辨证论治

1. 辨证论治

（1）中经络

①痰热内闭证

治法：清热化痰，醒神开窍。

方药：羚羊角汤加减。

羚羊角3g，菊花12g，夏枯草10g，蝉蜕9g，柴胡10g，薄荷6g，石决明10g，龟甲9g，白芍10g，地黄10g，牡丹皮12g，大枣6g。

若痰盛神昏者，可合用至宝丹或清宫汤；若热闭神昏兼抽搐者，可加全蝎、蜈蚣，或合用紫雪丹。

②肝阳暴亢证

治法：平肝潜阳，息风清热。

方药：天麻钩藤饮加减。

天麻12g，钩藤15g，石决明10g，川牛膝15g，益母草12g，黄芩15g，栀子10g，杜仲10g，桑寄生12g，茯神10g，首乌藤10g。

若头痛较重，减杜仲、桑寄生，加川芎10g、木贼6g、菊花10g、桑叶8g清肝散热；若急躁易怒较重，可加牡丹皮15g、白芍12g、珍珠母6g平抑肝阳；若兼便秘不通，减杜仲、桑寄生，加大黄20g、玄参15g等滋阴通便。

③痰热腑实证

治法：清热化痰，息风通腑。

方药：星蒌承气汤加减。

胆南星15g，瓜蒌12g，大黄10g，芒硝10g。

若痰涎较多，可合用竹沥汤，即竹沥12g，葛根10g，生姜10g；若头晕较重，加天麻15g、钩藤12g、菊花10g、珍珠母10g清肝散热；若舌质红而烦躁不安，彻夜不眠者，加地黄15g，麦冬12g，柏子仁10g，首乌藤10g。

④气虚血瘀证

治法：补益元气，活血通络。

方药：补阳还五汤加减。

黄芪20g，当归15g，赤芍15g，川芎20g，桃仁15g，红花10g，地龙10g。

若心悸、气短、乏力明显，加党参15g、太子参20g、红参15g益气补虚；若肢体肿胀或麻木、刺痛等血瘀重者，加莪术10g、水蛭6g、鸡血藤12g破血逐瘀；若肢体拘挛，加穿山甲12g、水蛭10g、桑枝10g；若肢体麻木，加木瓜10g、伸筋草10g、防己12g舒筋活络。

⑤阴虚风动证

治法：滋养肝肾，潜阳息风。

方药：镇肝息风汤加减。

龙骨15g，牡蛎30g，代赭石30g，白芍15g，天冬15g，玄参15g，龟甲15g，牛膝30g，川楝子10g，茵陈10g，麦芽6g，甘草6g。

心中烦热甚者，加石膏15g、栀子12g以清热除烦；痰多者，加胆南星15g、竹沥10g以清热化痰；尺脉重按虚者，加熟地黄30g、山茱萸20g以补肝肾；中风后遗有半身不遂、口眼歪斜等不能复原者，可加桃仁15g、红花15g、丹参20g、地龙15g等活血通络。

（2）中脏腑

①闭证

a. 痰热腑实

治法：通腑泄热，息风化痰。

方药：桃仁承气汤加减。

桃仁12g，大黄12g，桂枝6g，炙甘草

12g，芒硝 6g。

如兼气滞者，酌加香附 15g、乌药 12g、枳实 10g、青皮 10g、木香 10g 等以理气止痛。

b.痰火瘀闭

治法：息风清火，豁痰开窍。

方药：羚角钩藤汤加减。

羚羊角 5g，桑叶 6g，川贝母 12g，地黄 15g，钩藤 9g，菊花 9g，茯神 9g，白芍 9g，甘草 6g，竹茹 15g。

若邪热内闭，神昏谵语者，宜配合紫雪丹或安宫牛黄丸以清热开窍；抽搐甚者，可配合止痉散以加强息风止痉之效；便秘者，加大黄 15g、芒硝 10g 通腑泻热。

c.痰浊瘀闭

治法：化痰息风，宣郁开窍。

方药：涤痰汤加减。

胆南星 20g，半夏 15g，橘红 12g，枳实 12g，茯苓 15g，石菖蒲 15g，竹茹 10g，人参 20g，甘草 6g，生姜 5g，大枣 5g。

若四肢厥冷者，加桂枝 15g 温里；若兼风象，加天麻 20g、钩藤 15g 祛风；若见戴阳，乃属病情恶化，宜急进参附汤、白通加猪胆汁汤鼻饲，或参附注射液静脉滴注。

②脱证

治法：回阳救阴，益气固脱。

方药：参附汤合生脉散加减。

人参 30g，附子 30g，生姜 10g，麦冬 15g，五味子 10g。

若汗出不止者，可加炙黄芪 30g、龙骨 20g、牡蛎 20g、山茱萸 15g、五味子 10g；阳气恢复后，如又见面赤足冷、虚烦不安、脉极弱或突然脉大无根，是由于真阴亏损，阳无所附而出现虚阳上浮欲脱之证，可用地黄饮子，或参附注射液，或生脉注射液静脉滴注。

2.外治疗法

（1）针刺治疗

治则：醒脑开窍。

取穴：水沟、四神聪、百会、风池、劳宫。痰浊壅盛者配中脘、丰隆、列缺；便秘者配支沟、通里；呕吐者配曲池、合谷；合并尿失禁者配关元、气海、三阴交、中极。

操作方法：平补平泻手法，以进针后得气为度，留针 30 分钟，每 10 分钟行针 1 次。

（2）头针　选用颞前斜线、顶旁 1 线及顶旁 2 线，毫针平刺入头皮，快速捻转 2~3 分钟，每次留针 30 分钟，留针期间可反复捻转 2~3 次。行针时和留针后嘱患者活动患侧肢体。适用于半身不遂早期。

（3）电针　在患侧上下肢各选两个穴位或面部取一对穴，针刺得气后留针，接通电针仪，采用断续波或疏波，以局部肌肉颤动为度，每次通电 20~30 分钟。适用于半身不遂患者。

（4）穴位注射　选取四肢穴位 2~4 个，采用鼠神经生长因子 2~4ml，每穴注射 1ml，隔 2 日 1 次，10 次为 1 个疗程，疗程结束后，停 7~10 天，继续第 2 个疗程。适用于半身不遂者。

（5）拔罐疗法　采用小口径火罐，选取臂臑、曲池、阳池、秩边、环跳、风市、伏兔、阳陵泉、丘墟等穴位，分组轮换应用，适用于半身不遂患者。

（6）灸法　选取任脉经穴，如关元、神阙，关元采用大艾炷隔姜灸，神阙采用隔盐灸，每次灸 20~30 分钟或至四肢温暖为止。以扶阳固脱、温经散寒，适用于阳气虚脱者。

3.成药应用

（1）醒脑静注射液　20~40ml 加入液体 250ml，静脉滴注，每日 1~2 次。适用于气血逆乱，脑脉瘀阻证。

（2）安宫牛黄丸　每次 1~2 丸，每日 1 次，口服或鼻饲，适用于热闭神昏证。

（3）中风醒脑液　每次 30~50ml，每 6

小时 1 次，口服或鼻饲，适用于脑出血急性期。

（4）脑血疏口服液 每次 10ml，每日 3 次，30 天为 1 个疗程，适用于气虚血瘀证。

4. 单方验方

（1）补阳还五汤 黄芪 50g，当归 15g，川芎、赤芍、地龙、桃仁各 10g，红花 6g。每日 1 剂，水煎取汁 450ml，鼻饲或口服，3 次/天。益气活血通络，适用于气虚血瘀证。[李士懋，田淑霄. 李士懋田淑霄医学全集·下卷. 北京：中国中医药出版社 2015.]

（2）承气汤联合天麻钩藤饮 瓜蒌 15g，玄明粉 10g，钩藤、生地黄、天竺黄、白芍、白蒺藜各 12g，川楝子、菊花、黄芩各 10g，珍珠母 30g，适用于痰热腑实证。体胖痰多加胆南星 12g，枳实、莱菔子各 6g，海浮石 15g；年老体虚，舌质红干少津加何首乌、石斛、天冬各 15g。每日 1 剂，分上、下午 2 次温服，昏迷或吞咽困难者发病 48 小时后插胃管鼻饲。疗程为 4 周。[方邦江. 中西医结合急救医学. 北京：中国中医药出版社，2017.]

五、预后转归

脑出血的主要致死原因为脑水肿、颅内压升高和脑疝形成。其预后与出血量、出血部位、是否合并并发症、病因及全身状况有关。脑干、丘脑和大量脑室出血预后差，1 周后多死于并发症及再出血。中至大量的脑出血，发病后 1 个月内死亡率为 30%~35%。

六、预防调护

（一）预防

控制好血压、血糖、血脂，戒除烟酒，干预高同型半胱氨酸血症、肥胖、代谢综合征、缺乏体育锻炼、饮食营养不合理、口服避孕药、抗凝等危险因素。

（二）调护

在防治急性脑出血的过程中首先需要适当地休息，同时应识别中风先兆，及时处理，预防中风发生。治疗某些疾病的过程中应注意某些药物或者因素可能诱发的脑出血，如应用华法林、低分子肝素以及血小板减少症及弥散性血管内凝血等。

七、专方选要

1. 凉血通瘀方

组成：熟大黄 10g，水牛角 30g（先煎），生地黄 20g，赤芍 15g，牡丹皮 10g，石菖蒲 10g。若大便秘结，改为生大黄 6~10g（后下）。

服法：日 1 剂，水煎服。

主治：瘀热阻窍证。[过伟峰，张兰坤，吴勉华，等. 凉血通瘀中药治疗脑出血急性期 168 例疗效观察. 北京中医药大学学报，2012，35（9）：603-605.]

2. 通腑逐瘀汤

组成：厚朴 12g，枳实 12g，水蛭 8g，川芎 12g，赤芍 10g，桃仁 10g，红花 8g，甘草 6g。痰热腑实者加大黄 6g，竹茹 20g；气虚者加党参 20g；阴虚风动者加熟地黄 20g，龟甲 30g；肝阳上亢者加白芍 15g，生龙骨 30g。

主治：血瘀腑实证。[张江，连丽英，史志勇. 通腑逐瘀汤治疗高血压脑出血临床观察. 四川中医，2013，31（12）：92-93.]

3. 中风醒脑口服液

组成：红参 30g，三七 10g，川芎 10g，生大黄 5g。

服法：1 支/次，3 次/天。

主治：脑出血小于 30ml 的急性和恢复期患者。[陈绍宏，张晓云. 中风醒脑口服液治疗急性脑出血临床研究. 中国中医急

症，2004（12）：793-794，878.］

主要参考文献

［1］张伯礼，吴勉华. 中医内科学［M］. 北京：
中国中医药出版社，2017.

［2］朱遂强，刘鸣，崔丽英，等. 中国脑出血
诊治指南（2019）［J］. 中华神经科杂志，
2019，52（12）：994-1005.

［3］高利. 高血压性脑出血急性期中西医结合
诊疗专家共识［J］. 中国全科医学，2016，
19（30）：3641-3648.

［4］孙树杰，王治瑜. 急性脑出血：从专家共
识到急诊救治［J］. 临床急诊杂志，2016，
17（3）：165-168.

第二十节　蛛网膜下腔出血

蛛网膜下腔出血（SAH）是指血液流入蛛网膜下腔的一种临床综合征，临床上通常分为自发性与外伤性两种情况，自发性依其病因又可分为原发性和继发性两种类型。原发性 SAH 指脑底部血管或脑表面血管破裂后血液流入蛛网膜下腔引起相应的临床症状；继发性 SAH 系脑实质内出血、脑室出血、硬脑膜外或硬脑膜下血管破裂等，血液穿破脑组织而流入脑室及蛛网膜下腔者。本节着重介绍原发性 SAH。

中医学归属于"真头痛""中风""卒中"等范畴。

一、病因病机

（一）西医学认识

1. 流行病学

SAH 约占急性脑卒中的 10%，占出血性脑卒中的 20%，可以发生在任何年龄，以青壮年多见，女性多于男性，但 80% 的发病年龄在 30~69 岁之间，全球发病率约为每年 9.1/10 万。发生 SAH 的主要病因为颅内动脉瘤。SAH 与其他急性脑血管病相比，其特点是病死率较高，早期治疗对预后影响很大，因此及时有效的临床治疗至关重要。如果将治疗前已死亡的患者计算在内，43% 的患者死于首次出血，其中 74% 的死亡病例发生在首次 SAH 发病后 24 小时内，7% 在 2~3 天内死亡，12% 在 4~7 天内死亡，5% 在 2 周内死亡，1% 在第 3 周内死亡，1% 第 3 周后死亡。

2. 病因

原发性 SAH 的病因以先天性颅内动脉瘤最为常见，约占 50% 以上；其次是动静脉血管畸形（AVM）及脑动脉粥样硬化，其他原因还有 Moyamoya 病（脑底异常血管网）、各种感染引起的动脉炎、肿瘤破坏血管、血液病、结缔组织病、凝血功能障碍、妊娠并发症等，尚有约 10% 患者原因不明。

（1）颅内动脉瘤　是最常见的病因，其中先天性粟粒样动脉瘤约占 75%，还可见高血压、动脉粥样硬化所致的梭形动脉瘤及感染所致的真菌性动脉瘤等。动脉瘤好发于 Willis 环及其附近的分支，尤其是动脉的分叉处，如脑底动脉环的分叉处，最常见的部位为前交通动脉与大脑前动脉的接合处、后交通动脉与颈内动脉的接合处、大脑中动脉的分叉处、基底动脉的顶端、基底动脉及其主要分支的衔接处、椎动脉与小脑后下动脉的衔接处。85%~90% 发生于颅底动脉环的前半部，由于该处动脉内弹力层和肌层的先天性缺陷，在血液涡流的冲击下渐向外突而易形成动脉瘤。动脉瘤的体积与其可能破裂出血的风险相关，直径 < 3mm 出血风险小，直径 > 5~7mm 为高度风险。破裂处多在动脉瘤的顶部，流入蛛网膜下腔的血液常沉积在脑底部各脑池中。大量出血时，血液可形成一层凝块将颅底的脑组织、血管及神经覆盖；有时血液可进入动脉瘤附近的脑实质而形成脑

内血肿，多见于额颞叶；在出血较多处可能发现破裂的动脉瘤。出血量大时血液充填各脑室，导致脑脊液回流障碍而出现急性梗阻性脑积水、脑室扩大，血液刺激脑膜可表现为无菌性炎症反应。

（2）血管畸形　脑血管畸形是胚胎期发育异常形成的畸形血管团，血管壁极薄弱，处于破裂的临界状态，约占SAH病因的10%，其中动静脉畸形（AVM）占血管畸形的80%，多见于青年人。AVM可发生于脑和脊髓的任何部位，90%以上位于幕上，以大脑额顶区较常见。由于血管畸形，管壁变薄，任何诱因引起的管壁张力升高均可引起破裂出血，导致SAH或脑出血。

（3）脑动脉硬化　脑动脉粥样硬化时，脑动脉中纤维组织替代了肌层，内弹力层变性断裂和胆固醇沉积于内膜，加上血液的冲击，逐渐扩张形成与血管纵轴平行的梭形动脉，常见于脑底部的较大动脉的主干。当各种原因导致血管壁张力升高时，均可能导致瘤壁破裂发生SAH或脑出血。

（4）其他　如Moyamoya病（占儿童SAH的20%）、动脉炎、颅内肿瘤、垂体卒中、血液系统疾病、颅内静脉系统血栓和各种原因导致的凝血功能障碍等，均可直接或间接导致血管破裂出血而发生SAH。

3.发病机制

在蛛网膜下腔出血患者的一级亲属中，约4%患有动脉瘤。颅内血管壁破裂，血液涌入蛛网膜下腔，刺激痛觉敏感结构引起头痛，迅即发生颅内压（ICP）升高，患者如同头部突然受打击一样，可导致昏迷，甚至因出血直接影响脑干以致猝死。高ICP可致玻璃体下视网膜出血，甚至诱发脑疝；ICP达到系统灌注压时脑血流急剧下降，影响脑功能，出现意识丧失；血液及分解产物直接刺激引起下丘脑功能紊乱，出现如发热、血糖升高、急性心肌缺血和心律失常等症状；血凝块和血液刺激脑膜分泌大量渗出液，引起蛛网膜粘连，影响脑脊液（CSF）循环通道或与吸收脑脊液有关的矢状窦旁蛛网膜粒堵塞均可导致亚急性或慢性脑积水；血液还可进入脑实质、脑室或硬脑膜下腔，出现神经系统损害症状和体征。此外，血液中的血管活性物质如5-羟色胺（5-HT）、血栓烷A2（TXA2）和组织胺等可刺激血管和脑膜而出现脑血管痉挛（CVS）。SAH后在短时间内患者出现意识障碍和神经系统一过性体征，称早发性或急性CVS；若经治疗后病情稳定，但数日后患者出现意识障碍、运功障碍，称为迟发性CVS。持续性CVS可引起不同程度的脑缺血，甚至脑梗死，出现偏瘫等脑局灶受损的表现。动脉瘤出血常限于蛛网膜下腔，一般不造成局灶性脑损害，神经系统检查很少发现局灶体征，但大脑中动脉动脉瘤、AVM破裂较常见局灶性异常体征。

（二）中医学认识

中医学认为罹患此病者，脑络先天禀赋不足，结构异于常人，不耐气血冲击，易于破裂致血溢脉外而发病。当身体阴平阳秘、气血平和时则无症状或不发病，若平素肝火亢盛，遇情志刺激，暴怒填膺，气机逆乱，则可导致肝阳暴亢，气血上冲脑络而发病；肝肾亏虚，水不涵木，阴虚阳亢，虚风内动，或劳作过度，或情绪波动，或饮食偏嗜辛热等引动内风，风煽火炽，血随气涌，上扰清窍也可引发本病；久食肥甘厚味，好逸恶劳，恣食烟酒，脏腑功能紊乱，阴阳失于平衡，脾虚湿阻，痰浊内生，日久化热，鼓动血脉，挟痰热上冲，气血逆乱于脑，或邪热内闭心包，神明受扰等均可发病。此外，用力勉强、气候骤变等可为本病诱因。发病后，元神之府血溢脉外，不循常道，脑络不通，窍闭不开，神明失用，出现头痛、神昏、肢瘫等症状，重者神明散乱，阴阳离绝而亡。

二、临床诊断

（一）辨病诊断

根据突发的剧烈头痛、脑膜刺激征阳性、恶心呕吐、伴或不伴意识障碍等典型症状及头颅 CT 检查一般可确诊 SAH。如果 CT 未发现异常或没有条件进行 CT 检查时，可结合腰椎穿刺 CSF 呈均匀一致血性、压力升高等特点考虑 SAH 诊断。

1. 症状

可因发病年龄，破裂血管的部位、大小及发病次数不同，临床表现各异，轻者可无明显症状体征，重者发病后即出现意识障碍，并在短期内死亡。突然发作的头痛是常见的起病方式，患者甚至能清楚地描述发病时间和情景；80%~90% 的患者头痛异常剧烈，呈胀痛或爆裂样疼痛，难以忍受，多称是"生平最重的头痛"，可为局限性或全头痛，持续不能缓解或进行性加重，其中新发生的头痛最有临床意义；有时上颈段也可出现疼痛，并可有面色苍白、全身冷汗；多伴有恶心、呕吐，呕吐常为喷射性、反复性；48%~81% 可有意识障碍，或烦躁、谵妄、幻觉等精神症状；少数出现部分性或全面性癫痫发作，甚至可为首发症状；也可以头昏、眩晕等症状起病。少数患者可有短暂或持久的局灶性神经体征，如偏瘫、失语、偏盲等，这些症状与出血引起的脑水肿、出血进入脑实质以及合并脑动脉痉挛导致脑梗死有关；若出血波及眼底可出现视力障碍。老年患者因反应迟钝、疼痛阈高及脑沟裂增宽，发病后甚至可无头痛，或头痛、脑膜刺激征等临床表现常不典型，或精神症状较明显，临床需高度警惕。

2. 体征

SAH 最具价值的体征是脑膜刺激征，即颈强直、Kernig 征和 Brudzinski 征阳性，发病数小时后可见脑膜刺激征阳性，持续 3~4 周，一般 Kernig 征早于颈强直征出现。脑膜刺激征有时是 SAH 唯一的临床表现，如不出现脑膜刺激征可能提示血量少，病情较轻；35%~60% 患者 Kernig 征阳性，临床需注意，老年人，尤其是 70 岁以上者此征明显减少。部分患者眼底镜检查可发现玻璃体膜下出血、视乳头水肿或视网膜出血，眼底出血有时可侵入房水而致视力严重减退或永久性视力障碍；少数可出现颅神经麻痹或局灶性神经功能缺损体征如动眼神经麻痹、轻偏瘫、失语或感觉障碍等。腹壁反射和膝反射减弱，可引出病理反射。起病时可有血压升高，1~2 天后可恢复正常，也可有心律失常；部分患者体温升高，一般在 39℃ 以下，发生率为 38.3%~78.4%，多发生于起病后 24~48 小时内，历时 1~2 周或以上。另外部分患者还可有面部充血、多汗、鼻出血和尿潴留等。

3. 主要并发症

常见的包括再出血、脑血管痉挛、急性非交通性脑积水和正常颅压脑积水等。

4. 辅助检查

（1）CT 和 MRI 检查　临床疑诊 SAH 时应首选 CT 检查，迅速、安全、敏感，利于早期做出诊断，并可判断或提示出血部位、出血量及血液分布情况。当 SAH 发病后数天 CT 检查的敏感性降低时，MRI 可发挥较大作用。在 AVM 引起的脑内血肿已经吸收后，MRI 检查可以提示动静脉畸形存在。对确诊 SAH 而数字减影血管造影（DSA）阴性的患者，可用 MRI 来检查其他引起 SAH 的原因。当颅内未发现出血原因时，应行脊柱 MRI 检查进一步排除脊髓海绵状血管瘤或 AVM 等。需注意 SAH 急性期通常不用 MRI 检查，不仅相对耗时，而且可能诱发再出血。

（2）腰椎穿刺　如果 CT 扫描结果为阴性，而临床又高度怀疑 SAH，如病情允许，行腰穿 CSF 检查；如果 CT 检查已明确诊断者则腰穿不作为临床常规检查。

（3）CT 血管成像和 MR 血管成像　CT 血管成像（CTA）检查比 DSA 更为快捷，创伤较小，尤其适用于危重患者，高性能的 CTA 对较大动脉瘤的灵敏度接近于 DSA，并可补充 DSA 的结果，确定动脉瘤瘤壁是否钙化、瘤腔内是否有血栓形成、动脉瘤与出血的关系以及动脉瘤位置与骨性标志的关系。

（4）脑血管造影　DSA 是确诊 SAH 病因，特别是颅内动脉瘤最有价值的方法。DSA 效果最好，被认为是临床明确有无动脉瘤的诊断金标准，可清楚显示动脉瘤的位置、大小与载瘤动脉的关系，有无血管痉挛等，并能清楚显示 AVM 和 Moyamoya 病。在条件具备、病情允许时应争取尽早行全脑血管造影，以明确出血原因，决定治疗方案和判断预后，但一般在出血 3 天内或 3~4 周后，以避开 CVS 和再出血的高峰期。

（5）经颅多普勒　经颅多普勒（TCD）一般作为非侵入性技术监测 SAH 后 CVS 情况，可动态检测颅内主要动脉流速，发现 CVS 倾向和痉挛程度。但 TCD 准确性极大依赖于操作者的技术水平，结果可靠性往往受到质疑。

（6）其他　血常规、凝血功能和肝功能等检查有助于寻找其他出血原因；心电图可显示 T 波高尖或明显倒置、PR 间期缩短和出现高 U 波等异常。

（二）辨证诊断

蛛网膜下腔出血常突然起病，患者多骤发头痛、眩晕、恶心、呕吐，严重时迅速出现神识不清，甚至暴亡。

1. 肝阳暴亢，气火冲脑

多在情志刺激或用力情况下，突然头痛，烈如刀劈，烦躁易怒，恶心呕吐，或颈部僵硬，甚或角弓反张，或见口眼歪斜，肢体瘫软，半身不遂，或见谵狂，神识昏蒙，或见面红目赤、口舌少津、大便秘结、小便自遗等。舌质红，苔黄腻，脉弦数而大。

辨证要点：发病突然，头痛剧烈，神志变化迅速，头颈强硬，恶心呕吐，常伴有神志、肢体症状。

2. 阴虚阳亢，化风上扰

平素多有头晕头痛、腰膝酸软，突发剧烈头痛，恶心呕吐，口干耳鸣，或见肢体麻木，视物昏蒙，或见肢体抽搐，口眼歪斜，或五心烦热，少寐多梦，或见神志昏迷。舌红少苔，脉弦细数。

辨证要点：平时有阴虚阳亢的头痛，头晕，失眠多梦，突发头痛神昏，或伴有肢体麻木，半身不遂，抽搐。舌红少苔，脉弦细数。

3. 痰浊上犯，蒙蔽清窍

剧烈头痛、头胀，突然昏仆，牙关紧闭，不省人事，或筋脉拘急，两手握固，静卧不动，痰涎壅盛，鼾声粗大不均或喉中痰鸣，可见半身不遂，肢体抽搐，或四肢不温，面色苍白，大便秘结，小便潴留。舌质淡，苔白腻或黄腻，脉弦滑数，或结代。

辨证要点：剧烈头痛，突然昏仆，静卧不动，痰涎壅盛，鼾声粗大。舌暗淡，脉弦滑数，或结代。

4. 邪热内闭，神明受扰

起病急骤，颈项强硬，突然昏仆，呼之不应，肢体痉挛拘急，口气臭秽，身热甚或高热不退，躁扰不宁，鼻鼾息鸣，或兼有半身不遂，肢体抽搐，甚或见呕血，便秘溲黄，舌质红绛，舌苔黄黑而干，脉弦数，亦可见促脉。

辨证要点：神识昏蒙，颈项强硬，身热不退，便秘溲黄。舌红绛，苔黄黑干燥，脉弦数，或见促脉。

5. 元气败脱，神明散乱

起病即发神识不清，病情变化急速，或由其他类型变证而来，神志昏迷较重，肢体瘫软，汗液淋漓，目合口开，手撒肢冷，气微息弱，面色苍白，二便自遗，舌痿不动，舌质紫暗，苔白滑，脉微弱。

辨证要点：不省人事，手撒肢软，气息微弱，舌痿不动，脉微欲绝。

三、鉴别诊断

（一）西医学鉴别诊断

突发剧烈头痛、恶心呕吐，并有脑膜刺激征，伴或不伴意识障碍、反应迟钝，检查无局灶性神经体征，高度提示 SAH 可能。如 CT 证实脑池和蛛网膜下腔高密度出血征象，腰穿提示 CSF 压力明显升高和血性 CSF，眼底检查玻璃体下片块状出血等临床可确诊。临床上应注意与以下疾病鉴别。

1. 颅内感染

一些颅内感染性疾病，如细菌性、真菌性、结核性和病毒性脑膜炎等均可有头痛、呕吐及脑膜刺激征、脑脊液中白细胞升高等表现，应注意与 SAH 鉴别。SAH 后发生化学性脑膜炎，CSF 白细胞增多，易与感染混淆，但后者发热在先，起病不如 SAH 突然，病程中 CSF 呈炎性改变而无血性改变。SAH 时脑脊液黄变和淋巴细胞增多时，易与结核性脑膜炎混淆，但后者 CSF 糖、氯降低，头部 CT 无出血样改变。

2. 偏头痛

部分偏头痛发作时也表现为突发剧烈头痛，伴恶心、呕吐、肢体瘫软，但无脑膜刺激征，其临床一般有反复发作史，CSF 检查及颅脑影像学检查可资鉴别。

3. 高血压脑病

高血压脑病呈急性剧烈头痛，可有肢体抽搐、意识障碍，起病特点与 SAH 相似，但最具特征的是血压极高，眼底呈现视乳头水肿、渗出、淤斑，无脑膜刺激征，无血性脑脊液，影像学检查无颅内出血。

4. 癫痫性头痛

癫痫性头痛多见于儿童，是间脑癫痫的一种类型，虽有发作性剧烈头痛、呕吐，但无脑膜刺激征及血性脑脊液，颅脑 MRI 检查一般无异常，脑电图呈癫痫波，抗癫痫药物治疗有效。

5. 颅内肿瘤

无论原发还是转移性颅内肿瘤，或瘤卒中，均可出现类似 SAH 头痛，甚至可出现脑膜刺激征、血性 CSF，但一般不如 SAH 剧烈、突然，呈进行性加重，结合既往病史及影像学检查可资鉴别。

6. 脑内出血

深昏迷时不易与 SAH 鉴别，尤其当 SAH 由基底动脉环上的动脉瘤破裂引起出血破入脑实质内时，则不易与脑内出血破入侧脑室及蛛网膜下腔区别开来。这种患者往往病情重，处于深昏迷状态，脑膜刺激征不明显，确诊需靠 CT 扫描，急性期过后再行脑血管造影确定动脉瘤的位置及大小。

7. 继发性脑梗死

脑动脉瘤破裂后该支动脉可因血流淤滞而形成血栓，或发生明显 CVS，引起缺血性脑梗死。在 SAH 症状缓解之后，又出现偏瘫、失语、偏身感觉障碍等局灶性定位征，可行脑血管造影证实脑血管阻塞或 CVS。

（二）中医学鉴别诊断

蛛网膜下腔出血多归属于"真头痛""中风""卒中"等病，当与普通头痛、痫证、痉证、厥证相鉴别。

四、临床治疗

（一）提高临床疗效的要素

1. 知常达变，随证立法，未病先防

蛛网膜下腔出血多因肝阳暴亢，气

火上冲于脑，或水不涵木，阴虚风动，气血逆乱，上犯于脑，冲击脉道，元神之府络破血溢脉外而发病。患者平素多阴阳失衡，阳热偏亢，或痰热内盛，复遇情志刺激，或劳力运作，或恣食辛热等动风化火，火热趋上，挟痰挟血，激荡血脉，上冲脑络，加之患者脑络先天禀赋不足，异于常人，故而发病。病情往往变化迅速，变证多端，临床应根据病情随证立法，未病先察，防患于未然。发病初期，风火相煽，多有化热趋势，一旦内热炽盛，则加重病情，出现神昏烦躁、大便秘结等症，在治疗时除滋水涵木、平肝息风外，又当灵活加减，佐以泻火解毒、通腑泄热之剂，涤除邪热；对于神志清醒者，及时辨治，使病邪速祛，气血平复，尽快恢复脏腑功能，防止邪气留恋，衍生变证；若痰热内闭，神昏较甚，身热不退，甚或呕血者，应知痰湿之邪易于阻滞经脉，致气血运行障碍，导致肢体不遂，治以清热化痰、开窍醒神时，酌以祛痰通络之剂，以防痰湿阻络日久，筋脉失养而致痿证等；若病甚，神明受扰，既要重剂祛邪，又不可过用戕伐之品，以免伤及正气，导致元神脱失，应佐以回阳救逆之品，固护正气。平素应加强调护，注重养生，以防为主。

2. 谨守病机，妙用活血祛瘀药

蛛网膜下腔出血急性期血溢脉外，瘀阻脑络，祛除瘀血在治疗和恢复中占有重要地位，旧血不去，新血不生，瘀血消散可改善脑组织循环，缓解病情，促进康复。急性期应用活血祛瘀药应慎重考虑，但若能准确辨证，把握时机，有的放矢，活血化瘀药物使用恰到好处，不仅可规避风险，还颇显神效，取得意想不到的效果，有利于促进临床康复，减少后遗症的发生。使用活血化瘀药时，君臣佐使配伍要适当，以缓和药力，防止出现偏性过重，也可选

用化瘀止血药，如三七、花蕊石、蒲黄、茜草、藕节等辨证加入。对于病情稳定，已行外科或介入治疗、血瘀症状明显的患者，则另当别论。

3. 见微知著，未雨绸缪，防闭转脱

患者辨证多存在肝阳暴亢、邪热炽盛等交互作用，鼓荡气血，造成脑络受损，轻者邪气滞于脑络，正气未衰，故见神志尚清，重者神机失用，不省人事，元神欲脱。治疗时应仔细观察病情变化，在正气未衰之时，及时调治，可逐渐痊愈康复。一旦延误治疗，错失良机，正气大伤，病变由浅入深，脏腑功能失调，气血衰微，阴阳离决，变为脱证，则病情危笃。因此在病情发展过程中，一定严密观察病情，任何变化都可能提示疾病的走向，神志由清醒渐转昏昧以至昏迷，则病情可能加重，此刻若能见证投药，逆转病机，或有效验；若昏迷患者继而出现四肢逆冷，全身汗出，气息微弱，二便自遗，是元神散乱，即将脱失的危候，当及时回阳救逆，以免阴阳离绝而亡。在治疗时，要见微知著，及早救治，以防止脱证等危候出现。

4. 中西合璧，标本兼顾，治病求本

蛛网膜下腔出血患者多存在动脉瘤或动脉畸形等脑血管异常因素，而现代临床检查设备的完善、外科学的发展及介入技术的成熟为其治疗创造了必不可少的条件。对临床考虑蛛网膜下腔出血的患者应尽快完善相关检查明确诊断，治疗上中西医方法并用，可迅速控制病情，提高疗效，改善患者预后。在控制临床症状的同时，应积极争取完善颅脑 DSA 等检查，必要时采取颅内动脉瘤或畸形血管的介入或外科治疗，彻底消除脑络异常的病因，对预防复发具有重要意义。故在临床诊疗过程中，我们当中西医合参互用，扬长避短，力求标本兼治。

（二）辨病治疗

SAH 急性期治疗目的是预防再出血，降低颅内压，防治继发性 CVS，减少并发症，寻找出血原因，治疗原发病和预防复发。SAH 急诊患者无论轻重应一律收入院诊治，并尽快查明病因，及早决定是否需外科治疗。

1. 一般处理及对症治疗

（1）保持生命体征稳定 SAH 确诊后应常规监护治疗，密切监测生命体征、临床症状和神经系统体征的变化；保持气道通畅，确保维持呼吸、循环系统功能正常。

（2）降低颅内压 在此期间一切可能引起血压和颅内压升高的因素均应尽量避免，包括用力排便、打喷嚏、情绪激动等，要避免大便秘结和尿潴留，便秘者可用开塞露、液状石蜡等药物协助排便。适当限制液体入量、防治低钠血症、抬高头位等都有助于降低颅内压。药物主要是用脱水剂，常用的有甘露醇、甘油果糖、呋塞米等，亦可酌情选用白蛋白；发生脑疝时可行颞下减压术和脑室引流；若脑内血肿体积较大时，应尽早手术清除血肿，以降低颅内压，抢救生命。

（3）对症治疗 头痛者予镇痛，烦躁者予镇静，咳嗽者予止咳，继发感染者使用抗生素治疗，注意慎用阿司匹林等可能影响凝血功能的非甾体类消炎镇痛药物，或吗啡、哌替啶等可能影响呼吸功能的药物。痫性发作时可以短期采用抗癫痫药物如地西泮、卡马西平或者丙戊酸钠等。维持电解质平衡，注意液体出入量，适当补液补钠、调整饮食，有效预防低钠血症。低钾血症也较常见，及时纠正可以避免引起或加重心律失常。

（4）加强护理 病室安静，温度、光线适宜，给予高纤维、高能量饮食，保持尿、便通畅；意识障碍者可留置胃管鼻饲，注意慎防呕吐物窒息和吸入性肺炎；尿潴留者留置导尿，注意预防尿路感染；采取勤翻身、肢体被动活动、气垫床等措施预防褥疮、坠积性肺炎、深静脉血栓形成等并发症。如果 DSA 检查证实无颅内动脉瘤，或者颅内动脉瘤已行手术或介入治疗，无再出血风险的可适当缩短卧床时间。

2. 预防再出血

（1）安静休息 绝对卧床 4~6 周，头部稍抬高，应用足量的止痛、安定和镇静剂，以保证患者安静休息；由于复发出血最多出现于发病的第 2~3 周，因此，在起病的头 3 周内更应强调绝对卧床，大小便及进食也不能起床；减少探视，避免用力和情绪刺激。

（2）调控血压 防止血压过高导致再出血，同时还要注意维持脑灌注压，应避免将血压突然降地太低。祛除疼痛等诱因后，如果平均动脉压 > 125mmHg 或收缩压 > 180mmHg，在血压监测下使用短效安全的降压药物，保持血压稳定在正常或者起病前水平。可选用钙离子通道阻滞剂、β 受体阻滞剂或 ACEI 类降压药等。

（3）抗纤溶药物 为了防止动脉瘤周围的血块溶解引起再度出血，可用抗纤维蛋白溶解剂，以抑制纤维蛋白溶解原的形成。常用 6- 氨基己酸（EACA），初次剂量 4~6g 溶于 100ml 生理盐水或 5% 葡萄糖注射液中静脉滴注（15~30 分钟），后一般维持静脉滴注，速度为 1g/h，维持 12~24 小时，之后每天输入 12~24g，持续 7~10 天，逐渐减量至 8g/d，共用 2~3 周；也可用止血芳酸（PAMBA），0.2~0.4g 加入生理盐水或 5% 葡萄糖注射液 100ml 中静脉滴注，2 次 / 天；亦可选用止血环酸（氨甲环酸），250~500mg 加入 5% 葡萄糖注射液中静脉滴注，每天 1~2 次。抗纤溶治疗可以降低再出血的发生率，但同时也增加 CVS 和脑梗死的发生率，建议与钙离子通道阻滞剂同时使用，同时需警惕治疗引起血栓相关疾病的风险，如静脉血栓、脑梗死、心肌梗死等。

（4）病变血管的处理

①血管内介入治疗：介入治疗无须开颅和全身麻醉，创伤小，近年来已经广泛应用于颅内动脉瘤检查和治疗。因介入操作过程中动脉瘤有破裂出血风险，故介入操作技术熟练水平要求较高，需做好充分准备；术前须控制血压，使用尼莫地平预防血管痉挛，行 DSA 检查确定动脉瘤部位及大小形态，选择栓塞材料行瘤体栓塞或者载瘤动脉闭塞术。此外，颅内 AVM 有适应证者也可以采用介入治疗闭塞病变动脉。

②外科手术：需要综合考虑动脉瘤的复杂性、手术难易程度、患者临床情况的分级等以决定手术时机。SAH 倾向于早期手术（3 天内）夹闭动脉瘤；一般 Hunt 和 Hess 分级 ≤ Ⅲ 级时多主张早期手术。Ⅳ、Ⅴ级患者经药物保守治疗情况好转后可行延迟性手术（10~14 天）。对 AVM 反复出血者，年轻患者、病变范围局限和曾有出血史的患者建议首选显微手术切除。

③立体定向放射治疗（γ- 刀治疗）：主要用于小型 AVM 以及栓塞或手术治疗后残余病灶的治疗。技术操作及设备要求较高，目前只有具备相关条件的医院才能开展。

3. 防治脑血管痉挛及脑缺血

（1）维持正常血压和血容量　扩容、血液稀释治疗有助于减轻 CVS。血压偏高者给予降压治疗；在治疗动脉瘤后，血压偏低者，可酌情停用或减量应用脱水和降压药物，也可予胶体溶液（白蛋白、血浆等）扩容升压，必要时使用升压药物如多巴胺静脉滴注。

（2）药物治疗　钙通道拮抗剂可减轻 CVS，最常使用的是尼莫地平，口服常用剂量为 40~60mg/d，3 次 / 天；也可静脉滴注

0.5~1.0mg/h，7~14 天为 1 个疗程，注意其有低血压的不良反应，必要时可酌情调整剂量。

症状性 CVS 可考虑行脑血管成形术和（或）选择性动脉内血管扩张器治疗，尤其是在升高血压治疗后还没有快速见到效果时，临床可视具体情况而定。

4. 防治脑积水

（1）药物治疗　与 SAH 相关的轻度急、慢性脑积水都应首先行药物治疗，可予乙酰唑胺片等药物减少 CSF 分泌，酌情选用甘露醇、呋塞米等。

（2）脑室穿刺 CSF 外引流术　CSF 外引流术适用于 SAH 后脑室积血扩张或形成铸型出现急性脑积水经内科治疗后症状仍进行性加剧或有意识障碍者，以及年老，心、肺、肾等内脏严重功能障碍，不能耐受开颅手术者；紧急脑室穿刺外引流术可以降低颅内压，改善脑脊液循环，减少梗阻性脑积水和 CVS 的发生，可使 50%~80% 的患者临床症状改善。

（3）CSF 分流术　慢性脑积水多数经内科治疗可逆转，如内科治疗无效或脑室 CSF 外引流效果不佳，CT 或 MRI 见脑室明显扩张者，可行脑室—心房或脑室—腹腔分流术，以防加重脑损害。

（三）辨证治疗

1. 辨证论治

（1）肝阳暴亢，气火冲脑

治法：平肝潜阳，息风降逆。

方药：镇肝息风汤加减。

龙骨 15g，牡蛎 15g，代赭石 30g，白芍 15g，天冬 15g，玄参 15g，龟甲 15g，牛膝 30g，川楝子 6g，茵陈 6g，麦芽 6g，甘草 6g。

若痰盛者，可加胆南星 15g、竹沥 10g 以清热化痰；若心中烦热者，加石膏 15g、栀子 10g 以清热除烦；若头痛重者，可加石

决明 20g、珍珠母 20g、川芎 15g 以行气镇痛；中风后遗有半身不遂、口眼歪斜等，可加桃仁 10g、红花 15g、丹参 20g、地龙 20g 以活血通络。

（2）阴虚阳亢，化风上扰

治法：补益肝肾，清热息风。

方药：天麻钩藤饮加减。

天麻 30g，钩藤 12g，石决明 18g，川牛膝 12g，益母草 9g，黄芩 9g，栀子 9g，杜仲 9g，桑寄生 9g，茯神 9g，首乌藤 9g。

眩晕、头痛剧者，可酌加羚羊角 10g、龙骨 10g、牡蛎 10g 以增强平肝潜阳息风之力；若肝火盛，口苦面赤，心烦易怒，加龙胆草 12g、夏枯草 9g 以增强清肝泻火之功；脉弦而细者，宜加地黄 15g、枸杞子 10g、何首乌 10g 以滋补肝肾。

（3）痰浊上犯，蒙蔽清窍

治法：涤痰开窍，平肝息风。

方药：涤痰汤加减。

胆南星 12g，半夏 12g，橘红 10g，枳实 10g，茯苓 10g，石菖蒲 5g，竹茹 6g，人参 6g，甘草 3g，生姜 5 片。

若四肢厥冷者，加桂枝 10g 以温阳通脉；若兼风象，加天麻 10g、钩藤 10g 以镇肝息风。

（4）邪热内闭，神明受扰

治法：清热解毒，开窍醒神。

方药：安宫牛黄丸加减。

牛黄 30g，郁金 30g，水牛角 30g，黄连 30g，朱砂 30g，冰片 7.5g，麝香 7.5g，珍珠 15g，栀子 30g，雄黄 30g，黄芩 30g。

上为极细末，炼老蜜为丸。口服，1 次 3g。用《温病条辨》清宫汤送服本方，可加强清心解毒之力；若温病初起，邪在肺卫，迅即逆传心包者，可用金银花 10g、薄荷 10g 或银翘散加减煎汤送服本方，以增强清热透解的作用；若邪陷心包，兼有腑实，症见神昏舌短、大便秘结、饮不解渴者，宜开窍与攻下并用，以安宫牛黄丸 2 粒化开，调大黄末 9g 内服，先服一半，不效再服；热闭证见脉虚，有内闭外脱之势者，急宜人参煎汤送服本方。

（5）元气败脱，神明散乱

治法：益气固脱，回阳救逆。

方药：参附汤加减。

人参 30g，附子 30g，生姜 10g。

若汗出不止者，可加炙黄芪 15g、龙骨 10g、牡蛎 10g、山茱萸 10g、五味子 10g 以益气敛汗；阳气恢复后，如又见面赤足冷、虚烦不安、脉极弱或突然脉大无根，可用地黄饮子或参附注射液或生脉注射液静脉滴注以益真阳。

2. 外治疗法

（1）针刺治疗

①突然昏迷、不省人事者，速刺人中、百会、风府、合谷、涌泉穴，强刺激开窍醒神；四肢抽搐者，针刺曲池、合谷、承山、太冲穴。

②昏迷见面色苍白、肢体瘫软、冷汗淋漓、四肢逆冷，属元气败脱、脑神散乱者，可针刺气海、关元穴，并用艾灸，以回阳救逆，敛汗固脱。

③牙关紧闭者针刺合谷、颊车；语言不利者针刺哑门、廉泉、关冲。

④醒脑开窍针法：以泻人中、双侧内关，补双侧三阴交为主。辅以泻极泉、委中、尺泽。吞咽困难者，加风池、翳风、完骨；手指握固者，加合谷。适用于窍闭神昏者。

（2）三棱针治疗

①突然昏迷者，可急刺十宣穴放血。

②舌强不语者，可针刺金津、玉液放血。

③如昏迷较深或为时过久，病较危重，取十二井穴、人中、太冲、委中、尺泽放血，以达通窍醒脑、清醒神志；高热者，配合大椎穴放血。

（3）灸法　神明散乱、元神欲脱者可

选关元、神阙、气海、足三里、百会等穴位，用灸法，其中神阙用隔盐灸。

（4）耳针　取心、肝、脑、皮质下、降压沟，一般用0.5寸毫针或揿针，直刺，留针30~60分钟，或选用王不留行籽贴压穴位，一般3~5天更换1次，10天为1个疗程。适用于急性期患者。

（5）穴位注射　一般取水沟、风池、合谷、曲池、太冲、丰隆、内关、劳宫、气海、关元等穴位，亦可辨证取穴。一般痰热重者可选用清开灵注射液，邪热重者可选用炎琥宁注射液，神昏者可选用清开灵注射液或醒脑静注射液，元神欲脱者可选用参附注射液，每次选用3~5穴，用注射器注射2~3ml药液，隔日1次，10次为1个疗程。目前穴位注射疗法在治疗SAH后遗症的应用研究较多，急性期应用的相对较少。

（6）拔罐疗法　恶心呕吐者，可选膻中、中脘、气海；神明散乱、元神欲脱者可选关元、神阙、气海，配合拔罐治疗。

（7）贴敷治疗

①可选乳香、没药、白芷、蓖麻子、肉桂、牛膝、石菖蒲等药物，亦可辨证选药，将药物研成细末，用醋或黄酒调成糊状，敷于肚脐（神阙穴）上，用敷贴固定，每晚1次，适用于SAH头痛甚者，可有助于缓解头痛，促进康复。

②吴茱萸散：吴茱萸60g，研成细末，用醋调成糊状，贴敷足心，每晚1次，7天为1个疗程，适用于SAH肝阳上亢者，尤其血压高者。

3. 成药应用

（1）安宫牛黄丸，每次1~2丸，每日1次，口服或鼻饲，适用于热闭神昏证。

（2）局方至宝丸，每次1丸，每日1次，口服或鼻饲，适用于高热痉厥者。

（3）紫雪散，每次1.5~3g，每日2次，口服或鼻饲，适用于热入心包、热动肝风证。

（4）苏合香丸，每次1丸，每日1~2次，口服或鼻饲，适用于痰浊阻窍证。

（5）醒脑静注射液，20~40ml加入液体250ml，静脉滴注，每日1~2次，适用于气血逆乱，脑脉瘀阻证。

（6）痰热清注射液，20~40ml加入5%葡萄糖注射液或0.9%氯化钠注射液250~500ml，静脉滴注，每日1次，适用于痰热壅盛证。

4. 单方验方

通关散：由猪牙皂、细辛、麝香、薄荷组成，具有开窍醒脑作用，每次取少许，吹入鼻孔内取嚏。适用于气闭昏厥证。[雷正一. 常见病的中成药治疗. 北京：中国中医药出版社，1997.]

五、预后转归

SAH预后与病因、年龄、动脉瘤部位、瘤体大小、出血量、血压升高与波动、是否及时治疗、手术时机选择、并发症等有关。一般情况下，如年龄 > 45岁、昏迷、收缩压高、动脉瘤大、位于大脑前动脉和椎基底动脉、出血量多、伴再出血及迟发性CVS等预后差。约12%的自发性SAH患者在未接受治疗时即已死亡，约20%入院后死亡，其中再出血及CVS是自发性SAH急性期主要死因和致残原因。存活患者一半以上遗留永久残疾，其中认知障碍最常见。原发性中脑周围出血患者症状较轻，CT表现为中脑或脑桥周围脑池积血，血管造影未发现动脉瘤或其他异常，一般不发生再出血或迟发性CVS等情况，临床预后良好。

近年来由于采取早期手术和积极防治CVS等措施方法，死亡率已显著下降，但据保守估计，仍至少1/4的SAH患者最终死亡。

六、预防调护

（一）预防

1. 起居有常

生活规律，日常穿衣及活动适应季节及气候变化，法于自然。平素劳逸结合，体育活动量力而行，可练习太极拳等调养身心，使气血调和，脏腑功能正常，身体康健。注意平素保持大便通畅。

2. 饮食有节

应戒酒、戒烟，对肥甘厚味及辛辣刺激性食物加以节制，每餐不可过饱，多食瓜果蔬菜，尤其老年人饮食应以清淡为主。

3. 调畅情志

增强自身修养，舒心养性，心态平和，遇事不惊。易怒之人，避免情志刺激，包括大喜、大悲、大惊等。若遇情志变化，及时劝解，使之情绪稳定。

4. 积极控制危险因素

定期体检，身体如有不适，及时就医。已明确高血压病、动脉硬化、凝血功能障碍者应积极治疗。对高度怀疑存在颅内动脉瘤者，应行相关检查明确；对已发现的血管异常，如脑动脉瘤和动静脉畸形等，应积极评估其风险，必要时行外科或介入等手段解除病因，防止破裂产生严重后果。

（二）调护

SAH 的调护对病情走向影响极大，往往关系到患者的预后和转归，临床应予足够重视。

1. 一般护理

急性期患者应绝对卧床休息 4~6 周，减少搬动，注意保暖，以防外感。神志清醒者，耐心劝导，防止情绪波动。昏迷者，保持呼吸道通畅，防止误吸和窒息，定时翻身和拍背以防发生褥疮和坠积性肺炎，必要行气管切开术及呼吸机辅助呼吸。一旦发生褥疮要进行褥疮护理，高热者要物理降温，必要时戴冰帽和冰敷，及时处理小便潴留和大便秘结。

2. 饮食

SAH 发病后要注意饮食的调养，无意识障碍者宜流质和半流质饮食，饮食宜清淡而营养丰富，应避免用力咀嚼食物，禁肥甘油腻及刺激性食物。昏迷不能进食者宜及早进行鼻饲流质饮食，以果汁、瘦肉汁、米汤、菜汁为宜。

七、专方选要

1. 育阴潜阳方

组成：生龙骨、生牡蛎各 30g，煅石决明 21g，灵磁石 12g，生玳瑁 9g，生龟甲 18g，红参 9g，熟川附子 9g，酸枣仁 12g，远志 3g。

服法：每日 1 剂，水煎服。

主治：功能育阴潜阳，引火归原，适用于阴虚阳亢证。［中国中医研究院. 蒲辅周医案. 北京：人民卫生出版社，2005.］

2. 两救固脱饮

组成：红参 5g，附子 3g，龟甲胶 3g，玳瑁 2g，山茱萸 10g，阿胶 3g，鸡子黄 1 个，胆南星 1 个。

服法：每日 1 剂，水煎服。

主治：功能固护元气，摄纳真阴。鼻饲或口服，发病即时给药，适用于脱证。［刘艳华，王健，任喜洁. 任继学教授治疗脑卒中 8 法. 长春中医药大学学报，2013，29（1）：164-165.］

3. 逐瘀安脑丸

组成：水蛭 10g，土鳖虫 10g，地龙 10g，桃仁 10g，凌霄花 10g，泽兰 10g，酒大黄 10g，川芎 10g，猪苓 10g，泽泻 10g。

服法：每日 1 剂，水煎服。

主治：功能逐瘀利水活血，使瘀化而津布，水利而毒解，神机复使。适用于出血性中风急性期。［吴林. 名老中医吴子辉

治疗出血性中风学术思想及临证经验. 辽宁中医杂志, 2012, 39（2）: 234-235.]

主要参考文献

[1] 徐跃峤, 王宁, 胡锦. 重症动脉瘤性蛛网膜下腔出血管理专家共识（2015）[J]. 中国脑血管病杂志, 2015, 12（4）: 215-224.

[2] 中华医学会神经病学分会. 中国蛛网膜下腔出血诊治指南 2019 [J]. 中华神经科杂志, 2019, 12: 1006-1021.

[3] 董漪, 郭珍妮, 李琦. 中国脑血管病临床管理指南（节选版）——蛛网膜下腔出血临床管理 [J]. 中国卒中杂志, 2019, 14（8）: 814-818.

[4] 陈灏珠, 林果为, 王吉耀. 实用内科学 [M]. 第 15 版. 北京: 人民卫生出版社, 2017.

第二十一节 急性脑梗死

急性脑梗死（AIS）系指脑供应血管由于各种原因引起相应血管的闭塞，并由此产生血管供应区脑功能损害和神经症状的一群临床综合征。脑卒中是一种急性脑血管卒中和出血性脑卒中，急性脑梗死属于缺血性脑卒中。根据原因不同可分为: ①脑血栓形成，包括动脉硬化性、血管炎性等所引起的动脉管腔狭窄，进而出现血管闭塞所致的供应血管区神经功能缺失症状群。②脑栓塞，由循环系统内部（如心脏、动脉粥样硬化斑块脱落）、其他非血液成分（如空气、脂肪、羊水）脱落而致脑供应血管阻塞；以及由于弥漫性脑内小动脉硬化，玻璃样变而致颅内小梗死灶（腔隙卒中）和弥漫性脑组织缺氧、缺血所产生的脑白质疏松症或动脉硬化脑白质脑病等。

可归为中医学"中风"范畴。

一、病因病机

（一）西医学认识

1. 流行病学

资料表明，我国城乡居民死亡的第二大原因是脑血管病，城市约为 100.6/10 万人，农村为 70.6/10 万人，位居恶性肿瘤之后，超过心脏病（第四位）死亡人数。现有流行病学资料显示，我国城镇脑血管病的年发病率、死亡率和时点患病率分别为 219/10 万、116/10 万和 719/10 万，农村地区分别为 185/10 万、142/10 万和 394/10 万。其中缺血性脑血管病占 59.8%（包括短暂性脑缺血发作、脑梗死）。

2. 病因

临床与实验研究均证明氧化低密度脂蛋白、脂蛋白（α）、同型半胱氨酸、内皮激活系统功能紊乱等是其形成的危险因素，且已证明载脂蛋白 E4 是中国男性缺血性脑卒中的危险因素，而亚甲基四氢叶酸还原酶基因 C677T 纯合子突变可能是脑卒中的易感基因之一。缺血性脑卒中主要病因见表 6-12。

3. 发病机制

脑的血液由颈动脉系统和椎基底动脉系统供应。颈动脉系统主要通过颈内动脉，以及它的分支眼动脉、后交通动脉、前脉络膜动脉、大脑前动脉及大脑中动脉供应眼球及大脑半球前 3/5 部分的血液。椎基底动脉系统主要通过两侧椎动脉、基底动脉、小脑上动脉、小脑前下动脉、小脑后下动脉和大脑后动脉供应大脑半球后 2/5 部分（枕叶和颞叶底部）、丘脑后半部、脑干、小脑的血液。两侧大脑前动脉之间由前交通动脉互相沟通，在脑底形成了一个脑的基底动脉环（Willlis 环）。

成人脑的重量约为 1400g，占总体重的 3% 左右，但心脏输出的血液有 16%~17%

表 6-12　缺血性脑卒中主要病因

类别	血管异常	心脏异常	血流异常
常见病	动脉粥样硬化；肌纤维发育异常；炎性疾病：巨细胞动脉炎、系统性红斑狼疮、结节性多动脉炎、肉芽肿性血管炎、梅毒性动脉炎、艾滋病（AIDS）；颈动脉或椎动脉内膜剥离；偏头痛；多发性进行性颅内血管闭塞（Moyamoya 综合征）；静脉或静脉窦血栓形成；药物滥用	附壁血栓、风湿性心脏病、心律失常、心内膜炎、二尖瓣脱垂、心房黏液瘤	血小板增多、红细胞增多症、镰状细胞病、白细胞增多、高凝状态

供应脑，每分钟有 350ml 血液经颈动脉进入脑部，通过椎基底动脉供应 100~200ml。脑是一个代谢非常旺盛的器官，但脑细胞几乎没有什么能源储备，需要循环不间断地供应氧和葡萄糖，要维持正常的脑功能，每 24 小时内需要不间断地供应 150g 葡萄糖和 72L 氧。脑对缺血、缺氧特别敏感，若血流完全被阻断，30 秒钟脑代谢开始改变，1 分钟后神经功能停止活动，5 分钟后因缺氧而开始一系列变化，最终导致死亡，若富含氧气的血流能很快重新恢复供应，此时损害可逆转。

健康成人的脑血流量（CBF）为每 100g 脑组织每分钟 40~50ml，正常情况下，平均动脉压在 70~110mmg 范围内波动。脑血管调节主要是体液调节，氧吸入使动脉内氧分压（PaO_2）升高，脑动脉收缩和 CBF 减少，动脉内二氧化碳分压（PaO_2）升高使脑血管扩张，CBF 增加，动脉内 $PaCO_2$ 升高，动脉血 pH 改变是扩张脑血管增加 CBF 的最强因素。

维持脑代谢的最低 CBF 为 20ml/100g/min，低于此水平就会引起脑缺血，最终造成脑梗死。脑动脉粥样硬化性闭塞或者血栓形成，是造成动脉粥样硬化性血栓性脑梗死的核心环节。动脉粥样硬化性闭塞，是在脑动脉粥样硬化所致的血管狭窄的基础上，动脉粥样硬化性斑块内的新生血管破裂形成血肿，血肿使斑块进一步肿大，进而闭塞血管腔，导致血流中断；或者因为斑块

表面的纤维帽破裂，斑块内的粥样物由破口溢出、入血，进入血流的坏死组织及脂质形成胆固醇栓子，引起下一级小动脉的阻塞。同时，破裂的粥样硬化性斑块处胶原暴露，进一步促进血栓形成。血栓形成通常发生在血管内皮损伤或者血流"湍流"部位（如血管分支处血流产生漩涡），血管内皮损伤和血流"湍流"是动脉血栓形成的主要病因，血小板激活并在损伤的动脉壁上黏附和聚集是动脉血栓形成的基础。

临床上溶栓药物应尽可能在 6 小时之内给予，使脑组织能及时得到血流，神经功能得到恢复。

（二）中医学认识

纵观中风病因病机学认识历程，内、外因在中风发病中所占地位一直是历代医家争论的焦点。中风病虽早在《内经》就有论述，后又经众多医家的阐发，但直至清代，将内风、外风相合而两纲立论才标志着完善的理论得以形成，即中风的发生，主要原因在于患者平素气血亏虚与心肝肾等脏阴阳失调，加之情志、饮食失宜，或房劳耗气伤精，或外邪侵袭等诱因，以致气血运行受阻，血瘀滞络，肌肤失养，或阴亏于下，肝阳上扰，气血上逆，挟痰挟火，横窜经隧，蒙蔽清窍而成。

在现代，中风病的病因病机认识有了长足的进步，强调内因，注重外因，总结

前人理论，形成了一系列新的病机理论。现代中医急诊专家陈绍宏教授，在继承李东垣"正气自虚"及张景岳"内伤积损"理论基础上，结合临床实践，提出本病的基本病机为"元气亏虚为本，气虚生瘀、血瘀生痰、痰郁化火、火极生风"，并制定了"复元醒脑、逐瘀化痰、泄热息风"的治法。这一治法在继承标本兼治治则的基础上，更重视扶正固本的治疗思路。

二、临床诊断

（一）辨病诊断

有高血压及动脉硬化，突然起病，在数小时、一到数日内达到高峰的脑局灶性损害症状患者，这些症状又符合脑部某一动脉血管供血区的功能缺损，无脑膜刺激征，临床上应考虑脑梗死之可能。结合影像学检查，如头颅 CT、MRI 等不难确诊。此外，应除外动脉炎、颅内原发性或转移性肿瘤的可能。

1. 临床表现

根据病变血管部位可以将脑梗死的患者临床表现分为以下几个综合征。

（1）大脑前动脉综合征　对侧下肢为主的偏身瘫痪和感觉缺失，以及因损害反射性排尿抑制引起急迫性排尿，临床不常见。

（2）大脑中动脉综合征　大脑中动脉病变临床最多见。大脑中动脉皮质支中上侧分支供应优势半球的语言表达区，皮质下侧分支则供应优势半球的语言感受区。大脑中动脉上侧皮质支损害时，出现以对侧面部、手和手臂为主的偏瘫及相应的偏身感觉缺失，但不伴有同向偏盲。如损害优势半球，可以损害语言的表达。单独大脑中动脉下侧皮质支病变少见，导致对侧同向偏盲，对侧肢体的图形、实体和空间感觉的障碍，可有穿着失用、疾病否认、

肢体失认、结构失用等显著的皮质感觉损害特征。如损害优势半球，可以损害语言的感受；如损害非优势半球，临床可出现急性精神混乱状态。大脑中动脉分叉处（分出皮质上下侧支和 / 或大脑中动脉）病变，临床症状重，常有意识障碍，合并上下侧皮质支综合征的表现，往往面部、上肢重于下肢，优势半球损害则完全性失语（表达和感受语言障碍）。大脑中动脉主干（发出豆状核纹状体动脉前支）损害，临床表现出整个大脑中动脉供血区的障碍，对侧偏身的瘫痪和感觉缺失，因内囊受损，上下肢损害程度无明显差异。

（3）颈内动脉综合征　颈内动脉来源于颈动脉，其分支包括大脑前动脉、大脑中动脉、眼动脉。颈动脉综合征的表现类似大脑中动脉综合征。缺血性脑血管病中约 1/5 为颅内或颅外段颈内动脉阻塞。部分患者在颈内动脉闭塞前，有短暂性脑缺血发作（TIA）或同侧眼动脉缺血导致一过性单眼黑蒙。

（4）大脑后动脉综合征　多发生在基底动脉的尖端，阻塞一侧或双侧大脑后动脉。临床表现为对侧视野的同向偏盲，而黄斑视力保存（黄斑视力的枕叶皮质由大脑中动脉和大脑后动脉双重供血）。出现眼球运动障碍，包括垂直性凝视麻痹、动眼神经麻痹、核间性眼肌麻痹和眼球垂直分离性斜视。如损害优势侧半球（多数是左侧）枕叶则出现特征性视觉失认。双侧大脑后动脉闭塞可引起皮质盲和记忆障碍。

（5）基底动脉综合征　基底动脉病变多累及多组分支动脉，临床表现不一致。基底动脉近端病变，可以出现单侧或双侧滑车神经麻痹、水平性眼球运动异常，并可有垂直性眼震和眼球沉浮，瞳孔缩小而对光反射存在，偏瘫或四肢瘫和昏迷少见。损害脑桥腹侧部，则称为闭锁综合征，即

出现四肢瘫痪，但意识完好，仅仅利用眼睛闭合和垂直眼球运动来示意。基底动脉远端的闭塞，影响中脑上行网状结构、丘脑和大脑脚，出现特征性的意识障碍和单侧或双侧动眼神经麻痹，偏瘫或四肢瘫，临床称为基底动脉尖综合征，多见于栓塞。

（6）椎基底动脉长旋分支综合征　椎基底动脉长旋分支是小脑后下动脉、小脑前下动脉和小脑上动脉。以小脑后下动脉闭塞导致的延髓背外侧综合征最为多见，表现为同侧小脑性共济失调、Horner 征和面部感觉缺失，对侧痛、温度觉损害，眼球震颤，眩晕，恶心呕吐，呃逆，吞咽困难和构音障碍，无运动障碍。小脑前下动脉闭塞导致脑桥下端外侧部损害，常见同侧面部肌肉瘫痪、凝视麻痹、耳聋和耳鸣，无 Honer 征、呃逆、吞咽困难和构音障碍。小脑上动脉闭塞，临床类似小脑前下动脉闭塞的表现，但是无听神经损害，而出现视动性眼球震颤和眼球反侧偏斜，对侧出现完全性感觉障碍（包括触、振动和位置觉）。

（7）腔隙性脑梗死　腔隙性脑梗死是指大脑半球或脑干深部的小穿支动脉，在长期高血压的基础上，血管壁发生病变，导致管腔狭窄甚至闭塞，形成小的梗死灶。常见的发病部位有核壳、尾状核、内囊、丘脑、脑桥等。Fisher 将本病的症状分为了21 种综合征，临床有 4 种综合征较为常见。

①纯运动性轻偏瘫：是最为常见的类型，约占 60%。同侧面部及肢体偏瘫，程度均匀，无感觉障碍、视野及语言病变。病灶常在内囊、放射冠或脑桥等处。

②构音障碍手笨拙综合征：约占 20%。临床表现为构音障碍，吞咽困难，对侧面瘫，手轻度无力或精细功能障碍，病变多位于脑桥基底节或者内囊。

③纯感觉性卒中：约占 10%。临床表现为偏身感觉障碍，或感觉异常。其病变

部位位于丘脑腹后外侧核。

④共济失调性轻偏瘫：表现为偏瘫，同时合并瘫痪侧的肢体共济失调，多是下肢重于上肢，其病变位于脑桥基底节、内囊或皮质下白质。

腔隙性脑梗死常反复发作，形成多发性腔隙性脑梗死，多累及双侧皮质层脊髓和皮质脑干束，出现假性延髓麻痹、痴呆、认知功能障碍等表现。

2. 辅助检查

头部 CT 检查可发现低密度改变，并有助于鉴别出血性卒中和脑梗死。但是在发病 24 小时内 CT 梗死病灶信号不明显。头颅 MRI 的敏感性更高，特别是弥散 MRI 技术使临床能在超早期发现脑内缺血损害，6 小时内弥散 MRI 阳性率达 100%，对于小病灶、脑干病灶以及新旧病灶的区分更为重要。

周围血淋巴细胞在急性期可有轻度升高。半数患者血清总胆固醇、甘油三酯等有不同程度异常，不少患者伴血糖升高。

（二）辨证诊断

脑梗死患者出现偏瘫、构音障碍、吞咽困难、共济失调，甚至昏迷等症状，属于中医"中风病"的范畴。

中风病辨证，首先根据有无意识障碍分为中脏腑、中经络两类进行辨证论治。强调病证结合，方证相应，注意根据病情和证候的变化动态地进行辨证论治。

三、鉴别诊断

（一）西医学鉴别诊断

应结合影像学资料，与脑出血、脱髓鞘病、脑炎、脑囊虫病以及转移性瘤卒中等疾病相鉴别（表 6-13）。

（二）中医学鉴别诊断

需与口僻、厥证、痉证、痿证、痫证

等相鉴别。

1. 与口僻鉴别

口僻俗称"吊线风"，主要症状是口眼歪斜，但常伴耳后疼痛，口角流涎，言语不清，而无半身不遂或神志障碍等表现，多因正气不足，风邪入脉络，气血痹阻所致。

2. 与厥证鉴别

厥证神昏时间短，发作时常伴有四肢逆冷，移动时多可以自行苏醒，醒后无半身不遂、口角歪斜、言语不利等表现。

3. 与痉证鉴别

痉证以四肢抽搐、项背强直、角弓反张为主症，无明显半身不遂、口角歪斜等症状。痉证抽搐时间较长，中风抽搐时间较短；痉证多在抽搐后出现神昏，中风常见神昏后抽搐。

4. 与痿证鉴别

痿证可以有肢体瘫痪、活动无力等类中风的表现；痿证一般起病缓慢，双下肢瘫痪或四肢瘫痪，或肌肉萎缩为多见；中风起病较急，且以偏瘫不遂为主。痿证起病时无神昏，中风常有不同程度的神昏。

5. 与痫证鉴别

痫证起病急骤，突然昏仆，常出现阵发性的神志异常，倒地时口中作声，四肢抽搐，口吐白沫，中风多无；痫证神昏多短暂，移动时可自行苏醒，醒后如常人，

表 6–13　脑血管病鉴别要点

临床鉴别要点	缺血性卒中		出血性脑卒中	
	脑血栓	脑栓塞	脑出血	蛛网膜下腔出血
发病年龄	老年（60岁以上）	青壮年	中老年（50~60岁）	不定
发病情况	安静、休息时	不定	活动、激动时	活动、激动时
发病缓急	较缓（小时、日）	最急（秒、分）	急（分、小时）	急（分）
头痛（意识清时）和呕吐	多无	多无	常有，早期呕吐	剧烈头痛
意识障碍	多无或较轻	多无或较轻	常有，进行性加重	无或有谵妄
局灶体征（偏瘫、失语、颅神经麻痹等）	明显，常成为患者主诉	明显，常成为患者主诉	常有，但患者意识不清，不能诉述或不易检查	常无或偶有轻偏瘫及动眼神经麻痹
脑膜刺激征	多无	多无	偶有	明显
高血压病史	有或无	无	常见	无
常见病因	动脉粥样硬化	心脏病、瓣膜病	高血压	动脉瘤或动静脉畸形破裂
CT	脑内低密度区	脑内低密度区	脑内高密度区	蛛网膜下腔或脑室内高密度区
MRI	T_1W 低信号区；T_2W 稍高信号区	T_1W 低信号区；T_2W 稍高信号区	T_1W 脑内高信号区 T_2W 脑内高信号区	T_1W 蛛网膜下腔或脑室内高信号区
DSA	可见阻塞的血管	可见阻塞的血管	可见破裂的血管	可见动静脉畸形或动脉瘤

可反复发作，中风神昏持续时间长，症状严重，难以自行恢复，中风后多有半身不遂、口眼歪斜等症状。

四、临床治疗

（一）提高临床疗效的要素

1. 临证时，正确使用通下之法

中风患者常因瘀热内阻，腑气不通出现腹满、便秘、小便不通等症，邪热上扰，神机失用，应及时使用通腑泄热之法，使大便畅通，痰热下泄，有助于邪从下泄，则神识可清，危象可解；元气亏虚者慎用。

2. 中风急性期痰瘀同治是常法

痰是人体津液不足或水液代谢失常而形成的病理产物。瘀是人体血行不畅，瘀滞胶着不去的病理表现。痰瘀同源，二者可共患，相互转化以至痰瘀交结，正如《景岳全书》所言："津凝血败，皆化为痰。"中风临证常见眩晕、语謇、吞咽障碍、舌苔厚腻，可给予涤痰开窍之半夏白术天麻汤、涤痰汤等，或加海藻、白芥子等。祛瘀临证则常用水蛭、地龙、三七、毛冬青等破血逐瘀程度不同之品。打破痰瘀交结，有助于逆转中风病机，最终使得脑脉流通，清阳之气输布，恢复各项功能。

3. 中风后遗症口眼歪斜的治法

中风后遗症多系风痰阻于络道所致，治疗宜祛风、排痰、通络，方选牵正散加减。

（二）辨病治疗

治疗原则：要注意超早期和急性期的处理，重视对患者进行整体化的治疗和个体化治疗相结合。针对不同病情、不同发病原因，采取有针对性的措施。总的来说，急性期的治疗主要是通过两个途径来实现，即溶解血栓和脑保护治疗。

1. 一般治疗

（1）卧床休息，注意对皮肤、口腔及尿道的护理；保持呼吸道通畅，有意识障碍的患者，应给予气道支持及辅助通气；患肢进行运动训练，避免发生深静脉血栓和肺栓塞。

（2）调控血压　血压过高可积极应用降压药物迅速、平稳地降低血压到治疗所需水平，血压过低时需要升压药物维持血压。脑梗死患者对血压的控制需要在维持脑灌注的基础上予以调控，收缩压小于180mmHg或舒张压小于110mmHg，不需要降血压治疗，收缩压大于185mmHg或舒张压大于115mmHg考虑降压治疗，平均动脉压应控制在110mmHg以下。

（3）控制血糖　高血糖和低血糖都能加重缺血性脑损伤，一般使血糖控制在8.3mmol/L以下。

（4）吞咽困难的处理　目的是为了防止吸入性肺炎，可进食软食、糊状或冻状的黏稠食物，进食后保持坐立位0.5~1小时。对于频繁呕吐、胃肠功能减弱或有严重的应激性溃疡者，可给予肠外营养，补充葡萄糖、氨基酸及脂肪乳。如果需要长时间采用鼻饲，应考虑采用经皮胃管。

（5）肺炎的处理　卒中合并肺炎的发病率约为5.6%，误吸是导致卒中合并肺炎的主要原因，肺炎是导致卒中患者死亡的主要原因之一。针对此类情况需要积极处理，平卧时头偏向一侧，经常变换体位，定时翻身拍背，加强康复训练，同时积极地予以呼吸支持及抗生素治疗。

（6）上消化道出血　上消化道出血是脑卒中急性期临床上较常见的严重并发症，病死率高，是由于胃、十二指肠黏膜出血糜烂和急性溃疡所致。出血的处理包括①胃内灌洗，冰盐水中加入去甲肾上腺素，或者冰盐水中加入凝血酶，吞服云南白药等。②使用制酸止血药物，如奥美拉唑持续给药或西咪替丁静脉点滴。③防止休克，及时补充血容量，可输注全血或红细胞成分输血。以上治疗无效时，可在必要情况下行胃镜下止血或手术止血。

（7）水、电解质平衡紊乱　卒中后由于神经内分泌功能紊乱、意识障碍、进食减少、呕吐、中枢性高热等原因，常并发水、电解质的紊乱，进一步加重脑组织的损伤，危及生命。此时需要监测电解质的基本情况，根据电解质情况实施对症处理及防治措施，出现各种类型的电解质紊乱后，需要按照电解质补充原则予以补充相应成分。

（8）心脏损害　脑卒中合并心脏损害是脑心综合征的表现之一，发生机制不明确，可能与血管循环有关。在脑卒中早期应密切观察患者的生命体征，必要时行动态心肌酶谱监测，及时发现心脏损伤，并予以必要处理，使之安全度过急性期。

2. 溶栓治疗

急性脑梗死超早期溶栓治疗的目的是通过使闭塞的动脉再通，恢复梗死区的血供，尽可能降低缺血半暗带脑组织的缺血损伤，使部分神经功能得到恢复。目前认为有效抢救半暗带组织的时间窗为发病 4.5 小时内，包括静脉溶栓和动脉溶栓。

（1）静脉溶栓　明确的证据表明，缺血性卒中发病 4.5 小时内应用重组组织型纤溶酶原激活物（rt-PA），不仅显著降低患者死亡和严重残疾的风险，而且还明显改善卒中后生存者的生活质量；发病 6 小时内经静脉应用尿激酶（UK）相对安全有效。

（2）动脉溶栓　因大脑中动脉闭塞导致严重脑卒中且不适合静脉溶栓的患者，在发病 6 小时内可考虑行动脉溶栓。对于急性基底动脉阻塞的患者也可考虑动脉溶栓。其他类型缺血性卒中的动脉溶栓尚未得到充分的证据证实。

3. 抗血小板治疗

阿司匹林是唯一经过系统评价的治疗急性缺血性脑卒中的口服抗血小板药物。指南推荐发病后 48 小时内开始接受口服阿司匹林，并给予负荷量（150~300mg/d），不推荐其他抗血小板药物（单用或联用）用于治疗急性缺血性脑卒中。

4. 抗凝治疗

对大多数急性缺血性脑卒中患者，不推荐无选择地早期进行抗凝治疗。特殊情况下溶栓后还需抗凝者，应在溶栓 24 小时后使用抗凝剂。常见药物有肝素、低分子肝素及华法林，对于抗凝疗法的有效性和安全性目前仍有争议。

5. 降纤治疗

降解血中的纤维蛋白原，增加纤溶系统的活性，抑制血栓形成，常用的药物有巴曲酶、降纤酶等。

6. 降低颅内压

脑水肿发生在缺血性脑梗死最初的 24~48 小时内，水肿的高峰期发生在发病后的 3~5 天，大面积脑梗死时有明显的颅内压升高，需要进行脱水降颅压治疗。

7. 其他治疗

对缺血性脑卒中治疗可能有一定效果的其他方法，如扩容或血液稀释、神经保护剂及一些使用钙通道阻滞剂进行扩血管的治疗研究，因没有确切的证据证明其对急性脑梗死的治疗是安全有效的，当前不推荐常规用于缺血性卒中的急性期治疗，在临床工作中可酌情使用。

8. 介入治疗

颈动脉内膜切除术对颈动脉狭窄超过 70% 的患者有效。介入性治疗包括颅内血管经皮腔内血管成形术及血管内支架植入术等，其与溶栓治疗的结合已经越来越受到重视。

（三）辨证论治

1. 辨证论治

参见本章急性脑出血辨证论治。

2. 外治疗法

参见本章急性脑出血相应部分。

3. 成药应用

（1）脑心通胶囊，每次 2~4 粒，每日 3 次，口服。适用于气虚血滞、脉络瘀阻所致中风病中经络者。

（2）中风醒脑液，每次 30~50ml，每 6 小时 1 次，口服或鼻饲，适用于出血急性期。

（3）醒脑静注射液，20~40ml 加入液体 250ml，静脉滴注，每日 1~2 次。适用于气血逆乱，脑脉瘀阻证。

（4）通心络胶囊，每次 2~4 粒，每日 3 次，口服。适用于气虚血瘀络阻型中风病。

（5）注射用血栓通，每次 200~500mg，用 5% 葡萄糖注射液或 0.9% 氯化钠注射液 250~500ml 稀释，静脉滴注，每日 1 次。适用于中风偏瘫瘀血阻络证。

4. 单方验方

化痰息风逐瘀汤：半夏 12g，天麻 10g，橘红 10g，芥子 6g，茯苓 9g，杏仁 10g，石菖蒲 10g，荷叶 30g，泽兰 30g，川芎 12g，穿山甲 6g。每日 1 剂，水煎 2 次，取汁 200ml，分早、晚 2 次口服。适用于风痰瘀阻证。［赵莹雪. 化痰息风逐瘀汤治疗脑梗死合并阻塞性睡眠呼吸暂停低通气综合征临床研究. 中医学报，2013，28（11）：1729-1730.］

五、预后转归

脑梗死的预后转归需要根据其分型判断，对于动脉粥样硬化性血栓性脑梗死其急性期的病死率为 5%~15%。存活的患者中，致残率约为 50%。影响预后的因素较多，最重要的是神经功能缺损的严重程度，其他还包括患者的年龄及卒中的病因。脑栓塞急性期的病死率为 5%~15%，多死于严重脑水肿引起的脑疝、肺炎和心衰等。脑栓塞容易复发，10%~20% 在 10 天内发生第

2 次栓塞，复发者病死率升高。腔隙性、脑分水岭脑梗死预后较好，病死率和致残率较低，但容易复发。

六、预防调护

（一）预防

因急性脑梗死与脑出血同属脑血管疾病，二者发病的颅内血管病理生理学基础类似，其预防调护的主要措施包括高血压的调控、心脏疾病的诊治、糖尿病的控制、高脂血症的改善、戒烟忌酒、颈动脉狭窄的处理、控制肥胖以及其他危险因素（高同型半胱氨酸血症、代谢综合征、缺乏体育活动、饮食营养不合理、口服避孕药、促凝危险因素）的改善等，具体内容参照本章急性脑出血相关部分。

（二）调护

在防治急性脑梗死的过程中首先需要适当的休息，同时应识别中风先兆，及时处理。

1. 休息

卧床休息，保持呼吸道通畅，有意识障碍的患者，应及时将口鼻咽分泌物吸出，确保呼吸道通畅，给予气道支持及辅助通气，烦躁不安者可应用适量的镇静药；观察生命体征，注意意识障碍、瞳孔改变和神经系统定位体征的变化。注意对皮肤、口腔及尿道的护理，定期翻身，防治褥疮。便秘者可应用缓泻药。注意保持营养、水、电解质、酸碱的平衡等。患肢早期进行康复训练，防止深静脉血栓和肺栓塞的发生等。

2. 饮食

昏迷或有吞咽困难者应在发病早期鼻饲适量食物，维持患者肠内营养，以流质饮食为主。

七、专方选要

1.益气化痰通络方

组成：黄芪 100g，石菖蒲 20g，海藻 20g，全蝎 20g，蜈蚣 10g。语言不利者加郁金 20g，吞咽困难者加淫羊藿 20g，大便不畅者加枳实 20g。

服法：每日 1 剂，水煎服。

主治：气虚痰瘀证。[张洁，蔡华珠，张六通. 益气化痰通络方治疗急性脑梗死的临床研究. 中国中医急症，2014，23（7）：1222-1223.]

2.扶阳方

组成：制附子 20g，石菖蒲 20g，桂枝 15g，苍术 15g，淫羊藿 15g，三七 15g，大黄 10g。

服法：每日 1 剂，水煎服。

主治：阳虚证。[莫雪妮，唐农，蒋春丽，等. 扶阳方治疗脑梗死临床研究. 新中医，2014，46（3）：55-57.]

3.疏脑通肢汤

组成：黄芪 25g，淫羊藿 10g，当归 15g，赤芍 12g，丹参 10g，桃仁 10g，鸡血藤 20g，毛冬青 10g，乌梢蛇 12g，地龙 12g。

服法：每日 1 剂，水煎服。

主治：脑梗死急性期患者。[陈泳烨，胡先畅，徐爱平. 疏脑通肢汤治疗脑梗死急性期的临床研究. 湖北中医杂志. 2014，36（1）：11-12.]

主要参考文献

[1] 国家卫生计生委防治工程委员会. 中国脑卒中流行报告：2015 [M]. 北京：中国协和医科大学出版社，2015.

[2] 中华医学会神经病学分会，中华医学会神经病学分会脑血管病学组. 中国急性缺血性脑卒中诊治指南 2018 [J]. 中华神经科杂志，2018，51（9）：666-682.

[3] 中国中西医结合学会神经科专业委员会. 中国脑梗死中西医结合诊治指南（2017）[J]. 中国中西医结合杂志，2018，38（2）：136-144.

[4] 中国老年医学学会急诊医学分会，中华医学会急诊医学分会卒中学组，中国卒中学会急救医学分会. 急性缺血性脑卒中急诊急救中国专家共识（2018）[J]. 临床急诊杂志，2018，19（6）：351-359.

第二十二节　癫痫持续发作

癫痫是一组由已知或未知病因引起的脑神经元反复高度同步化并自限性异常放电所导致的慢性脑功能障碍综合征。其临床表现具有反复性、短暂性、重复性和刻板性的特点。临床上每次发作称为癫痫发作，在癫痫中，由特定症状和体征组成的特定癫痫现象称为癫痫综合征。

癫痫持续状态（SE）或称癫痫状态，是癫痫连续发作之间意识未完全恢复又频繁再发，或发作持续 30 分钟以上不自行停止。癫痫持续状态是急危重症，若不及时治疗，可因高热、循环衰竭或神经元兴奋毒性损伤导致不可逆的脑损伤甚至死亡。

癫痫在中医学中属"痫证"范畴。

一、病因病机

（一）西医学认识

1.流行病学

国内流行病学资料显示，我国癫痫的年发病率约为 23/10 万，患病率为 3.6‰~7.0‰，估算我国每年新增癫痫患者约 30 余万人，癫痫患者的总人数在 900 万以上。我国活动性癫痫患病率为 4.6‰。我国癫痫患者的死亡率在 2.42/10 万~7.82/10 万，其中因其他疾病或其他原因死亡的占 80%，而真正因癫痫死亡的只占 20%。癫痫持续状态是神经科常见的急重症之一，占癫痫患者的 2.6%~6.0%，10%~20% 的儿童癫痫患者至少曾有 1 次癫痫持续状态。9% 的癫痫儿童以持续状态为首发症状。SE 死亡率高达 5%~20%，生存者中 48% 出现精神发育迟滞，37% 有神经功能缺损，其中 9% 神经功能缺损直接来源于癫痫持续状态。

2. 病因

癫痫持续状态可由原发性及继发性原因引起，其中以继发性多见，包括中枢神经系统感染（如流行性脑脊髓膜炎、流行性乙型脑炎、结核性脑膜炎、脑寄生虫病等），脑病（如重型肺炎、败血症、中毒性菌痢、恶性疟疾等并发的中毒性脑病等），缺氧（如围产儿缺氧、缺血性脑病、溺水、一氧化碳中毒等），颅脑外伤，中枢神经畸形（如脑穿通畸形、积水性无脑、前脑无裂、小脑畸形、大脑发育不全、巨脑畸形、胼胝体发育不良及血管畸形等），中毒（如化学性毒物、药物、有毒动植物等），先天性代谢性疾患，变性、脱髓鞘疾病（如苯丙酮尿症、高氨血症、半乳糖血症、糖尿病、低血糖症、肝肾功能衰竭、抗利尿激素不适当分泌综合征、低钠血症、低钙血症、多发性硬化、亚急性硬化性全脑炎等及众多遗传病等）。原发性癫痫持续状态（占 20%~30%）为目前不明的 SE，可能多与遗传因素有关。

3. 发病机制

癫痫持续状态与癫痫的发病机制同样十分复杂，与大脑神经的异常放电与神经递质、离子通道、神经胶质细胞、突触联系、遗传及免疫等的异常有密切联系。

4. 病理生理变化

（1）脑代谢变化　在癫痫发作头几分钟的代偿期内，大脑氧代谢率增加 60%~80%，葡萄糖、糖原的消耗和分解率增加 50%；癫痫持续状态时脑内氧和糖代谢大大增加，为细胞膜离子泵提供三磷酸腺苷（ATP）以维持膜电位的极化状态，保证神经元反复去极化，此时由于脑部能量代谢以无氧酵解为主，故产生的 ATP 少，而反复去极化大量消耗 ATP，当 ATP 大量减少时即导致神经元坏死为失代偿期。

（2）脑生理生化变化　SE 发作时细胞膜内外离子稳态遭到破坏，神经元能量合成障碍，能量耗竭，离子泵功能障碍，神经元兴奋性改变导致神经元反复自动去极化，突触外环境改变有助于 SE 的扩布和维持；癫痫发作加重，癫痫持续发作 20 分钟后，各种酶、神经递质、氨基酸及有关化合物迅速变化，谷氨酸和门冬氨酸大量释放；细胞内钙离子超载，SE 触发突触前释放大量活化的谷氨酸和 N- 甲基 -D- 天冬氨酸（NMDA），与突触后 NMDA 受体结合导致受体依赖性钙通道开放，并激活钙离子依赖酶如蛋白酶、磷脂酶等，导致脑水肿甚至神经元坏死。

（3）脑血流量改变　初期为适应发作代谢增加需要脑血流量增加，但癫痫持续状态开始后脑血管自身调节功能障碍，脑血流增加是通过全身动脉压升高达到的，由于全身肌肉抽搐引起大量乳酸堆积，形成乳酸酸中毒，使外周血管对儿茶酚胺反应性降低，儿茶酚胺耗竭及外周血管儿茶酚胺脱敏，导致全身动脉压下降，出现后期脑血流量减少，而后缺氧致脑小血管痉挛，形成脑水肿及继发颅内高压，甚至脑疝形成。因此癫痫持续发作后脑损伤是严重的，可引起继发性脑萎缩及暂时性发作后瘫痪（Todd 瘫痪），或发生偏侧惊厥 - 偏瘫 - 癫痫，即 HHE 综合征，也可造成慢性癫痫及永久性脑功能障碍后遗症。

（4）组织病理改变　癫痫持续状态脑部损害主要见于全面性强直阵挛 SE，其发作超过 60 分钟，大脑皮层、丘脑、中脑、海马、杏仁核和小脑均可产生部分永久性细胞损害。动物实验发现非惊厥性发作、部分性发作及边缘系统发作的持续状态均可引起脑部病理损害。

（5）躯体并发症　癫痫持续状态会合并呼吸性酸中毒、乳酸性酸中毒、糖代谢紊乱、血管调节紊乱、心律失常、颅内高压、高热、低血压、休克等各种并发症；部分患者持续抽搐，骨骼肌强直收缩导致大量肌纤维坏死溶解和大量肌红蛋白沉积在肾小管引起肾小管坏死和高钾血症；部分年轻患者合并高排出性心功能衰竭；老年人常合并吸入性肺炎、急性肺水肿，继而发生心、脑、肝、肾、肺多器官功能衰竭，发作持续时间越长，多脏器功能衰竭越严重。

（二）中医学认识

1.病因病机

（1）先天因素　痫证始发于幼年者，与先天因素有密切关系，所谓"病从胎气而得之"。前人多责之于"在母腹中时，其母有所大惊"，若母体突受惊恐，一则导致精伤而肾亏，所谓"恐则精却"，母体精气耗伤，必使胎儿发育异常，出生后易发痫证。

（2）七情失调　主要责之惊恐，由于突受大惊大恐，造成气机逆乱，而损伤脏腑，肝肾受损，易致阴不敛阳而生热生风，脾胃受损，则精微不布，痰浊内聚，经由诱因诱发，痰浊或随气逆，或随火炎，或随风动，蒙蔽心神清窍，而作痫。小儿脏腑娇嫩，元气未充，神气怯弱，或素蕴风痰而易因惊恐发为痫证。

（3）脑部外伤　跌仆外伤或出生时难产均可导致颅脑受伤，使神志逆乱，昏不知人，气血瘀阻，络脉不和则肢体抽搐发为痫证。

此外，因感受六淫之邪，饮食失调，他病之后均可致脏腑受损，积痰内伏，遇劳作过度，生活起居失调，即气机逆乱而触动积痰，痰浊上扰，闭塞心窍，壅塞经络发为痫证。癫痫发作的轻重程度与风火痰瘀的盛衰、正气的强弱有密切关系，若痫证久治不愈，乃致正气愈虚，风火痰瘀益盛，愈发愈频，则正气愈亏，互为因果，乃成痼疾。出现癫痫持续状态时，多呈现正气虚衰，风火痰瘀愈结愈深，临床表现为持续不省人事，频频抽搐，伴面红身热、躁动不安、息粗痰鸣、呕吐频频，甚则面色苍白、汗出肢冷、鼻鼾息微、脉微欲绝等证候。

2.病位

痫证病位在脑，与心、肝、脾、肾关系密切。

3.病性

痫证的病性比较复杂，但多为虚实兼杂之证。虚多为气虚、阴虚，实多为风、痰、热、瘀。

4.证候转化

痫证的病机转化取决于正气的盛衰及邪中之深浅。发病初期，正气尚足，邪中较浅，预后良。痫证痰浊不化，火热不清，日久则损伤正气，转化为虚实夹杂证。痫证总的病势是由实转虚，虚实互见。初起痰瘀阻滞，继则伤及心、脾，最终导致肝肾阴虚。

综上，癫痫及癫痫持续状态均属于痫证范畴，其病位在脑，与心、肝、脾、肾关系密切，正气亏虚及脏腑功能失调是主要的病理基础，先天遗传与后天所伤是其致病因素，由痰、火、瘀为内风触动，致气血逆乱，清窍蒙闭发为此病。

二、临床诊断

（一）辨病诊断

1.常见临床类型和表现

癫痫持续状态的分类见表6-14。

表 6-14　癫痫持续状态的分类

癫痫持续状态分类

全面性癫痫持续状态
全面性强直 – 阵挛癫痫持续状态
强直性癫痫持续状态
肌阵挛癫痫持续状态
阵挛性癫痫持续状态
失神性癫痫持续状态
局灶性癫痫持续状态
Kojevnikov 部分性持续性癫痫
持续性先兆
边缘性癫痫持续状态（精神运动性癫痫持续状态）
伴偏侧轻瘫的偏侧抽搐状态

（1）全面性癫痫持续状态　在发作开始时即有双侧半球受累，多伴有意识障碍。运动性症状是双侧性的。发作期脑电图（EEG）最初为双侧半球广泛性放电。类型包括强直 – 阵挛 SE、强直性 SE、肌阵挛 SE、阵挛性 SE、失神性 SE。

（2）局灶性癫痫持续状态　局灶性癫痫发作又称部分性癫痫发作，是由脑皮质某一区域的病灶造成的，由于损害区域不同而出现不同类型，故其临床表现有一定的定位意义。根据发作时有无意识的改变而分为简单部分性发作（无意识障碍）和复杂部分性发作（有意识障碍），二者都可以继发全面性发作。包括 Kojevnikov 部分性持续性癫痫、持续性先兆、边缘性癫痫持续状态、伴偏侧轻瘫的偏侧抽搐状态。

（3）新生儿癫痫持续状态　表现多样，不典型，多为轻微抽动，肢体奇异的强直动作，常由一个肢体转至另一肢体或半身抽动，发作时呼吸暂停，意识不清，EEG可见特征性异常，1~4Hz 慢波夹杂棘波或2~6Hz 节律性棘慢波综合，强直发作呈 δ 波，阵挛性发作有棘波、尖波表现。

2. 诊断要点

（1）诊断步骤和程序　癫痫持续状态和癫痫目前都还没有诊断的金标准。SE 诊断首先需判断是否是癫痫，其次要确定其发作所属类型，最后找出病因及脑损伤程度。详细、完整、准确、清晰的病史，临床特征，体格检查，脑电图检查及有关实验室检查是最重要的诊断依据。对于只见发作，多种检查结果均显示无异常的患者，主要依据临床表现，典型的发作对确诊有决定性意义，而对于没有典型发作的患者，临床诊断有赖于详尽的病史询问与体检；脑电图检查对 SE 诊断和分型有不可取代的重要作用。

（2）病史采集　完整的病史包括发作史、出生史、生长发育史、热性惊厥病史、家族史等，能够为诊断癫痫提供更多的线索（表 6-15）。

表 6-15　癫痫诊断的重要病史资料

主要病史

现病史
　首次发作的年龄
　发作频率（每年、每月、每周或每日多少次）
　发作时的状态或诱因（觉醒、困倦、睡眠、饥饿或其他特殊诱发因素）
　发作开始时的症状（先兆，或最初的感觉或运动性表现）
　发作的演变过程
　发作时观察到的表现（姿势、肌张力、运动症状、自主神经症状、自动症等）
　发作时的意识状态（知觉和反应性）
　发作持续的时间（有无持续状态病史）
　发作后表现（嗜睡、朦胧、Todd 瘫痪、失语、遗忘、头痛或立即恢复正常）
　有无其他形式的发作
　是否服用抗癫痫药物，服用种类、剂量、疗程及疗效
　发病后有无精神运动发育倒退或认知损失
既往史和家族史
　有无围产期脑损伤病史
　有无中枢神经系统其他病史（感染、外伤等）
　有无新生儿惊厥及高热惊厥史
　家族中有无癫痫、高热惊厥、偏头痛、睡眠障碍及其他神经系统疾病史

（3）体格检查　包括一般内科系统

查体和神经系统查体。重点放在神经系统方面，包括患者的精神状态和智能、语言能力、眼底检查等。体格检查对癫痫的病因诊断有一定帮助，病理征可提示脑损伤情况。

（4）辅助检查

①脑电图：脑电图（EEG）反映大脑电活动，是诊断癫痫和癫痫发作的最重要手段，并且有助于癫痫的分类。临床怀疑癫痫的病例应进行 EEG 检查，癫痫的典型脑电图表现是棘波、尖波、棘 - 慢或尖 - 慢复合波。不同类型的癫痫，脑电图表现不同。在发作间隙期 50% 以上的患者借助脑电图可以发现各种痫样放电。但有少数癫痫患者脑电图检查可始终正常，而 1%~5% 的正常人也可记录到痫样放电，故应正确认识 EEG 的价值和局限性。

②脑磁图：脑磁图（MEG）是新发展起来的一种无创性的脑功能检测技术，其原理是检测皮质神经元容积传导电流产生的磁场变化，与 EEG 可以互补，可应用于癫痫源的定位以及功能区定位，不是常规检查。

③神经影像学检查：包括 CT、MRI、单光子发射计算机断层扫描（SPECT）、正电子发射断层扫描（PET）和磁共振波谱（MRS）等。CT 能够发现较为粗大的结构异常，但难以发现细微的结构异常，多在急性癫痫发作时，或发现大脑有可疑的钙化和无法进行 MRI 检查的情况下应用。MRI 对于癫痫的病因诊断有很高的提示价值，特别是对于难治性癫痫的评估，特定的成像技术对于发现特定的结构异常有效，例如海马硬化的发现。SPECT 是通过向体内注射能够发射 γ 射线的放射性示踪药物后，检测体内 γ 射线的发射来进行成像的技术，能反映脑灌注的情况，可作为难治性癫痫的术前定位的辅助方法。癫痫源在发作间歇期 SPECT 为低灌注，发作期为高灌注。PET 通过标记示踪剂反映其在大脑中的分布，可以定量分析特定的生物化学过程，在癫痫源的定位中，目前临床常用示踪剂为 18F 标记 2- 脱氧葡萄糖（FDG），观测局部脑代谢变化。MRS 利用存在于不同生化物质中的相同原子核在磁场下共振频率有差别的原理，以光谱的形式区分不同的生化物质加以分析，提供癫痫患者脑生化代谢状态的信息，有助于定位癫痫源。其中临床应用最多的是磁共振质子波谱。

目前应用于癫痫领域的影像学检查越来越多，很多检查仅仅针对特殊目的，如病因学诊断、术前评估等，而并非常规检查，如 SPECT、PET、MRS、fMRI 等。在临床实践中，应该熟悉每一种技术的特点，根据不同的临床要求和现实条件选择相应检查。

（5）其他实验室检查

①血液学检查：包括血常规、血糖、电解质、血钙等方面的检查，能够帮助寻找病因。血液学检查还用于对药物不良反应的检测，常用的监测指标包括血常规和肝肾功能等。

②尿液检查：包括尿常规及遗传代谢病的筛查，如怀疑苯丙酮尿症，应进行尿三氯化铁试验。

③脑脊液检查：主要为排除颅内感染等疾病。除常规、生化、细菌培养涂片外，还应做支原体、弓形体、巨细胞病毒、单纯疱疹病毒、囊虫病等病因检查及注意异常白细胞的细胞学检查。

④遗传学检查：尽管目前发现一部分癫痫与遗传相关，特别是某些特殊癫痫类型，但是目前医学发展的阶段还不能利用遗传学手段常规诊断癫痫。通过遗传学检测预测癫痫的发生风险和通过遗传学的发现指导治疗的研究也在进一步的探索之中。腰穿脑脊液检查及遗传学检查并非癫痫的

常规检查。

⑤其他检查：针对临床可疑的病因，可以根据临床需要或者现实条件进行相对应的其他特异性检查，例如，对于怀疑中毒导致癫痫发作的病例，可以进行毒物筛查，怀疑存在代谢障碍的病例，进行相关的检查等。

（二）辨证诊断

痫证辨证需辨病情轻重，决定病情轻重看两个方面：一是发作的时间，二是发作间隔时间。发作持续时间长、间隔时间短则病重，发作持续时间短、间隔时间久则病轻。辨证候虚实，痫证的发作期多以邪实为主或实中夹虚，休止期多虚或虚中夹实；阳痫发作多实，阴痫发作多虚，其中风痰闭阻、痰火扰神属实，心脾两虚、肝肾阴虚属虚。痫证辨证根据发作时期分为发作期、恢复期及休止期。癫痫持续状态属痫证发作期。痫证的分型如下。

1. 发作期

（1）阳痫 发病前多有眩晕、头胀痛、胸闷乏力等先兆症状，或无明显先兆症状，旋即仆倒，不省人事，面色潮红、紫红，继之转为青紫或苍白，口唇青紫，牙关紧闭，两目上视，项背强直，四肢抽搐，口吐涎沫，或喉中痰鸣，或发怪叫，甚则二便自遗。苏醒后除感疲乏、头痛外，一如常人，舌质红，苔多白腻或黄腻，脉弦数或弦滑。

辨证要点：不省人事，牙关紧闭，两目上视，四肢抽搐，喉中痰鸣或发怪叫，舌红，苔白腻或黄腻，脉弦数或弦滑。

（2）阴痫 发作时面色晦暗青灰而黄，手足清冷，双眼半开半合，昏聩，僵卧拘急，或抽搐发作，口吐涎沫，一般口不啼叫，或声音微小。也有仅见呆木无知，不闻不见，不动不语，或动作中断，手中物件落地，或头突然向前倾下，又迅速抬起，

或二目上吊数秒至数分钟恢复，病发后对上述症状全然无知。多一日频作十数次或数十次。醒后周身疲乏，或如常人，舌质淡，苔白腻，脉多沉细或沉迟。

辨证要点：双眼半开，僵卧拘急，或抽搐，或呆木无知，或动作中断，或头突倾下，发后对上症无知，舌淡，苔白腻，脉沉细或沉迟。

（3）脱证 持续不省人事，频频抽搐，偏阳衰者伴面色苍白，汗出肢冷，鼻鼾息微，脉微欲绝；偏阴竭者伴面红身热，躁动不安，息粗痰鸣，呕吐频频。

辨证要点：持续不省人事，或汗出肢冷，或面红身热，躁动不安，脉微欲绝。

2. 恢复期

（1）痰火扰神证 急躁易怒，心烦失眠，咳痰不爽，口苦咽干，便秘溲黄，甚则彻夜难眠，目赤，舌红，苔黄腻，脉多沉弦滑而数。

辨证要点：急躁易怒，口苦咽干，目赤，舌红，苔黄腻，脉沉弦滑而数。

（2）风痰闭阻证 眩晕，胸闷，乏力，痰多，情绪低落，舌质红，苔白腻，脉弦滑有力。

辨证要点：眩晕，痰多，舌红，苔白腻，脉弦滑有力。

3. 休止期

（1）心脾两虚证 反复发病不愈，神疲乏力，心悸失眠，面色苍白，体瘦，纳呆，大便溏薄，舌质淡，苔白腻，脉沉细。

辨证要点：反复发作，心悸失眠，纳呆，大便溏薄，舌淡，苔白腻，脉沉细。

（2）肝肾阴虚证 痫证频作，神思恍惚，面色晦暗，头晕目眩，两目干涩，耳轮焦枯不泽，健忘失眠，腰膝酸软，大便干燥，舌红，苔薄黄，脉沉细而数。

辨证要点：痫证频作，头晕目眩，健忘失眠，腰膝酸软，舌红，苔黄，脉沉细而数。

三、鉴别诊断

（一）西医学鉴别诊断

临床应与以下几类发作性疾病相鉴别。

1. 晕厥

晕厥为短暂性全脑血流灌注不足导致的瞬时意识丧失，主要由血管功能失调或心血管疾病引起，多有明显诱因，如剧痛、情绪激动、久站、胸内压骤然升高等。晕厥发作一般先有头昏、恶心、胸闷、黑蒙等先兆，跌倒较缓慢，伴面色苍白、出汗、脉搏微弱，少数可伴尿失禁、短暂抽搐，抽搐多发于意识丧失10秒后，持续时间短，强度较弱。晕厥引起的意识丧失一般不超过15秒。

2. 假性癫痫发作

多有情绪和心理因素，发作形式不典型，发作时间相对长，一般不伴舌咬伤、摔伤和尿失禁，脑电图正常。伴有过度换气的惊恐发作或焦虑发作可能出现感觉症状、抽搐等，运动症状不同步、对称。

3. 短暂性脑缺血发作

短暂性脑缺血发作（TIA）为脑局部血流灌注不足所致的短暂性功能障碍，表现为功能缺失的症状，肢体的瘫痪或感觉减退。多见于中老年患者，多伴有明显的脑血管疾病征象。脑电图无痫样放电。

4. 偏头痛

偏头痛的视觉先兆和偶尔出现的感觉异常需与部分性发作鉴别。偏头痛的先兆症状持续时间较长，程度较重，多伴恶心和呕吐。常有头痛发作史和家族史。

5. 睡眠障碍

包括发作性睡病、睡眠呼吸暂停、夜惊、梦游、梦魇、快速眼动期行为障碍等，睡眠障碍多持续时间相对长，发生在睡眠期间或者在睡眠转换期间，发作时意识多不清醒。发作内容包含运动、行为等内容。

睡眠脑电图监测有意义。

6. 器质性疾病引起的发作性症状

心脏病所致晕厥等可通过心脏的检查鉴别；严重大脑损伤出现的脑干强直发作表现为角弓反张样，在临床分析的基础上，EEG能够及时地排除；破伤风引起的痉挛性发作其病史、发作的表现、EEG表现等均能提供有价值的鉴别。

7. 多发性抽动症

多发于儿童和青少年，主要表现为不自主的反复快速的一个部位或者多个部位肌肉的抽动，多伴有发声（喉部肌肉抽动），在临床上容易与肌阵挛发作混淆。肌阵挛多表现为双侧全面性，多发生于睡醒后，罕有发声，发作期和发作间歇期EEG能够鉴别。

此外，在儿童、成人中尚存在许多非痫性发作，如屏气发作、遗尿、磨牙、梦魇、腹痛、低血糖发作等。多数可通过病史和必要的检查鉴别。癫痫持续状态同样需要与假性癫痫持续状态及其他非痫性发作相鉴别，根据其发作特点鉴别。

（二）中医学鉴别诊断

中医痫证当与痉证、惊风、癫、狂、厥证、中风等相鉴别。

1. 痫证与痉证

《诸病源候论》中指出："病发时身软，时醒者谓之痫，身强直反张如尸，不时醒者谓之痉。"后世医家对此做了更进一步的区分，如《仁斋小儿方论》中鉴别为："四体柔软，发而时醒者为痫；若一身强硬，终日不醒，则为痉痓矣。"从以上描述中可以看出，痉证虽与痫证可同见四肢抽搐、项背反张等症，但却是两个概念不同的病证。

2. 痫证与惊风

痫与惊风在隋唐以前一直是混同的，但纵观古籍，多数医家认为惊与痫是两种不同的疾病。我们现代认为特别是10岁以上小儿若出现发热惊厥的话，要考虑癫痫可能。明清以后，痫与惊风，尤其是与急惊风的区别更加明确：一是惊风发作3次为痫；二则是惊风多伴有热，不呈反复发作，原发病愈则惊风止；三则痫多伴有喉中痰声辘辘、口中有异声等。

3. 痫证与癫、狂

王肯堂在《证治准绳》曰："癫者或狂或愚，或歌或笑，或悲或泣，如醉如痴，言语有头无尾，秽洁不知，积年累月不愈，俗呼心风，此志愿高大而不遂所欲者，多有之。狂者，病之发时，猖狂刚暴，如伤寒阳明大实发狂，骂詈不避亲疏，甚则登高而歌，弃衣而走，逾垣上屋，非力所能，或与人语所未尝见之事，如有邪依附者是也。痫病发则昏不知人，眩仆倒地，不省高下，甚而瘛疭抽掣，目上视，或口眼歪斜，或口作六畜之声。"可见癫狂主要表现为精神神志方面的改变，而痫证主要为发作性抽搐、昏仆倒地等。

4. 痫证与厥证

厥乃昏厥、四肢逆冷，与痫证虽均以突然昏倒、不省人事、发作后在短时间内逐渐清醒、醒后如常人、不留后遗症为发病特点，但无痫证之抽搐、痰鸣、口中异声及反复发作等症。

5. 痫证与中风

痫证重证应与中风病相鉴别，本病重证与中风病均有突然仆倒、昏不知人的主症，但本病无半身不遂、口舌歪斜等症；而中风病亦无口吐涎沫、两目上视或病作怪叫等症，以资鉴别。

四、临床治疗

（一）提高临床疗效的要素

1. 积极控制发作为当务之急

癫痫持续状态应积极控制发作，以尽快终止发作为主，一般应在发作的30分钟内终止发作，同时应注意保护神经元。

2. 积极查找病因，去除诱发因素，防止再发及加重

癫痫及SE并非单一病因所致，而是病因各不相同的一组疾病，其预后及转归很大程度上取决于潜在的病因等因素，故应积极查询病因，根据病因对应给药治疗。存在明确促发因素的发作，如停服药物、酒精戒断、代谢紊乱或有其他特定促发因素的，积极治疗其潜在的代谢性疾病及其他诱发疾病可纠正或去除诱因而控制发作。

3. 根据癫痫发作及SE的分类指导药物选择

根据发作类型和综合征分类选择抗癫痫药物是癫痫治疗的基本原则。同时还应考虑以下因素：禁忌证、不良反应、血药浓度时间、服药次数及恰当的剂型、特殊治疗人群（如育龄妇女、儿童、老人）的需要、药物之间的相互作用等。选药原则见表6-16。

4. 中西医合璧，针药并用

因癫痫持续状态病情危急，可先予针刺、中药注射剂、中成药等促其苏醒，控制抽搐，然后再采用息风涤痰定惊，佐以扶正等治法投以中药煎剂，以防癫痫再发。中医辨证中药煎剂治疗宜按标本缓急原则，癫痫持续状态早期以痰涎壅塞、抽搐有力之邪实为主症者，当治标为主。若癫痫持续时间较长，虚实相杂者，当标本兼顾。因病情急骤，中药煎剂应据具体病情给予鼻饲或待患者苏醒后给予，并可适时地使用息风定痫通腑的中药煎剂保留灌肠。在癫痫持续状态过程中，任何时候都应以维持生命为先，必须严密注意患者生命体征，危重患者采用中西医结合治疗。

（二）辨病治疗

全面性惊厥性癫痫持续状态治疗如下。

表 6-16　根据发作类型的选药原则

发作类型	一线药物	二线药物	可以考虑的药物	可能加重发作的药物
强直-阵挛发作	丙戊酸钠	左乙拉西坦 托吡酯	苯妥英钠 苯巴比妥	—
失神发作	丙戊酸钠 拉莫三嗪	托吡酯	—	卡马西平 奥卡西平 苯巴比妥 加巴喷丁
肌阵挛发作	丙戊酸钠 托吡酯	左乙拉西坦 氯硝西泮 拉莫三嗪	—	卡马西平 奥卡西平 苯妥英钠 加巴喷丁
强直发作	丙戊酸钠	左乙拉西坦 氯硝西泮 拉莫三嗪 托吡酯	苯巴比妥 苯妥英钠	卡马西平 奥卡西平
失张力发作	丙戊酸钠 拉莫三嗪	左乙拉西坦 托吡酯 氯硝西泮	苯巴比妥	卡马西平 奥卡西平
部分性发作 （伴有或不伴有继发 全身强直阵挛发作）	卡马西平 丙戊酸钠 奥卡西平 拉莫三嗪	左乙拉西坦 加巴喷丁 托吡酯 唑尼沙胺	苯妥英钠 苯巴比妥	—

1. 一般措施

（1）保持呼吸道通畅，吸氧，监测生命体征　使患者平卧，迅速松解衣扣、腰带等束缚，并扶持好抽搐肢体，以免跌碰伤，将头偏向一侧，用开口器或缠纱布的压舌板置于患者上下白齿之间，以防咬伤舌体或口颊部，有活动性假牙应及时取出；吸出口腔内唾液、食物残渣和呼吸道分泌物。迅速吸氧，严密观察患者脉搏、呼吸、血压和体温等生命体征变化，若全身抽搐尤要注意患者的呼吸变化，如呼吸未能恢复，应立即行人工呼吸辅助恢复，必要时行气管切开或呼吸机辅助通气。

（2）建立大静脉输液通路。

（3）对症治疗，维持生命体征和内环境的稳定。

（4）根据具体情况进行实验室检查，如全血细胞计数、尿常规、肝功能、血糖、血钙、凝血功能、血气分析、抗癫痫药物（AEDs）血药浓度监测等。

2. 控制癫痫发作

（1）地西泮　为首选药物。其优点是作用快，1~3 分钟即可生效。缺点是作用持续时间较短。其主要不良反应是呼吸抑制。如在巴比妥类、水合氯醛、副醛等药物应用之后，再用地西泮，不良反应会更加明显。具体用法为儿童 0.2~0.5mg/kg，最大剂量不超过 10mg，或按（岁数＋1）mg 计算，如 1 岁 2mg。以每分钟 1~2mg 的速度缓慢静脉注射。如因小儿用量少不容易控制注射速度，可将原液稀释后注射。原液稀释后常出现混浊，但不影响疗效。如在静脉注射过程中发作停止，剩余药液不必继续注入。成人首次静脉注射 10~20mg，注射

速度 < 2~5mg/min，如癫痫持续或复发可于 15 分钟后重复给药，或将 100~200mg 地西泮溶于 5% 葡萄糖溶液中，于 12 小时内缓慢静脉滴注。

（2）劳拉西泮　静脉注射，成人推荐用药剂量为 4mg 缓慢注射，注射速度 < 2mg/min，如果癫痫持续或复发可于 10~15 分钟后按相同剂量重复给药；如再经 10~15 分钟后仍无效，需采取其他措施。12 小时内用量一般不超过 8mg。12 岁以下小儿安全性与剂量尚未确定。18 岁以下的患者不推荐静脉注射本药。抗癫痫作用维持时间比地西泮长。

（3）苯妥英钠　成人静脉注射每次 150~250mg，注射速度 < 50mg/min，必要时 30 分钟后可再次静脉注射 100~150mg，1 日总量不超过 500mg。静脉滴注用量为 16.4 ± 2.7mg/kg。小儿常用量为静脉注射 5mg/kg 或按体表面积 250mg/m²，1 次或分 2 次注射。静脉注射速度过快易导致房室传导阻滞、低血压、心动过缓，甚至心跳骤停、呼吸抑制。有引起结节性动脉周围炎的报道。注意监测心电图及血压。达峰时间比地西泮长，15~30 分钟，无呼吸抑制。

（4）磷苯妥英　为苯妥英钠前体药，药理特性与苯妥英钠相同，应用剂量相等。水溶性，局部刺激小。

（5）苯巴比妥　成人静脉注射每次 200~250mg，注射速度 < 60mg/min，必要时 6 小时重复 1 次。极量每次 250mg，每日 500mg。可引起抑制呼吸、低血压，如已经应用地西泮，则增加呼吸抑制的风险。静脉注射应选用较粗的静脉，减少局部刺激，否则可能引起血栓形成。应避免药物外渗或注入动脉内，外渗可引起组织化学性损伤，注入动脉内则可引起局部动脉痉挛、剧痛，甚至发生肢端坏疽。

（6）丙戊酸钠　丙戊酸钠注射液 15~30mg/kg 静脉推注后，以 1mg/kg/h 速度静脉滴注维持。

（7）水合氯醛　10% 水合氯醛 20~30ml 加等量植物油保留灌肠。

（8）利多卡因　主要用于地西泮静脉注射无效者，用量为 2~4mg/kg，加入 10% 葡萄糖内，以 50mg/kg/h 速度静脉滴注。心脏传导阻滞及心动过缓者慎用，必要时进行心电监测。

3. 超过 30 分钟终止发作的治疗

（1）请专科医生会诊、治疗，如有条件进入癫痫加强单元或 ICU 治疗；必要时请麻醉科协助治疗。

（2）进行 EEG 监测。

4. 维持治疗

在应用上述方法控制发作后，应立即应用长效苯巴比妥 0.1~0.2g 肌内注射，每 8 小时一次，巩固和维持疗效。同时，根据发作类型选用口服 AEDs，必要时可鼻饲给药，达有效血药浓度后逐渐停止肌内注射苯巴比妥。

5. 病因治疗

确定病因和进行病因治疗。

6. 治疗中的评价

（1）多数病例需 EEG 检查，在等待 EEG 结果时，不应延迟治疗。

（2）如患者临床发作活动停止，意识恢复，不需 EEG 监测。

（3）如抽搐停止，而意识状态未迅速恢复，应做 EEG，以明确电发作活动是否停止。

（三）辨证治疗

1. 分证论治

曾世荣《活幼心书》曾把癫痫分为"阳痫"和"阴痫"两种，易于掌握又实用。同样，癫痫持续状态也可以阴阳为纲来诊治。癫痫持续状态早期以痰涎壅塞、抽搐有力之邪实为主症者，当以治标为主。若癫痫持续时间较长，虚实相杂者，当标本兼顾。

发作期

（1）阳痫

治法：急以开窍醒神，继以泻热涤痰息风。

方药：急以针刺人中、十宣、合谷等穴醒神开窍，发作时灌服安宫牛黄丸，苏醒后服用黄连解毒汤合定痫丸加减。

黄芩10g，黄连10g，黄柏10g，栀子15g，天麻15g，川贝母10g，半夏15g，茯苓20g，茯神20g，胆南星15g，石菖蒲30g，全蝎15g，甘草6g，僵蚕15g，琥珀20g，陈皮15g，远志20g，丹参30g，麦冬15，朱砂20g，生姜15g，竹沥20g。

热甚者可选用安宫牛黄丸或紫雪丹；大便秘结者加生大黄、芒硝、枳实、厚朴。

（2）阴痫

治法：急以开窍醒神，继以温化寒痰。

方药：急以针刺人中、十宣穴开窍醒神，继用参附注射液静脉滴注，或灌服五生饮合二陈汤。

天南星15g，半夏15g，白附子30g（先煎），制川乌15g（先煎），黑豆15g，橘红15g，茯苓20g，甘草6g，生姜15g，乌梅15g。

时有恶心欲呕者加生姜、苏梗、竹茹；胸闷痰多者，加瓜蒌、枳实、胆南星；纳差便溏者加党参、炮姜、诃子。痫证重症，持续不省人事，频频抽搐者，属病情危重，应予以中西医结合抢救治疗，注意及时防治其急性并发症。偏阳衰者，见面色苍白、汗出肢冷、鼻鼾息微、脉微欲绝等，可辅以参附注射液静脉滴注；偏阴虚者，见面红身热、躁动不安、息粗痰鸣、呕吐频频等，可辅以参麦注射液静脉滴注；抽搐甚者可予紫雪丹，或配合针灸疗法，促其苏醒。

（3）脱证

偏阳衰者，急以开窍醒神，回阳救逆，予用独参汤灌服苏合香丸，加用参附注射

液静脉推注或静脉滴注；阴竭者，急以开窍醒神，养阴清热，予灌服安宫牛黄丸、参麦注射液静脉推注或清开灵注射液静脉滴注。抽搐严重者，灌服紫雪丹；喉中痰声沥沥者，用竹沥膏开水化溶后灌服。

恢复期

（1）痰火扰神证

治法：清热泻火，化痰开窍。

方药：涤痰汤合龙胆泻肝汤加减。

法半夏15g，制天南星15g，橘红15g，枳实15g，茯苓20g，人参15g，石菖蒲30g，竹茹20g，甘草6g，生姜15g，大枣2枚，龙胆草30g，黄芩15g，栀子15g，泽泻15g，木通15g，车前子20g，当归15g，地黄30g，柴胡15g。

若痰火壅实，大便秘结，可用竹沥达痰丸以祛痰泻火通腑。

（2）风痰闭阻证

治法：涤痰息风，开窍定痫。

方药：定痫丸加减。

天麻15g，川贝母10g，半夏15g，茯苓20g，茯神20g，胆南星15g，石菖蒲30g，全蝎15g，甘草6g，僵蚕15g，琥珀20g，陈皮15g，远志20g，丹参30g，麦冬15g，朱砂20g，生姜15g，竹沥20g。

久病频发者，加人参调补正气。

休止期

（1）心脾两虚证

治法：补益心脾。

方药：六君子汤合温胆汤加减。

人参20g，半夏15g，茯苓15g，陈皮15g，白术20g，甘草6g，竹茹15g，枳实15g。

痰浊盛，呕吐痰涎者，加胆南星、瓜蒌、旋覆花；便溏者，加薏苡仁、白扁豆、炮姜等；脘腹胀满，饮食难下者，加神曲、谷芽、麦芽；兼见心脾气血两虚者，合归脾汤加减；若精神不振，久而不复，宜服河车大造丸。

（2）肝肾阴虚证

治法：滋养肝肾，潜阳安神。

方药：大补元煎加减。

人参20g，山药30g，熟地黄30g，杜仲30g，当归15g，山茱萸30g，枸杞子30g，炙甘草6g。

若痫证日久不愈，而见神志恍惚、恐惧、抑郁、焦虑，可合甘麦大枣汤。

上述各证型中均可在辨证处方中，加入全蝎、蜈蚣等虫类药物，以息风止痉镇痛。一般以研粉吞服为宜，每服1~1.5g，日服2次。如全蝎、蜈蚣并用，可各服0.5~1g，日服2次。小儿剂量酌减。痫证常与气血瘀滞有关，尤以外伤引起本病证者多见，故可配合丹参、红花、桃仁、川芎等活血化瘀之品。

2. 外治疗法

（1）针刺治疗　癫痫发作期速刺人中、百会、内关、合谷、太冲，施泻法，强刺激。恢复期治痫多从督脉入手，主穴取百会、大椎、神庭、腰奇、太冲，配穴取风池、神门、内关、丰隆、陶道、筋缩、长强。每次主、配穴各选3~4个，交替使用，得气后留针20~30分钟，或快速刺法，虚补实泻。实者施以泻法，强刺激，捻转幅度要大；虚者施以补法或平补平泻法，手法宜轻，若儿童酌用快速轻度提插。白天发作加申脉，夜间发作加照海，痰盛加丰隆，体弱加足三里，或加以常法辨证配穴。每日或隔日1次，逐渐3~5日1次，待症状控制后，间隔时间可延长，逐渐停针。

（2）头针　取癫痫穴、顶中线、额中线、顶旁线、枕上正中线、颞后斜线。癫痫穴位于风池内1寸上1寸，斜方肌尽头处，用于癫痫发作期。进针后用G-6805治疗仪通低频脉冲电30分钟，发作严重者可适当延长通电时间，通电以麻感达到前额为好，亦可在脑电图病灶部位行针刺通电，

隔日1次。

（3）穴位埋线　取鸠尾、内关、心俞、大椎。先取鸠尾、内关为1组，后取心俞、大椎为1组，两组交替使用。选用0~1号羊肠线，9号穿刺针头，先将羊肠线入巴比妥钠注射液浸泡10~15分钟。常规消毒后用利多卡因局麻，将羊肠线放入穿刺针芯内，右手持穿刺针，左手固定穴位皮肤，将穿刺针刺入穴位，推动针栓，羊肠线即进入穴位内，使局部以胀、沉为主，轻揉局部，使羊肠线完全埋入皮下组织并以创可贴固定。埋线间隔1周，4次为1个疗程。可用于癫痫间歇期。

（4）穴位注射　选取间使、丰隆、太冲、鸠尾、大椎。用维生素B_1和维生素B_{12}注射液，每穴注射0.5~1ml，每日1次。可用于癫痫间歇期。

（5）灸法　百会、鸠尾、上脘及神门，灸15~20分钟，每日1~2次。

（6）耳针疗法　取神门、心、肾、皮质下、缘中、枕、胃，痰多者加脾、大肠，抽搐甚者加肝。不发作时用压丸或指针刺激上述穴位2~3次，发作时，根据诊断选取上述穴位，采用山莨菪碱（654-2）进行耳穴穴位注射。

（7）灯火灸　取头维、太阳、耳尖、耳背沟三穴、督脉（从风府至长强）、尺泽、委中。用灯心草3~3.5cm浸入香油中约1cm取出，用软棉纸吸去浮油，点燃，在穴位旁稍停，待火焰变大，垂直接触穴位，发出清脆爆碎声，火随之灭，再用软棉纸吸净穴位上油。先上后下，先背后腹，先头身后四肢。每24个节气上午用1次。点灸处多有一小块灼伤，3日内慎沾水，慎用烫伤膏外涂。3次为1个疗程，用16个疗程。主治突然丧失意识，严重者昏不知人，两目上视，口吐涎沫或口中怪叫，四肢抽搐。

（8）熏鼻法　以炉贮炭火，时时泼醋，

熏其鼻，对痫发不省人事者适宜，以开窍醒神。

3. 成药应用

（1）清心滚痰丸，每次1~2丸，每日1次，适用于癫痫痰蒙心窍证。

（2）牛黄清心丸，每次1~2丸，每日2次，小儿酌减。适用于风痰阻窍证。

（3）医痫丸，每次3g，每日2~3次，小儿酌减。适用于痰阻脑络所致的癫痫。

（4）安宫牛黄丸，每次1丸，每日1次，适用于痰热闭窍证。

（5）醒脑静注射液，20~40ml加入液体250ml，静脉滴注，每日1次。适用于痰热闭窍证。

（6）参麦注射液或参附注射液，20~40ml，加入5%葡萄糖注射液250ml，静脉滴注，每日1次，适用于脱证。

4. 单方验方

石菖蒲9g，水煎为30ml，每次服10ml，1日3次，30天为1个疗程，可连续服用。适用于痰蒙清窍证。如连服2年未有癫痫发作者，可停药观察。[韩亚亮，刘萍，何新荣，等. 石菖蒲挥发油的基本成分及其药理作用研究进展. 中国药物应用与监测，2011，8（2）：120-124.]

五、预后转归

影响癫痫预后的因素复杂多样，与起病年龄、病因、病程、发作频率、发作类型、有无神经精神缺陷、EEG改变以及家族史等密切相关。通常1岁内起病，有脑炎、脑外伤、脑卒中以及围产期损伤等病因，发作频繁，持续时间较长，具有多种发作类型，发作成簇出现，合并精神发育迟滞、神经系统缺陷、EEG高度异常以及有癫痫家族史或热性惊厥史，均提示预后较差。

癫痫持续状态有相当高的死亡率和致残率，其与类型、病因、持续时间、年龄及起始治疗时间等有关。全面痉挛性最差，部分单纯性最好。癫痫持续状态中脑血管疾病及中枢神经感染为成人最常见的病因且死亡率较高；痫性发作的持续时间是重要的标记之一，抽搐时间越长，预后越差，痫性发作小于1小时者，其病死率为2.7%，大于1小时者病死率高达32%。60岁以上的病死率显著升高，大于60岁病死率为15.9%，小于60岁患者的病死率仅为1.4%；尽早施治是减少死亡率的佐证。不同类型的癫痫持续状态的预后不同，预后主要取决于病因。

全面惊厥性癫痫持续状态的转归与其病因密切相关。病因往往是影响预后的决定性因素。缺氧和低氧血症引起的全面惊厥性癫痫持续状态病死率很高，分别为71%和53%。由抗痫药物剂量不足引起的癫痫持续状态病死率为4%。总的来说，由于老年人癫痫持续状态多由缺氧、低氧血症、卒中等一些严重情况引起，故病死率最高；而儿童患者多由抗痫药物剂量不足、感染等原因引起，病死率最低。虽然通常情况下病因是影响病死率的直接因素，但发作本身，甚至治疗情况有时也可能会起到一定作用。

部分性癫痫持续状态的预后在很大程度上也取决于其基础病因。对于儿童患者，最常见的病因是Rasmussen脑炎，而成人则最常由脑血管病引起。此外，中枢神经系统感染和脑瘤也是相当常见的病因。基础疾病本身可造成神经损伤，因此有时很难判断功能的缺失是否与部分性癫痫持续状态有关。已有部分性癫痫持续状态可造成长期神经系统后遗症的报道。

六、预防调护

（一）预防

癫痫持续状态的发生常与突然停用或

不规则服用抗癫痫药物有关。服用西药时须注意，切忌突然停药和更换药物。如病情需要更换药物时，一定在增加新药的同时，将原用药逐渐减量，两药的重叠期为2~3周。预防癫痫发作，就可以预防癫痫持续发作。在癫痫的预防中应着眼于三个层次：一是着眼于病因，预防癫痫发生；二是控制发作；三是减少癫痫对患者躯体、心理和社会的不良影响。

1. 预防癫痫的发生

遗传因素使某些儿童在各种环境因素的促发下产生癫痫发作。对此，应重视遗传咨询的重要性，详细进行家系调查，了解患者双亲、同胞和近亲中是否有癫痫发作及其发作特点，对能引起智力低下和癫痫的一些严重遗传性疾病，应进行产前诊断或新生儿期过筛检查，以决定终止妊娠或早期进行治疗。对于继发性癫痫应预防其明确的病因，产前注意母体健康，避免精神刺激，慎防感染，饮食均衡及防治各系统疾病，增强体质，使胎儿少受不良影响。

新生儿产伤是癫痫发病的重要原因之一，防止分娩意外，避免产伤，对防范癫痫的发病有重要意义。孕妇定期进行产前检查，及时处理难产和生产时的其他异常，以减少新生儿产伤对预防癫痫有重要意义。严防头颅外伤，颅脑外伤是致痫的重要原因之一，防止颅脑外伤即可减少因外伤引起的癫痫发生。对于婴幼儿期的高热惊厥要给予足够重视，尽量避免惊厥发作，发作时应立即用药控制。对小儿中枢神经系统各种疾病要积极预防，及时治疗，减少后遗症。

2. 预防再发

要对能诱发癫痫的疾病及因素加以控制，积极治疗各种惊厥、脑炎和脑膜炎及其他颅内感染性疾病、脑血管疾病、营养代谢性疾病等，防止有害物质对身体的侵害，慎用中枢性镇静类药物等。对于已经发生过的患者，要加强休止期的治疗，积极参加文体活动，增强患者体质，防止癫痫反复。

3. 减少癫痫后遗症

癫痫是一种慢性疾病，可迁延数年，甚至数十年，因而可对患者身体、精神、婚姻以及社会经济地位等造成严重的不良影响。尤其是社会偏见和歧视态度，患者在家庭关系、学校教育和就业等方面的受歧视和挫折，文体活动方面的限制等，使患者自卑心理，严重影响患者的身心发育。癫痫社会后遗症的预防和对该病本身的预防同等重要，这就要求社会各界对癫痫患者给予理解和支持，尽量减少癫痫的社会后遗症。

（二）调护

1. 生活起居

患者起居有节，生活规律，避免过劳，适当参加活动，保证充足的睡眠，在发作间歇期要特别保持愉快的精神、乐观的情绪，避免不良精神刺激。医务人员要热情、诚恳、耐心、细致地开导，使之树立战胜疾病的意识和信心，并争取家庭成员、社会和病友的协同配合，在工作上、生活上、精神上给予关怀、照顾、安慰，确保精神愉快。发作频繁者需有专人看护，要限制其活动，以多休息为宜；不能登高、骑自行车，也不能让患者独自外出，更不能到池塘、水边，以防发生意外。

2. 饮食

规律进食，不暴饮暴食。适当控制蛋白质的摄入量，但须保证有足够的热量；酸性食物能抑制癫痫的发作；保持维生素 B_6 的摄入有利于神经递质的合成。凡能兴奋神经和有刺激性的食物，如羊肉、狗肉、雄鸡、鲤鱼、春笋等发物均不宜食用，忌烟、酒、咖啡等食品，以防诱发癫痫。可适当进甜食，有研究认为，部分患者易于饥饿时发作，可能与血糖浓度低神经兴奋性增高有关。

3.发作时护理

癫痫发作时，立即让患者平卧，头侧向一边，解开衣领，用干净纱布塞入上下臼齿中，防患者自己将舌咬伤。牙关紧闭者，要用开口器将其缓慢撑开。切勿强行硬撬，及时除去口腔分泌物，防止吸入造成吸入性肺炎。发作时要防止碰伤、咬伤，但不可强按患者，以免骨折，针刺或指掐人中、十宣、涌泉等穴，可使患者停止发作或缩短发作时间。发作停止后，应让患者安静不被打扰，给予清淡饮食，减少情绪波动，防止再发。

七、专方选要

1.定痫汤

组成：半夏、胆南星、石菖蒲、全蝎、僵蚕各9g，珍珠母15g，钩藤30g，远志9g，黄连6g，茯苓12g。

服法：日1剂，水煎服。

主治：功能泄热息风，豁痰开窍。适用于癫痫发作或癫痫持续状态。[苑霞. 颠痫汤治疗癫痫持续状态体会. 河南中医，2000，22（4）：283.]

2.柴胡龙骨牡蛎汤加减

组成：柴胡12~24g，半夏、黄芩各6~10g，桂枝9~12g，茯苓15g，龙骨、牡蛎、磁石各12~30g，党参12~15g，大黄6~12g，生姜6g，大枣6枚。若痰扰心神者，加石菖蒲、远志化痰开窍止痫；若抽搐甚者加全蝎、僵蚕息风镇痉；若病久气血亏虚者加黄芪、当归补气生血。

服法：日1剂，水煎服。

主治：功能和解少阳，调和气机，潜阳息风。适用于肝气郁结、气机逆乱之痫证。[闫炳远. 柴胡加龙骨牡蛎汤治疗癫痫65例. 四川中医，2002，20（4）：48.]

主要参考文献

[1]陈灏珠，林果为，王吉耀. 实用内科学[M]. 第15版. 北京：人民卫生出版社，2017.

[2]张文武，急诊内科学[M]. 第4版. 北京：人民卫生出版社，2017.

[3]张伯礼. 中医内科学[M]. 北京：中国中医药出版社，2017.

[4]中华医学会临床诊疗指南. 癫痫病分册（2015修订版）[M]. 北京：人民卫生出版社，2015.

[5]曾胜，许石隆，潘海珍，等. 中医药治疗癫痫的研究进展[J]. 中医临床研究，2020，12（3）：57-59.

[6]袁满. 中医药治疗癫痫的临床研究进展[J]. 临床医药文献电子杂志，2019，6（99）：140-142.

第二十三节　重症肌无力危象

重症肌无力（MG）是乙酰胆碱受体抗体（AChR-Ab）介导、细胞免疫依赖及补体参与的一种神经–肌肉接头（NMJ）传递功能障碍的获得性自身免疫性疾病，病变主要累及NMJ突触后膜上乙酰胆碱受体（AChR）。临床主要表现为部分或全身骨骼肌无力和极易疲劳，肌无力呈波动性，具有活动后加重、休息后减轻和晨轻暮重等特点。若在MG病程中突然发生延髓肌和呼吸肌严重无力，以致不能维持换气功能者为重症肌无力危象（MGC）。MGC可以由病情的进展恶化或某些诱因而致发生，是神经内科常见急症之一，病死率较高。本节着重论述MGC相关内容。

中医学归属于"痿证""大气下陷""喑痱"等范畴。

一、病因病机

（一）西医学认识

1. 流行病学

MG 任何年龄均可发病，发病率为 8/10 万 ~20/10 万，患病率约为 50/10 万，我国南方发病率较高。临床上有两个高发年龄段：20~40 岁，女性略多于男性；40~60 岁则以男性多见，且常合并胸腺瘤；在老年人中无明显性别差异。10 岁以下仅占10%，家族性发病少见。MGC 的发生率为7.4%~42.3%，大部分呈隐袭起病，偶有亚急性起病者，进展较快。

2. 发病机制

MG 为获得性自身免疫性疾病，可能与感染及遗传等因素有关。几乎所有的 MG 患者都有胸腺异常，并且增生的胸腺中 B 细胞可产生 AChR-Ab，T 细胞可与 AChR 反应，故推断胸腺可能是诱发免疫反应的起始部位。胸腺是人体重要的免疫器官，MG 患者约 80% 有胸腺肥大、淋巴滤泡增生，10%~20% 的患者有胸腺瘤。胸腺瘤可侵及邻近的胸膜、心包、血管或膈肌等胸腔结构，但几乎从不传播到其他器官。约70% 的成人 MG 患者胸腺不仅没有退化，反而比正常胸腺重，在肥大的胸腺中可有淋巴小结、生发中心增生，生发中心含有 B 细胞、人类白细胞抗原（HLA）Ⅱ类 DR 阳性 T 细胞和交错性细胞。胸腺中存在肌样细胞，并具有横纹，与肌细胞存在共同抗原 AChR。胸腺切除后 70% 患者的临床症状可得到改善或痊愈。MG 患者常合并其他自身免疫性疾病，如甲状腺功能亢进、类风湿关节炎、系统性红斑狼疮等。另一个始动因素可能是 NMJ 处 AChR 的免疫原性改变，如治疗类风湿的 D- 青霉胺可诱发 MG。家族性 MG 的发现及人类白细胞抗原的密切关系提示 MG 的发病与遗传因素有关。

MG 患者横纹肌纤维有局限性炎性改变，肌纤维肿胀、消失伴吞噬细胞浸润，肌纤维和小血管周围有淋巴细胞浸润、聚集。部分有神经源性肌萎缩，晚期可有骨骼肌萎缩。NMJ 突触间隙增宽，突触后膜皱褶减少、变浅甚至缺失，终板栅扁平，后膜受体减少并有免疫球蛋白 - 补体 -AChR 结合的免疫复合物沉积。最终，NMJ 的传递功能发生障碍，当连续的神经冲动抵达时，不能产生引起肌纤维的动作电位，从而在临床上表现为易疲劳的肌无力。在各种促发因素的作用下，或疾病本身继续恶化加重，以致肌力完全丧失，呼吸肌无法维持自主呼吸，则发为危象。

（二）中医学认识

重症肌无力危象依其临床表现和证治特点，中医学认为其发病与脏腑虚损、感受外邪、气血不足、饮食劳倦等有关，其中与脾胃功能关系较为密切。

1. 脏腑虚损

先天禀赋不足，或后天失养，疾病劳损等原因导致脏腑功能虚弱。脾为后天之本，气血生化之源，主肌肉，并关系到宗气生成。若饮食不节，损伤脾胃，内生湿热，阻碍运化，导致脾运不输，或脾胃素弱，久病致虚，中气不足，则受纳、运化功能失常，营气无源，气血津液生化之源不足，则肌肉、四肢失于濡养，无以充实筋脉肌肉，肢体痿弱不用。脾胃生化无源，久之诸脏腑功能亦受到波及，影响正常功能的发挥。此外，七情内伤，劳役太过，房事过度，久病耗损，肝肾精血虚耗，筋脉失养，亦可发为痿证。若脏腑虚弱较重，脾胃虚极，宗气无水谷之气的充实，必致宗气虚羸太过，此时若加之劳役、暴怒、外感等诱因，宗气无力贯心脉以司呼吸，甚者宗气骤耗，用之将尽，元气内陷，则危在顷刻间。

2. 感受外邪

如感冒风寒、温热毒邪，可致高热，或病后余热燔灼，皆可伤津耗气，令"肺热叶焦"，吐纳清气功能下降，亦不能输布津液以润泽五脏，宗气无源，五脏功能失调，气血生化及运行亦受波及，四肢经筋及肌肉失养，痿弱不用，若不及时调治必发痿病。此即《素问·痿论》"五脏因肺热叶焦，发为痿躄"之谓也。若宗气日耗而肺气不复，自然之清气又无法纳入化生宗气，久则宗气耗损，元气渐衰，躯体痿弱无用，若此时再受耗气伤精之患，仅存之宗气耗尽，大气下陷，元气欲脱，可危及生命。

二、临床诊断

（一）辨病诊断

MGC 主要通过病史、用药史、临床表现及依酚氯铵试验等诊断，进一步的实验室检查有助于与其他疾病鉴别，抗体测定及电连续刺激检查等可作为诊断补充依据。

1. 临床诊断

临床大多数 MGC 患者是由 MG 发展而来。MG 初次发病者一般无明显诱因，部分初诊或复发患者可有感染、精神创伤、过度疲劳、妊娠和分娩、外伤、用药不当等诱因，这些因素同样可诱发危象。因部分MG 隐匿起病，或症状不典型，或缓解与复发交替性发展，临床易被忽视，直至出现危象时才被确诊。

（1）症状 多数 MG 患者首先累及一侧或双侧眼外肌，出现眼裂变小、睁眼困难、复视、眼球活动障碍等症状，严重者眼球完全固定，眼内肌（瞳孔括约肌）一般不累及，眼肌症状可以从单眼开始，而后波及对侧，也可双眼同时受累但双眼症状多不对称；咀嚼肌受累则出现咀嚼无力，尤其在连续咀嚼坚硬食物时更明显，在进餐时常因肌无力而中断进餐，需要休息；咽喉部肌群无力时有吞咽困难，饮水咳呛，讲话时构音不清，带有鼻音，或声音嘶哑，语音低弱；面肌受累则会有表情呆板，闭眼和吸吮无力；胸锁乳突肌和斜方肌受累，则出现颈软，抬头困难，转头和耸肩无力；四肢肌肉受累以近端肌无力较远端明显，常呈对称性分布，表现为上臂抬举困难，尤其在做持续性抬举动作如梳头时更明显；下肢无力表现为不能长距离连续行走，常需要中途休息后方可继续前行，因抬腿无力而常需要用手拉住扶手上楼梯，下蹲后起立困难；呼吸肌和膈肌受累时出现咳嗽无力，呼吸困难。一旦出现上述 MG 症状，临床就需时刻警惕突发 MGC 可能，一旦上述症状加重，出现呼吸肌麻痹，胸廓呼吸运动消失，不能维持自主呼吸，不能进食进药，吞咽功能丧失，肢体不能自主活动，被动体位，则需立即采取抢救措施，否则可危及生命。

对 MG 患者应严密观察，及时发现危象的预警征象：短期内出现进行性构音障碍，发音过弱；噎膈，经常轻咳，咳嗽无力，口腔内涎液积聚；呼吸困难，呼吸短促、表浅；出现端坐呼吸，膈式呼吸；监护提示低氧血症，二氧化碳潴留；或在治疗过程中出现症状的快速波动；胆碱酯酶抑制剂（ChEI）总量持续升高；经过治疗后几天或几周体能反而下降；因吞咽减弱合并食物摄入减少，体重减轻；头部支撑无力等。

MG 患者若突然发生呼吸肌严重无力，出现呼吸困难，以致不能维持正常的换气功能，即为 MGC，是 MG 的常见死亡原因之一。根据其发生的病（诱）因、机制和临床表现的不同可分为以下 3 个类型。

①肌无力危象：为最常见的危象，约占 95%，注射新斯的明后显著好转为本型特点，故又称新斯的明不足危象。在 MG

病程中，由于某种诱因或药物减量而致肌无力症状加重，出现呼吸衰竭，多因抗胆碱酯酶药物用量不足引起。其诱因常为合并感染、手术或外伤、精神创伤、分娩或月经来潮、促肾上腺皮质激素（ACTH）或肾上腺皮质激素应用的早期，以及阻滞神经肌肉传递药物的应用等。上述因素可导致 ACh 去极化作用受到抑制而致神经兴奋传递障碍，从而使肌无力症状明显加重。咽喉肌及呼吸肌无力，吞咽困难甚至不能进食；呼吸困难，出现端坐呼吸，呼吸幅度表浅，频率加快；由于咳痰无力，气管内大量分泌物不能排出而加重缺氧，患者烦躁不安，甚至发生严重紫绀。静脉注射依酚氯铵 2~20mg 或肌内注射新斯的明后症状可明显缓解。

②胆碱能危象：约占 4%，由于长期应用 ChEI 或用量过大，乙酰胆碱（ACh）在突触间隙处积聚过多，持续作用于 AChR，使突触后膜持续去极化，从而复极化过程受阻，不能形成有效的动作电位，致全身肌力减弱，包括咽喉肌及呼吸肌无力，出现胆碱能危象，故又称新斯的明过量危象。此型危象应用 ChEI 无效，甚至使症状更加严重。胆碱能危象除有呼吸衰竭等肌无力危象表现之外，尚可见明显的乙酰胆碱蓄积过多所致的症状，包括毒碱样中毒症状，如流泪、全身大汗、唾液增多、咽喉及气管内大量分泌物、心率变慢、瞳孔缩小、腹痛、腹泻、肠鸣音亢进、恶心、呕吐、尿便失禁等；烟碱样中毒症状，如肌束震颤或肌肉抽搐、痉挛等，中枢神经症状，如焦虑不安、烦躁、精神错乱，甚至意识障碍、昏迷等。依酚氯铵试验症状加重。注射阿托品后可使症状改善。停止使用 ChEI 24~72 小时后临床症状好转。

③反拗危象：又称无反应性危象，约占 1%，是由于突触后膜大量 AChR 受损，对 ChEI 失去反应，残余的能与 ACh 发生反

应的 AChR 太少，致突触后膜难以达到充分的去极化所致。此型可因长期应用 ChEI 或其剂量逐渐增大，或因感染、分娩、手术、创伤等诱因致 AChR 过度疲劳，对 ACh 失去反应。临床表现与胆碱能危象相似，但应用或停用 ChEI 等均无效，多在长期较大剂量用药后发生，依酚氯铵试验无反应。

上述 3 种类型危象在病程中并非固定不变，肌无力危象在病程中也可能变为胆碱能危象或反拗危象。有的病例既具有胆碱能危象的表现，又有反拗危象的特点。某些病例在临床上不易辨识究竟属于何种类型危象，可用药物试验方法进行鉴别。

3 种危象的鉴别方法：①依酚氯铵试验，因 20 分钟后作用基本消失，临床相对安全。用 10mg 依酚氯铵溶于 10ml 生理盐水中，先静脉注射 2mg，无不适再注射 8mg，半分钟注完。数分钟后，肌无力先改善后恶化者为肌无力危象，症状加重者为胆碱能危象，无改善者为反拗危象。试验时应常规行心电监护，阿托品备用，一旦出现心动过缓，可予阿托品对抗。②阿托品试验：以 0.5~1.0mg 静脉注射，症状恶化为肌无力危象，反之属胆碱能危象。③肌电图检查：肌无力危象动作电位明显减少，波幅降低，胆碱能危象有大量密集动作电位，反拗危象注射依酚氯铵后肌电图无明显变化。

（2）体征　MGC 一旦发生，则所有横纹肌参与的运动几乎均消失，全身瘫软，肢体自主运动功能丧失，呼吸肌受累后胸廓呼吸动作消失，甚至听不到呼吸音，双眼睑下垂。眼外肌受累可出现上睑下垂斜视、眼球固定；咀嚼肌受累则不能咀嚼食物；面肌受累则额纹浅，皱眉不能，露齿时鼻唇沟浅，眼轮匝肌及口轮匝肌无力；呼吸肌受累时胸式呼吸减弱甚至消失；腱反射常正常，无深浅感觉障碍，偶有锥体

束征阳性，可有部分肌肉萎缩，如舌肌、颈肌、肢带肌等。随着病情发展，上述肌无力症状进一步加重。

（3）主要并发症

①吸入性肺炎：MGC时因吞咽障碍，导致食物、口腔分泌物以及药物等易误吸入食管，患者往往不能将异物咳出，引发肺炎，严重者可致呼吸衰竭或呼吸窘迫综合征。

②消化性溃疡：多由于大剂量使用糖皮质激素导致，因患者进食少，或药物影响，部分患者可出现消化性溃疡。

③窒息：是非常危险的并发症，因吞咽障碍，吞咽肌功能丧失或失调，若食物体积过大或较硬，极易导致梗阻窒息。

2. 辅助检查

（1）疲劳试验（Jolly试验）此法仅在不能肯定诊断时作为参考，若已确诊MG或MGC时，则不必再做此检查。让患者在短时间内重复做相关肌肉收缩活动，若肌无力明显加重，经休息后又恢复，为疲劳试验阳性。如对有上睑下垂者，嘱其持续向上注视，会出现眼睑下垂更明显，而后让其闭目休息数分钟后再睁眼，眼睑下垂症状又改善，为眼肌疲劳试验阳性；对肢体无力者，可令其双臂反复做平举动作，1分钟后出现上臂抬举困难，休息后恢复，为上肢疲劳试验阳性；做反复下蹲后起立动作，1分钟后出现起立越来越慢，甚至不能起立，休息后恢复，为下肢疲劳试验阳性。

（2）抗胆碱酯酶药物试验

①依酚氯铵试验：依酚氯铵是短效的ChEI，能迅速使肌无力好转，故特别适用于MG的诊断与鉴别诊断。准备10mg依酚氯铵1支，先静脉注射2mg，如无不良反应，再注射余下的8mg（30秒内），如肌无力症状于注射后1分钟内好转，为依酚氯铵试验阳性，可确诊。

②新斯的明试验：因其有较长时间供观察，对依酚氯铵试验可疑者，可做本项试验。肌内注射新斯的明0.5~2mg，起效较慢，10~30分钟达高峰，作用持续2小时。若注射0.5~1小时后肌无力症状好转，为新斯的明试验阳性，可确诊。如出现恶心、呕吐、腹痛、腹泻、出汗、流涎、瞳孔缩小、心动过缓等毒蕈碱样反应可肌内注射阿托品0.5mg予以拮抗。儿童患者，剂量相应减少，但成年患者试用新斯的明剂量必须充足，以免出现假阴性结果。

（3）肌电图检查

①重复电刺激试验：分别用低频（2~3Hz）和高频（10Hz以上）重复频率刺激尺神经、面神经、腋神经，如动作电位幅度很快降低10%以上者为阳性。检查前应停用抗胆碱酯酶药物24小时，否则可能会出现假阴性。

②单纤维肌电图：以测量同一神经支配的肌纤维电位间的间隔时间的变化来反映NMJ处的传递功能。MG患者间隔时间延长，严重时出现阻滞。

③终板电位：终板电位降低。

④神经传导速度：MG患者的神经传导速度通常正常，但严重的MG，最初累积动作电位幅度可以降低。

（4）血液检查

①AChR-Ab测定：对MG的诊断有指导性意义，85%以上MG患者AChR-Ab浓度明显升高，部分眼肌型MG患者AChR-Ab浓度升高不明显。

②抗突触前膜抗体（PsmAb）及胸腺瘤相关抗体（CAEab）检测：具有一定的诊断价值，活动期患者血清补体含量减少，T细胞增殖。

③其他：血常规、肝功能、肾功能、电解质、血糖、肿瘤标志物、甲状腺功能、肌酶、自身免疫抗体等检查有助于了解躯

体状态，预防误诊、漏诊，协助诊断和鉴别诊断。

（5）影像学检查　胸腺CT和MRI有助于发现胸腺增生、肥大及胸腺瘤。必要时行胸部CT、腹腔脏器影像学检查，排除肿瘤等特殊情况。

（二）辨证诊断

重症肌无力危象常在重症肌无力病程中发生，患者全身肌无力，以致不能维持呼吸功能，出现呼吸衰竭，若不及时抢救可迅速死亡。

1. 脾胃虚弱证

病初眼睑下垂，四肢肌肉乏力，活动后加重，逐渐痿软不用，腹胀纳差，食少便溏，气短乏力，神疲懒言，无力吞咽，面色不华，舌质淡，苔薄白，脉细。

辨证要点：从眼睑发病，腹胀纳差，食少便溏，形消体瘦，无力吞咽。

2. 肝肾亏损证

起病缓慢，下肢痿软无力，腰脊酸软，不能久立，伴咽干耳鸣，遗精或遗尿，或妇女月经不调，月事时发病，腿胫大肉渐脱，甚至步履全废，舌红少苔，脉细数。

辨证要点：下肢痿软无力相对明显，腿胫肌肉萎缩，甚至步履全废，伴耳鸣，遗精或遗尿，或妇女月经不调。

3. 肺热津伤证

病起外感发热，或热后突然出现肢体软弱无力，皮肤干枯，心烦口渴，咳呛咽干，呼吸无力，气息短促，小便黄少，大便干燥，舌质红，苔黄，脉细数。

辨证要点：有发热病史，热后出现肢体软弱无力，呼吸无力，气息短促。

4. 宗气欲竭证

全身肌肉痿软无力，呼吸表浅、急促，胸闷如窒，气息低微，咳声无力，或欲咳不能，胸闷气短，小便自遗，舌红，苔黄腻，脉细数。

辨证要点：全身肌肉无力，呼吸表浅，气息低微，胸闷气短。

5. 大气下陷证

全身肌肉无力，吞咽不能，气短难续，声息将绝，痰涎壅盛，大汗淋漓，神识昏蒙，舌淡胖，苔白，脉微弱。

辨证要点：全身肌肉无力，气息将绝，神识不清。

三、鉴别诊断

（一）西医学鉴别诊断

MGC主要表现为全身骨骼肌无力，临床上需与可导致肌无力类似症状的疾病进行鉴别。

1. 兰伯特－伊顿肌无力综合征

兰伯特－伊顿肌无力综合征为一组累及胆碱能突触前膜电压依赖性钙通道、影响ACh的释放而导致神经－肌肉传递障碍的自身免疫性疾病。以50岁以上男性多见，约2/3患者伴恶性肿瘤，尤其是小细胞肺癌。临床主要表现为肌无力，以四肢为主，较少侵犯脑神经支配肌群，下肢往往重于上肢，以近端为主，活动后肌肉易疲劳，但短暂用力后，肌力反而增强，持续收缩后肌无力又加重；AChR-Ab水平不高；抗胆碱酯酶药物试验可阳性，但不如MG敏感；神经低频重复刺激时波幅变化不大，而高频重复刺激时，波幅明显升高。

2. 肉毒杆菌中毒

肉毒杆菌中毒虽也系NMJ处传递障碍所致骨骼肌无力，但多有肉毒杆菌中毒的流行病学史，尤其是进食可疑食物，临床上以恶心、呕吐及中枢神经系统症状如眼肌及咽肌瘫痪为主要表现，一般临床可鉴别，必要时可参考实验室结果。

3. 急性感染性多发性神经根神经病

起病急，四肢呈对称性下运动神经元瘫痪，腱反射迟钝或消失，脑神经损害以双侧周围性面瘫多见，常伴有手套 - 袜套样感觉障碍，有神经根痛症状，病后 2~3 周脑脊液检查呈现蛋白 - 细胞分离现象，肌无力无病态疲劳和晨轻暮重等症状波动，疲劳试验和新斯的明或依酚氯铵试验阴性。

4. 周期性瘫痪

起病急，血钾降低，补充钾盐后症状很快改善。无晨轻暮重等症状波动，疲劳试验和新斯的明、依酚氯铵试验阴性。

5. 脑干病变

除脑神经受累症状外，常有锥体束征阳性，感觉障碍，而无 MG 病史特点，疲劳试验和新斯的明、依酚氯铵试验阴性。

（二）中医学鉴别诊断

1. 中风

中风急性期部分患者可突然出现肢体无力、呼吸表浅、吞咽不能，甚至呼吸骤停，需与本病鉴别。但中风患者多有基础疾病、年龄较大、发病突然、神志障碍、神经系统定位体征等特点；而痿证通常神志清楚，全身肌肉无力。根据病史二者鉴别不难，一般参考影像学检查结果可鉴别。

2. 偏枯

偏枯临床表现为一侧肢体不用，即一侧的上下肢同时不用，或左或右，且常伴有口舌歪斜、语言謇涩、肢体麻木、突然昏仆等症；而痿证为四肢同时不用，尤以双下肢不用多见，与一侧肢体不遂的偏枯不难鉴别。

3. 痹证

痹证是以肢体关节肌肉疼痛、重着、麻木、屈伸不利、关节畸形，甚或引起脏腑病证为主要表现的疾病。后期由于肢体关节疼痛，不能运动，肢体长期废用，亦有类似痿证之瘦削枯萎之症。以肢体关节疼痛与痿证相鉴别，不会发生危象。痿证肢体关节一般不痛，可发生危象。

四、临床治疗

（一）提高临床疗效的要素

1. 知常达变，见微知著，贵在神速

MGC 一旦发病，若救治不及时可危及生命，临床工作者对本病一定要及时准确做出正确判断。对 MG 患者应严密观察，注意可能导致危象发生的危险因素，一旦出现预警征象，及时做出准确评估和鉴别，迅速采取相应措施，阻止病情恶化，力争避免危象的发生，因此临床患者每一个症状的细微变化都应仔细观察。若临床已经确诊为 MGC，则正确判断危象类型很重要，因不同类型的危象其治疗方法是不同的，应迅速完成药物试验鉴别，及时采取正确的抢救方法和措施，缩短疗程，提高患者生存率。危象发生后呼吸功能丧失，易发生呼吸衰竭，严重者可导致缺氧性脑病甚至脑死亡，故应立即行气管插管或气管切开进行机械辅助呼吸，改善通气状态，这一点在治疗时绝对不能犹豫。急诊医生对 MGC 的症状要全面掌握，注意病情变化，一旦出现新情况，马上做出判断，迅速明确病情，即刻确定治疗方案，立即采取相应措施，这对预后的影响尤为关键，故曰贵在神速。

2. 谨守病机，提纲挈领

西医学认为 MG 为获得性自身免疫性疾病，病因迄今未明，但乙酰胆碱及其受体等与本病关系密切，发病关键是神经 - 肌肉传递障碍，引起骨骼肌无力，其治疗及诊断均与干预本环节有重要关系。在诊断及治疗过程中，均需掌握好相关药物的作用机制和用药剂量，根据临床症状变化对病程有一个整体的把握度。凡是可能影响神经 - 肌肉传递障碍的药物或诱因，治疗时均应考虑。依酚氯铵短时间内药效即丧失，临床相对安全，可用于协助诊断，而

不加重病情，ChEI 则需把剂量调整到一个合适的范围，若出现胆碱中毒表现则需要采取相应的干预治疗。此外，各种诱因对病情和预后均可产生不利影响，临床工作者在治疗疾病时一定不能忽视这一点，对疾病的进展和波动具有预判能力，统领全局，以提高救治疗效。

3. 中西合璧，扬长避短

治未病是中医的重要临床实践思想，因此在 MG 尚未出现危象时就应积极运用中西医治疗手段预防病情进展恶化，采取现代药物治疗、机械辅助呼吸等措施与传统中医药相结合，更有效地改善 MG 的临床症状，提高疗效，缩短病程，减少并发症，预防危象发生。西药可迅速控制症状，疗效肯定，而中药在治疗疾病的同时还可减少西药剂量，控制不良反应，对患者逐步摆脱激素、ChEI 等药物的依赖有帮助。部分扶正药物具有类激素样作用，可以调节自主神经，且对能量代谢、免疫机制的改善也有作用，从而改善症状，减少复发。中西医并用可各取所长，各补所短，使患者获得最大益处。

（二）辨病治疗

凡是确诊或疑似 MG 患者在治疗过程中均应警惕发生危象的可能，积极做好预防，抢救设备处于随时可启动使用状态，一旦出现危象即予积极抢救，降低并发症和死亡率。正确鉴别危象的类型是及时有效救治的前提。

1. 维持呼吸

保持呼吸道通畅，改善通气，维持正常的呼吸功能，保证重要器官供氧；发现呼吸肌麻痹已不能自主呼吸者，应立即行气管插管和人工辅助呼吸；如短期内症状无改善，及时行气管切开，给予机械辅助通气，这是救治成功的关键；及时清理口腔中的痰液和涎液，防止误吸和窒息。

2. 依据不同类型的危象予以相应处理。

（1）肌无力危象　增加抗胆碱酯酶药物的剂量，静脉注射依酚氯铵 10mg 或肌内注射新斯的明 0.5~1mg，好转后逐渐改口服剂量，亦可用新斯的明 2mg 加入 500ml 液体中静脉滴注。如有药物过量症状，或呼吸道分泌物增多时，可予阿托品 0.5~1mg 肌内注射以减少分泌，防止呼吸道阻塞。

（2）胆碱能危象　立即停用抗胆碱酯酶药物，予阿托品 1~2mg 肌内注射或 0.5~2mg 静脉注射，根据病情每 15~30 分钟可重复使用 1 次，直至毒碱样症状减轻后减量间歇使用，直至恢复。症状改善后重新调整抗胆碱酯酶药物剂量，或改用皮质类固醇激素等其他治疗方案。

（3）反拗性危象　抗胆碱酯酶药物无效，依酚氯铵试验无反应。停用抗胆碱酯酶药物，经过一段时间（3天）后，如对抗胆碱酯酶药物有效，则调整药量为原来一半重新开始给药。若对抗胆碱酯酶药物仍不起反应，则需考虑改用或并用其他方法。

3. 避免或减少诱发因素

避免劳累、精神刺激、受凉，预防外伤和感染；忌用抑制神经–肌肉传导功能药物，如奎尼丁类药物、新霉素、卡那霉素、庆大霉素、多黏菌素、吗啡、氯丙嗪、苯妥英钠、巴比妥、普萘洛尔等药物；积极治疗各种感染、甲状腺功能亢进症或甲状腺功能减退、电解质紊乱等可使肌无力病情恶化的疾病。

4. 控制感染

对存在感染病灶者积极行抗感染治疗；若未发现感染灶，则积极采取措施预防呼吸道、肺部、泌尿系等部位感染。

5. 症状治疗

应用大剂量的皮质类固醇激素治疗能迅速抑制体液免疫反应和抗体的产生，被认为是治疗危象的积极措施。可予大剂量甲泼尼龙冲击疗法，500~1000mg/d 静脉滴注，3~5天后再逐步递减并过渡到口服，剂量根据病情可继续递减，部分患者需用药半年以上；如条件允许可行血浆置换疗法或静脉注射免疫球蛋白，争取短期内改善症状。

大剂量使用激素要注意可能引起的不良反应有消化性溃疡、高血糖、血栓形成、高血压、股骨头无菌性坏死等，必要时向患者及家属沟通并征得同意。但目前有观点认为，大剂量皮质类固醇激素冲击疗法对肌无力危象疗效不确切，并有短期内诱导肌无力加重风险，临床需提高警惕，甄别使用。

6. 血浆置换

主要清除血浆中的 AChR-Ab 及其他免疫复合物等致病因素，使症状迅速缓解。具有起效快、作用显著的特点，但维持时间短，易出现继发感染、低蛋白血症等，且价格昂贵，需要相应的设备要求，目前临床应用有限。

7. 加强护理

对有吞咽困难者，应尽早给予鼻饲饮食，以保证正常营养的摄入，减少吸入性肺炎和窒息等并发症的发生；预防和减少压疮等并发症的发生；对肢体间断进行按摩，促进血液循环，预防血栓；MGC 患者神志一般是清楚的，听力不受影响，因此医护人员讨论病情时需注意患者的感受，应尽量鼓励患者充满战胜疾病的信心，避免产生负面刺激因素。

对重度瘫痪的患者可以酌情考虑给予肝素或低分子肝素等抗凝以预防血栓。

当 MGC 症状解除后，在呼吸机脱机前应反复试探和评估患者的自主呼吸能力和吞咽能力，并逐渐将静脉用药过渡到口服给药，应继续使用抗胆碱酯酶类药物，并配合其他治疗。

8. 病情稳定后可进一步采取针对 MG 的治疗措施

（1）胸腺切除　宜在危象解除后至少4~6周后进行，可抑制胸腺免疫功能，去除 MG 患者自身免疫反应的始动抗原，为本病根本性治疗的主要方法之一。对伴胸腺瘤和胸腺增生的各种类型 MG，如无其他禁忌均可手术治疗。此外，对病程短、进展快，尤以 40 岁以下女性及抗胆碱酯酶药物疗效不满意者也可行手术治疗。约 70% 患者手术后症状缓解或治愈，一般对胸腺增生者疗效较好，合并胸腺瘤者效果差。手术后仍需用抗胆碱酯酶药 2~4 年，待血清 AChR-Ab 水平逐渐下降后，再逐渐减量直至停用。

（2）放射疗法　对于年老体弱、有严重并发症不宜行胸腺摘除术者或手术后又复发者，可行胸腺深部钴 60 放射治疗，使胸腺萎缩，降低血中的 B 细胞、T 细胞和 AChR-Ab，从而抑制免疫反应。

（三）辨证治疗

1. 辨证论治

（1）脾胃虚弱证

治法：健脾益气，补中升阳。

方药：补中益气汤加减。

黄芪 15g，党参 20g，白术 10g，炙甘草 10g，当归 15g，陈皮 6g，升麻 6g，柴胡 12g，生姜 9 片，大枣 6 枚。

若脾胃虚者，易兼夹食积不运，酌佐谷麦芽、山楂、神曲；气血虚甚者，重用黄芪、党参、当归，加阿胶；气血不足兼有血瘀，唇舌紫暗，脉兼涩象者，加丹参、川芎、川牛膝。

（2）肝肾亏损证

治法：补益肝肾，强筋壮骨。

方药：右归丸加减。

熟地黄 30g，附子 30g（先煎），肉桂 6g，山药 30g，山茱萸 15g，菟丝子 20g，鹿角胶 20g，枸杞子 30g，当归 15g，杜仲 30g。

若兼有神疲、怯寒怕冷、阳痿早泄、

尿频而清、妇女月经不调、脉沉细无力，加淫羊藿、鹿角霜、紫河车、附子、肉桂；若见面色无华或萎黄、头昏心悸，加黄芪、党参、何首乌、龙眼肉；腰脊酸软，加续断、补骨脂、狗脊。

（3）肺热津伤证

治法：清热润燥，养肺生津。

方药：清燥救肺汤加减。

桑叶 15g，石膏 30g，麦冬 15g，人参 15g，甘草 6g，黑芝麻 20g，阿胶 10g，杏仁 15g，枇杷叶 30g。

若身热未退，高热，口渴有汗，可重用石膏，加金银花、连翘、知母；咳嗽痰多，加瓜蒌、桑白皮、川贝母；咳呛少痰，咽喉干燥，加桑白皮、天花粉、芦根；身热已退，兼见食欲减退，口干咽干较甚，宜用益胃汤加石斛、薏苡仁、山药、麦芽。

（4）宗气欲竭证

治法：大补元气，固本防脱。

方药：独参汤加减。

人参 30g，大枣 15g。

阳气欲脱者，加附子 30g。

（5）大气下陷证

治法：升阳举陷，回阳救逆。

方药：升陷汤加减。

黄芪 30g，知母 10g，柴胡 8g，桔梗 15g，升麻 8g。

气分虚极下陷者，酌加人参，或再加山茱萸以收敛气分之耗散，使升者不至复陷更佳。

2. 外治疗法

（1）针刺治疗

①一般针刺治疗：以调治气血、补益后天为主，可选气海、关元、足三里、血海、脾俞、胃俞、肾俞、合谷等常用穴位，临床亦可辨证取穴配伍，采用平补平泻法，垂直进针，进针深度为 0.5~1 寸，得气后留针 30 分钟。

②大气下陷者：速取人中、内关、气海、关元、涌泉、百会、足三里等穴位，可配合灸法，力求达到升阳举陷、回阳救逆之功。采用指转补法，人中穴向上斜刺 0.3 寸，其余穴位垂直进针 0.5~1 寸，得气后留针 30 分钟。

③呼吸困难者：针刺膻中、肺俞、天突、列缺、合谷等。采用平补平泻法，垂直进针，进针深度为 0.5~1 寸，得气后留针 30 分钟。

④吞咽困难者：针刺哑门、风府、天突、廉泉等。采用平补平泻法，哑门斜刺进针 0.5~1 寸，天突垂直进针 0.3~0.5 寸，风府垂直进针 0.5~1 寸，廉泉垂直进针 0.5~1 寸，得气后留针 30 分钟。

（2）灸法 可选关元、神阙、气海、足三里、百会等穴位，用灸法，其中神阙可用隔盐或隔姜灸。适用于气血不足证。

（3）穴位贴敷 可选取膻中、天突、丰隆、关元、气海、足三里、曲池等穴，亦可辨证取穴，上下或左右配合取穴，每次取穴 3~5 个即可，两边对称。用白芥子 30g（也可根据临床辨证加入 1~2 味主药），研为细末，用姜汁调成膏状，将药膏制成如豌豆大小颗粒置于穴位上，用穴位贴敷固定，当贴药处有灼热感或瘙痒明显时，即将药物去除，若局部水疱明显或较大时，可用无菌注射器抽出疱内液体，并用碘伏消毒。

3. 成药应用

（1）健步丸 每服 1 丸，每日 2 次。适用于肝肾不足、下肢痿弱不用。多用于危象解除后的康复治疗。

（2）参茸固本片 适用于气血不足的成年患者，每次 5~6 片，每日 3 次。

（3）十全大补丸 具有温补气血功效，适用于气血两虚、体倦乏力、四肢不温者，每次 6~9g，每日 3 次。

（4）附子理中丸 具有温中健脾功效，适用于脾胃虚寒、手足不温、肢体无力者，一次 6~9g，每日 3 次。

4.单方验方

（1）牛骨髓粉 300g，黑芝麻 300g，略炒香，研末，每服 9g，1 日 2 次。适用于肝肾不足痿病。[焦平. 小儿常见病症防治法. 北京：中国中医药出版社，1998.]

（2）紫河车粉，每服 3g，1 日 2 次。治痿证之气血不足者。[赵进喜. 赵进喜临证心悟. 中国中医药出版社，2016.]

五、预后转归

MGC 的死亡率较高，既往统计为 15.4%~50%，随着治疗的进展，目前病死率已明显下降。部分患者因发作时无抢救条件或救治延迟，致缺氧性脑病遗留后遗症；或因严重肺部感染等并发症加重治疗负担；或危象解除后，遗留无力症状，或需长期服药控制症状；亦有部分患者病程迁延数年至数十年后可自愈，但在此过程中仍有加重或发生危象风险。MG 患者大多有一个反复发作的过程，多次住院治疗使患者因经济负担、精神压力等原因而变得焦虑、烦躁、紧张不安，应积极与其进行充分的心理沟通，增强其战胜疾病的信心。同时做好家属的思想工作，争取家属的理解和支持，为患者创造一个良好的外部环境，缩短病程，力求达到良好的远期疗效。

六、预防调护

（一）预防

平素衣着要适应季节、气候的变化，慎防外感疾病；若感受温热病邪，应立即进行有效的治疗，以防止其传变；身体素虚，易感外邪者，可在医生指导下服用玉屏风散固护正气，预防感冒；经常锻炼身体，饮食有节，起居与房事有常，劳逸结合，饮食宜清淡，精神愉快，增强体质；一旦患者确诊或高度怀疑 MG 时，应尽量

避免一切可能加重或诱发危象的因素，如疲劳、感染、外伤、手术等，忌用阻滞神经肌肉传递的药物，如氨基糖苷类抗生素、奎尼丁、氯丙嗪、普萘洛尔、吗啡、哌替啶等药物要慎用；要严格掌握抗胆碱酯酶药的用量，注意监测临床症状变化，及时发现和处理预警征象。

（二）调护

1.一般护理

在发病急性期，应半卧位休息，及时清理呼吸道，连续行心电图监护；对高热患者必要时可予物理降温；若出现神志昏迷，已行机械辅助呼吸，吞咽困难者，应予特殊护理，密切观察症状变化，记录生命体征和肌力等，随时汇报病情，以便及时抢救。此外，灌肠可能致重症肌无力患者猝死，故无法吞咽者应胃管内给予中药，忌灌肠给药。

2.饮食

患者宜高蛋白饮食，因蛋白饮食可增加肌纤凝蛋白的合成，加强肌肉的收缩力，又可改善体能；钾可加强肌肉的兴奋性，对 MGC 患者十分重要，在无高钾情况下可食用一些含钾丰富的食物；B 族维生素对维持神经肌肉功能具有重要作用，应适当食用富含 B 族维生素的食物；注意忌高糖饮食，少食辛辣肥甘之品，勿饮酒；及早进行鼻饲流质饮食，可自主进食者要少食多餐，防止呛咳和误吸等造成不必要的伤害。

七、专方选要

1.强肌健力饮

组成：黄芪 30g，五爪龙 30g，党参 15g，白术 15g，当归 15g，升麻 10g，柴胡 10g，陈皮 10g，甘草 5g。

服法：每日 1 剂，水煎服。

主治：脾胃虚损型重症肌无力或危象的抢救。[黄子天，刘小斌. 国医大师邓铁

涛强肌健力饮治疗重症肌无力的临床应用及学术传承. 广州中医药大学学报, 2018, 35 (1): 182-185.]

2. 强力方

组成: 黄芪 30~60g, 党参 15g, 白术 15g, 葛根 15g, 升麻 10g, 柴胡 5g, 当归 15g, 熟地黄 15g, 山茱萸 10g, 制何首乌 10g, 锁阳 10g, 巴戟天 10g, 甘草 10g。

服法: 每日 1 剂, 水煎服。

主治: 重症肌无力。[蒋方建, 臧海生, 徐冬波, 等. "强力方"治疗实验性自身免疫性重症肌无力 (EAMG) 的机制研究. 第七次全国中西医结合虚证与老年病学术会议论文摘要集, 2003.]

3. 黄芪复方

组成: 黄芪 30g, 白术 15g, 枸杞子 15g, 山茱萸 15g, 沙参 15g, 太子参 15g, 当归 10g, 升麻 5g, 枳壳 10g。

服法: 每日 1 剂, 水煎服。

主治: 重症肌无力及其危象。[鲍波, 张静生, 乔文军. 加用黄芪复方颗粒治疗重症肌无力临床观察. 广西中医药大学学报, 2016, 19 (1): 13-15.]

主要参考文献

[1] 中华医学会神经病学分会神经免疫学组, 中国免疫学会神经免疫学分会. 中国重症肌无力诊断和治疗指南 2015 [J]. 中华神经科杂志, 2015, 48 (11): 934-940.

[2] 杨欢. 美国 NIH《重症肌无力的标准化临床前实验指南》解读 [C]. 中华医学会. 中华医学会神经病学分会. 中华医学会第十八次全国神经病学学术会议论文汇编 (上), 2015-185.

[3] 王维治, 刘卫彬. 重症肌无力管理国际共识 (2016) 解读 [J]. 中华神经科杂志, 2017, 50 (2): 83-87.

[4] 况时祥. 中医药在重症肌无力治疗中的地位和作用 [J]. 中国中西医结合杂志, 2018, 38 (10): 6-7.

[5] 王娟, 顼宝玉. 重症肌无力的治疗进展 [J]. 中西医结合心脑血管病杂志, 2016, 14 (18): 2125-2127.

第二十四节　甲状腺危象

甲状腺危象也称甲亢危象, 是一种甲状腺毒症病情极度加重的状态, 是甲状腺功能亢进 (甲亢) 最严重的并发症, 具有起病急、病情危重、容易导致多脏器功能衰竭甚至死亡的特点。

甲状腺危象是甲状腺功能亢进症在某些刺激因素作用下, 导致病情突然恶化, 临床表现为高热、大汗淋漓、心动过速、烦躁、焦虑不安、谵妄、恶心、呕吐、腹泻等, 严重患者可出现心力衰竭、休克或昏迷等症状, 多数患者最后死于休克、呼吸循环衰竭及电解质紊乱。

中医学无甲状腺危象病名, 本病当归为"瘿病"重症范畴, 根据其临床表现, 又可归属于"厥证""脱证"范畴。

一、病因病机

(一) 西医学认识

1. 流行病学

甲状腺危象常在未诊断或治疗不彻底的久病甲亢患者及 Graves 病患者身上发生, 发生危象的时间不定, 各年龄阶段均可发病, 一般女性及老年人较多见, 儿童少见。据国外报道, 甲状腺危象占甲状腺毒症患者的 1%, 总体病死率为 10%~20%, 但若抢救不及时, 病死率可上升至 75%。

2. 甲状腺毒症的病因

甲状腺毒症是指血液循环中甲状腺激素含量过多, 以引起神经、循环、消化等系统兴奋性升高和代谢亢进为主要表现的一组临床综合征。根据甲状腺的功能状态,甲状腺毒症可分为甲状腺功能亢进和非甲状腺功能亢进两种类型，前者的病因主要有 Graves 病、毒性结节性甲状腺肿、桥本甲状腺炎等，后者的病因包括破坏性甲状腺毒症和服用外源性甲状腺激素。

3. 甲状腺危象的诱因

甲状腺危象可以是单因素诱发，也可以是多因素共同导致。这些诱因大体可以分为以下两大类。

（1）内科方面　①感染，是引发甲亢危象最常见的诱因，约有 80% 的内科性危象均是由感染引起，主要是上呼吸道感染及肺部感染，其次是胃肠和泌尿道感染，其他如皮肤感染等均少见。②应激，精神极度紧张、过度劳累、高温、饥饿、药物反应（如过敏、洋地黄中毒等）、心绞痛、心力衰竭、糖尿病酮症酸中毒、低血糖、高钙血症、肺栓塞、分娩及妊娠毒血症等均可导致甲状腺突然释放甲状腺激素，引起甲状腺危象。③不适当停用抗甲状腺药物，在应用碘治疗甲亢过程中，由于突然停用碘剂，甲状腺滤泡上皮细胞内的碘浓度降低，抑制效应消失，甲状腺又可利用细胞内贮存的碘合成激素，释放入血中，使病情迅速加重；不规则地使用或停用硫脲类抗甲状腺药，偶尔会引起甲状腺危象，但这种情况并不多见。④长期过量摄入碘（＞2 周）。⑤其他少见原因，如放射性碘治疗甲亢引起的放射性甲状腺炎，甲状腺活体组织检查，过多或过重触摸甲状腺，均可使大量的甲状腺激素在短时间内释放到血中，引起病情突然加重。

（2）外科方面　甲状腺本身的外伤、手术或身体其他部位的急症手术均能诱发危象。甲亢患者在手术后 4~16 小时内发生危象者，要考虑危象与手术有关；危象在16 小时以后出现者，则需寻找感染病灶或其他原因。手术引起甲状腺危象的原因如下。①甲亢病情未被控制而行手术，甲亢患者术前未用抗甲状腺药准备或准备不充分，或虽用抗甲状腺药但停用过久，手术时甲状腺功能仍处于亢进状态，或使用碘剂做术前准备时，用药时间长，作用逸脱，甲状腺又能合成及释放甲状腺激素。②术中释放甲状腺激素，手术本身的应激、手术挤压甲状腺，使大量甲状腺激素释放入血中。另外，乙醚麻醉时也可使组织内的甲状腺激素进入末梢血中。③剖宫产及甲状腺以外的手术。

一般来说，内科诱因比外科诱因引起的甲状腺危象更为常见，其病情较外科诱因引起的严重。

4. 甲状腺危象的发病机制

甲状腺危象的发病机制目前尚未完全阐明，可能与下列因素有关，这些因素可以解释部分患者甲状腺危象发生的原因，尚不能概括全部甲状腺危象发生的机制。

（1）大量甲状腺激素（TH）释放至循环血中　这不是导致甲状腺危象发生的最主要原因，但与服用大剂量甲状腺激素、甲状腺手术、不适当地停用碘剂以及放射性碘治疗后甲状腺危象的发生有关。

（2）血中游离甲状腺激素增加　感染、甲状腺以外其他部位的手术等应激，可使血中甲状腺结合球蛋白（TBG）及甲状腺素结合前白蛋白（TBPA）浓度降低，与其结合的甲状腺激素解离，血中游离甲状腺激素增多。

（3）周围组织对甲状腺激素反应的改变　由于某些因素的影响，使甲亢患者各系统的脏器及周围组织对过多的甲状腺激素适应能力降低，由于此种失代偿而引起危象。临床上部分危象患者出现多系统的功能衰竭，但血中甲状腺激素水平并不升高，以及在一些患者尸检时所见无特殊病理改变等，均支持这种看法。

（4）儿茶酚胺结合和反应力增加　甲状腺危象时产热过多是由于脂肪分解加速

（甲状腺激素可直接或通过增加儿茶酚胺使脂肪分解），在甲状腺危象发病机制中儿茶酚胺起关键作用。甲状腺危象患者的儿茶酚胺结合位点增加，对肾上腺素能刺激反应力增加，阻断交感神经或服用抗交感神经药物或β肾上腺素受体阻断剂后甲亢和甲状腺危象的症状和体征可明显改善。

（5）甲状腺素在肝中清除降低　手术前后及其他的非甲状腺疾病的存在，进食减少，热量不足，均引起 T_4 清除减少，血中的甲状腺素含量增加。

（二）中医学认识

中医学认为本病是瘿病发展到严重阶段的危重症。瘿病是一种涉及肝、脾、肾等多个脏腑的病变，与肝的关系甚为密切，总的病机特点是"阳常有余，阴常不足"。瘿病患者若突然遭受剧烈的精神创伤，或五志郁极化火，或外感六淫，热毒炽盛，传里化火，或劳倦过度，耗血伤阴，阴火内生，原本阳强阴弱之体，阳亢益甚，则心肝之火暴长，心火亢盛，因而高热、大汗、心烦、心悸、怔忡；子病及母或肝气横逆脾土则见恶心呕吐、腹泻；热扰心包则神昏。甲状腺危象出现，其病理是心肝火旺，气阴两伤，若病情进展，邪气愈盛，正气愈虚，最后出现阴竭阳脱，心气衰竭。

二、临床诊断

（一）辨病诊断

1.临床诊断

（1）症状　①甲状腺危象先兆表现为体温低于39℃，脉率在160次/分以下，多汗，烦躁，嗜睡，食欲减退，恶心及大便次数增多。②典型甲状腺危象患者表现为高热（体温骤然升高，常在39℃以上），大汗淋漓或无汗，纳差，恶心，频繁呕吐和腹泻，心悸，怔忡，烦躁，谵妄，嗜睡，

最后陷入昏迷状态。③淡漠型甲亢患者表现为神情淡漠，木僵，嗜睡，反射降低，低热，乏力，突眼及恶病质，甲状腺仅轻度肿大，最后陷入昏迷。

（2）体征　①典型甲状腺危象患者查体可见窦性心动过速，常达160次/分以上，与体温升高不成比例，部分患者可见心律失常，如早搏、室上性心动过速、心房纤颤、心房扑动等；发生肺水肿或充血性心力衰竭者可见血压下降；部分患者出现肝脏肿大或黄疸，提示预后不良。②淡漠型甲状腺危象患者查体可见心率慢、脉压小。

2.实验室诊断

（1）甲状腺危象患者的实验室检查与一般甲亢多无明显差异。血清总甲状腺素（TT_4）、血清总三碘甲状腺原氨酸（TT_3）、反三碘甲状腺原氨酸（rT_3）、血清游离甲状腺素（FT_4）、游离三碘甲腺原氨酸（FT_3）水平高于正常，促甲状腺激素（TSH）水平降低。有些患者血清二碘甲状腺原氨酸（T_3）可在正常范围，可能与同时存在的非甲状腺疾病有关。其中血清游离甲状腺素（FT_4）、游离三碘甲状腺原氨酸（FT_3）的升高速度比浓度更重要，对于甲状腺危象的发生有重要提示作用。对于 T_3 型甲亢患者，TSH 明显降低或测不到，FT_4 正常或偏低，需测定 TT_3 或 FT_3 来确定，其浓度明显高于正常时，应高度怀疑甲状腺危象。

（2）离子测定可见低钾血症、轻度高钙血症、低钠血症或高钠血症。

（3）甲状腺影像学检查　可见甲状腺弥漫性肿大、结节；甲状腺超声检查血流丰富；放射性核素检查放射物浓集。

（二）辨证诊断

甲状腺危象在中医学中属于"瘿病"重症范畴，临床上一般分为肝阳暴涨、心火亢盛，阴竭阳脱、心气衰竭两种证型。

1. 肝阳暴涨，心火亢盛

高热烦躁，心悸多汗，恶心呕吐，谵妄抽搐，舌红苔黄，脉象弦数。

辨证要点：高热，心悸，脉弦数。

2. 阴竭阳脱，心气衰竭

大汗淋漓，呕吐泄泻，心悸气促，继而汗出黏冷，气短息微，四肢厥逆，面色苍白，昏迷不醒，舌淡，脉虚数无根。

辨证要点：大汗淋漓，四肢厥逆，脉虚数无根。

三、鉴别诊断

（一）西医学鉴别诊断

目前甲状腺危象临床上尚无统一的诊断标准，主要是根据患者的临床症状、体征及相关实验室检查进行诊断，故在鉴别诊断方面首先要区分到底是甲亢还是发生了甲状腺危象，若是发生了甲状腺危象，则应当与重症感染、急性胃肠炎、冠心病、肝昏迷等内科疾病进行鉴别。

在鉴别甲亢与甲状腺危象时应当注意，任何一个甲状腺毒症的患者，特别是未经过正规治疗，或者治疗中断及有上述内科及外科方面诱因存在时，出现原有的甲状腺病情忽然明显加重，应考虑有甲亢危象的可能。此外，对于老年人、淡漠型甲亢者，甲状腺危象的表现可以不典型，如高热、大汗、心率增快等可不明显，应提高警惕。

在鉴别甲状腺危象与其他内科疾病重症时，甲亢病史和一些特殊体征，如突眼、甲状腺肿大或其上伴有血管杂音，以及胫骨前黏液性水肿、皮肤有白癜风及杵状指等表现提示存在甲亢可能，对诊断甲状腺危象均有帮助。

甲状腺危象高热与严重感染鉴别：甲亢危象以持续高热伴大汗淋漓为特征，脉率增快比体温升高更明显，一般降温及抗

感染治疗效果不佳。

以恶心呕吐、腹泻为突出表现的甲状腺危象与急性胃肠炎鉴别：甲状腺危象腹泻以便次增多、溏便或稀便为主，腹痛不明显，大便常规可无异常，可伴有大汗、心动过速与其他甲亢症状。

有昏迷或躁动不安伴肝功能异常及黄疸的甲状腺危象应与肝性脑病相鉴别。

（二）中医学鉴别诊断

本病需与温病热入血分、胸痹、泄泻等内科疾病鉴别。患者既往是否有瘿病病史是鉴别的主要依据；本病进展迅速，恶化急骤，也是重要鉴别点；此外还应结合临床症状做出判断：温病热入血分，除了高热、烦躁，可见斑疹、出血、舌色深绛等表现；胸痹无高热、频繁吐泄；泄泻有不洁饮食史或曾接触疫水，无高热、心悸等。参考病史、症状和相关检查可鉴别。

四、临床治疗

（一）提高临床疗效的要素

1. 未病先防，控制常见诱因

临床上，甲亢患者一旦发生甲状腺危象，病情比较危急，死亡率也高，处理的关键重在预防，而预防的重点主要在于去除诱因，尤其是要积极预防感染。有研究发现，本病诱因多是非手术因素，其中又以感染为主。而且，甲状腺危象患者常伴有肝功能损害，临床不乏白细胞减少伴发严重感染性休克而死亡的病例，故应积极预防感染，尤其是密切监测患者白细胞水平。

2. 谨守病机，注重固本扶正

本病病机在于阳气暴亢，气阴两伤，然而病情进展迅速，恶化急剧，易出现正气耗竭的危险转归，故单纯泻火解毒并不足够，而应该早期就开始重视固本扶正、

益气养津。从中医学的观点看,《素问·宣明五气》说:"五脏化液,心为汗。"《金匮要略心典》说:"吐下之余,定无完气。"大汗峻损心阴,吐泄耗伤气阴,气的耗伤又反过来弱化了其对津液的固摄之功,故易见阴竭阳脱。从西医学的观点看,甲状腺危象易导致重要器官功能损害及其衰竭,患者多死于休克、心肺功能衰竭、电解质紊乱及黄疸,故保护重要脏器,防止其出现衰竭,是甲状腺危象的治疗要点。

3. 中西医合璧,协力化险为夷

甲状腺危象是甲亢少见的并发症,但病情危重,病死率很高,中西医结合有助于提高临床疗效。在甲状腺危象的抢救治疗中,中医可根据病情特点适时参与,如选择醒脑静注射液、参附注射液、安宫牛黄丸等中成药,并可配合针刺治疗,以改善临床症状,提高抢救成功率。

(二)辨病治疗

甲状腺危象前期和危象期诊断后,不需要等待详细的化验结果,应当尽早开始治疗,治疗的目的是纠正严重的甲状腺毒症和诱发疾病,保护机体重要脏器,防止脏器功能衰竭。对怀疑有甲状腺危象的患者,开始治疗时,应当在ICU进行持续监护。总体的治疗原则包括:①消除诱因,对症支持治疗,保护机体脏器。②减少甲状腺激素的合成和释放。③降低循环中甲状腺激素的水平。④降低周围组织对甲状腺激素的反应。⑤糖皮质激素的应用。

1. 消除诱因,对症支持治疗,保护机体脏器

(1)有感染者应给予积极抗感染治疗,伴有其他基础疾病的应同时积极处理。

(2)降温 发热轻者,可采用物理降温,酌情使用退热剂,如对乙酰氨基酚(扑热息痛),不宜使用水杨酸制剂(阿司匹林)。高热者,需积极予以物理降温,如

冰袋、电风扇、空调等,必要时予以人工冬眠(哌替啶100mg,氯丙嗪和异丙嗪各50mg,混合后静脉持续泵入)。

(3)吸氧 持续吸氧是必要的治疗。

(4)补液 因高热、呕吐及大量出汗,极易发生脱水及高钠血症,需补充水分及注意纠正电解质紊乱,同时也应当补充大量维生素。

(5)对症治疗 恶心、呕吐明显时,予以甲氧氯普胺口服或肌内注射,每次10mg,必要时每日可重复2~3次。有心力衰竭及肺水肿存在,应用洋地黄及利尿剂。有心房纤颤、心率增快的患者,应当使用洋地黄及其衍生物或钙离子通道阻滞剂。

2. 减少甲状腺激素的合成和释放

(1)减少甲状腺激素的合成 选用硫脲类抗甲状腺药。一次口服或胃管鼻饲大剂量丙基硫氧嘧啶(PTU)600~1200mg后,可在1小时内阻止甲状腺内碘化物的有机结合,然后每日给予维持量300~600mg,分3次服用。

(2)减少甲状腺激素的释放 使用硫脲类抗甲状腺药物,1小时后开始使用碘剂。每日口服复方碘溶液30滴,或静脉注射碘化钠1~2g或复方碘溶液3~4ml/1000~2000ml溶液。既往没有使用碘剂者,碘剂效果好,但需注意若碘化物浓度过高或者静脉滴注过快容易引起静脉炎。

3. 降低循环中甲状腺激素的水平

迅速降低循环中甲状腺激素水平,采用血浆置换和腹膜透析法,但因这些方法操作较为复杂,使用成本较高,临床目前应用不多。

4. 降低周围组织对甲状腺激素的反应

多使用抗交感神经药物来减轻周围组织对儿茶酚胺的反应。常用药物有以下两类。

(1)β肾上腺素受体阻滞剂 静脉注射普萘洛尔1~5mg,或每4小时口服20~60mg。

有支气管哮喘或气管炎和心脏传导阻滞的患者应避免使用β肾上腺素受体阻滞剂。

（2）利血平和胍乙啶　适用于不能使用β肾上腺素受体阻滞剂的患者。利血平首次肌内注射1~5mg，以后每4~6小时给1~2mg，不良反应主要是中枢神经抑制作用。胍乙啶只能口服，每日50~150mg，分次口服，约24小时起效，呕吐、腹泻严重者可影响疗效，不良反应主要有体位性低血压、抑制心肌收缩。

5.**糖皮质激素的应用**

可用氢化可的松200~300mg/d，或地塞米松10~30mg/d。

（三）辨证治疗

1.**辨证论治**

（1）肝阳暴涨，心火亢盛

治法：泻火解毒，清心平肝。

方药：龙胆泻肝汤合泻心汤加减。

龙胆草6g（酒炒），黄芩9g（酒炒），山栀子9g（酒炒），泽泻12g，木通9g，车前子9g，当归8g（酒炒），地黄20g，柴胡10g，甘草6g，大黄6g，黄连3g。

口渴身热者，可加太子参10g，麦冬30g，石膏20g。

（2）阴竭阳脱，心气衰竭

治法：益气养阴，回阳固脱。

方药：生脉散合参附汤加减。

人参9g，麦冬9g，五味子6g，炮附子9g。

汗出较多者，可加黄芪30g，糯稻根15g。

2.**外治疗法**

（1）针刺治疗　属肝阳暴涨、心火亢盛型者，取曲池、合谷、少商、太冲、风池、大椎为主穴。呕吐配中脘；泄泻配天枢、阴陵泉；心悸、怔忡者配内关、神门。用泻法，留针30分钟，隔10分钟捻针1次。

（2）三棱针治疗　主治火热亢盛，高烧不退，主穴取大椎、少商、十宣、耳尖，点刺出血3~5滴，用以退热。

（3）灸法　属阴竭阳脱、心气衰竭型者，取百会、神阙、足三里、关元、气海、三阴交，每日灸2~3次，每穴灸3~5次。

（4）耳针疗法

①取心、肝、肾、交感、内分泌、神门等穴。针刺双耳穴，一般留针20~30分钟，留针期间可捻针以加强刺激。每日1次。

②取心、肝、胆、脾、胃等穴。针刺双耳穴，每次选4~6穴，每日1次或隔日1次。

3.**成药应用**

可辨证选用相应中成药治疗。

（1）龙胆泻肝丸　口服，一次3~6g，1日2次，清肝胆，利湿热。适用于肝胆湿热，主治肝阳暴涨、心火亢盛型甲状腺危象。

（2）安宫牛黄丸　口服，1次1丸，1日1次；小儿3岁以内1次1/4丸，4~6岁1次1/2丸，1日1次；或遵医嘱。适用于热病，邪入心包，高热惊厥，神昏谵语，主治肝阳暴涨、心火亢盛型甲状腺危象。

（3）醒脑静注射液　肌内注射，1次2~4ml，1日1~2次。静脉滴注，1次10~20ml，用5%~10%葡萄糖注射液或氯化钠注射液250~500ml稀释后静脉滴注。清热泻火，凉血解毒，开窍醒脑，主治肝阳暴涨、心火亢盛型甲状腺危象。

（4）参附注射液　肌内注射，1次2~4ml，1日1~2次。静脉滴注，1次20~100ml，用5%~10%葡萄糖注射液250~500ml稀释后使用。静脉推注，1次5~20ml（用5%~10%葡萄糖注射液20ml稀释后使用）。回阳救逆，益气固脱，主治阴竭阳脱、正气衰竭型甲状腺危象。

（5）生脉注射液　肌内注射，1次2~4ml，1日1~2次。静脉滴注，1次20~60ml，用

5% 葡萄糖注射液 250~500ml 稀释后使用。益气养阴，复脉固脱，主治阴竭阳脱、正气衰竭型甲状腺危象。

4. 单方验方

中山市中医院瘿病 1 号方组成如下。

黄芪 30g，三棱 10g，生地黄 15g，白芍 10g，玄参 10g，夏枯草 10g，莪术 15g，麦冬 15g，浙贝母 5g，黄芩 10g，石膏 20g（先煎）。每日 2 剂，清热养阴，活血散结。适用于甲状腺危象属火盛阴伤者。[郑永钿. 瘿病 1 号方对甲亢危象患者的治疗干预效果观察. 光明中医，2014，29（7）：1405-1406.]

五、预后转归

一旦发生甲状腺危象，治疗越早，效果越好，一般经 3~7 天积极治疗，病情得到控制者预后良好，当危象消失后，碘剂及皮质激素等药物可逐渐减量至停用，继续进行甲状腺病的长期治疗。若病程一旦进入昏迷、休克，或淡漠型甲亢危象者病死率高，病死率可达 20% 以上。因此，提高认识，及早发现，及时抢救，对提高患者的预后及生存起到积极的作用。

六、预防调护

（一）预防

预防甲状腺危象的发生主要在于积极治疗原发病，早期诊断并积极地将甲状腺功能控制在正常范围，注意防治感染和做好充分的术前准备。

（二）调护

1. 注意休息

任何甲亢危象患者都应当卧床休息，避免过多活动，更不要进行体力劳动。待症状控制后仍需注意日常生活规律，按时作息，避免过劳。病房当保持安静，减少探视，避免一切不良刺激，保证患者睡眠。

2. 加强精神、心理护理

研究表明，甲亢患者精神因素可导致甲状腺危象发病率升高。对于甲亢患者，要认真听取其主诉和要求，指导患者自我控制情绪，保持精神愉快，防止情绪过激。要用高度的同情心关怀、安慰和鼓励患者，经常了解患者的思想动态，有目的地做思想工作。

3. 饮食适宜

甲亢危象发生时，患者当清淡饮食，剧烈呕吐、昏迷、抽搐患者当禁食或通过胃管、鼻饲管进食，要注意补充必需的热量和糖原。甲状腺危象消失后，患者仍要注意清淡饮食，避免辛辣刺激类食品，不吸烟，不喝酒，少喝浓茶和咖啡。

4. 食疗

（1）龙眼麦味粥　功能滋补肝阴，益养心血，适用于心血不足、肝阴虚损之甲亢患者。麦冬 16g，五味子 10g，酸枣仁 12g，莲子 20g，龙眼肉 5g，粳米 200g。先将五味子、酸枣仁捣碎，与麦冬同煮，去渣取汁。莲子去心，煮至烂熟；将龙眼肉、粳米洗净，加水煮成粥，将煮熟时，兑入酸枣仁、麦冬煎液，放入莲子，再煮 10 分钟即可。食粥，每日分 2 次服。

（2）杞菊竹笋汤　功能滋阴降火，化痰软坚。适用于阴虚内热型甲亢患者。竹笋 300g，枸杞子 10g，菊花 6g，调料适量。将竹笋切成棱状，置油锅内烘成金黄色，捞出去油，再与枸杞子、菊花同放空锅内，加入清汤、料酒、酱油、白糖、味精，先武火后文火，烤至囟汁干，即可食用。喝汤，每日分 2 次服。[谭家峰. 甲亢病食疗方集锦. 东方药膳，2009，2：7.]

七、专方选要

1. 龙胆泻肝汤化裁

龙胆草、柴胡、栀子、黄芩、木通各

10g，生地黄、夏枯草、田基黄、黄药子各15g，大黄10g（后下）。

服法：每日1剂，水煎服。

功效主治：本方平肝泻火，清热解毒，适用于心肝火旺、热毒炽盛者。[庄奕周.中西医结合抢救甲状腺危象.福建中医药，1990，21（1）：45.]

2. 白虎加人参汤

生石膏100g（先煎），知母10g，炙甘草6g，粳米15g，人参10g。

服法：每日1剂，水煎服。

功效主治：本方清热除烦，益气生津，适用于证属阳明热盛、气津两伤者。[张博明.白虎加人参汤救治甲状腺危象二例.湖南中医杂志，1990（3）：39.]

3. 羚角钩藤汤加味

羚羊角5g（先煎），桑叶9g，川贝母、钩藤（后下）、菊花、鲜竹茹、知母各10g，甘草3g，金银花、生白芍各15g，鲜生地黄20g，鲜石斛、茯神各12g。

服法：每日1剂，水煎服。

主治：适用于甲状腺功能亢进危象，证属阴虚热盛者。[毕大明.中药治疗危重病症验案五则.实用中医药杂志，2002，18（1）：46-47.]

主要参考文献

[1] 陈灏珠，林果为，王吉耀.实用内科学 [M].第15版.北京：人民卫生出版社，2017.

[2] 张伯礼.中医内科学 [M].北京：人民卫生出版社，2012.

[3] 黄雯洁，沈劼，郭丽.中医辨治甲状腺功能亢进症研究进展 [J].中国中医基础医学杂志，2018，24（11）：156-158.

[4] 关海霞.2016版美国甲状腺协会《甲状腺功能亢进症和其他原因所致甲状腺毒症诊治指南》解读：诊断和内科治疗 [J].中华核医学与分子影像杂志，2018（5）：311-315.

[5] 中华医学会，中华医学会杂志社，中华医学会全科医学分会，等.甲状腺功能亢进症基层诊疗指南（2019年）[J].中华全科医师杂志，2019，18（12）：1118-1128.

[6] 郑彩虹，都光霞，高林琳，等.甲状腺危象死亡相关危险因素分析 [J].中国医师杂志，2019，21（7）：1085-1087.

第二十五节　肾上腺危象

在应激状态下，当机体肾上腺皮质激素供给急性减少或缺如，导致机体出现循环衰竭、胃肠功能紊乱等一系列急性临床表现称为肾上腺危象，又称急性肾上腺皮质功能减退症，是内分泌疾病危重并发症之一。急性肾上腺皮质功能减退症以高热、四肢厥冷、烦躁谵语，甚者昏迷不醒为主要症状。

中医学无肾上腺危象的病名，根据其主要症状，当属中医学"厥脱""神昏"范畴。

一、病因病机

（一）西医学认识

1. 肾上腺危象的病因

肾上腺危象可划分为原发性肾上腺皮质功能减退症和继发性肾上腺皮质功能减退症两大类。

（1）原发性肾上腺皮质功能减退症　又称艾迪生病，因肾上腺原发性病变，导致盐皮质激素、糖皮质激素生成不足或无法生成，其主要特征为低皮质醇。但因垂体-肾上腺轴功能存在，血清促肾上腺皮质激素（ACTH）浓度反馈性升高，同时高ACTH促进黑色素刺激激素等分泌增多，促使皮肤黏膜色素沉着增加。原发性肾上腺病变主要包括以下疾病。

①急性肾上腺皮质出血、坏死：常见

病因为感染，以脑膜炎双球菌感染最为常见，可致肾上腺静脉细菌性血栓形成，出现严重败血症。严重烧伤、出血热等其他全身出血性疾病也可引起急性肾上腺皮质出血及坏死。

②肾上腺皮质自身免疫性疾病：是原发性肾上腺皮质功能减退症的主要原因，年轻女性患病居多。与本病相关的常见疾病包括糖尿病、甲状旁腺功能低下、甲亢或甲减、类风湿关节炎、白癜风、干燥综合征、性功能减退等。

③肾上腺结核及肿瘤：肾上腺结核是原发性肾上腺皮质功能减退症的常见病因，部分患者常合并肺结核。而肾上腺的原发性肿瘤较少，肿瘤主要为转移性肾上腺癌，但二者均可引起肾上腺功能减退，甚至坏死。

④真菌感染：主要发生在艾滋病等获得性免疫缺陷患者身上，尤以荚膜组织胞浆菌感染最多见，也可见隐球菌、球孢子菌、酵母菌等真菌感染。

⑤先天性肾上腺皮质增生：肾上腺皮质增生为产生皮质醇有关的酶缺陷所致。该病一般为常染色体隐性遗传病。此外，肾上腺皮质发育不良是肾上腺皮质本身发育异常，亦属于常染色体隐性遗传病。

（2）继发性肾上腺皮质功能减退症　主要由下丘脑及垂体的病变，ACTH分泌减少，引起肾上腺功能低下，或者肾上腺分泌功能受抑制，而肾上腺结构正常，导致肾上腺皮质激素分泌减少，从而引起相对性的肾上腺皮质功能减退或肾上腺危象，主要以皮质醇分泌低下而血浆ACTH浓度正常或降低为特征。常见的继发性肾上腺皮质功能减退症的病因如下。

①长期大量应用肾上腺皮质激素，机体反馈调节引起垂体肾上腺皮质受抑制而出现萎缩，导致肾上腺皮质功能低下，应激的能力变差，当骤然停药或减量过速时

极易诱发肾上腺危象。

②肾上腺双侧全部切除或一侧全切者，或单侧肿瘤切除而对侧已萎缩者，如术前准备不周，术后治疗不当或补给不足，停药过早（常需时至少9个月或1年以上）等，均可发生危象。

③药物类：近年来发现某些药物，如依托咪酯、酮康唑、甲地孕酮（剂量＞160mg/d）和大剂量的氟康唑（剂量≥400mg）等可损伤肾上腺皮质功能，导致皮质功能衰竭，但部分具有可逆特点，停药后肾上腺功能可逐步恢复。

④垂体或颅脑损伤、感染、手术或肿瘤放化疗等导致下丘脑及垂体损伤，ACTH分泌下降，导致肾上腺功能减退。

上述原发性或继发性肾上腺皮质功能减退者在各种应激状态下，如感染、重大创伤、手术、过度劳累、剧烈呕吐和腹泻、分娩、变态反应或骤停皮质激素类治疗等均可导致本病。

2. 发病机制

肾上腺皮质分泌的激素主要包括盐皮质激素、糖皮质激素，此外还分泌少量性激素。其中盐皮质和糖皮质激素在机体活动中发挥重要作用。

（1）盐皮质激素类　以醛固酮主，主要作用为保钠、排钾、保水，维持人体正常水、电解质及渗透压平衡。

（2）糖皮质激素类　主要包括皮质激素（如可的松）和皮质醇（如氢化可的松）。肾上腺糖皮质激素参与机体三大营养物质的代谢以及机体应激、防御反应等生理过程的调节。当机体处于饥饿或能量不足状态，下丘脑－垂体－肾上腺轴系统通过反馈调节使肾上腺糖皮质激素分泌增加，促进肝糖原异生、糖原分解、脂肪水解及外周组织蛋白质分解，增加血液中葡萄糖来源，同时降低组织对胰岛素的敏感性，减少葡萄糖的摄取、利用和消耗，从而保

持血糖水平稳定，保障心脏和脑组织活动所需的能源供应。大剂量糖皮质激素具有抗炎、抗过敏、抗休克、抗毒素以及抑制免疫反应等作用。

（3）感染、创伤或大手术等严重应激状态下，为适应机体的需要，皮质醇分泌增高至平时的2~7倍。若肾上腺皮质功能减退，在紧急应激状态下，机体肾上腺皮质激素的供给急性减少或缺如，可导致肾上腺功能进一步减退，甚至危象，出现低血糖、低钠血症等内环境紊乱表现。

（二）中医学认识

中医学认为肾上腺危象主要归因于先天禀赋不足，素体羸弱，久病虚劳，形气不充，脏腑不荣，生机不旺；或复感外邪，正虚邪盛，脏腑受损，阴阳气血亏虚；或感受温热毒邪，毒热由气入营，耗伤气阴，或内陷心包，累及脏腑，气血逆乱，阴阳之气不相顺接，阴竭阳脱，内闭外脱；或情志不畅，肝气郁滞，肝脾失和；或饮食不节，损伤脾胃，劳累过度，房事不节，耗气伤精；或手术外伤，耗伤气血；或用药不当，失治误治，耗伤元气，调理失时，正气难复，脏腑虚弱，不堪重负，阳微阴竭，继而阳脱阴竭。本病主要病机为本虚标实，本虚为脏腑元气不足，病位主要在脾、肾，肾为先天之本，藏真阴而寓真阳，脏腑阴阳之根，精血之海；脾为后天之本，水谷之海，气血生化之源；元气根于肾而养于脾，故脾肾虚损为病机演变的主要环节。

二、临床诊断

（一）辨病诊断

1.临床症状与体征

（1）全身症状　高热，最高可达40℃以上，疲倦乏力，关节痛，原有皮肤、黏膜色素沉着加深，以乳晕、掌纹、皮肤摩擦处、瘢痕等地方明显。

（2）神经系统症状　神志烦躁不安，或逐渐出现萎靡不振，神情淡漠，嗜睡，甚至昏迷不醒。低血糖者可有视物模糊，汗出，震颤，甚至抽搐。

（3）循环系统症状　心率加快，心律失常，皮肤湿冷，低血压，甚至出现休克等循环衰竭表现。

（4）消化系统症状　食欲不振，恶心呕吐，腹胀，腹痛，腹泻；部分患者消化道症状较明显，出现严重腹痛、腹肌紧张等急腹症体征。

肾上腺危象临床表现多呈非特异性。急性肾上腺危象多在机体抵抗力下降、感染、严重创伤和手术、麻醉等应激情况下诱发出现。当起病急骤或临床表现不典型时，加上危重时期合并其他疾病，多种病症的交织掩盖，错综复杂，常常难以及时发现和诊断，从而错过诊治时机，危及患者生命。因此需借助某些重要的线索和高度可疑征象来协助诊断。对出现下列临床高度可疑征象者，应想到发生肾上腺危象的可能：①既往有糖皮质激素治疗史，或有类似库欣综合征表现者。②低血压伴慢性消瘦和羸弱者。③有艾滋病、结核、肿瘤、多种内分泌缺陷疾病、白癜风以及使用可能引起肾上腺皮质功能不全药物等病史，出现无法解释的低血压或低血容量伴发热、食欲不振、脱水、恶心呕吐、腹痛和腹泻等消化系症状，或神志烦躁不安，或萎靡不振、神情淡漠、嗜睡等神经系统症状者。④高钾血症、低钠血症，特别存在有肾功能障碍者。⑤低血压伴有低血糖或嗜酸行粒细胞增多者。⑥低血压伴有皮肤色素沉着，或女性患者伴有腋毛、阴毛稀疏者。⑦已处于休克，经积极体液复苏和血管活性药物抗休克，疗效反应较差者。

2.实验室检查

（1）血常规　淋巴细胞及嗜酸性粒细

胞偏高，感染者白细胞总数升高，脱水者出现血液浓缩现象。

（2）血生化　低钾血症或高钾血症、低血钠、低血糖，血尿素氮轻度升高，轻度酸中毒以及血皮质醇总量降低等。葡萄糖耐量试验呈低平曲线或反应性低血糖。

（3）心电图低电压，电解质紊乱时可有 T 波低平或倒置，Q-T 时间可延长。

（4）腹部 X 线和肾上腺 CT 可发现由肾上腺结核或肿瘤、真菌感染等导致的双侧肾上腺增大。

3. 筛选与监测试验

（1）血清皮质醇测定　正常范围在 5~24μg/dl。非应激状态下基础皮质醇 < 3μg/dl；应激状态下，若随机血清皮质醇 < 25μg/dl，则存在肾上腺皮质功能不全。

（2）ACTH 兴奋试验　是诊断肾上腺危象重要的方法，用于检查肾上腺皮质的功能贮备，鉴别原发性与继发性慢性肾上腺皮质功能减退症。方法如下。①普通剂量（又称高剂量，HD-ACTH）兴奋试验，静脉给予 ACTH 250μg，分别于注射前、注射后 30 分钟、60 分钟抽取血样，检测皮质醇浓度。②低剂量兴奋试验（LD-ACTH），将 ACTH 250μg，稀释到 250ml 生理盐水内，抽取 1μg/ml 静脉注射。同样时间测定血浆皮质醇浓度。有研究认为，LD-ACTH 较常规剂量兴奋试验更敏感。结果判定如下。原发性肾上腺皮质功能减退者无反应，继发性肾上腺皮质功能减退兴奋试验后皮质醇反应性升高，但低于正常水平。而对试验剂量反应正常无法排除肾上腺功能减退，因为急性肾上腺功能皮质减退症患者肾上腺皮质会因 ACTH 分泌减少而反应性重新调节，时间可持续 3 周，同时 ACTH 抵抗者也可是正常反应。由于危重时期的病理生理复杂，影响因素多，而且临床研究结果差距较大，尚未有满意的或认同的肾上腺皮质功能衰竭血清学诊断标准。目前多认为随机血清皮质醇浓度 < 15μg/d 可直接确立诊断；> 24μg/dl 诊断的可能性较小；对 15~24μg/dl 之间的患者，建议实施 ACTH 刺激试验，若刺激试验的反应 < 9μg/dl，提示肾上腺功能衰竭，而 > 9μg/dl 可排除。

急性肾上腺功能减退参考诊断标准：①随机血清皮质醇浓度 < 15μg/dl，或 ACTH 刺激试验后 ≤ 9μg/dl。②ACTH 刺激试验后 ≤ 9μg/dl，或有低血压，随机皮质醇浓度 ≤ 20μg/dl。③合并严重低蛋白血症者，基础血清游离皮质醇水平 ≤ 2μg/dl，或 ACTH 刺激试验游离皮质醇 ≤ 2μg/dl。

（3）血清 ACTH 基础值测定　有助于鉴别原发与继发性肾上腺功能减退。原发性肾上腺皮质功能危象者明显升高，多大于 55pmol/L（250pg/ml），常介于 88~440pmol/L（400~200pg/ml）之间（正常值 1.1~11pmol/L，即 5~50pg/ml），而继发性肾上腺皮质功能危象者血浆 ACTH 浓度极低。

（4）血清醛固酮　原发性肾上腺皮质功能危象降低，继发性者分泌不受影响。

（二）辨证诊断

肾上腺危象属于中医学"厥脱""神昏"范畴。病机为本虚标实，病名诊断虽有"神昏""厥脱"之别，但辨证分型均以病机为据，故辨证诊断合而论之。

1. 热毒炽盛，气阴两伤

高热，四肢厥冷，口干口渴，恶心呕吐，神疲乏力，或烦躁谵语，尿短赤，舌红，苔黄干，脉细数。

辨证要点：高热，四肢厥冷，口干口渴，尿短赤，舌红，苔黄干，脉细数。

2. 脾肾阳衰，气竭阳脱

形寒肢冷，神疲乏力，面色苍白，恶心呕吐，食欲不振，腰膝酸冷，甚者神昏不醒，四肢逆冷，气短息微，舌淡，苔白，脉沉迟细弱或虚细无根。

辨证要点：形寒肢冷，面色苍白，腰

膝酸冷，甚者神昏不醒，四肢逆冷，舌淡，苔白，脉沉迟细弱或虚细无根。

三、鉴别诊断

（一）西医学鉴别诊断

1. 原发性肾上腺功能减退与继发性肾上腺功能减退鉴别

原发性肾上腺病变和垂体病变均可引起肾上腺功能减退，当需进行鉴别。原发性肾上腺功能减退时肾上腺释放的激素水平下降，而垂体释放的促激素因反馈调节而明显升高；而垂体病变所致的肾上腺功能减退则各种促激素水平低下，相对应的各靶腺功能也低下。因此通过测定各促激素及靶腺激素水平可进行鉴别。

2. 肾上腺危象与内外科急腹症鉴别

急性肾上腺皮质出血、坏死是引起肾上腺危象的常见病因，这些患者可出现严重腹痛、腹肌紧张、恶心、呕吐、腹泻甚至休克等症状，因此需与内外科急腹症相鉴别。

3. 肾上腺危象与其他原因性昏迷鉴别

肾上腺危象常可出现恶心、呕吐、腹泻、脱水、休克、嗜睡甚至昏迷等症状，需与其他原因引起的昏迷，如急性脑血管意外、糖尿病酮症酸中毒性昏迷、糖尿病高渗性昏迷等相鉴别。脑血管意外通过颅脑 CT 相鉴别；糖尿病酮症酸中毒性昏迷及糖尿病高渗性昏迷患者血糖高或正常，嗜酸性粒细胞不增多。

4. 肾上腺危象与其他原因性低血糖鉴别

肾上腺危象常可出现低血糖，需与其他原因导致的低血糖相鉴别，如胰岛素瘤。胰岛素瘤症状发作较重而持久，多在空腹发生。

（二）中医学鉴别诊断

厥证、昏迷需与昏迷、中风、痫证等病相鉴别。厥证可发生于各种年龄，有明显的诱发因素，其昏倒时间较短，发时或伴有四肢逆冷，醒后无明显的后遗症。

1. 厥证与昏迷鉴别

昏迷为多种疾病发展到一定阶段所出现的危重证候。一般发生较为缓慢，有一个昏迷前的临床过程，先轻后重，由烦躁、嗜睡、谵语渐次发展，一旦昏迷后，持续时间一般较长，恢复较难，苏醒后原发病仍然存在。

2. 厥证与中风鉴别

中风以中老年人为多见，素体有肝阳亢盛、中脏腑者，突然昏仆，并伴有口舌歪斜、瘫痪失语等症，神昏时间较长，苏醒后有瘫痪、失语等后遗症。

3. 厥证与痫证鉴别

痫证常有先天因素，以青少年为多见。痫之重者亦为突然昏仆，不知人事，发作时间短暂，但发作时常伴有号叫，抽搐，口吐涎沫，咬破舌头，两目上视，小便失禁，且常反复发作，每次症状均相类似，苏醒缓解后如常人。此外还可行脑电图检查，以资鉴别。

四、临床治疗

（一）提高临床疗效的要素

1. 尽早诊断，及时抢救

不管何种原因导致的肾上腺危象均病情危重，如不及时识别、诊断和积极处理，将迅速进入危象，危及生命而导致死亡。及时诊断，并快速补充肾上腺皮质激素，濒于死亡的患者也可恢复，故尽早诊断、及时抢救对肾上腺危象至关重要。肾上腺功能不全的患者可能平常并无临床症状而并没有被诊断，在手术感染等应激下才会出现相应表现，因此病史对尽早诊断肾上腺危象十分重要，应仔细询问有无长期应用激素近期停用史或基础的肾上腺疾病。

2. 中西医结合，巩固疗效

在肾上腺危象的处理过程中，中医中药针对某些合并病证具有一定的应用价值。而在后期，当应激因素得到控制后，可根据患者中医体质采用整体调节。例如患者肾上腺功能减退，长期服用外源性激素，多存在阴虚内热的体质，滋补肝肾、补精养阴为治疗的基础。此外，考虑到激素对消化系统的刺激作用，健脾养胃，调整后天之本，也是需要重视的另一方面。

（二）辨病治疗

肾上腺危象一经拟诊，不需等待化验结果便可立刻紧急治疗。治疗原则为立即补充肾上腺皮质激素，纠正脱水和电解质紊乱，处理病因与并发症。

1. 补充糖皮质激素

常用糖皮质激素主要有 3 种，即氢化可的松、地塞米松和甲基强的松龙。氢化可的松无须代谢，可直接合成等量皮质醇，具有糖皮质和盐皮质激素活性，常作为首选药物。立即静脉注射氢化可的松或琥珀酸氢化可的松 100mg，随后每 6 小时静脉滴注 100mg。第 1 天氢化可的松总量约 400mg，第 2、3 天可减至 300mg；如病情好转，继续减至每日 200mg，继而每日 100mg。待患者呕吐症状消失，全身情况好转可改为口服。可用氢化可的松片 20~40mg，或泼尼松 5~10mg，每天 3~4 次。

2. 补充盐皮质激素

如用氢化可的松琥珀酸钠酯或氢化可的松后，收缩压不能回升至 13.3kPa（100mmHg），或者有低血钠症，可增加氟氢可的松 0.5~2mg/d。可在病情好转并能进食时改服 9α- 氟氢可的松 0.05~0.2mg/d。严重慢性肾上腺皮质功能低下或双肾上腺全切除后的患者需长期服维持量。应用盐皮质激素期间要注意有无浮肿、高血压和高血钠等潴钠、潴水、药物过量的不良反应。

3. 纠正脱水和电解质紊乱

在肾上腺危象时，脱水很少超过总体液的 10%，估计需补充的液体量为正常体重的 6% 左右。第一天需静脉补充 5% 葡萄糖生理盐水 2000~3000ml。补液量尚需根据个体的脱水程度、年龄和心功能情况而定。肾上腺皮质功能减退的患者，肾脏水负荷排泄能力下降，需谨慎掌握液体输入的总量和速度，不能过量和过速，以防诱发肺水肿。注意及时纠正电解质紊乱和酸中毒，同时预防和纠正低血糖。

4. 处理病因与并发症

抢救的同时，应积极寻找病因并及时处理，存在急性感染时应针对性选用有效、适量的抗生素，同时及时引流，扩创清除感染灶。积极处理其他诱因，停止和禁用可能诱发本病的药物，以及针对原发病进行治疗。

（三）辨证治疗

本病为正虚邪实，治疗上应祛邪扶正兼顾，补虚泻实。早期清热解毒以祛邪，益气养阴以扶正；极期益气敛阴，回阳固脱以补虚扶正。

1. 辨证论治

（1）热毒炽盛，气阴两伤

治法：清热解毒，益气养阴。

方药：黄连解毒汤合生脉散加减。

黄连 15g，黄柏 15g，黄芩 10g，栀子 15g，麦冬 30g，五味子 15g，人参 15g。

热盛胃阴伤而口渴、舌干者，加太子参、石斛、天花粉滋养胃阴；高热，大便不通，腑气不通者，加大黄、厚朴行气通便。

（2）脾肾阳衰，气竭阳脱

治法：回阳固脱，益气敛阴。

方药：参附汤、四逆汤合菖蒲郁金汤加减。

人参 15g，附片 15g（先煎），炙甘草 10g，干姜 10g，石菖蒲 15g，郁金 15g，鲜竹叶 10g，木通 10g。

厥脱，大便不通者加肉苁蓉、白术益气通便；肢冷手撤、口渴者，加黄芪、当归补养气血。

2. 外治疗法

针灸疗法：重灸神阙，温针关元，功能补肾益气。用烧山火针涌泉、足三里，功能健脾补肾。

3. 成药应用

（1）安宫牛黄丸，每次 1 丸（3g），每日 2 次。清热解毒，镇惊开窍，适用于本病属热毒炽盛、气阴两伤之重症。

（2）金匮肾气丸，每次 1 丸（6g），每日 3 次。温补肾阳，化气行水，适用于本病属脾肾阳衰、气竭阳脱者。

4. 单方验方

（1）淫羊藿、补骨脂各 10g，当归、炙甘草各 9g，每天煎服 1 剂。功能补肾养血，适用于本病属脾肾阳虚者。

（2）人参、鹿茸各 10g，浸泡于 500ml 黄酒内，3 个月后服用，每服 10ml，每天 1 次。功能补肾益气，适用于本病属肾气虚损者。

（四）医家经验

吴深涛

吴深涛教授认为肾上腺皮质功能减退当以阴阳双补为要。发病常以虚损症状寻医问药，结合其临床特点，多将其归属中医学"虚劳"范畴。现代人常因七情过极，情欲无度，不知持满，不时御神，相火妄动，耗伤阴精，使人体处于阳有余而阴不足的偏态。临床所见患者并非一派虚寒之象，多表现为头晕乏力、腰膝酸软、肢疲体倦、食欲减退、面色黧黑等阴阳两虚之证，故治疗应结合当今医疗之实际，平治于权衡，临证圆通，以阴阳双补为要，而

非一味取温阳之法。吴教授提出以阴阳双补法治疗本病，不仅可以通过整体调节，促进脏腑功能恢复，对于应用激素替代治疗者，还可一定程度抵抗激素所致的不良反应。就本病而言，吴教授认为与西医的激素对抗治疗相比，中医更侧重自我修复，在整体观念、辨证论治理论的指导下，发挥中医药整体调节以及适应原样作用，以阴阳双补为基础，顺五脏承制，调脏腑功能，以期使患者达到一种新的舒适状态，即适应性平衡。[胡爱芳，师艺航，高靖. 吴深涛教授治疗肾上腺皮质功能减退经验. 云南中医中药杂志，2017，38（10）：1-3.]

五、预后转归

肾上腺危象临床表现复杂，误诊率较高，提高对本病的认识，正确的诊断、及时有效的治疗是降低病死率、改善预后的关键。肾上腺危象经积极抢救治疗，预后尚可。

六、预防调护

（一）预防

1. 注重防治病因

肾上腺结核是原发性肾上腺皮质功能减退症的常见病因，尽早治疗各种结核，减少肾上腺结核导致的肾上腺皮质功能减退。依托咪酯、甲地孕酮等药物可损伤肾上腺皮质功能，导致皮质功能衰竭，尽量避免使用这些对垂体 - 肾上腺抑制的药物，减少药物性肾上腺功能减退的发生。

2. 加强卫生宣教

肾上腺功能减退症患者多需长期激素替代治疗，应避免感染、外伤、受寒、饥饿。遇到感染等应激情况及时调整激素剂量，及早就诊，可以预防危象的发生。

（二）调护

1. 休息

任何肾上腺危象患者都应当卧床休息，避免过多活动，更不要进行体力劳动。待症状控制后仍需注意日常生活规律，按时作息，避免过劳。

2. 加强精神、心理护理

家庭不和、工作场所恶劣、患病、不受尊敬等所引起的长期精神负担对肾上腺都是有害的。当机体处于紧张的状况下，肾上腺必须加倍工作，持续地对肾上腺施加压力将折损其功能，故应加强精神、心理护理。

3. 食疗

避免使用酒精、咖啡因、烟草，这些物质对肾上腺及其他腺体具有高度的毒性，也避免脂肪、油炸食物、火腿、猪肉、高度加工食品、汽水、糖及白麦粉等食品，因这些物质均增加肾上腺的压力。应该多吃生鲜果蔬，尤其是绿叶菜类。啤酒酵母、糙米、豆科植物、橄榄、完整谷类等都是健康食物，可以加入饮食中。多喝牛奶，因为牛奶蓟萃取物可辅助肝功能，进而帮助肾上腺功能。补充维生素D、B族维生素、维生素C、胡萝卜素等营养素，都能减轻肾上腺的压力。吃深海鱼、鲑鱼、鲔鱼，1周至少3次。此外，一些天然药草对肾上腺也有益处，如紫云英草能改善肾上腺功能，并有助减轻紧张与压力；菊花属植物能增加白细胞数目及抵抗细菌侵入。举例食疗法如下。

（1）羊肉半斤切大块，冬虫夏草2条洗净，温水浸泡，红参10g切片。羊肉在沸水中焯一下，将所有材料放入锅中，大火煮沸，再转小火煮1小时左右。此量适合3~4人食用。功能气血双补，滋肾养阴。

（2）先取泥鳅数条，置水盆中养1~2天，让其排净腹内粪便，然后取豆腐一块，置盆中，再放入泥鳅，待泥鳅钻入豆腐中，即放入锅中蒸熟，然后调味食用。功能补阳气血，暖中益气。［岑鹤龄. 肝病保健. 香港：明窗出版社，2010.］

七、专方选要

1. 四逆肾气汤

附子9g，肉桂3g，生地黄12g，熟地黄12g，怀山药12g，山茱萸9g，泽泻12g，茯苓12g，牡丹皮9g，干姜3g，甘草30g，龙齿30g，磁石30g。

服法：每日1剂，水煎服。

主治：温阳补肾，适用于本病属脾肾阳虚者。［赵汉儒. 原发性肾上腺皮质功能减退症治疗1例. 中国热带医学，2008，（12）：2179，2238.］

2. 右归丸加减

熟地黄、怀山药、茯苓、丹参各15g，山茱萸、枸杞子、菟丝子、杜仲、当归各12g，鹿角胶、龟甲胶、附子各10g，肉桂5g，三七粉3g，甘草3g。

服法：每日1剂，水煎服。

主治：温补肾阳，适用于本病属肾阳虚者。［李小刚，朱云伟，钱云霞. 王建锋原发性肾上腺皮质功能减退症一例误诊. 临床误诊误治，2005，（9）：629.］

主要参考文献

［1］于学忠. 协和急诊医学［M］. 北京：科学出版社，2011.

［2］尤葆茹，梁继兴，陈刚. 英国成人急性肾上腺皮质功能不全（肾上腺危象）的急救处理［J］. 福建医药杂志，2017，39（3）：24-25.

［3］杨旻，郑瑶，王敏. 2017年SCCM/ESICM危重症相关性肾上腺皮质功能不全临床实践指南解读［J］. 中华危重病急救医学，2019，31（6）：669-673.

［4］赵汉儒. 原发性肾上腺皮质功能减退症治疗1例［J］. 中国热带医学，2008，（12）：

2179，2238.

[5]李小刚，朱云伟，钱云霞. 王建锋原发性
　　肾上腺皮质功能减退症一例误诊［J］. 临床
　　误诊误治，2005，（9）：629.

[6]胡爱芳，师艺航，高靖. 吴深涛教授治疗
　　肾上腺皮质功能减退经验［J］. 云南中医中
　　药杂志，2017，38（10）：1-3.

第二十六节　垂体危象

垂体或下丘脑的多种病损累及腺垂体的内分泌功能，以致垂体前叶分泌的促激素无法满足人体基础或生理需要，称为腺垂体功能减退症。慢性垂体前叶功能减退的患者在应激的情况下病情发生急剧恶化以致发生休克或昏迷等危象表现称为垂体功能减退危象，也称垂体危象。这是一种较罕见的内科急危重症。

腺垂体功能减退症属中医"虚劳""产后劳"等范畴，其危象属中医学"厥证"范畴。

一、病因病机

（一）西医学认识

垂体功能减退危象的发生大多先有垂体前叶功能减退症状，再在应激情况下诱发出现危象。引起垂体功能减退的病因主要有以下几个方面。

1. 先天性

在胚胎发育过程中受到各种因素影响，先天性下丘脑－腺垂体畸形或发育不良，以致垂体功能减退。

2. 血管病变

血管病变造成垂体坏死，主要分为产后垂体坏死和非产后垂体坏死两种。

（1）产后垂体坏死　①分娩时大出血以及周围循环衰竭使腺垂体动脉痉挛闭塞。②怀孕时增生肥大的垂体在分娩后迅速复旧，引起腺垂体血流量减少。③子痫、胎盘早期剥离、羊水栓塞、感染性休克等引起的弥漫性血管内凝血。以上因素均可导致腺垂体发生缺血性坏死，引起垂体功能减退。

（2）非产后垂体坏死　除产后垂体缺血性坏死外，糖尿病血管病变、海绵窦血栓形成、颞动脉炎、颈动脉瘤抗中性粒细胞胞浆抗体相关性血管炎等其他血管病变也可导致垂体功能减退。

3. 颅内病变及全身疾病

（1）颅内肿瘤　为引起腺垂体功能减退的重要原因之一，成年人多见于垂体瘤，儿童常见于颅咽管瘤，其他如下丘脑－垂体瘤、脑膜瘤、胶质瘤等颅脑肿瘤及其他各种转移瘤扩张性生长或压迫垂体也可导致垂体功能减退。

（2）颅脑创伤或手术　严重颅脑创伤是引起腺垂体功能减退的重要原因，称为颅脑创伤后腺垂体功能减退症。颅脑创伤累及颅底或垂体窝、垂体柄折断及垂体门脉中断、肿瘤手术损伤等引起急性腺垂体大片坏死，导致垂体功能减退。

（3）空泡蝶鞍综合征　常并发垂体功能减退，而空泡蝶鞍的程度也会随垂体功能减退的进展而进一步加重。

（4）放射线照射　垂体或头颈部肿瘤进行放疗时，过度放射线照射会使垂体破坏，导致垂体功能减退。

（5）自身免疫性疾病　主要为淋巴细胞性垂体炎。淋巴细胞性垂体炎为垂体的自身免疫性疾病，淋巴细胞浸润垂体前叶导致垂体功能减退。其他的如免疫球蛋白C4相关性系统性疾病、新生儿肝炎、产后自身免疫性垂体炎等均可引起垂体功能减退。

（6）垂体感染　微生物感染可使垂体受损，垂体脓肿可直接破坏垂体，颅底脑膜炎、脑炎等通过影响下丘脑神经激素合成、转运及分泌影响垂体功能。严重的全

身性感染也可引起垂体功能减退。

（7）全身性疾病　常见的有白血病、结节病、严重营养不良、长期而严重的神经症、可卡因相关性垂体功能减退、糖尿病等可引起垂体功能减退。

由于垂体功能减退，垂体释放的促激素不足，引起肾上腺皮质激素和甲状腺激素分泌不足，机体对各种刺激的应激能力下降。在各种应激如饥饿、寒冷、感染、呕吐、腹泻、失水、急性心肌梗死、脑出血、手术、外伤、麻醉及使用镇静药、安眠药、降糖药等刺激下均可诱发垂体危象。

（二）中医学认识

中医学认为腺垂体功能减退症的病因为各种原因引起的人体脏腑阴阳气血严重亏损，久虚不复。其病位主要在脾、肾，涉及肝。病理性质为脾肾阳虚，肝肾精血亏虚以致阴阳气血俱不足，兼夹痰夹瘀。腺垂体功能减退症患者复因饮食劳倦、情志内伤、起居失常，导致卫外不固，外邪入侵，或因治疗不当，或失治误治，或饥饿、寒冷、耗伤元气，亏损阴阳，以致阴阳不相维系，乃致阴阳离决，清窍失养，神无所依，发为垂体功能减退危象，厥脱或昏迷。

二、临床诊断

（一）临床表现

大多数垂体危象的患者在原发垂体疾病进展数年后才发生，少数患者可在垂体前叶受损后数天或数周内发生。需要根据详细的病史和体格检查来综合分析及评估。原发病因可导致腺垂体一种或几种激素分泌功能低下，促性腺激素、生长激素、泌乳素缺乏为最早表现，促甲状腺激素缺乏次之，促肾上腺激素缺乏症状一般较后出现。靶腺体功能低下可出现相应的临床表现，如怕冷、低体温、面色苍白、消瘦、

乏力、性器官萎缩、腋毛阴毛脱落、性欲减退和闭经，以及低血糖、电解质紊乱等代谢异常。垂体危象根据临床表现，可分为低血糖型、低钠血症型、高热型、低体温型、水中毒型、垂体卒中型及混合型，临床上以混合型多见，但因其表现复杂和多样性，容易误诊和漏诊。

1. 低血糖型

此型最为常见，病情较重。垂体功能减退导致肾上腺糖皮质激素分泌不足，肝糖原合成减少，储备不足，糖原异生减少，胰岛素敏感性增加。另外，甲状腺激素分泌不足会促使肠道对葡萄糖的吸收减少，糖异生减少，从而使空腹血糖处于较低水平。在感染等各种应激情况下进食减少，亦可因高糖饮食、注射大量葡萄糖诱发内源性胰岛素分泌增加或胰岛素治疗注入过多外源性胰岛素时易诱发低血糖，甚至低血糖性昏迷。主要表现为头晕、目眩、饥饿感、心悸、汗出、面色苍白，也可有头痛、恶心、呕吐等；严重者无法测得血压，烦躁不安或神智迟钝，瞳孔对光反射存在，膝反射先亢进，之后消失，划跖试验可为阳性，可有肌张力增强或痉挛、抽搐，甚者出现昏迷。

2. 低钠血症型

在胃肠功能紊乱、手术、感染等应激下，大量水钠丢失，循环血容量减少，易诱发低钠性昏迷和循环衰竭，甚至休克。另外，在患者使用糖皮质激素治疗的初始数日或单独大剂量使用甲状腺制剂也易引起水钠的大量丢失，诱发低钠性昏迷。主要表现为头晕、头痛、恶心、呕吐、食欲不振、疲倦乏力，严重者神志错乱，四肢冰凉，皮肤无弹性，甚至昏迷不醒。

3. 高热型

夏季多见，由于腺垂体功能不全，导致肾上腺功能低下，糖皮质激素分泌不足，机体抵抗力降低，容易出现感染，感染后

易出现高热，体温可达40℃以上。垂体受损及汗腺萎缩者易出现中枢性高热。主要表现为高热，体温升高幅度大于脉搏，烦躁不安，神志错乱或反应迟钝，神昏，抽搐，痉挛，严重者出现休克。

4. 低体温型

冬季多见，由于腺垂体促激素分泌减少，甲状腺激素分泌不足，机体代谢下降，产热减少，以致出现低体温，甚至昏迷。主要表现为体温低至35℃以下，皮肤苍白、干冷，脉慢细而弱。

5. 水中毒型

腺垂体功能不全，肾上腺皮质功能低下，血管升压素分泌增加，肾小球滤过率下降，导致排水障碍，当进水过多或进行水负荷试验时易发生水潴留，细胞外液渗透压降低，过多的水分进入细胞内，引起细胞水肿，细胞功能障碍。神经细胞水肿时会引发神经功能失调，出现一系列神经系统症状。主要表现为疲倦乏力，嗜睡，恶心呕吐，头痛，食欲下降，精神错乱，抽搐，甚至昏迷。

6. 垂体卒中型

肿瘤引起的垂体功能减退，多种激素缺乏，机体抵抗力低下，垂体瘤急性缺血、出血、坏死或体积增大，压迫下丘脑及其他生命中枢，引起特殊危象状态。主要表现为剧烈头痛，呕吐，头晕，视力下降，黑蒙，甚者神志错乱、昏迷。

7. 混合型

垂体危象的表现可以是上述的其中一种，但大多数都是几种同时存在，即混合型。而有少数患者症状并不典型，主要表现为嗜睡、迟钝、痴呆、木僵感或幻觉、躁狂等神经症状。

（二）辅助检查

1. 垂体及靶器官功能测定

垂体功能减退时，垂体及其靶器官释放激素的水平会下降。

（1）垂体-甲状腺功能测定　促甲状腺激素（TSH）、血清游离甲状腺素（FT$_4$）、游离三碘甲状腺原氨酸（FT$_3$）、甲状腺素（T$_4$）、三碘甲状腺原氨酸（T$_3$）及反三碘甲状腺原氨酸（γT$_3$）均低于正常值。促甲状腺激素释放激素（TRH）兴奋试验有助于确定病变部位。TRH兴奋试验：静脉推注合成TRH 500μg，推注前、后测定TSH。正常情况下，TSH水平快速上升，峰值在30分钟，120分钟恢复正常。继发于垂体病变的甲状腺功能减退，对TRH的反应低或无反应。TRH储备不足，下丘脑病变者为延迟反应。

（2）垂体-肾上腺皮质功能测定　促肾上腺皮质激素（ACTH）、血皮质醇及尿游离皮质醇及皮质激素代谢产物17-羟皮质类固醇、17-酮类固醇均低于正常。促肾上腺皮质激素释放激素（CRH）兴奋试验有助于确定病变部位。CRH兴奋试验：清晨空腹安静状态下抽血查ACTH和皮质醇，然后给予CRH 1μg/kg体重静脉注射，注射后15分钟、30分钟、60分钟和90分钟抽血查ACTH和皮质醇。正常人15分钟可出现ACTH分泌升高，皮质醇高峰在30~60分钟；下丘脑病变患者为延迟反应；继发于垂体病变的肾上腺功能减退患者对兴奋试验无反应；原发性肾上腺皮质功能减退患者ACTH基础值升高，并对CRH刺激反应过强。

（3）垂体-性腺功能测定　黄体生成素（LH）、卵泡刺激素（FSH）、孕酮（P）、雌二醇（E$_2$）、睾酮（T）均低于正常值。促性腺激素释放激素（GnRH）兴奋试验有助于确定病变部位。GnRH兴奋试验：清晨空腹时进行，上午8时静脉注射促黄体素释放激素（LHRH）100μg，30秒内静脉注射完毕，在注射前和注射后的0分钟、15分钟、30分钟、60分钟和90分钟分别抽取静脉血测 FSH、LH 的含量。下丘脑病变患者为延迟反应；病位在垂体呈无反应或低弱反应，卵巢功能不全者 FSH、LH 基值均 > 30U/L，呈活跃反应。

（4）垂体 – 生长激素功能测定　人体生长激素（GH）释放呈脉冲式，受昼夜、饥饿、运动等因素影响，一次性血 GH 测定并不能准确反映 GH 的储备能力，可进行 24 小时尿 GH 测定。胰岛素低血糖试验是诊断的金标准：空腹静脉注射普通胰岛素 0.1μ/kg 体重，注射前及注射后 30 分钟、60 分钟、90 分钟、120 分钟分别测定血糖及生长激素浓度。甲状腺功能减退症患者多在注射后 15~45 分钟发生低血糖，对症状严重者可在取血后静脉注射 50% 葡萄糖注射液 40ml，并提前终止试验。

2. 其他实验室检查

可出现低血糖、低血钠，水负荷试验可出现排水障碍，阴道细胞涂片可见 E_2 低水平等。水负荷试验：20 分钟饮水 1000ml 后，每 20 分钟收集并测量尿液一次，共 8 次。肾上腺皮质功能减退和垂体前叶功能减退症患者每分钟最高尿量低于 2~3ml，总尿量（160 分钟）少于 300~500ml。

3. 影像学检查

肿瘤引起的垂体功能减退症 X 线可见蝶鞍部扩大、变形及骨性结构破坏。颅脑 CT 和 MRI 可进一步明确诊断。

（1）颅脑 X 线平片　诊断的敏感性较差，可发现蝶鞍扩大，前床突消失，鞍底变薄或破坏。

（2）颅脑 CT　平扫可呈现为低密度（水肿或坏死），也可出现高密度区（出血），造影显示肿瘤可呈现周边性强化。CT 扫描尚可明确蛛网膜下腔出血的扩散范围以及是否向脑室内扩展，可诊断垂体腺瘤出血的病程和时间。

（3）MRI 检查　垂体卒中发生时，在 T_1 和 T_2 加权图像上，可显示病灶内为高信号区。

（二）辨证诊断

腺垂体功能减退症属中医"虚劳""产后劳"等范畴，其危象属中医的"厥证"范畴。

1. 热毒炽盛证

高热神昏，神志错乱或反应迟钝，烦躁谵语，气粗目赤，抽搐痉挛，舌红，苔黄厚，脉虚数。

辨证要点：高热神昏，烦躁谵语，气粗目赤，舌红，苔黄厚，脉虚数。

2. 水邪上逆证

神志淡漠或精神错乱，嗜睡，疲倦乏力，头痛，食欲下降，恶心呕吐，抽搐昏迷，少尿或无尿，舌淡，苔腻，脉细弱。

辨证要点：神志淡漠，疲倦乏力，恶心呕吐，舌淡，苔腻，脉细弱。

3. 气阴两虚证

神志淡漠或狂躁不安，面色苍白，头晕目眩，心悸，汗出肢冷，乏力，恶心呕吐，舌淡，苔薄白而干，脉细数无力。

辨证要点：面色苍白，汗出，舌淡，苔薄白而干，脉细数无力。

4. 阴盛阳虚证

神志淡漠，皮肤苍白，形寒肢冷，少气乏力，口淡不渴，小便清长，大便溏泻，舌淡胖，脉沉迟细弱。

辨证要点：皮肤苍白，形寒肢冷，小便清长，舌淡胖，脉沉迟细弱。

三、鉴别诊断

（一）西医学鉴别诊断

1. 垂体危象与原发性靶腺功能减退危象鉴别

原发性靶腺病变和垂体病变均可引起靶腺功能减退，需进行鉴别。原发性靶腺功能减退时靶腺释放的激素水平下降，而垂体释放的促激素因反馈调节而明显升高；而垂体病变所致的靶腺功能减退则各种促激素水平低下，相对应的各靶腺功能也低下。因此，通过测定各促激素及靶腺激素水平可进行鉴别。另外，原发性甲状腺功能减退的黏液性水肿显著，血胆固醇明显升高，常伴心脏扩大；而原发性肾上腺功能减退症具有皮肤色素沉着的典型表现，可与腺垂体功能减退症相鉴别。

2. 垂体危象与脑血管意外鉴别

垂体卒中型腺垂体功能减退危象可出现脑出血、偏瘫、昏迷等症状，当与脑血管意外相鉴别。临床上可通过测定激素水平、颅脑 CT 及 MRI 等进行鉴别。

3. 垂体危象与低血糖昏迷鉴别

低血糖型垂体危象需与糖尿病过量使用胰岛素或降糖药物引起的低血糖昏迷相鉴别。前者可有阴毛、腋毛脱落，垂体及靶腺激素水平低下，而后者无此表现。

（二）中医学鉴别诊断

厥证需与中风、痫证、昏迷等病相鉴别。厥证可发生于各种年龄，有明显的诱发因素，其昏倒时间较短，发时或伴有四肢逆冷，醒后无明显的后遗症。

1. 厥证与中风鉴别

中风病以中老年人为多见。素体多肝阳亢盛，其中脏腑者，突然昏仆，并伴有口舌歪斜、瘫痪失语等症，神昏时间较长，苏醒后有瘫痪、失语等后遗症。

2. 厥证与痫证鉴别

痫证常有先天因素，以青少年为多见。痫之重者亦为突然昏仆，不知人事，发作时间短暂，但发作时常伴有号叫，抽搐，口吐涎沫，咬破舌头，两目上视，小便失禁，且常反复发作，每次症状均相类似，苏醒缓解后如常人。此外还可行脑电图检查，

以资鉴别。

3. 厥证与昏迷鉴别

昏迷为多种疾病发展到一定阶段所出现的危重证候。一般发生较为缓慢，有一个昏迷前的临床过程，先轻后重，由烦躁、嗜睡、谵语渐次发展，一旦昏迷后，持续时间一般较长，恢复较难，苏醒后原发病仍然存在。

四、临床治疗

（一）提高临床疗效的要素

1. 尽早诊断，及时抢救

垂体危象为严重的内科急症，如不及时识别、诊断和积极处理，将危及生命而导致死亡。尽早诊断并进行急救处理可有效缓解患者病情，故尽早诊断对垂体危象至关重要。垂体功能减退的患者可能平常并无临床症状因而并没有被诊断，在手术、感染等应激下才会出现相应表现，因此病史对尽早诊断垂体危象十分重要，应仔细询问有无长期应用激素近期停用史或基础的垂体疾病。原发病可导致腺垂体一种或几种激素分泌功能低下和缺乏，并引起相应靶器官功能减退的临床表现，部分症状如性器官萎缩、腋毛阴毛脱落、性欲减退和闭经对早期诊断垂体危象具有一定的参考价值。

2. 中西医结合，巩固疗效

垂体危象抢救时迅速补充肾上腺皮质激素对挽救生命具有显著疗效，对于垂体功能减退患者需长期激素替代治疗。长期服用激素具有一定的不良反应和禁忌证，而中医通过各种方法扶助正气，有助于提高机体自身的修复能力，促进垂体功能恢复。临床上，中医辨证施治联合持续小剂量激素治疗，既可保证治疗效果，又可降低激素的不良反应，疗效更持久。

（二）辨病治疗

1.垂体危象的抢救

一经发现有垂体危象的临床征象，应诊断检查与抢救同时进行，争取时间，快速缓解病情。垂体危象的抢救重点是维持生命体征和去除病因。

（1）取半卧位，及时清理呼吸道分泌物，以保持呼吸道通畅，并予 4~6L/min 氧气吸入。持续心电监护，严密观察心律、心率、血氧饱和度、血压变化，准备好抢救药品和器械、吸痰器，一旦出现心律失常或者呼吸心跳骤停，做好进一步抢救工作。

（2）补液纠正低血压、低血糖　静脉推注 50% 葡萄糖液 40~60ml 以抢救低血糖，继而予 10% 葡萄糖盐水静脉滴注，纠正低血糖及失水；血钠低或血容量不足时应根据液体损失量及血容量静脉滴注相应的 5% 葡萄糖盐水。

（3）肾上腺皮质激素　不论以前是否存在 ACTH 缺乏，发生垂体危象后均需补充糖皮质激素以解除急性肾上腺功能减退危象。建议首选氢化可的松，可先于 50% 葡萄糖液加入氢化可的松 25~50mg 静脉注射，然后每 500ml 中加入氢化可的松 100mg 静脉滴注，每日 200~300mg，若严重感染者，可加量。目前不主张盲目使用大剂量或特大剂量的皮质醇抢救垂体性昏迷。如果无法纠正低血钠和低血压，应进一步增加剂量。当生命体征平稳且无感染、严重应激等急性并发症或已经出现精神症状，则氢化可的松应逐渐减量。当需要继续应用糖皮质激素时，可加用小剂量短效抗抑郁药，但禁用强效中枢性制剂。

（4）甲状腺激素　低体温昏迷者可给予小剂量甲状腺激素，增加机体代谢，同时注意保温。首选静脉注射三碘甲状腺原氨酸（T_3），其生物活性强，吸收快，用量可为 20~30μg，6 小时 1 次；也可用甲状腺素（T_4），0.1~0.2mg，1 日 1 次。

（5）诱因治疗　对感染败血症者应积极抗感染治疗，同时清除病灶；休克者应及时应用血管活性药物治疗；低体温者应注意保暖；水中毒者应加强利尿；有精神障碍者必要时给予抗精神药物或镇静治疗。慎用或禁用降糖、麻醉、镇静和镇痛类等可能诱导危象的药物。

（6）原发垂体疾病治疗　主要包括内科药物保守治疗和外科手术干预治疗，如水肿者给予降颅压治疗，出血患者给予止血药物。若病情进行性恶化，出现严重颅内压升高、视力减退甚至昏迷者，应予以手术干预减压及原发病的外科手术治疗等。

（三）辨证治疗

1.治则

垂体危象时为厥脱之证，病机为阴阳气血不足，"虚则补之"，故当以补虚为主，辅以祛邪。危象缓解后，仍以补虚为治疗原则，根据脏腑阴阳气血亏虚不同及兼见病证而治疗。

2.辨证论治

（1）热毒炽盛证

治法：清热解毒，醒神开窍，佐以益气养阴。

方药：清瘟败毒饮加减。

石膏 60g，地黄 15g，黄连 12g，栀子 9g，桔梗 4.5g，黄芩 9g，知母 9g，赤芍 9g，玄参 9g，连翘 9g，淡竹叶 6g，甘草 4.5g，牡丹皮 9g。

（2）水邪上逆证

治法：温肾降逆行水。

方药：济生肾气丸加减。

附片 15g，茯苓、泽泻、山茱萸、山药、车前子、牡丹皮各 30g，肉桂、牛膝、熟地黄各 15g。

（3）气阴两虚证

治法：益气养阴固脱。

方药：独参汤合生脉散、增液汤加减。

人参 15g，麦冬 9g，五味子 6g，玄参 30g，麦冬 24g，生地黄 24g。

（4）阴盛阳虚证

治法：温阳运脾。

方药：附桂理中汤加减。

人参、炒白术、干姜、肉桂、附片各 9g，炙甘草 4.5g。

3. 外治疗法

（1）针刺治疗　阴盛阳虚者用烧山火针涌泉、足三里。

（2）灸法　水邪上逆者艾灸关元、气海、水分穴。温灸百会、神阙、足三里。

4. 成药应用

可辨证使用参附注射液、参麦注射液、生脉注射液、热毒宁注射液、血必净注射液、喜炎平注射液、醒脑净注射液等。

五、预后转归

垂体危象临床表现复杂，误诊率较高，提高对本病的认识，正确的诊断、及时有效的治疗是降低病死率、改善预后的关键。垂体危象经积极的抢救、治疗，预后尚可。

六、预防调护

（一）预防

（1）对于某些原因引起的腺垂体功能减退症可通过加强预防措施而免于发病，提高脑外科及放射治疗水平有助于减少这些因素引起的腺垂体功能减退症。

（2）已经发生腺垂体功能减退症的患者应加强卫生宣教，腺垂体功能减退症患者多需终身激素替代治疗，避免受寒、饥饿、外伤、感染。遇到感染等应激情况及时调整激素剂量，及早就诊，可以预防危象的发生。

（二）调护

1. 休息

任何垂体危象患者都应当卧床休息，避免过多活动，更不要进行体力劳动。待症状控制后仍需注意日常生活规律，按时作息，避免过劳。

2. 加强生命、精神、心理护理

严格监测各种生命指标和重要脏器功能，消除焦虑，使患者主动配合治疗和护理。保证机体营养的需要，保持水、电解质平衡，待患者清醒后鼓励患者进食。帮助患者尽早活动，并逐渐使患者恢复排便功能。

3. 食疗

成人腺垂体功能减退食疗方如下。

（1）生晒参 9g 或红参 3g，红枣 30g，蒸煮汤，每日代茶饮。

（2）当归 10g，生姜 10g，羊肉 250g，黄酒 10ml，葱结 2 只，清水煨至羊肉酥烂，再加其他调料入味食用。

主要参考文献

李禹兵，高凌. 垂体危象的诊治总结与回顾 [J]. 内科急危重症杂志，2017，23（4）：265-268.

第二十七节　周期性瘫痪

周期性瘫痪（PP）是指以反复发作的弛缓性瘫痪伴有血清钾水平改变为特点的一组肌肉疾病，又称周期性麻痹。周期性瘫痪发作的肌无力可持续数小时、数天，甚至数周，发作间歇期的肌力完全正常。根据发病时血清钾的改变，周期性瘫痪可分为低血钾型、高血钾型和正常血钾型三类，其中以低血钾型周期性瘫痪最为常见。

中医可归属为"痿证"范畴。

一、病因病机

（一）西医学认识

1. 流行病学

低血钾型周期性麻痹（HOPP）可分为原发性和继发性两种类型。目前认为，原发性HOPP是一种与离子通道异常相关的常染色体显性遗传性肌肉疾病，其发病率约为1/105，男性明显多于女性，有文献报道称男性约占62%，女性约占38%。我国的甲状腺功能亢进症患者中甲亢性低血钾型周期性麻痹（TPP）的发生率高达13%~14%，而白人仅占0.1%~0.2%，具有明显的种族差异，其发病原因尚未明确。有学者认为亚洲人常为HLA-BW22、BW17而无BW46的特点，故易患TPP。

2. 病因与发病机制

周期性瘫痪属于离子通道病。离子通道病是指由离子通道功能异常引起的一组疾病，主要侵犯神经和肌肉系统，也可累及心脏和肾脏等器官。

低血钾型周期性瘫痪为常染色体显性遗传疾病，致病基因位于1号染色体长臂（1q31-32），为编码骨骼肌细胞钙离子通道α-1亚单位的基因突变而致病。α-1亚单位的基因的蛋白产物位于横管系统，是二氢吡啶复合物受体的一部分，具有调节钙离子通道和肌肉兴奋-收缩耦联的作用。肌无力在激烈运动后休息中或饱餐后休息中最易发生，注射肾上腺素、胰岛素或大量葡萄糖也可诱发，这可能是因为葡萄糖进入肝和肌肉细胞合成糖原，因为代谢需要钾离子内流进入细胞内，导致血清钾含量降低。发病机制尚不清楚，普遍认为与钾离子浓度在骨骼肌细胞膜内、外的波动有关。在正常情况下，钾离子浓度在肌膜内高，肌膜外低，当两侧保持正常比例时，肌膜才能维持正常的静息电位，才能为乙酰胆碱的去极化产生正常的反应。而在病态时，肌细胞内膜常处于轻度去极化，且不稳定，电位稍有变化即产生钠离子在膜上的通路受阻，从而不能传递电活动。在疾病发作期，病肌对一切电刺激均不起反应，处于瘫痪状态。

高血钾型周期性瘫痪的致病基因位于第17号染色体长臂（17q13），由于骨骼肌膜钠通道的α-亚单位基因突变，导致氨基酸改变，引起膜电位下降，膜对钠的通透性增加和肌细胞内钾、钠转换能力缺陷。瘫痪发作时血清钾比平时高，钾离子从肌细胞内运出而钠离子代偿性进入肌细胞内。发作间歇期的肌膜电位低于正常，发作时更加降低。当骨骼肌膜钠通道的α-亚单位基因突变引起其基因产物改变，可使钠通道通透性异常，而细胞外钾离子浓度升高，导致钠通道长时间开放而使膜兴奋性消失，从而产生肌无力。

3. 病理

大多数患者的肌肉组织形态学正常，部分患者通过Gomori染色或电镜可发现肌纤维内有管聚集现象。长期反复发作或病情持续严重者可见肌纤维萎缩，呈不规则形态，部分出现变性或空泡形成。

（二）中医学认识

中医对本病病因病机的认识，从"痿"出发，病位在肌肉筋脉，历代医家论痿均不离肺、脾（胃）、肝、肾四脏，有肺痿叶焦、脾胃虚弱、肝肾亏虚、湿热浸淫等病机。本病与先天不足、饮食失节、内伤劳倦等相关，各种因素导致脏腑精气受损，肌肉筋脉失养而出现痿软无力。

1. 饮食劳倦

饮食不节，劳倦伤脾而致脾失健运，水谷精微化源不足，肌肉筋脉失养，出现肢体痿弱无力。

2. 先天不足

肾为先天之本，素体肾虚，阳不化气，致气血不足，肌肉筋脉失养，出现四肢痿软无力。肾阴不足，肝肾同源，致肝血不足，血不养筋，亦可致本病。

3. 湿热浸淫

湿邪浸淫肌肉筋脉，蕴久化热，湿热阻滞气机，致气血运行不畅，肌肉筋脉失养，肢体痿软不用。

二、临床诊断

（一）辨病诊断

1. 临床诊断

（1）低血钾型周期性瘫痪

①临床表现：任何年龄段皆可发病，好发于 20~40 岁，男性患病率较高，而且随着年龄增长而发作次数逐渐减少。常见诱因有疲劳、受凉、饱餐、酗酒、精神刺激等。发病前可有嗜睡、肢体疼痛、感觉异常、潮红、口渴、多汗、少尿、恶心等症状。常在夜间睡眠中或清晨起床时，出现对称性肢体无力，甚至完全瘫痪，而且一般下肢重于上肢，近端重于远端；少数患者从下肢开始出现无力，逐渐累及上肢，数小时至 1~2 天内达到高峰。部分患者可伴有肢体酸胀、针刺感等不适。

发作期患者的主要体征为不同程度的肢体瘫痪，肌张力下降，腱反射减弱甚至消失，病理反射不能引出。一般不存在意识、呼吸、眼球运动、咀嚼、吞咽、发音及大小便障碍。个别患者因血清钾过低，可出现呼吸肌麻痹、心动过缓或心动过速、室性心律失常，甚至心室颤动而致死。

发作一般经数小时至数日后逐渐恢复，最早受累的肌肉最早恢复。发作频率不等，频发者每天都可发作，少发者数年甚至终生只发作 1 次，一般一年发作数次。发作间歇期一切正常。

继发性周期性瘫痪发作频率较高，持续时间较短，常在原发病经过有效治疗后，发作频率较前明显降低或消失。

②辅助检查：发作期血清钾常低于 3.5mmol/L，间歇期血清钾正常。心电图呈典型的低血钾样改变，如 P-R 间期和 Q-T 间期延长，QRS 波增宽，S-T 段下降，T 波低平或倒置，u 波出现。肌电图可出现运动电位时限短、波幅低，如肌肉完全瘫痪时，则运动电位消失，电刺激无反应。膜静息电位低于正常。

（2）高血钾型周期性瘫痪

①临床表现：一般 10 岁前起病，男性多于女性；饥饿、寒冷、钾盐摄入、剧烈运动等均可诱发肌无力的发作。肌无力从下肢近端开始，逐渐累及上肢、颈部肌肉及脑运动神经支配的肌肉，瘫痪程度通常较轻，常伴肌肉痛性痉挛。发作频率为每天数次至每年数次不等，每次持续数分钟至 1 小时。部分患者发作时伴有手肌、舌肌强直，肢体遇冷可诱发强直发作。多数患者在 30 岁左右趋于好转，逐渐终止发作。

②辅助检查：发作时血清钾水平明显高于正常，常伴肌酸激酶升高。心电图呈高血钾样改变，如 T 波高尖、快速型心律失常。肌电图可出现纤颤电位和强直放电。在肌无力发作高峰，肌电图呈电静息状态，随意运动及电刺激均无法诱发动作电位，但神经传导速度正常。

（3）正常血钾型周期性瘫痪

①临床表现：一般在 10 岁前起病，常在夜间睡眠中或清晨醒来时发现四肢或部分肌肉瘫痪，甚至出现发音不清、呼吸困难等不适。发作持续时间常在 10 天以上。补充钾盐或限制摄钠均可诱发肌无力发作，补钠后症状好转。

②辅助检查：血清钾水平正常。

（二）辨证诊断

周期性瘫痪临床上可分为低血钾型、高血钾型和正常血钾型 3 类，其共同临床表现为发作性弛缓性肌无力，属中医"痿证"范畴，病因与脾胃虚弱、肝肾亏虚、湿热浸淫相关，当分清脏腑病位、寒热虚实、标本缓急，四诊合参，辨证而论治。

1. 脾胃虚弱

神疲乏力，肢体麻木无力，甚至瘫痪，腹部胀满，纳呆便溏，心悸多汗，口渴，舌淡，苔薄白，脉沉细弱。

辨证要点：神疲乏力，四肢无力，纳呆便溏，舌淡，苔白，脉细弱。

2. 肝肾亏虚

四肢瘫软酸痛，下肢尤甚，头晕，心悸，腰膝酸软，耳鸣，咽干，夜尿，舌红少津，苔薄白或薄黄，脉细数无力。

辨证要点：肢体瘫软酸痛，腰酸耳鸣，舌红少津，脉细数无力。

3. 湿热浸淫

肢体痿软无力，身体困重，肌肉酸楚，行动不便，痞满烦渴，舌红，苔黄腻，脉滑数。

辨证要点：痿软身重，痞满烦渴，舌红，苔黄腻，脉滑数。

三、鉴别诊断

（一）西医学鉴别诊断

1. 重症肌无力

重症肌无力症状呈波动性，晨轻暮重，病态疲劳，血清钾正常，新斯的明试验阳性，肌电图提示重复神经电刺激检查结果异常。

2. 急性脊髓炎

急性脊髓炎四肢瘫痪或截瘫，发病急，1~2 天形成脊髓横贯性损害。急性期脊髓休克时为软瘫，后期为痉挛性硬瘫，有感觉障碍平面，大小便障碍，早期无病理性反射，脑脊液蛋白和细胞正常或轻度升高，运动诱发电位显著，锥体束传导延迟。

3. 多发性肌炎

多发性肌炎肢体无力，肌肉疼痛，有肌肉压痛。病程较长，持续数月至 1 年以上。血清肌酶谱明显升高，肌电图呈肌源性改变。

4. 格林 - 巴利综合征

格林 - 巴利综合征呈四肢弛缓性瘫痪，可伴有轻度的周围性感觉障碍和脑神经损害。脑脊液呈蛋白细胞分离现象，肌电图呈神经源性受损改变。

（二）中医学鉴别诊断

1. 痿证与中风

两者均有肢体瘫痪无力的表现。痿证一般起病较慢，以双下肢或四肢对称性瘫痪多见，肌肉萎缩，筋惕肉𦙾；而中风多起病急骤，以偏瘫不遂为主，早期一般无肌肉萎缩。痿证起病时一般无神昏，而中风常伴不同程度的神昏。

2. 痿证与痹证

鉴别要点：①有无疼痛，痿证为肢体无力，无疼痛症状，而痹证则以关节疼痛为主。②有无活动障碍，痿证是无力运动，而痹证是因疼痛而活动受限。③有无肌肉萎缩，部分痿证患者初期即有肌肉萎缩，而痹证初期一般无肌肉萎缩，但可因疼痛日久肌肉废用而致肌肉萎缩。

四、临床治疗

（一）分期论治

周期性瘫痪的治疗分为发作期治疗和间歇期治疗。发作期，西医治疗以祛除诱因、纠正血清钾水平为主。中西医结合治疗本病具有明显的优势，发作初期使用针灸治疗，常可阻断病情进展。间歇期予中医药辨证治疗，配合饮食调摄，临床疗效明显。发作期中医辨证多为湿热浸淫，立清利湿热、健脾舒筋为法；间歇期中医辨证多为脾胃虚弱、肝肾亏虚，立益气健脾、补益肝肾、濡养筋脉为法。

1. 注重扶正，佐以祛邪

本病是一种发作性疾病，其病位在肌肉筋脉，与脾胃、肝肾密切相关，临床上常本虚标实，虚实夹杂，治疗应抓住病机本质，分清标本缓急，注意攻补兼施。补虚应区分气虚抑或阴虚，气虚当治阳明，阴虚宜补肝肾。临证常有夹湿、夹热、夹痰、夹瘀者，当配合利湿、清热、化痰、祛瘀诸法治之。

治本当益气健脾，补益肝肾。健脾宜用党参、山药、白术、炙甘草等；补肾宜用熟地黄、生地黄、山茱萸、枸杞子、龟甲、杜仲、牛膝等。治标应祛湿、清热。祛湿选用苍术、半夏、陈皮、茯苓等；清热选用黄连、黄芩、黄柏、泽泻等。

2. 治痿独取阳明

周期性麻痹当属中医"痿证"范畴，多因外邪侵袭、房劳过度、饮食不节、情志刺激等诱发，致脏气受损、筋脉失养而发为此病。中医素有"治痿独取阳明"之说。治病必求于本，益气健脾是治疗该病的关键。肺津来源于脾胃的输布，肝肾的精血亦有赖于脾胃的化生，所以脾胃虚弱者，当益气健脾，胃津不足者，宜益胃养阴。脾胃健运，摄食如常，气血津液才能充旺，筋脉得以濡养，才利于痿证的康复。"独取阳明"还包括祛除邪气，调理脾胃。如《症因脉治·痿证论》指出："今言独取阳明者，以痿证及阳明实热致病耳……清除积热，则二便如常，脾胃清合，输化水谷，生精养血，主润宗筋，而利机关。"可见清阳明热也属"独取阳明"的范畴。

对于"治痿独取阳明"，临床上可从以下3方面来理解：①临证时要重视辨证施治。②无论选方用药，还是针灸取穴，均应重视补益脾胃。③"独取阳明"还包括清胃火、祛湿热，以调理脾胃功能。

（二）辨病治疗

1. 低血钾型周期性瘫痪

①发作期，若症状不严重，可予10%氯化钾溶液20~30ml顿服，24小时内再多次分服，1日总量约10g。若症状较严重，可静脉滴注氯化钾注射液提高血清钾水平。如出现呼吸肌麻痹，尽早使用呼吸机辅助通气；出现严重心律失常，应积极抗心律失常治疗；伴有肾小球酸中毒或甲亢者，应积极治疗原发病，以防肌无力反复发作。

②频繁发作者在发作间歇期，可长期口服钾盐预防发作（每次1g，每日3次）。如预防无效，可口服乙酰唑胺250mg，每日4次，或口服螺内酯200mg，每日2次。应避免各种诱因，平时少食多餐，宜低钠高钾饮食，忌高碳水化合物饮食。

2. 高血钾性周期性瘫痪

①发作期，可静脉滴注10%葡萄糖500ml加胰岛素12~16U或10%葡萄糖酸钙10~20ml以降低血清钾水平，也可用呋塞米利尿排钾。

②避免进食高钾食物，避免寒冷刺激、过度疲劳等诱因，或口服氢氯噻嗪排钾，预防发作。

3. 正常血钾型周期性瘫痪

①发作期，可静脉注射10%葡萄糖酸钙10ml，每日2次；高钠饮食，每天摄盐10~15g，必要时静脉滴注浓钠；口服乙酰唑胺250mg，每日2次。

②避免进食高钾食物，如肉类、香蕉、橙、菠菜、薯类，避免冷热刺激、过度疲劳。

（三）辨证治疗

1. 辨证论治

（1）脾胃虚弱证

治法：健脾益气，濡养筋脉。

方药：人参养荣丸加减（《太平惠民和剂局方》）。

党参 15g，熟地黄 30g，当归 15g，白芍 12g，白术 15g，茯苓 15g，五味子 10g，炙甘草 5g。

脾虚甚者，加黄芪 20g；口渴较甚者，加天花粉 10g，麦冬 15g；恶心呕吐者，加竹茹 10g，姜半夏 10g；尿少者，加车前子 15g，猪苓 15g。

（2）肝肾亏虚证

治法：补益肝肾。

方药：健步虎潜丸加减（《伤科补要》）。

龟甲 30g（醋制），鹿角胶 10g，川牛膝 15g，杜仲 15g，锁阳 15g，熟地黄 30g，当归 12g，党参 15g，炒白术 15g，制附子 10g，何首乌 15g，木瓜 15g。

若尿少或无尿者，加肉桂 5g，车前子 10g，茯苓 15g；四肢麻木者，加鸡血藤 15g，龟甲胶 15g；出现尿急、尿频、尿痛者，加泽泻 10g，黄柏 10g，知母 10g。

（3）湿热浸淫证

治法：清热利湿，健脾舒筋。

方药：四妙丸加减（《成方便读》）。

黄柏 12g，苍术 12g，川牛膝 12g，薏苡仁 12g。

若痰湿重，见胸脘痞满、纳呆食少者，加茯苓 10g，白术 10g，砂仁 10g，胆南星 10g；若兼感受风湿者，加防风 10g，羌活 10g，络石藤 10g。

2. 外治疗法

（1）平衡针 患者取坐位，选取升提穴（位于百会穴前 1 寸），局部常规消毒，采用 Φ0.35mm×75mm 的一次性无菌针灸针。针尖沿头皮下骨膜向前平刺 2 寸左右，一只手向前进针，另一只手摸着针尖勿露出皮外，采用滞针手法，待针体达到一定深度时，采用顺时针捻转 6 圈，再逆时针捻转 6 圈后即可出针。以针刺枕大神经分支或额神经分支出现的针感为宜，以局部强化性针感出现的麻胀紧沉为主。每日针刺 1 次，3 天为 1 个疗程。具有扶正益气、提升体质的功效，适用于周期性瘫痪见头晕、乏力者。

（2）针刺治疗 主穴取脾俞、肾俞、中脘、足三里。以湿热或痰湿为主者加丰隆、水分等穴；脾胃气虚者加气海、建里等穴；肝肾阴虚者加肝俞、曲泉、太溪、三阴交等穴；肺胃热盛者加列缺、厉兑、天枢等穴。每次选主穴后再选配穴 2~3 个，用提插补泻法，先泻后补，留针 30 分钟，隔 10 分钟捻转 1 次，每日针刺 1 次，2 周为 1 个疗程。

（3）头针 取双侧运动区足运感区、上 1/5 和中 2/5，针刺到所需深度，捻转 2~3 分钟，留针 5~10 分钟后再捻转 2 次。需较强刺激者，可接电针治疗仪。

（4）耳针疗法 取肝、脾、肾、内分泌、交感等穴，皮内针埋针或王不留行籽压迫治疗。

（5）推拿疗法 上肢拿肩井部肌肉筋脉，揉捏肩髃、手三里、合谷部肌肉筋脉，点曲池穴。下肢拿承山、昆仑部肌肉筋脉，揉捏伏兔、承扶部肌肉筋脉，点足三里、委中、犊鼻、腰阳关、环跳、解溪等穴。舒筋活络，补肾益气。

（6）热敷熏洗法 采用温通药物如熟附子、桂枝、苍术、牛膝、羌活、木瓜等烫熨热敷患处，亦可用上药煎水外洗或药浴治疗。

3. 成药应用

可辨证使用黄芪注射液、生脉注射液、补中益气丸、归脾丸、六味地黄丸、杞菊地黄丸、知柏地黄丸、四妙丸等。

4. 单方验方

（1）四妙丸加减（《成方便读》） 黄柏12g，苍术12g，川牛膝12g，薏苡仁12g，鸡血藤10g，秦艽12g。水煎服，每日1剂。适用于湿热浸淫证。

（2）六君子汤加减（《世医得效方》）人参9g，白术9g，茯苓9g，炙甘草6g，陈皮3g，法半夏4.5g，生姜3片，大枣2枚。水煎服，每日1剂。适用于脾胃虚弱证。

五、预后转归

本病经积极处理后预后一般良好，但易复发。随着年龄增长发作次数趋于减少，甚至逐渐停止发作。要注意积极排查继发因素所致的周期性瘫痪。

六、预防调护

本病易反复发作，因此，需注意饮食起居，戒烟戒酒，避免过劳、过饱、受寒或精神刺激等，防止复发。避免诱发因素如下。

（1）低血钾型周期性瘫痪需要注意避免高碳水化合物饮食（如各类甜食）、饮酒、饱餐、出汗过多、过度疲劳、寒冷刺激等。推荐低碳水化合物、低钠和高钾饮食（蔬菜、果汁、豆制品、畜肉类、鱼类等）。慎用胰岛素、肾上腺素、糖皮质激素。发作频繁者应服药干预，可长期服用氯化钾1~2g，每日3次，预防发作。

（2）高血钾型周期性瘫痪要避免高钾食物和药物，避免暴露于寒冷环境，避免剧烈运动或高强度体力劳动等。

（3）正常血钾型周期性瘫痪需保持高钠低钾饮食，避免过度疲劳、冷热刺激等。

七、专方选要

1. 温补脾肾汤

党参15g，干姜6g，白术15g，炙甘草6g，熟地黄15g，桂枝12g，附片15g，杜仲30g，菟丝子30g，牛膝15g，枸杞子15g，鹿茸粉4g（冲），生姜3片，大枣3枚。

服法：每日1剂，水煎服。

主治：脾肾阳虚型周期性麻痹。[白敏，段永强，虎峻瑞，等. 王道坤教授从脾肾虚损论治低钾性周期麻痹经验. 中医研究，2020，4（33）：33-35]

2. 治痿汤

龟甲（炙）20~30g，鸡血藤15~20g，怀牛膝15~20g，党参15~30g，狗脊15g，白术15g。

服法：每日1剂，水煎服。

主治：肝肾亏虚型周期性麻痹。[吴金辉. 治痿汤治疗低血钾型周期性麻痹68例. 浙江中医杂志. 2003，38（5）：198]

主要参考文献

[1] 陈灏珠，林果为，王吉耀，等. 实用内科学 [M]. 第15版. 北京：人民卫生出版社，2017.

[2] 黄福洲，陈学军，程东林. 周期性麻痹的中医病机以及同中医内科的诊治研究 [J]. 中国继续医学教育，2019，11（34）：151-153.

[3] 吴文芳，杜兰云，董结兰. 低钾血症的病因与治疗进展 [J]. 临床合理用药杂志，2018，1（11）：174-175.

[4] 周德生，谭惠中. 基于五体理论辨治痿病——中医脑病理论与临床实证研究（一）[J]. 湖南中医药大学学报，2019，1（39）：6-10.

[5] 孙亮. 中医治疗周期性瘫痪浅析 [J]. 光明中医，2016.6（11）：1638-1639.

第二十八节　脓毒症

脓毒症是指因感染引起的宿主反应失调导致的危及生命的器官功能障碍。脓毒性休克定义为脓毒症合并严重的循环、细胞和代谢紊乱，其死亡风险较单纯脓毒症更高。

脓毒症是西医病名，可归于中医学"外感高热""神昏""脏衰"等范畴。脓毒症导致的急性呼吸窘迫综合征（ARDS）、胃肠功能障碍、脓毒性休克等重症可分别归属于"喘证""暴喘""喘脱"或"痞胀""胃痞""胃胀""肠痈""肠痹""肠结"或"厥脱"等病症范畴。

一、病因病机

（一）西医学认识

1. 流行病学

脓毒症和脓毒性休克是急危重症医学面临的重要临床问题，危及全球约4900万患者，其中有1/6~1/3的患者因此死亡。在发达国家中，脓毒症的年发病率约为288/10万人，严重脓毒症的年发病率约为148/10万人，但2005~2015年，脓毒症的年发病率上升至437/10万人，严重脓毒症年发病率上升至270/10万人，在此期间，脓毒症的住院死亡率为17%，严重脓毒症为26%。根据高收入国家数据的初步推断，全球估计有3150万脓毒症和1940万例严重败血症病例，每年可能有530万人因此死亡。

2. 发病机制

脓毒症发病机制非常复杂，涉及感染、炎症、免疫、凝血及组织损害等一系列基本问题，并与机体多系统、多器官病理生理改变密切相关。其根本发病环节及作用机制尚未完全阐明，目前认为与如下过程相关。

（1）内毒素血症　大约50%的脓毒症是由内毒素血症引起的，内毒素是革兰阴性杆菌细胞壁的主要成分，内毒素血症只是脓毒症发病的一个机制，并在不同的层次发挥重要的作用。

（2）炎症反应失控　在全身炎症反应的过程中有大量的炎症介质释放，并在某种因素的诱导下释放失控。

（3）炎症因子活化　机体在感染后炎症细胞活化并分泌炎症因子，炎症细胞过度活化及炎症介质泛滥入血，如中性粒细胞、单核-吞噬细胞等。

（4）炎症介质泛滥　炎症细胞分泌的炎症介质又进一步促进炎症细胞的激活，两者互为因果，形成炎症瀑布，造成炎症介质泛滥。

（5）肠道屏障功能受损，肠道细菌/内毒素移位　严重创伤、休克、应激和全身炎症反应可在很短时间内即造成肠上皮细胞损伤，破坏肠道特异性免疫屏障（如分泌型免疫球蛋白A和肠道黏膜免疫）和非特异性免疫屏障（如黏液屏障、生物屏障和黏膜屏障），造成肠黏膜屏障损害。应激反应导致机体最大的细菌及内毒素储存库——肠道功能失调，肠道菌群生态失调及机体免疫功能下降，进而引起肠道细菌/内毒素移位，所致感染与随后发生的脓毒症及多器官功能不全密切相关。

（6）凝血功能障碍、微血栓形成及内皮细胞损伤　①脓毒症患者往往有弥散性血管内凝血（DIC）的表现，病理形态学则表现为微循环中大量的微血栓形成，推论各器官功能障碍实质上是微循环障碍所致。②脓毒症时全身的高凝、低纤溶状态和众多炎症介质的作用使微循环功能最先受损，导致组织、细胞缺氧，代谢产物淤积，进而使重要脏器功能受损。③凝血系统及炎症系统功能的紊乱造成内皮细胞损伤、毛细血管渗漏，从而形成组织和器官水肿。

（7）免疫功能紊乱　脓毒症免疫功能紊乱表现复杂，一方面是免疫调节细胞T细胞的功能失调，炎症介质向抗炎反应漂移，致炎因子减少，抗炎因子增多；另一方面则为免疫麻痹，即细胞凋亡与免疫无反应性，T 细胞对特异性抗原刺激不发生反应性增殖或分泌细胞因子。

（8）受体与信号转导　内毒素在体内可激活单核/巨噬细胞、内皮细胞等合成和释放各种细胞因子和炎症介质，导致血管通透性增加，体液渗出，淋巴细胞移行到炎症部位，这本是机体的一种防御性反应，但若反应过度，则可引起全身难以控制的"瀑布式炎症级联反应"，表现为脓毒症、脓毒性休克、多脏器功能失调或衰竭，甚至死亡。由于内毒素的识别及跨膜信号转导位于信号转导的最上游，在炎症级联反应中处于"阀门"的关键位置，是潜在的理想治疗靶点，可能是我们有效干预炎症反应的重要环节，一直是研究的重点。目前发现信号转导与脂多糖结合蛋白、CD14、Toll 样蛋白、MD-2 蛋白、LPS 的识别受体复合体有关。

（9）基因多态性　基因多态性是指在一个遗传座位上具有一个以上的等位基因，且各个等位基因在群体中的出现频率皆高于 1%。单个核苷酸多态性可引起基因产物的异常，最终引起功能异常。现已证实脓毒症发生发展过程中存在活跃的基因表达，对脓毒症的发生、发展与转归具有决定性意义。目前研究脓毒症基因多态性涉及固有免疫受体及细菌产物识别、分子的基因多态性、细胞因子的基因多态性以及凝血通路相关因子的基因多态性等。

（二）中医学认识

脓毒症的病因总分为内、外因两个部分。外因方面，为外感六淫毒邪，或外伤、烫火伤、中毒，导致内生热毒、瘀血，或损伤正气，正邪相争，邪毒壅滞，气机逆乱，脏腑功能失调；内因如正气暴虚，抗邪无力，邪毒阻滞，气机逆乱，脏腑受损，终致本病的发生。

本病临床症状表现复杂，因为原发病不同所表现出的临床证候也不尽相同，是一种动态的变化。可根据临床表现将其分为虚实两类：病变初期以实证为主，表现为正盛邪亦盛的病理变化；随着病情的不断深入发展，病变表现为虚实夹杂的复杂证候；极期突出表现在正衰邪盛或正衰邪衰状态，由脏器功能失调最终发生脏器衰竭；恢复期多表现为正虚邪恋。

脓毒性休克发生的中医病机是正虚毒损，络脉瘀滞，气机逆乱，脏腑功能衰竭。脓毒性休克以厥脱为主要表现，《伤寒论》曰："凡厥者，阴阳气不相顺接，便为厥。厥者，手足逆冷者是也"，"伤寒六七日，脉微，手足厥冷，烦躁，灸厥阴，厥不还者，死"，"伤寒发热，下利厥逆，躁不得卧者，死"，"大汗出，热不去，内拘急，四肢疼，又下利厥逆而恶寒者，四逆汤主之"。故脓毒症总体辨证可归属于中医学"伤寒""温病"范畴，参其而诊治之。

二、临床诊断

（一）辨病诊断

诊断标准来自美国重症医学会以及欧洲危重病医学会联合发布的《2016 拯救脓毒运动：脓毒症和脓毒性休克的管理国际指南》。

1. 脓毒症诊断标准

对于感染或疑似感染的患者，当脓毒症相关序贯器官衰竭评分（SOFA 评分，表 6-17）较基线上升 ≥ 2 分可诊断为脓毒症。由于序贯器官衰竭评分操作起来比较复杂，临床上也可以使用床旁快速 SOFA 标准（qSOFA 标准，表 6-18）识别重症患者，如果符合 qSOFA 标准中的至少 2 项时，应进一步评估患者是否存在脏器功能障碍。脓毒症和脓毒性休克的临床诊断流程见图 6-1。

脓毒性休克为在脓毒症的基础上，出现持续性低血压，在充分容量复苏后仍需

表 6-17 SOFA 评分标准

器官衰竭	变量	0 分	1 分	2 分	3 分	4 分
呼吸系统	PaO$_2$/FiO$_2$（mmHg）	≥ 400	< 400	< 300	< 200on MV	< 100on MV
血液系统	血小板（10^9/L）	≥ 150	< 150	< 100	< 50	< 20
肝脏	胆红素（mg/dL）	< 1.2	1.2~1.9	2.0~5.9	6.0~11.9	> 12.0
心血管系统	平均动脉压（mmHg）	≥ 70	< 70			
	多巴胺 [μg/（kg·min）]			≤ 5	> 5	> 15
	多巴酚丁胺，[μg/（kg·min）]			任何剂量		
	肾上腺素 [μg/（kg·min）]				≤ 0.1	> 0.1
	去甲肾上腺素，[μg/（kg·min）]				≤ 0.1	> 0.1
中枢神经系统	GCS	15	13~14	10~12	6~9	< 6
肾脏	肌酐（mg/dL）	< 1.2	1.2~1.9	2.0~3.4	3.5~4.9	≥ 5.0
	尿量（ml/day）	≥ 500			< 500	< 200

注：①儿茶酚胺类药物给药剂量单位为 μg（kg·min），给药至少 1 小时。② GCS（格拉斯哥昏迷评分量表）评分范围为 3~15 分，分数越高代表神经功能越好。

血管活性药来维持平均动脉压以及血乳酸浓度 > 2mmol/L。

（二）辨证诊断

望：喘促，神昏 / 神疲，谵语，抽搐，斑疹，紫绀，吐血，便血，尿血，舌红、绛、淡暗、干，苔白、黄、燥、腻、少。

闻：咯痰，口气秽浊，大便臭秽。

问：恶寒 / 不恶寒，口渴，腹胀，胸闷，心悸，咳嗽，喘促，尿少。

切：肤温升高，或四末不温，汗出 / 无汗，脉浮、沉、细、数、滑、结代。

1. 初期

（1）卫气同病　壮热，口渴，心烦，汗出，伴有恶寒、身痛，舌苔薄白、微黄，或黄白相兼。

辨证要点：壮热，口渴，汗出，恶寒。

（2）气分热盛证　高热，不恶寒，口渴，汗出，腹胀满，腹痛拒按，大便秘结或腹泻黄臭稀水，面赤，心烦，谵语，抽搐，舌红，苔黄燥或灰黑起刺，脉数有力。

辨证要点：高热，不恶寒，汗出，舌红，苔黄燥，脉数有力。

（3）气分湿热证　身热不扬，身重，胸闷，腹部胀痛，渴不欲饮，小便不畅，大便不爽。或伴腹泻，舌苔黄白而厚腻，脉濡缓。

辨证要点：身热不扬，身重，胸闷，渴不欲饮，舌苔黄白而厚腻。

2. 极期

（1）气营两燔证　壮热，烦渴，神昏，便秘，腹胀，斑疹隐约可见，舌绛，苔黄燥，脉滑数。

辨证要点：壮热，烦渴，神昏，斑疹，

舌绛，苔黄燥。

（2）热入营血证　气促喘憋，发绀，胸中烦痛，自觉腹满，发热以夜晚尤甚，烦躁，甚则神昏谵语，吐血，衄血，溲血，大便色黑易解，舌绛，苔薄或薄腻，脉细数。

辨证要点：发热以夜晚尤甚，气促喘憋，发绀，烦躁，吐血，衄血，溲血，大便色黑易解。

3. 恢复期

（1）气阴两虚，余邪未尽　神疲乏力，五心烦热，心悸盗汗，腰膝酸软，低热，舌红嫩，苔少而干，脉虚细无力。

辨证要点：低热，五心烦热，心悸盗汗，舌红嫩，苔少，脉细。

（2）阳气虚弱，湿瘀内阻　神疲乏力，气短自汗，腹胀脘痞，纳呆，四末不温，舌淡暗而胖，苔白腻，脉虚细无力。

辨证要点：神疲乏力，气短自汗，纳呆，四末不温，舌淡暗而胖，脉虚细无力。

4. 变证——脱证（脓毒性休克）

（1）阴脱证（邪盛亡阴）　短期内阴液大量丢失，身热骤降，烦躁不安，两目内陷，皮肤皱褶，神疲气短，汗出如油，或发热无汗，少尿或无尿，舌干红少苔，脉细数无力或结代。

辨证要点：短期内身热骤降，烦躁不安，皮肤皱褶，汗出如油，少尿或无尿。

（2）阳脱证（邪盛亡阳）　喘促气微，

表 6-18　qSOFA 标准

项目	标准
呼吸频率	≥ 22 次 / 分
意识	改变
收缩压	≤ 100mmHg

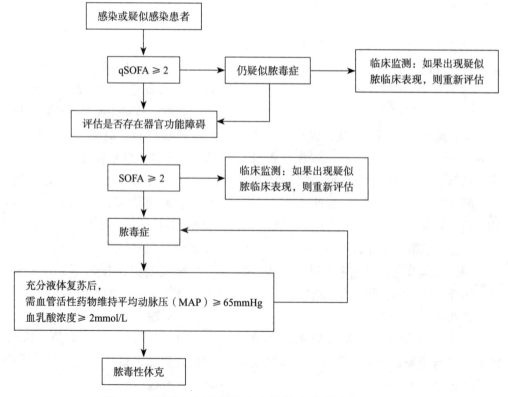

图 6-1　脓毒症和脓毒性休克的临床诊断流程

神昏不语，冷汗淋漓，四肢厥冷，唇紫，口开目闭，皮肤花斑，脉微欲绝，舌淡暗，苔白。

辨证要点：喘促气微，四肢厥冷，口开目闭，皮肤花斑，脉微欲绝。

5. 变证——暴喘（肺衰、ARDS）

（1）实证（邪毒壅肺） 高热，咳嗽，痰少难咯，憋气，喘促，咯血，舌紫暗，苔燥或腻，脉滑数有力。

辨证要点：高热，咳嗽，喘促，苔燥或腻，脉滑数有力。

（2）虚证（喘脱证） 喘促，气短，或咯吐粉红色泡沫痰，大汗淋漓，烦躁不安，甚则神昏谵语，四末不温，四肢厥逆，舌紫暗而淡，苔白或腻，脉沉细数或脉微欲绝。

辨证要点：喘促，气短，或咯吐粉红色泡沫痰，烦躁，神昏，四末不温，脉沉细数或脉微欲绝。

6. 变证——痞胀（脓毒症胃肠功能障碍）

（1）实证（腑气不通） 腹胀脘痞，口气秽浊，呕吐，无排便排气，肠鸣音减弱或消失，舌红黄燥或厚腻，脉滑数或沉实有力。

辨证要点：腹胀脘痞，呕吐，无排便排气，肠鸣音减弱或消失，舌红黄燥或厚腻。

（2）虚证（脾气亏虚） 腹胀痞满，脘腹隐痛，喜温喜按，舌淡体胖，苔白或腻，脉细滑无力等。

辨证要点：腹胀隐痛，喜温喜按，苔白或腻。

三、鉴别诊断

（一）西医学鉴别诊断

1. 成人 Still 病

该病酷似脓毒症，其特点是体温高、

病程长，反复皮疹，铁蛋白升高，无细菌感染依据或抗菌治疗无效；激素或非甾体抗炎药治疗有效。

2. 恶性组织细胞增多症

该病起病急，热型不规则，进行性消瘦，贫血，肝脾进行性增大，血液和骨髓涂片及淋巴活检可检测出恶性组织细胞。

3. 其他疾病

本病还需与系统性红斑狼疮、血小板减少性紫癜、非感染性肝性脑病及肺性脑病等鉴别。

（二）中医学鉴别诊断

1. 厥证

因情志抑郁，食欲不节，秽毒六淫邪气所伤等致气机逆乱，升降乖戾，阴阳之气不相顺接，临床以瞬间晕厥不省人事、四肢厥冷为主症，或伴恶心欲呕、汗出、头晕乏力等多种短暂性神志蒙闭类病变。

2. 内伤发热

由脏腑之阴阳气血失调所致，热势高低不一，常见低热而有间歇，其发病缓，病程长，数周、数月以至数年，多伴有内伤久病虚性证候，如形体消瘦，面色少华，短气乏力，倦怠纳差，舌质淡，脉数无力，多为虚证或虚实夹杂之证。

四、临床治疗

（一）提高临床疗效的要素

1. 顾护胃气，注重后天之本

胃肠道是激发炎症反应的"策源地"，曾被称作"多器官衰竭的发动机"，这一点与中医注重调理脾胃功能的观点是一致的。五脏之虚关乎胃者，必以胃治，不关胃者，亦当时刻不忘胃气这个根本。俾后天资其生源，中气斡旋得复，顽疾始有转机。

2. 慎审病因，法当谨守病机

临床治疗过程中应分清主次，通补兼

顾，以避免"虚虚实实"之过。

3. 通补并举，临证权宜而施

严重脓毒症临床表现虚实夹杂，证候多变。临床之中应通补并举，辨证而施，常用人参、黄芪、五味子之类以益气健脾扶正。

4. 健脾通腑，勿忘活血化瘀

脓毒症常有湿热毒邪内侵之因素，湿热之邪壅滞可致瘀血内生，瘀血既可作为病理产物，又可作为致病因素，影响气血运行，而致出现多脏腑变证。现代研究也已发现，微血管内血栓形成是脓毒症的主要特征之一；炎症反应中凝血级联的激活是宿主对感染反应的重要组成部分；炎症和凝血系统激活的交叉是DIC的标志。DIC既是多器官功能障碍综合征（MODS）的靶器官，又是其他脏器损伤的病理基础。DIC主要见于全身感染的患者，不同程度的凝血功能缺陷，均可使患者由DIC进展到MODS。因此，临床在脓毒症患者的治疗方剂当中应酌加丹参、赤芍等凉血活血之品，更可通瘀活络，顺畅气机，以防变证。

（二）辨病治疗

1. 积极抗感染治疗

有效的清创引流和广谱抗菌药物应用仍是根本性治疗措施。初始经验性抗感染治疗方案采用对所有可能致病菌［细菌和（或）真菌或病毒］有活性的单药或多药联合，而且能够进入疑似脓毒症感染源组织内并达到合适的浓度；建议对病毒引起的严重脓毒症患者或脓毒性休克患者尽早开始抗病毒治疗。

2. 液体复苏推荐

①推荐使用晶体液作为严重脓毒症和脓毒性休克复苏的初始液体。②推荐避免使用羟乙基淀粉进行严重脓毒症和脓毒性休克的液体复苏。③严重脓毒症和脓毒性休克患者的液体复苏需要大量晶体液时，可应用白蛋白。④推荐脓毒症所致低灌注患者怀疑血容量不足初始快速补液量至少达到30ml/kg的晶体液（其中部分可以使用等量胶体）。⑤使用动态指标预测液体反应性。采用被动抬腿试验、容量负荷试验、补液后每搏输出量的变化、收缩压变化、脉压变化及机械通气后胸内压变化等动态检测指标预测液体反应性可以提高诊断精度。

3. 血管活性药

去甲肾上腺素作为首选血管加压药，对于快速性心律失常风险低或心动过缓的患者，可将多巴胺作为替代药物。

4. 正性肌力药

在去甲肾上腺素基础上加用血管加压素（最大剂量0.3U/min）以达到目标平均动脉压或降低去甲肾上腺素的用量。对于脓毒性休克患者，在血管活性药物使用的基础上加用参附注射液以增加提升血压的效果，稳定血压和减少血管活性药物用量。经过充分的液体复苏以及使用血管活性药物后，如果仍持续低灌注，建议使用多巴酚丁胺。

5. 糖皮质激素

对于脓毒性休克患者，在经过充分的液体复苏及血管活性药物治疗后如果血流动力学仍不稳定，可静脉使用氢化可的松，剂量为每天200mg。

6. 血液制品

（1）推荐只有在患者血红蛋白＜7.0g/dl且排除心肌缺血、严重低氧血症或急性出血等情况时才可输注红细胞。

（2）对无出血或无计划进行有创操作的脓毒症患者，不建议预防性输注新鲜冰冻血浆。

（3）对于血小板计数＜10000/mm^3（10×10^9/L）且无明显出血征象，或＜20000/mm^3（20×10^9/L）同时存在高出血风险的患者，

建议预防性输注血小板。对存在活动性出血或需进行手术或有创操作的患者，血小板计数需要 ≥ 50000mm³（$50 \times 10^9/L$）。

7. 免疫球蛋白

对于成人严重脓毒症或脓毒性休克患者，不建议静脉给予免疫球蛋白。

8. 应激性溃疡

（1）为有出血风险因素的严重脓毒症、脓毒性休克患者使用 H_2 受体阻滞药或质子泵抑制剂预防应激性溃疡。

（2）采取应激性溃疡预防措施时，建议使用质子泵抑制剂，而非 H_2 受体阻滞药。

（3）无应激性溃疡风险因素的患者可不采取预防措施。

9. 深静脉血栓预防

（1）推荐严重脓毒症患者每日药物预防静脉血栓栓塞（VTE）。推荐每日皮下应用低分子肝素（LMWH）。若肌酐清除率 < 30ml/min，推荐使用达肝素钠或其他经肾脏代谢较低的低分子肝素（LMWH）或普通肝素（UFH）。

（2）对严重脓毒症患者建议尽可能药物治疗联合间歇充气加压装置。

（3）推荐肝素禁忌的脓毒症患者（如患血小板减少、严重凝血病、活动性出血、近期颅内出血）不使用药物预防。当风险降低，建议开始药物预防。

（4）在脓毒症合并凝血功能障碍或发生 DIC 时，可使用血必净注射液治疗。

10. 肾脏替代治疗

（1）对严重脓毒症和急性肾衰竭的患者，连续肾脏替代治疗和间歇性血液透析是等效的。

（2）对血流动力学不稳定的脓毒症患者，采取连续肾脏替代治疗以更方便管理液体平衡。

（3）对于脓毒症合并急性肾衰竭的患者，如果仅有肌酐升高或少尿而无其他透析指征时，不建议进行肾脏替代治疗。

11. 脓毒症所致 ARDS 的机械通气

（1）推荐脓毒症所致 ARDS 患者目标潮气量为 6ml/kg。

（2）推荐 ARDS 患者平台压测定值以及肺被动通气的初始平台压目标上限的测定值 ≤ 30cmH₂O。

（3）推荐在呼气末应用呼气末正压（PEEP）避免肺泡塌陷（萎陷伤）。

（4）对脓毒症所致中重度 ARDS（$PaO_2/FiO_2 \leq 200mmHg$）患者，建议采用高 PEEP 策略而非低 PEEP。

（5）建议对由于 ARDS 顽固低氧血症的脓毒症患者进行肺复张。

（6）对成人脓毒症导致 $PaO_2/FiO_2 < 150mmHg$ 的 ARDS 患者采用俯卧位通气，不推荐使用高频震荡通气（HFOV）。

（7）推荐机械通气的脓毒症患者维持床头抬高 30°~45° 来减少误吸风险预防呼吸机相关性肺炎（VAP）。

（8）建议对认真权衡利大于弊的少数脓毒症所致 ARDS 患者应用无创面罩通气（NIV）。

（9）推荐制定脱机计划，当机械通气的严重脓毒症患者满足以下标准时，常规进行自主呼吸试验（SBT）评价脱机的可能性：①清醒。②血流动力学稳定（无升压药）。③没有潜在新发严重病情。④仅需较低通气和呼气末压。⑤所需 FiO_2 使用面罩或鼻导管即可满足。若自主呼吸试验成功应当考虑拔管。

（10）不推荐脓毒症所致 ARDS 患者使用肺动脉导管。

（11）无组织低灌注证据的脓毒症所致 ARDS 患者，推荐使用限制性液体治疗策略。

（12）如果无支气管痉挛，不推荐使用 β_2 受体激动剂治疗脓毒症所致 ARDS。

（13）镇静和镇痛。①对于需要机械通气的脓毒症患者，推荐应用最小剂量的连续性或者间断性镇静，以达到特定的镇静目标。②限制镇静剂的使用包括如下几种方法：包含镇静评估的护理方案，使用间歇镇静而不是持续镇静，使用阿片类药物而避免镇静剂的使用及使用短效药物如丙泊酚、右美托咪定等。

12. 血糖控制

（1）对患有严重脓毒症的 ICU 患者进行血糖管理，每 1~2 小时监测 1 次血糖，当连续两次血糖水平 > 10mmol/L 时开始使用胰岛素治疗，目标血糖 ≤ 10mmol/L。

（2）血糖水平和胰岛素用量稳定后，每隔 4 小时监测 1 次。

（3）推荐用床旁快速检验方法监测末梢血糖水平时应谨慎对待，因为此类测量可能不能准确估计动脉血或血浆血糖值（UG）。

13. 碳酸氢盐治疗

对于低灌注至乳酸血症患者，当 pH ≥ 7.15 时，反对使用碳酸氢钠来改善血流动力学或用于减少升压药的使用。

14. 营养支持

（1）在确诊患有严重脓毒症或脓毒性休克后的最初 48 小时内，给予患者口服或肠内营养（在耐受的情况下），而非完全禁食或仅静脉注射葡萄糖。

（2）第一周应避免强制性全热量喂养，宁可采取低热量喂养（如每天最多 500kcal），这些仅在患者可以耐受情况下进行。

（3）在确诊患有严重脓毒症或脓毒性休克的最初 7 天，给予静脉注射葡萄糖和肠内营养，而非全肠外营养或肠外营养联合肠内营养治疗。

（4）严重脓毒症患者的营养需求无须特定添加免疫调节物质。

（三）辨证论治

脓毒症以清热解毒、活血化瘀、益气养阴、扶正固脱为中医治疗原则。

1. 辨证论治

（1）初期

①卫气同病

治法：卫气同治。

方药：银翘散加减。

连翘 15g，金银花 15，桔梗 9g，薄荷 6g，竹叶 9g，生甘草 9g，荆芥穗 9g，淡豆豉 9g，牛蒡子 9g，鲜苇根 30g。

若头胀痛加桑叶 9g，菊花 9g；咳嗽痰多加杏仁 9g，前胡 9g，贝母 6g；咽喉红肿疼痛加玄参 15g，射干 6g。

②气分热盛证

治法：清热解毒，和解退热。

方药：麻杏甘石汤合大柴胡汤加减。

麻黄 9g，杏仁 9g，生石膏 30g，甘草 9g，柴胡 18g，黄芩 9g，芍药 9g，法半夏 9g，生姜 12g，枳实 9g，大枣 9g。

若咳嗽痰多加川贝母 9g，瓜蒌 12g；热盛阴伤加沙参 15g，麦冬 15g，玄参 9g；热盛气伤加人参 9g。

③气分湿热证

治法：清热化湿。

方药：甘露消毒丹加减。

滑石 30g，黄芩 9g，茵陈蒿 12g，藿香 9g，连翘 12g，石菖蒲 6g，白蔻仁 6g，薄荷 6g，木通 6g，射干 9g，川贝母 6g。

若暑热偏盛可加黄连 9g，生石膏 30g，鲜芦根 30g；腹泻稀水或稀便属里湿偏重加苍术 9g，厚朴 9g，陈皮 9g；便赤白脓血加赤芍 9g，白头翁 9g，黄连 9g；小便不利加车前子 9g，赤茯苓 9g。

（2）极期

①气营两燔证

治法：清热凉营。

方药：清营汤加减，或清瘟败毒饮加减。

生石膏 30g，生地黄 15g，水牛角 20g，生栀子 9g，桔梗 9g，黄芩 9g，知母 9g，芍药 9g，玄参 9g，连翘 12g，竹叶 9g，甘草

9g，牡丹皮9g。

若热极动风而抽搐加羚羊角末12分（冲服），钩藤15g，菊花10g；腑实便秘加生大黄10g（后下），芒硝5g（分冲）；疹透不畅加蝉蜕10g；吐、衄血明显加白及粉10g，侧柏叶10g，茜草15g；尿血加白茅根20g。

②热入营血证

治法：清营解毒，益气养阴。

方药：犀角地黄汤合生脉散加减。

犀角（水牛角代替）30g，生地黄24g，芍药12g，牡丹皮9g，西洋参10g，麦冬15g，五味子6g。

若气短、乏力加炙黄芪10g；纳呆，加炒白术10g，白扁豆10g。

（3）恢复期

①气阴两虚，余邪未尽

治法：益气养阴，清退余邪。

方药：生脉散合沙参麦冬汤加减。

西洋参10g，麦冬15g，五味子6g，沙参15g，玉竹10g，生甘草5g，桑叶10g，麦冬15g，白扁豆10g。

若气短、倦怠乏力加太子参10g，五指毛桃30g；腹胀、纳差加茯苓15g，炒白术20g，砂仁10g（后下）；咳甚者，加百部（炙）9g，枇杷叶12g，苦杏仁9g。

②阳气虚弱，湿瘀内阻

治法：益气通阳，化湿通络。

方药：李氏清暑益气汤加减，或参苓白术散加减，或血府逐瘀汤加减。

黄芪10g，苍术10g，升麻10g，太子参30，五指毛桃30g，茯苓15g，炒白术20g，生甘草5g，陈皮10g，砂仁10g（后下），薏苡仁30g。

若纳差，大便无力或黏滞不爽，加茵陈10g，神曲10g。

（4）变证——脱证（脓毒性休克）

①阴脱证（邪盛亡阴）

治法：益气养阴固脱。

方药：生脉散合参萸汤加减。

西洋参10g，麦冬15g，五味子6g，吴茱萸9g，生姜18g，人参9g，大枣10g。

若神志淡漠、四肢厥冷加陈皮12g，干姜9g。

②阳脱证（邪盛亡阳）

治法：回阳救逆。

方药：四逆汤或合参萸汤加减。

附子（制，先煎）10g，干姜10g，炙甘草5g，吴茱萸9g，生姜18g，人参9g，大枣10g。

若身冷肢厥、手足瞤动加龙骨30g（先煎），牡蛎30g（先煎）；神昏痰鸣加石菖蒲10g，制南星9g。

（5）变证——暴喘（肺衰、ARDS）

①实证（邪毒壅肺）

治法：解毒泻肺，益气固脱。

方药：麻杏石甘汤加减，或葶苈大枣泻肺汤合桃红四物汤加减。

炙麻黄10g，苦杏仁15g，生石膏30g，生甘草5g，葶苈子10g，大枣10g，桃仁10g，当归10g，芍药10g，红花10g，川芎10g。

若气促喘憋，加全瓜蒌15g，桑白皮10g。

②虚证（喘脱证）

治法：解毒泻肺，益气固脱。

方药：宣白承气汤合参萸汤加减。

苦杏仁15g，生石膏30g，生大黄10g，全瓜蒌15g，吴茱萸9g，生姜18g，人参9g，大枣10g。

若喘甚加炙麻黄10g，桑白皮10g，葶苈子10g；身热不退或低热，加青蒿10g（后下）。

（6）变证——痞胀（脓毒症胃肠功能障碍）

①实证（腑气不通）

治法：通腑泻热。

方药：大承气汤加减。

生大黄10g（后下），枳实10g，厚朴10g，芒硝5g（冲服）。

若纳呆食少，加党参15g，白术10g，陈皮6g；倦怠乏力，加黄芪15g，升麻5g。

②虚证（脾气亏虚）

治法：温阳益气，运脾消食。

方药：附子理中汤合枳术丸加减。

附子（制，先煎）10g，人参10g，干姜10g，炙甘草5g，炒白术20g，炒枳实10g。

若纳呆食少，加茯苓12g，厚朴10g；腹痛、呕吐加大腹皮30g，乌药12g，木香10g。

2. 外治疗法

（1）针刺治疗　取大椎、十二井、十宣、曲池、合谷为主穴，毫针泻法，大椎刺络拔罐放血，十宣、十二井穴点刺出血。适用于卫气同病、气分热盛证。风热者，加鱼际、外关；肺热者，加尺泽；气分热盛者，加内庭；热入营血者，加内关、血海；抽搐者，加太冲；神昏者，加水沟、内关。

（2）刮痧治疗　选脊柱两侧和背俞穴，用特制刮痧板或瓷汤勺蘸食油或清水，刮脊柱两侧和背俞穴，刮至皮肤红紫色为度。适用于卫气同病、气分热盛证。

（3）中药灌肠或结肠滴注

①中药灌肠：柴胡10g，青蒿10g，薄荷15g，连翘15g，葛根10g，生石膏30g。煎成200ml灌肠液，经直肠灌注，每日1次，每次保留20分钟。适用于卫气同病、气分热盛证、气营两燔证、变证——痉证（实证）。

②结肠滴注：牛蒡子10g，桔梗10g，连翘10g，大黄3g，柴胡6g，青蒿10g，黄芩10g，生栀子10g。制成200ml，温度40~42℃，以50~70滴/分经结肠滴入，每日1次，每次保留0.5~1小时。适用于卫气同病、气分热盛、气营两燔证、变证——痉证（实证）。

3. 成药应用

（1）清开灵注射液　40ml加入5%葡萄糖注射液或0.9%氯化钠注射液250ml，静脉滴注，每日2次。适用于气分实热证。

（2）痰热清注射液　20ml加入5%葡萄糖注射液或0.9%氯化钠注射液250ml，静脉滴注，每日1次。适用于卫气同病、气分热盛证，或变证肺衰之邪毒壅肺证。

（3）醒脑静注射液　20ml加入5%葡萄糖注射液或0.9%氯化钠注射液250ml，静脉滴注，每日2次。适用于气营两燔证。

（4）血必净注射液　50ml加入0.9%氯化钠注射液100ml，静脉滴注，每12小时1次。适用于气营两燔证、热入营血证。

（5）参附注射洲　100ml加入5%葡萄糖注射液250ml，静脉滴注，每日1~2次。适用于阳脱证和喘脱证。

（6）参麦注射液　60ml加入5%葡萄糖注射液250ml，静脉滴注，每日1~2次。适用于气阴两虚，余邪未尽证和阴脱证。

（7）生脉注射液　60ml加入5%葡萄糖注射液250ml，静脉滴注，每日1~2次。适用于气阴两虚，余邪未尽证和阴脱证、喘脱证。

（8）新雪颗粒　每次1~2袋，灌服或鼻饲，每日3次。适用于卫气同病、气分实热证。

（9）安宫牛黄丸　每次1丸，灌服或鼻饲，每日2次。适用于气营两燔证。

（10）紫雪丹　每次1粒，灌服或鼻饲，每日3次。适用于气营两燔证。

五、预后转归

近年来脓毒症诊治技术虽有显著提高，但发生率和病死率仍居高不下。脓毒症的病死率随着年龄的增长而明显升高，由儿童阶段的10%到大于85岁的40%。国外一项对文献研究回顾分析了1979年至2019年间关于脓毒症的4746个研究报告，发现脓毒症的总体年发病率为189/10万人，死亡率为26.7%。需要入住ICU治疗的脓毒症年发病率为58/10万人，其中41.9%在出院前死亡。研究同时也发现，自2008年起，住院治疗的脓毒症患者较以往升高了46%。

六、预防调护

增强正气、提高人体防御外邪的能力是预防的关键。主要应注意个人起居的调摄，及时增减衣被，防止感受外邪，保持居室的清洁和通风，注意不可过度劳累，否则可能导致正气虚弱，外邪乘虚而入。采用药物预防，可在室内食醋熏蒸，或用苍术、艾叶、雄黄等燃烟消毒；在流行季节可选贯众、板蓝根、忍冬藤等药煎服。

高热时，以流质饮食为主；在恢复期，亦应少进肥厚油腻饮食。高热患者的饮食宜清淡、细软易消化，以流质、半流质为宜。应鼓励多饮水或果汁，如西瓜汁、梨汁、橘汁等。汗出较多应注意补充水分，可用鲜芦根煎汤代茶饮或给淡盐水，不能饮水者，应用鼻饲法或静脉输液等方法补充津液的消耗，以免脱水。高热患者应忌食油腻、辛辣、厚味食品。热病初愈，饮食仍以清淡稀软为主，逐渐恢复正常饮食，但要注意补充营养，要少食多餐。可选择瘦肉、蛋类、新鲜蔬菜、水果等。

七、专方选要

1. 升降散（《伤寒瘟疫条辨》）

药物组成：僵蚕6g，蝉蜕3g，片姜黄3g，制大黄12g。

用法：每日1剂，浓煎2次，200ml药液，真空分装2袋，每袋100ml。每次1袋，口服或鼻饲，2次/天。

主治：脓毒症毒热内盛证，以高热不退，神昏，烦躁，面赤，兼有皮肤花斑为主要症状者。[凌玉，魏建东，凌云，等.加味升降散治疗脓毒症（毒热内盛证）的临床观察.中国中医急症，2020，29（8）：1462-1464.]

2. 清瘟败毒饮（《疫疹一得》）

药物组成：石膏30g，生地黄15g，黄连10g，水牛角30g，栀子15g，黄芩15g，知母15g，赤芍30g，桔梗15g，玄参30g，牡丹皮10g，连翘15g，淡竹叶15g，甘草10g。

用法：每日1剂，浓煎2次200ml药液，真空分装2袋，每袋100ml。每次1袋，口服或鼻饲，2次/天。

主治：脓毒症气血两燔证，以壮热口渴、烦躁不安、神昏谵语、皮肤斑疹、衄血、尿血、便血为主要症状者。[陈旭.敏感抗生素联合加味清瘟败毒饮治疗脓毒症的临床疗效分析.黑龙江医药，2019，32（6）：1385-1388.]

主要参考文献

[1] Lauea Evans Andrew Rhodes, Waleed Alhazzani, et al.Surviving Sepsis Campaign: International Guidelines for Management of Sepsis and Septic Shock 2021 [J]. Intensive Care Medicine, 2021, 47: 1181-1247.

[2] TOLDI J, NEMETH D, HEGYI P, et al. Macrophage migration inhibitory factor as a diagnostic and predictive biomarker in sepsis: meta-analysis of clinical trials [J]. Sci Rep, 2021, 11 (1): 8051.

[3] Fleischmann C, Scherag A, Adhikari NK, et al. Assessment of global incidence and mortality of hospital-treated sepsis. Current estimates and limitations [J]. Am J Respir Crit Care Med, 2016, 193 (3): 259-272.

[4] Fleischmann-Struzek C, Mellhammar L, Rose N, et al. Incidence and mortality of

hospital-and ICU-treated sepsis: results from an updated and expanded systematic review and meta-analysis [J]. Intensive Care Med, 2020, 46 (8): 1552-1562.

[5] 中国医师协会急诊医师分会, 中国研究型医院学会休克与脓毒症专业委员会, 于学忠, 等. 中国脓毒症/脓毒性休克急诊治疗指南 (2018)[J]. 临床急诊杂志, 2018 (9): 567-588.

[6] 刘清泉, 李俊. 脓毒症中医临床诊疗指南. 国家中医药管理局中医临床诊疗指南制修订项目 (SATCM—2015—BZ182), 2019.

[7] 李俊, 曾瑞峰, 奚小土, 等. 急性虚证与脓毒症 [J]. 中国中西医结合急救杂志, 2015, 22 (3): 225-226.

第七章 急性中毒

第一节 急性乙醇中毒

急性乙醇中毒是指短时间内摄入大量乙醇或含乙醇饮料后出现的中枢神经系统功能紊乱和肝脏、心脑血管损伤的病理过程。多表现为行为和意识异常,严重者损伤器官功能,导致呼吸循环衰竭危及生命,也称为急性酒精中毒,俗称醉酒。

急性乙醇中毒临床表现为不同程度的兴奋和抑制状态,以眼部充血、颜面潮红或苍白、兴奋多语、共济失调、行为异常为特征,重者出现昏睡、昏迷,呼吸循环衰竭。中医学根据不同的临床表现将乙醇中毒归属"酒伤""酒毒""酒害""酒厥""酒癖""酒胀""酒疸"等病症范畴。

一、病因病机

(一)西医学认识

1.流行病学

急性乙醇中毒是急诊科的常见疾病,约占急诊患者的 0.5%,占急性中毒患者的 49%。在美国发病仅次于心血管疾病、肿瘤而居于第三位。其发病具有一定的规律性,秋冬季节是高峰,大部分患者集中在夜间,发病年龄在 20~40 岁之间,男性多于女性。乙醇的中毒量和致死量因人而异,中毒量一般为 70~80ml,致死量为 250~500ml。

2.发病机制

乙醇具有脂溶性,是否发生中毒与胃内有无食物、是否食入了脂肪性食物、胃肠功能、人体转化及处理乙醇的能力等因素有关。乙醇口服后约 20% 在胃内吸收,80% 在十二指肠及小肠吸收。已吸收的乙醇 80% 在肝内由乙醇脱氢酶和过氧化氢酶氧化为乙醛,约 20% 通过微粒体乙醇氧化酶转化为乙醛,再经乙醛脱氢酶氧化为乙酸,最后通过三羧酸循环生成二氧化碳和水,仅 2%~10% 从呼吸道、尿液和汗腺以原型排出。乙醇在脑组织、脊髓和肝脏含量较高,均超过血浆乙醇浓度的 1/3 以上。

(1)代谢异常 乙醇在肝内代谢生成大量还原型烟酰胺腺嘌呤二核苷酸,导致其与氧化型烟酰胺腺嘌呤二核苷酸的比值增高,可高达正常的 2~3 倍,使依赖于二者比值正常的代谢发生异常,引起乳酸升高、酮体蓄积而致代谢性酸中毒。乙醇中毒可使肝脏糖异生发生障碍,出现低血糖,也可引起营养不良、酶和维生素缺乏等。

(2)中枢神经系统抑制作用 过量乙醇超过肝脏代谢能力,在体内蓄积,易通过血脑屏障,作用于脑内苯二氮䓬-γ-氨基丁酸受体,减弱 γ-氨基丁酸对中枢的抑制作用,出现松弛感、情绪释放等,随着血中乙醇浓度的增加,皮层下中枢和小脑活动受累,逐步发展作用于网状结构,引起昏睡、昏迷,最后影响延髓和脊髓,抑制血管运动中枢,使血管扩张,血压下降,严重的发生循环、呼吸衰竭。

(3)对肝脏作用 乙醇代谢产物乙醛对肝脏有直接毒性作用,作用于线粒体、微管及质膜引起肝细胞退变,乙酸通过黄嘌呤氧化酶转化成超氧化物,引起细胞膜脂质过氧化,破坏细胞膜,导致肝功能损伤。因对肝糖原异生有抑制作用可导致低血糖。

(4)其他作用 乙醇对黏膜和腺体分泌有刺激作用,并直接溶解胃黏膜表面的脂蛋白酶,破坏胃黏膜屏障,导致胃黏膜糜烂、出血,甚至穿孔;乙醇损害血管壁,使血管壁通透性增强，导致肺水肿、脑水肿；乙醇使心肌细胞发生组织代谢改变、间质纤维化或肌膜线粒体改变，导致心肌损伤、心律失常。

（二）中医学认识

中医学对急性乙醇中毒的认识是以其发病过程及临床症状为依据的，其病机为"饮酒过度，停积不散，蕴滞于胃，散流诸脉，熏蒸脏腑，令人志乱，乃至不醒。有连日而无所觉知者，甚则中毒而为酒疸诸热之病也"。外有毒邪侵袭，内有脾胃虚弱，饮酒过度，损伤脾胃，以致水湿运化失司，聚湿生痰，痰郁化火，痰火夹酒毒上犯于脑，蒙蔽清窍；或湿热蕴结中焦，肝脏湿热不去而致肝失疏泄，胆汁外溢，甚则脾胃升降功能丧失，无以升清降浊，不能荣养四肢百骸，加之酒毒可使脾失运化，心失所养，肝失疏泄，肺失肃降，肾失开合而成五脏俱损之证，证候特征是"酒毒内盛，邪实内闭"。朱丹溪在《格致余论·醇酒宜冷饮论》中指出饮酒不当可致消渴、哮喘、鼓胀、癫痫、失明等16种病症。《黄帝内经》中认为过量饮酒能耗伤精气，散失真元，使人早衰。

朱丹溪认为饮酒致病有4个原因：一是酒毒，即酒性太热；二是过量；三是偏嗜；四是酒后失调。酒毒致病首损脾胃，再传他脏，过量饮酒可伤心，损伤精血，伤及神智。脾胃运化功能受损，水湿内蕴，郁而化热，湿热交蒸，熏蒸于肝胆，胆汁外泄，侵入肌肤发为酒疸。脾胃运化失司，痰湿内生，上犯于肺，而为咳嗽、喘满。

二、临床诊断

（一）辨病诊断

1.临床表现

症状和体征与饮酒量及个体敏感性、耐受性有关，主要以神经系统和消化系统症状为主，临床分为3期。

（1）兴奋期　血中乙醇浓度达到500mg/L左右，颜面潮红或苍白，眼睛充血，感头痛、头昏，兴奋多语，自控力丧失，情绪不稳，喜怒无常，也可沉默、孤僻等。呼出气体有明显酒味。

（2）共济失调期　血中乙醇浓度达到1500mg/L左右，表现为肌肉运动不协调、步态不稳、言语不清、眼球震颤、视物模糊、恶心、呕吐、嗜睡等。

（3）昏迷期　血中乙醇浓度达到2500mg/L以上，进入昏迷状态，脸色苍白，皮肤湿冷，瞳孔散大，心率增快，血压下降，体温不升，呼吸减慢，抽搐，二便失禁，严重者发生呼吸循环衰竭而危及生命，也可出现吸入性肺炎或窒息死亡。

2.实验室检查

（1）血清乙醇浓度达到500mg/L以上。

（2）动脉血气分析可见不同程度的代谢性酸中毒，血液生化检查可见低血糖、低血钾、低血镁和低血钙，心肌损伤时有心肌酶学改变。

（3）肝功能检查　有慢性酒精性肝病时可有明显肝功能异常。

3.特殊检查

（1）心电图检查　可见心动过速或其他心律失常，如有心肌损伤时可有相应的心电图改变。

（2）头颅CT　不能排除头外伤或有神经系统定位体征时进行CT检查，以除外颅内出血，必要时进行复查。

4.临床诊断依据

（1）发病前有饮酒过量或酗酒史。

（2）有颜面潮红或苍白，兴奋多语，自控力丧失，呼出气体有明显酒味，步态不稳，言语不清，甚至昏迷症状。

（3）呼出气体或血液中检测到乙醇。

5.临床分级标准

（1）轻度（单纯性醉酒）　仅有情绪、

语言兴奋状态的神经系统表现，如语无伦次但不具备攻击行为，能行走，但有轻度运动不协调，嗜睡能被唤醒，简单对答基本正确，神经反射正常存在。

（2）中度　具备下列之一者为中度酒精中毒。

①处于昏睡或昏迷状态，或 Glasgow 昏迷评分大于 5 分且小于等于 8 分。

②具有经语言或心理疏导不能缓解的躁狂或攻击行为。

③意识不清伴神经反射减弱的严重共济失调状态。

④具有错、幻觉或惊厥发作。

⑤血液生化检测有以下代谢紊乱表现之一者如酸中毒、低血钾、低血糖。

⑥在轻度中毒基础上并发脏器功能明显受损表现如与酒精中毒有关的心律失常（频发早搏、心房纤颤或房扑等），心肌损伤表现（ST-T 异常、心肌酶学 2 倍以上升高）或上消化道出血、胰腺炎等。

（3）重度　具备下列之一者为重度酒精中毒。

①处于昏迷状态，Glasgow 评分 < 5 分。

②出现微循环灌注不足表现，如脸色苍白，皮肤湿冷，口唇微紫，心搏加快，脉搏细弱或不能触及，血压代偿性升高或下降（低于 90/60mmHg 或收缩压较基础血压下降 30mmHg 以上），昏迷伴有失代偿期临床表现的休克时也称为极重度。

③出现代谢紊乱的严重表现如酸中毒（pH ≤ 7.2）、低血钾（血清钾 ≤ 2.5mmol/L）、低血糖（血糖 ≤ 2.5mmol/L）之一者。

④出现重要脏器如心、肝、肾、肺等急性功能不全表现。

（二）辨证诊断

酒毒之邪初入人体，多为湿热蕴结之实证，如邪毒过盛亦可使五脏衰败而为虚脱之证。

望诊：面色潮红或苍白，目睛红赤，神昏谵语，舌质深红或青紫，苔黄腻。

闻诊：呼气、呕吐物有强烈乙醇味。

问诊：恶心，呕吐，口干喜饮，腹痛，腹泻，甚则呕血，便血，二便自遗。

切诊：肌肤湿冷，肢体瘫软，脉细数、结代或沉缓。

1. 毒蕴胃肠，气机逆乱

面色潮红，恶心，呕吐，呼出气体和呕吐物有明显的乙醇味，口干喜饮，腹痛，腹泻，呕血，便血，神昏谵语，或狂躁，昏睡甚至昏迷，舌质深红，苔黄腻，脉弦数。

辨证要点：面色潮红，恶心，呕吐，呼出气体有乙醇味，昏睡甚至昏迷，舌质深红，苔黄腻，脉弦数。

2. 毒损气血，脏腑虚衰

面色苍白，口流清涎，四肢厥冷，说话声低，喃喃自语，甚至昏迷、遗尿等，舌质青紫，脉沉缓或沉微。

辨证要点：面色苍白，四肢厥冷，昏迷，舌质青紫，脉沉缓或沉微。

三、鉴别诊断

主要与引起昏迷的疾病相鉴别，如镇静催眠药中毒、一氧化碳中毒、代谢性疾病、颅脑疾病、其他醇类中毒等。

1. 镇静催眠药中毒

有大量服药史，有意识障碍、呼吸抑制、血压下降等表现，血、尿、胃液中可检测出所服药物成分，对诊断有参考价值。

2. 一氧化碳中毒

有一氧化碳吸入史，口唇呈樱桃红色，呼出气体无乙醇味。

3. 代谢性疾病

糖尿病酮症酸中毒、非酮症高渗性昏迷、低血糖等有糖尿病史，相关血液检查可进行鉴别。

4. 颅脑疾病

可有昏迷，语言障碍，肢体障碍，二

便失禁，多有感染、脑外伤、脑血管意外病史，影像学检查可予以鉴别。

5. 其他醇类中毒

有其他醇类饮用史，血液、尿液可检测出其他醇类。

四、临床治疗

（一）提高临床疗效的要素

（1）详细询问病史，注重体格检查。

（2）连续监护，严密观察病情变化，对不能排除外伤且有意识障碍者要进行颅脑 CT 检查，以及早发现颅内出血，及时给予相应治疗。

（3）注意与其他引起昏迷的疾病进行鉴别，应注意是否同时服用其他药物。

（4）进行及时有效的救治措施及正确的辨证施治。

（二）辨病治疗

重点在于保持呼吸道通畅，监测生命体征及对症治疗。

（1）轻症患者无须特殊治疗，令其卧床休息、保暖，常可自行康复。

（2）兴奋躁动的患者必要时加以约束，严格限制活动，以免发生外伤。对烦躁不安或过度兴奋者，可用小剂量地西泮，避免用吗啡、苯巴比妥类镇静药。

（3）重度中毒者应迅速进行催吐及洗胃，但要注意防止吸入性窒息。催吐时用刺激咽后壁的方法，禁用阿扑吗啡催吐。饮酒不超过 1 小时者可用清水洗胃，如果饮酒超过 1 小时，饮入的乙醇大多数被吸收，洗胃效果将大大下降，因此不推荐洗胃。

（4）纳洛酮解除中枢抑制，缩短昏迷时间。可用 0.4~0.8mg 加 5% 葡萄糖液 10~20ml，静脉推注，继之用 1.2~2mg 加入 5% 葡萄糖液 500ml 内，以 0.4mg/h 速度静脉滴注。

（5）胃黏膜保护剂 H_2 受体拮抗剂或质子泵抑制剂可常规应用于重度中毒特别是消化道症状明显的患者。

（6）呼吸抑制者可用呼吸中枢兴奋剂，必要时进行气管插管、机械通气。

（7）对症及支持治疗，脑水肿者可予脱水剂如 20% 甘露醇注射液或 25% 山梨醇注射液，必要时给予呋塞米注射液 20mg 静脉注射，以加速乙醇排泄。休克者给予抗休克治疗。静脉输液可加速乙醇排泄，输注葡萄糖、维生素 C、维生素 B_6 可促进乙醇代谢，注意维持水、电解质和酸碱平衡。

（8）监测血压、脉搏、呼吸、心电图，并给予相应处理。

（9）饮酒量过大、昏迷时间比较长者，可以考虑血液透析治疗。

（三）辨证治疗

1. 辨证论治

（1）毒蕴胃肠，气机逆乱

治法：和中解毒。

方药：甘草泻心汤加减。

炙甘草 12g，黄芩 9g，黄连 3g，半夏 12g，干姜 6g，大枣 12 枚。

若恶心嗳气甚者，加竹茹 15g，柿蒂 10g；反酸者，加海螵蛸 20g；胃脘痛甚者，加延胡索、川楝子各 15g；腹泻者，加炒山药 10g，扁豆 10g。

（2）毒损气血，脏腑虚衰

治法：回阳救逆。

方药：四君子汤合四逆汤加减。

制附子 10g，干姜 6g，炙甘草 6g，人参 10g，茯苓 15g，白术 10g，柴胡 12g。

大便溏薄用炒白术 15g，炒薏苡仁 15g；若大便不畅者选加火麻仁 20g，郁李仁 15g。

2. 外治疗法

（1）穴位注射 足三里穴注射甲氧氯普胺 10mg 治疗中毒后呕吐。

（2）水疗 将半杯海盐或烘过的苏打

溶解在浴盆的温水中，浸泡 10~20 分钟可促进毒物排泄。

3. 成药应用

（1）玉枢丹　1 锭，顿服。

（2）醒脑静注射液　肌内注射，每次 2~4ml，1~2 次 / 日；静脉滴注，每次 10~20ml，用 5%~10% 葡萄糖注射液或 0.9% 氯化钠注射液 250~500ml 稀释后使用，或遵医嘱。

（3）安宫牛黄丸　成人 1 次 1 丸，1 日 1 次，口服或鼻饲，适用于毒热闭窍神昏者。

（4）参附注射液　肌内注射，1 次 2~4ml，1 日 1~2 次；静脉滴注，1 次 20~100ml，用 5%~10% 葡萄糖注射液 250~500ml 稀释后使用；静脉推注，1 次 5~20ml，用 5%~10% 葡萄糖注射液 20ml 稀释后使用。或遵医嘱。

五、预后转归

（1）急性乙醇中毒如能及时治疗多能恢复。

（2）若有心、肺、肝、肾病变，昏迷长达 10 小时以上者，预后较差。

（3）酒后开车发生车祸致外伤，尤其是颅内出血可引起严重后果。

（4）急性乙醇中毒可诱发脑卒中、心肌梗死。

（5）乙醇中毒后呕吐窒息是死亡常见原因。

（6）长期嗜酒可导致脑、周围神经、肝、心肌等病变以及营养不良。

六、预防调护

（一）预防

（1）进行酗酒危害性的宣传教育，避免过量饮酒，尤其是空腹大量饮酒。

（2）实行酒类专卖，以低度酒代替高度酒。

（3）对嗜酒者早发现、早诊断、早治疗。

（4）开展健康有益的文体活动，创造

替代条件。

（二）调护

（1）保持病室安静、通风。

（2）密切观察病情变化，详细记录体温、脉搏、呼吸、血压，及时清除口咽分泌物及痰液。对于呕吐者，要将患者头偏向一侧，以免呕吐物误入气管，引起窒息，同时应注意患者保暖。

（3）进食清淡易消化且营养丰富的流食，宜少量多餐，忌辛辣刺激、肥甘厚味，昏迷患者予鼻饲流质饮食，消化道出血者禁食。

（4）注意口腔护理，恶心呕吐及痰多者予轻拍背部，及时吸痰和清除呕吐物，以免窒息和感染。

（5）患者要勤翻身，有大小便失禁应及时更换衣裤、被褥，保持床铺干燥，防止褥疮发生。

（6）可食用西红柿汁、西瓜汁、蜂蜜水、柚子、香蕉缓解酒后头晕、头痛、恶心、胸闷、心悸等。

（7）急性中毒期应加强精神护理，安慰开导患者，使之安静休息，不要外出，防止意外。

七、专方选要

醒酒汤

组成：葛花 15g，枳椇子 10g，葛根 15g，泽泻 10g，茯苓 10g，麦冬 10g，红参 8g，干地黄 8g，党参 12g，神曲 15g，陈皮 8g，竹茹 10g，生姜 8g，郁金 10g。

服法：浓煎汁灌胃。

主治：急性乙醇中毒。[陈永斌，贺杰，邓永斌. 中药醒酒汤在急性重度酒精中毒救治中的应用. 甘肃中医，2009，22（4）：27-28.]

主要参考文献

[1] 叶任高，陆再英. 内科学 [M]. 第 6 版.

北京：人民卫生出版社，2004.

[2] 沈洪. 急诊医学 [M]. 北京：人民卫生出版社，2008.

[3] 姜良铎. 中医急诊学 [M]. 北京：人民卫生出版社，2012.

[4] 刘清泉. 中医急诊学 [M]. 第3版. 北京：中国中医药出版社，2013.

[5] 急性酒精中毒诊治共识专家组. 2014 急性酒精中毒诊治共识 [J]. 中华急诊医学杂志，2014，23（2）：135-138.

[6] 林果为，王吉耀，葛均波. 实用内科学 [M]. 第15版. 北京：人民卫生出版社，2017.

第二节　有害气体中毒

急性一氧化碳中毒

急性一氧化碳中毒是经呼吸道吸入含碳物质燃烧不完全时产生的高浓度一氧化碳所致急性脑缺氧性疾病，俗称煤气中毒。

临床表现主要为缺氧，轻者有头痛、眩晕、乏力，活动时呼吸困难；重者患者口唇呈樱桃红色，可有恶心、呕吐、意识模糊或昏迷；危重者呈深昏迷，伴有高热、四肢肌张力增强和阵发性或强直性痉挛，多有脑水肿、肺水肿、心肌损害、心律失常和呼吸抑制，可造成死亡。

中医学将急性一氧化碳中毒归属于中医的"闭证""风证"和"厥证"范畴，将一氧化碳中毒后迟发性脑病归属"痴呆""癫狂""颤证"等范畴。

一、病因病机

（一）西医学认识

1. 常见中毒原因

一氧化碳是无色、无味的有毒气体，在生产和生活中，煤、天然气、石油、木炭、烟草等含碳燃料燃烧不充分时都会产生一氧化碳。急性一氧化碳中毒多发于冬季，患者以 18~50 岁的青壮年男性居多，中毒者居住区域呈散在分布，农村和城乡接合部高发，发生场所主要为家庭和工厂，其发病率和死亡率居各种急性职业中毒之首。家庭用煤炉、燃气热水器产生的一氧化碳是生活中最常见的中毒原因。

2. 发病机制

一氧化碳的毒性主要是抑制血液的携氧能力，引起组织缺氧。一氧化碳与血红蛋白的亲和力比氧与血红蛋白的亲和力高 200~300 倍，且解离又比氧合血红蛋白慢 3600 倍。当一氧化碳吸入肺部后，极易与血红蛋白结合，形成稳定的碳氧血红蛋白，使血红蛋白丧失携氧的能力，还影响氧合血红蛋白的解离，阻碍氧的释放和传递；一氧化碳还与线粒体中细胞色素 a_3 结合，阻断电子传递链，延缓还原型辅酶 I（NADH）的氧化，抑制细胞呼吸，使组织器官发生缺氧而发生一系列病变。一氧化碳对全身的组织细胞均有毒性作用，尤其对中枢神经系统的影响最为严重。一氧化碳中毒时，脑内小血管迅速麻痹扩张，脑组织内三磷酸腺苷在无氧情况下迅速耗尽，钠泵运转不灵，钠离子蓄积于细胞内而诱发脑细胞内水肿。缺氧使血管内皮细胞发生肿胀而造成脑血循环障碍，脑内酸性代谢产物堆积使血管通透性增加而产生细胞间质水肿。脑血循环障碍可造成脑组织缺血性坏死，以及广泛的脱髓鞘病变及继发性脑软化。

（二）中医学认识

中医学认为一氧化碳中毒的病机主要是人体吸入秽浊之气，邪毒侵袭，阻碍气机，使气血运行受阻，阳气闭郁，津液失于输布，凝结成痰，留于体内，随气升降，上则蒙蔽清窍，扰乱神明之府，髓海不定，下则阻于三焦通道，或流窜经络脏腑而发病，出现头痛头晕、恶心呕吐、高热惊厥，皮肤及黏膜呈樱桃红色，甚或意识模糊、嗜睡、昏迷等症状。病及他脏，致肺水肿、心悸、胃肠出血，重者阴阳气血相失，阴阳离决，元气虚脱，致亡阴亡阳。若毒邪留恋，不能及时清除，损害脑脉经络，故出现呆、傻等严重后遗症而成为一氧化碳中毒迟发性脑病。

二、临床诊断

（一）辨病诊断

1. 临床表现

临床上以急性脑缺氧的症状与体征为主要表现。

（1）轻度中毒者中毒时间短，出现头晕、头痛、心悸、烦躁、恶心、呕吐、四肢无力、视物不清、意识模糊、短暂的意识丧失。

（2）中度中毒者中毒时间稍长，在轻型症状的基础上，皮肤和黏膜呈樱桃红色，出现谵妄、幻觉、视力减退、运动失调、多汗、昏睡乃至浅、中度昏迷。

（3）重度中毒者发现时间过晚，呼吸及脉搏加快，血压下降，瞳孔缩小，对光反射迟钝，四肢肌张力增强，体温高达39~40℃，面色苍白或发绀，四肢发凉，出现潮式呼吸，处于深昏迷甚至植物状态，最终因呼衰、心衰而死亡。常伴发其他脏器的缺氧性改变如心律失常、肺水肿、水电解质紊乱、上消化道出血、皮肤自主神经营养障碍，部分患者因误吸发生吸入性肺炎。听觉前庭损害可表现为耳聋、耳鸣和眼球震颤；股外侧皮神经、尺神经、正中神经、胫神经、腓神经等损伤可能与昏迷后局部受压有关，偶有并发横纹肌溶解及筋膜间隙综合征者，可继发急性肾功能衰竭。

（4）严重者抢救苏醒后，经2~6天的假愈期，可出现迟发性脑病症状，表现为痴呆、记忆障碍、大小便失禁、生活不能自理，出现幻视、错觉、语无伦次、行为失常、震颤麻痹、偏瘫、痫病发作、感觉运动障碍等。

2. 实验室检查

（1）血中碳氧血红蛋白测定　正常人血液中碳氧血红蛋白（CoHb）含量可达 5%~10%，轻度中毒血液 CoHb 浓度为10%~30%，中度中毒血液 CoHb 浓度为30%~40%，重度中毒血液 CoHb 浓度可高达50%。测定必须及时，脱离一氧化碳8小时后 CoHb 即可降至正常。

（2）血、尿、脑脊液常规　血红细胞总数、白细胞总数及中性粒细胞数升高，重度中毒时白细胞数高于 $18 \times 10^9/L$ 者预后较差。脑脊液压力及常规多数正常。

（3）血液生化检查　血清谷丙转氨酶、乳酸脱氢酶、谷草转氨酶升高，如超过正常值3倍时，常提示病情严重；合并横纹肌溶解综合征时，血中肌酸磷酸激酶（CPK）活性明显升高。血气检查 pH 降低或正常，血中二氧化碳分压常有代偿性下降，可有低血钾。

3. 特殊检查

（1）脑电图　脑电图可以表现为低波幅慢波增多，与缺氧性脑病进展相平行，后期出现智力障碍脑电图的异常可长期存在。大脑诱发电位检查可见视觉诱发电位 P100 潜时延长。

（2）颅脑 CT 检查　可见双侧大脑皮质下白质及苍白球或内囊出现大致对称的密度减低区，后期可见脑室扩大或脑沟增宽。

（3）心电图　可出现 ST-T 改变，也可见室性期前收缩、传导阻滞或一过性窦性心动过速。

4. 临床诊断依据

（1）有产生一氧化碳的条件及接触史，职业性中毒常为集体性，生活性中毒常为冬季生火取暖、使用燃气热水器而室内通风不良所致，同室人也有中毒表现。

（2）以急性脑缺氧的症状与体征为主要表现，如头晕、头痛、恶心、呕吐、四肢无力、视物不清、意识模糊、短暂的意识丧失。

（3）皮肤和黏膜呈樱桃红色，有谵妄、幻觉、视力减退、运动失调，重者昏睡乃至昏迷。

（4）血液中碳氧血红蛋白含量可超过10%。

（5）脑电图可以表现为低波幅慢波增多，CT检查可见双侧大脑皮质下白质及苍白球或内囊出现大致对称的密度减低区。

（二）辨证诊断

望诊：面色苍白或呈樱桃红色，神昏肢软，或抽搐，舌苔白腻或黄腻。

闻诊：喉有鼾声，鼻鼾息微。

问诊：头晕，头痛，恶心，呕吐，乏力或烦躁。

切诊：脉弦数或沉细无力。

1. 实证

毒陷心脑，扰乱神明：头痛眩晕，四肢乏力，恶心，呕吐，皮肤黏膜呈樱桃红色，四肢抽搐，神昏谵语，舌质深红，苔黄腻，脉弦数。

辨证要点：皮肤呈樱桃红色，四肢抽搐，神昏谵语，舌质深红，苔黄腻，脉弦数。

2. 虚证

邪毒内阻，气血耗伤：面色苍白，心悸，气短，呼吸气微，肢体微软，甚至昏迷不醒，舌淡红，苔白腻，脉沉细无力。

辨证要点：面色苍白，呼吸气微，肢体微软，甚至昏迷不醒，舌淡红，苔白腻，脉沉细无力。

三、鉴别诊断

（一）西医学鉴别诊断

与引起昏迷的其他疾病如脑血管意外、镇静催眠药中毒、糖尿病昏迷及其他中毒等鉴别。对迟发性脑病患者，需与精神病、帕金森病、脑血管病等进行鉴别。既往史、体征、血中CoHb浓度检测、CT或MRI有助于和中枢神经其他疾病进行鉴别诊断。

（二）中医学鉴别诊断

应与中风、心厥、肝厥、肾厥、消渴厥等所致的昏迷相鉴别。

1. 中风

血压多升高，常突然出现昏迷、半身不遂、口眼歪斜，CT或MRI有助于鉴别诊断。

2. 心厥、肝厥、肾厥、消渴厥

有各自原发病的病史及相关临床表现，血中CoHb浓度检测可鉴别诊断。

四、临床治疗

（一）提高临床疗效的要素

立即脱离中毒现场，积极纠正缺氧，及时进行规范的高压氧治疗，防治脑水肿。

（二）辨病治疗

（1）立即将患者撤离中毒环境，移至空气新鲜处，松开衣领，保持呼吸道通畅，并注意保暖。

（2）密切观察意识状态，监测生命体征。

（3）迅速纠正缺氧状态。吸入新鲜空气时，CoHb释放出半量需4小时，吸入纯氧可缩短至30分钟，高压氧舱治疗能提高动脉血氧分压，可迅速纠正组织缺氧，预防迟发性脑病发生，适用于中、重度中毒或老年患者及孕妇。呼吸停止时及早建立人工气道，行机械通气。

（4）防治脑水肿。严重中毒后，脑水肿可在24~48小时发展到高峰。目前最常用的是20%甘露醇1~2g/kg快速静脉滴注，2~3天症状缓解后可减量，也可静脉注射呋

塞米 20~40mg，8~12 小时重复 1 次。肾上腺糖皮质激素如地塞米松也有助于缓解脑水肿。如有频繁抽搐，首选地西泮注射液 10~20mg，静脉注射。

（5）对症及支持治疗。维持呼吸、循环功能，纠正水、电解质紊乱，加强护理，预防感染，积极防治迟发性脑病。

（6）促进脑细胞代谢。应用能量合剂，常用药物有三磷酸腺苷、辅酶 A、细胞色素 C 和大量维生素 C 等。

（三）辨证治疗

1. 辨证论治
（1）实证
治法：清心开窍，通闭醒神。
方药：菖蒲郁金汤加减。
石菖蒲 9g，炒栀子 9g，鲜竹沥 9g，牡丹皮 9g，郁金 6g，连翘 6g，灯心草 6g，竹沥 15g。

若恶心、呕吐者加竹茹 15g，生姜 10g；头痛、头晕者加钩藤 15g，珍珠母 10g；腹胀、便秘者加大黄 6g，枳实 9g。

（2）虚证
治法：益气固脱，回阳救逆。
方药：回阳救逆汤加减。
熟附子 10g，干姜 10g，肉桂 3g，人参 10g，白术 20g，茯苓 10g，陈皮 10g，炙甘草 10g，五味子 10g。

若汗出过多者加龙骨 20g，牡蛎 20g。

2. 外治疗法
针刺治疗：取太阳、列缺、人中、百会、少商、十宣、合谷、涌泉、足三里等穴。轻、中度中毒者，针刺后可以逐渐苏醒。惊厥、抽搐者可在以上穴位的基础上加太冲、内关等穴位。

3. 成药应用
（1）安宫牛黄丸、至宝丹、苏合香丸鼻饲或溶化后点舌。
（2）清开灵注射液或醒脑静注射液

40ml 加入 0.9% 氯化钠注射液中静脉滴注，每日 1 次。

（3）参附注射液 10~20ml 加 5% 葡萄糖注射液 30~40ml，静脉注射 1~2 次后，以 40~80ml 加入 10% 葡萄糖注射液 250ml 中静脉滴注。

五、预后转归

轻者在数日内痊愈，重者可发生神经系统后遗症，迟发性脑病恢复较慢，少数留有持久症状。有并发症或后遗症者出院后应口服药物或进行其他对症治疗，如继发脑水肿、肺水肿、呼吸衰竭、休克、严重心肌损害或上消化道出血，提示病情严重，预后较差。

六、预防调护

（一）预防

（1）加强预防一氧化碳中毒安全教育，室内用火炉或燃气时应有安全通风设置。

（2）使用或产生煤气的厂房要加强通风，开展中毒监测预警，做好个人防护，普及中毒急救知识。

（3）中度及重度急性一氧化碳中毒患者昏迷清醒后，应观察 2 个月，在观察期间宜暂时脱离一氧化碳作业。

（二）调护

（1）患者应卧床休息，密切观察病情变化，详细记录体温、脉搏、呼吸、血压，记出入量，防止脑水肿发生。

（2）进食清淡易消化且营养丰富的流食，宜少量多餐，忌辛辣刺激、肥甘厚味，昏迷患者予鼻饲流质饮食。

（3）患者要勤翻身，保持床铺干燥，防止褥疮发生。

（4）留有后遗症者及时进行康复治疗，增强康复信心。

急性氯气中毒

急性氯气中毒是短期内吸入较大量氯气引发以急性呼吸系统损害为主的全身性疾病，严重者可发生成人呼吸窘迫综合征及其他并发症而危及生命。

急性氯气中毒临床表现为咳嗽，咯痰，眼睛灼伤，胸闷，呼吸困难，休克及昏迷，危及生命。

中医学根据其病因、发病特点，将氯气中毒归于"戾气""毒邪"等范畴。

一、病因病机

（一）西医学认识

1. 常见中毒原因

液态氯用于日常生活消毒和清洁，在化学和塑料工业中也得到广泛应用，造纸和纺织业用其作漂白剂。常由于生产、储存、运输液态氯或氯气过程中意外泄露导致中毒。1L 空气中最多可允许含氯气 1mg，过量就会引起人体中毒。

2. 发病机制

氯气是有强烈刺激性臭味的黄绿色气体，化学性质活泼，对黏膜及皮肤有直接刺激作用。低浓度时易侵犯眼和上呼吸道，通过呼吸道侵入人体并溶解在黏膜所含的水分里，生成次氯酸和盐酸。次氯酸使组织受到强烈的氧化，使细支气管及肺泡受损；盐酸强烈刺激呼吸道黏膜发生炎性水肿、充血和坏死，大量分泌黏液，发生细支气管炎、肺炎及中毒性肺水肿，造成呼吸困难；由于氯气刺激黏膜中末梢感受器，使局部平滑肌痉挛而加剧通气障碍，加重缺氧状态。高浓度氯吸入后，不仅损害中枢神经系统引起自主神经紊乱，还可刺激迷走神经引起反射性的心跳停止，出现"闪击性"死亡。不同浓度对人体危害不同，$3\sim9mg/m^3$，感明显气味，刺激眼鼻，

$18mg/m^3$ 时可刺激咽喉，$90mg/m^3$ 引起剧咳，$120\sim180mg/m^3$ 时，接触 $30\sim60$ 分钟造成严重损伤，达到 $300mg/m^3$ 以上时发生致命损害，由于呼吸麻痹及肺内化学性灼伤而迅速死亡。

（二）中医学认识

中医学认为急性氯气中毒的病因病机是外邪入侵，正气受损，温煦推动无力，导致血运乏力，经脉滞涩，影响气机运行；外邪（氯气）袭肺，闭阻肺气，肺失清肃，肺气上逆遂成咳、喘、气短、唇绀，伴流泪、头痛、恶心、声音嘶哑，毒邪渗入营血，迫及心神而生诸症。

二、临床诊断

（一）辨病诊断

1. 临床表现

（1）轻度中毒 表现为眼部刺激症状和咽喉炎、支气管炎或支气管周围炎。出现咳嗽、咳少量痰、胸闷等症状，两肺有散在干湿性啰音或哮鸣音，治疗后 $1\sim2$ 日内症状消失。

（2）中度中毒 表现为支气管肺炎、间质性肺水肿或局限的肺泡性肺水肿。出现呛咳、咳痰，有时咳粉红色泡沫痰或痰中带血，胸闷，呼吸困难，伴有头痛、恶心、食欲不振、腹痛、腹胀等消化道症状。有轻度发绀，两肺有干湿性啰音或弥漫性哮鸣音。上述症状经休息和治疗 $2\sim10$ 天后逐渐消失。

（3）重度中毒 表现为支气管哮喘、喘气性支气管炎、弥漫性肺泡性肺水肿或急性呼吸窘迫综合征。吸入高浓度氯数分钟至数小时咳大量白色或粉红色泡沫痰，呼吸困难，胸部紧束感，明显发绀，两肺有弥漫性湿啰音；喉头、支气管痉挛或水肿，造成呼吸窘迫窒息；也可出现严重并

发症如气胸、肺部继发感染、心肌损害、纵隔气肿等。

2. 实验室检查

（1）血常规　白细胞总数应激性升高。

（2）血气分析　病情较重者动脉血氧分压明显降低。

（3）心电图　有心肌损害及心律失常的表现。

3. 特殊检查

X线检查：病情轻时胸片正常或表现为肺纹理增多、增粗，边缘不清，以下肺野较明显。重者胸片主要呈广泛、弥漫性肺炎或肺泡性肺水肿表现，有大片状均匀密度增高阴影或大小与密度不一、边缘模糊的片状阴影，广泛分布于两肺野，少量呈蝴蝶翼状。

4. 临床诊断依据

（1）患者多数有氯气接触史，多为集体多人发生，起病及病情变化一般均较迅速。

（2）有眼部刺激症状以及咳嗽、咳少量痰、胸闷等症状，重者咳大量白色或粉红色泡沫痰，呼吸困难，胸部紧束感，明显发绀。

（3）听诊两肺有散在干湿性啰音或哮鸣音，重者两肺有弥漫性湿啰音。

（4）血常规示白细胞总数应激性升高，血气分析示病情较重者动脉血氧分压明显降低。

（二）辨证诊断

望诊：咳嗽少痰，流泪，张口抬肩，呼吸急促而困难，或咯大量泡沫痰，唇甲青紫，舌质红或淡，苔薄黄或白。

闻诊：痰鸣不利，咳声嘶哑。

问诊：鼻咽灼痛，口干思饮，胸闷气短，头晕，恶心，乏力。

切诊：脉弦数或结代。

1. 毒热伤肺证

鼻咽灼痛，流泪，口干思饮，咳嗽少痰，胸闷气短，恶心，头晕，乏力，舌质红，苔薄黄，脉数。

辨证要点：鼻咽灼痛，口干思饮，咳嗽少痰，胸闷气短，脉数。

2. 痰浊水饮，壅肺凌心

卒然胸闷气急，呼吸困难，张口抬肩，咯大量泡沫痰，唇甲青紫，心悸怔忡，舌淡，苔薄白，脉弦或结代。

辨证要点：卒然胸闷气急，呼吸困难，咯大量泡沫痰，唇甲青紫，舌淡，苔薄白，脉弦或结代。

三、鉴别诊断

根据有氯气接触史，明显的眼和上呼吸道刺激症状以及以呼吸障碍为突出的临床表现与其他原因引起的急性喉炎、支气管炎、支气管肺炎、支气管哮喘及肺水肿相鉴别并不困难。

四、临床治疗

（一）提高临床疗效的要素

立即移离中毒现场，眼等接触部位立即用清水或0.9%氯化钠注射液彻底冲洗，及时合理氧疗，防治肺水肿等并发症。

（二）辨病治疗

1. 一般处理

吸入氯气者立即将患者移至空气新鲜处，保持安静及保暖，有症状者至少观察12小时，对症处理。眼或皮肤接触液氯时立即用清水或0.9%氯化钠注射液彻底冲洗。给予0.5%可的松眼药水及抗生素眼药水滴眼；皮肤灼伤用2%~3%碳酸氢钠溶液湿敷。

2. 肺水肿治疗

（1）合理氧疗，维持呼吸道通畅　入院时对所有患者持续给氧，鼻导管吸氧者流量为4~6L/min。患者缺氧情况不能得到改善，血氧饱和度＜80%时，氧流量增至

6~8L/min，但持续时间不宜过长，平均6小时，最多12小时，要注意高浓度氧的毒性。缺氧改善后改为持续低浓度给氧直至缺氧消失。

（2）雾化吸入　吸入氯气较多者应卧床休息，沙丁胺醇气雾剂或用地塞米松、氨茶碱、5%碳酸氢钠，加入0.9%氯化钠注射液至50ml，每4小时雾化吸入一次，每次10~15ml。

（3）降低肺毛细血管通透性　早期、足量、短程应用肾上腺糖皮质激素，可静脉注射或静脉滴注地塞米松或氢化可的松，以后按病情酌情减量。

（4）血管扩张剂　可用硝普钠、硝酸异山梨酯、酚妥拉明、山莨菪碱等血管扩张剂抢救中毒性肺水肿。

（5）并发症的治疗　中毒性肺水肿时易并发肺部感染，必须早期、足量、联用抗生素治疗；肺水肿时常有酸中毒，使用人工呼吸器或过度通气可发生呼吸性碱中毒，应预防和及时处理酸碱平衡失调和其他并发症。

（三）辨证治疗

1. 辨证论治

（1）毒热伤肺证

治法：清热解毒宣肺。

方药：桑菊饮加减。

黄芩10g，前胡15g，桑白皮10g，金银花15g，连翘15g，山豆根10g，杏仁10g，射干10g。

若口渴喜饮者加黄芩6g，知母10g；咽痛者加挂金灯10g，赤芍10g。

（2）痰浊水饮，壅肺凌心

治法：泻肺化饮，化痰利水。

方药：葶苈大枣泻肺汤加减。

葶苈子15g，生大黄6g，车前草15g，赤芍10g，防己10g，丹参15g，泽泻10g，木香10g。

若胸部满闷者加薤白10g，枳壳10g；食少者加白术12g。

（四）医家经验

1. 陈世加

陈世加治疗氯气中毒所致慢性气管炎，以二陈汤合平胃散加减，药用半夏、陈皮、茯苓、生姜、苍术、厚朴、炙甘草，水煎服，日1剂，分3次服，连服10天。其治疗氯气中毒所致喘息性慢性气管炎或并发阻塞性肺气肿者以小青龙汤加减，药用麻黄、桂枝、干姜、细辛、五味子、白芍、炙甘草、半夏，水煎服，日1剂，分3次服，连服10天。均取得良好效果。[陈世加，阮德中. 中西医救治急性氯气中毒80例体会. 时珍国医国药，2000，11（10）：916-917.]

2. 刘月敏

刘月敏用补气活血、行气通络法治疗氯气中毒后遗症23例，药用党参10g，黄芪15g，红花10g，当归15g，地鳖虫10g，川芎5g，赤芍10g，生地黄10g，旋覆花10g，瓜蒌15g，郁金10g，甘草3g。气短乏力加人参；痰多加半夏、苏子；舌暗、唇暗加全蝎。每日1剂，早、晚2次服，连服3周，治愈21例，好转2例，治愈率91.3%，有效率100%。[刘月敏. 补气活血通络法治疗氯气中毒后遗症23例. 河北中医，2009，31（9）：1306.]

五、预后转归

急性氯气中毒及时发现、治疗可痊愈，不留任何后遗症，重症治疗效果不佳者可并发气胸、纵隔气肿、肺间质纤维化等。

六、预防调护

（一）预防

（1）加强安全教育，健全操作规程，定期检查生产设备，加强通风。

（2）注意氯气运输过程中的安全和个人防护等。

（3）把好就业前体检关，凡有气管和心肺疾病者不宜从事接触氯气的作业。

（二）调护

（1）保持病室安静、通风。

（2）密切观察病情变化，详细记录体温、脉搏、呼吸、血压。

（3）进食清淡易消化且营养丰富的流食，宜少量多餐，忌辛辣刺激、肥甘厚味。

（4）注意口腔护理，恶心呕吐及痰多者予轻拍背部，及时吸痰和清除呕吐物，以免窒息和感染。

主要参考文献

[1] 林果为，王吉耀，葛均波. 实用内科学 [M]. 第15版. 北京：人民卫生出版社，2017.

[2] 职业性急性一氧化碳中毒诊断标准 GBZ23-3003，中华人民共和国国家职业卫生标准 [M]. 北京：法律出版社，2002：1-2.

[3] 张忠德，刘南，李俊. 中西医结合急诊内科学 [M]. 第2版. 北京：科学出版社，2018.

第三节　急性有机磷农药中毒

急性有机磷农药中毒是指有机磷农药短时间内大量进入人体，抑制乙酰胆碱酯酶活性，造成以神经系统损害为主的一系列表现。

有机磷农药是使用广泛、用量最大的杀虫剂。根据其毒力大小分为4类。剧毒类，$LD_{50} < 10mg/kg$，如内吸磷（1059）、对硫磷（1605）、甲拌磷（3911）等；高毒类，LD_{50} 为 $10\sim100mg/kg$，如敌敌畏（DDVP）、速灭磷、氧乐果、甲基对硫磷等；中毒类，LD_{50} 为 $100mg\sim1000mg/kg$，如乐果、乙硫磷、敌百虫等；低毒类，LD_{50} 为 $1000\sim5000mg/kg$，如马拉硫磷（4049）、辛硫磷、氯硫磷等。

急性有机磷农药中毒临床出现毒蕈碱样、烟碱样、中枢神经系统及循环系统的各种表现，严重时可因肺水肿、脑水肿、呼吸麻痹而死亡。

中医学认为急性有机磷农药中毒腺体分泌物增加，属中医"痰"之范畴。有机磷农药进入体内，机体被寒阴湿毒所伤，伤及胃肠，气机紊乱，脾不健运，痰湿内生，胃肠和肺脾心功能失调或衰竭。

一、病因病机

（一）西医学认识

1. 常见中毒原因

有机磷农药是我国使用最广、用量最大的农业杀虫剂。急性有机磷农药中毒发病率较高，病死率高达 $10.39\%\sim20\%$，占急诊中毒患者的 49.1%，占中毒死亡的 83.6%，女性高于男性，预后较差。中毒高峰季节为 $5\sim9$ 月，生产、运输、使用或防护不当可发生中毒，自杀服毒者较常见，误服或摄入被污染的食物也可引起中毒。

2. 发病机制

有机磷农药是一种神经毒物，经胃肠道、呼吸道、皮肤和黏膜吸收后迅速分布于全身各脏器，其中以肝内浓度最高，其次为肾，脑内含量则取决于农药穿透血脑屏障的能力。一般分解后毒性降低而氧化后毒性反而增强，排泄较快，24小时内由肾脏排泄，故体内并无蓄积。口服毒物后多在10分钟至2小时内发病，经皮肤吸收中毒者在接触有机磷农药2小时至6天内发病，吸入中毒者30分钟内发病。

有机磷农药中毒的主要机制是抑制胆碱酯酶的活性。胆碱酯酶是体内水解乙酰胆碱不可缺少的酶，分为两类，一类为存在于中枢神经系统灰质、红细胞、交感神经节和运动终板中的"真性"或"特异性"胆碱酯酶,称乙酰胆碱酯酶,对乙酰胆碱的水解作用较强;另一类为存在于中枢神经系统白质、血清、肝脏、唾液腺和肠黏膜下层的"假性"或"非特异性"胆碱酯酶,称丁酰胆碱酯酶,能分解乙酰胆碱和丁酰胆碱。有机磷农药的结构中具有亲电子性的磷,也具有带正电荷部分,它的结构和乙酰胆碱很相似,所以进入人体后,与胆碱酯酶的酯解部位结合,形成磷酰化胆碱酯酶,丧失对乙酰胆碱的分解作用,致组织中乙酰胆碱过量蓄积,使胆碱能神经过度兴奋,作用于胆碱能神经节后纤维所支配的心脏、血管、平滑肌、腺体等,出现类似毒蕈碱中毒症状,作用于自主神经节、肾上腺髓质和骨骼肌的神经终板,出现类似烟碱中毒的症状,作用于中枢神经系统,产生中枢神经系统的症状。

(1)毒蕈碱样作用 乙酰胆碱在副交感神经节后纤维支配的效应器细胞膜上与毒蕈碱型受体结合,产生副交感神经末梢兴奋的效应,表现为心脏活动抑制,支气管及胃肠壁收缩,瞳孔括约肌和睫状肌收缩,呼吸道和消化道腺体分泌增多。

(2)烟碱样作用 乙酰胆碱在交感、副交感神经节的突触后膜和神经肌肉接头的终极后膜上与烟碱型受体结合,使节后神经元和骨骼肌神经终极产生先兴奋、后抑制的效应。这种效应与烟碱相似,称烟碱样作用。

(3)乙酰胆碱对中枢神经系统的作用 主要是破坏兴奋和抑制的平衡,引起中枢神经调节功能紊乱,大量积聚主要表现为中枢神经系统抑制,可引起昏迷等症状。

结合形成的磷酰化胆碱酯酶有两种形式。一种结合不稳固,部分可以水解复能;另一种形式结合稳固,使被抑制的胆碱酯酶不能再复能,可谓胆碱酯酶老化,一般约经48小时即"老化",可以引起阵发性周围神经病,此作用与胆碱酯酶活性无关。

(二)中医学认识

中医学认为痰湿内生是急性有机磷农药中毒的主要病机。有机磷农药进入体内,骤伤胃肠,胃失和降,气机紊乱,传导失职,则脾不健运,痰湿内生,痰湿或阻滞经络,致气血不迭,或劫夺阻气,致气虚,或停于胃肠,或储于肺,或上蒙清窍,或缠绵难去,因此临床上可虚实夹杂,闭脱互见,痰湿火热共存,并造成胃、脾、肺、心、肾等多脏腑损伤,或迅速传变,或诸证并见。

《明医杂着·痰饮》曰:"痰属湿热,乃津液所化。"痰有风、热、湿、燥之分,而本病流泪流涕,喉间痰鸣,皮肤湿冷,汗多流涎,恶心呕吐,胸闷气急等,当属痰湿,痰湿已成,留于体内,变生诸症,辨证分型以痰湿为病理基础,治疗痰湿时多以"温药"温化之。

二、临床诊断

(一)辨病诊断

1.临床表现

瞳孔缩小、大汗流涎、肌肉颤动是三个相对特异的体征,消化道症状、呼吸困难和意识改变是三项非特异的症状,出现以上症状要考虑有机磷农药中毒。

(1)毒蕈碱样症状 又称M样症状,早期即可出现,主要是副交感神经末梢兴奋所致的平滑肌痉挛和腺体分泌增加。临床表现为食欲减退、恶心、呕吐、腹痛、腹泻、多汗、流泪、流涎、视力模糊、尿频、大小便失禁、心跳减慢和瞳孔缩小、支气管痉挛和分泌物增加、咳嗽、气急,严重者出现肺水肿。

（2）烟碱样症状 又称 N 样症状，乙酰胆碱在横纹肌神经肌肉接头处过度蓄积和刺激，使面、眼睑、舌、四肢和全身横纹肌发生肌纤维颤动，甚至全身肌肉强直性痉挛。患者常有全身紧束和压迫感，而后发生肌力减退和瘫痪。严重者可有呼吸肌麻痹，造成周围性呼吸衰竭。此外由于交感神经节受乙酰胆碱刺激，其节后交感神经纤维末梢释放儿茶酚胺使血管收缩，引起血压升高、心跳加快和心律失常。

（3）中枢神经症状 中枢神经系统受乙酰胆碱刺激后表现为头昏、头痛、乏力、共济失调、烦躁不安、谵妄、抽搐和昏迷等症状，可因中枢性呼吸麻痹而死亡。

（4）中间综合征 是指有机磷毒物排出延迟、在体内再分布或用药不足等原因，使胆碱酯酶长时间受到抑制，导致冲动在神经肌肉接头处传递受阻所产生的一系列症状。一般在急性中毒后 1~4 天急性中毒症状缓解后，患者发生颈、上肢和呼吸肌麻痹。累及颅神经者，出现睑下垂、眼外展障碍和面瘫，肌无力可造成周围呼吸衰竭。

（5）迟发性神经病 有机磷农药急性中毒一般无后遗症。个别患者在急性中毒症状消失后 2~3 周可发生迟发性神经病，主要累及肢体末端，且可发生下肢瘫痪、四肢肌肉萎缩等神经系统症状。

（6）其他表现 敌敌畏、敌百虫、对硫磷、内吸磷等接触皮肤后可引起过敏性皮炎，并可出现水疱和脱皮，严重者可出现皮肤化学性烧伤，影响预后。有机磷农药滴入眼部可引起结膜充血和瞳孔缩小。部分患者出现心肌损害、心律失常、心力衰竭，少数患者可发生肝脏损害、肾功能损害、中毒性精神障碍等。

2. 实验室检查

（1）血胆碱酯酶活性测定 是有机磷农药中毒的特异性标志酶，对判定中毒程度、疗效判断和预后估计极为重要，以正常人的血胆碱酯酶活力值作为 100%，50%~70% 为轻度中毒，30%~50% 为中度中毒，30% 以下为重度中毒。

（2）早期血液、尿液及胃液中毒物检测对诊断及治疗有指导价值。

（3）肌酸激酶（CK）及肌钙蛋白 I（cTnI）测定 可反应心肌损害程度。

（4）尿中有机磷农药代谢产物测定 对硫磷和甲基对硫磷氧化分解生成对硝基酚，敌百虫代谢产生三氯乙醇等，检测尿中代谢产物可帮助中毒的诊断。

3. 临床诊断依据

（1）患者有有机磷农药接触史，如口服、农业生产中皮肤接触或吸入有机磷农药雾滴等。

（2）有恶心呕吐、腹痛腹泻、瞳孔缩小、大汗流涎、肌肉颤动、呼吸困难和意识改变等症状。

（3）血胆碱酯酶活性测定活力值下降，低于 70%；尿中可检测出有机磷农药代谢产物。

（二）辨证诊断

望诊：面色苍白或赤红，四肢不荣，呼吸气促，神昏谵语，瞳仁缩小，舌赤或紫暗，舌苔白滑或白腻。

闻诊：呼气、呕吐物有大蒜味，喉间痰鸣。

问诊：恶心，呕吐，腹胀，腹痛，口中不和，头昏头重。

切诊：肢体湿冷，脉浮或濡滑或洪数。

1. 邪结胃肠证

恶心，呕吐，腹胀，腹痛，口中不和，头昏头重，舌苔薄白，脉浮。

辨证要点：恶心，呕吐，腹痛，头昏，舌苔薄白，脉浮。

2. 痰湿阻滞证

肢体湿冷，口吐涎沫，目眦流泪，头

目眩晕，瞳仁缩小，喉间痰鸣，呼吸气促，烦闷不安，苔白腻，脉濡滑。

辨证要点：肢体湿冷，口吐涎沫，瞳仁缩小，喉间痰鸣，苔白腻，脉濡滑。

3. 痰浊上扰证

流泪流涕，喉间痰鸣，汗出如油，脘腹绞痛，爪甲青紫，甚则神志昏迷，二便失禁，舌紫暗，脉滑或弱。

辨证要点：流泪流涕，汗出如油，脘腹绞痛，甚则神志昏迷，舌紫暗，脉滑或弱。

4. 气虚阳微证

神志淡漠，皮肤湿冷，鼻鼾息微，面色苍白，四肢不荣，舌淡，脉细无力。

辨证要点：神志淡漠，皮肤湿冷，四肢不荣，舌淡，脉细无力。

5. 火热内扰证

高热口干，皮肤干燥，神昏谵语，颜面红赤，呼吸气促，脘腹臌胀，舌赤，脉洪数。

辨证要点：高热口干，皮肤干燥，神昏谵语，颜面红赤，呼吸气促，舌赤，脉洪数。

6. 脾虚痰恋证

纳呆恶心，胃脘不适，体倦乏力，腹泻便溏，苔白滑，脉滑细。

辨证要点：纳呆恶心，腹泻便溏，苔白滑，脉滑细。

三、鉴别诊断

有机磷农药接触史可以作为有力的鉴别点。

1. 中暑

在高温环境中，出现头昏、口渴、多汗、心率加快、发热等，无瞳孔缩小、流涕、流涎和肌纤维震颤。

2. 急性胃肠炎

以呕吐、腹泻、腹痛为主要表现，无多汗、流涎、瞳孔缩小等毒蕈碱样表现。

3. 食物中毒

发病前有不洁饮食史，以急性胃肠炎表现为主，无肌纤维震颤、瞳孔缩小、呼吸道分泌物增多。

4. 脑炎

有发热、意识障碍、头痛、呕吐等表现，有神经系统症状和体征，无流涎、肌肉震颤及呼出气大蒜样臭味等。

5. 阿片中毒

有意识障碍、瞳孔缩小、呼吸抑制等表现，有机磷农药中毒有多汗、流涎、肌肉震颤，从病史、呼出气味、血液胆碱酯酶活性测定等加以鉴别。

6. 拟除虫菊酯类中毒

呼出气体、皮肤及胃内容物无特殊蒜臭味，全血胆碱酯酶活力正常。

7. 杀虫脒中毒

以嗜睡、发绀、出血性膀胱炎为主要表现，无瞳孔缩小、大汗淋漓、流涎等，全血胆碱酯酶活力正常。

四、临床治疗

（一）提高临床疗效的要素

（1）详细询问病史，注重体格检查。

（2）连续监护，严密观察病情变化，及时给予相应治疗。

（3）注意与其他引起昏迷的疾病进行鉴别。应注意是否同时服用其他药物。

（4）及时采取有效的救治措施。

（二）辨病治疗

1. 清除毒物，防止继续吸收

（1）立即将患者脱离有毒环境，脱去污染衣物，用肥皂水、清水、0.9%氯化钠注射液或2%~5%碳酸氢钠溶液（敌百虫中毒时用清水）彻底清洗沾有毒物的皮肤、毛发和指甲，眼睛可用1%碳酸氢钠溶液或0.9%氯化钠注射液冲洗后滴入1%阿托品溶液 1 滴。因热水可使皮肤血管扩张而促进毒物吸收，故清洗时不能应用。

（2）洗胃　对口服中毒神志尚清者，立即反复催吐，并及时用清水反复洗胃，直至洗出液清亮无农药气味为止。洗胃前以及洗胃的注意事项如下。充分评估洗胃获益与风险；征得患者同意，患者能理解并予以配合；若患者昏迷，失去喉反射（即气道保护功能），需在洗胃前先经口或经鼻放置气管插管以保护呼吸道，避免或减少洗胃液吸入；患者应左侧卧位，头下倾（20°为宜）；洗胃全程对患者实行生命体征监护，如患者感觉腹痛、流出血性灌洗液或出现休克、呼吸困难等现象，应立即停止洗胃；洗胃前应检查生命体征，如有缺氧或呼吸道分泌物过多，应先吸取痰液，保持呼吸道通畅，再行胃管洗胃术；在插入胃管过程中如遇患者剧烈呛咳、呼吸困难、面色发绀，应立即拔出胃管，休息片刻后再插，避免误入气管；如需洗胃，时间掌握总的原则为愈早愈好，尽快实施。一般原则服毒后 4~6 个小时内洗胃；洗胃液的温度一般为 35℃ 左右，温度过高可使血管扩张，加速血液循环，而促使毒物吸收。总量一般为 10000~20000ml，每次用量一般为 300ml。

要注重每次灌入量与吸出量的基本平衡，灌入量过多可引起急性胃扩张，使胃内压上升，增加毒物吸收，甚至可能导致胃穿孔等严重的并发症。洗胃结束条件为洗胃的胃液已转为清亮或患者的生命体征出现异常变化。

（3）导泻　洗胃后用硫酸镁 30~60g 或硫酸钠 20~40g 溶于 50ml 清水，由胃管注入，禁用油脂性泻剂。呼吸受到抑制时，不能用硫酸镁导泄，避免镁离子大量吸收加重呼吸抑制，食入时间较久者，可做高位灌肠。

（4）血液净化　包括血液灌流、血液透析及血浆置换等，可有效清除血液中的有机磷农药，提高治愈率。

2. 积极采取对症治疗

（1）保持呼吸道通畅，清除口腔分泌物，必要时给氧或辅助呼吸。

（2）发生痉挛时，用短效的镇静剂，忌用吗啡和其他呼吸抑制剂。

3. 特效解毒药物的应用

在清除毒物及对症治疗同时，必须应用早期、足量、重复、联合使用特效解毒药物，同时要注意应用的有效时间窗和给药的方法与浓度。常用特效解毒药物有以下两类。

（1）抗胆碱药　阿托品是抢救有机磷中毒的主要药物，能拮抗乙酰胆碱对副交感神经和中枢神经毒蕈碱受体的作用，有效解除 M 样症状和呼吸中枢抑制，但对烟碱样症状和胆碱酯酶活性的恢复无作用。阿托品静脉注射后 1~4 分钟开始发挥作用，8 分钟时达作用高峰。可每隔 10~30 分钟或 1~2 小时反复给药，直到 M 样症状好转或出现"阿托品化"，"阿托品化"指征为①口干，皮肤干燥，面色潮红。②患者轻度至中度烦躁，瞳孔直径较前扩大。③心率增快，肺部啰音消失。④体温为 37~38.5℃。然后改为维持量，继续应用数日。一般在改用维持量后超过 2 小时可逐渐减少阿托品用量，并延长注射间隔时间，4 小时未出现症状反复者可逐步减量，在严密观察下逐渐停药，维持用药时间不宜过短。停药后仍需继续观察，如有复发征象，立即恢复用药。阿托品的有效治疗剂量常接近中毒量，既要注意阿托品剂量不足，又要防止阿托品中毒患者出现兴奋、狂躁、幻觉、摸空、强直性抽搐、高热、腹胀、尿潴留等。除阿托品外，山莨菪碱（654-2）、东莨菪碱等胆碱能神经阻断药也可应用。

（2）胆碱酯酶复能剂　轻度中毒可仅用阿托品，中、重度则应加用胆碱酯酶复能剂，其原理是肟类化合物的吡啶环中的季胺氮带正电荷，能被磷酸化胆碱酯酶的阴离子部位所吸引发生结合，而肟基与磷原子有较强的亲和力，可与磷酰化胆碱酯酶中的磷形成结合物，使其与胆碱酯酶的酯解部位分离，从而恢复胆碱酯酶的活性。该类药物对病程较久、已经"老化"的磷酰化胆碱酯酶无复活作用。目前主要应用氯磷定、碘解磷定、双复磷，静脉注射数分钟后即发生作用，维持1.5~2小时。

治疗期间，应监测胆碱酯酶活性，其<30%时，必须联合用药。以下剂量和用法可供参考。

①轻度中毒：阿托品每次0.02~0.03mg/kg，口服或肌内注射；或用氯磷定，每次15mg/kg，肌内注射；或解磷定，每次10~15mg/kg，加入5%~25%葡萄糖溶液20ml静脉缓慢注射。必要时，阿托品或后二者之一均可于2~4小时重复1次，至症状消失为止，一般1~2次即可。

②中度中毒：阿托品与胆碱酯酶复能剂合用，阿托品剂量为每次0.03~0.05mg/kg，每30~60分钟肌内或静脉注射1次。氯磷定或解磷定剂量为每次15~30mg/kg，静脉注射。每2~4小时可重复1次（剂量减半），症状好转后，逐渐减少药量及延长用药间隔时间。

③重度中毒：应用阿托品，每次0.05~0.1mg/kg，静脉注射。特别对危重患者，开始应大量突击使用阿托品以挽救生命，首次可用0.1~0.2mg/kg，静脉注射，每10~15分钟1次，以后改为每次0.05~0.1mg/kg（按首次半量），10~20分钟一次，至瞳孔散大、肺部啰音消退或意识恢复时，减量并延长注射时间。同时静注氯磷定或解磷定（每次30mg/kg）。如症状无好转，可于半小时后重复1次，剂量减半或20mg/kg；以后视病情需要，可每2~4小时1次或改为静脉点滴，每小时0.4g。如病情

好转，逐渐减少阿托品及胆碱酯酶复能剂的用量，延长用药间隔时间，并酌情考虑停止注射，待症状基本消失后至少还应观察24小时。

长托宁（盐酸戊乙奎醚注射液）是新型安全、高效、低毒的长效抗胆碱药物，其量按轻度中毒、中度中毒、重度中毒给予。30分钟后根据症状可再给首次剂量的半量应用。中毒后期或胆碱酯酶老化后可用长托宁维持阿托品化，每次间隔8~12小时。长托宁治疗有机磷农药中毒在许多方面优于阿托品，是阿托品的理想取代剂，是救治重度有机磷农药中毒或合并阿托品治疗中毒时的首选剂。

以上所述胆碱能神经抑制剂及胆碱酯酶复活剂中的同类药物，每次只能选用一种，不可两种同时应用。

（3）其他治疗　对于休克患者可应用升压药；对脑水肿患者应用脱水剂和肾上腺糖皮质激素；对局部和全身肌肉震颤及抽搐的患者可用巴比妥类药物；对于危重患者可采用输血和换血疗法。

（三）辨证治疗

1. 辨证论治

（1）邪结胃肠证

治法：清除毒邪，上下分消。

方药：大黄甘草散加减。

大黄10~30g，甘草10~30g。

若恶心呕吐甚者，加竹茹15g，柿蒂10g；腹泻者，加炒山药10g，扁豆10g。

（2）痰湿阻滞证

治法：化痰利湿，祛瘀通络。

方药：涤痰汤加减。

半夏9g，陈皮5g，茯苓20g，胆南星10g，竹茹10g，石菖蒲15g，枳实10g，川芎15g，人参10g。

若痰湿较重者加苍术9g，厚朴9g；头晕目眩者加钩藤15g，天麻10g。

（3）痰浊上扰证

治法：化痰降浊，开窍醒神。

方药：礞石滚痰丸加减。

大黄 240g，黄芩 240g，青礞石 30g，沉香 15g。

若心烦不寐者加朱砂安神丸。

（4）气虚阳微证

治法：益气回阳。

方药：参附汤加减。

人参 15g，制附子 12g。

汗出过多者加龙骨 15g，牡蛎 15g；若舌干、脉微欲绝者加玉竹 12g，黄精 15g。

（5）火热内扰证

治法：清热除烦，养阴生津。

方药：白虎汤加减。

石膏 30g，知母 10g，竹叶 10g，麦冬 10g，甘草 10g。

若便秘者加大黄 8g，枳实 10g。

（6）脾虚痰恋证

治法：健脾利湿。

方药：参苓白术散加减。

人参 10g，白术 10g，茯苓 15g，山药 10g，扁豆 10g，薏苡仁 10g，砂仁 5g，甘草 5g，陈皮 10g，半夏 10g。

若恶心、呕吐甚者加生姜 10g。

2. 外治疗法

针刺治疗：头痛、头晕者针刺内关、合谷、曲池、足三里、涌泉、风池等穴。抽搐时针刺人中、十宣、内关、神门等穴。尿潴留者针刺关元、曲骨、气海、三阴交等穴以促排尿。肌颤者针刺大椎、曲池、足三里、太冲等穴，强刺激不留针。恶心呕吐者针刺内关、合谷、足三里、胃俞等穴止吐。昏迷者针刺风池、百会、人中、太冲、内关等穴。

3. 成药应用

（1）安宫牛黄丸或安脑丸鼻饲，适用于毒热闭窍神昏者。

（2）醒脑静注射液、清开灵注射液静脉滴注，适用于神昏患者。

（3）血必净注射液静脉滴注以清除毒素。

五、预后转归

（1）急性有机磷中毒如果治疗及时有效，一般不遗留后遗症。

（2）出现中间综合征者易遗留认知障碍。

（3）若有心、肺、肝、肾病变者，预后较差。

六、预防调护

（一）预防

（1）加强安全宣传教育，普及防治中毒知识。

（2）建立健全农药销售、运输及保管制度，严格执行农药生产和使用的操作规程，做好个人防护。

（3）长期接触者定期体检，并检测胆碱酯酶活力，以早发现、早诊断、早治疗。

（4）家庭要管理好各种农药，放至儿童接触不到的地方，防止误服。有自杀企图者，有专人看护，并进行心理疏导，防止意外发生。

（二）调护

（1）患者应卧床休息，密切观察病情变化，详细记录体温、脉搏、呼吸、血压。

（2）进食清淡易消化且营养丰富的流食，宜少食多餐，忌辛辣刺激、肥甘厚味，昏迷患者予鼻饲流质饮食。

（3）注意口腔护理，恶心呕吐及痰多者予轻拍患者背部，及时吸痰和清除呕吐物，以免窒息和感染。

（4）患者要勤翻身，防止褥疮发生。

主要参考文献

［1］林果为，王吉耀，葛均波. 实用内科学

［M］. 第 15 版. 北京：人民卫生出版社，2017.

［2］张忠德，刘南，李俊. 中西医结合急诊内科学［M］. 第 2 版. 北京：科学出版社，2018.

［3］刘畅. 急性有机磷中毒的治疗进展［J］. 辽宁医学院学报，2013，34（5）：83-85.

第四节　百草枯中毒

百草枯中毒是除草剂百草枯由胃肠道、皮肤、呼吸道吸收引起类似于氧中毒的以肺病变为主的多脏器功能衰竭。百草枯（又名对草快、一扫光）是最常用的快速、触杀、灭生性除草剂，应用广泛，在农药中毒中中毒病例最多，致死率最高，达 60%~70%，人的经口致死量为 20% 百草枯溶液 5~15ml 或 40mg/kg，目前没有特效解毒剂。

百草枯中毒临床以接触部位皮肤黏膜灼伤、消化道症状、进行性呼吸困难和发绀、胸闷、咳嗽、黄疸、躁动不安、精神错乱等为主要症状，以呼吸系统损害表现最为突出。中医学对百草枯中毒没有深入研究，但按其不同的病理阶段和主要临床表现，可归入"喘促""暴喘"等证的范畴。

一、病因病机

（一）西医学认识

1. 常见中毒原因

百草枯主要经消化道、皮肤吸收中毒，因百草枯无挥发性，经呼吸道吸收引起中毒少见。一般在生产使用过程中引起的中毒全身症状较轻，严重中毒均由口服所致，在我国口服自杀是百草枯中毒的主要原因，儿童误服是把百草枯液当作饮料服用所致。

2. 发病机制

百草枯使人体中毒的机制尚未完全阐明，目前明确的百草枯中毒机制分为两个阶段，即氧自由基的产生和氧化应激反应。第一阶段氧自由基的产生，大多数学者认为百草枯作为一种电子受体，进入细胞后，作用于细胞内的氧化还原反应过程，产生超氧阴离子自由基、过氧化氢、羟自由基等。第二阶段氧化应激反应包括线粒体损伤、膜脂质过氧化、还原型烟酰胺腺嘌呤二核苷酸磷酸（NADPH）氧化、核因子 kB（NF-kB）激活、炎性因子调节等。线粒体是百草枯损伤的主要靶细胞器，通过抑制还原型烟酰胺腺嘌呤二核苷酸（NADH）脱氢酶的活性，阻断呼吸链的正常电子传递，抑制有氧呼吸活动，产生大量的酸性物质和氧自由基损伤线粒体膜，使膜通透性提高，大量氧自由基通过线粒体膜进入胞质，进一步损伤细胞。氧自由基从膜脂、膜受体的多不饱和脂肪酸中提取氢原子，从而引起脂质过氧化，产生脂膜过氧化终产物丙二醛浓度升高，超氧化物歧化酶（SOD）活性降低，从而引起以肺、肝、肾为主的多脏器功能损害。氧自由基能迅速氧化 NADPH，降低具有还原能力的谷胱甘肽水平，从而损害人体抗氧化应激的能力。NF-kB 可诱导参与炎症反应的细胞因子如肿瘤坏死因子-α（TNF-α）和白细胞介素 1β（IL-1β）等的产生，间接促进炎症反应的发生。百草枯可通过上调 NF-kB 增加炎性细胞因子的表达，驱动中性粒细胞到损伤部位，激活巨噬细胞，产生的大量包含氧自由基的活性氧进一步损伤靶器官，引起相应的症状和体征。

百草枯吸收后随血流迅速分布到全身各器官组织，以肺、骨骼浓度最高，体内很少降解，大部分 5 天内由肾排泄经尿排出，或经粪排出体外，也可经乳汁排泄。

病理改变：以肺损伤最重，早期肺泡充血、水肿、炎性细胞浸润、出血，晚期进展为进行性不可逆肺间质纤维化。百草枯对皮肤、黏膜有刺激性和腐蚀作用，可引起严重损伤。

（二）中医学认识

本病因为有毒之物经人体食管、气道、皮肤、肌腠脂膜侵入体内，由经络传入脏腑，致毒入营血，随血脉累及多脏器，肺为娇脏，肝主藏血，肾主水液，皆喜润恶燥，最易受热毒损伤，使气血失调，毒邪窜里，耗伤肾肺，肺失宣肃，肾失纳气致咳喘气促；毒损脏腑，脏真耗竭，甚至出现阴阳离决危候。

二、临床诊断

（一）辨病诊断

1.临床表现

（1）局部刺激症状　口服可引起口腔、咽喉等消化道的烧灼感、糜烂、溃疡；吸入可引起鼻咽部刺激症状，如喷嚏、刺激性咳嗽，局部充血、疼痛，重者出现溃疡。

（2）消化道症状　恶心、呕吐、腹痛、腹泻甚或呕血、便血，重者可出现胃穿孔。

（3）呼吸道症状　以肺部病变最明显，也是致死的主要原因；可出现胸闷、咳嗽、发绀、进行性呼吸困难，大量经口服吸收中毒者24小时出现肺水肿、肺出血，1~3天内可因急性呼吸窘迫综合征（ARDS）死亡；部分急性中毒患者在症状控制后1~2周可因肺间质迟发性纤维化再次出现呼吸窘迫，并进行性加重，最后因呼吸衰竭死亡。非大量口服中毒者一般1~2周出现肺浸润、肺不张、胸膜渗出、肺功能受损，后发生肺纤维化；部分患者可无明显临床症状，肺部也无明显改变，但出现缓慢肺间质纤维化，肺功能受损逐渐加重，最后因呼吸衰竭死亡。

（4）泌尿系统症状　于中毒后2~3天出现尿急、尿频、尿痛等膀胱刺激症状，部分患者可出现血尿、少尿，严重者出现急性肾功能衰竭。

（5）循环系统症状　可出现中毒性心肌炎，甚至心包积血。

（6）神经系统症状　严重中毒患者可出现头痛、头晕、嗜睡、幻觉、震颤、面瘫、抽搐、昏迷，甚至脑水肿、脑出血。

（7）血液系统症状　少数患者出现贫血、出血，个别出现高铁血红蛋白血症，甚或弥散性血管内凝血（DIC）。

2.体征

接触部位皮肤出现接触性皮炎、皮肤烧伤，可见红斑、水疱、溃疡甚至坏死；指甲接触可出现白点、横断、脱落等；眼睛接触后出现结膜、角膜的水肿、灼伤、溃疡。重症患者可出现肝大、肝区痛、黄疸等；听诊两肺可闻及干、湿性啰音。

3.实验室检查

血常规可有血红蛋白降低、血小板减少。尿常规可见蛋白、管型、镜下血尿等异常。肝功能损害，可见血清转氨酶升高，血清胆红素升高，严重者出现血淀粉酶、脂肪酶升高。肾功能显示血肌酐、尿素氮、胱抑素升高。严重的低钾血症是百草枯中毒常见的电解质紊乱之一。动脉血气分析可有氧分压降低，二氧化碳分压也可降低或正常。凝血酶原时间延长，当凝血指标、肝脏指标和肾脏指标联合使用时有较高灵敏度，三项指标监测对于诊断和预后判断有较高价值。血液、尿液百草枯鉴定，要求样本要保存在塑料试管内，不可用玻璃试管，用离子固相萃取法对标本进行提取，用分光光度法、离子对高效液相色谱–质谱联用法、酶联免疫吸附测定法等方法检测百草枯，在血、尿或胃内容物中检测出百草枯即可确诊。

4.特殊检查

（1）X线肺部检查　早期可无改变，后出现弥漫性斑片状或网格状阴影。

（2）CT检查　早期（7天内）主要

表现为双肺纹理增多增粗,以双肺胸膜下区分布为主的磨玻璃密度增高影;中期(7~14天)主要表现为双肺广泛分布的磨玻璃影,伴有肺纤维化、肺实变、双侧胸腔积液及心包积液;晚期(超过14天)主要表现为双肺胸膜下间质纤维化,CT表现和口服百草枯剂量正相关。

(3)肺功能检查 出现中度气道阻塞、限制性通气功能障碍、弥散障碍。

(4)心电图 出现ST段压低、T波倒置、心律失常等。

5.临床诊断依据

(1)有百草枯接触史。

(2)进行性呼吸困难和发绀、胸闷、咳嗽、恶心、呕吐、腹痛、腹泻等。

(3)接触性皮炎、皮肤烧伤,可见红斑、水疱、溃疡,两肺可闻及干、湿性啰音。

(4)血清转氨酶、血清胆红素升高,血肌酐、尿素氮、胱抑素升高,凝血酶原时间延长,动脉血气分析可有氧分压降低;在血、尿或胃内容物中检测出百草枯。

(5)X线肺部检查 出现弥漫性斑片状或网格状阴影。

(6)CT检查主要表现为双肺纹理增多增粗,以双肺胸膜下区分布为主的磨玻璃密度增高影。

6.临床分级标准

(1)轻度中毒 短期内接触较大剂量或高浓度的百草枯溶液后,可出现皮肤红肿、疼痛、水疱、破溃,血液或尿液中百草枯可阳性,并出现一过性低氧血症,可伴有急性轻度中毒性肾病或轻度中毒性肝病。

(2)中度中毒 在轻度中毒的基础上,具备下列表现之一者,即急性肺炎、急性间质性肺水肿、急性中度中毒性肾病。

(3)重度中毒 在中度中毒的基础上,具备下列表现之一者,即肺泡性肺水肿、急性呼吸窘迫综合征、急性重度中毒性肾病、多器官功能障碍综合征、弥漫性肺纤维化。

(二)辨证诊断

望:因中毒时间、剂量不同而异。可见皮肤、黏膜灼伤,口唇青紫、发绀,气促,进行性呼吸困难,烦躁不安,抽搐,昏迷。

闻:呼吸急促,喘憋,咳嗽,应答声音低微,提示虚证,应答切题,声音洪亮,提示实证。

问:百草枯接触史,出现恶心、呕吐、腹痛、腹泻、胸闷、尿频、尿急、尿痛、少尿等症状。

切:脉象可见虚脉或实脉,脉和缓有力示病情轻,脉滑数有力示邪实,脉微欲绝示病危重。

1.毒物内侵,邪毒炽盛

恶心,呕吐,腹痛,腹泻,甚或呕血、尿血,烦躁不安,舌质红,苔腻,脉滑数。

辨证要点:呕吐,腹痛,舌质红,苔腻,脉滑数。

2.毒邪入里,痰瘀内阻

咳嗽咳痰,痰中带血,胸闷胸痛,发绀甚或口唇青紫,舌质暗红,苔薄白,脉涩。

辨证要点:咳嗽咳痰,发绀甚或口唇青紫,舌质暗红,苔薄白,脉涩。

3.毒邪日久,阴竭阳脱

呼吸急促,呼多吸少,烦躁不安,甚或张口呼吸,谵语,昏厥,舌质紫暗,苔少或无苔,脉微欲绝。

辨证要点:呼吸急促,烦躁不安,谵语,昏厥,舌质紫暗,苔少或无苔,脉微欲绝。

三、鉴别诊断

主要与其他除草剂如乙草胺、草甘膦

等中毒鉴别，还应注意百草枯与其他除草剂混配中毒的可能性。另外还应与其他原因引起的肺间质病变相鉴别。根据农药接触史、体表和呼出气味、瞳孔大小、皮肤有无潮湿、肌颤、胆碱酯酶测定与有机磷农药中毒鉴别。

四、临床治疗

（一）提高临床疗效的要素

根据"其高者，用而越之""在下者，引而竭之"的原则，及时清除毒物，防治肺损伤，祛邪和扶正并举。

（二）辨病治疗

急性百草枯中毒无特效解毒剂，临床上以减少毒物吸收、促进体内毒物排泄及防治肺损伤等对症支持治疗为主。

1. 迅速清除毒物

①彻底清洗被污染的皮肤、黏膜、眼睛，迅速脱去被污染的衣服，用肥皂水彻底清洗后用清水洗净；眼睛污染用2%~4%的碳酸氢钠冲洗15分钟以上再用等渗盐水洗净。②经口中毒者立即催吐，在现场可口服肥皂水催吐及中和百草枯，或就地取土制成15%悬浊液口服，然后用清水或2%碳酸氢钠彻底洗胃，可加入肥皂水增强中和作用，因百草枯有腐蚀作用，洗胃应轻柔，避免使用自动洗胃机，以防食管或胃穿孔，以手工吸注式较好，每次交换液量为200~300ml，直到洗出液清澈为止。近年来用蒙脱石散洗胃，效果较好。然后用活性炭60g灌胃吸附胃肠中的百草枯，再用盐类泻剂如硫酸镁或20%甘露醇导泻，反复多次，直到粪便中排出吸附剂。③尽快清除血液内毒物，早期应用血液灌流或血液透析，24小时内开始，12小时内效果更佳，血液灌流联合血液透析、连续肾脏替代治疗较单纯血液灌流疗效好。通过补液、排

尿可促进毒物排泄。

2. 防治肺损伤

及时给予维生素E、还原型谷胱甘肽、大剂量维生素C、乙酰半胱氨酸等抗氧化剂；褪黑激素可通过清除羟基、过氧化氢、过氧亚硝酸盐阴离子等直接发挥抗氧化作用。早期应用糖皮质激素和免疫抑制剂，如甲基强的松龙、硫唑嘌呤、环磷酰胺等，可抑制炎症，减轻肺水肿和预防肺纤维化，维持呼吸道通畅；肿瘤坏死因子-α抑制剂、静脉输注用的英利昔单抗也可应用。

3. 氧疗

因氧可增强百草枯在细胞内活化为氧自由基的作用，故血氧饱和度＞60%不宜吸氧，当$PaO_2 < 5.3kPa$（40mmHg）或出现ARDS时可吸入高于21%浓度的氧气。

4. 镇痛和抗感染等对症治疗

因百草枯的腐蚀作用可引起剧烈疼痛和感染，应对症处理。

5. 加强支持治疗

6. 肺移植

中毒晚期，肺纤维化不可逆转，经济条件许可的患者，可以考虑肺移植。

（三）辨证治疗

1. 辨证论治

（1）毒物内侵，邪毒炽盛

治法：解毒祛邪。

方药：升麻鳖甲汤加减。

升麻15g，鳖甲15g，当归12g，雄黄6g，花椒9g，甘草12g。

若吐血较重者，加白茅根30g，生地黄15g；血热较重者，加水牛角15g，生地黄15g，大青叶10g，金银花10g。

（2）毒邪入里，痰瘀内阻

治法：化痰平喘，活血化瘀。

方药：瓜蒌薤白半夏汤合血府逐瘀汤加减。

瓜蒌实12g，薤白9g，半夏12g，桃仁12g，红花9g，当归9g，生地黄9g，川芎5g，赤芍6g，牛膝9g，桔梗6g，柴胡3g，枳壳6g，甘草3g，白酒适量。

若血瘀较重者加牡丹皮9g，丹参12g；毒盛者加绿豆30g，鸡蛋清3个。

（3）毒邪日久，阴竭阳脱

治法：固阴回阳救逆。

方药：参附龙牡汤加减。

人参40g，熟附子30g，龙骨（煅、打碎）10g，牡蛎（煅、打碎）10g，白芍5g，炙甘草5g。

若出现亡阳证加干姜9g；热伤气阴加麦冬12g，五味子3g。

2.外治疗法

针刺治疗：头晕头痛者选太阳、风池、百会，中等刺激，留针10~20分钟；恶心呕吐者选内关、足三里、中脘、天枢，中等刺激，留针10~20分钟；神昏者选人中、十宣、合谷、膻中，强刺激，不留针；惊厥者选人中、十宣、三阴交、涌泉，强刺激。

3.成药应用

出现痰热阻肺证用痰热清注射液，1次20~40ml，用5%葡萄糖注射液250~500ml稀释后静脉滴注，或血必净注射液，1次50~100ml，用0.9%氯化钠注射液100ml稀释后静脉滴注。

若出现阳气暴脱的厥脱证用参附注射液，1次20~100ml，加入5%葡萄糖注射液250ml~500ml稀释后静脉滴注。

五、预后转归

中毒的轻重取决于毒物进入人体的剂量、途径以及患者的年龄、体质等；中毒患者病情多危重，如果抢救及时，处置正确，或可挽救生命。本品低剂量摄入（＞16mg/kg）可通过引起进展性的肺纤维化继而引起呼吸衰竭而死亡。口服致死量为20%百草枯溶液5~15ml，中毒后

死亡率可达60%~70%，早期治疗可提高疗效。

六、预防调护

（一）预防

（1）严格管理除草剂，放至小孩接触不到的地方，防止误服，加强作业时的个人防护。

（2）切断传播途径　对有自杀倾向者，要做好思想工作，消除心理上不良因素，树立正确的人生观。

（二）调护

（1）卧床休息，冬季注意保暖，夏季注意通风。

（2）清淡饮食，给予流质饮食，少食多餐。

（3）注意口腔护理，勤翻身，保持呼吸道通畅，保持二便通畅。

（4）系自杀者，必须专人守护，防止再发意外。

主要参考文献

［1］林果为，王吉耀，葛均波．实用内科学［M］．第15版．北京：人民卫生出版社．

［2］张忠德，刘南，李俊．中西医结合急诊内科学［M］．第2版．北京：科学出版社，2018．

［3］中华人民共和国国家质量监督检验检疫总局，中国国家标准化管理委员会．职业性急性百草枯中毒的诊断［M］．北京：中国标准出版社，2013．

［4］百草枯中毒诊断与治疗"泰山共识"专家组．百草枯中毒诊断与治疗"泰山共识"（2014）［J］．中国工业医学杂志，2014，27（2）：117-119．

［5］刘清泉．中医急诊学［M］．北京：中国中医药出版社，2016．

第五节　毒鼠强中毒

毒鼠强中毒是毒鼠强由胃肠道、呼吸道吸收所引起的以严重程度不等和发作间隙相异的反复癫痫大发作样抽搐、呼吸急促为主的病症，患者常因呼吸衰竭死亡。毒鼠强（四亚甲基二砜四胺）又称没鼠命、三步倒，是中枢神经系统兴奋类杀鼠剂，属剧毒类灭鼠剂，白色粉末，无味，化学性质稳定，可经呼吸道、消化道吸收，成人致死量为 5~12mg。

毒鼠强中毒临床以恶心呕吐、腹痛、头痛、头晕、反复癫痫大发作样抽搐、昏迷、胸闷、心悸、呼吸急促为主要症状，以反复癫痫大发作样抽搐最为突出，死亡原因为呼吸肌持续痉挛导致窒息。

中医学对毒鼠强中毒没有深入研究，但按其不同的病理阶段和主要临床表现，可归入"痉证""痫证""神昏"等证范畴。

一、病因病机

（一）西医学认识

1. 常见中毒原因

毒鼠强主要经消化道、呼吸道吸收中毒，不易经完整皮肤吸收。绝大多数中毒是因误食被毒鼠强污染的食物引起，投毒等他杀也不少见。

2. 发病机制

毒鼠强对人体的中毒机制不十分清楚，已知可阻断 γ-氨基丁酸受体，从而拮抗 γ-氨基丁酸作用，而 γ-氨基丁酸是中枢神经系统中重要的抑制性神经递质，具有维持骨骼肌正常兴奋性作用，受到抑制后可使中枢神经系统兴奋，特别对脑干有强烈刺激作用，出现阵发性痉挛，导致呼吸衰竭以致死亡。毒鼠强口服后迅速吸收，数分钟到半小时发病，2 小时血中浓度达到高峰，72 小时才开始下降，本品不与蛋白结合，于各组织器官无明显选择性，以原型由肾排泄经尿排出体外，在环境中降解缓慢，可引起牲畜或人的二次中毒。

病理改变：出现多器官的淤血、水肿等一般急性病理改变，如肝脏细胞变性和脂肪浸润，伴间质炎症等。

（二）中医学认识

本病为毒物由口、鼻侵入人体，渗入血脉，由经络传入脏腑，致毒入营血，损伤人体正气，气血失调，津液水精施布功能受阻，甚者脏器损伤。毒物滞塞脾胃，损及脾运，脾失健运，可致脘腹胀痛；腑气不通，浊阴不降反上逆，致呕吐；毒邪内侵，燔于气血，扰乱气机，动风动血，可见抽搐等；毒入于心，心失所养，神明逆乱；毒损脏腑，脏真耗竭，甚至出现阴阳离决危候。

二、临床诊断

（一）辨病诊断

1. 临床表现

（1）消化道症状　恶心，呕吐，上腹部烧灼感，腹部胀痛，甚或呕血。

（2）循环系统症状　胸闷，呼吸急促，心悸，心动过缓，有些慢至 30 次 / 分，甚至出现阿 - 斯综合征。

（3）神经系统症状　最明显，可出现头痛头晕，口唇麻木，醉酒感，惊恐不安，动作失调，躁狂，严重者会突然晕倒，出现严重程度不等和发作间隙相异的反复癫痫大发作样抽搐，每次持续数分钟到十几分钟，一天发作数次到数十次，可因剧烈抽搐、昏迷和强直性惊厥，最后因呼吸衰竭死亡。

（4）泌尿系统症状　可出现血尿、少尿，甚至无尿，严重者出现急性肾功能衰竭。

（5）多脏器功能衰竭综合征 严重患者可出现呼吸功能、脑、心脏、肝脏、胃肠和肾功能不全，可出现肺水肿、脑水肿等临床表现。

部分患者可于首次发病治愈后1个月左右，再次出现类似抽搐，仍很严重，一日发作十余次，可有精神异常表现，用抗惊厥、抗精神病药物可控制。

2. 体征

意识障碍，抽搐，昏迷，窦性心动过缓。

3. 实验室检查

血常规、尿常规、肝功能、肾功能、电解质等一般无异常，多数肌酸激酶升高而肌酸激酶同工酶不高。将剩余食物、呕吐物、首次洗胃液、血、尿送检进行毒鼠强测定，送检物中检测出毒鼠强可明确诊断。

4. 特殊检查

（1）脑电图 α波部分受抑制，出现中波幅δ波和θ波。

（2）心电图 出现ST改变、Q-T间期延长，心律失常。

5. 临床诊断依据

（1）有毒鼠强接触史；急性口服中毒的潜伏期为10~30分钟，个别可达12~13小时，时间长短和摄入量直接相关。

（2）典型症状是出现严重程度不等和发作间隙相异的反复癫痫大发作样抽搐，有恶心、呕吐、上腹部烧灼感、胸闷、心悸等，严重者意识模糊，抽搐，昏迷。

（3）血常规、尿常规、肝功能、肾功能、电解质等一般无异常；多数肌酸激酶升高而肌酸激酶同工酶不高；送检物中检测出毒鼠强。

（4）脑电图 α波部分受抑制，出现中波幅δ波和θ波。

6. 临床分级标准

（1）轻度中毒 出现头痛、头晕、恶心、呕吐和四肢无力等症状，可有肌颤或局灶性癫痫样发作。

（2）中度中毒 在轻度中毒基础上，具有下列之一者，即癫痫样大发作、精神病样症状（幻觉、妄想等）。

（3）重度中毒 在中度中毒基础上，具有下列之一者，即癫痫持续状态、脏器功能衰竭。

（二）辨证诊断

望：因中毒时间、剂量不同可见气促、动作失调、躁狂、癫痫大发作样抽搐、昏迷等。

闻：呼吸急促、心动过缓等。

问：有毒鼠强接触史，清醒患者或可述及接触毒鼠强量、时间；可有恶心呕吐、上腹部烧灼感、胸闷、心悸、头痛头晕、口唇麻木、醉酒感、惊恐不安、血尿、少尿，甚至无尿等症状。

切：脉象可见虚脉或实脉、迟脉，或雀啄脉，或屋漏脉，或虾游脉，或釜沸脉。

1. 毒陷心脑证

心悸气短，惊恐不安，表情淡漠，嗜睡，或谵语，或郑声，反复抽搐，瞳仁乍大乍小，或大小不等，舌质红绛，无苔，脉数疾，或雀啄，或屋漏脉。

辨证要点：惊恐不安，反复抽搐，舌质红绛，无苔，脉数疾，或雀啄，或屋漏脉。

2. 毒聚肝胆证

恶心，呕吐苦水，头目眩晕，咽干口燥，两胁胀痛，舌质红，苔黄微黑，脉弦数。

辨证要点：呕吐苦水，头目眩晕，两胁胀痛，舌质红，苔黄微黑，脉弦数。

3. 毒蕴脾胃证

恶心呕吐，脘腹胀痛，肠鸣音亢进，腹泻或便秘，呕血，便血，舌质深红，苔黄腻，或花剥苔，脉弦数。

辨证要点：恶心呕吐，腹泻或便秘，

舌质深红，苔黄腻，或花剥苔，脉弦数。

4. 毒犯肺肾证

咳嗽，气急，不能平卧，小便短赤，甚或尿闭，尿血，或有浮肿，舌质红，苔薄白，脉沉细。

辨证要点：咳嗽，气急，小便短赤，舌质红，苔薄白，脉沉细。

三、鉴别诊断

主要与其他以癫痫样大发作为主要临床表现的疾病，如原发性癫痫、中枢神经系统感染性疾病、脑血管意外、亲神经毒物中毒等，特别要与氟乙酰胺中毒进行鉴别。最终确诊以血、尿和呕吐物等生物样品中检出毒鼠强为依据。

四、临床治疗

（一）提高临床疗效的要素

根据"其高者，因而越之""在下者，引而竭之"的原则，尽快减少毒物吸收，促进体内毒物排泄及迅速控制抽搐症状，应用二巯基丙磺酸钠、维生素 B_6 等解毒剂，积极防治脏器功能不全和对症支持治疗。祛邪和扶正并举。

（二）辨病治疗

急性毒鼠强中毒至今尚无特效解毒剂。临床上以快速清除毒物、对症支持治疗为主。

1. 迅速清除毒物

（1）经口服中毒者及时催吐、洗胃，洗胃液用清水，或 0.05% 高锰酸钾液，或 3%~5% 鞣酸液，总量不少于 10L，并应留置胃管 24 小时，隔 4~6 小时再洗胃，反复 2~4 次，每次胃管内灌入活性炭 50~100g（儿童 1g/kg），短期保留后抽吸干净，以吸附残存在胃黏膜皱襞上的毒物，出现惊厥者应先控制惊厥再洗胃。皮肤黏膜污染者

用清水彻底冲洗。洗胃干净后用 50% 硫酸镁或 20% 甘露醇导泻，或用大黄导泻，以减少毒物吸收。

（2）尽快清除血液内毒物，多次行血液灌流、血液透析、血浆置换等血液净化治疗，是目前唯一证实能有效彻底清除体内毒鼠强的方法，在救治重度毒鼠强中毒中展示出明显疗效。即使中毒超过 48 小时，仍有疗效，需多次治疗，两次治疗间隔时间根据病情在 8~24 小时之间。

2. 镇静止惊

以巴比妥类、苯妥英钠或地西泮控制抽搐，应大剂量应用，达到控制抽搐，保护心、脑、肝、肾等重要脏器的目标。

（1）地西泮（安定） 为抗惊止痉的首选药物，每次 10~20mg 肌内注射或缓慢静脉注射，必要时可重复，或以每小时 5~10mg 速度静脉滴注，要加强观察，注意对呼吸的抑制作用。

（2）巴比妥类 如异戊巴比妥，0.2~0.5g 缓慢静脉注射。

（3）苯妥英钠 0.25~0.5g 加入 5% 葡萄糖注射液 20~40ml，以 6~10 分钟注射完的速度缓慢静脉注射。

（4）癫痫持续状态超过 30 分钟，连续两次使用地西泮仍不能有效控制抽搐者，应及时使用静脉麻醉剂（如硫喷妥钠）或骨骼肌松弛剂（如维库溴铵）。症状缓解后，应继续服用苯妥英钠或丙戊酸钠 2 个月预防再发作。

3. 解毒剂应用

（1）二巯基丙磺酸钠 推测可与毒鼠强竞争 γ- 氨基丁酸（GABA）受体而恢复其活性，从而恢复正常的神经生理功能。每次 5mg/kg，第 1 天每天 4 次，第 2 天每天 3 次，第 3 天每天 2 次，第 4~7 天每天 1 次，疗程为 5~7 天，是目前治疗毒鼠强较理想的首选解毒药，使用方便，不良反应小，临床应用效果可，宜早期及时使用，可改

善预后。

（2）大剂量维生素 B₆，首次剂量用 0.5~1g 加入 25% 葡萄糖注射液 25~40ml 中静脉注射，续以 1~2g 加入 0.9% 氯化钠注射液 250ml 中静脉滴注，每日 2~4 次。

以上两种药物是目前较常用的解毒剂，使用效果尚有争议。对不能排除有机氟类杀鼠剂中毒者，在明确诊断前可使用乙酰胺，明确诊断后停用。

4. 保持呼吸道通畅

将患者置于避光、安静房间，减少刺激；注意观察呼吸情况，如出现呼吸衰竭，应及时行气管插管或气管切开予以机械通气，保持呼吸道通畅，保证供氧。

5. 拟 γ-氨基丁酸（GABA）类药物

如 γ-氨酪酸，每次 2g，静脉滴注，每日 2~3 次，可直接增加脑内 γ-氨基丁酸含量，有利于抑制中枢的过度兴奋，控制抽搐，可大量使用。

6. 对症支持治疗

大剂量输液、利尿、降颅压、补充能量、使用脑蛋白水解物等。

（三）辨证治疗

1. 辨证论治

（1）毒陷心脑证

治法：清毒醒脑。

方药：玳瑁郁金汤送服玉枢丹。

玳瑁 15g，川木通 5g，生栀子 10g，竹茹 10g，郁金 15g，连翘 15g，牡丹皮 10g，生姜汁 10ml，鲜菖蒲汁 10ml，野菰根 15g，鲜竹叶卷心 10g，灯心草 3 扎。

若抽搐者，加麦冬 12g，生牡蛎 15g，生龟甲 15g，玄参 12g，天竺黄 6g。

（2）毒聚肝胆证

治法：清解邪毒。

方药：四逆散加减。

生甘草 5g，枳实 10g，柴胡 10g，芍药 10g。

若毒聚不散者加土茯苓 30g，黑豆 30g，绿豆 30g。

（3）毒蕴脾胃证

治法：和中解毒，健脾和胃。

方药：甘草泻心汤加减。

法半夏 10g，黄芩 10g，黄连 5g，干姜 10g，生晒参 10g，生甘草 15g，大枣 10 枚。

若纳呆不食者，加麦冬 10g，砂仁 6g；腹泻者，加莲子 12g，扁豆 15g，生山药 15g；便秘者，加大黄 6g，郁李仁 9g，当归 10g。

（4）毒犯肺肾证

治法：清宣降浊。

方药：陈氏四虎饮加减。

水牛角 30g（先煎），大黄 10g，生石膏 30g（先煎），黄连 5g，鲜生地 20g，知母 15g，青黛 3g，玄参 20g，马勃 5g，藏红花 5g，生萝卜汁 50ml。

若肾阳不足者，加附子 6g，肉桂 3g，干姜 6g，淫羊藿 12g；小便不通者，加威灵仙 6g，地肤子 12g，木通 3g。

2. 外治疗法

（1）针刺治疗　惊厥者，选人中、十宣、三阴交、涌泉，强刺激。恶心呕吐者，选内关、足三里、中脘、天枢，中等刺激，留针 10~20 分钟。神昏者，选人中、十宣、合谷、膻中，强刺激，不留针。头晕头痛者，选太阳、风池、百会，中等刺激，留针 10~20 分钟。

（2）高压氧治疗　只要患者生命体征平稳，无高压氧治疗的禁忌证，及早行高压氧治疗能有效纠正脑缺氧，降低颅内压，从而缓解脑水肿，改善脑功能，对昏迷患者起到促进苏醒的作用，对病情的恢复亦能收到满意的效果。

五、预后转归

中毒的轻重取决于毒物进入人体的剂量，患者的年龄、体质等；中毒患者，病情多危重，若不及时抢救，可在数十分钟内死于呼吸衰竭；摄入超过致死剂量者常因呼吸衰竭迅速死亡。如果抢救及时，早期治疗，处置正确，或可挽救生命。本品口服致死量为0.1~0.2mg/kg（5~12mg），中毒后死亡率高。

六、预防调护

（一）预防

（1）严格管理、禁止使用剧毒类灭鼠剂。

（2）严禁食用灭鼠期间死亡的或死因不明的家、野畜禽，毒死的畜禽应深埋或火化。

（3）禁食来历不明的食物，特别要教育小孩不要吃地上捡拾的或陌生人给予的食物。

（二）调护

（1）严格卧床休息，房间应避光安静，减少刺激。

（2）癫痫发作时应将裹纱布的压舌板或开口器置于上下磨牙间，以防咬伤。

（3）用床档保护患者，防止坠床。

（4）加强护理，患者头偏向一侧，有假牙取出，必要时吸痰，保持呼吸道通畅。

（5）注意皮肤护理，勤翻身，防止发生压疱、褥疮。

（6）能进食者，给予流质清淡饮食，少食多餐。

主要参考文献

[1] 张忠德，刘南，李俊. 中西医结合急诊内科学 [M]. 第2版. 北京：科学出版社，2018.

[2] 林果为，王吉耀，葛均波. 实用内科学 [M]. 第15版. 北京：人民卫生出版社，2017.

[3] 中国疾病预防控制中心中毒控制中心. 急性毒鼠强中毒的诊断与治疗原则 [J]. 中华预防医学杂志，2005，39（2）：98.

第六节　急性中药中毒

急性中药中毒是指短时间内大量中药进入人体引起的机体功能障碍或（和）器质性损害，甚至死亡。急性中药中毒起病急骤，症状严重，变化迅速，常危及生命。

一、病因病机

（一）西医学认识

1. 常见中毒原因

（1）用药过量　超时超量导致蓄积中毒，中草药来源于天然植物、动物和矿物等，一般认为其性味平和，毒性较小，且多味药配伍后，药物间相互制约，不会产生不良反应，在服用时往往不注意剂量，但若超常剂量或长期服用使体内药物蓄积过多，易导致中毒。

（2）煎法不当　有毒药物煎煮时间短，如乌头类药物需久煎1小时以上才能使大部分有毒成分水解为毒性很小的原乌头碱，如煎煮时间不够，可导致有毒成分增加引起中毒。

（3）中药炮制不规范　中药炮制可降低或消除药物毒性和不良反应，还可缓和药性，提高疗效。如炮制不当，毒性成分降解不够可以引起中毒，有时还可使其毒性增加，导致中毒。如生大黄炙成大黄炭或熟大黄，炮制达不到标准，服用后会致泻；川乌、附子炮制时间不够，毒性成分降解不彻底，服用后可中毒。

（4）对中药毒性认识不足　因中药大多数来自天然动、植物，药食同源，且经过不同方法的炮制，不良反应很少，在崇尚自然的今天，中药越来越多地受到人们的青睐。但中药的不良反应小只是相对于化学药品而言，不良反应的发生相对缓慢或者尚未发现。近年中药不良反应报道越来越多，如木通引起肾功能损害等。

（5）偏信偏方或误服　如用何首乌泡酒治疗白发导致肝功能损害；用马钱子煲猪手治疗偏瘫导致死亡等。

（6）配伍不当产生毒性　药物配伍合理，可增强疗效，降低药物毒性，反之则会增加毒性，导致严重不良反应的发生。用药禁忌是古人几千年来的用药经验总结，包括配伍禁忌和妊娠禁忌。违反十八反的配伍可能增强不良反应。

（7）个体差异　对某种药物敏感者服用常规剂量即可引起中毒，如有的服用附片3g中毒，而有的服用120g久煎，也无不良反应。

2. 发病机制

（1）药物直接刺激　如斑蝥接触皮肤可引起水疱和溃疡，百部、秋水仙对黏膜刺激等。

（2）兴奋或抑制中枢神经系统　通过对中枢神经系统的影响导致中毒症状发生。如麻黄通过抑制丁氨酸氧化酶的活性，使肾上腺素、肾上腺素能神经的化学递质破坏减慢，从而兴奋大脑皮层和皮层下的呼吸中枢、血管运动中枢等，引起心跳加快、血压升高、呼吸增快等。益母草通过麻痹中枢神经系统引起全身无力、血压下降、下肢瘫痪等。

（3）影响自主神经系统功能　如洋金花通过抑制副交感神经功能引起口干、皮肤干、视物模糊、恶心、腹胀等。

（4）抑制骨髓造血功能　如长春花可抑制骨髓造血引起血红蛋白、白细胞、血小板减少。

（5）抑制凝血因子合成　如紫云英中含有和维生素K结构近似的双香豆素，通过和维生素K竞争抑制肝内凝血酶原和凝血因子Ⅱ、Ⅵ、Ⅸ、Ⅹ的合成出现皮肤、黏膜和内脏出血等。

（6）干扰机体酶的作用　如苦杏仁中含有的氢氰酸可抑制人体内40多种酶的活性，尤其是细胞色素氧化酶，氰离子和细胞色素氧化酶结合后，阻断了F^{+3}还原为F^{+2}的电子传递作用，使通过细胞色素A和细胞色素C的生物氧化还原反应明显受抑制，组织细胞无法利用红细胞所携带的氧，引起组织窒息，产生细胞中毒性缺氧症，出现口唇发绀、呼吸急促、心跳加快、意识丧失等。

（7）损害内脏实质性细胞　如苍耳子、丁香损伤心、肝、肾的实质细胞，引起循环、消化、呼吸、神经系统功能障碍，常因呼吸、循环衰竭导致死亡。

（二）中医学认识

中医认为急性中药中毒是因毒蕴胃肠，犯及血脉，毒损气血，脏腑虚衰引起。

总体上古人对于中药毒性认识分为三种。一是中药皆有毒性，《周礼》曰："医师掌医之政令，聚毒药以供医事。"金元名医张子和所著的《儒门事亲》曰："凡药皆有毒也。"二是药毒指药物的偏性，明代张景岳《类经》书中曰："药以治病，因毒为能，所谓毒药，是以气味之有偏也，凡可辟邪安正者，均可称为毒药。"三是指药物的不良反应，和现今所说的毒性近似，如西汉刘安所著的《淮南子·修务训》曰："尝百草之滋味，水泉之甘苦，令民知所避就，一日而遇七十毒。"

古人在医药实践的过程中，随着中药不良反应的不断出现，对之也越来越重视，金元时期，综合历代用药经验教训，提出了十八反、十九畏的用药原则，对减少中药不良反应的发生起到重要作用。

二、临床诊断

（一）辨病诊断

1.临床表现

不同的中药中毒症状不一，不同的中药中毒有其相应的中毒症状。

（1）消化道症状 有恶心、呕吐、腹痛、腹泻、腹胀、便血等。

（2）呼吸道症状 有呼吸缓慢、呼吸急促、呼吸困难、呼吸衰竭等。

（3）循环系统症状 有心跳过速、心跳缓慢、心前区疼痛、血压升高、血压下降等。

（4）神经系统症状 有头痛头晕、四肢麻木、视物模糊、谵妄、抽搐、昏迷等。

2.体征

可有颜面皮肤潮红、皮肤黏膜出血、瞳孔散大或缩小、黄疸、血压下降、呼吸急促、心律失常、腹部压痛、肝脏肿大、肌张力增高等。不同的中药中毒有相应的体征。

3.实验室检查

对中毒者一般要检查血、尿、大便常规，肝功能，肾功能，心肌酶等；对可疑毒物，要对呕吐物、胃洗出物、大小便、血液等标本进行定性定量检查。对有毒的植物、动物、矿物质，可采集相同标本请专业人员鉴定，明确具体毒物。

4.特殊检查

心电图出现窦性心动过缓、完全性房室传导阻滞、频发性室上性或室性期前收缩、室颤等。

5.临床诊断依据

（1）详细询问病史，了解用药情况，分析中毒原因。如中毒者清醒，最好由中毒者本人叙述用药情况，所用何药、剂量、途径、煎煮情况、用药时间长短等。

（2）有恶心、呕吐、腹痛、腹泻、呼吸缓慢、呼吸急促、心跳过速、头痛头晕、四肢麻木、视物模糊等症状。

（3）有皮肤颜面潮红、瞳孔散大或缩小、黄疸、血压升高、呼吸急促、心律失常、腹部压痛、肝脏肿大、肌张力增高等体征。

（4）血、尿、大便常规异常；胆红素升高，转氨酶升高；尿素、肌酐、肌酸磷酸激酶升高等；对呕吐物、胃洗出物、大小便、血液等标本进行定性定量检查，明确中毒的中药。

（5）心电图 窦性心动过缓、完全性房室传导阻滞、频发性室上性或室性期前收缩、室颤等。

（二）辨证诊断

急性中药中毒由毒蕴胃肠，犯及血脉，毒损气血，脏腑虚衰引起。根据证候临床上分为实证和虚证两证。

1.实证

毒蕴胃肠，犯及血脉：恶心呕吐，呕吐物为胃内容物，剧烈腹痛，面红气促或口唇青紫，重者神昏，抽搐，舌绛红，苔黄腻，脉弦，或结，或代或促。

辨证要点：恶心呕吐，面红气促，舌绛红，苔黄腻，脉弦，或结，或代，或促。

2.虚证

毒损气血，脏腑虚衰：恶心难呕，面色苍白或苍灰，心悸气短，气息微弱，四肢蠕动，舌淡红，苔白腻，脉涩或沉细无力。

辨证要点：恶心难呕，面色苍白或苍灰，气息微弱，舌淡红，苔白腻，脉涩或沉细无力。

（三）常见中药中毒诊断要点

1.乌头类药物中毒

乌头亦称川乌、川乌头，为乌头的块根，主要栽培于四川，故名川乌，川乌的块茎主根称乌头，因形似乌鸦头，附生于母根旁侧者称附子。炮制品为制川乌，附子因加工方法不同有盐附子、黑顺片、白附片等名称，盐附子须再经炮制煮熟后方可入药。

中毒机制：乌头性热，味辛苦，全株有大毒，为大辛、大热、大毒之品，所含的乌头碱与钙离子争夺细胞膜上磷脂的结合，使钠转运通道发生改变，阻止了产生动作电位所必需的钠离子的内流，从而阻断神经冲动的传导，同时影响与痛觉有关的中枢内源性神经递质5-羟色胺、儿茶酚胺、内啡肽等致痛物质与相应受体的结合，出现感觉异常，痛觉减弱；同时先兴奋后抑制胆碱能神经和呼吸中枢，出现呼吸麻痹和中枢抑制；乌头碱能刺激迷走神经，降低窦房结的自律性和传导性，产生各种心律失常。

中毒症状：乌头类中毒一般在服药后10分钟到3小时发生，先是唇舌辛辣、灼热，逐渐麻木，从指尖渐至全身，痛觉减弱或消失，可有头晕眼花、恶心呕吐、腹痛腹泻、呼吸急促、发绀，严重者出现呼吸困难、心律失常、心功能不全、血压下降，甚至阿-斯综合征，导致死亡。

心电图：可见各种心律失常，出现窦性心动过缓、阵发性房性心动过速、房颤、房室传导阻滞、频发性室上性和室性期前收缩、室性心动过速、室颤、ST段改变、T波低平等。

诊断：有服用乌头类药物病史，出现上述症状、体征，心电图符合上述改变者。

2. 斑蝥中毒

斑蝥又称斑猫、斑菌、放屁虫，是南方大斑蝥或黄黑小斑蝥的干燥全虫。

中毒机制：斑蝥性寒，味辛苦，有大毒，中毒量为0.6g，致死量为1.3~3g。斑蝥含斑蝥酸酐（斑蝥素），是一种发泡剂，有剧毒，对皮肤黏膜有强烈刺激作用，进入血液循环后直接损伤毛细血管内皮，导致血管通透性增加，血浆成分外渗。内服或外用均可引起胃肠炎症、黏膜坏死，吸收后出现肾小球变性、肾小管出血、心脏出血、肝脏脂肪变性。

中毒症状：潜伏期为10分钟到数小时，斑蝥误入眼中，立即引起流泪、眼睑水肿、结膜炎、角膜溃疡；接触皮肤导致局部发热潮红、烧痛、水疱、溃疡；吸收后约2小时出现全身症状，口服出现剧烈消化道症状，局部灼烁感，口腔黏膜水肿、溃疡，黏膜脱落，腹痛，便血；毒素由肾脏排出时刺激泌尿道，引起尿频、尿痛、排尿困难、血尿、少尿及急性肾衰；可出现胸闷、心悸、心律失常、血压升高或下降、头晕头痛、全身酸困、四肢麻木，严重者出现寒战、高热、谵妄、惊厥、昏迷，可因心脏、呼吸受抑制死亡。

体征：气促或气息微弱，肢厥汗出，瞳仁散大，脉先缓后促。

实验室检查：外周血红细胞、白细胞、血红蛋白升高；尿中出现蛋白及红、白细胞等。

特殊检查：心电图可见心律失常。

诊断：有明确斑蝥接触史，出现上述症状，及实验室检查支持者。

3. 雷公藤中毒

雷公藤又名断肠草、水莽草、山砒霜，为雷公藤的全株。

中毒机制：雷公藤性凉，味辛苦，有大毒，对各种动物毒性不同，对人、犬、猪、昆虫毒性很大，但对羊、兔、猫等无毒性，可用羊血解毒。雷公藤接触皮肤可引起局部刺激作用，口服后直接刺激胃肠道，吸收后损害中枢神经系统，包括视丘脑、中脑、延髓、小脑和脊髓，也引起肝脏、心脏的出血、坏死。

中毒症状：接触后一般2小时发病，煎服则发病更早更重，开始出现头痛头晕、心悸乏力、纳呆口干、恶心呕吐、腹痛腹胀、肌肉疼痛、四肢麻木，接着出现肝肾区疼痛、血尿、少尿、水肿、心悸、气促、唇紫、脉细弱，严重者出现便血、黄疸、或抽搐、急性肾衰。

实验室检查：转氨酶升高，水、电解质紊乱，粒细胞减少。

诊断：有明确服用雷公藤制剂病史，有上述症状及体征，实验室检查符合上述指标者。

4. 钩吻中毒

钩吻又名烂肠草、胡蔓藤、大茶药、藤黄、虎狼草等。本品为钩吻的全株。

中毒机制：钩吻性温，味苦辛，全株有毒，尤以嫩芽毒性最强，主要含毒成分为钩吻碱。钩吻碱易由消化道吸收，是一种强烈的神经毒，主要抑制延髓的呼吸中枢，导致呼吸性酸中毒，使呼吸中枢及呼吸肌麻痹，最后呼吸衰竭而死。另外可作用于迷走神经，直接刺激心肌，引起心律失常和心率改变，其次是抑制脑神经和脊髓运动神经，引起肌麻痹。钩吻碱并有类似抗胆碱药作用。

中毒症状：服用植物的不同部位或服用方法不同，中毒症状出现的早晚也不同。如吃新鲜嫩芽或用根煎水服，食后立即发病；吞食干根症状出现较慢，在1~2小时内出现症状。根据临床实践，将钩吻中毒患者分成3种类型，若病情以消化道症状为主，如有口咽部灼痛、流涎或口干、恶心呕吐、腹痛、腹胀、腹泻或便秘等而且又能很快恢复的，称为轻型。或同时又出现中枢神经和自主神经系统引起的肌肉、眼部等症状，如语言不清、眩晕、四肢麻木、肌肉软弱无力、烦躁不安、表情淡漠、共济失调、眼睑下垂、视力减退、复视幻视、瞳孔散大等症状为中型。若病情恶化，呼吸中枢被抑制，发生呼吸困难、窒息、昏迷及休克、心跳先慢后快、心律失常、四肢冰冷、面色苍白、双目失明、肌肉震颤、强直性抽搐为重型。

实验室检查：周围血白细胞计数、血红蛋白升高；尿常规可见尿蛋白及红、白细胞。

诊断：有误服钩吻根、茎、叶的病史，有上述症状及脉象先慢后促，实验室检查符合上述指标者。

5. 洋金花中毒

洋金花又称曼陀罗、山茄子、大颠茄、野蓖麻等，是白曼陀罗的花。

中毒机制：洋金花类中药性味辛温，有大毒，其根、茎、叶、花、果实均含有阿托品、莨菪碱、东莨菪碱等生物碱，它们都为抗胆碱能神经系统的药物，能阻断多种胆碱能神经节后纤维所引起的反应，对中枢神经系统有先兴奋后抑制作用，对周围神经有抑制副交感神经作用。

中毒症状：轻者口干咽燥，声嘶，气促，头晕；重者脉速，皮肤干燥潮红，体温上升，排尿困难，躁动不安，意识不清，谵妄，瞳孔散大，抽搐，甚至昏迷。

诊断：有明确过量用药或误食洋金花等病史，有上述症状者。确诊主要依据尿液阿托品定性试验，取患者尿液加热蒸发，残留黄色残渣，滴入氢氧化钾后呈紫色，则为洋金花中毒。

6. 马钱子中毒

马钱子又称番木鳖、乌鸦眼、苦实、马前、牛银等，是马钱的成熟种子。

中毒机制：马钱子味苦性寒，全株有大毒，中毒后首先主要作用于中枢神经系统，对中枢，尤其是脑干和脊髓的后角细胞兴奋具有高度的选择性，增强脊髓的运动性反射，表现为骨骼肌紧张度增强；其次兴奋延髓的呼吸中枢及血管运动中枢，并提高大脑皮质感觉中枢的功能。

中毒症状：最初出现头痛，头晕，烦躁不安，呼吸增强，咀嚼肌及颈部肌肉抽筋感，咽下困难，动作急剧，呼吸加速，瞳孔缩小，胸部胀闷，呼吸不畅，全身发紧；然后伸肌与屈肌同时做极度收缩，对听、视、味、感觉等过度敏感，继而发生典型的士的宁惊厥症状；从阵挛性到强直性，呈角弓反张姿势，双拳紧握，两眼睁视，口角向后牵，呈苦笑状态，呼吸肌痉挛引起窒息致死。惊厥症状可有 10 多分钟到数小时的间歇，持续可达几秒钟到数分钟，任何刺激都可使惊厥再次发作，惊厥后肌肉松弛。严重惊厥反复发作 5~6 次以上者，患者常死于呼吸衰竭或心力衰竭。

实验室检查：周围血白细胞计数、血红蛋白升高；尿常规可见尿蛋白及红、白细胞。

诊断：有误服或过量服用马钱子及以马钱子配制的中成药病史，有上述症状及实验室检查符合上述指标者。

三、鉴别诊断

1. 胃痛

胃痛病以痛为主，病势或缓或急，常有反复发作史，伴有泛恶、脘闷、嗳气、大便不调等。中药中毒则有明显的中药接触史，病势急，突然发生，剧痛难忍，不伴有脘闷、嗳气。

2. 腹痛

许多疾病都有腹痛症状，常伴有便秘、泻泄等。中药中毒常伴或不伴有引起腹痛的其他疾病，有明显的中药接触史。

四、临床治疗

（一）提高临床疗效的要素

及时清除毒物，特效解毒药物应用，祛邪和扶正并举，加强对症支持治疗。

（二）辨病治疗

不同中药中毒的急诊处理如下。

1. 乌头类药物中毒

（1）清除毒物　以洗胃、催吐、导泻为主，食入毒物在 4~6 小时以内立即用 1∶5000 高锰酸钾溶液或浓茶反复洗胃，洗后从胃管灌入硫酸镁 20g 导泻，或活性炭 20g 混入水中以吸附毒物，或以 2% 氯化钠溶液高位灌肠。

（2）静脉补液　静脉滴注 10% 的葡萄糖注射液或 5% 葡萄糖氯化钠注射液以促进毒物排泄，并补充 B 族维生素和维生素 C 等。

（3）解毒中药　洗胃后服用。蜂蜜 50~100g，开水冲服，呕吐频繁者频频少服，呕吐止后顿服。绿豆煎汤代茶饮，频服。姜草绿豆汤（生姜、甘草各 15~30g，绿豆 30~60g），水煎服。银花甘草三豆汤（金银花、甘草、黑豆、绿豆、赤小豆各 30g），水煎后加蜂蜜 30g，每日 1 剂。黄连 9g，黑豆 30g，水煎服。生姜 15g，生甘草 15g，金银花 15g，水煎服。黄芪 30g，远志 10g，甘草 10g，水煎服。甘草 15g，水牛角 15g，川连 3g，煎汤服。苦参 30g，水煎服。

（4）纠正心律失常　心率慢者，用阿托品注射液静脉注射，每次 0.5~2mg，每 10 分钟至 2 小时 1 次。出现频发室早、阵发性室性心动过速等，用利多卡因注射液，每次 50~100mg，静脉注射，每 5~10 分钟 1 次，用量在 20 分钟内不超过 250mg，1 小时内不超过 500mg，见效后予 1~4mg/min 静脉滴注维持。出现室颤应电击除颤。近年有用万年青总苷 2ml 加入 25% 葡萄糖注射液 20ml 中缓慢静脉推注，作用和阿托品近似，不良反应更小。

2. 斑蝥中毒

（1）眼、口腔、皮肤处理　眼部损伤应立即用 0.9% 氯化钠注射液或清水冲洗，然后用 1%~2% 碳酸氢钠注射液洗涤，必要时可用 0.25% 氯霉素滴眼液、0.5% 丁卡因眼液点眼。保持口腔清洁，可用 2% 硼酸水含漱。口腔溃疡用冰硼散涂敷。皮肤起水疱者应尽快用大量温开水或温 0.9% 氯化钠注射液冲洗，然后用 3% 碳酸氢钠注射液洗涤，之后敷以喉风散，必要时应用抗菌药物预防感染。

（2）保护胃肠黏膜　内服中毒者，立即取鸡蛋 3~4 个，打碎后取蛋清口服，或口服鲜牛奶 50~100ml，保护胃肠黏膜。因可引起强烈的胃肠道刺激作用，不主张催吐。误服者应立即用 1：5000 的高锰酸钾溶液洗胃，灌服 50~100g 活性炭悬液。可给予缓泻剂促进肠内残存毒物排泄。

（3）静脉补液　维持水、电解质和酸碱平衡，可静脉滴注呋塞米注射液及甘露醇注射液等加强毒素排泄，有酸中毒时给予碳酸氢钠注射液，可给予 B 族维生素、辅酶 A、三磷酸腺苷、肌苷等静脉滴注。如有肾脏损害及休克发生，应及时处理。

（4）对症治疗　如有高热、惊厥时，给予退热药物，肌内注射苯巴比妥注射液，1 次 100~200mg，每日 1~2 次。

（5）中药即时服用　黄豆秆灰 15g，研细，用冷开水冲服。绿茶 30g，煎汤放冷，频频饮服。豆浆连草汤，黑豆 100g，川黄连 60g，甘草 30g，先将黑豆磨为豆浆，然后将黄连、甘草水煎去渣，再将药液混入豆浆内搅匀，频饮。甘草汤，甘草 10g，绿豆 30g，黄连 5g，茶叶 10g，滑石 30g，琥珀末 3g（冲），水煎服，可清热解毒，凉血利尿。出现尿道刺痛、尿血时，可用青黛或生绿豆粉冷开水调服。

3. 雷公藤中毒

（1）排出毒物　接触者应立即脱离现场，中毒者及时催吐、洗胃、导泻、灌肠，尽量减少毒物的吸收。因雷公藤在胃内吸收较慢，即使中毒数小时乃至数天，也应彻底洗胃，清除消化道残存毒物，洗胃后给予硫酸镁导泻。

（2）肾上腺皮质激素的应用　地塞米松注射液 5~10mg 加入 50% 葡萄糖注射液 40ml 中静脉注射，以后可服地塞米松片 1.5mg，每日 3 次，可用药 2~3 周。

（3）建立静脉通道　输液，利尿。低分子右旋糖酐 500ml 静脉滴注，亦可用 20% 甘露醇注射液 250ml 或呋塞米注射液 20~40mg 静脉注射，以加速毒物的排泄。注意水、电解质平衡，及时纠正酸中毒，静脉输入 10% 葡萄糖注射液或 50% 葡萄糖氯化钠注射液加强支持疗法。

（4）对症处理　注意生命体征的变化，出现症状及时对症处理，腹痛用阿托品注射液 0.5~1mg 肌内注射，每日 3 次，出现肾衰时立即透析治疗等。

（5）中药洗胃后服用　鲜萝卜汁 120ml 口服。莱菔子 250g 炖服。羊血 1 碗顿服。甘草汁或绿豆甘草汤（绿豆 12g，甘草 50g），煎水分次服。三黄甘草汤（黄连、黄芩、黄柏各 10g，甘草 50g），水煎，分次服。南瓜子 7 粒，田螺 10 个，捣汁内服。杨梅树皮 200g，煎水 200~300ml，顿服。白矾末 4.5g，加入鸡蛋清 3~5 个，加凉开水 100ml，搅匀内服后刺激咽后壁使其吐出，呕吐止后，再服鸡蛋清 10~15 个。鲜乌蔹 150~250g 捣汁，配香附、三七、鸡血藤、茜草、广木香、青木香各 15g，冰片 1.5g，共研为末，每次 3~9g，细粉对汁喝。绿豆 120g，水煎 200ml，口服。

4. 钩吻中毒

（1）清除毒物　立即催吐及用 1：2000 高锰酸钾溶液或 0.5% 活性炭或混悬液茶水或 3% 鞣酸溶液洗胃，洗胃后灌入硫酸镁溶液导泻，或服用硫酸钠导泻，促进毒物排泄。

（2）吸氧　必要时吸氧，呼吸衰竭者立即静脉注射或静脉滴注呼吸中枢兴奋剂，必要时气管内插管行人工机械通气。

（3）建立静脉通道　补充大量 B 族维生素、维生素 C，静脉滴注高渗葡萄糖注射液利尿解毒。亦可酌情应用肾上腺皮质激素。

（4）对症治疗 出血、血尿、尿闭，以五苓散、小蓟饮子加三七粉和生大黄，防止肾衰。

（5）中药洗胃后服用 服用大量新鲜羊血，成人每次200~300ml，儿童每次100ml，每日2次。三黄甘草汤（黄芩10g，黄连10g，黄柏10g，甘草50g），水煎后灌服。金银花连叶捣烂榨汁，加红糖灌服。鸡蛋3个，取蛋清调花生油灌服。鲜韭菜500g捣烂，取汁内服。

5. 洋金花中毒

（1）清除毒物 立即触咽部导吐，用4%鞣酸溶液洗胃，也可用2%~4%活性炭混悬液洗胃，导泻剂宜用硫酸镁15~30g。或用碘酒10~30滴加温开水口服，使其生物碱沉淀。

（2）应用阿托品拮抗剂 如毛果芸香碱，可兴奋副交感神经，先从小剂量开始皮下注射，一般每6小时1次，每次5~10mg，中毒严重者缩短至每15~30分钟1次，直到瞳孔缩小、口干、精神症状消失。也可用毒扁豆碱或新斯的明。

（3）建立静脉通道 补充大量B族维生素、维生素C，静脉滴注高渗葡萄糖注射液利尿解毒，亦可酌情应用肾上腺皮质激素。

（4）对症处理 躁动不安、抽搐者可用10%水合氯醛20~30ml稀释后保留灌肠，或肌内注射氯丙嗪、地西泮等，呼吸衰竭时应用呼吸兴奋剂，感染时给予抗生素。

6. 马钱子中毒

（1）一般处理 立刻将患者置于暗室，保持安静，避免光照、声音及其他外界刺激。

（2）防止惊厥发作 尽快使用中枢抑制剂，如异戊巴比妥钠注射液0.3~0.5g肌内注射，或地西泮注射液10~20mg静脉注射，

或10%水合氯醛稀释后保留灌肠，如惊厥仍不能控制，可用乙醚作轻度麻醉。引起呼吸抑制者，用气管插管，以呼吸机辅助通气救治。

（3）洗胃 惊厥控制后，如认为胃内尚有毒物，可用1：2000高锰酸钾液或20%药用炭混悬液洗胃。饮用牛奶、蛋清沉淀毒物，减少吸收，但切忌用酸性饮料及阿片类药物。

（4）对症治疗 输液、吸氧、抗感染等。

（5）建立静脉通道 静脉滴注大剂量维生素C及葡醛酸钠，以加快解毒，保护肝脏。

（6）中药洗胃后服用 黄芩60g，水煎服。食盐15g，温开溶化，服下后催吐。玄明粉加甘草水煎导泻。蜂蜜60g，绿豆30g，甘草30g，煎汤频服。蜈蚣3条，全蝎6g，甘草12g，研末，一次顿服。蝉蜕30g，制南星6g，天麻6g，全蝎、僵蚕各7个，水煎服。若仅见头晕、脊背发麻或腰背肌群紧张等，中毒症状轻微者，可大量饮甘草水。轻度痉挛时，用肉桂9g煎汤内服。

（三）辨证治疗

1. 辨证论治

（1）实证 毒蕴胃肠，犯及血脉

治法：调中解毒。

方药：甘草泻心汤合三圣汤加减。

半夏9g，黄芩6g，干姜6g，人参6g，甘草9g，黄连3g，大枣4枚，防风5g，瓜蒂5g，藜芦3g。

若腹泻者，加莲子12g，扁豆15g，生山药15g；毒盛者，加用绿豆30g，蛋清3个；便秘者，加郁李仁9g，大黄6g。

（2）虚证 毒损气血，脏腑虚衰

治法：养阴益气健脾。

方药：生脉饮合六君子汤加减。

人参10g，麦冬15g，五味子6g，白术

9g，茯苓 9g，半夏 12g，陈皮 9g，甘草 6g。

若抽搐者，加生牡蛎 15g，生龟甲 15g，玄参 12g。

2. 外治疗法

针刺疗法：实证针刺内关、足三里、中脘、天枢、公孙、梁门穴，留针 20 分钟；虚证针刺百合、至阳、肾俞、秩边、三阴交穴，留针 20 分钟。

3. 成药应用

（1）实证毒蕴胃肠，犯及血脉，可用玉枢丹 1 锭，顿服，若出现神昏，用清开灵注射液，1 日用 20~40ml，用 10% 葡萄糖注射液 200ml 稀释后静脉滴注，或醒脑静注射液每日 10~20ml，用 10% 葡萄糖注射液 250ml 稀释后静脉滴注。

（2）若出现气阴两虚证重者，用参麦注射液，每日 20~100ml，用 5% 葡萄糖注射液 250~500ml 稀释后静脉滴注，或生脉注射液，每日 20~60ml，用 5% 葡萄糖注射液 250~500ml 稀释后静脉滴注。

五、预后转归

急性中药中毒，起病急，症状重，死亡率高，如能及早发现，规范救治，可提高抢救成功率。

六、预防调护

（一）预防

（1）提高对中药的毒性认识，严格管理和使用。

（2）掌握中药与中药及西药的配伍禁忌，正确使用。

（3）严把中药质量关，规范炮制后使用。

（4）严格掌握中药剂量，不超剂量使用。

（5）坚持辨证施治，合理使用中药。

（6）重视个体差异。

（7）提高医药人员的责任心和专业水平。

（二）调护

（1）卧床休息，密切观察病情，及早发现病情变化，及时抢救。

（2）清淡饮食，少食多餐。吞咽困难者，插胃管鼻饲。

（3）保持情绪稳定，精神舒畅。

主要参考文献

［1］林果为，王吉耀，葛均波. 实用内科学［M］. 第 15 版. 北京：人民卫生出版社，2017.

［2］姜良铎. 中医急诊学［M］. 第 2 版. 北京：中国中医药出版社，2007.

［3］刘清泉. 中医急诊学［M］. 北京：中国中医药出版社，2016.

［4］朱亚峰. 中药中成药解毒手册［M］. 第 4 版. 北京：人民军医出版社，2012.

［5］陈亦江. 急性中毒诊疗规范［M］. 第 2 版. 南京：东南大学出版社.

第七节　急性药物中毒

急性药物中毒是指短时间内接触大剂量药物后引发急性中毒，使机体受损致病，甚至危及生命。常见的有镇静催眠药中毒、阿片类药物中毒等。

急性镇静催眠药中毒

镇静催眠药是指具有镇静催眠作用的中枢神经系统抑制药，临床上用于治疗失眠、焦虑症、狂躁性中枢神经功能障碍及以狂躁幻想为主要表现的精神分裂症，大剂量应用可抑制全身，包括延髓中枢。一次服用过大剂量此类药物后可引起急性中毒，出现昏迷、呼吸抑制、休克等，甚至危及生命，称为急性镇静催眠药中毒。

临床表现为恶心、呕吐、腹痛、腹泻、嗜睡、情绪不稳定、记忆力减退、发音不清、眼球震颤、共济失调及明显的呼吸抑制。中医学将急性镇静催眠药中毒归属"脱证""神昏""昏迷""厥脱"及"痉证"等病症范畴。

一、病因病机

（一）西医学认识

1. 常见中毒原因

急性镇静催眠药中毒发病年龄主要集中于20~39岁，女性多于男性，以口服中毒多见，多发生于家中，占急性药物中毒的首位，以自杀者多见。

2. 发病机制

镇静催眠药分为4类：苯二氮䓬类如地西泮、阿普唑仑、艾司唑仑等；巴比妥类如巴比妥、苯巴比妥、异戊巴比妥、司可巴比妥钠、硫喷妥钠等、戊巴比妥等；非巴比妥非苯二氮䓬类如水合氯醛、格鲁米特等；吩噻嗪类如氯丙嗪、奋乃静等。镇静催眠药具有脂溶性，其吸收、分布、蛋白结合、代谢以及起效时间和作用时间，都与药物的脂溶性有关。

（1）苯二氮䓬类　口服吸收迅速，蛋白结合率高，分布容积变化大。与神经元突触后膜表面存在的苯二氮䓬受体结合，增强γ-氨基丁酸与其受体的亲和力，使与γ-氨基丁酸受体耦联的氯离子通道开放而增强γ-氨基丁酸对突触后膜的抑制功能。

（2）巴比妥类　是巴比妥酸的衍生物，胃肠道吸收快，分布容积大，脑、肝、肾和脂肪组织浓度相对较高，与γ-氨基丁酸受体和氯离子通道复合物结合，延长氯离子通道开放时间，增强γ-氨基丁酸的抑制作用，主要抑制网状结构上行激活系统，随剂量增加，依次表现为镇静、催眠、麻醉、延脑中枢抑制。

（3）非巴比妥非苯二氮䓬类　对中枢神经系统有与巴比妥类相似的作用。

（4）吩噻嗪类　抑制中枢神经系统多巴胺受体，减少邻苯二酚胺形成，作用于网状结构，减轻焦虑、紧张、幻觉、妄想等精神症状，有抑制血管运动中枢、阻断肾上腺素能受体、抗组胺、抗胆碱能效应。

（二）中医学认识

中医学认为急性镇静催眠药中毒病机为邪毒内侵，人体禀赋不足，或脏腑功能失调，卫外不及，损伤人体正气，气机逆乱。初起患者嗜睡，呼之能应，言语不清，脉沉弱。若邪毒内陷，毒入于脑，上扰神明，闭塞窍络，毒损五脏，致脏真耗竭，阴阳离决，呼之不应，四肢厥冷，呼吸气微，脉微欲绝。治当祛邪解毒，振奋心阳，回阳救逆，醒神开窍。

二、临床诊断

（一）辨病诊断

1. 临床表现

镇静催眠药的急性中毒症状因药物的种类、剂量、作用时间的长短、是否空腹以及个体体质差异而轻重各异。主要表现为中枢神经系统抑制。

（1）巴比妥类中毒　嗜睡，情绪不稳定，注意力不集中，记忆力减退，共济失调，发音含糊不清，步态不稳，眼球震颤，进行性中枢神经系统抑制，由嗜睡到深昏迷，呼吸由浅而慢到呼吸停止，心血管功能表现为由低血压到休克，体温下降，肌张力降低，腱反射消失，胃肠蠕动减慢，皮肤可起大疱，长期昏迷患者可并发肺炎、肺水肿、脑水肿、肾功能衰竭而威胁生命。

（2）苯二氮䓬类中毒　中枢神经系统抑制较轻，主要症状是嗜睡，头晕，言语不清，意识模糊，共济失调，很少出现严重的症状，如长时间深度昏迷和呼吸抑制等。如果出现，应考虑同时服用了其他镇静催眠药或乙醇等。

（3）非巴比妥非苯二氮䓬类中毒　症状与巴比妥类中毒相似，但也有各自特点。水合氯醛中毒可有心律失常、肝肾功能损害。格鲁米特中毒意识障碍有周期性波动，有抗胆碱能神经症状，如瞳孔散大等。甲喹酮中毒可有明显的呼吸抑制，出现锥体束征如肌张力增强、腱反射亢进、抽搐等。甲丙氨酯中毒常有血压下降。

（4）吩噻嗪类中毒　该类药物以氯丙嗪应用最广泛，中毒也最多。特点是除了嗜睡、昏迷外，锥体外系反应明显，表现为肌张力增强、震颤、牙关紧闭等。还有拮抗 α 肾上腺素能神经的作用，可见体温下降、低血压、休克、心律失常甚至心脏骤停。抗胆碱症状可见瞳孔散大、口干、尿潴留、心动过速、肠蠕动减少等。抢救后存活者常出现肝损害或黄疸。

2. 实验室检查

（1）血液、尿液、胃液中药物的定性及定量测定　对诊断有参考意义，但血清苯二氮䓬类浓度测定对诊断帮助不大，因活性代谢物半衰期及个人药物排出速度不同。

（2）动脉血气分析、血氧饱和度监测　可以了解呼吸抑制程度。

（3）血、尿常规，肝、肾功能，血液葡萄糖、尿素氮、肌酐、电解质及血气分析。

3. 临床诊断依据

（1）有误服、自杀或注射药物过量的病史。

（2）有嗜睡、情绪不稳定、注意力不集中、记忆力减退、共济失调、发音含糊不清、步态不稳等症状，严重者出现昏迷。

（3）血液、尿液、胃液中药物的定性及定量测定对诊断有参考意义。

4. 临床分级标准

（1）轻度中毒　嗜睡，可唤醒，注意力不集中，有判断力和定向力障碍，共济失调，发音含糊不清，步态不稳，眼球震颤，各种反射存在，体温、脉搏、呼吸、血压尚正常。

（2）中度中毒　浅昏迷，强刺激可唤醒，不能应答，很快又陷入昏迷，呼吸浅而慢，血压仍正常，腱反射消失，角膜反射、咽反射仍存在。

（3）重度中毒　深昏迷，早期可有四肢肌张力增高，腱反射亢进，病理反射阳性。后期全身肌肉迟缓，各种反射消失，瞳孔可散大，呼吸浅、慢、不规则或呈潮式呼吸，可因呼吸衰竭、循环衰竭而死亡。

（二）辨证诊断

望诊：两颊渐红或苍白，自汗盗汗，昏睡不醒，呼吸慢而表浅，舌红无苔或舌淡苔白。

闻诊：呼吸气微，发音含糊不清。

问诊：气短懒言或呼之不应。

切诊：四肢厥冷，脉细数无力或微细欲绝。

1. 阳虚欲脱证

面色苍白，昏睡不醒，四肢厥冷，汗出，呼吸气微，舌淡苔白，脉微细欲绝。

辨证要点：面色苍白，四肢厥冷，呼吸气微，舌淡苔白，脉微细欲绝。

2. 气阴两虚证

两颊渐红，自汗，盗汗，舌红无苔，脉细数无力。

辨证要点：两颊渐红，舌红无苔，脉细数无力。

三、鉴别诊断

（一）西医学鉴别诊断

镇静催眠药中毒应与以下疾病相鉴别。

1. 脑血管意外

多有高血压病史，有局部定位体征，如偏瘫、脑膜刺激征。头颅 CT 检查有助于鉴别诊断。

2. 癫痫

既往有发作史，发作停止后意识渐清晰，脑电图检查有助于鉴别诊断。

3. 高渗性非酮症糖尿病昏迷

血糖、尿糖、血酮、血清电解质测定有助于鉴别诊断。

4. 尿毒症昏迷

先有烦躁不安、谵妄，最后转入昏迷。血尿素氮升高，血二氧化碳结合力降低，代谢性酸中毒。

5. 癔病性昏迷

临床并不少见，根据伴随症状、体征、毒物接触史，及向患者家属详细地询问患者发病前的精神、情绪状态，必要时毒物分析可助最终诊断。

（二）中医学鉴别诊断

1. 神昏

以神志不清为特征。可突然出现，更常见于慢性疾病过程中渐次出现，发病前可有头昏、恶心、呕吐、心慌、气急、肢麻、尿少、尿闭、浮肿等症状。

2. 中风

发病年龄多在 40 岁以上，急性起病，以突然昏仆、半身不遂、言语不利、口舌歪斜为主症。

四、临床治疗

（一）提高临床疗效的要素

早期发现，及时治疗，迅速清除毒物，维持呼吸循环和肾脏功能，有特效解毒药者规范应用。

（二）辨病治疗

清除毒物，密切监护，有特效解毒剂

的及时应用，维持多个受抑制器官的基本生理功能，直到机体通过多途径将药物全部代谢和排出体外。

1. 维持昏迷患者的生命功能

（1）保持气道通畅，维持呼吸中枢兴奋 吸氧，酌情使用呼吸兴奋剂，维持呼吸功能；必要时行气管插管、呼吸机辅助呼吸。

（2）维持血压 补充血容量，用晶体液（如 0.9% 氯化钠注射液、5% 葡萄糖氯化钠注射液）或胶体液（如人血白蛋白、706 代血浆等）静脉滴注，有利于毒物排出。大量输液时，应以中心静脉压作为监测指标，必要时可使用血管活性药物。

（3）连续监护 观察指标包括瞳孔、意识、皮肤颜色、呼吸、液体出入量等。及时测定患者血电解质，做血气分析及测定中心静脉压、心电图、胸部 X 射线摄片等，对于抢救有指导意义，如出现心律失常，给予抗心律失常药。

（4）促进意识恢复 纳洛酮与内啡肽竞争阿片受体，可对抗巴比妥类和苯二氮䓬类药物中枢抑制作用。每次 0.4~0.8mg 静脉注射，可根据情况隔 15 分钟重复一次。

2. 清除毒物

（1）意识清醒者立即催吐。尽快用 1:5000 高锰酸钾溶液或清水洗胃，直至洗出液完全澄清。洗胃后胃内灌入药用活性炭，吸附残存药物，30~60 分钟后给予 50% 硫酸钠溶液 40~60ml 导泻，由于硫酸镁可被少量吸收而加重中枢神经抑制，故不宜用于本病的导泻。

（2）补液、利尿，碱化尿液，一般选用呋塞米和碳酸氢钠液，可促进毒物自肾排出，但对于非经肾脏排泄的药物则难达目的；对巴比妥类中毒效果好，对吩噻嗪类无效。

（3）血液净化 是清除已进入血循环

内毒物的最好方法，血液灌流对所有苯巴比妥类中毒均有较好效果；对绝大部分的非巴比妥非苯二氮䓬类有效；除地西泮外，对苯二氮䓬类效果差；对吩噻嗪类效果亦差，对氯丙嗪无效。不良反应是容易因为正常血液成分的滤出损失而出现低血压、血小板减少、白细胞降低、低血糖等，故透析过程中需认真检测并及时纠正。

3. 特效解毒疗法

巴比妥类中毒无特效解毒药，氟马西尼是苯二氮䓬类拮抗剂，能通过竞争抑制苯二氮䓬受体而阻断苯二氮䓬类药物的中枢神经系统作用。本药半衰期短，治疗有效后宜重复给药，以防复发，总量可达 2mg，剂量过大可发生抽搐。

4. 治疗并发症

（1）肺炎　应常翻身、拍背，定期吸痰，针对病原菌给予抗生素治疗。

（2）皮肤大疱　防止肢体压迫，清洁皮肤，保护伤面。

（3）急性肾功能衰竭　多由休克所致，应及时纠正休克，如已进入无尿期，应注意水、电解质平衡。

5. 对症支持治疗

纠正心律失常、酸中毒，防治感染、肺水肿、脑水肿等。吩噻嗪类中毒如锥体外系反应明显，震颤可选用苯海索（安坦）、东莨菪碱等。

（二）辨证治疗

1. 辨证论治

（1）阳虚欲脱证

治法：温阳固脱。

方药：参附汤加减。

人参 30g，附子 15g。

若汗出过多者加龙骨 15g，牡蛎 15g；舌干、脉微欲绝者加玉竹 12g，黄精 15g。

（2）气阴两虚证

治法：益气养阴。

方药：生脉散加减。

人参 15g，麦冬 15g，五味子 15g。

若气短、汗出者加龙骨 15g，牡蛎 15g，山茱萸 12g；舌干、脉微欲绝者加玉竹 12g，黄精 15g。

2. 外治疗法

（1）针刺治疗　选人中、涌泉、合谷、百会、素髎，强刺激捻转。

（2）灸法　选用神阙、气海等穴位。

3. 成药应用

（1）安宫牛黄丸、至宝丹、紫雪丹其中 1 种，口服或鼻饲，适用于高热神昏者。

（2）苏合香丸，1 丸，1~2 次，口服，醒脑开窍。

（3）参附注射液 40ml 加 50% 葡萄糖注射液静脉注射，或加入 5% 葡萄糖注射液 500ml 液体中静脉滴注。

（4）参麦注射液或生脉注射液 40ml 加 50% 葡萄糖注射液静脉注射，或加入 5% 葡萄糖注射液 500ml 液体中静脉滴注。

（5）醒脑静注射液、清开灵注射液可加入液体中静脉滴注。

五、预后转归

轻度中毒无须治疗即可恢复，中度中毒经精心护理和适当治疗，在 24~48 小时内可恢复，重度中毒患者可能需要 3~5 天恢复意识，死亡率低于 5%。若抢救不及时，损害神经系统，可导致痴呆、反应迟钝、瘫痪等后遗症。

六、预防调护

（一）预防

（1）镇静催眠药使用保管应严加控制，严格掌握剂量，防止过量而引起中毒反应。

（2）用药后应严密观察药物反应情况，一旦发生药物过量反应及早采取救治措施。

（3）长期服用镇静催眠药者，不能突然停药，应逐渐减量、停药。

（4）恢复期仍应注意休息与饮食，应服保肝药物。

（5）有自杀企图者，调节情志，进行心理疏导，防止意外发生。

（二）调护

（1）患者应卧床休息，严密观察病情变化，详细记录体温、脉搏、呼吸、血压等生命体征。

（2）进食清淡、易消化且营养丰富的流食，宜少量多餐，忌辛辣刺激、肥甘厚味，不能吞食者予鼻饲流质饮食。

（3）注意口腔护理，勤翻身，防止感染和褥疮发生。

（4）恢复期仍应注意休息与饮食，应服保肝的药物。

急性阿片类药物中毒

阿片类药物包括吗啡、海洛因、可卡因、罂粟碱、复方樟脑酊等，为镇痛、止咳、止泻、麻醉、解痉等有效药物。急性阿片类药物中毒是由于应用过量阿片类药物引起中枢神经系统兴奋或抑制的状态，严重者呼吸抑制，导致全身严重缺氧而引起一系列病理变化。

本类药物中毒主要造成呼吸抑制，中枢交感神经张力降低，外周小血管扩张，血压下降，尿潴留等。中医学将急性阿片类药物中毒归属于"癫狂""痰浊"等范畴。

一、病因病机

（一）西医学认识

1. 常见中毒原因

阿片类药物中毒可由口服、吸食、静脉注射过量引起。吸食引起者占首位，静脉注射居第二位，发病年龄多在20~35岁，男性多于女性，受教育程度较低、无固定职业者和无稳定婚姻关系者居多。长期应用能引起欣快症和成瘾性。

2. 发病机制

阿片类毒品可以通过多种给药途径进入人体内，致使中枢和外周的阿片受体兴奋，抑制突触神经递质而起到镇痛、镇静、欣快等作用。对中枢神经系统的毒性表现为既兴奋，又抑制的双重作用，但以抑制为主。吗啡首先抑制大脑皮层的高级中枢，以后涉及延脑，对延脑呼吸中枢有强大的选择性抑制作用。大剂量吗啡抑制延髓血管运动中枢和释放组胺，使周围血管扩张而导致低血压和心动过缓。吗啡还使脊髓的兴奋性增强，提高胃肠道平滑肌及其括约肌张力，减慢肠道蠕动，对支气管、胆管及输尿管平滑肌也有类似作用。本类药主要由肾脏排泄，可以透过胎盘进入胎儿体内。原有慢性疾病如肝病、肺气肿、支气管哮喘、贫血、甲状腺或肾上腺皮质功能减退等患者更易中毒。与乙醇饮料同时服用，即使治疗剂量也可发生中毒。巴比妥类及其他催眠药物与本类药物均有协同作用，合用时要谨慎。其他阿片类药物的毒性机制均近似吗啡。

（二）中医学认识

阿片类药物中毒系毒邪外侵，导致邪盛正衰，气血两亏，浊热内盛，经络阻滞，心血虚损，神不守舍，脏腑阴阳失和。采取的治则应是扶正祛邪，滋补肝阴，养心安神，理气止痛，活血化瘀，清热解毒，通腑泄浊，息风止痛，或攻，或补，或攻补兼施等。

二、临床诊断

（一）辨病诊断

1. 临床表现

（1）轻度急性中毒患者表现为头晕、

头痛、恶心、呕吐、兴奋或抑郁，或有幻觉，失去时间和空间感觉，还可伴便秘、尿潴留及血糖升高。

（2）重度中毒时有昏迷、针尖样瞳孔、高度呼吸抑制三大特征。可先出现短暂兴奋症状，如呕吐，烦躁不安，谵妄，面色潮红，心动过速；但很快进入抑制期，面色苍白、发绀，感觉迟钝，肌肉无力，呼吸缓慢，昏睡，瞳孔明显缩小；进而昏迷，脊髓反射增强，常有惊厥，牙关紧闭，角弓反张，呼吸先变浅、慢，继之出现叹息样呼吸或潮式呼吸，肺水肿，发绀，体温下降，各种反射消失，锥体束征阳性；最后呼吸衰竭死亡。急性重度中毒者从发病到死亡不超过 12 小时。

2.实验室检查

收集现场残留毒物，留取呕吐物、胃内容物和尿液做化学定性检查，有助于诊断。

3.临床诊断依据

（1）有过量或频繁口服、吸食、注射阿片类药物史，尤以吸毒者多见。

（2）有头晕、头痛、恶心、呕吐、兴奋或抑郁、幻觉、便秘、尿潴留等症状，重者出现昏迷、针尖样瞳孔、高度呼吸抑制三大特征。

（3）呕吐物、胃内容物和尿液做化学定性检查查出阿片类药物。

（二）辨证诊断

望诊：面色苍白或红，气粗，口唇青紫，神昏谵语，狂躁不安，抽搐，瞳仁缩小，舌绛红或淡，苔白腻或黄腻。

闻诊：呼吸气促。

问诊：恶心，呕吐，头晕头痛，幻觉。

切诊：肢体湿冷，脉促、代或沉细无力。

1.毒蕴中焦，损及脏腑

恶心，呕吐，面红气促，神昏谵语，狂躁不安，抽搐，瞳仁缩小，舌绛红，苔黄腻，脉代或促。

辨证要点：面红气促，狂躁不安，抽搐，瞳仁缩小，舌绛红，苔黄腻，脉代或促。

2.毒邪耗伤气阴

面色苍白或苍灰，肢体湿冷，气息微弱，口唇青紫，抽搐，瞳仁缩小，舌淡，苔白腻，脉沉细无力。

辨证要点：面色苍白或苍灰，肢体湿冷，气息微弱，瞳仁缩小，舌淡，苔白腻，脉沉细无力。

三、鉴别诊断

1.有机磷农药中毒

有机磷农药接触史，呼气有大蒜样臭味，胆碱酯酶活性降低。

2.脑血管意外

多有高血压、动脉硬化病史，神经系统体征、头颅 CT 检查可助诊断。

四、临床治疗

（一）提高临床疗效的要素

早期发现，及时治疗，迅速清除毒物，维持呼吸循环功能，应用特效解毒药，对症支持治疗。

（二）辨病治疗

1.清除毒物，减少吸收

口服中毒者应立即用高锰酸钾溶液或清水彻底洗胃，口服时间超过 6 小时以上的亦应洗胃，因此类药物可使幽门痉挛，导致药物长时间残留胃内。然后灌入硫酸钠 30g 导泻。禁用阿扑吗啡催吐。如发现皮下注射过量吗啡，应迅速用止血带扎紧注射部位上方，局部冷敷以延缓吸收，结扎带应间歇放松。

2. 吸氧

阿片类药物中毒时，呼吸的维持主要是颈动脉体化学感受器对血内 CO_2 浓度刺激而兴奋。若吸入高浓度氧，使血中 CO_2 浓度迅速下降，反而会导致自主呼吸停止，故宜吸入含 $5\%CO_2$ 的氧。若通过一般治疗，呼吸仍无显著改善，宜早做气管插管或切开进行机械通气。

3. 应用特效解毒剂

（1）烯丙吗啡（纳洛芬） 因化学结构与吗啡相似，故可竞争性拮抗吗啡的药理作用，应用后，一般在 1~2 分钟内显效。首次剂量 5~10mg，静脉注射，于 2 分钟后仍未见呼吸增快和瞳孔扩大，则可再注射 10mg；当药物显效后，每隔 15~20 分钟肌内注射 1 次，但总剂量不应超过 40mg。轻症者可隔 3 小时再重复注射 10mg，一次注射药效可维持 2~3 小时。

（2）纳洛酮 是阿片受体专一结合的竞争性拮抗剂，亲和力远较吗啡强，用药后同样能迅速逆转阿片碱的中毒症状，也可选用。0.4~0.8mg 肌内注射或静脉注射，重症患者视病情可隔十几分钟至 3 小时重复注射，直至症状改善。可与烯丙吗啡交替使用以增强疗效。

4. 保持气道通畅，严密监护呼吸情况

阿片类药物中毒的最大致死原因是高度呼吸抑制，故临床上必须严密监护，及时处理，防治呼衰，必要时应用呼吸兴奋剂。

5. 对症支持治疗

支持疗法，保持水、电解质和酸碱平衡，抗休克，防治肺部感染引起的气道阻塞。控制惊厥、抽搐，注意保温等。对于烦躁不安者，给予肌内注射苯巴比妥钠注射液，每次 0.1g。甲基强的松龙注射液 40~80mg 或地塞米松注射液 10~30mg 静脉注射；呋塞米注射液 20~40mg 静脉注射，促进毒物排泄。

（二）辨证治疗

1. 辨证论治

（1）毒蕴中焦，损及脏腑

治法：调和解毒。

方药：甘草泻心汤合三圣汤加减。

甘草 9g，黄芩 6g，人参 6g，干姜 6g，黄连 3g，大枣 4 枚，半夏 9g，防风 5g，瓜蒂 5g，藜芦 3g。

若恶心、呕吐甚者加砂仁 10g，竹茹 12g。

（2）毒邪耗伤气阴

治法：养阴益气，清邪解毒。

方药：生脉汤合六君子汤加减。

人参 10g，麦冬 15g，五味子 6g，白术 9g，茯苓 9g，半夏 12g，陈皮 9g，甘草 6g。

若汗出过多者加龙骨 15g，牡蛎 15g；舌干、脉微欲绝者加玉竹 12g，黄精 15g。

2. 外治疗法

针刺治疗：针刺内关、足三里、中脘、天枢、公孙、梁门、百合、至阳、肾俞、三阴交，1 日 1 次。

3. 成药应用

（1）玉枢丹 1 锭，顿服。

（2）安宫牛黄丸 成人 1 次 1 丸（每丸 3g），1 日 1 次，口服。

（3）醒脑静注射液 肌内注射，每次 2~4ml，每日 1~2 次；静脉滴注，每次 10~20ml，用 5%~10% 葡萄糖注射液或 0.9% 氯化钠注射液 250~500ml 稀释后使用，或遵医嘱。

（4）参附注射液 肌内注射，1 次 2~4ml，1 日 1~2 次；静脉滴注，1 次 20~100ml，用 5%~10% 葡萄糖注射液 250~500ml 稀释后使用；静脉推注，1 次 5~20ml，用 5%~10% 葡萄糖注射液 20ml 稀释后使用，或遵医嘱。

五、预后转归

急性中毒 12 小时内多死于呼吸麻痹，或并发肺部感染。超过 48 小时存活者，预

后较好。

六、预防调护

（一）预防

（1）加强麻醉镇痛剂管理，专人负责保管。

（2）严格掌握适应证、用药剂量和时间，避免滥用和误用。

（3）肝、肾或肺功能障碍患者应避免使用，危重症患者或年老体弱者有应用指征时要减量应用。

（4）打击贩卖阿片类药物的犯罪活动，对吸食者进行戒毒。

（二）调护

（1）呕吐期间不宜急于大量进食，而首先应补充水分。用温的淡盐水稍加白糖，频频下咽。呕吐停止后可先喝小米汤或稀藕粉，以易消化和刺激小为宜，而不急于大量进食肉蛋奶。

（2）增加液体摄入，增加活动量或食用含纤维素的饮食。

（3）便秘的预防　预防性地服用一些软化剂、润滑剂或缓泻剂，如石蜡油、番泻叶、麻仁丸、便乃通等。

主要参考文献

[1] 张忠德，刘南，李俊. 中西医结合急诊内科学［M］. 第2版. 北京：科学出版社，2018.

[2] 林果为，王吉耀，葛均波. 实用内科学［M］. 第15版. 北京：人民卫生出版社，2017.

第八节　食物中毒

食物中毒泛指经口摄入各种生物因子（细菌、真菌、植物、动物等）或化学因子引起的急性中毒性疾病。临床常见的有细菌性食物中毒、真菌性食物中毒、毒蕈中毒、河豚中毒、鱼胆中毒等。

食物中毒以不同程度的中、上腹持续性或阵发性绞痛、呕吐、腹泻、脱水、酸中毒、休克等为主要表现，也可以神经系统症状为主，出现全身疲软、头晕、视物模糊、瞳孔散大、眼肌瘫痪，甚至出现呼吸困难，但神志清楚，一般不发热，无腹痛腹泻。

一、病因病机

（一）西医学认识

1. 常见食物中毒原因

（1）细菌性食物中毒　系进食被细菌及其毒素污染的食物引起的急性感染中毒性疾病。

①胃肠型食物中毒：多见于气温较高，细菌易生长繁殖的夏秋季节，可散发或暴发流行。传染源为被感染的人或动物，传播途径为进食被细菌或毒素污染的食物，人群普遍易感，可重复发病。暴发的流行病学特征是潜伏期短，发病突然，集体进食者集体发病，病情轻重常与进食量有关，停止进食污染食物，疫情可很快控制。

引起细菌性食物中毒的常见病原菌有大肠埃希菌、沙门菌、副溶血弧菌、金黄色葡萄球菌、蜡样芽孢杆菌等。

②神经型食物中毒：是由肉毒梭菌产生的肉毒毒素引起。肉毒梭菌是严格的厌氧梭状芽孢杆菌，革兰染色阳性，主要存在于土壤和牛、羊、猪等家畜体内，能产生多种肉毒毒素，对人致病的有A、B、E三型，具有极强的神经毒性，加热80℃ 30分钟或煮沸10分钟才可被破坏。能从粪便排出肉毒梭菌的动物为传染源，患者无传染性，传播途径为摄入被肉毒梭菌污染的罐头、火腿、腊肉等真空包装的肉制品，或臭豆腐、豆瓣酱、豆豉、发酵馒头、面酱等。人群普遍易感，病后不产生免疫力。

（2）真菌型食物中毒　常发生在缺乏

新鲜食品或饲料的冬季，或湿热多雨的发霉季节，是由真菌产生的真菌毒素所引起。自然界中真菌广泛存在，主要有黄曲霉菌、杂色曲霉菌、棕曲霉菌、烟曲霉菌等。粮食和食品在贮藏和运输过程中可发生霉变，被多种真菌毒素污染，人摄入被真菌毒素污染的食物可引起食物中毒，同食者可成批中毒，但人和人、人和动物之间无传染性，人群普遍易感，病后无免疫保护现象。一般的烹调方法和加热处理不能预防中毒，抗感染治疗对真菌性食物中毒无效。

（3）毒蕈中毒　常因采食毒性较小但烹调不当的蕈类或误食外观与无毒蕈相似的毒蕈所致。毒蕈种类繁多，全世界有200多种毒蕈，我国有190多种，能致死的有30多种，已知的毒素有150多种；毒素成分极其复杂，一种毒蕈可含有多种毒素，一种毒素可见于多种毒蕈中，因此毒蕈中毒临床症状表现多样，中毒死亡率较高。中毒原因主要是采集后误食。

（4）河豚中毒　河豚主要分布在沿海和长江下游，河豚中毒主要由河豚毒素引起，毒素毒性相当稳定，煮沸、高压15磅，高温121℃不能完全破坏之；河豚毒素极易从胃肠道吸收，对胃肠道黏膜有刺激性，吸收入人体后迅速作用于神经中枢和末梢，引起周围感觉神经麻痹，继之运动神经麻痹；河豚毒素主要存在于河豚的肝、肠、卵、卵巢、睾丸组织和血液中。中毒主要是误食或冒险品尝烹调方法不当的河豚。

（5）鱼胆中毒　因民间相信鱼胆有明目止咳、清热解毒作用，常因生食淡水鱼的鱼胆导致中毒，以草鱼胆中毒多见；主要损害肝及肾脏，也损害心、肺和神经系统。

2. 发病机制

胃肠型食物中毒发生，是由于病原菌在食品中大量繁殖产生大量肠毒素，细菌裂解后又释放大量内毒素引起。可导致小肠、结肠炎症、出血，和肝、肺、肾的中毒性改变从而产生临床症状。沙门菌食物中毒由于细菌可在肠道繁殖和向外排出，有传染性，属感染性食物中毒；金黄色葡萄球菌、蜡样芽孢杆菌食物中毒属于毒素型食物中毒，无传染性。

神经型食物中毒是由于摄入被肉毒毒素污染的食物引起，肉毒毒素经胃和小肠上段黏膜吸收入血，通过淋巴和血液循环作用于脑神经核、神经-肌肉接头处及自主神经末梢，抑制神经传导介质乙酰胆碱的释放，使肌肉收缩运动障碍引起瘫痪。患者脑部、脑膜显著充血、水肿，广泛点状出血，小血栓形成，显微镜下可见神经节细胞变性、脑神经根水肿等。

真菌性食物中毒是由真菌毒素引起，不同的真菌毒素有不同的毒性作用，导致不同器官的病理损害。以黄曲霉素为例，主要损害肝脏，引起肝细胞肿胀、脂肪变性、出血、坏死及胆管上皮、纤维组织增生，同时也可引起肾脏损害，导致肾小管上皮细胞变性、坏死，尿中有管型形成。

毒蕈中毒是由毒蕈产生的毒素引起，毒素种类繁多，主要引起6型临床表现：胃肠炎型、精神神经型、肝脏损害型、溶血型、呼吸循环衰竭型和光过敏皮炎型。胃肠炎型是由毒素中类似于树脂的毒性物质或含有的苯酚、甲醛的化合物局部刺激引起。精神神经型由多种毒蕈毒素，特别是毒蝇碱引起，可出现精神兴奋，含有的乙酰胆碱，刺激副交感神经系统出现兴奋症状等。肝脏损害型由毒肽和毒伞肽引起，毒肽主要作用于肝细胞内质网，发生作用快，毒伞肽直接作用于细胞核，作用缓慢，可能抑制RNA聚合酶，显著减少肝糖原，导致肝细胞坏死。溶血型主要由所含的马鞍酸、毒伞溶血素引起，可破坏红细胞，还可使肌肉溶解。呼吸循环衰竭型主要由亚稀褶黑菇、稀褶黑菇产生的红菇素引起。光过敏皮炎型是由胶陀螺菌、叶状罗盘菌产生类似于光过敏性物质卟啉的毒素所致。

河豚中毒是由河豚毒素引起，河豚毒素主要是河豚毒和河豚酸，成分为氨基过氢喹氮杂茂化合物（$C_{11}H_{17}N_3O_8$），具有箭毒样作用；通过与钠离子通道受体结合，阻断电压依赖性钠通道，阻滞动作电位生成，使很多生理功能产生障碍。毒素作用于脑干、感觉神经、运动神经、自主运动神经，引起相应的功能障碍，主要是导致神经肌肉麻痹。先是感觉障碍，后产生运动神经麻痹、呼吸肌麻痹，引起周围性呼吸衰竭。

鱼胆中毒机制为鱼胆汁中含有一种毒性极强的蛋白质分解产物——胆汁毒素，鲜鱼胆汁中含有胆酸和水溶性鲤醇硫酸酯钠，可抑制细胞色素氧化酶活性，影响细胞呼吸链，导致细胞呼吸功能障碍；鱼胆汁中含有氢氰酸、组胺等致敏物质；自身氧化性细胞损伤可能是多器官损伤的机制之一。

（二）中医学认识

隋代巢元方所著的《诸病源候论》中列有专篇讨论食物中毒的问题，书中提到有几种中毒情况如下：一，食物本身有毒，如果食用就会中毒，如食用河豚中毒，是因为"此鱼肝及腹内子，有大毒"；二，食蕈菌类中毒，因为蕈菌"郁蒸湿气，变化所生，故或有毒者"；三，食用瘟疫致死的动物肉而致中毒，如食肉类中毒，是因为"凡可食之肉，无甚有毒，自死者，多因疫气所毙，其肉则有毒"；四，肉类腐烂变质所为，如"诸生肉及熟肉内器中，密闭头，其气壅积不泄，则为郁肉，有毒"等，对中毒原因给予了详细阐释。

细菌性食物中毒，属中医学"暴吐""泄泻"范畴，中医理论认为本病与暑湿相关，尤以湿邪为重，在内与脾胃功能失调相关，古有"无湿不成泻"之说。若饮食不洁，再加上感受夏季暑湿秽浊之气，

可导致脾胃中焦困遏，气机升降失常，水谷清浊不分，以致呕吐、腹痛、腹泻；湿热之邪困阻气机，损伤脾胃，故出现神疲、脘痞纳呆、口渴不欲饮、四肢困重乏力；湿热之邪困阻气机，正气卫外御邪，邪正交争，故出现高热、恶寒。

二、临床诊断

（一）辨病诊断

1.临床表现

（1）胃肠型食物中毒潜伏期短，常于进食后数小时发病，主要表现为不同程度的中上腹持续性或阵发性绞痛、呕吐、腹泻等，可有畏寒、发热、头痛、乏力、脱水、酸中毒、休克等表现。

（2）神经型食物中毒起病突然，以神经系统症状为主。潜伏期12~16小时，潜伏期越短，症状越重。有全身疲软、头痛头晕，继之出现视力模糊、复视、瞳孔散大、眼肌瘫痪，重者可有吞咽、咀嚼、发音、呼吸困难，患者神志清楚，一般不发热，无腹痛腹泻，可有轻度恶心、便秘、腹胀。

（3）真菌型食物中毒依摄入的毒素不同而有差异，胃肠型毒素引起呕吐、腹泻、食欲减退、便秘等；神经型毒素引起抑郁、兴奋、狂躁、共济失调、昏迷等。

（4）毒蕈中毒在临床上有6型，即胃肠炎型、神经精神型、肝脏损害型、溶血型、呼吸循环衰竭型和光过敏皮炎型，以肝脏损害型、呼吸循环衰竭型最为严重，常可导致多系统器官功能衰竭。胃肠炎型表现为恶心呕吐，腹痛腹泻，严重时有腹绞痛，频繁水样腹泻。患者可因失水、电解质紊乱、昏迷、休克致死。单纯胃肠炎型毒蕈中毒一般预后良好。神经精神型发病的潜伏期为1~6小时，除有胃肠道症状外，出现毒蕈碱样症状，如流涎、流泪、出汗、心动过缓、瞳孔缩小等，严重者出现头昏、

幻觉等，个别患者发生癫痫大发作。肝脏损害型表现为恶心呕吐、腹部不适、肝区疼痛、肝脏肿大和压痛，出现黄疸和出血倾向。溶血型中毒后1~2天内出现进行性贫血，黄疸加深，伴血红蛋白尿，严重者溶血或伴肌肉溶解。呼吸循环衰竭型出现中毒性心肌炎和呼吸麻痹、急性肾功能衰竭，但肝功能正常。光过敏皮炎型主要表现为阳光照射部位如面部和手臂部位红肿，口唇肿胀外翻，伴有火烧或针刺样痛。

（5）河豚毒素中毒者在进食带有河豚毒素的河豚后0.5~3小时内迅速发病，先出现恶心呕吐，上腹部不适，腹痛腹泻，甚至便血等胃肠道症状，继而出现口唇、舌尖、肢端麻木，甚者全身麻木、四肢无力、眼睑下垂、共济失调、软瘫、腱反射消失、呼吸困难等神经麻痹症状，严重者言语不清，呼吸表浅不规则，甚至呼吸中枢和血管运动中枢麻痹，因呼吸麻痹、心跳骤停或休克而死亡。

（6）鱼胆中毒首发症状是恶心、呕吐、腹痛、腹泻等消化道症状，多发生在吞服鱼胆后30~90分钟，迟者可8小时后发病。严重者伴有呕吐咖啡色液和排出酱油样稀水大便，6~12小时后出现巩膜黄染，肝区胀痛，食欲下降，尿色深黄，腰部酸胀疼痛，发生少尿或无尿，肾区叩痛，严重者致急性肾功能衰竭。

2. 实验室检查

常规及生化检查：白细胞总数在 10×10^9/L 以上，中性粒细胞偏高；粪便检查镜下可见白细胞，可伴有红细胞；有水、电解质和酸碱平衡紊乱。鱼胆中毒可见尿常规、肝功能、肾功能异常，血清肌酶升高等。

细菌培养：细菌性食物中毒可从残留食物、呕吐物、排泄物中培养出细菌。

毒素分析：可从残留食物、呕吐物、排泄物中检测出相应毒素。

血清学检查：沙门菌感染，近期无接种史者菌体抗原的凝集效价大于1∶160，或双份血清效价升高在4倍以上者有诊断意义。

3. 特殊检查

神经型食物中毒者，肌电图检查有短暂、低幅、多相的动作电位。鱼胆中毒心电图显示ST-T改变，QT间期延长，可有异位搏动、房室传导阻滞等。河豚中毒患者大多数有不同程度的房室传导阻滞。

4. 临床诊断依据

（1）有进食不洁食物或有毒食物史。

（2）常于进食后数小时发病，有集体发病、恶心、呕吐、腹痛、腹泻的特点；河豚毒素中毒者有口唇、舌尖、肢端麻木，甚者全身麻木、四肢无力、眼睑下垂、共济失调、软瘫、腱反射消失、呼吸困难等症状；鱼胆中毒有尿色深黄、腰部酸胀疼痛、少尿或无尿症状。

（3）白细胞总数升高，粪便检查可见白细胞，可伴有红细胞；有水、电解质和酸碱平衡紊乱。可从残留食物、呕吐物、排泄物中培养出细菌或检测出毒素。

（4）神经型食物中毒肌电图检查有短暂、低幅、多相的动作电位；鱼胆中毒心电图显示ST-T改变、QT间期延长；河豚中毒有不同程度的房室传导阻滞。

根据不洁饮食史，进食后数小时发病，有集体发病、恶心、呕吐、腹痛、腹泻症状，可以初步诊断食物中毒，确诊需对呕吐物、初次洗胃液或粪便进行细菌培养或毒素检测。

（二）辨证诊断

食物中毒在中医上多属"暴吐""泄泻"范畴。本病责之于饮食不洁，邪毒秽浊之气阻遏中焦，侵犯脾胃，脾气不升，胃浊不降，清浊相干所致。临床上初起多为实证，吐泻之后耗气伤津，邪毒内陷，出现虚实夹杂证候，继续发展则出现阳脱阴竭或突然阴阳离决等证候。

望诊：表情淡漠，或神志模糊，瞳仁乍大乍小，或大小不等，目眶凹陷，舌质深红，或舌质红绛，或舌质淡，苔黄腻，或无苔。

闻诊：谵语，郑声，声嘶，或气短声怯。

问诊：恶心，呕吐，脘腹胀痛，腹泻，甚则呕血、便血，心悸气短，心烦，夜不能寐，吐泻频繁，口渴引饮，尿少或尿闭。

切诊：脉弦数，或脉数疾，或雀啄，或屋漏，重者脉微欲绝，至数不清。

1.实证

恶心，呕吐，脘腹胀痛，腹泻，甚则呕血、便血，舌质深红，苔黄腻，或花剥苔，脉弦数。

辨证要点：恶心，呕吐，脘腹胀痛，舌质深红，苔黄腻，或花剥苔，脉弦数。

2.虚实夹杂证

心悸气短，心烦，夜不能寐，表情淡漠，或嗜睡，谵语，郑声，甚则昏迷，颈项强直，角弓反张，瞳仁乍大乍小，或大小不等，舌质红绛，无苔，脉数疾，或雀啄，或屋漏。

辨证要点：心悸气短，表情淡漠，嗜睡，瞳仁乍大乍小，舌质红绛，无苔，脉数疾，或雀啄，或屋漏。

3.虚证

伤阴者，吐泻频繁，口渴引饮，目眶凹陷，声嘶，尿少或尿闭，舌质干红，脉细数；亡阳者，神志模糊，吐泻频剧，汗出身凉，四肢厥冷，气短声怯，舌质淡，脉微欲绝，至数不清。

辨证要点：口渴引饮，目眶凹陷，尿少或闭，汗出身凉，四肢厥冷，舌质干，脉微欲绝，至数不清。

三、鉴别诊断

（一）西医学鉴别诊断

胃肠型食物中毒应与急性细菌性痢疾、霍乱、急性出血性坏死性肠炎等相鉴别。急性细菌性痢疾是由志贺菌感染引起的急性肠道传染病，夏秋季多见，以发热、腹泻、腹痛、里急后重、黏液脓血便为主要临床表现，粪质少，呈鲜红色黏液状，无臭味，镜检可见大量脓细胞、红细胞，可见巨噬细胞，培养可检出痢疾志贺菌。霍乱是由霍乱弧菌感染引起的烈性肠道传染病，可有剧烈吐泻、脱水、微循环衰竭、代谢性酸中毒和急性肾功能衰竭等，无腹痛和里急后重，先泻后吐，一般无发热。血常规白细胞、红细胞、血红蛋白均升高，粪便为米泔水样或洗肉水样，可见黏液和红细胞、白细胞，革兰染色镜检可见革兰阴性弯曲弧菌，悬滴检查可见运动活泼呈穿梭状的弧菌，粪便培养可培养出霍乱弧菌并可分型。急性出血性坏死性肠炎是以小肠的广泛出血、坏死为特征的肠道急性蜂窝织炎，临床表现为腹痛、腹泻、便血、发热、呕吐和腹胀，大便为有腥臭味的洗肉水样便，严重者可有休克、肠麻痹、肠穿孔。

神经型食物中毒或肉毒毒素中毒应与河豚毒素中毒、毒蕈中毒、农药及其他化学毒物中毒、流行性乙型脑炎等相鉴别。河豚毒素中毒有进食河豚史，主要引起中枢神经、肌肉神经、心血管和胃肠道运动功能障碍，出现恶心、呕吐、腹痛、腹泻等胃肠道症状，继之很快出现口唇、舌尖、四肢麻木，重者全身麻木，四肢无力、软瘫，腱反射消失，呼吸困难。毒蕈中毒有食用鲜蘑菇史，同食者相继发病，症状类似，可有胃肠炎、精神神经改变、中毒性肝炎和溶血、急性肾衰竭、中毒性心肌炎和呼吸麻痹或光敏性皮炎的临床表现，或出现混合症状。农药及其他化学毒物中毒有误服、自服农药、化学毒物或被农药、化学毒物污染的食物史，服用不同的农药或化学毒物临床症状不同。流行性乙型脑炎由蚊虫叮咬传播，流行于夏秋季，起病急，有高热、头痛、呕吐、嗜睡，重者有惊厥，昏迷，颈强直，脑膜刺激征阳性；高热、抽搐、呼吸衰竭是其三大主症。

（二）中医学鉴别诊断

1. 霍乱

有饮食不洁或暴饮暴食史，起病急骤，先泻后吐，呕吐呈喷射性，剧烈而频繁，腹泻为无痛性，呕吐物、粪便为米汤样，症重者出现皮肤松弛、目眶凹陷、面色苍白、转筋囊缩等，舌淡，苔白腻或黄腻，脉濡弱或沉伏。

2. 疫毒痢

有食物不洁史，或与疫毒痢患者有接触史，多见于2~7岁儿童，发病急骤，壮热口渴，剧烈腹痛，痢下鲜紫脓血，里急后重，头痛烦躁，甚至昏迷痉厥，舌红绛，苔黄燥，脉滑数或脉细数。

3. 暴泻

发病突然，暴注下迫，泄泻多次，甚者泻下如水，常有腹绞痛、肠鸣、里急后重，重者口渴思饮，小便短少，四肢厥冷，出现抽搐、厥脱，粪质稀薄，甚如水状，舌淡红，苔白腻或黄腻，脉濡数或沉迟或伏。

四、临床治疗

（一）提高临床疗效的要素

尽早明确诊断，立即催吐、洗胃、导泻，阻止毒物吸收，及时应用特效药物，纠正水、电解质和酸碱平衡紊乱等对症支持治疗。

（二）辨病治疗

立即停止进食确定或可疑的有毒食物，并留取呕吐物、排泄物、可疑食物备检。

1. 补液

以有效纠正脱水、酸中毒和电解质紊乱。轻症患者首选口服补液，应坚持至腹泻停止、脱水纠正。常用口服补液处方应含钠50~60mmol/L、钾4~5mmol/L、葡萄糖200~220mmol/L。世界卫生组织（WHO）推荐的口服补液盐（ORS）配方为每1000ml口服补液盐中含葡萄糖20g、氯化钠3.5g、氯化钾1.5g、碳酸氢钠2.5g。

重症患者或口服补液难以纠正失液时，应静脉补液。一般选择1/2生理浓度（0.45%）的氯化钠注射液或5∶4∶1注射液。轻度脱水：成人补液3000~4000ml/d，前2小时宜快。中度脱水：成人补液4000~8000ml/d，前2小时应输入2000~3000ml，血压稳定后再减慢输液，入院8~12小时内补足入院前累计损失量、入院后继续损失量、每日需要量，以后排出多少补多少。重度脱水：成人补液8000~12000ml/d，双静脉通道输入，前30分钟按40~80ml/min速度输入，后减为20~30ml/min输入直至休克纠正，再进一步减慢输液。儿童轻、中、重度脱水的补液量分别为每日100~150ml/kg、150~200ml/kg、200~250ml/kg。注意补钾和纠正酸中毒。5∶4∶1液建议配方：0.9%氯化钠注射液550ml、1.4%碳酸氢钠注射液300ml、10%氯化钾注射液10ml加入10%葡萄糖注射液140ml。

2. 饮食疗法

能进食者鼓励经口进食易消化的米汤等流质或半流质饮食，1岁以内婴儿应坚持母乳喂养；频繁吐泻者，宜禁食8~12小时以后再逐渐恢复饮食。

3. 止吐

频繁呕吐者可适当应用止吐药物以减少继续失液，改善口服补液疗效。可选异丙嗪、甲氧氯普胺、多潘立酮、格拉司琼等。

4. 止泻

一般不予止泻治疗，因腹泻也是机体从肠道清除病原体和毒素的重要途径，但腹泻严重者，可在积极补液和抗感染治疗的基础上酌量服用蒙脱石散，可吸附多种毒素和细菌，使之易于随肠蠕动排出体外。阿托品、盐酸山莨菪碱等解痉剂不推荐使用。

5. 微生态制剂应用

严重腹泻时可出现菌群失调，影响腹泻治疗，微生态制剂通过扶植正常微生物种群，抑制致病菌和条件致病菌侵袭，可帮助恢复肠道正常菌群，促进肠黏膜上皮细胞的增生和恢复。如口服嗜酸乳杆菌、双歧杆菌、地衣芽孢杆菌活菌、枯草杆菌肠球菌二联活菌、双歧杆菌嗜酸乳杆菌肠球菌三联活菌等。

6. 抢救最危及生命的症状

保持呼吸道通畅，如果患者呕吐反射消失，不能保护气道，应立即气管插管；惊厥患者用地西泮注射液 5~10mg 静脉注射控制发作；常规进行心电、血压、血氧监测等。

7. 对因治疗

（1）肉毒毒素中毒　一旦确诊，应在进食可疑食物 4 小时内用 5% 碳酸氢钠溶液或 1：4000 高锰酸钾溶液洗胃，并给予导泻、清洁灌肠以清除毒素。起病后 24 小时内或肌肉瘫痪前及早应用 A、B、E 型多价抗肉毒血清，一次 5~10 万单位，静脉及肌内注射各半量，6 小时后重复注射一次，用前应做过敏试验，如过敏，应脱敏后再治疗。

（2）真菌毒素中毒　基本原则是停止进食霉变食物，尽早催吐、导泻，对症支持治疗和保护重要脏器功能，目前无特效治疗办法。

（3）毒蕈中毒　对于白帽蕈、绿帽蕈等毒性强的蘑菇中毒，可酌用毒蕈血清肌内注射，注射前先做皮内过敏试验，如阳性脱敏后再注射。对死帽蕈、白毒伞毒蕈中毒及以中毒性肝炎症状为主者，可试用 5% 二巯丙磺钠注射液 5ml 肌内注射，每日 2 次，疗程 7 天，或用二巯丁二钠注射液。抗毒蕈碱样作用可用阿托品注射液 0.5~1.0mg 皮下注射，每 0.5~6 小时 1 次。对中毒性心肌炎、严重肝脏损伤和出血倾向明显患者，可应用糖皮质激素、细胞色素 C、腺苷蛋氨酸改善中毒症状，加维生素 K_1 预防弥漫性血管内凝血发生，用促肝细胞生长素促进受损肝细胞恢复。

（4）河豚毒素中毒　用 L-半胱氨酸注射液 50~100mg，加入溶液中静脉滴注，每日 1 次；肌肉麻痹者可用士的宁注射液 2~3mg 肌内或皮下注射，每日 3 次。

（5）鱼胆中毒　应早期足量应用肾上腺皮质激素，无特效解毒剂。早期应用透析治疗或预防性透析治疗，可明显改变预后。

（6）食物中毒　一般不应用抗菌药物。高热等病情严重者，可根据不同病原体适当选用抗菌药物。病情危重的可根据毒物分子大小、蛋白结合率等情况选择血液透析、血浆灌注等治疗。

（三）辨证治疗

1. 辨证论治

（1）实证

治法：和中解毒，健脾和胃。

方药：大承气汤加减。

大黄 12g，厚朴 15g，枳实 12g，芒硝 9g。

若腹痛加黄连 6g，白芍 9g；脾胃虚加莲子肉 12g，扁豆 15g，山药 15g。

（2）虚实夹杂证

治法：解毒醒脑，扶正祛邪。

方药：清营汤合生脉散加减。

水牛角 10g，生地黄 15g，玄参 9g，竹叶心 3g，麦冬 9g，丹参 6g，黄连 5g，金银花 9g，连翘 6g，人参 10g，麦冬 15g，五味子 6g。

若嗜睡、神昏加石菖蒲 6g，郁金 9g，牛黄 0.3g（冲服），麝香 0.09g（冲服），冰片 0.06g（研末冲服）。

（3）虚证

治法：养阴益气，回阳固脱。

方药：生脉散合四逆汤。

人参 10g，麦冬 15g，五味子 6g，附子 10g，干姜 9g，炙甘草 6g。

若伤阴重者酌加生地黄 15g，阿胶 5g（冲服），知母 9g，当归 6g，北沙参 12g，白芍 9g。

2.辩证选择中医治法

张仲景在《金匮要略·禽兽鱼虫禁忌并治第二十四》《金匮要略·果实菜谷禁忌并治第二十五》专门记载了食物中毒及其解救方法，是临床医著中有关食物中毒和解救方法的最初记载。书中记载对食物中毒的处理采用辩证施治和特殊疗法相结合的原则，以清热解毒为治疗大法，对某些食物中毒的处理方法至今仍为医家所采用，并为现代科学技术所证实。

（1）清法　清法是通过寒凉泄热的药物以消除热证的一种方法，为治疗食物中毒的大法。仲景云："凡煮药饮汁以解毒者，虽云救急，不可热饮，诸毒病，得热更甚，宜冷饮之。"该文虽言解毒药的饮用方法，但从文中可见诸毒病多为热证，经云"热者寒之"，故药治当以清热为法。

（2）吐法　吐法是解救食物中毒中使用最频的方法。毒物由口入胃，壅塞咽喉、胸膈，攻之不去，汗之不解，必以酸苦涌泄之法，使邪在上者，仍由上焦而出，此即《内经》所谓"其高者，因而越之""在上者涌之"。此法见效甚速，逐毒最捷。

（3）汗法　汗法是通过发汗、开泄腠理逐邪外出的一种治法。如："治喙蛇牛肉食之欲死方。牛肚细切，以水一斗，煮取一升，暖饮之，大汗出愈。"

（4）下法　下法即攻下之法，通过通便、下积、泻实，达到祛毒外出的目的。《内经》云："中满者，泻之于内。"食毒之邪，为有形之物，在上可涌吐而出，在下能从便而解，仲景对此法也有所用，常用大承气汤。

（5）温法　温法乃温阳救逆之意，本法主要用于食毒内陷，正不胜邪，阳气外脱，手足厥冷之证。如："蜀椒闭口者，有毒，误食之，戟人咽喉，气病欲绝，或吐下白沫，身体痹冷，急治之方。肉桂煎汁饮之。"方中应用肉桂，旨在回阳救逆，扶正解毒。［钱小奇.《金匮玉函要略》食物中毒解救法.国医论坛杂志，1991，19（1）：10–11.］

3.成药应用

（1）藿香正气丸（或水）　解表祛暑，化湿和中。主要用于寒湿偏盛之食物中毒，每服 1~2 丸（或 5~10ml），每日 3 次。

（2）香连化滞丸　清化湿热，化滞止泻。主要用于食滞偏重之食物中毒，每次 9g，每日 2~3 次。

（3）紫金锭　化痰开窍，辟秽解毒。每次 1.5~3g，研碎冲服，每日 3 次。

（4）安宫牛黄丸　开窍醒神。每次 1 丸，每日 1 次。

（5）安脑丸　清热开窍。每次 1 丸，每日 2~3 次。

（6）中药注射剂　若出现气阴两虚证重者用参麦注射液、生脉注射液；若出现阳气暴脱的厥脱证用参附注射液；若出现神昏用醒脑静注射液。

五、预后转归

中毒的轻重和进食食物的种类、数量

及患者年龄、机体状态等有关。进食量大，中毒出现早，症状重；老人和小儿因抵抗力弱，症状出现快且病情重；机体状况差、胃内空虚者，症状较重。食物中毒起病急，变化快，并发症多，若治疗不及时或病情较重时，常继发肝、肾、脑等重要器官损害，严重者危及生命。肉毒毒素中毒者预后较差，和进食毒素的数量、种类有关，A 类毒素病死率为 60%~70%，B 类毒素病死率为 10%~20%，E 类毒素病死率为 30%~50%。毒蕈中毒儿童和老年人症状较重，一般病死率不高，但肝脏损害型和呼吸循环衰竭型病死率达 50%~90%。河豚毒素中毒者发病迅速，严重者多在 6 小时内死亡，其毒素在体内解毒和排泄亦快，如发病 8 小时未死亡，大多可康复。严重的鱼胆中毒多因急性肾衰竭死亡，早期应用透析疗法可明显改善预后。

六、预防调护

（一）预防

（1）加强饮食、饮水卫生管理，应严格督查食品原料储存、加工、流通的各个环节，杜绝污、霉变食品进入市场销售，饮用水应彻底及时消毒，对粪便进行必要的无害化处理。

（2）养成良好的个人卫生习惯，饭前便后要洗手，蔬菜要洗净；防止生、熟食物操作时的交叉污染，剩饭菜冷藏保存，食用时应充分加热。

（3）饮食行业工作人员要定期体检，如发现带菌、腹泻、皮肤化脓性感染者应立即停止参与食品制作，进行处理，必要时调离岗位。

（4）加强对广大群众的宣传教育，不购买病死畜肉，不吃生冷、过期、包装破损的食品，不暴饮暴食，不吃不洁、腐败、霉变、变质食物，不吃河豚，不采食野蘑菇，不食鱼胆，不吃未经合理烹调制作的食物，动物食物应煮熟煮透再吃。

（5）如果进食的食物已明确有肉毒杆菌或肉毒毒素存在，或同食者已出现肉毒毒素中毒症状，未发病者应立即注射多价抗毒血清 1000~2000u，以防止发病。

（6）保持良好的环境卫生，积极灭蝇、灭蟑螂、灭鼠。

（二）调护

对食物中毒患者，应给予细致护理，认真细致观察病情，详细记录体温、脉搏、呼吸、血压、神志、瞳孔变化及出入量等，掌握病情变化。

（1）宜静养　患者经吐泻及排毒治疗后，元气大亏，宜静卧，动则耗气。

（2）调饮食　包括洁饮食和节饮食两个方面。洁饮食即要注意饮食卫生，不洁饮食切勿入口；节饮食要求呕吐、腹泻严重者予禁食，可少量多次饮茶水和淡盐水，待病情好转后，先给予流质饮食、半流质饮食，逐渐过渡到正常饮食，饮食宜清淡而富有营养，忌生冷、油腻、难消化和刺激性食物，少食多餐。

（3）慎起居　居室宜安静、洁净、通风，注意保暖。

主要参考文献

[1] 张忠德，刘南，李俊. 中西医结合急诊内科学 [M]. 第 2 版. 北京：科学出版社，2018.

[2] 林果为，王吉耀，葛均波. 实用内科学 [M]. 第 15 版. 北京：人民卫生出版社，2017.

[3] 姜良铎. 中医急诊学 [M]. 第 2 版. 北京：中国中医药出版社，2007.

[4] 钱小奇. 《金匮玉函要略》食物中毒解救法 [J]. 国医论坛杂志，1991，19（1）：10–11.

第八章　骨外科急症

第一节　挤压综合征

挤压综合征指四肢或躯干等肌肉丰富部位，遭受重物长时间挤压，在解除挤压后，出现以肌红蛋白尿、高血钾、高血磷、酸中毒和急性肾功能衰竭、全身炎症反应等为主要表现的一种综合征。

挤压综合征的核心环节是横纹肌溶解，引发肌细胞内容物外漏至细胞外液及血液循环中，导致有效循环血容量减少、电解质紊乱、急性肾损伤及多器官功能不全等一系列并发症。挤压综合征临床表现为受压部位肿胀，感觉迟钝或缺失，运动障碍，以及肌红蛋白血症和一过性肌红蛋白尿。进一步发展则出现以高钾血症与肌红蛋白尿为特征的急性肾衰竭。

中医学称之为"压迮伤"，也可归于"尿闭""水肿""五实证"等范畴。

一、病因病机

（一）西医学认识

1. 流行病学

挤压综合征常见的原因为各种自然灾害和人为事故，如地震、矿难、车祸等。地震伤害中，各种骨折占第一位，软组织损伤占第二位，挤压综合征占第三位。在各类自然灾害中，挤压伤发生率为20%。如中国唐山大地震，死亡24万人，2%~5%受伤人员发生挤压伤；四川汶川地震数据显示，死亡6.9万人，受伤37.4万人，其中2%~5%受伤人员发生挤压伤，其中挤压综合征合并急性肾损伤的有10%~15%；日本神户大地震后13.8%的住院患者有挤压综

合征，半数发生了急性肾衰竭。

2. 病因和诱因

挤压伤是挤压综合征的主要原因，两者也可认为是同一疾病的两个发展阶段。灾害事故中，人体肌肉丰富的部位受到挤压，可发生缺血、缺氧及变性、坏死等一系列病理改变，称为挤压伤。主要原因是外力挤压或肢体血管损伤导致供应区内肌肉组织缺血；烧伤后组织水肿，无弹性的焦痂限制筋膜间室容积，导致局部组织压升高；昏迷、中毒等意识丧失的情况下，体位长时间固定，可引起自压性肌肉损伤。此外，一些医疗措施，如止血带绑扎时间过长，骨折脱位后石膏、小夹板固定，充气性抗休克裤的应用等也可导致肢体肌肉挤压伤，应予重视。四肢肌肉处于致密的筋膜、肌间隔和骨骼构成的骨筋膜室包绕之中，发生挤压伤后容易形成"缺血——渗出——水肿——血流阻断——缺血"的恶性循环，最终出现挤压综合征。

3. 发病机制

导致挤压综合征的主要原因是受损部位软组织（特别是肌肉）的变性、坏死和血管通透性改变，而横纹肌溶解是其最明显的局部特征。大量研究表明，全身性症状出现在肢体解除压力之后，其间出现的缺血-再灌注损伤、电解质紊乱、代谢性酸中毒、血液高凝状态和肌红蛋白血症等，可以引起全身各脏器特别是肾脏的损伤。

（1）挤压综合征缺血-再灌注损伤的机制　一般来说，大于1小时的持续性压力可以形成挤压综合征，但也有文献报道，挤压20分钟左右也可形成。较长时间的挤压使受压局部血液循环受阻，局部微血管也同时遭到破坏。解压后局部循环再灌注，

通过3种机制可导致细胞的损伤。①通过氧自由基的增多造成细胞损伤。王立金等利用大鼠挤压伤模型，证实了脂质过氧化物的终产物丙二醛、NO高于对照组，并进一步指出氧自由基和NO相互作用生成具有强氧化性的过氧化亚硝基阴离子，在酸性条件下分解形成多种有毒物质，促使细胞膜发生脂质过氧化，产生硝基过氧化物，硝基过氧化物具有很强的细胞毒性，可进一步造成组织细胞损伤。②由于缺血缺氧、ATP生成功能障碍，可引起细胞内外 Na^+–H^+、Na^+–Ca^{2+} 交换增加，膜通透性增加，使细胞内 Ca^{2+} 蓄积，进而激活钙依赖性磷脂酶，破坏细胞膜、线粒体骨架，最终致细胞死亡。Kribben应用一种影像技术，在测定细胞游离钙的同时，用PI染色细胞核，首次明确地证实了在缺血缺氧引起的小鼠肾小管损伤中，游离钙的升高是先于膜损伤出现的。这个研究显示了 Ca^{2+} 在缺血缺氧、诱发肾损害时的作用。③除了自由基与钙超载机制外，损伤局部的炎症反应所产生的炎症介质等有害物质也可随着血管的再通扩散到全身各处，造成各组织器官的损伤。

（2）挤压综合征所致的电解质紊乱、代谢性酸中毒　正常细胞内的高钾和细胞外的高钠是靠 Na^+，K^+–ATP酶来维持的。缺血缺氧时ATP减少，Na^+–K^+泵功能障碍，导致钠内流和钾外流；受损的肌纤维也会释放大量 K^+，同时释放出的磷酸盐、乳酸等酸性物质可形成代谢性酸中毒。细胞外液 H^+ 浓度升高后又通过 H^+–K^+ 交换使 K^+ 外流，加之酸中毒时肾小管上皮细胞泌 H^+ 增加而排 K^+ 减少，造成血浆内低钠和高钾状态。钠离子向细胞内流时可引起细胞水肿；高血钾对于心脏的危害最为严重，可以导致严重的传导阻滞、室颤和停搏。所以，挤压综合征出现的高血钾、低血钠、代谢性酸中毒是血液电解质的基本变化，

这点已在临床实践中多次得到证实。

（3）挤压综合征所致的高凝状态　损伤后，由于细胞膜的受损与膜通透性增加，Na^+ 内流，使细胞内液蓄积（细胞水肿），细胞外液减少。同时，创伤组织中所产生的物质（蛋白质碎片等）具有很强的促凝作用，进入血液并导致血液的高凝状态。Chemysheva通过制作大鼠模型，研究了挤压综合征所致休克状态下血液流变学和血流动力学的关系，发现挤压综合征中幸存大鼠的血液黏稠度增加，血液浓缩，血容量不足，心输出量减少，休克指数下降，全身血压下降，同时血流动力学的指数变化与血液流变学相同，只是程度不同。

（4）挤压综合征所致的肌红蛋白血症和氮质血症　肌红蛋白是横纹肌中所特有的一种单肽链含有血红素辅基的蛋白质，它对氧的亲和力较血红蛋白强，为肌肉组织供氧是其主要的功能。正常状态下，肌红蛋白存在于肌浆中，肌肉组织代谢过程中会有微量肌红蛋白进入血液，经肾小球基底膜自由滤过，在肾小管上皮细胞分泌的蛋白酶分解后由尿液排出。因此，正常人尿中的肌红蛋白含量甚微。挤压综合征发生时，大面积的横纹肌受损，肌红蛋白大量释放入血，形成肌红蛋白血症，当大量的肌红蛋白通过肾脏时，除损害肾小管上皮细胞使小管细胞功能下降外，血中过多的肌红蛋白超过肾小管的排泄，形成肾小管内肌红蛋白管型，阻塞肾小管。可见它主要从阻塞和肾毒性两个方面造成肾脏的损害，引起少尿，使体内肌酐、尿素氮蓄积而形成氮质血症，导致急性肾功能衰竭。挤压综合征的发病机制相对单纯缺血或中毒性急性肾功能衰竭（ARF）要复杂，几乎包含了ARF发病机制中所有内容，以下为其特殊之处。①肌红蛋白（Mb）的作用：Mb分子量只有血红蛋白的1/4，很容易从肾小球滤过进入肾小管。此时，肌肉

组织大量破坏，释放乳酸、磷酸等酸性物质，组织缺氧产生酸性代谢物质，使小管中尿呈酸性，Mb 在酸性尿液中生成不溶性正铁血红蛋白，形成管型，将小管阻塞。但有实验显示，横纹肌溶解最初 4 小时肾小管内压力低于正常，在常压下这些管型可被冲刷掉，因此，管型的最初形成是肾小球滤过率（GFR）下降的结果，而非其原因，但随时间推移，又会最终导致 GFR 的下降。Mb 进入肾小管后可与上皮细胞刷状缘特异性位点结合，进入细胞产生毒性作用，其中铁释放和自由基形成发挥着中心作用。Mb 对肾血管和网状内皮系统的毒性损伤作用也主要发生在尿液呈酸性，pH < 5.6 时，Mb 转化为高铁血红素的情况下。此外，Mb 能诱导低密度脂蛋白氧化，引起肾血管收缩及肾小管损伤，激活肾素 - 血管紧张素系统、儿茶酚胺，以及使一氧化氮合成减弱、清除增加等，一氧化氮在维持肾脏髓质氧供方面发挥了很大作用，这些因素最终导致肾脏发生缺血。②发展较一般 ARF 更为凶险：挤压伤肌肉组织的大量破坏使一些有害因子在体内浓度骤然升高，这也使挤压综合征发展较一般 ARF 更为凶险。如伤后 1~5 天，血浆纤维蛋白原及血小板显著升高，坏死组织也释放大量凝血活酶进入血液，使血液处于显著高凝状态，更容易发展为弥散性血管内凝血（DIC）；除创伤直接导致大量失血外，挤压伤局部大量血管内成分渗出，加重机体低血容量状态；创伤本身或合并感染后可激活多种免疫细胞，释放过敏毒素（如 C3a）、蛋白溶酶、氧自由基、组胺、凝血因子、细胞因子（TNF-α、IL-1、IL-6 等）等活性因子，构成复杂的网络，诱发一系列瀑布样病理生理连锁变化，局部炎性反应可能太强烈而溢出，引起全身性炎性反应，更容易导致全身炎性反应综合征（SIRS）和多脏器功能障碍综合征（MODS）。③加重重要脏器的缺血：挤压伤后大量组织液外渗，有效循环血容量下降，可发生休克，加重肾脏等重要脏器的缺血。

4. 病理变化

（1）肾脏的病理变化　肉眼观察，双肾增大，包膜紧张，色灰黄，血管扩张充血，皮质增宽，色黄，髓质显著充血。

①肾小球：光镜下见毛细血管内皮细胞肿胀，增生球囊内有渗出物，为液状物及碎屑，球囊腔扩大。电镜下见毛细血管内皮细胞肿胀、增生，表现为细胞浆增多，富含粗面内质网及游离核蛋白体。高尔基复合体发达，表面有微绒毛形成，有时胞浆伸出长而不规则突起，横跨管腔达于对侧，呈拱桥。有时内皮细胞可见核旁空泡，其内可见退变的膜性结构，管腔可见胞浆残滴，系膜细胞增生、肥大。内皮细胞增生表现为胞浆丰富，线粒体增多，胞浆有不规则突出伸入基质，核形不整。核膜有深浅不一的切迹。足细胞增生肥大，核周胞浆富含线粒体和粗面内质网。高尔基体发达，核膜多皱褶，有时足细胞线粒体肿胀，甚至空泡化，偶见足突呈局限性触合。个别足突脱离基底膜，末端高度肿胀膨大呈"纺锤状"。内皮细胞亦肿胀。滤过窗孔明显减小，甚至消失。球囊壁层上皮细胞线粒体肿胀，内质网扩张，并且壁层细胞肾小管有团状微绒毛。

②肾小管：光镜下见肾小管变性坏死显著，上皮细胞崩解脱离基底膜，有的基底膜亦破裂。有的出现钙化及上皮增生修复。肾小管坏死部位的髓袢升段远曲小管及集合管变化最显著。电镜下见近端小管上皮主要为细胞结构破坏、线粒体增生模糊或固缩。内质网扩张，偶见溶酶体增多。细胞基质常见空化、疏松。细胞核碎裂消失，细胞顶端小泡减少，微绒毛脱落消失或融合成片状。纤毛缺失或出现复合纤毛，管腔面出现小泡。远端小管多数改变为细胞质空化。

核染色质多而浓缩，积聚于核膜内缘，有些核有溶解固缩等改变。线粒体固缩，胞基质疏松、空化。细胞质膜内褶减少。集合小管有细胞质或核内容空化，核染色质密积于核膜内缘，基底膜增生肥厚，部分溶解模糊，不完整，小部分有断裂。

③肾间质：间质内常有淋巴细胞弥散浸润或灶性聚集，间质水肿，肾乳头尤为明显，外髓内带毛细管扩张含多形核白细胞，并挤压相邻肾小管。血管内皮细胞分离，细胞间隙扩大。

（2）肌肉组织病理变化　肌肉由筋膜切开处膨出，呈灰白鱼肉状，质脆易碎，无弹性，有时外观正常，但镜下有肌纤维束片状坏死。深层肌肉缺血改变多较浅层明显。镜下可见肌纤维变性、肿胀，横纹模糊，部分断裂、破碎，重者肌核消失，呈溶解、固缩坏死状。间质水肿，炎性细胞浸润和出血。毛细血管损伤，内皮破损，平滑肌纤维断裂。神经受压，早期呈节段性缺血、肿胀、充血；严重挤压时，外观变扁、变细，呈带状；神经束间瘢痕形成，与周围组织粘连。可见神经鞘管断裂，部分神经纤维变性，严重者轴索断裂，营养血管中断。

（3）其他脏器改变　主要表现为组织细胞间质水肿，弥散性小出血灶，实质脏器可见淤血和营养不良性改变。心脏出现心肌细胞肿大，核固缩、破碎、肌浆疏松，部分完全崩解、消化，形成小的坏死灶。挤压综合征还可合并脂肪栓塞、DIC和MODS，出现相应的全身与局部脏器的病理学变化。病理生理示意图如下（图8-1）。

（二）中医学认识

中医学认为，挤压伤可引起人体内部气血、经络、脏腑功能的紊乱。此证早期受伤后，受挤压部位呈现青紫、肿胀、发热、疼痛、口渴甚，喘促、胸闷、气短、腹胀、二便闭，周身水肿，脉多弦滑，舌质多紫暗，严重者可出现昏迷、抽搐等。根据中医学有关理论记载，可将其归为"尿闭""水肿""五实证"的范畴，按病因可分为跌打伤、压迮伤、践踏伤。此病临床过程凶险，预后极差。

挤压伤急性肾衰竭患者多表现为大小便闭，身躁热，胸部满闷，憋气，腹部胀满，脉弦滑，舌质暗等，与《素问·玉机真脏论》所述五实证，即"脉盛，皮热，腹胀，前后不通，闷瞀"极为相似，应为死症。

隋代巢元方《诸病源候论·压迮坠堕

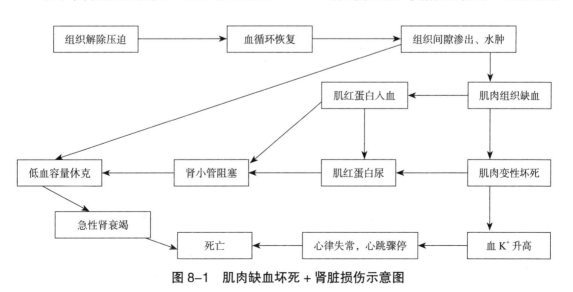

图8-1　肌肉缺血坏死＋肾脏损伤示意图

内损候》指出："此为人卒被重物压连，或从高坠下，致吐下血，此伤五内故也。"清代胡廷光《伤科汇纂·压连伤》载："压连伤，意外所迫致也。或屋倒墙塌，或木断石落，压著手足，骨必折断，压连身躯，人必昏迷。"

中医学认为，水与血有密切关系，如唐容川《血证论》说："水与血本不相离……瘀血化水人亦发水肿，是血病而兼水也。"又说："血既变水，即从水治之。"故因挤压伤所致无尿、水肿的患者，宜用活血化瘀、通利二便之法。另《素问·缪刺论》指出："人有所堕坠，恶血留内，腹中满胀，不得前后，先饮利药，此上伤厥阴之脉，下伤少阴之络。"文中所描述的症状与挤压伤所致急性肾衰竭极为类似，这正是中医学对挤压综合征的最早认识，并提出了"先饮利药"的急救方法。所谓"先饮利药"即活血化瘀和通利二便之药。

二、临床诊断

（一）辨病诊断

1.临床诊断

挤压综合征病情变化快，对机体损伤重，治疗复杂，死亡率高。因此，仔细询问病史，密切观察病情变化，及时诊断，是防治挤压综合征及其并发症、降低死亡率的基本条件。询问病史中应注意一切有可能导致肌肉损伤或导致肢体缺血的因素，注意受挤压的范围和持续时间，解除压迫后肿胀时间和程度，伤后患者精神状态、意识情况，有无恶心、呕吐等。注意观察尿量与尿色，红棕色、深褐色或茶色尿应高度怀疑肌红蛋白尿。医务人员对致伤因素的判断，对外科治疗手段，如石膏或夹板固定、肢体绑扎止血带、充气性抗休克裤等可能发生挤压伤，并进一步发生挤压综合征的认识，对病情的分析和早期诊断

十分重要。值得指出的是，有时挤压伤症状并不典型，如部分患者肢体或者躯干解除挤压后，早期精神状态正常，甚至能下床行走，但已发生严重挤压伤，如掉以轻心，可能错失阻止挤压综合征发生的时机。还有不同原因昏迷后身体自压及非创伤性横纹肌溶解综合征患者中，临床医师往往重视原发病的诊治而忽视横纹肌溶解综合征的存在，以至于延误诊治，发生ARF，造成不良后果。凡临床病史、症状、体征符合挤压综合征的诊断，而化验检查不支持时，应严密观察病情，以免延误抢救造成严重后果。

（1）全身表现　挤压伤解除挤压后，可出现全身代谢及内环境平衡紊乱，这也是ARF的表现，与ARF之间是一个相互促进的过程。主要表现为中毒症状，全身无力，紧张，食欲下降，恶心，呕吐，腹胀，腹痛。由于血容量突然减少，可能发生血压下降，收缩压为7~80mmHg，心率快，脉细弱，体温偏低。随着病情的发展，发生休克，出现意识障碍，有的躁动不安，意识恍惚，或呈现兴奋状态，有的表情淡漠、少语，或呈现嗜睡状态，严重者可致昏迷，皮肤潮凉、苍白，睑结膜呈贫血样，眼窝塌陷，口渴，末梢循环差，唇指（趾）发绀，甲床血流减缓。如果临床医师掉以轻心，对病情估计不足，缺乏持续、细致的临床观察和及时有效的诊断、治疗措施，患者可因酸、碱代谢和水、电解质紊乱，突发心脏停搏。

（2）局部症状　肢体呈渐进性肿胀，皮肤紧张、发亮，出现红斑、水疱、瘀斑，压痛明显；受累肌肉收缩无力，被动牵拉剧痛，关节活动受限，神经分布区域感觉减退。

（3）肌红蛋白尿　肌红蛋白尿出现在挤压伤后早期，是挤压综合征发病机制中的关键环节。肌红蛋白尿呈深褐色或者红

棕色，尿中 Mb 浓度在解除挤压 12 小时达到高峰，一般持续 12~24 小时。部分患者同时伴有肾区胀痛。一般肌红蛋白尿与肢体肿胀程度和发生 ARF 的可能性成正比；但临床肌红蛋白尿患者不一定都发生 ARF，亦可见短暂肌红蛋白尿后发生 ARF 者。因此，对严重挤压伤患者应密切观察小便情况，注意每小时尿量、尿色、渗透压、pH 等。如果发现有深色或红棕色尿时，首先要与血尿和药物所致的色素尿鉴别。药物性色素尿潜血试验阴性，镜下无红细胞和色素管型，血尿镜下可见大量红细胞，一般无色素管型。肌红蛋白尿和血红蛋白尿都显示尿联苯胺试验阳性，可通过观察血清反应，或采用硫酸铵盐析法鉴别。此外，放射免疫测定、血细胞凝集反应、免疫扩散法和免疫电泳法等都可测出尿中的 Mb。Mb 释出后很快从肾脏排出，一般 2 天后尿液逐渐变清，Mb 试验转为阴性。血 Mb 半衰期仅为 1~3 小时，6 小时后从血液中完全消失，绝大部分由肾脏快速排泄，极少量由网状内皮系统清除，肾衰时 Mb 潴留，血浓度升高，故血 Mb 因波动大、干扰因素多，对于诊断横纹肌溶解综合征无直接临床意义。肾功能正常时肾脏对 Mb 排泄快，尿中浓度高，故尿 Mb 测定较血 Mb 特异性强，但尿 Mb 排泄受 GFR、尿量和蛋白结合率影响，敏感性不高，故血尿 Mb 测定只能作为诊断横纹肌溶解综合征的参考指标。

（4）少尿　持续少尿（＜400ml/24h）或无尿（＜100ml/24h）48 小时以上，尿比重低于 1.015。

（5）酸中毒及氮质血症　肌肉缺血和坏死后，大量的磷酸根、硫酸根等酸性物质释出，使体液 pH 值降低，致代谢性酸中毒。严重创伤后组织分解代谢旺盛，大量中间代谢产物积聚体内，血肌酐（Cr）和尿素氮（BUN）每日分别递增 44.2mmol/L 和 3.57mmol/L 以上。

（6）高钾血症　每日以 1mmol/L 上升，出现高钾血症；高血钾同时伴有高血磷、高血镁及低血钙，可以加重血钾对心肌抑制和毒性作用。

2. 诊断步骤

挤压综合征的诊断应包括以下几点。

（1）病史和临床表现　压伤史，大块肌肉组织受压 1 小时以上，伤后初期可无明显症状，随后肢体呈渐进性肿胀，皮肤紧张、发亮，出现红斑、水疱、瘀斑，硬而压痛明显；远端皮肤发白，皮温降低。血管搏动早期可触及。受累肌肉收缩无力，被动牵拉剧痛。关节活动受限，神经分布区域感觉减退。

（2）出现严重肌红蛋白尿，尿中出现蛋白、红细胞、白细胞及管型。

（3）持续少尿（＜400ml/24h）或无尿（＜100ml/24h）48 小时以上。

（4）血 Cr 和 BUN 每日递增 44.2mmol/L 和 3.57mmol；血 K^+ 每日以 1mmol/L 上升，出现高血钾。

（5）经补液及利尿剂激发试验排除肾前性少尿。

（6）脱水、创伤性休克、代谢性酸中毒等全身循环衰竭的临床表现。

（7）应进行中心静脉压、肺楔压和血气检测。

3. 辅助检查

首先是挤压伤发生后进行的相关检查，如血常规、尿常规、生化、电解质、肌酸磷酸激酶等相关酶类、血尿 Mb 测定，以及筋膜腔内组织压测定、动脉搏动描记图、血管造影、B 型超声图像测定肌肉厚度、肌电图等，其中部分项目，如血、尿检查对 ARF 的诊断亦有意义。此外，近年实验及临床研究发现，发生 ARF 时，尿中 N- 乙酰 -β-D 氨基葡萄糖苷酶（NAG）、转酰基酶（AAP）和谷氨酰转肽酶等酶，尿脱落肾小管上皮活细胞计数升高，以及生长因子含量下降，远早于 Cr、BUN 的变化，是非常有价值的预警诊断指标。其他辅助检查还包括肾穿刺活检以及肾小管 Mb 免疫组化法检测，能帮助确诊，肾脏放射性核素检查、B 型超声检查，协助了解肾脏情况。

（二）辨证诊断

挤压伤可引起人体内部气血、经络、脏腑功能的紊乱。可归为尿闭、水肿、五实证的范畴。

1. 瘀阻下焦证

伤后血溢脉外，恶血内留，阻隔下焦，腹中满胀，尿少黄赤，大便不通，舌红，有瘀斑，苔黄腻，脉弦紧数。此型多见于发病初期。

辨证要点：腹中满胀，尿少黄赤，大便不通，苔黄腻，脉弦紧数。

2. 水湿潴留证

伤后患处气滞血瘀，气不行则津液不能输布而为水湿。水湿潴留则小便不通，津不润肠则大便秘结，二便不通则腹胀满，津不上承故口渴干；湿困脾阳，中焦运化失常则苔厚腻，脉弦数或滑数。此型多见于肾衰少尿期。

辨证要点：二便不通，口渴干，苔厚腻，脉滑数。

3. 气阴两虚证

患者长时间无尿或少尿，加之外伤、发热、纳差，致气阴两虚。肾气虚，固涩失司，故尿多。尿多则进一步伤阴及气，而出现气短、乏力、盗汗、面色白、舌质红、无苔或少苔和脉虚细数等气阴两虚的一系列表现。此型多见于肾衰多尿期。

辨证要点：尿多，气短乏力，盗汗，面白，舌红苔少，脉细数。

4. 气血不足证

患者饮食与二便已基本正常，但肢体肌肉尚肿痛，面色苍白，全身乏力，舌质淡，苔薄，脉细缓。此型多见于肾衰恢复期。

辨证要点：肌肉肿痛，面白乏力，舌淡，苔薄，脉细。

三、鉴别诊断

挤压综合征通常是由挤压伤伤势过重或超过一定时限发展而来。临床上一般将在急性肾衰竭出现前的外伤性肌肉组织缺血坏死诊断为挤压伤，急性肾衰竭出现后才能诊断为挤压综合征，因此二者可认为是同一疾病的两个发展阶段。

挤压伤是指四肢或躯干大块肌肉丰富部位受重物长时间挤压，身体被动体位的长时间自压或缚扎止血带时间过长，造成肌肉组织缺血坏死，典型的受累部位依次是下肢、上肢和躯干。挤压伤是导致挤压综合征的主要原因，严重的挤压伤首先形成广泛性软组织挫伤，在短时间内引起创伤性失血性休克。

挤压综合征是指上述部位长时间受到严重挤压造成大面积横纹肌溶解，产生肌红蛋白尿、代谢性酸中毒、高钾血症、高磷血症和氮质血症等以急性肾衰竭为特点的临床症候群，称之为挤压综合征。典型的挤压综合征在严重挤压损伤后 48 小时甚至更长时间内形成，是以肾小管阻塞、小管上皮细胞脱落为特征的急性肾功能不全。

挤压综合征也要和骨筋膜室综合征相鉴别。

骨筋膜室综合征：是由于重物挤压、包扎过紧、肢体长时间受压以及血管损伤等原因导致的肌肉缺血坏死，神经麻痹，甚至危及生命的一系列病理生理变化。由于四肢的肌肉和神经都处于由筋膜形成的间隔之中，当机体遭遇以上意外伤害时，使筋膜室内压力增加，就会影响该处的血液循环及组织功能，最后导致血肿、肌肉过度活动后发生肿胀等，晚期出现五"P"

症，即由疼痛转为无痛（Painless）、苍白（Pallor）或紫绀、大理石花纹等、感觉异常（Paresthesia）、肌肉瘫痪（Paralysis）、无脉（Pulselessness）。骨筋膜室综合征是由各种原因造成筋膜室内组织压升高致使血管受压，血循环障碍，肌肉和神经组织血供不足，甚至缺血坏死，最后产生一系列症状、体征。而挤压综合征当肢体所承受的重量被移除后，肌肉已经坏死，水肿和间隙的高压继发于肌肉坏死，而非它的起因。挤压综合征是由于压力解除，挤压伤区域血流恢复引起的。

四、临床治疗

尽管近年挤压伤，挤压综合征的救治水平不断提高，但凡是挤压伤患者，都有发生挤压综合征的可能，发生 ARF 后的死亡率仍高达 40%~50%。因此，挤压综合征的处理除遵循 ARF 的常规处置原则外，应强调对患者的早期诊断，并立即采取措施，及时、妥善处理局部挤压伤。对严重挤压伤，首先应抗休克、抗感染、纠正酸中毒及高血钾症，休克平稳后，尽早行筋膜间隙切开减压术，消除坏死组织，必要时行截肢术，保护肾脏功能，防止 ARF 及其并发症的发生、发展，或防止其发展为器质性 ARF。

（一）提高临床疗效的要素

挤压综合征的救治中，最重要的是及时、有效的现场救治，危重情况的早期识别，稳定生命体征，充分的器官支持治疗。

（二）辨病治疗

1. 挤压伤现场急救及早期处理

预防挤压综合征的发生包括解除挤压外力、妥善固定伤肢、抗休克、抗感染、碱化尿液等处置。需要指出的是，挤压伤及挤压综合征的发生与肌肉缺血及筋膜腔内压力升高有关，伤情较轻者可先制动肢体，密切观察。但如肢体迅速肿胀，远端血液循环障碍，发生骨筋膜室综合征，应及早切开筋膜室，充分减压，以改善肢体循环，减少有害物质吸收，避免发生急性肾衰竭。对于延误诊治的患者，一经确诊，应及时施行切开减压术，亦可望获得良好的预后。必要时可考虑截肢，以牺牲肢体挽救生命。上述措施对预防挤压综合征的发生具有重要意义。

2. 抗休克治疗

受伤肢体解除压迫后迅速肿胀，出现"第三间隙异常"。组织大量破坏，代谢产物聚集，毒素吸收，血管扩张，通透性增加，有效循环血量减少，血压下降。应及时补液扩容，纠正低血容量休克和中毒性休克。早期大量补液是挤压综合征一切治疗措施的基础，目的是通过补偿淤积液体、改善微循环、稀释毒素及增加肾灌注来纠正休克，保护器官功能。补液量根据休克程度和尿量来决定。选择温热、等张、不含钾的晶体溶液，5% 葡萄糖与生理盐水交替输入，减少发生潜在钠负荷过重可能。同时在对患者不能实现密切监测的情况下，要限制液体量 3~6L/d，并通过观察尿量来管理液体复苏，避免高入低出，出现血压升高、血容量增多，使病情恶化。后期可逐渐补充低分子右旋糖酐等胶体液，右旋糖酐每日用量不超过 1000ml。必要时输入血浆和新鲜血液（不宜输入大量库存血，避免增加肾脏负担）。晶体液与胶体液的比例为 1:1 或者 1:1.5。输液速度应根据临床症状、血压、中心静脉压和肺动脉楔压调整。同时注意尿量，防止大量扩容导致水中毒。伤后微循环处于低灌注状态，应予血管活性药物，如山莨菪碱，以解除平滑肌痉挛，舒张血管，改善微循环增加组织灌流。如果 PaO_2 降低，出现缺氧症状，可连续或间断给氧。并发 ARDS 时及时采用机械通气，宜用呼气末正压（PEEP）。地塞米松是抢救危重患者必不可少的药物，具有抗炎、抗休克及自身免疫抑制等作用，可提高患者生存率；此外疼痛是一种不容忽视的症状，它不仅关乎患者的情绪，更与病情的转归及并发症的发生密切相关，因此专家指出要坚定使用麻醉类镇痛药来减轻疼痛。

3. 防治感染

挤压伤由于伤口污染、肌肉缺血坏死，极易发生感染。局部组织感染，毒素吸收，组织细胞破坏加速，加重氮质血症和高血钾等ARF的临床表现。继发感染是仅次于ARF的致死原因，有效防治感染是救治挤压伤和挤压综合征的重要原则之一。①现场抢救中注意保护伤口，减轻污染，保持伤口引流通畅，必要时予切开引流，清除坏死组织。②及早应用足量有效的抗生素。先选用1或2种广谱抗生素。创面、血液的细菌学检查和药敏试验结果回报后再进行调整。③避免使用对肾脏功能有较大影响的药物。④预防破伤风和气性坏疽。

4. 碱化尿液

补碱可纠正代谢性酸中毒，降低血清K^+，并碱化尿液，减少肌红蛋白在肾小管内的沉积和其毒性作用，这一点在挤压综合征患者尤其重要。轻症患者输入平衡盐（2份等渗盐水加1份等渗碱溶液），可使尿液呈碱性和中性。须输入高渗碱性溶液时，成人每日可输入5%$NaHCO_3$ 200~800ml，或根据尿pH、血BUN水平及血气监测结果及时调整，避免导致代谢性碱中毒。

5. 促进有害物质排泄

挤压伤后肌肉组织破坏，除肌红蛋白外还可释放大量其他有害物质，因此应注意补充血容量及利尿措施的应用，以促进毒素的排出。大剂量甘露醇除具有利尿作用外，对伤肢亦有保护作用，甘露醇利用其高渗性在早期能有效降低筋膜室内压，减少横纹肌细胞水肿坏死，从而降低横纹肌溶解后肌球蛋白、尿酸盐、磷酸盐等肾毒性物质的释放，促进血管外液向血管内转移，降低组织压，减轻挤压伤局部临床症状，起到扩充血容量和保护肾脏功能的作用。

6. 血液净化治疗

挤压综合征院内救治的核心是血液净化。血液净化的主要模式有血液透析、腹膜透析或连续性血液净化，需根据伤情个性化选择。挤压综合征发生ARF时，血中BUN、K^+的上升速度比一般ARF快，因此，提倡及早进行透析治疗，迅速清除体内过多的代谢产物，减少心血管并发症的发生，以免肾功能发生不可逆改变。多种免疫细胞激活，产生大量炎症因子；机体处于高分解代谢状态，需积极静脉营养；创伤后往往出现血流动力学不稳定，这些问题在挤压综合征患者较一般ARF患者更为突出，血液净化措施中连续肾脏替代疗法作为一种新技术，克服了传统间断血液透析的缺陷，可更好地解决这些问题，在抢救挤压综合征中具有其独特的优势。

7. 热量营养的摄入

严重创伤后组织分解代谢旺盛，机体多有营养不良，会影响组织和器官损伤后的修复，降低机体免疫反应。因此，挤压伤、挤压综合征治疗更应强调热量和营养的补充。正常人每日需要能量7650kJ，主要由葡萄糖供给。创伤后能量需求可增加100%~200%，蛋白质分解是葡萄糖的主要来源，因此营养支持每日应供氮0.2~0.24g/kg，热量167~188kJ/kg。

8. 高压氧治疗

高压氧治疗挤压伤和挤压综合征具有增强红细胞的可变性、抑制凝血系统、降低血液黏稠度、改善微循环的调节功能，并增加溶解于血浆中的氧量，使组织供氧充分，有利于细胞氧代谢和血管再生。挤压伤后，在外科治疗的前提下，合理应用高压氧可使组织血供得到明显的改善，渗出减少，组织压下降，从而加大了动静脉压差，同时可使小动脉重新开放，解除缺氧，组织水肿的恶性循环。

9. 外科治疗

挤压综合征的外科治疗包括筋膜切开减压、截肢或关节离断。对于何时应该进行筋膜切开减压，《中国急性骨筋膜室综合征早期诊断与治疗指南（2020版）》指出，手术治疗的总原则是疑诊急性骨筋膜室综合征患者均应积极切开筋膜室。一旦确诊骨筋膜室综合征，应在确诊后立刻行筋膜室切开减压术，最迟不应超过伤后12小时；若患者因病情危急无法送入手术室手术，可于床边在确保洁净消毒、铺巾的情况下行紧急筋膜室切开减压术；临床医生应避免把肢体远端动脉搏动是否存在作为骨筋膜室切开的手术指征。对于挤压综合征患者，筋膜切开减压或截肢术后创面的愈合是影响患者恢复的关键，同时创面的愈合处理也是治疗的难点。由于早期受累肢体水肿，且多合并进行性肾功能衰竭、贫血、低蛋白血症和电解质紊乱，创面大量渗出，同时，由于长时间压迫造成大面积肌肉软组织坏死，使创面愈合困难，特别是现场治疗或截肢、减压，由于条件所限，创面不愈和感染发生率更高，因此，挤压综合征患者创面的愈合是这类患者综合治疗中一个最重要的问题。

（三）辨证治疗

1. 辨证论治

（1）瘀阻下焦证

治法：化瘀通窍。

方药：桃红四物汤合皂角通关散加减。

当归10g，红花6g，川芎10g，白芍10g，生地黄15g，桃仁10g，皂角6g，知母9g，黄柏9g，小葱30g，路路通7个。

（2）水湿潴留证

治法：化瘀利水，益气生津。

方药：大黄白茅根汤合五苓散加减。

大黄9g，黄芪15g，白茅根15g，芒硝15g，桃仁6g，茯苓9g，猪苓9g，白术9g，泽泻15g，桂枝6g。

（3）气阴两虚证

治法：益气养阴，补益肾精。

方药：六味地黄汤合补中益气汤加减。

熟地黄25g，怀山药12g，茯苓10g，泽泻10g，山茱萸12g，牡丹皮10g，黄芪15g，党参12g，白术12g，陈皮3g，炙甘草5g，当归10g，升麻5g，柴胡5g。

（4）气血不足证

治法：益气养血。

方药：八珍汤加减。

党参10g，白术10g，茯苓10g，炙甘草5g，川芎6g，当归10g，熟地10g，白芍10g，鸡血藤30g，肉苁蓉30g，红花12g，木香10g，生姜3片，大枣2枚。

2. 外治疗法

挤压综合征的外治主要体现在患者的康复中，如物理疗法、音频、超声波、运动疗法、电疗、热疗、手法治疗等。

1. 神经肌肉电刺激疗法

本法以保持肌肉质量，迎接神经再支配。失神经支配后第1个月，肌肉萎缩最快，宜及早进行神经肌肉电刺激，失神经后数月仍有必要使用神经肌肉电刺激疗法。

2. 运动疗法

（1）关节活动度的维持　在不影响局部创面愈合的情况下，结合主、被动活动和软组织牵伸等，维持和恢复受累肢体各关节的关节活动度。

（2）肌力训练　受累神经支配肌肉肌力为0~1级时，可进行被动运动、肌电生物反馈等治疗；肌力2~3级时，进行助力运动、主动运动及器械性运动；肌力3+~4级时，可进行抗阻训练，争取肌力最大程度的恢复。

（3）同时进行速度、耐力、灵敏度、协调性与平衡性的专门训练。

3. ADL 功能训练

通过康复训练配合作业治疗、感觉训练等，改善和提高日常生活活动能力，提高生活质量。

3. 康复治疗

（1）早期康复。①功能体位摆放：保持受累肢体关节的功能体位，预防因软组织挛缩导致关节活动度受限。②运动疗法：鼓励患者参与康复锻炼，受累肢体肌肉的等长收缩或做轻微的主、被动运动，促进血液循环，维持肌肉正常代谢及其功能，延缓肌肉因失用而产生萎缩。③物理治疗：有利于镇痛，改善局部血液循环和淋巴回流，促进水肿和炎症的吸收以及调节局部自主神经功能等。受累肢体功能体位摆放的同时，注意定时改变体位，避免局部长期受压而产生压疮。运动训练可能促进髓鞘的生成，使其厚度增加，轴索的直径变大，神经纤维数量增加。但是关于运动训练对神经功能恢复的效果却报道不一，主要是因为神经损伤程度和运动负荷不一致，最重要的变数是运动负荷。运动疗法要根据损伤程度、个体差异，运动负荷由小到大，循序渐进，禁忌粗暴运动治疗引起再损伤。

（2）晚期康复。挤压伤晚期主要因肌肉的瘢痕挛缩和神经受压损伤引起肢体运动和感觉障碍。神经压迫可进行探查松解减压，严重者进行神经移植。肌肉的瘢痕挛缩根据情况可进行瘢痕切除、松解，严重者可进行肌肉的转移和移植。康复治疗主要以软化瘢痕、恢复肌肉的运动功能和改善神经的运动支配和感觉为主。各种热疗，如蜡疗、红外线都可使瘢痕软化，使组织的延展性增加。音频电疗和超声波治疗对瘢痕的软化作用也比较明显。在热疗和电疗的基础上进行肌肉的牵长手法治疗

和配戴适当的矫形支具进行肌肉的持续牵长治疗，可以使肌肉因瘢痕挛缩而缩短的长度得到恢复。在肌肉长度逐渐恢复的同时，训练患者损伤肌肉主动和抗阻的舒张和收缩，可使肌肉的体积增大，肌肉内血液循环增加，肌肉的力量增加，同时也使肌肉的延长和缩短能力增加，肌肉的功能逐渐得到恢复。损伤部位的肌肉在进行热疗、电疗和运动治疗的同时，对局部神经的损伤也具有促进恢复的作用。在神经损伤和肌力微弱的情况下，可进行生物反馈治疗，反复多次及强化的神经意识冲动刺激对神经和肌肉的恢复都具有良好的促进作用。

肢体长时间受压和肌腱损伤造成的肌腱粘连会使肌肉的运动不能传导到相应的关节，也成为功能障碍的原因。肌腱的滑动训练可以使肌腱的滑动范围逐渐增加，使肌肉收缩产生的动力能传达到关节。必要时可以先以手术松解粘连的肌腱，再进行肌腱滑动训练。

关节的损伤和长时间制动可引起关节囊的挛缩和关节的粘连，关节内骨折复位不良，骨片游离造成骨性阻挡，这些也是成为肢体功能障碍的原因。严重的骨折复位不良需重新手术复位，严重的关节挛缩僵直也可进行手术松解，一般的关节挛缩仅做康复治疗即可。先做热疗使组织软化，正确而适当的关节松动术治疗可使关节囊松弛，关节的活动范围增加，持续的关节牵引可使挛缩的组织得到有效的塑性延长，使关节的活动增加，此时持续的主动和抗阻运动不光使关节的活动范围得到扩大和保持，同时也有效地改善肌肉的质量，增加肌力。灵活的关节和有力的肌肉是肢体运动的基础。在关节活动范围和肌力得到明显改善的基础上增加肢体的组合运动，以改善损伤肢体的协调性、灵活性和耐力。渐进和持续的康复训练最后使肢体的运动和使用接近或达到正常。在肢体运动功能

恢复的同时，神经损伤造成的感觉障碍也会得到一定的恢复，也可在治疗运动障碍的同时或以后进行专门感觉恢复的康复训练。

3. 成药应用

（1）血必净　血必净注射液 100ml 加 0.9% 生理盐水 100ml 静脉点滴，1 天 2 次，7 天 1 个疗程。用于症见发热、喘促、心悸、烦躁等由瘀毒互结证，可配合治疗多脏器功能失常综合征的脏器功能受损期。

（2）复方丹参注射液　复方丹参注射液 8~16ml 加入 5% 葡萄糖液 100~150ml 静脉滴注，1 天 1 次，2~4 周为 1 个疗程，适用于外伤后血瘀证。

（3）七叶皂苷钠　注射用七叶皂苷钠 5~10mg 溶于 10% 葡萄糖注射液或 0.9% 氯化钠注射液 250ml 中静脉滴注。1 天 1 次，7 天为 1 个疗程。适用于脑水肿、创伤或手术后引起的肿胀，也用于静脉回流障碍性疾病。

（四）医家经验

1. 杨素珍

"去菀陈莝"法是通过发汗、利小便、化瘀等法，排出体内郁积过剩的水液，以消水肿；另外是指祛除血脉中陈旧的瘀血。临床选用复元活血汤，方中重用大黄、芒硝、苏木、桃仁荡涤瘀血通便泄浊，消除水肿。"去菀陈莝"法的基本精神是给邪以出路，由于邪有出路，使"五实"之死证得到转机。《素问·玉机真脏论》述五实证即："脉盛、皮热、腹胀、前后不通、闷瞀"，但文中又提出"身汗，得后利，则实者活"。挤压伤并发急性肾功能衰竭亦属"五实"之死证，但通过大量多次排泄通便、祛除浊阴瘀血等致病因素，使邪有出路，而病情得以有转机。

2. 马俊

挤压综合征者，受挤压之时，气血运行皆不畅，诚所谓"欲伸不能、欲起无方"，情绪亦必焦虑，肝木必失条达，肝郁则相火不能周游全身，气阻血瘀，肺之通调、脾之健运功能受挫，则呼吸维艰、二便不利、手足废用诸症作矣。小柴胡汤疏肝解郁，辅以倒换散以调二便，再以独参汤以维扶正气，与复元活血汤有异曲同工之妙。

3. 焦宗乾

四肢挤压损伤是血脉受损，血损而瘀，气伤则滞，气滞络瘀，水津外溢，聚而为湿，瘀血与湿气互结，脉络不通，遂成瘀血化热，或邪毒内侵，可从活血理气、和清热利湿两方面入手，以便标本同治，达到消肿退热的目的。清心汤加味活血理气，清热利湿，标本兼顾。诸药合用，则气机畅通，瘀消湿化，肿消热退疼痛止。

五、预后转归

在战争时期，挤压综合征具有很高的死亡率：第二次世界大战时死亡率高达 91%；朝鲜战争时透析前死亡率为 84%，而透析后死亡率为 53%；越战期间由于后送及时及补液治疗，死亡率降为 50%。在和平时期，挤压综合征的死亡率在地震灾害中仅次于直接损伤，高居第二位。

据近年来几次国内外大地震不完全的统计资料推测，地震可造成 3%~20% 的挤压伤，地震挤压综合征导致的急性肾衰竭死亡率约为 20%。挤压综合征患者的早期现场救治是降低早期死亡率的最关键措施，而后方医院的综合治疗是减少伤残和死亡率的关键环节。

六、预防调护

（一）预防

挤压综合征病情变化快，对机体损伤重，患者病死率高。一般情况下，灾害造成的损伤救治时间不确定，如地震中成功搜救需要 5 小时以上，而幸存者往往已经在废墟下压埋了 2 天以上。因此对于此类伤员，首先应该警惕挤压综合征的发生，早期诊断对患者至关重要。详细了解致伤原因和方式，对诊断有重要的参考价值。

人体骨骼肌受到各种机械性损伤如肢体受压、遭受殴打、交通事故、各种灾害损伤均可导致本病发生。挤压伤在地震所致的损伤中最常见，其伤后初期有时可无明显症状，往往此时最易误诊。例如唐山地震时曾有被救出的伤员，刚获救时下肢体表没有伤口，能够自由行走，但是一段时间后就出现了肾衰，最终不得不截肢以保住其性命。其实这些伤员当时就有挤压伤，只是没有及时发现，最终发展为挤压综合征。挤压伤的识别并不难，其主要特点是疼痛与体表伤口不符，即伤者肢体体表伤口较轻甚至没有伤口，但其疼痛严重，特别是运动（肌肉收缩）时，疼痛明显加重。一般情况下，人体肌肉组织承受缺血限度为 1.5 小时可完全恢复，4 小时肌肉结构及功能损害且无法恢复，7 小时后肌肉坏死，只能被迫截肢。对于被压伤或活动受限 4 小时以上的伤员，要有高度的警觉，早期发现并积极治疗，就能避免挤压综合征的发生。除此之外，还应了解肢体受压和肿胀的时间，注意伤后有无深褐色或者红棕色尿及尿量情况。

因本症的死亡率轻较高，所以预防是关键。一般的预防措施如下。

1. 伤后补液

伤后早期晶体液优于胶体液，选择温热、等张、不含钾的晶体溶液，5% 葡萄糖与生理盐水交替输入，减少发生潜在的钠负荷过重可能。同时在对患者不能实现密切监测的情况下要限制液体量到 3~6L/d，并通过观察尿量来管理液体复苏，避免高入低出，出现血压升高、血容量增多，使

病情恶化。

2. 碱化尿液

因挤压综合征常有酸中毒，所以早期即应用碱性药物以碱化尿液，预防酸中毒，防止肌红蛋白与酸性尿液作用后在肾小管中沉积。可口服碳酸氢钠液或静脉输入 5% 碳酸氢钠，每日给予 25~30ml，但需防范代谢性碱中毒及转移性钙化的形成，利用碳酸酐酶抑制剂乙酰唑胺替代可避免碱中毒的形成。

3. 利尿

当血压稳定之后，可进行利尿，使在肾实质受损害前，有较多的碱性尿液通过肾小管，增加肌红蛋白等有害物质的排泄。可用 20% 甘露醇快速静脉输入，其高渗透压作用可使肾脏血流增加，使肾小球滤过率增加，肾小管保持充盈状态，减轻肾间质水肿，防止肾小管中凝集物沉淀，从而保护肾功能，所以宜早期应用。甘露醇利用其高渗性，在早期能有效降低筋膜室内压，减少肌细胞水肿坏死，从而减少毒素入血，并降低截肢风险，但该药的应用存在争议，后期无尿时使用易引起高血容量，恶化肺水肿，老年患者尤甚。

4. 解除肾血管痉挛

挤压伤后，血液中肾素、组织胺等收缩血管物质浓度增加，使肾血管收缩痉挛。早期用甘露醇的同时可加血管扩张药以解除肾血管痉挛，增加肾血流。

5. 切开筋膜减压释放渗出物，改善循环

切口应在肌肉肿胀最严重部位，长达肿胀区之外，不必探查深部。对于肌肉已坏死的肢体，一旦出现肌红蛋白尿或其他早期肾衰竭征象，就果断截肢。

（二）调护

1. 严密观察病情变化

（1）对全身状况的观察　伤员来院就诊后要及时询问受伤原因和时间，观察有

无挤压综合征的症状及体征。严密观察生命体征及变化，有无血压低、脉快而弱、面色苍白、出冷汗等休克症状。由于尿量减少是急性肾衰竭的早期表现之一，当休克纠正后，尿量仍少，应考虑挤压综合征，并注意尿的颜色、性质。高血钾是挤压综合征的早期表现，也是致命的主要因素之一，应重点进行观察。高血钾中毒时，伤员表现为烦躁，神志恍惚，反应迟钝，肢体感觉异常，麻木无力，继而面色苍白，四肢发冷，反射减退或消失，心跳减慢，心律不齐甚至心跳骤停。当伤员出现上述症状时，应及时查血钾浓度或心电图检查了解T波改变，并立即处理。注意观察有无呼吸深长、瞳孔缩小、呼出异味气体等酸中毒的表现；有无全身水肿、咳泡沫样痰及肺部啰音等水中毒的表现；有无呕吐、烦躁、谵语昏迷等尿毒症的表现。

（2）对受伤肢体的观察与护理　有骨折者予以固定，严密观察受伤肢体的颜色、温度、感觉、运动、血运和动脉搏动，以及创面渗出、坏死等情况。患肢须平放，不可抬高，要翻动，并适当冷敷，禁热敷，不可按摩及活动，否则将加重全身中毒症状及局部损伤。对切开减张后的肢体或截肢后的伤员仍应密切观察。

2. 准确记录出入量

（1）少尿期或无尿期　此期是病情最危急时刻，应观察有无全身中毒症状及多器官损伤，严格控制水的摄入，防止水中毒引起肺水肿、脑水肿。准确记录尿量，并参考大便量、出汗量及渗出液量，注意腹膜透析的出入正负值及食物的含水量等。饮食以高热量、低钾低钠饮食为主，并控制钾的摄入。

（2）多尿期　此期以每日尿量超过600ml为指征，有时可达5000ml以上，体内有大量水分和钾排出。应注意有无酸中毒及水、电解质紊乱。此期氮质血症可继

续加重，因此当患者自觉症状减轻时，不能放松观察，应准确记录出入量，测尿比重等。出入量是反应心、肾功能的重要指标，可帮助了解心、肾功能的恢复情况。

3. 严防各种并发症发生

（1）防止感染　腹膜透析、静脉输液、伤口换药时，应严格执行无菌技术操作。肢体切开减张时渗出较多。应勤换敷料，保持干燥。腹透液现用现配，腹透管周围保持干燥，每日消毒，更换敷料、引流管、瓶及输液滴管，防止感染。

（2）防止静脉炎发生　穿刺时保护好血管，防止药液外漏，必要时穿刺部位予以热敷或神灯理疗。

（3）防止呼吸道及泌尿道感染　如地区昼夜温差大，注意防寒受凉得感冒，加强口腔护理，如盐水漱口等。鼓励伤员多饮水，进食易消化食物，并辅助雾化吸入等。对留置导尿管者定期更换。同时加强病房管理，控制陪床探视人员，以防交叉感染发生。

（4）预防褥疮等并发症　加强晨、晚间护理，床褥保持清洁干燥、平整。定时翻身，变换体位。骨凸处悬空，加强基础护理，防止褥疮等并发症发生。

4. 加强功能锻炼

帮助和指导患者正确掌握各阶段的锻炼方法。同时加强心理护理，消除患者顾虑，使其积极主动地进行功能锻炼。防止发生关节强直和足下垂，争取早日康复。

5. 营养治疗

挤压伤由于创伤、休克、感染等，能量消耗和需求增加，引起负氮平衡，导致营养不良、抵抗力低下，影响伤口愈合，并易于合并感染。因此，营养支持治疗非常重要。原则上首选肠内营养，合并腹膜损伤、胃肠功能紊乱或消化道出血时选择静脉营养。依据病情发展的不同阶段常常选择肠内营养与静脉营养配合使用。

营养治疗方案如下。

（1）热量 20~30kcal/kg/d。

（2）葡萄糖 150~200g/d，占总热量供应的 60%~70%；脂肪 1~1.5g/kg/d，占总热量供应的 30%~40%；蛋白质 1.5~1.8g/kg/d。

（3）连续肾脏替代治疗 每日将丢失氨基酸 6.5~15g，应注意补充；特别是推荐补充谷氨酰胺，促进正氮平衡，保护胃肠功能。

（4）补充水溶性维生素（维生素 C < 250mg/d，维生素 B_1 100mg/d）及微量元素。

（5）长期禁食或使用广谱抗生素的患者应注意补充维生素 K，预防凝血功能障碍。

七、专方选要

1. 复元活血汤（《医学发明》卷三）

组成：柴胡 15g，当归 9g，花粉 9g，炮山甲 6g，红花 6g，桃仁 15g，大黄（酒浸）10g，甘草 6g。

用法：水煎温服，每日 1 剂。

功用：活血化瘀，通便泄浊。适用于挤压综合征早期合并急性肾功能衰竭，受伤、受压部位青紫、肿胀、发热、疼痛，喘促，腹胀水肿，二便秘结，脉弦滑，舌质紫暗者。

2. 代抵当汤（《血证论》卷八）

组成：大黄（酒炒）3g，莪术 3g，红花 3g，炮山甲 6g，桃仁 9g，牡丹皮 9g，当归 9g，夜明砂 9g，牛膝 6g。

用法：水煎温服，每日 1 剂。

功用：化瘀涤热。适用于挤压综合征早期合并急性肾功能衰竭，受伤部位瘀肿疼痛、发热，腹胀，小便不利，舌紫暗，脉弦者。

主要参考文献

［1］王鑫. 挤压伤－挤压综合征治疗的研究进展［J］. 中华灾害救援医学，2016，4（8）：
466–470.

［2］岳茂兴，王立祥，王东明，等. 地震现场救援与卫生应急医疗处置专家共识（2017）［J］. 中华卫生应急电子杂志. 2017（4）：7–19.

［3］刘洪霞，唐娜，兰林，等. 地震导致挤压伤－挤压综合征的临床诊治进展［J］. 创伤外科杂志. 2021（7）：871–874.

［4］苏伟，王博炜，吴新宝，等. 中国急性骨筋膜室综合征早期诊断与治疗指南（2020）［J］. 中华创伤骨科杂志. 2020（8）：645–654.

第二节　颅脑外伤

颅脑损伤在平时和战争时期都是常见的损伤，主要以交通事故、跌倒和坠落伤、战时枪弹伤和爆炸伤为多见。颅脑损伤的发病率较高，约占全身损伤总数的 20%，仅次于四肢损伤，居第 2 位。但伤情及后果远比四肢损伤严重，死亡率居首位，应积极预防和治疗。

颅脑损伤根据其严重程度分为轻、中、重和特重 4 型。

1. 轻型

（1）伤后昏迷 30 分钟以内，格拉斯哥昏迷评分（GCS）13~15 分。

（2）临床症状有头痛、头晕、恶心呕吐及逆行性遗忘，神经查体无明显阳性体征。

（3）头颅 CT 检查无异常发现。

2. 中型

（1）伤后昏迷时间为 30 分钟至 6 小时，GCS 9~12 分。

（2）临床症状有头痛、头晕、恶心呕吐，有或无癫痫，神经查体有肢体瘫痪及失语，有轻度脑受压及生命体征改变。

（3）CT 检查可有局限性小出血及血肿、脑水肿，中线结构移位 < 3mm。

3. 重型

（1）伤后昏迷时间在 6 小时以上，GCS 6~8 分。

（2）临床症状有偏瘫、失语或四肢瘫痪，有脑受压及生命体征改变。

（3）CT 检查蛛网膜下腔出血及颅内散在出血灶，血肿＞ 60ml，脑池变窄或封闭，中线结构移位＞ 3mm。

4. 特重型

（1）伤后昏迷时间在 6 小时以上或持续昏迷，GCS 3~5 分。

（2）临床表现已有脑疝、四肢瘫痪以及脑干反射消失。

（3）CT 检查有广泛蛛网膜下腔出血、颅内血肿或大面积脑梗死，环池闭塞，中线结构移位 5~10mm。

1997 年由国家技术监督局发布的《中华人民共和国国家标准　中医临床诊疗术语　疾病部分》中定义：头部内伤指因外伤所致，以伤后神志昏迷，或烦躁不安，头晕头痛，恶心呕吐等为主要表现的损伤类疾病。该病名相当于西医学中颅脑损伤。头部内伤，包括"颅脑损伤""脑损伤""脑震荡""脑挫裂伤"等不同范围、不同级别的病类。

头皮损伤

头皮损伤是指直接损伤头皮所致，常因暴力的性质、方向及强度不同所致损伤各异，头皮损伤分开放性和闭合性两类。开放性损伤包括擦伤、切伤、刺伤、挫伤、裂伤、穿通伤、撕脱伤和头皮褥疮。闭合性损伤包括皮下血肿、帽状腱膜下血肿及骨膜下血肿。

一、病因病机

（一）西医学认识

1. 流行病学

头皮血肿在颅脑损伤病例中发生率高，诊断并不困难，可以发生在任何年龄。同时存在多处头皮血肿者应高度警惕颅骨或脑损伤的存在。

2. 病因与诱因

当近于垂直的暴力作用在头皮上，由于有颅骨的衬垫，常致头皮挫伤或头皮血肿，严重时可引起挫裂伤。

按常见暴力作用方式可分为以下几类。

（1）打击与冲撞　打击是运动着的外物击伤头部。因致伤物的速度与大小不同，可造成不同的损伤。冲撞是运动着的头部撞击于外物，常见于车祸、跌伤、坠落伤。

（2）切割与穿戳　切割是由于锋利的物体作用于头皮所致，往往造成边缘整齐的头皮裂伤。穿戳是由于尖锐的外物作用于头部所致，往往造成规则或不规则的头皮裂伤，且常伴开放性颅脑外伤。

（3）摩擦和牵扯　摩擦是由于暴力呈切线方向作用于头部所致，常造成头皮擦伤及挫伤，重者可引起部分头皮撕脱伤。牵扯是由于头皮受到强大的牵拉力作用所致，主要见于女工发辫卷入转动的机轮中，常成大片头皮或全头皮的严重撕脱伤。

3. 发病机制

头皮受钝性的撞击或锐器的损伤引起头皮及皮下组织的损伤，产生局部淤血、肿胀或形成血肿、头皮裂伤以及头皮的撕脱等。头皮损伤的主要病理表现为头皮各层的挫伤，全层或部分层次的裂伤，如皮肤未裂伤则可出现血肿；头皮的撕脱伤除出现挫伤、裂伤外，主要为大块头皮自帽状膜层或骨膜层一起撕脱。

（二）中医学认识

中医认为外伤导致头皮及皮下组织挫伤或裂伤，早期头皮下气滞血瘀，经络不通，出现局部疼痛，随后血瘀化热，表现为轻至中度发热，后期多因肾精不足致肝阳上亢。

二、临床诊断

（一）辨病诊断

头皮受钝性的撞击引起头皮及皮下组织损伤称为头皮挫伤或裂伤、头皮撕脱伤，表现为头皮裂伤出血，局部淤血肿胀，严重者可形成头皮血肿。

1. 皮下血肿

血肿位于表层和帽状腱膜之间，受皮下纤维隔限制而有其特殊表现：范围比较局限，血肿周围软组织水肿明显，疼痛明显，触之较硬，中心部分柔软。

2. 帽状腱膜下血肿

帽状腱膜下层是一疏松蜂窝组织层，有连接头皮静脉和颅骨板障静脉以及颅内静脉窦的导血管，表现为血肿常容易沿着疏松的帽状腱膜下层扩散，严重时可扩大至整个头部。

3. 骨膜下血肿

新生儿产伤或婴幼儿受钝器打击，易产生骨膜下出血，而且一般伴有颅骨线形骨折，临床表现为血肿多不易越过骨缝而局限于局部范围内，常与所在处的颅骨大小相当，压痛明显，张力高。有时吸收较慢，钙化后形成骨性隆起。

（二）辨证诊断

望诊：痛苦面容，受伤部位肿胀、青紫、发热或流血。

问诊：外伤史。

切诊：受伤部位肿胀、青紫、发热。

1. 气滞血瘀

受伤部位疼痛、肿胀、青紫等。

2. 血瘀化热

除局部肿痛外，有轻到中度发热。

3. 肝肾阴虚

头痛眩晕，耳鸣目涩，腰膝酸软等，舌红，少苔，脉细。

三、鉴别诊断

（一）西医学鉴别诊断

皮下血肿常易误诊为凹陷性颅骨骨折，采用头颅 CT 平扫或在血肿周缘加压排开组织内血液和水肿后，可明辨有无凹陷性颅骨骨折。

（二）中医学鉴别诊断

头部肿胀青紫、发热或流血，当与蛇虫叮咬导致的上述症状相鉴别，两者起病原因不同，详细问诊可鉴别。

四、临床治疗

（一）提高临床疗效的要素

明确头皮损伤分类，重视思想工作，解除患者对其的种种顾虑。

（二）辨病治疗

根据头皮的损伤情况而定。如有裂伤，应清创缝合；如有较大血肿可行血肿穿刺并加压包扎；如仅为局部挫伤则仅用活血化瘀疗法便可。

临床上重点在于对症处理。

1. 手术治疗

较小的头皮下血肿多可自行吸收，早期冷敷可减少出血及疼痛，24~48 小时之后热敷可促进吸收。大的帽状腱膜下血肿，应在严格无菌条件下，用粗针将积血抽出，行帽状绷带加压包扎。骨膜下血肿早期仍以冷敷为宜，忌用强力加压包扎，以防血液经骨折缝流向颅内引起硬膜外血肿，应在严格备皮和消毒情况下穿刺，抽吸积血1~2 次即可恢复；反复积血应及时行颅脑影像学检查及其他辅助检查。

头皮裂伤由于头皮血管丰富，出血常剧烈，有时较大的血管出血可导致休克，应立即补充血容量并及时清创缝合。同时肌内注射破伤风抗毒素（TAT）1500u。因头皮血液循环丰富，愈合力强，故伤后一般在24小时内，只要没有明显感染征象，仍可行清创后一期缝合，同时给予抗菌药物及 TAT 注射。

头皮裂伤有缺损时，可根据具体情况采用头皮下松解术或转移皮瓣成形手术。术中要特别注意缝合帽状腱膜。

对于头皮撕脱伤，撕脱的头皮用无菌敷料或清洁布巾包好，一并送到医院。创面应在24小时内进行清创和植皮，可以将撕脱头皮的皮下层切除，做全厚皮片或中厚皮片植皮。对皮瓣损伤严重者，则应取大腿的中厚皮片游离植皮。如果骨膜已同时撕脱，可在颅骨上多处钻孔，深达板障，待创面肉芽长出后再行游离植皮。

2. 西药治疗

使用止血药如酚磺乙胺（止血敏）、6-氨基己经酸等；如有头皮裂伤及血肿可使用广谱抗生素预防感染。

（三）辨证治疗

1. 辨证论治

（1）气滞血瘀证

治法：活血化瘀。

方药：桃红四物汤加减。

桃仁 15g，红花 15g，当归 15g，生地黄 15g，赤芍 15g，川芎 15g，葛根 15g，水蛭 10g，黄芪 30g。

（2）血瘀化热证

治法：化瘀清热。

方药：凉血四物汤加减。

桃仁 15g，红花 15g，当归 15g，生地黄 15g，赤芍 15g，川芎 15g，葛根 15g，水蛭 10g，黄芪 30g。

（3）肝肾阴虚证

治法：补益肝肾。

方药：杞菊地黄丸加减。

枸杞子 15g，菊花 15g，熟地黄 15g，山茱萸（制）15g，牡丹皮 15g，山药 15g，茯苓 15g，泽泻 10g。

2. 外治疗法

针刺治疗：气滞血瘀证取三阴交、合谷、足三里，强刺激，不留针。肝肾阴虚证取百会、前顶、头临泣、太冲、关元等，得气后用中强刺激，留针 30 分钟。

3. 成药应用

血府逐瘀片，6 片，每日 2 次，适用于瘀血内阻证，症见头痛或胸痛、内热烦闷、失眠多梦、心悸怔忡、急躁善怒等。

4. 单方验方

血竭粉，每次 2~10g，口服，每日 3 次，或外敷，每日 1~2 次，适用于跌打损伤，心腹瘀痛，外伤出血，疮疡不敛。

五、预后转归

一般预后良好，若未能及时止血可出现失血过多。

颅骨骨折

颅骨分颅盖骨和颅底骨两部分，由多块扁骨共同构成颅腔，以容纳和保护脑组织。颅盖骨分为 3 层，即外板、内板和两层之间的板障。颅盖骨内面平坦，有硬脑膜附着，某些部位含有静脉窦，并有脑膜中动脉供应血液，因此脑膜中动脉因外伤断裂后，可形成硬膜外血肿。颅底骨高低不平，硬脑膜与颅底骨附着紧密，因此颅底骨折后，硬膜破裂，可形成脑脊液漏。颅底骨分为前、中、后 3 个颅窝，有许多骨突起及血管、神经通过的孔道。颅骨骨折根据其发生部位分为颅盖骨骨折与颅底骨骨折。

颅骨骨折属于中医学"脑骨伤碎""脑骨伤破"等范畴。

一、病因病机

（一）西医学认识

1. 流行病学

颅骨骨折在颅脑创伤中较常见。闭合性颅脑创伤中，发生率为15%~40%，重型颅脑损伤中可达70%。

2. 发病机制

颅骨骨折的发生类型常与外力大小有关，引起颅盖骨骨折的暴力常较小，引起颅底骨骨折的暴力常较大。颅底骨骨折多为线形骨折，致伤暴力多较剧烈，常合并较重的脑损伤。病理学上，颅盖骨骨折主要形态为线形、粉碎、凹陷和穿入骨折。骨折处皮肤常有肿胀、压痛，或伴有头皮血肿。颅骨凹陷性骨折常伴有粉碎骨折，可为颅骨全层陷入，亦可仅有颅骨内板凹陷。陷入的骨折片可压迫或刺伤脑组织，有时骨折片刺破静脉窦，造成致命性出血。颅底骨骨折则以线形骨折为主。

（二）中医学认识

中医认为本病是由于暴力所伤，脉络受损，瘀血阻络，气血亏虚。早期主要表现为气滞血瘀之实证，症见头痛头晕、面部或头部瘀紫青肿、局部压痛等；中后期主要为虚证，症见局部隐痛、头晕、耳鸣、纳差、四肢倦怠等。

二、临床诊断

（一）辨病诊断

1. 临床诊断

（1）颅盖骨骨折　颅盖骨骨折可表现为线形骨折、凹陷骨折和粉碎性骨折等。线形骨折如不合并头皮的损伤，常无明显的症状；骨折凹陷压迫或损伤脑功能区，可发生局限性癫痫或肢体瘫痪。

（2）颅底骨骨折　颅底骨骨折根据其发生部位不同，临床表现亦有不同。

①颅前窝骨折：骨折部位常在筛板或眶板，伤后常有鼻出血及脑脊液外流，球结膜下出血，眶周广泛淤血，形成熊猫眼征。空气亦可沿骨折处进入颅内，形成颅内积气。骨折累及筛窝或筛板时，可撕破该处硬脑膜及鼻腔顶黏膜导致脑脊液鼻漏，使颅腔与外界相通，应视为开放性损伤。筛板及视神经管骨折，可造成嗅神经及视神经损伤。

②颅中窝骨折：骨折部位多发生在蝶骨和颞骨鳞部，伤后乳突部的皮下及咽后壁黏膜下可出现淤血斑，并可出现脑脊液耳漏或鼻漏，由于颞骨岩部损伤可造成面神经、位听神经和外展神经损伤性麻痹，出现口角歪斜、耳鸣、耳聋、斜视、眩晕等症状。诊断主要依靠临床征象，如脑脊液耳漏、耳后迟发性淤斑（Battle征）及伴随的颅神经损伤。

③颅后窝骨折：骨折部位多在枕骨及颞骨乳突部和岩骨。主要表现为颈部肌肉肿胀，伤后2~3日多出现乳突部皮下淤血、咽后壁黏膜淤血水肿等征象。如骨折靠近枕骨大孔或岩尖后缘，可造成舌咽神经、迷走神经损伤而产生软腭麻痹、舌歪、吞咽困难和声音嘶哑等。

2. 实验室诊断

头颅CT扫描不仅能了解骨折情况，还可了解有无合并脑损伤。颅底骨折因骨折线部位深在，不易发现，主要根据临床症状、体征来进行诊断。

（二）辨证诊断

望诊：痛苦面容，受伤部位肿胀、青紫、发热或流血；或耳鼻流液或流血，或眼睛黑紫。

问诊：外伤史，头痛、头晕。

切诊：受伤部位肿胀疼痛。

1. 气滞血瘀证

局部肿痛，压痛，青紫，伴头痛、头晕等。

2.肝肾阴虚证

头晕、乏力、腰酸、耳鸣等，舌红，少苔，脉细。

三、鉴别诊断

（一）西医学鉴别诊断

1.头皮血肿

皮下血肿一般体积小，有时因血肿周围组织肿胀隆起，中央反而凹陷，易误认为凹陷性颅骨骨折，需做颅骨X线摄片以鉴别。

2.眼眶损伤

眼眶损伤可以引起眶周淤斑，也可表现为"熊猫眼"，应注意与颅骨骨折相鉴别。有眼部外伤史，眶内、结膜下出血及眼球内陷或眼球运动障碍等均提示眶周，如上颌骨、颧骨等骨折，可行CT检查予以鉴别。

（二）中医学鉴别诊断

本病与中医学"筋伤"相鉴别，两者均有明确外伤史，临床症状均可见疼痛、肿胀、功能受限，但筋伤是指皮肤以下骨膜以外运动系统软组织的损伤，各种暴力及慢性劳损均可成为原因，辅助检查如X线摄片、CT、MRI能明确诊断。

四、临床治疗

（一）提高临床疗效的要素

对于小儿出现的凹陷骨折中下陷大于0.5cm时应当尽快进行手术，尤其是对于粉碎性嵌插状的凹陷骨折与椎状的凹陷骨折，几乎不可能发生自行复位，只能通过手术的方式来进行复位。

（二）辨病治疗

颅骨骨折的治疗原则主要根据骨折的情况而定。颅骨线形骨折和颅底骨折一般无须手术治疗。要特别注意合并头皮损伤

及脑损伤的治疗。临床上明确有无手术适应证及有无致命性病灶，如有手术指征应考虑颅骨骨折的复位，或骨碎片的取出。

1.手术治疗

大面积颅骨凹陷引起颅内压升高，颅骨凹陷的深度超过1cm者，应积极早期手术复位，小于1cm，且无神经症状者可密切观察治疗，尤其注意有无颅内血肿的可能，颅骨凹陷引起局灶性神经功能障碍者应手术治疗。对粉碎性骨折，特别是开放性骨折（24小时内），应进行清创，将游离骨片清除，缝合和修补破裂的硬脑膜。颅后窝急性期主要针对枕骨大孔区及高位颈椎的骨折或脱位。在静脉窦处的骨折应尽量避免手术治疗，如必须手术治疗，则应做好大量备血准备。颅底骨折一般无须手术治疗，但如果合并颅神经损伤则应考虑进行减压，对经保守治疗无效的脑脊液漏应考虑手术修补破裂的硬脑膜。

手术指征：闭合性凹陷性骨折＞1cm；闭合性凹陷性骨折位于脑功能区，压迫导致神经功能障碍；开放性凹陷性骨折；闭合性凹陷性颅骨骨折压迫静脉窦导致血液回流，出现颅内高压；凹陷性颅骨骨折位于静脉窦，未影响血液回流，无颅内高压者不宜手术。

2.保守治疗

有癫痫发作者给予抗癫痫药物治疗。颅底骨骨折应注意预防感染，可使用广谱抗生素；不宜对脑脊液漏部位进行冲洗，也不能堵塞脑脊液漏的通道。避免进行腰椎穿刺。特别是颅前窝和颅后窝骨折早期应以预防感染为主。同时需要皮下注射破伤风抗毒素。

（三）辨证治疗

1.辨证论治

（1）气滞血瘀

治法：活血化瘀，理气止痛。

方药：川芎防风散加减。

川芎 10g，防风 10g，羌活 10g，干姜 10g，荆芥 10g，甘草 5g，甘松 5g，白芷 9g。

头皮破裂出血或耳鼻出血者加三七粉、云南白药；头痛伴剧烈呕吐者加姜半夏、茯苓、木通、砂仁。

（2）肝肾阴虚证

治法：益气化瘀，健筋壮骨。

方药：六味地黄汤合补中益气汤加减。

熟地黄 15g，山茱萸 15g，山药 15g，泽泻 8g，牡丹皮 8g，茯苓 8g，黄芪 15g，人参（党参）15g，白术 10g，炙甘草 15g，当归 10g，陈皮 6g，升麻 6g，柴胡 12g，生姜 9 片，大枣 6 枚。

2. 外治疗法

颅盖骨骨折初期，一般需静卧治疗，严密观察有无颅内组织挫伤及颅内血肿，以防发生意外。开放性颅骨骨折，应争取在伤后 24 小时内行清创术，清除坏死的组织，取出异物及游离的小骨片，将脑膜及头皮分层缝合，并给予破伤风抗毒素及抗菌素治疗。必要时内服中药治疗，兼有头部青紫、肿胀者，宜活血化瘀佐以祛风宣散法。骨折中后期，宜接骨续损。肝肾阴虚者可行针灸治疗，取百会、头维、风池、足三里，风池用平补平泻法，其余穴位均用补法。

3. 成药应用

使用活血化瘀中药膏，如双柏膏局部外敷，主要组成有大黄、黄柏、侧柏叶、泽兰、薄荷等，主治跌打扭伤，筋肉肿痛。

4. 单方验方

三七粉 3g 冲服，每日 3 次，功能补血、祛瘀损、止血衄，能通能补。

五、预后转归

颅骨骨折的预后主要取决于骨折的部位、是否为开放伤，同时与是否存在并发症、是否及时处理有关。如果颅骨骨折没有造成血管破裂、脑膜损伤及颅脑损害等其他并发症，保守治疗后大部分愈合较好。如果存在并发症，未及时处理，则可能导致预后不良。

脑震荡

脑震荡是指头部遭受外力打击后，即刻发生短暂的脑功能障碍。病理无明显变化，发生机制至今仍有许多争论。临床表现为短暂性昏迷、近事遗忘以及头痛、恶心和呕吐等，神经系统检查无阳性体征发现。它是最轻的一种脑损伤，大多可以治愈。其可以单独发生，也可以与其他颅脑损伤如颅内血肿合并存在，应注意及时做出鉴别诊断。

一、病因病机

（一）西医学认识

1. 流行病学

汕头大学精神卫生中心对轻度颅脑外伤患者、神经症患者，甚至正常人进行伤后 3 个月的随访，脑震荡的发生率分别为 67.12%、7.14%、58.33%。

2. 发病机制

西医学认为脑震荡主要是在头部受较小的外力作用下，且力量作用于脑部比较分散，其可能与惯性力所致的弥散性脑损伤有关。主要表现为一过性的脑功能障碍。肉眼下多无器质性损伤，但在显微镜下，可出现某些病理形态学的改变，如脑干网状结构受损，脑组织轻度充血、水肿，甚至有点状出血，是脑损伤中最轻的一种。

（二）中医学认识

中医认为主要是暴力所伤，伤后脑和脑气受损，扰乱静宁之腑，出现神不守舍，心乱气越，气滞血瘀于脑内，气机逆乱，阻于清窍，神明短暂可逆性受损。后期主要为气血虚、肝肾之虚。本病属于中医学"脑气震动""脑海震动"等范畴。

二、临床诊断

（一）辨病诊断

1. 临床诊断

主要以受伤史、伤后意识短暂障碍、近事遗忘、无神经系统阳性体征为依据。美国康复医学会（ACRM）制定的轻度颅脑外伤的诊断标准为昏迷时间 ≤ 30 分钟，伤后遗忘（PTA）时间 ≤ 24 小时，轻微头痛、头晕等自觉症状，神经系统和头部 CT 检查未见异常。

（1）意识障碍　受伤后患者立即出现意识障碍，其程度可为一时性恍惚至完全丧失，意识丧失可持续数秒、数分钟，一般不超过半小时。

（2）逆行性遗忘　患者意识清醒后对受伤经过，甚至受伤前一段时间的事情不能回忆，健忘程度与脑震荡的轻重成正比。

（3）头痛头晕　患者清醒后多有头痛、头晕，可因情绪紧张或活动头部、变换体位加重，一般 3~5 天后自行消失，少数患者持续时间较长。

（4）恶心、呕吐　多数患者呕吐数次后即停止，少数几天后才恢复。

（5）自主神经功能紊乱　部分患者心悸、气短、面色苍白、多汗，有时出现失眠、情绪不稳定、记忆力减退等症状。

神经系统检查无阳性体征，生命体征正常，脑脊液化验正常。脑震荡的诊断主要根据典型的临床表现，头部 CT、MRI 检查脑组织未发现异常情况。

2. 实验室诊断

CT 未见骨折，腰穿压力正常，脑脊液没有红细胞，脑电图仅见低至高波幅快波，偶尔有弥散性 δ 波和 θ 波，1~2 天内恢复或少数有散在慢波，于 1~2 周内恢复正常。

（二）辨证诊断

望诊：神情疲倦，或神志模糊不清甚至神昏，受伤部位肿胀、青紫、发热或流血。

问诊：外伤史，头晕、头痛。

切诊：受伤部位肿胀、青紫、发热，或头骨凹陷。

1. 瘀邪闭窍证

头部受伤后卒然昏倒，不省人事，或心神恍惚，无抽筋，舌质淡红，苔薄，脉弦滑。

2. 血瘀化热证

苏醒后头晕头痛，逆行性遗忘，注意力不集中，口干，手足心热，或潮热，舌暗红，苔黄，脉弦细数。

3. 痰瘀阻络证

苏醒后眩晕头痛，恶心呕吐，动则尤甚，胸脘闷，舌暗，苔白腻，脉滑弦。

4. 肾虚血瘀证

受伤后头晕头痛，健忘耳鸣，注意力不集中，腰膝酸软无力，舌质暗淡，苔薄，脉细且两尺无力。

三、鉴别诊断

（一）西医学鉴别诊断

本病主要与脑挫裂伤鉴别，后者一般伤后意识障碍时间在半小时以上，神经系统检查多有阳性体征，脑脊液化验异常，头部 CT、MRI 检查结果异常。

（二）中医学鉴别诊断

与中风相鉴别，两者虽然同有头晕或神昏等症状，但本病患者详细追问病史可有近期外伤史，中风患者年老，发病时间多处于安静状态或情志波动明显时。

四、临床治疗

（一）提高临床疗效的要素

排除其他器质性颅脑损伤，明确诊断，卧床休息及后期进行中西医综合治疗。

（二）辨病治疗

脑震荡的治疗原则主要是休息和对症治疗。

1. 密切观察

伤后在一定时间内要密切观察患者病情的动态变化，对于确诊为脑震荡的患者，要求住院治疗观察，以免发生迟发性颅内血肿时来不及救治，延误治疗时机。观察内容包括患者意识状态情况，有无恶心、呕吐等症状，瞳孔的变化，肢体功能的变化等。

2. 休息

急性期要安静休息，患者需要卧床休息 7~14 天，避免喧哗吵闹。应给患者提供一个安静整洁、光线柔和、温湿度适宜的休息场所，减少对患者的不良刺激，以防颅内压波动较大给患者带来危害。

3. 身心放松

使患者减少脑力劳动，尽量少思考问题，不要看电视，不要阅读长篇文章，闲暇时可以欣赏旋律优美平和的音乐，使思维得到放松。

4. 止痛治疗

一般头痛可选择阿司匹林、罗痛定等止痛剂。对混有血管收缩舒张功能障碍的头痛可选用调节血管运动功能的药物，如尼莫地平、麦角胺、咖啡因、地巴唑等。对有自主神经功能障碍者可以应用谷维素、胞磷胆碱等协助治疗。

5. 心理治疗

使患者消除恐惧、焦虑的心理，有助于头痛的治愈。在对脑震荡患者做了详细检查，必要时进行 CT、MRI 等检查，在排除脑部器质性病变后，就需要向患者做耐心的解释工作，说明脑震荡引起的头痛的恢复时间可有长短之分，但最终是可以治愈的，不会影响日常学习和生活，患者需要减轻心理负担，积极主动地配合医生的治疗。

（三）辨证治疗

1. 辨证论治

（1）瘀邪闭窍证

因出现神昏时间短，一般无须中药治疗，可使用针刺疗法，取人中、百会等，强刺激，不留针。

（2）血瘀化热证

治法：活血祛瘀，清热通络。

方药：凉血四物汤加减。

桃仁 15g，红花 15g，当归 10g，生地黄 10g，赤芍 10g，川芎 15g，葛根 15g，水蛭 10g，黄芪 30g，半夏 10g，天麻、茯苓、橘红各 9g，白术 10g，甘草 5g。

（3）痰瘀阻络证

治法：活血祛瘀，化痰通络。

方药：桃红四物汤合半夏白术天麻汤加减。

桃仁 15g，红花 15g，当归 10g，生地黄 10g，赤芍 10g，川芎 15g，葛根 15g，水蛭 10g，黄芪 30g。

（4）肾虚血瘀证

治法：补肾益髓，活血通络。

方药：益肾通络汤加减。

当归 9g，杜仲 9g，黄芪 12g，党参 9g，川断 9g，菟丝子 9g，羌活 9g，鹿角霜 9g，枸杞子 9g，伸筋草 6g，何首乌 9g，炳草 3g，山楂 9g，谷芽 9g。

2. 外治疗法

（1）针灸治疗　头痛头晕者，取百会、合谷、印堂、足三里；恶心呕吐者，取足三里、胃俞、脾俞；失眠者，取内关、神门、三阴交。脑震荡证属瘀邪闭窍证，可取人中、百会等，强制激，不留针。

（2）高压氧治疗　全面改善身体不适，提高生活质量。

3. 成药应用

口服制剂如脑震宁冲剂，主要功效为凉血，活血，清热通络，化痰安神，主治脑外伤综合征（脑震荡）；安神补脑液，功能生精补髓，益气养血，强脑安神，适用于肾精不足、气血两亏所致的头晕、乏力、健忘、失眠等。

五、预后转归

脑震荡是脑损伤中最轻一类，多数患者能在 2 周内恢复正常，预后较好。少数患者也可能发生颅内继发性病变或其他并发症。

脑挫裂伤

脑挫裂伤是脑挫伤和脑裂伤的统称，从脑损伤的病理看，挫伤和裂伤常是并存的，区别只在于何者为重和何者为轻。通常脑表面的挫裂伤多在暴力打击的部位和对冲的部位，尤其是后者，总是较为严重，并常以额、颞前端和底部为多，这是由于脑组织在颅腔内的滑动及碰撞所引起的。脑实质内的挫裂伤，则常因脑组织的变形和剪性切力引起损伤，往往见于不同介质的结构之间，并以挫伤及点状出血为主。

一、病因病机

（一）西医学认识

1. 流行病学

统计资料显示，1957 年创伤致死亡因素占第 9 位，1975 年上升至第 7 位，1995 年上升至第 4 位，这些创伤中大部分为脑创伤患者。美国住院的脑闭合性创伤发生率为 200/10 万，1989~1998 年脑外伤患者平均死亡人数达 5 万人/年。目前国内的发生率尚缺乏权威统计。

2. 发病机制

西医学认为头部经受较大外力作用，脑与颅之间发生相对运动，由于颅底凹凸不平，及颅内的一些固有结构对脑组织的损伤，引起脑的小血管破裂，脑组织挫裂伤。

在对冲部位的脑挫裂伤形成存在以下一些假说。

（1）Hobourn 的旋转理论　当头部发生角加速运动时，脑产生旋转运动，由于脑的滞后而产生的剪应力致使脑挫裂伤。

（2）Gurdjian 的解剖学说　认为颅骨的解剖学特点对脑挫裂伤机制具有重要作用。

（3）Gross 的空腔理论　由于脑和颅骨间的相对运动时颅内出现压力梯度差，由此形成空腔。

（4）Lindenberg 的变性压力学说　由于颅骨受外力变形和头部运动的加速产生的变形压力导致。

（二）中医学认识

中医认为其属于"脑海损伤""脑髓损伤"的范畴，是头部内伤的重证，认为本病因头颅受伤，气血逆乱，脑络破损，血溢瘀阻，使元神受伤而致。主要由于较重的暴力所伤，外力损伤头部，使脑髓受损，脑气受扰，心乱气越，伤及脑部经脉，血溢脉外，瘀阻神明。

二、临床诊断

（一）辨病诊断

1. 临床诊断

由于脑挫裂伤的程度和部位不同，其临床上出现的症状、体征也各异。

（1）意识障碍　受伤后意识立即丧失，可持续数小时至数周以上。昏迷程度较深，持续时间长，意识多逐渐恢复，可出现躁动、意识模糊及嗜睡等现象。清醒后常有头痛、呕吐。如伴有蛛网膜下腔出血者，头痛常很剧烈，并有颈项强直。

（2）生命体征改变　患者常有不同程度的血压、脉搏、呼吸及体温的变化，但明显的改变主要见于重度脑挫裂伤和脑干损伤。由于脑组织缺氧、血中二氧化碳增多和酸中毒，一般呼吸慢而深；呼吸快、弱而不规则常是延髓呼吸中枢功能衰竭的表现。如挫伤严重，晚期可出现血压下降、脉搏速弱、呼吸骤停。患者常有体温升高，严重者可持续高热。

（3）局灶症状和体征　脑挫裂伤根据受伤部位不同而出现各种症状及体征。如发生在脑功能区时，可出现单瘫、偏瘫或一侧肢体的感觉障碍、失语及偏盲等体征。颅神经受损时可出现面神经、动眼神经、外展神经等麻痹症状。伤后一侧瞳孔散大，对光反射消失，且伴有意识障碍加重和对侧偏瘫者，为小脑幕切迹疝的表现，说明为严重脑水肿或颅内血肿引起，必须紧急处理。如伤后一侧瞳孔散大，对光反射消失，但患者意识情况良好者，多为动眼神经或视神经损伤引起。

（4）癫痫发作　脑挫裂伤早期常有癫痫大发作或局限性发作，以儿童多见，多因运动区的局部损伤或血循环障碍所致。若有反复发作的局限性癫痫，应注意有无颅内血肿的可能。晚期出现的癫痫，多是由于脑损伤部位形成癫痫病灶。

2. 实验室诊断

脑挫裂伤的诊断主要根据受伤的机制、伤后意识障碍时间长短、局灶的神经功能障碍，CT对脑挫裂伤的诊断有特别重要的意义。

（二）辨证诊断

望诊：神疲，甚至神昏，瞳仁改变，头部流血。

问诊：外伤史，头晕头痛。

1. 昏迷期

（1）血瘀气闭证　昏聩目闭，牙关紧闭，项强呕吐，或四肢痿软，或二便失禁，舌红苔白，脉沉迟。

（2）痰热阻窍证　神昏不醒，高热烦躁，谵妄乱语，颈项强直，肢体抽搐，气息粗短，喉间痰鸣，二便失禁或不适，尿黄赤，舌红或绛，苔黄糙或腻，脉弦滑数。

（3）热闭心窍证　高热，昏迷，抽搐，痉厥。

（4）元神外脱证　神志昏聩，瞳孔散大，气短息微，面色苍白，目合口张，身冷汗出，撒手遗尿，舌淡，脉弦数或细微。

2. 苏醒期

由昏迷转清醒，头晕头痛，恶心呕吐，怔忡难寐，或耳目失聪，失语难言，肢体痿软失用，舌淡，苔薄，脉弦细。

3. 恢复期

（1）痰阻脑络证　伤后头痛，痛处固定，痛如锥刺，心烦不寐，舌质紫暗，有瘀点，脉弦细。

（2）痰浊上蒙证　头痛头晕，头重如裹，迟钝健忘，胸脘痞闷或时作癫痫，舌胖，苔白腻或黄腻，脉濡滑。

（3）肝阳上扰证　眩昏头痛，耳鸣耳聋，每因烦躁、恼怒而加重，面色潮红，不寐多梦，泛泛欲吐，口干苦，小便黄赤，苔黄，脉弦数。

（4）心脾两虚证　伤后眩晕，神疲倦怠，怔忡惊悸，心神不安，面色萎黄，唇甲无华，舌淡，脉细弦。

（5）肾精不足证　眩昏健忘，耳聋耳鸣，视物模糊，神疲乏力，腰膝酸软，或发脱齿摇，或失语，或肢体痿软不用，舌淡或红，脉沉细。

（6）肝经郁热证　畏寒阵热或日晡潮热不除，胸闷不适，口苦，脉弦。

（7）气虚血瘀证　单瘫、偏瘫或半身不遂，四肢麻木。

（8）气机逆闭证　神情痴呆，失语，语言不清，胡言乱语，长期昏迷而安静，不省人事。

三、鉴别诊断

（一）西医学鉴别诊断

脑挫裂伤常与颅内血肿、脑干损伤同时伴发，临床症状相互参错，鉴别较困难，其主要鉴别手段要依靠头部 CT 和 MRI 检查。

CT 扫描对脑挫裂伤可以做出明确诊断，并能清楚地显示出脑挫裂伤的部位、程度和有无继发损害。

MRI 一般不用于急性期的检查，但其对于微小的脑挫裂伤、弥漫性轴突损伤、早期脑梗死的诊断比 CT 有优势。

（二）中医学鉴别诊断

与中风——中脏腑所引起的神昏相鉴别，两者虽然同有神昏、肢体偏瘫症状，但本病患者详细追问病史可有近期外伤史，而中风发病多为老年患者，多于安静状态或情志波动明显时发病。

四、临床治疗

（一）提高临床疗效的要素

明确病情轻重，及时、规范抢救，打断继发性病理改变导致的脑缺血、缺氧、颅内压升高及脑疝的恶性循环，及早进行脑功能的恢复。

（二）辨病治疗

脑挫裂伤的治疗一般以非手术治疗为主，治疗原则是尽量减少脑损伤后的一系列病理生理反应，严密观察颅内有无继发性血肿，维持机体内外环境的生理平衡及预防各种并发症的发生。

1. 非手术治疗

（1）保持呼吸道通畅　立即清除呼吸道分泌物，牵出舌头，将患者改为侧卧位。

（2）伤后严密观察病情　检测生命体征，随时观察对比患者意识及瞳孔改变，入院后立即做好急症手术准备（剃头、配血）。

（3）防治脑水肿　①卧床，如无明显休克症状，头部抬高 15°~30°。②严格控制出入量，通常每天输入 1500~2000ml 液体。③脱水利尿治疗，常用有渗透性脱水药如甘露醇、甘油果糖、血浆、人血清白蛋白等，以及利尿剂如呋塞米，用药过程中注意复查电解质及肝肾功能。

（4）亚低温疗法　包括全身降温如冰毯及局部降温，冰毯温度通常在 32~35℃，维持 2~14 天，过程中患者会发生寒战，常使用肌肉松弛剂和镇静剂预防。

（5）肾上腺皮质激素　伤后尽早短期使用，抑制脂质过氧化反应，稳定细胞膜离子通道，改善血脑屏障，增加损伤区血循环，减轻脑水肿。常规用药为静脉推注甲强龙 40mg，每天 1~4 次，或地塞米松 5~10mg，每天 2~4 次。

（6）其他药物　三磷酸腺苷（ATP）、辅酶 A（Co-A）、尼莫地平、胞磷胆碱以及纳洛酮等。

（7）对症治疗　包括控制癫痫发作、制止躁动。

（8）整个治疗过程中，须使用抗生素防治感染。

2. 手术治疗

适用于重度脑挫裂伤合并脑水肿具有下列手术指征的患者：①意识障碍进行性加重，或有一侧瞳孔散大的脑疝表现。

②CT检查发现中线结构明显移位，脑室受压者。③在脱水治疗过程中脑损伤病情恶化者。常用的手术方式为脑挫伤病灶清除加去骨瓣减压术，合并硬脑膜下血肿者行血肿清除术。

（三）辨证治疗

1. 辨证论治

（1）昏迷期

①血瘀气闭证

治法：逐瘀开窍。

②痰热阻窍证

治法：清热涤痰，开窍醒神。

方药：至宝丹。

生乌犀（水牛角代）、生玳瑁、琥珀、朱砂、雄黄、牛黄、龙脑、麝香、安息香、金箔、银箔等。

③热闭心窍证

治法：泄热开窍。

高热昏迷抽搐者用安宫牛黄丸，牛黄、水牛角浓缩粉、人工麝香、珍珠、朱砂、雄黄、黄连、黄芩、栀子、郁金、冰片等；痉厥者用紫雪丹或神犀丹，石膏、寒水石、磁石、滑石、犀角、羚羊角、木香、沉香、元参、升麻、甘草、丁香、朴硝、硝石、麝香、朱砂等。

④元神外脱证

治法：益气回阳，固脱安神。

方药：独参汤、参附汤等。

（2）苏醒期

治法：祛痰通络，化痰通窍。

方药：半夏天麻白术汤、血府逐瘀汤或复元活血汤等加减。

桃仁12g，红花、当归、生地黄、牛膝各9g，川芎、桔梗各4.5g，赤芍、枳壳、甘草各6g，柴胡3g。

（3）恢复期

①痰阻脑络证

治法：祛瘀通络。

方药：血府逐瘀汤加减。

桃仁12g，红花、当归、生地黄、牛膝各9g，川芎、桔梗各4.5g，赤芍、枳壳、甘草各6g，柴胡3g。

②痰浊上蒙证

治法：温阳化湿，涤痰宣窍。

方药：真武汤、涤痰汤等加减。

茯苓、芍药、生姜（切）、附子（炮，去皮，破八片）各9g，白术6g。

③肝阳上扰证

治法：平肝潜阳，清热息风。

方药：羚角钩藤汤、镇肝息风汤、龙胆泻肝汤等加减。

羚角片4.5g（先煎），双钩藤9g（后入），霜桑叶6g，滁菊花9g，鲜生地15g，生白芍、9g，川贝母12g（去心），淡竹茹（鲜刮），羚羊角（先煎代水）15g，茯神木9g，生甘草3g。

④心脾两虚证

治法：健脾益气，养补血。

方药：归脾汤。

白术、当归、白茯苓、黄芪（炒）、龙眼肉、远志、酸枣仁（炒）、人参各20g，木香15g，甘草（炙）5g。

⑤肾精不足证

治法：补肾益精。

方药：杞菊地黄丸或左归丸。

枸杞子15g，菊花10g，熟地黄15g，山茱萸（制）15g，牡丹皮15g，山药15g，茯苓15g，泽泻10g。

⑥肝经郁热证

治法：疏肝理脾，解郁透热。

方药：四逆散加味。

柴胡10g，白芍10g，枳实10g，生甘草10g。

⑦气虚血瘀证

治法：益气活血。

方药：补阳还五汤加减。

黄芪30g，当归尾6g，赤芍5g，地龙

（去土）、川芎、红花、桃仁各3g。

⑧气机逆闭证

治法：养阴开窍清脑。

方药：收呆至神汤。

人参15g，柴胡15g，当归9g，白芍30g，半夏15g，甘草5g，生酸枣仁15g，天南星6g，附子3g，石菖蒲15g，神曲6g，茯苓30g，郁金6g。

2. 外治疗法

针刺取人中、十宣、涌泉等穴，强刺激，不留针，用泻法；气机逆闭者针灸用石氏醒脑开窍疗法。

3. 成药应用

（1）苏合香丸　芳香开窍，行气止痛，适用于痰迷心窍所致的痰厥昏迷。

（2）黎洞丸　续筋接骨，疏风活络，主治金疮跌仆伤。

（3）参附注射液　静脉滴注，回阳救逆，益气固脱，主要用于阳气暴脱的厥脱证（感染性、失血性、失液性休克等）及阳虚证。

（4）参麦注射液　30ml加入10%葡萄糖注射液250ml中静脉滴注，每日1~2次，用于肾精不足证。

（5）血府逐瘀口服液　每日3次，功能活血化瘀，行气止痛，适用于瘀血内阻，症见头痛或胸痛，内热憋闷，失眠多梦，心悸怔忡，急躁善怒。

4. 单方验方

血竭粉　口服，每日3次，每次2~10g，连续用药1周，适用于跌打损伤，心腹瘀痛，外伤出血，疮疡不敛。

五、预后转归

视挫伤部位、严重程度情况、有无合并颅内其他损伤而定，轻度脑挫裂伤一般预后较好，重度且合并颅内其他损伤则预后较差，特别是脑干挫裂伤。

原发性脑干损伤

一、病因病机

（一）西医学认识

1. 流行病学

原发性脑干损伤在颅脑损伤中约占2%，在重型颅脑损伤中占5%~7%。

2. 发病机制

脑干包括中脑、脑桥和延髓。因为脑干位置深在，因此引起脑干损伤必有极大的暴力。脑干损伤病情极严重，甚至是致命的。病理学上脑干损伤病理改变常为挫伤伴灶性出血。多见于中脑的被盖区，脑桥及延髓的被盖区次之。继发性脑干损伤则表现为脑干受压移位、变形使血管断裂引起出血和软化等继发改变。

（二）中医学认识

中医认为本病为头部内伤的重证，主要由极重的暴力伤及脑部经脉，使血溢脉外，脑海气滞血瘀，经络闭塞，清窍受阻，神明皆蒙，或伤及神明，出现危证或导致死亡。

二、临床诊断

（一）辨病诊断

1. 临床诊断

（1）原发性脑干损伤典型表现　多为伤后立即陷入持续昏迷状态，轻者对疼痛刺激有反应，严重者呈深昏迷，呼吸节律紊乱，心率血压波动明显，双侧瞳孔时大时小，眼球位置歪斜或凝视，可有四肢肌张力升高，去大脑强直，伴单侧或双侧锥体束征。经常并发高热、消化道出血等。

（2）中脑损伤表现　因网状结构受损而意识障碍较突出。伤及动眼神经核，瞳孔时大时小，眼球位置歪斜或凝视；伤及红核与前庭核之间出现去大脑强直。

（3）脑桥损伤表现　持久意识障碍，双侧瞳孔极度缩小，角膜反射及嚼肌反射消失，呼吸紊乱。

（4）延髓损伤表现　主要为呼吸抑制和循环紊乱，脉搏快弱，血压下降，心眼反射消失。当延髓吸气和呼气中枢受损时，可在短时间内停止呼吸，但心跳尚可维持数小时或数天，但已属脑死亡状态。

2. 辅助诊断

（1）头颅 CT 及 MRI　CT 可发现脑干内灶状出血，表现为点片状高密度影，周围脑池狭窄或消失；MRI 在显示脑干内小出血灶和组织撕裂方面优于 CT。

（2）脑干听觉诱发电位　所反映的电生理活动一般不受其他外在病变干扰，可以准确地反映脑干损伤平面及程度。听觉通路病灶以下的各波正常，病灶水平及其以上的各波显示异常或消失。

（3）颅内压监护连续测压　可鉴别原发性或继发性脑干损伤，前者正常，后者明显升高。

（二）辨证诊断

具体请参照"脑挫裂伤"内容。

三、鉴别诊断

（一）西医学鉴别诊断

原发性脑干损伤往往与脑挫裂伤或颅内出血同时伴发，临床症状相互参错，难辨轻重，除少数早期患者伤后随即出现脑干损伤症状，有颅内高压可鉴别外，大部分需借助 CT 或 MRI 检查才能明确。

（二）中医学鉴别诊断

与中风—中脏腑所引起的头晕、头痛、神昏相鉴别，两者虽然同有头晕、头痛、神昏、肢体偏瘫症状，但本病患者详细追问病史可有近期外伤史，患者多为老年人，多在处于安静状态或情志波动明显时发病。

四、临床治疗

轻度脑干损伤的患者可按脑挫裂伤处理原则进行治疗，能使部分可逆性脑干损伤获救。重症脑干损伤患者救治时必须认真仔细、精心治疗、耐心护理，同时密切注意防治各种并发症。恢复期应着重脑干功能的改善。

（一）提高临床疗效的要素

脑干损伤可单独存在，也可合并出现，损伤部位以中脑、脑桥多见。早期脑干组织结构显著损害和脑干实质内有大片状出血者，多数患者伤后很快死亡。早期尽可能地减少脑干组织结构损害及脑干实质内出血是提高临床疗效的基本。

（二）辨病治疗

脑干损伤的治疗一般采用保守治疗的方法，密切监测及维持生命体征，保持呼吸道通畅，纠正呼吸功能紊乱。冬眠低温疗法降低代谢，保存残留脑干功能；促醒药物或神经营养药物治疗，中药可选用醒脑静注射液 30ml 静脉滴注，每日 1 次；防治并发症治疗，预防性应用抗生素和抗应激性反应药物等。可配合高压氧促醒治疗。

（三）辨证治疗

中医辨证论治具有十分重要的作用，具体请参照"脑挫裂伤"内容。

五、预后转归

对轻症脑干损伤患者进行治疗能使部分可逆性脑干损伤获救。对于重症则疗效甚差，其死亡率几乎占颅脑损伤死亡率的三分之一，若延髓平面受创，则救治希望甚微。

外伤性颅内血肿

外伤性颅内血肿是头部内伤的重症，多因外在因素致脑膜血管损伤，关键在于早期诊断，若发现及时（包括手术）则预后良好。

一、病因病机

（一）西医学认识

1. 流行病学

颅内血肿是颅脑损伤的一种严重合并症。根据国内外统计，它在颅脑损伤中约占 8%，在重型颅脑损伤中占 40%~50%。颅内血肿系指外伤性颅内出血积聚于颅腔内某一部位，达到相当的体积，造成脑受压引起相应的临床症状，称为颅内血肿。由于血肿对脑组织的压迫，最终导致颅内压升高和脑疝而危及生命，故必须早期诊断和手术治疗。

2. 病因与诱因

（1）直接暴力 头部直接受到暴力作用，如拳头、石块、木棒等打击，或头部碰撞在坚硬物体上，或子弹、骨折片贯穿所致。

（2）间接暴力 身体其他部位受到力的冲击，如高处坠下，足部、臀部着地，力量经脊柱传至颅底；或行驶中的车辆突然急刹车，脑受到惯性的冲力而受伤，使脑组织在一定范围内发生出血和破坏。

3. 发病机制

颅内血肿形成的早期，人体有一定的代偿能力，早期表现为颅内血管的收缩，脑血流量减少，脑脊液产生速度减慢，脑室排空，脑脊液经脑池、蛛网膜下腔的吸收速度加快，使脑的体积相应缩小，此时颅内压可无显著升高。若血肿进一步发展，必然导致代偿功能失调，造成颅内压进一步升高，脑静脉回流受阻，严重时脑脊液循环通路梗阻，脑组织受压移位进入颅脑裂隙，形成脑

疝，压迫脑干，颅内压恶性循环升高，最终导致生命中枢衰竭而死。

（1）按解剖部位分类如下。

①硬脑膜外血肿：血肿位于颅骨与硬脑膜之间。

②硬脑膜下血肿：血肿位于硬脑膜与蛛网膜之间。

③脑内血肿：血肿位于脑实质或脑室内者。

（2）按时间分类如下。

①急性型：伤后 3 日内出现血肿，但大多数在 24 小时以内发生血肿。

②亚急性型：伤后 3 日 ~3 周以内出现血肿者。

③慢性型：伤后 3 周以后出现血肿者。

（二）中医学认识

本病属于中医"头部内伤""头痛"范畴，乃由瘀血闭窍或阻滞于脑络所致。颅内血肿的病因是跌打、坠堕、碰撞，头部遭受暴力，脉络破裂。其主要病机是血溢脉外，瘀积脑府。病理性质为实证，重者可发展为脱证，或虚实夹杂证。暴力作用于头部，导致颅脑脉络破裂，血不循经，溢于脉外，故受伤当初以出血为主。出血渐多，积于颅内，形成血肿。积血不去，留而为瘀。瘀扰神明，则头痛、头昏、烦躁不宁；瘀阻气滞，升降失司，则恶心呕吐；瘀积脑府，闭阻清窍，心神受郁，则嗜睡、昏迷不醒；瘀阻经络则偏瘫失语；积血过重，瘀血攻心，元神失散，气无所主，气脱不固，则出现口开手撒、呼吸微弱、脉微欲绝之候。

二、临床诊断

（一）辨病诊断

（1）意识障碍的特点 昏迷有 3 种状况，即昏迷逐渐至苏醒或好转、再昏迷；

昏迷进行性加重，即开始感觉敏感，而后迟钝并加深；开始时清醒，以后逐渐进入昏迷。

（2）运动体征的改变　伤后逐渐出现肢体瘫痪，并进行性加重，如伤后开始一侧肢体正常，逐渐出现不全瘫痪，最后出现偏瘫，同时伴有肌张力升高、腱反射亢进、病理反射阳性，说明偏瘫对侧的颅内有血肿。

（3）瞳孔变化　血肿侧瞳孔进行性散大，对光反射消失，若病情发展速度快，另一侧瞳孔亦随之扩大。

（4）颅内压升高　血肿引起颅内压升高发生早，往往在 24 小时以内达到高峰，而脑水肿引起的颅内压升高常在伤后 2~3 天内达到高峰。

（5）脑疝　常见为颞叶疝，表现为再次昏迷，同侧瞳孔放大，对侧肢体不全瘫痪，病理反射阳性，若进一步加重可危及生命。

（二）辨证诊断

1. 昏迷期

（1）闭证

①血瘀气闭证：患者气闭昏厥，两手握固，牙关紧闭，舌苔白，脉迟。

辨证要点：气闭昏厥，两手握固，牙关紧闭。

②血瘀热闭证：患者昏厥，高热，抽搐甚或角弓反张，舌红，苔黄，脉数。

辨证要点：神昏，高热，抽搐。

③血瘀痰热闭阻证：患者昏迷，高热，伴有喉间痰鸣，舌黄，苔厚腻，脉滑数。

辨证要点：昏迷，高热，喉间痰鸣。

（2）脱证　伤后意识障碍，目合口开，鼻鼾息微，大汗淋漓，手撒遗尿，四肢厥冷，舌萎，脉微细或芤。

辨证要点：目合口开，手撒遗尿，四肢厥冷。

2. 苏醒期

患者经过救治后由昏迷逐渐苏醒，但仍需密切观察、积极治疗。此时期常表现为神志恍惚不清，头晕头痛，呕吐恶心不止，夜寐烦躁不宁，或醒后不省人事，感觉迟钝，昏沉嗜卧等症。

3. 中后期

由于头部内伤之后，人体的元气大伤，主要是耗气伤肾而致脑气不足，同时亦影响脏腑的功能。由于脏腑、经络、气血失调，肝肾亏损，脑气虚衰，遵《内经》"虚则补之""形不足者温之以气，精不足者补之以味"予以治疗。

三、鉴别诊断

（一）西医学鉴别诊断

外伤性颅内血肿与自发性颅内血肿相鉴别。前者病因明确，为外伤导致，而脑血管畸形是自发性颅内血肿最常见的病因，出血可能与其血管结构异常和血流动力学的改变有关。动静脉短路使回流静脉高灌流、静脉动脉化，情绪激动等因素使血压升高时，薄弱血管壁部位不能承受这种压力，导致破裂出血而形成血肿。

（二）中医学鉴别诊断

详见各小节。

四、临床治疗

（一）提高临床疗效的要素

颅内血肿是一种严重的颅脑损伤，若抢救不及时可马上危及生命。基于颅内血肿有溢血不止的倾向，为继发形成，因此临床上有迟发性和进行性的比较，其主要症状为昏迷和瘫痪进行性加重。预防严重的进行性颅内血肿，主要在于密切观患者生命体征、意识状态、双侧瞳孔和及时复查 CT，同时请神经外科会诊，当患者出现意识障碍进行性加重、生命体征不稳，或者瞳孔变化异常时，立即复查 CT，同时排除有无体腔内出血可能。迟发性颅内血肿好发于伤后 24 小时内，占 73.8%；脑挫裂伤和外伤性蛛网膜下腔出血是迟发性颅内血肿发生的基础。正确认识迟发性颅内血肿的早期临床和影像学特征，早期诊断，早期治疗，是提高迟发性颅内血肿治愈率，降低致残率和死亡率的关键。

（二）辨病治疗

1. 早期的一般治疗

对较严重的颅内血肿，有生命危险的患者，必须及时抢救，必要时请脑外科会诊或转科，千万不可延误抢救时机，需要严密观察，积极治疗。

（1）保持呼吸道通畅　清除口腔内呕吐物、血块，将舌头牵出，并将伤员放置在半卧位，以防舌后坠，或呕吐物阻塞呼吸道引起窒息而死亡。如已窒息且无他法解救，可行气管切开术。如伤员持续呕吐，或昏迷，应禁食，待病情好转后再给进食，一般以高蛋白、高热量的流质或半流质为宜。

（2）及时处理休克　对呼吸循环不稳定的伤员，切忌远道转送，而应原地抢救，待病情稳定后再转送。

（3）及时观察　入院 24 小时内，每15~30 分钟测呼吸、脉搏、血压 1 次，随时检查意识、瞳孔变化，注意有无新症状、新体征出现，并做好术前准备。

（4）注意及时纠正水盐代谢，保持电解质的平衡　每日输液量为 1500~2000ml（按病情增减），并给予足够的维生素。

（5）尽早行脑血管造影、CT 或 MRI 检查　评估患者病情，确诊后尽快手术，对于严重损伤如并发颞叶钩回疝不能与颅内血肿鉴别者，则应开颅检查，并进行颅内减压术。

（6）积极性系统的非手术疗法　因颅内压升高的主要原因除颅内血肿外，还可由脑水肿引起，故抗脑水肿治疗应尽快执行，可用脱水药物如高渗性葡萄糖、20% 甘露醇、25% 山梨醇等，并合理使用肾上腺皮质激素。头痛严重者，除对症处理外还可行腰椎穿刺，放出部分血性脑脊液，并注入过滤空气 5~10ml，有助于减轻头痛和促进血性脑脊液吸收。

（7）伴高温、肌张力升高或去大脑强直者，应尽快开始冬眠低温治疗。

2. 手术指征

经检查明确为颅内血肿者（包括硬脑膜外、硬脑膜下或颅内血肿等），有中间清醒者，意识障碍逐渐加重者，一侧瞳孔进行性扩大者，凹陷性或粉碎性骨折引起一定症状者，36 小时后去大脑强直者，长期昏迷伴有颅内压升高者，脑脊液鼻漏或者耳漏观察 1 个月不能自愈者。

（三）辨证治疗

1. 辨证论治

（1）昏迷期

闭证——开窍通闭

①血瘀气闭证

治法：辛香开窍。

方药：苏合香丸。

苏合香、安息香、冰片、水牛角浓缩粉、人工麝香、檀香、沉香、丁香、香附、木香、乳香（制）、荜茇、白术、诃子肉、朱砂。

或黎洞丸磨汁灌服。

三七、生大黄、阿魏、孩儿茶、天竺黄、血竭、乳香、没药、雄黄、山羊血、冰片、麝香、牛黄、藤黄。

②血瘀热闭证

治法：清心开窍。

方药：安宫牛黄丸。

牛黄、水牛角浓缩粉、人工麝香、珍

珠、朱砂、雄黄、黄连、黄芩、栀子、郁金、冰片。

③血瘀痰热闭阻证

治法：清热豁痰开窍。

方药：至宝丹。

生乌犀（水牛角代）、生玳瑁、琥珀、朱砂、雄黄、牛黄、龙脑、麝香、安息香、金箔、银箔。

④高热昏迷惊厥

治法：清热镇痉开窍。

方药：紫雪丹。

石膏、寒水石、滑石、磁石、水牛角浓缩粉、羚羊角屑、沉香、青木香、玄参、升麻、炙甘草、丁香、芒硝、硝石、麝香、朱砂、黄金。

或神犀丹。犀角（水牛角代）、石菖蒲、黄芩、真怀生地（绞汁500克）、金银花、连翘、板蓝根、香豉、元参、花粉、紫草。

脱证——回阳救脱

治法：回阳救逆。

方药：独参汤或参附汤。

（2）苏醒期

治法：镇心安神，升清降浊。

方药：琥珀安神汤。

川黄连、当归身、玄参（酒洗）、远志（甘草汤泡，去心）、生地黄（酒洗）、生甘草、琥珀、犀角（锉末）、酸枣仁、白茯神、辰砂（为衣）。

其中西琥珀、龙齿、辰砂三味药有走心经、重镇心神的作用。应注意辰砂不能连续使用超过5天，以免尿潴留中毒。琥珀安神汤偏治心经，亦有主张偏治肝经，方用柴胡细心汤或天麻钩藤饮，以平肝息风，升清降浊。

（3）中后期的治疗

方药：可保立苏汤。

黄芪（生）、党参、白术、甘草、当归、白芍、酸枣仁（炒）、山茱萸、枸杞子、补骨脂、核桃1个（连皮打碎）。

偏于头痛加川芎、蔓荆子、蒿本、秦芄；偏于头晕目眩，加明天麻、白蒺藜、双钩藤、牡蛎、龙骨；偏于失眠、夜眠多梦，加炙远志、茯神、五味子。

2. 外治疗法

针灸治疗：昏迷针刺人中、十宣、涌泉等穴，针用泻法。呃逆针刺天突，配内关、中脘，用泻法。呕吐针刺内关，配足三里、天突，足三里采用灸法，余用泻法。

3. 成药应用

杏芎氯化钠注射液100~250ml静脉滴注，可活血化瘀通络。醒脑净注射液10~20ml加入葡萄糖注射液中静脉滴注可开窍醒神。

其他如安宫牛黄丸、苏合香丸等均可发挥一定作用。

五、预后转归

颅内血肿是一种严重的颅脑损伤，若抢救不及时可马上危及生命。

硬脑膜外血肿

硬脑膜外血肿是位于颅骨内板与硬脑膜之间的血肿，好发于幕上半球凸面，约占外伤性颅内血肿30%，其中大部分属于急性血肿，次为亚急性，慢性较少。硬脑膜外血肿的形成与颅骨损伤有密切关系，骨折或颅骨的短暂变形，撕破位于骨沟的硬脑膜动脉或静脉窦引起出血或骨折的板障出血，90%的硬脑膜外血肿与颅骨线形骨折有关。

一、病因病机

（一）西医学认识

1. 流行病学

交通事故、坠落伤和暴力伤害分别占硬

脑膜外血肿的 53%、30% 和 8%，婴幼儿和学龄前儿童中坠落伤是导致硬脑膜外血肿的主要致伤原因，占 49%，另外交通事故占 34%，学龄前儿童交通事故致伤比例明显增加。

2. 发病机制

硬脑膜外血肿一般系指颅骨和硬脑膜之间的血肿，多发生在头部直接损伤部位，临床上较为多见。血肿的形成多因颅骨骨折，如直接受到钝器的打击（如拳击、棒击等）或头部碰撞在墙壁、地板等，使血管损伤破裂，血液流入并聚集于硬脑膜外间隙所致。出血来源多见于脑膜中动脉破裂、颅内静脉窦损伤出血、脑膜中静脉出血和颅骨板障静脉或血管破裂出血。血肿的部位常发生于外伤着力点，好发于幕上半球凸面，多位于额颞部，其次为顶枕部及后颅窝。血肿多数为单发，少数为多发。

与迟发性硬脑膜外血肿形成有关的因素有：①交通便利，就诊时间缩短，CT检查较早，可重复检查CT，迟发硬脑膜外血肿诊断较前高。②颅脑损伤早期不适当脱水剂应用，颅内压降低，压闭效应降低，使原破裂的血管再次活动出血形成血肿。③颅外破裂的血管出血缓慢，经过宽大颅骨骨折缝隙进入硬脑膜外，形成不凝固的硬脑膜外血肿。④伤后疼痛、烦躁、呕吐使颅内压瞬间升高，使原来挫伤的颅内血管内压升高而再次出血，形成迟发性硬脑膜外血肿。⑤颅脑损伤后随时间延长，原挫伤的小血管变性坏死出血而形成迟发性硬脑膜外血肿。⑥颅脑损伤、血肿清除、去骨瓣减压使对侧压力填塞效应降低，原已破损血管或板障血管出血而形成迟发性对侧硬脑膜外血肿。⑦颅脑损伤局部二氧化碳及释放酶的副产物增加等因素可能导致血管扩张或血管通透性升高出血形成迟发性硬脑膜外血肿。

（二）中医学认识

中医认为头部一旦受到外力的震击，如直接受到钝器的打击（如拳击、棒击等）或头部碰撞在墙壁、地板等处致伤，脑和脑气受损，扰乱静宁之府，出现神不守舍，心乱气越。同时头部脉络受损，血离经隧则渗溢留瘀，气滞血瘀，阻于清窍，压迫脑髓，使清阳不得上升，浊阴不能下降，气机逆乱，神明昏蒙，脑的功能就发生障碍或紊乱，使诸症皆现。

二、临床诊断

（一）辨病诊断

1. 临床诊断

典型的硬脑膜外血肿诊断并不困难。最重要的依据为病情变化，如伤后有中间清醒期或意识好转期，伴有剧烈头痛，频繁呕吐，烦躁不安，首先应想到血肿的可能，头颅CT可明确诊断。

（1）意识改变　患者的意识障碍与脑损伤的程度和血肿发展的速度有直接关系。典型的意识障碍形式表现为头部受伤后立即出现意识障碍（原发性昏迷），以后逐渐清醒（中间清醒期），随着血肿逐渐增大，压迫脑组织，患者出现剧烈头痛、恶心、呕吐、躁动不安，意识逐渐模糊或嗜睡，不久再度出现昏迷（继发性昏迷）。此过程概括为昏迷→清醒→再昏迷。

（2）瞳孔变化　伤后出现伤侧瞳孔先是轻度缩小，对光反应迟钝，进而迅速扩大，对光反应消失，最后双侧瞳孔散大、固定。瞳孔的改变是硬脑膜外血肿发生脑疝的重要体征，并有血肿定位意义。

（3）头痛、呕吐　发生颅内血肿时，由于急性颅内压升高，可出现剧烈头痛和频繁呕吐。

（4）神经系统体征　由于血肿压迫大

脑的功能区或由于小脑幕切迹疝的形成，可出现血肿对侧肢体瘫痪和腱反射亢进，病理反射阳性等锥体束征。若同时合并脑挫裂伤者，可出现癫痫发作。

（5）生命体征变化　随着血肿的增大，颅内压逐渐升高，可出现脉搏减慢，血压升高，呼吸加深；脑疝晚期则血压下降，脉搏及呼吸加快，最后呼吸、心跳停止。

2. 实验室诊断

（1）头颅CT检查　确诊率可达98%，为首选辅助诊断方法。

（2）颅内压持续性监测　能观察颅内压的动态变化，对颅内血肿的诊断及治疗有重要意义。

（二）辨证诊断

望诊：神疲或神昏，可伴有痛苦面容，头部伤口肿胀、青紫或流血。

问诊：头痛头晕。

1. 瘀邪闭窍证

头部受伤后卒然昏倒，不省人事，或心神恍惚，无抽搐，舌质淡红，苔薄，脉弦滑。

2. 血瘀化热证

苏醒后头晕头痛，逆行性遗忘，注意力不集中，口干，手足心热，或潮热，舌暗红，苔黄，脉弦细数。

3. 痰瘀阻络证

苏醒后眩晕头痛，恶心呕吐，动则尤甚，胸脘闷，舌暗，苔白腻，脉滑弦。

4. 肾虚血瘀证

受伤后头晕头痛，健忘耳鸣，注意力不集中，腰膝酸软无力，舌质淡暗，苔薄，脉细且两尺无力。

三、鉴别诊断

（一）西医学鉴别诊断

硬脑膜外血肿需与硬脑膜下血肿相鉴别。硬膜外血肿的出血多见于脑膜中动脉破裂、颅内静脉窦损伤出血、脑膜中静脉出血和颅骨板障静脉或导血管破裂出血。血肿的部位常发生于外伤着力点，好发于幕上半球凸面，多位于额颞部，其次为顶枕部及后颅窝。影像学可明确鉴别。

（二）中医学鉴别诊断

与中风相鉴别：两者虽然同有头晕、头痛、肢体偏瘫、失语等神经症状，但中风患者详细追问病史可有近期外伤史，多为老年人，发病多处于安静状态或情志波动明显时。

四、临床治疗

（一）提高临床疗效的要素

急性硬脑膜外血肿早诊断、及时处理，才能有效地降低死亡率。对于迟发性硬脑膜外血肿患者，因临床上这类患者常有病情突然恶化，一旦确诊，应尽早手术清除。

（二）辨病治疗

1. 手术治疗

对急性硬脑膜外血肿的患者，尤其是已经发生脑疝症状者，必须争分夺秒地施行手术，否则会造成极为严重的后果。常用的手术方法包括钻孔血肿探查术，但目前随着CT的普及，根据CT摄片所见血肿的部位、范围可直接行开颅血肿清除术，解除脑受压，彻底止血。脑水肿严重者行去骨瓣减压术。

手术指征：急性硬脑膜外血肿＞30ml，颞部＞20ml，需立刻开颅手术清除血肿；急性硬脑膜外血肿＜30ml，颞部＜20ml，最大厚度＜15mm，中线移位＜5mm，GCS评分＞8分，没有脑局灶损害症状和体征的患者可保守治疗，但必须住院严密观察病情变化，行头部 CT 动态观察血肿变化，一旦出现临床意识改变、颅高压症状，甚至瞳孔变化或 CT 血肿增大，都应该立刻行开颅血肿清除手术。慢性硬脑膜外血肿临床出现颅高压症状和体征，伴有或不伴有意识改变和大脑半球受压体征；慢性硬脑膜外血肿 CT 或 MRI 扫描显示单侧或双侧硬脑膜下血肿厚度＞10mm，单侧血肿导致中线移位＞10mm；慢性硬脑膜外血肿无临床症状和体征，CT 或 MRI 扫描显示单侧或双侧硬膜下血肿厚度＜10mm，中线移位＜10mm 的患者可采取动态临床观察。

2. 非手术治疗

对于神志清楚、病情平稳、血肿量＜15ml 的幕上急性硬脑膜外血肿可采取保守治疗，采用脱水、应用激素、止血、补充能量等，但必须动态观察患者神志、临床症状和动态 CT 扫描。保守治疗的患者在伤后 6~8 小时内应行 CT 复查。

（三）辨证治疗

1. 辨证论治

（1）瘀邪闭窍证

治法：活血祛瘀，通闭醒神。

方药：通窍活血汤加减。

赤芍 3g，川芎 3g，桃仁 9g（研泥），红枣 7 个（去核），红花 9g，老葱 3 根（切碎），鲜姜 9g（切碎），麝香 0.15g（绢包），

黄酒先用黄酒 250ml，将前 7 味煎至 150ml，去滓，将麝香入酒内，再煎二沸，临卧服。

（2）血瘀化热证

治法：活血祛瘀，清热通络。

方药：凉血四物汤加减。

桃仁 15g，红花 15g，当归 10g，生地黄 15g，赤芍 10g，川芎 15g，葛根 15g，水蛭 10g，黄芪 30g。

（3）痰瘀阻络证

治法：活血祛瘀，化痰通络。

方药：桃红四物汤合半夏白术天麻汤加减。桃仁 15g，

红花 15g，当归 10g，生地黄 10g，赤芍 10g，川芎 15g，葛根 15g，水蛭 10g，黄芪 30g。

（4）肾虚血瘀证

治法：补肾益髓，活血通络。

方药：益肾通络汤加减。

当归 9g，杜仲 9g，黄芪 12g，党参 9g，川断 9g，菟丝子 9g，羌活 9g，鹿角霜 9g，枸杞 9g，伸筋草 6g，何首乌 9g，甘草 3g，山楂 9g，谷芽 9g。

2. 外治疗法

针刺治疗：针刺人中、十宣、涌泉等，用泻法，适用于邪闭窍证；针刺太阳、外关、内关、百会等，用泻法，适用于血瘀化热证；针刺内关、天突、百会等，用泻法，适用于痰瘀阻络证；针刺、足三里、内关、天突、百会等，用补法，适用于肾虚血瘀证。

3. 成药应用

（1）清开灵注射液 40ml 加入 5%~10% 葡萄糖注射液或 0.9% 生理盐水 250ml 中静脉点滴，每日 2~3 次。具有清热解毒、镇静安神之功效。

（2）疏血通注射液 8ml 加入 5% 葡萄糖 250ml，静脉滴注，日 1 次。功能活血化瘀，通经活络，适用于颅脑损伤恢复期患者。

（3）盐酸川芎嗪 160mg 或复方丹参注射液 60ml 加入 5% 葡萄糖 250ml 中静脉滴注，每日 1 次。适用于瘀邪闭窍证。

（4）清开灵注射液 40ml 加入 5%~10% 葡萄糖注射液或 0.9% 生理盐水 250ml 中静脉点滴，每日 2~3 次。适用于血瘀化热证。

（5）疏血通注射液 8ml 加入 5% 葡萄糖

注射液 250ml，静脉滴注，日 1 次。适用于痰瘀阻络证。

（6）参芪扶正注射液 100ml，静脉滴注，日 1 次。适用于肾虚血瘀证。

五、预后转归

死亡率近 10%（7%~15.3%），儿童死亡率为 5%。GCS 评分、年龄、瞳孔变化、颅内损害情况、出现神经系统损害到手术的时间长短等是其重要的影响因素。

硬脑膜下血肿

硬脑膜下血肿是指血肿位于硬脑膜与蛛网膜之间，发生率较硬脑膜外血肿高。血肿常发生在着力部位的脑凸面以及对冲部位，多合并脑挫裂伤。根据血肿形成的时间分为急性硬脑膜下血肿、亚急性硬脑膜下血肿和慢性硬脑膜下血肿。

一、病因病机

（一）西医学认识

1. 流行病学

急性或亚急性硬脑膜下血肿发生率约为 5%，占颅内血肿的 40% 左右。急性硬脑膜下血肿发生率高达 70%，亚急性硬脑膜下血肿约占 5%。

慢性硬脑膜下血肿多见于小儿及老年人，占颅内血肿的 10% 左右，占硬脑膜下血肿的 25%，其中双侧发生率高达 14%。

2. 发病机制

头部外伤致脑挫裂伤皮质血管破裂引起出血，形成硬脑膜下血肿，大多数血肿的出血来源为皮质的静脉和小动脉，血肿常发生在着力部位的脑凸面以及对冲部位，多与脑挫裂伤同时存在。慢性硬脑膜下血肿的出血为桥静脉被撕断或皮层小静脉出血所致。

慢性硬脑膜下血肿发生的机制如下。

（1）渗透压学说　Gagrner 的高渗理论，认为外伤后先有硬脑膜下出血，以后血肿外膜形成，膜内的血肿成分在各种因素的作用下发生分解，形成高渗环境，因此血肿外周的溶液通过半透膜的囊壁渗入囊内，使血肿扩大。

（2）硬脑膜下积液演变学说　外伤后蛛网膜的撕裂导致脑脊液在硬脑膜下腔聚积。脑搏动的挤压作用使脑脊液不断从蛛网膜的单向活瓣裂口进入硬脑膜下腔，导致硬脑膜下积液不断增加。同时硬脑膜下积液周围也可形成包膜，这种包膜具有的渗透作用及其外膜新生炎性血管的反复出血逐步形成了慢性硬脑膜下血肿并不断增大。

（3）血肿外膜出血学说　通过对慢性硬脑膜下血肿包膜的显微和超微结构推测，蛛网膜破裂及蛛网膜下腔的少量积血是慢性硬脑膜下血肿发生的前提。血肿包膜是由血肿及其分解产生刺激形成的，其外层类似炎性肉芽组织，由大量新生的毛细血管和成纤维细胞组成，但这种毛细血管均由一层内皮细胞组成，基底膜不完整或无明显基底膜，在某些因子刺激下极易破裂出血，这种血管新生及其破裂出血是慢性硬脑膜下血肿不断扩大，最终引起神经系统功能障碍原因。

（二）中医学认识

中医认为头部一旦受到外力的震击，如直接受到钝器的打击（如拳击、棒击等）或头部碰撞在墙壁、地板等处致伤，脑和脑气受损，扰乱静宁之府，出现神不守舍，心乱气越。同时头部脉络受损，血离经隧则渗溢留瘀，气滞血瘀，阻于清窍，压迫脑髓，使清阳不得上升，浊阴不能下降，气机逆乱，神明昏蒙，脑的功能就发生障碍或紊乱。

二、临床诊断

（一）辨病诊断

1. 临床诊断

（1）急性硬脑膜下血肿　病程在 3 日以内，常为顶枕部受暴力撞击，造成广泛对冲伤。由于原发性脑损伤严重，故很少有中间清醒期，患者很快出现急性脑受压和脑疝症状。

（2）亚急性硬脑膜下血肿　病程在伤后 3 日至 3 周以内。由于原发性脑损伤较轻，故出血较缓慢，症状出现也较晚，但病情可逐渐加重。

（3）慢性硬脑膜下血肿　病程在伤后 3 周至数月。由于伤情甚轻，有时甚至患者自己也未加注意。血肿多为皮层小静脉或桥静脉出血，最初出血量较少，以后血肿液化，逐渐形成纤维包膜。慢性硬脑膜下血肿发展缓慢，颅内压升高症状逐渐出现，主要表现为头痛、呕吐、视乳头水肿等类似脑瘤的症状。

2. 实验室诊断

首选 CT 扫描，急性期和亚急性期 CT 主要表现为颅骨内板下出现新月形高或等密度影。MRI 不仅能直接显示损伤程度与范围，同时对 CT 处于等密度的血肿有重要的意义，急性期血肿 T_1 与脑实质信号强度相仿，T_2 加权像呈低信号改变，亚急性期血肿 T_1、T_2 均显示高信号。

（二）辨证诊断

同硬脑膜外血肿。

三、鉴别诊断

（一）西医学鉴别诊断

与硬脑膜外血肿相鉴别：硬脑膜外血肿的出血来源为皮质的静脉和小动脉，血肿常发生在着力部位的脑凸面以及对冲部位，多与脑挫裂伤同时存在。影像学可明确鉴别。

（二）中医学鉴别诊断

与中风相鉴别：两者虽然同有头晕、头痛、肢体偏瘫、失语等神经症状，但本病患者详细追问病史可有近期外伤史，中风患者多为老年人，发病多处于安静状态或情志波动明显时。

四、临床治疗

（一）提高临床疗效的要素

把握手术时机及手术指征。

（二）辨病治疗

1. 手术治疗

①急性硬脑膜下血肿和亚急性硬脑膜下血肿，多以手术为主。根据头颅 CT 检查血肿量及血肿范围，行开颅血肿清除术，如合并严重脑挫裂伤，行去骨瓣减压术。②慢性硬脑膜下血肿多采用钻孔冲洗引流术，即定位后钻孔，置入硅胶管或导尿管进行血肿腔冲洗，并采用闭合式引流 2~3 日。

手术指征：①急性硬脑膜下血肿＞30ml，颞部＞20ml，血肿厚度＞10mm，或中线移位＞5mm 的患者，需立刻采用手术清除血肿。②急性硬脑膜下血肿＜30ml，颞部＜20ml，血肿最大厚度＜10mm，中线移位＜5mm，GCS 评分＞9 分急性硬脑膜下血肿患者，可以先行非手术治疗。如果出现伤后进行性意识障碍，GCS 评分下降＞2 分，应该立刻采用外科手术治疗。③对于具有 ICP 监测技术的医院，GCS 评分＜8 分的重型颅脑创伤合并颅内出血的患者都应行颅内压监测。

2. 非手术治疗

采用脱水、激素、止血、防治感染、

补充能量等对症治疗，对慢性硬脑膜下血肿治疗方面，阿托伐他汀类药物具有安全、有效、不良反应小的特点。

（三）辨证治疗

1. 辨证论治

同硬脑膜外血肿。

2. 外治疗法

针刺疗法：同硬脑膜外血肿。

3. 成药及单验方

同硬脑膜外血肿。

五、预后转归

急性硬脑膜下血肿病情发展快，伤情重，尤其是特急性病例，死亡率高达50%~80%，一经诊断，刻不容缓，应争分夺秒及早施行手术治疗。亚急性硬脑膜下血肿原发性脑损伤较轻，病情发展较缓，亦可在严密的颅内压监护下或CT扫描动态观察下，保守治疗。但治疗过程中若出现病情恶化，即改行手术治疗。慢性硬脑膜下血肿一旦出现颅内压升高症状，立即行钻孔引流，如无其他并发症，预后多较良好，但术后血肿复发是影响预后的主要因素。

脑内血肿

一、病因病机

1. 流行病学

闭合性颅脑损伤中，脑内血肿发生率为0.5%~10%，占颅内血肿的5%，好发于额叶和颞叶前端，其次是顶叶和枕叶，约占10%，其余位于脑深部、脑基底节、脑干及小脑内等处。

2. 发病机制

位于额、颞前份基底部等浅层的脑内血肿，往往与脑挫裂伤及硬脑膜下血肿相伴发，多因直接冲击伤、对冲伤或凹陷性骨折使皮层组织及血管外力破裂形成；深部血肿，多位于脑白质内，系因脑受力变形或剪力作用致使深部血管撕裂出血而致。

外伤性迟发脑内血肿的发病机制尚未完全清楚，主要有以下观点：①外伤可致早期血管痉挛。大多数学者认为外伤早期血管痉挛与直接的生物机械冲击有关，随着血管痉挛的缓解，断裂血管开始出血，这可能是短时内未见脑内出血的主要原因。② Kart Sman 等认为外伤后脑组织释放凝血酶原，引起局部血管内凝血，使局部血管闭塞和梗死，继而纤维蛋白溶解、血管内凝血溶解而产生迟发性出血。③外伤后深部血管麻痹，毛细血管扩张充血，脑血流减少，随后导致局部 CO_2 和酸性代谢产物堆积、血管扩张、血细胞渗出而出血。④蛛网膜下腔出血会导致脑血管痉挛，动物实验和临床观察都证实了蛛网膜下腔出血引起脑血管痉挛发生率为40%~70%。

二、临床诊断

（一）辨病诊断

1. 进行性意识障碍

进行性意识障碍是脑内血肿的主要症状之一；伤后昏迷、进行性昏迷加深，常见于硬脑膜下血肿、脑内血肿。

2. 瞳孔变化

一侧瞳孔进行性散大，对光反射迟钝或消失，常被作为诊断脑内血肿的主要体征。瞳孔散大多出现在血肿的同侧。若血肿继续增大，对侧瞳孔也可散大，对光反射亦出现迟钝或消失。

3. 肢体瘫痪

头部受伤后，逐渐出现肢体偏瘫，并进行性加重，同时肌张力增高，腱反射亢进，病理反射阳性，说明在偏瘫侧的对侧颅内有血肿存在。如果属于原发性脑挫裂伤所致的偏瘫，多在伤后立即出现，应注意予以鉴别。

4. 头痛、呕吐

头痛、呕吐是脑内血肿形成后引起颅内压升高的表现，头痛与呕吐均随着血肿的扩大而加重，昏迷患者则出现躁动不安。

5. 生命体征的变化

随着血肿的扩大，颅内压升高，出现血压阶梯性升高，脉搏、呼吸阶梯性减慢，这是脑组织缺氧、缺血的代偿现象，甚至呈潮式呼吸，血压下降，脉搏、呼吸快而弱，很快出现呼吸循环衰竭而死亡。

（二）辨证诊断

望诊：神疲或神昏，可有痛苦面容，受伤部位肿胀、青紫、发热或流血。

问诊：外伤史，头痛头晕。

辨证分型同外伤性颅内血肿。

三、鉴别诊断

（一）西医学鉴别诊断

与颅内脑外血肿相鉴别，如硬脑膜下血肿、硬脑膜外血肿相区别，重型颅脑损伤患者往往上述三者同时存在。影像学可相互鉴别。

（二）中医学鉴别诊断

同外伤性颅内血肿。

四、临床治疗

（一）提高临床疗效的要素

明确手术时机，把握手术指征。对于迟发性脑内血肿患者提高救治水平的关键在于加强观察，并给予合理的术后处理。

（二）辨病治疗

1. 手术治疗

一经确诊，存在手术指征应及早地行手术清除血肿，手术指征如下。

对于急性脑实质损伤（脑内血肿、脑挫裂伤）的患者，如果出现进行性意识障碍和神经功能损害，药物无法控制高颅压，CT 出现明显占位效应，应立刻行外科手术治疗；额颞顶叶挫裂伤体积＞20ml，中线移位＞5mm，伴基底池受压，应立刻行外科手术治疗；急性脑实质损伤（脑内血肿、脑挫裂伤）患者，通过脱水等药物治疗后颅内压（ICP）≥25mmHg，脑灌注压（CPP）≤65mmHg，应该行外科手术治疗；急性脑实质损伤（脑内血肿、脑挫裂伤）患者无意识改变和神经损害表现，药物能有效控制高颅压，CT 未显示明显占位，可在严密观察意识和瞳孔等病情变化下，继续药物保守治疗。

颅后窝血肿手术指征：后颅凹血肿＞10ml，CT 扫描有占位效应（四脑室的变形、移位或闭塞，基底池受压或消失，梗阻性脑积水），应立刻行外科手术治疗。后颅凹血肿＜10ml，无神经功能异常，CT 扫描显示不伴有占位征象或有轻微占位征象的患者，可以进行严密的观察治疗，同时进行不定期 CT 复查。

2. 非手术治疗

患者大脑实质损伤无神经损害表现，药物控制高颅压有效，或 CT 未显示明显占位的患者可严密观察病情变化。

（三）辨证治疗

1. 辨证论治
同外伤性颅内血肿。
2. 外治疗法
同外伤性颅内血肿。

3. 成药应用

同外伤性颅内血肿。

（四）医家经验

王绵之

国医大师王绵之教授自拟升清利窍方治疗头部外伤后颅底骨骨折合并脑脊液鼻漏患者。处方：生黄芪25g，炒白术12g，炒枳壳10g，防风6g，制香附12g，茯苓15g，白芷6g，辛夷10g，当归12g，生白芍20g，前胡6g，合欢皮15g，焦三仙各15g。王教授认为头部外伤后脑络受阻，清阳不升，鼻窍不通，方以益气升清利窍为法，虽有瘀象，但未投以大量活血化瘀之品，气虚为本，气虚无力推动血液运行，因此仅用少量当归，取其活血补血之功。［王坦. 王绵之教授临床经验整理与继承. 北京中医药大学，2010.］

五、预后转归

急性脑内血肿病情发展较急的患者预后较差，死亡率高达50%左右。迟发性脑内血肿预后较差，死亡率为25%~55%。

六、专方选要

1. 活血化瘀散

组成：红花15g，乳香10g，没药10g，栀子15g，桃仁15g，白芷10g，冰片10g。

用法：取活血化瘀散适量（根据血肿大小），用生理盐水及乙醇（白酒）适量，将其调成糊状，依据血肿范围，涂在纱布上，厚约1cm，敷于血肿部位，用网状弹力罩固定，每24小时更换1次。

主治：头皮闭合性损伤。

2. 温胆汤加味

组成：半夏12g，竹茹18g，枳实18g，陈皮15g，白茯苓15g，炙甘草6g，贝母15g，桔梗18g，蝉蜕10g，钩藤12g，天麻10g，黄芩10g，丹参10g。

用法：1剂/天，水煎，分2次服。

主治：胆胃不和，痰热内扰证，症见胆怯易惊、虚烦不宁、失眠多梦、呕吐呃逆、癫痫等。

主要参考文献

［1］王忠诚. 王忠诚神经外科学［M］. 武汉：湖北科学技术出版社，2012.

［2］吴栩. 血府逐瘀汤临床治疗及实验研究进展［J］. 光明中医，2013，28（3）：635-637.

［3］张志强. 实用神经外科诊治学［M］. 天津：天津科学技术出版社，2016.

［4］蒋小凤，黄国祥. 中医药疗法治疗颅脑损伤的研究进展［J］. 当代医药论丛，2020，18（8）：30-31.

［5］康金平，刘安平. 中医药治疗骨折研究进展［J］. 中医药临床杂志，2012，24（5）：476-478.

［6］文明，田绪蓓，李道昌，等. 中医药干预治疗颅脑损伤的研究概况［J］. 中医临床研究，2015，7（17）：142-145.

［7］江涛，鄢泽然，疏欣扬，等. 脑外伤后综合征的中医证候学研究［J］. 时珍国医国药，2014，25（5）：1256-1258.

［8］韦鹏翔. 中国中西医实用神经外科学［M］. 北京：中国医药科技出版社，2015.

［9］周良辅. 现代神经外科学［M］. 上海：复旦大学出版社，2012：213-253.

［10］张静莎，郭义，耿连岐. 近5年中药治疗重型颅脑创伤的研究进展［J］. 世界中医药，2015，10（9）：1444-1447，1452.

［11］陈文海. 颅脑损伤患者的中医药治疗临床研究进展［J］. 内蒙古中医药，2016，35（15）：150.

［12］王海伦，张艳艳，张祥. 中西医结合治疗脑内血肿的疗效观察［J］. 现代中西医结合杂志，2014（22）：2427-2428.

［13］Jack A，O'Kelly C，McDougall C，et al. Predicting, recurrence after chronic subdural haematoma drainage [J]. Can J Neurol Sci, 2015, 42（1）: 34-39.

[14] Florou C, Catalin B, Badea O, et al. Study of restorative processes in brain laceration in the first seven days after traumatic brain injury [J]. Rom J Morphol Embryol, 2015, 56（1）: 115-124.

[15] Goto H, Ishikawa O, Nomura M, et al. Magnetic resonance imaging, findings predict the recurrence of chronic subdural hematoma [J]. Neurol Med Chir（Tokyo）, 2015, 55（2）: 173-178.

[16] WANG D, LI T, TIANY, et a1. Effects of atorvastatin on chronic subdural hematoma: a preliminary report from three medical centers [J]. J Neurol Sci, 2014, 336（1-2）: 237-242.

第三节 胸部损伤

胸部损伤发生率高，危害程度大，其发生率占创伤的8%~12%，是创伤死亡的重要原因，约25%的伤员直接死于胸部创伤，另外25%的死亡与胸部创伤有关。

胸部损伤一般根据是否穿破全层胸壁（包括胸膜）而分为闭合性和开放性两大类。闭合性损伤多由于暴力挤压、冲撞或钝器碰击胸部引起，主要有肋骨骨折、气胸和血胸等。开放性损伤多因利器、刀锥、火器、弹片等穿破胸壁所造成，可导致开放性气胸或（和）血胸，影响呼吸和循环功能。

本病属于中医学"胸胁内伤"范畴。

肋骨骨折

肋骨骨折是常见的骨折之一，居胸部损伤的首位。在胸部闭合性创伤中，肋骨骨折约占85%，而战时占40%~60%，胸部损伤伴有肋骨骨折。肋骨体由后向前转弯

处称为肋骨角，为肋骨骨折好发部位，第1~3对肋骨短小，又有锁骨、肩胛骨和上臂的保护，一般不易受伤，一旦骨折说明暴力巨大，应注意有无锁骨下血管、神经损伤。中部第4~7肋骨长而薄，外表较少保护，发生骨折的机会较多，第8~10肋前端肋软骨形成肋弓与胸骨相连，故弹性较大，发生骨折较少。第11~12肋为浮肋，弹性更大，不易发生骨折。

一、病因病机

（一）西医学认识

直接暴力打击处肋骨被迫向胸廓内陷而发生骨折，骨折端多向内移位，易伤及肋间血管、胸膜和肺脏，造成气胸、血胸、肺挫伤等。第1、2肋骨骨折还可损伤臂丛神经、颈交感神经等。对于下位肋骨骨折，要注意有无膈肌及腹腔脏器损伤。间接暴力作用于胸壁前部，或胸廓受到前后方对挤的暴力，使胸腔的前后径缩短，左右径增长，肋骨被迫向外弯曲凸出，在最突出处发生骨折，多发生在腋中线处，骨折端向外突出，偶尔刺破皮肤而造成开放性骨折。肌肉的急骤而强烈的收缩亦可造成肋骨骨折，老年人慢性呼吸道疾病患者急性发作严重咳嗽、打喷嚏时，骨质疏松的肋骨受到胸肌牵拉而发生骨折。多根多处肋骨骨折时可造成肋骨断端的游离，使局部胸廓失去完整肋骨支撑而软化，出现反常呼吸运动，即吸气时软化区胸壁内陷，呼气时外突，称为连枷胸，多发生于侧胸壁或前胸壁，往往伴肺挫伤，可影响呼吸和循环功能。

（二）中医学认识

中医认为本病属于"伤骨"，损骨能伤筋，伤筋亦能损骨，筋骨的损伤必然累及气血伤于内，因脉络受损，血瘀气滞，为

肿为痛。早期气滞血瘀，多为实证；后期久病累及肝肾，多表现为气血不足、肝肾亏虚之证，多为虚证。

二、临床诊断

（一）辨病诊断

1.病史

患者大多有明确外伤史，结合临床表现，肋骨骨折的诊断并不困难。但需了解受伤时间、受力方式、受伤原因及作用部位等。

2.临床表现及体征

伤后胸壁局部疼痛，深呼吸、打咳嗽、喷嚏和躯体转动时疼痛加剧，并有不同程度的呼吸困难和循环障碍。胸痛使呼吸变浅、咳嗽无力，呼吸道分泌物增多、潴留，易导致肺不张与肺部感染，尤其是在老年人伴多发骨折特别容易出现。胸壁可见畸形，骨折处肿胀、淤斑，或有畸形，压痛明显，有时可扪及骨摩擦感，胸廓挤压征阳性。骨折断段向内移位可刺破胸膜、肋间血管和肺组织，产生血胸、气胸、皮下气肿或咯血。连枷胸的反常呼吸造成纵隔扑动，影响肺通气，导致缺氧和二氧化碳潴留，可出现气短、紫绀或呼吸困难。

3.影像学检查

胸部 X 线可显示骨折的部位、移位情况，排除有无气胸、血胸、肺不张等，但是不能显示前胸肋软骨骨折。X 线检查应重复进行，以及时发现延迟性血胸、气胸、肺不张。胸部 CT 扫描检查对于判断有无合并肺挫伤及其严重程度和范围有诊断价值。

（二）辨证诊断

1.早期（伤后 2~3 周内）

气滞血瘀，阻遏胸胁证：损伤早期，胸胁部肿、痛并见，气促，呼吸困难，或胸胁满闷、胀痛，痛处不定，或胸胁刺痛，痛有定处，拒按拒动，舌淡红，苔薄白，脉弦或紧。

2.中期（伤后 4~8 周）

营卫失调，瘀血凝滞证：损伤中期，胸胁瘀血未尽，筋骨未坚，胸胁刺痛，夜间隐痛、胀痛，夜寐不安，舌暗红，苔薄，脉弦而涩。

3.后期（伤后 8 周以上）

气血不足，肝肾亏虚证：损伤后期，胸胁部隐隐作痛，或伴面色少华，头晕心悸，呼吸气短，舌淡，苔白，脉虚细，或腰膝酸软，失眠多梦，舌淡红，苔少，脉沉细。

三、鉴别诊断

（一）西医学鉴别诊断

无合并损伤的肋骨骨折称为单纯性肋骨骨折，肋骨骨折的鉴别诊断主要应判断是否合并其他胸部损伤或胸部以外部位的损伤。首先为肋骨骨折所引起的血胸或（和）气胸；上胸部肋骨骨折常合并锁骨或肩胛骨骨折，并可能合并胸内脏器及大血管损伤、支气管或气管断裂，或心脏挫伤；下胸部肋骨骨折可能合并腹内脏器损伤，特别是肝、脾和肾破裂，还应注意合并脊柱和骨盆骨折。通过胸部或腹部 X 线及 CT 检查可予以鉴别。

（二）中医学鉴别诊断

中医骨折当与单纯筋伤相鉴别，骨折必有筋伤，但筋伤不一定有骨折。单纯筋伤多是由跌仆、暴力外伤、劳损或寒湿外邪引起，表现为局部疼痛、肿胀，活动受限，但无明显畸形、骨擦音等异常。

四、临床治疗

（一）提高临床疗效的要素

早期诊断、早期处理是关键，及时发现合并损伤，预防肺部并发症。

（二）辨病治疗

肋骨骨折的治疗与四肢骨折在治疗原则上不尽相同，一般不需要复位及固定，错位愈合基本不影响其生理功能。处理原则为有效控制疼痛，呼吸道管理，肺部物理治疗和纠正呼吸循环障碍。

1. 有效控制疼痛

有效镇痛能增加患者的肺活量、潮气量、功能残气量、肺顺应性和血氧分压，降低气道阻力和反常呼吸运动。一般肋骨骨折可采用口服或肌内注射镇痛剂，多根多处肋骨骨折则需要持续止痛，包括肋间神经阻滞封闭、硬脑膜外镇痛、静脉镇痛等。肋间神经阻滞优点是局部给药，不产生呼吸抑制，缺点是需反复注射。硬脑膜外镇痛可有效控制疼痛，但有呼吸抑制、尿潴留的可能。近年来患者自控止痛装置（PCA）应用逐渐增多，通过患者有限制地自己给予止痛剂，可以使患者获得适当的镇痛而不对呼吸产生抑制，同时可以防止其他给药途径的间歇性疼痛。中医可以口服三七末、云南白药等中成药，患处用双柏散、四黄膏外敷，针刺止痛可选内关、支沟、阳陵泉、太冲、期门等穴。

2. 适当固定胸廓

单纯肋骨骨折，不需进行整复，固定胸廓可以减少肋骨断端活动，减轻疼痛，可采用多头胸带或弹性胸带固定，这种方法也可以用于胸背部、胸侧壁多根多处肋骨骨折且反常呼吸运动不严重的患者。多根多处骨折有胸壁软化反常呼吸伴低氧者，需气管插管辅助呼吸，正压通气对浮动胸壁有"内固定"作用，必要时可采用肋骨牵引或手术切开复位内固定。因其他指征需要开胸手术时，也可同时施行肋骨固定。

3. 外科手术治疗

开放性肋骨骨折，需清创缝合，如合并气胸或（和）血胸，需行胸腔闭式引流术，如合并胸内脏器及大血管损伤，支气管或气管断裂，或心脏挫伤，需进行手术修复，同时使用广谱抗生素。

（三）辨证治疗

配合中医辨证施治可有效减轻症状，促进骨折愈合。

1. 辨证论治

（1）按照症状分型辨证论治

①伤气为主者

治法：活血和营，理气止痛。

方药：理气止痛汤或柴胡疏肝散。

理气止痛汤：柴胡10g，香附15g，陈皮15g，枳壳15g，木香10g，黄连2g，丹参15g，檀香2g，砂仁2g，白芍10g，甘草5g。

柴胡疏肝散：陈皮6g，柴胡6g，川芎5g，香附5g，枳壳5g，芍药5g，炙甘草5g。

痛甚者加三七10g，沉香5g。

②伤血为主者

治法：活血化瘀，行气止痛。

方药：复元活血汤、血府逐瘀汤。

复元活血汤：柴胡15g，瓜蒌根9g，当归9g，红花6g，甘草6g，穿山甲6g，大黄30g，桃仁15g。

血府逐瘀汤：桃仁12g，红花9g，当归9g，生地黄9g，牛膝9g，川芎5g，桔梗5g，赤芍6g，枳壳6g，甘草6g，柴胡3g。

咯血者可加仙鹤草15g，血余炭15g。

③气血两伤者

治法：行气活血，祛瘀止痛。

方药：顺气活血汤加减。

紫苏梗3g，厚朴3g，枳壳3g，砂仁1.5g，当归尾6g，红花1.5g，木香1.2g，炒赤芍3g，桃仁9g，苏木末6g，香附3g。

若腑实便秘，加生大黄6g（后下）。

（2）按照病程分期辨证论治

①早期：气滞血瘀，阻遏胸胁证

治法：宽胸理气，逐瘀止痛。

方药：伤气重者，复元活血汤加减；伤血重者，血府逐瘀汤加减。

复元活血汤：柴胡 15g，瓜蒌根 9g，当归 9g，红花 6g，甘草 6g，穿山甲 6g，大黄 30g，桃仁 15g。

血府逐瘀汤：桃仁 12g，红花 9g，当归 9g，生地黄 9g，牛膝 9g，川芎 5g，桔梗 5g，赤芍 6g，枳壳 6g，甘草 6g，柴胡 3g

咯血者可加仙鹤草 15g，血余炭 15g。

②中期：营卫失调，瘀血凝滞证

治法：调和营卫，化瘀和伤。

方药：三棱和伤汤。

三棱 6g，莪术 10g，青皮 10g，陈皮 10g，白术 10g，枳壳 10g，当归 10g，白芍 10g，党参 10g，乳香 6g，没药 6g，甘草 5g。

伤气者加柴胡 10g，郁金 10g；痛甚者加延胡索 15g。

③后期：气血不足，肝肾亏虚证

治法：补益气血，滋补肝肾。

方药：偏气血不足者，八珍汤合柴胡疏肝散加减；偏肝肾亏虚者，六味地黄丸加味。

八珍汤合柴胡疏肝散：川芎 10g，当归 10g，熟地黄 10g，芍药 10g，党参 10~15g，白术 10g，茯苓 10g，柴胡 5g，陈皮 10g，香附 5g，枳壳 10g，桔梗 10g，甘草 5g。

六味地黄丸：熟地黄 15g，山茱萸 12g，山药 12g，牡丹皮 10g，泽泻 10g，茯苓 10g。

咳甚者加半夏、桔梗各 10g。

2. 外治疗法

（1）拇指分肋法及自体双手分肋法手法按摩止痛。

（2）贴敷治疗　根据骨折三期辨证，选择相应药膏外敷治疗，如四黄散、消肿止痛膏。

（3）擦药疗法　骨折早期，可选用活血止痛类中成药涂擦患处，每日 1 次。

（4）中药熏洗　骨折中后期，瘀血阻络，局部仍有疼痛者，可选用海桐皮汤等中药熏洗治疗。

（5）物理疗法　适用于骨折中后期，如红外线照射、中频电疗法等。

3. 成药应用

可辨证选用血府逐瘀口服液、接骨七厘片、六味地黄丸、人参养荣丸等成药。

（1）血府逐瘀口服液　口服，每次 20ml，每天 3 次。适用于气滞血瘀证，症见胸胁部肿、痛并见，气促，呼吸困难。

（2）接骨七厘片　口服，1 次 5 片，1 日 2 次，温开水或黄酒送服。适用于气滞血瘀，阻遏胸胁证，症见胸胁刺痛，痛有定处，拒按拒动。

（3）六味地黄丸　口服，1 次 6g，1 日 2 次。适用于肝肾亏虚证，症见胸胁部隐隐作痛，腰膝酸软，失眠多梦。

（4）人参养荣丸　口服，1 次 9g，每日 2 次。适用于气血不足证，症见面色少华，头晕心悸，呼吸气短。

五、预后转归

经过规范治疗后，大多数患者痊愈而无任何后遗症状，少数患者会遗留胸部活动受限和胸痛，尤其在深呼吸、咳嗽或转动体位时明显。

六、预防调护

（一）预防

遵循三级预防的措施进行。

（1）一级预防　预防创伤发生，加强安全生产及交通安全管理。

（2）二级预防　即创伤的早期救治和早期诊断，防止漏诊。

（3）三级预防　即对创伤的确定性治

疗以及后期的康复。

（二）调护

鼓励患者早期下床活动，指导患者深呼吸、吹气球等，锻炼肺活量，避免坠积性肺炎、肺不张发生。加强患侧上肢功能锻炼，如抬高、拿物等。保证充分休息和睡眠，禁止吸烟，以促进康复。

气胸

胸膜腔内有游离气体即称气胸。在胸部损伤中，气胸的发生率仅次于肋骨骨折。气胸一般分为闭合性、开放性和张力性气胸3类。《素问·大奇论》曰："肺之雍，喘而两肱满。"描述了气胸的病症特征。

一、病因病机

（一）西医学认识

各种暴力撞击胸部，肺组织、支气管破裂，或肋骨骨折端、刀、枪刺破胸膜和肺，使胸膜腔与外界沟通，造成气胸。根据不同的病因病机分为闭合性气胸、开放性气胸及张力性气胸。

1. 闭合性气胸

空气由肺破口或胸壁创口进入胸膜腔后创口迅即闭合，胸膜腔内压力保持稳定，由于胸内压破坏不显著，只有部分肺萎缩，健侧肺有足够代偿的条件下，呼吸循环功能紊乱较轻。

2. 开放性气胸

由于空气随呼吸自由进出胸膜腔，可导致一系列严重的病理生理改变，并可迅速造成呼吸和循环功能的严重紊乱和障碍而引起死亡，胸壁伤口越大，病情越严重，死亡率越高。开放性气胸造成的主要病理生理改变包括：①胸膜腔负压消失，伤侧肺完全萎陷，纵隔向健侧移位，压迫健侧肺，严重影响通气功能，导致缺氧和二氧

化碳潴留。②呼吸时随双侧胸膜腔压力改变而产生纵隔摆动，引起心脏大血管移位，严重影响静脉回心血量，导致循环障碍。③肺内残气来回流动对流，加重了缺氧和二氧化碳蓄积。④通过胸壁伤口，大量热量及体液散失，同时带入大量细菌，加之受伤时可能有异物残留，容易并发脓胸。

3. 张力性气胸

由于肺或支气管损伤时伤口呈单向活瓣状与胸膜腔相通，吸气时空气从肺裂口进入胸膜腔内，而呼气时活瓣关闭，胸腔内的空气不能排出，伤侧胸膜腔内空气不断增多，压力不断升高，伤侧肺逐渐被压缩，纵隔推向健侧，挤压健侧肺，同时上、下腔静脉扭曲，回心血流受阻，产生呼吸循环功能的严重障碍。有时胸膜腔内的高压空气挤入纵隔，扩散至皮下组织，形成颈部、面部、胸部等处皮下气肿。若未及时诊断和处理，可很快导致伤员死亡。虽然张力性气胸可在自主呼吸时出现，但正压通气时更为常见，因此正压通气患者出现血流动力学恶化时，应考虑张力性气胸可能。

（二）中医学认识

中医认为本病由暴力骤击，由外及内，损伤气血和脏器，以致气壅胸中，肺气被遏。若迁延日久，肺失宣降，水道通调不畅，以致水饮内停胸膈。气骤不散，郁而化热，可致肺热喘咳。若有伤口与外界相通，更易感染邪毒，使变证丛生。

中医认为肺主气，司呼吸，主宣发肃降，为气机升降出入之枢。肺外合皮毛，开窍于鼻，若肺气虚弱，六淫外邪及癣虫由口鼻或皮毛入侵，邪气壅肺，肺气宣降不利，或咳，或喘，或哮，或津液失于输布而成痰，停伏于肺，久则均可致肺虚，气阴耗伤，导致肺主气功能失常。一旦外邪乘虚入侵，或引动痰饮宿疾，致肺失宣

发肃降，气机逆乱，肺气郁闭，上焦壅塞，脉络痹阻，病情急剧恶化而见气急、剧咳、胸痛。

二、临床诊断

（一）辨病诊断

1. 病史

患者大多有明确的胸部外伤史。

2. 临床表现和体征

（1）闭合性气胸　根据胸膜腔空气量及肺萎缩程度可分为少量、中量及大量气胸。少量闭合性气胸指肺萎缩在30%以下，患者可无明显的呼吸与循环功能紊乱；中量闭合性气胸指肺萎缩在30%~50%；而大量闭合性气胸则为肺萎缩在50%以上。中量或大量闭合性气胸最常呈现的症状是胸闷与气急。检查时气管微向健侧偏移，伤侧胸部叩诊呈鼓音，呼吸音明显减弱或消失。少数患者可出现皮下气肿。

（2）开放性气胸　患者往往有气促、紫绀、烦躁不安、呼吸困难甚至休克。检查时可见胸壁伤口通向胸膜腔，空气随呼吸进出创口有"嘶嘶"声。除伤侧胸部叩诊呈鼓音、听诊呼吸音减弱或消失外，还有气管、心脏明显向健侧移位的体征。

（3）张力性气胸　患者极度呼吸困难，端坐呼吸，烦躁不安，紫绀，甚至窒息。常见体征为伤侧胸部饱满，肋间隙增宽，呼吸幅度减低，可有皮下气肿，脉搏快而细弱，部分患者有颈静脉怒张。叩诊呈高度鼓音，听诊呼吸音消失。

3. 影像学检查

（1）闭合性气胸　肺部X线检查是诊断闭合性气胸的重要手段。若患者情况允许，于立位行后前位摄片，能清楚显示气胸的程度。

（2）开放性气胸　X线检查见伤侧肺明显萎缩，气管和心脏、纵隔等器官移位。

（3）张力性气胸　X线检查见胸膜腔大量积气，肺可完全萎缩，气管和心影偏移至健侧。

（二）辨证诊断

1. 肺脾两虚证

突发胸闷痛，气短，动则喘甚，咳嗽，咳声无力，心慌，倦怠懒言，语声低怯，自汗畏风，平素易感冒，舌色淡，苔薄白，脉细。

2. 气滞血瘀证

用力劳伤后突然胸痛，固定不移，疼痛难忍，干咳无痰，咳时疼痛加剧，气急或气喘，甚至不能平卧，唇甲青紫，舌质紫暗或有瘀斑，脉涩气促，咳少，胸闷，舌质淡暗，脉弦。

3. 痰热壅肺证

胸痛，气短，气喘不能平卧，咳嗽，咯痰黄稠，胸中烦闷，身热，面赤，口干，口臭，大便秘结，小便色黄，舌红，苔黄腻，脉滑数。

三、鉴别诊断

（一）西医学鉴别诊断

气胸的诊断主要根据临床症状、体征及胸部X线检查，一般不难。但需要与肋骨骨折、胸腔积液、血胸及肺爆震伤等鉴别。

（二）中医学鉴别诊断

患者以胸痛、呼吸困难为主症，属中医学"胸胁痛"范畴，当与"胸痹"相鉴别，二者均可见胸痛，本病有胸部外伤史，导致气血瘀滞，气机不畅而上逆，肺气升降受阻，胸部疼痛，痛处固定，面色苍白，呼吸困难。而胸痹为心脉痹阻，血行不畅，胸部有压榨感，憋闷样疼痛，放射至左肩、左手，可鉴别。

四、临床治疗

（一）提高临床疗效的要素

早期诊断是关键，及时将开放性气胸转为闭合性气胸，对张力性气胸尽快穿刺排气。

（二）辨病治疗

1.闭合性气胸

小于30%肺压缩的气胸通常对症治疗，卧床休息，大于50%肺压缩的气胸通常要求卧床，吸氧，胸腔穿刺可为首选治疗。如胸腔穿刺抽气治疗后气胸又出现或症状未见好转，或体征、胸片未见改善，则常选锁骨中线第2肋间行胸腔闭式引流术。术后保持管腔通畅，如水柱停止波动，且不再有气体或（和）液体引出，X线检查肺膨胀良好，可拔除引流管。

2.开放性气胸

急救处理是使开放性气胸转变为闭合性气胸，在现场，应迅速采用大而厚的消毒敷料，在患者呼气之末，封闭伤口，并切实牢靠包扎固定。一定要在患者全身情况稳定，能有效控制呼吸的情况下，才能打开包扎敷料进行检查和治疗。进一步治疗应根据病情需要给予清创、封闭胸壁伤口、吸氧、防治休克、胸腔闭式引流及抗感染治疗。如疑有胸腔内脏器损伤或活动性出血，则需剖胸探查。

3.张力性气胸

张力性气胸病情发展迅速，如救治不及时，可迅速因呼吸、循环衰竭死亡。抢救时不要因为X线检查而延误抢救时机，急救处理为立即排气，以尽快降低胸腔内压力。紧急情况下，可在伤侧第2或第3肋间锁骨中线点用粗针头穿刺排气减压，送达医院后立即行胸腔闭式引流术。如胸腔闭式引流术后，漏气仍严重，患者呼吸困

难未见好转，应考虑是否合并较严重的肺裂伤、支气管损伤或食管损伤之可能，应积极剖胸探查。对伴有严重纵隔气肿者，可经胸骨上窝皮下切开，经胸骨后间隙行减压排气引流。

（三）辨证治疗

1.辨证论治

（1）肺脾两虚证

治法：补肺益气。

方药：补肺汤加减。

陈皮9g，紫菀12g，党参24g，五味子9g，白及30g，法半夏12g，桑白皮15g，阿胶15g（烊化），山茱萸15g，紫河车15g。

自汗多者加防风15g，白术15g。

（2）气滞血瘀证

治法：行气化瘀止痛。

方药：血府逐瘀汤加减。

当归10g，生地黄10g，桃仁12g，红花10g，枳壳5g，赤芍10g，柴胡3g，甘草3g，桔梗5g，川芎10g，牛膝10g

痛甚者加延胡索15g。

（3）痰热壅肺证

治法：清热化痰，止咳平喘。

方药：桑白皮汤加减。

桑白皮15g，大黄10g，黄芩15g，瓜蒌皮15g，浙贝母12g，鱼腥草30g，苏子9g，法半夏12g，枳壳12g，苇茎30g，白及30g，葶苈子30g。

痰黏难咳者加款冬花10g，橘红10g。

2.成药应用

（1）血府逐瘀口服液　口服，每次20ml，每天3次。适用于气滞血瘀证，症见胸痛固定不移，疼痛难忍。

（2）参麦注射液　静脉注射，每次20~100ml，用5%葡萄糖注射液250~500ml稀释后应用，或遵医嘱。适用于肺脾两虚证，症见呼吸浅短难续，神疲体倦，声低

气怯，咳嗽无力。

（3）痰热清注射液　静脉注射，每次20ml，用5%葡萄糖注射液500ml稀释后应用，适用于痰热壅肺证，症见胸痛，咳嗽，气促，咯痰黄稠，口干。

五、预后转归

经过规范治疗后，患者多痊愈而无任何后遗症状。

六、预防与调护

（一）预防

遵循三级预防的措施进行。加强安全生产及交通安全管理，降低创伤性气胸发生率，提高外伤现场气胸早期诊断及处理，避免出现严重并发症。

（二）调护

指导患者深呼吸、有效咳嗽、肺功能锻炼等，促进肺复张。吸烟患者进行戒烟治疗。

七、研究进展

诊断方面，近年来多使用多层螺旋CT进行气胸的诊断，CT扫描相对于X线平片可以有效提高患者的液气胸、肺挫伤等胸部损伤的诊断准确率，尤其适合意识障碍患者的检查。

治疗方面，胸腔闭式引流对于医生的操作有一定的要求，多需胸外科医生操作，有部分医院尝试在创伤性气胸早期使用静脉套管针穿刺建立简易胸腔闭式引流，可以迅速有效地缓解患者的临床症状，提高救治率，为进一步行机械通气赢得时间，部分患者可以避免行常规胸腔闭式引流术。近年来，随着胸外科微创技术的发展，在创伤性气胸的治疗中胸腔镜手术比例越来越高，大量研究证实，对比传统开胸手术，胸腔镜手术在手术时间、术中出血量、术后引流量、术后引流时间及术后恢复时间等各项指标方面均有显著差异。

血胸

胸部损伤后导致肺组织裂伤，肋间及胸廓内血管破裂，甚至胸腔内大血管、心脏破裂出血致胸腔内积血，称之为血胸，约70%的胸部创伤有不同程度的血胸。在胸外伤中，血胸往往与气胸并存。

一、病因病机

（一）西医学认识

血胸来源如下。①肺组织裂伤出血：因肺循环压力明显低于体循环，而且受压萎陷的肺的血流量比正常明显减少，因此肺组织裂伤出血一般量均不大，可在短期内自行停止，需要开胸探查者不多。②胸壁血管出血：多来自胸廓内血管或肋间血管，由于来自体循环，压力较高，出血常不易自止，因此常常需要开胸止血治疗。③心脏或大血管：出血量大而凶猛，多为致命性，往往因为现场来不及抢救而死亡。

血胸引起的病理生理改变与出血量及出血速度有关，大量血胸可引起急性失血性休克，同时积血压迫肺组织导致通气减少、纵隔移位，导致急性呼吸循环功能紊乱。短时间内胸腔大量出血，因为膈肌、心脏、肺组织运动所引起的去纤维蛋白作用不完全，胸内积血可凝成血块而形成凝固性血胸，限制肺之膨胀而影响呼吸功能。凝固性血胸在肺表面形成机化包膜，导致肺功能损失，同时血液又是细菌良好的培养基，晚期合并脓胸的几率大大增加。

（二）中医学认识

中医认为血胸属气血两伤，以伤血为主，既有瘀血停滞、气机不利之实，又有亡血伤气之虚。正虚邪实，是病机之关键所在。

二、临床诊断

（一）辨病诊断

1. 病史

患者大多有明确的胸部外伤史。

2. 临床表现和体征

血胸的临床表现与出血量有关。小量血胸，指胸腔积血量在 0.5L 以下，患者往往无明显的症状和体征；中量血胸，积血量在 0.5~1.5L，患者可出现失血性休克表现，如面色苍白、呼吸困难、脉细而弱、血压下降，体检发现伤侧呼吸运动减弱，下胸部叩诊浊音，呼吸音明显减弱；大量血胸，积血量在 1.5L 以上，患者有较重呼吸和循环障碍，休克症状严重。

3. 影像学检查

小量血胸，仅 X 线检查时见到肋膈角变钝；中量血胸，X 线检查可见积血达肺门平面；大量血胸，X 线显示伤侧胸膜腔有大片积液阴影，超过肺门平面，纵隔向健侧移位。合并气体时可见液气平面。

（二）辨证诊断

中医学认为本病是由骨断筋伤，经脉破损，血不循常道，溢于脉外，积于胸中，阻滞气机，气道不畅，肺失清肃、上逆所致。血胸属气血两伤，以伤血为主，既有瘀血停滞、气机不利之实，又有亡血伤气之虚。正虚邪实，是病机之关键所在。

1. 气血两虚证

面色苍白，呼吸表浅，头晕目眩，神疲乏力，少气懒言，心悸气促，舌质淡，苔薄白，脉细弱。

2. 气滞血瘀证

瘀血停积，胸胁胀满，痛有定处，胸闷气急，干咳无痰，咳时疼痛加剧，气急或气喘，舌质淡暗，脉弦。

三、鉴别诊断

有胸部损伤史，又有胸膜腔内积液的症状和体征，血胸的诊断一般应无困难，行胸腔诊断性穿刺检查抽得不凝血可确诊。但在凝固性血胸时不易抽出血液，应结合临床表现、X 线检查相鉴别。部分创伤早期未发现血胸者，也应警惕迟发性血胸的发生，因此在创伤后 3 周内应多次进行胸部 X 线检查，以免漏诊。

四、临床治疗

（一）提高临床疗效的要素

早期诊断、早期处理是关键，根据穿刺抽液及胸腔引流液性状、引流量及引流速度，及时发现进行性血胸，积极剖胸探查止血手术，预防肺部并发症。

（二）辨病治疗

主要是控制胸内出血，排出积血，使肺复张，预防失血性休克、肺不张、脓胸等并发症，一般处理包括吸氧、镇痛、化痰及应用抗生素等。

1. 非进行性血胸

少量血胸可以采取胸腔穿刺术，而大多数患者需行胸腔闭式引流术，以尽快排出积血，促进肺复张，防止继发感染。延迟的胸腔闭式引流会让血液发生凝结和凝固，给以后的置管引流带来困难。近年来多主张对大量的非进行性血胸在引流后不能使肺扩张时，及早行剖胸手术，清除血液和血块。

2. 进行性血胸

应在输血、输液及抗休克治疗下，及时进行开胸探查。对胸廓破裂的血管予以缝扎；对肺裂伤进行修补；对严重肺裂伤或肺挫伤进行肺叶切除；对破裂的心脏大血管进行修复。近年来对于血胸手术多采用胸腔镜治疗，较开胸手术并发症少，但对于已机化的血胸，胸腔镜处理较为困难。

3. 凝固性血胸

对早期凝固性血胸，可在胸膜腔内注入尿激酶，24 小时后将已溶解的积血抽出。也可在出血停止后 2 周内做较小的开胸切口，清除凝血块及附着于肺表面之纤维蛋白膜；若为纤维胸应争取早期剥离纤维组织，术后放置闭式引流，必要时还可用负压吸引，同时嘱患者吹气球，使肺尽快膨胀。

4. 感染性血胸

若发现脓胸粘连成多房性或凝固性血胸、纤维胸并发感染，应早期行开胸术，清除脓性纤维。术后采用粗管闭式引流或双腔引流管冲洗引流，使肺尽快复张。

（三）辨证治疗

配合中药治疗能缓解疼痛，促进康复。

1. 辨证论治

（1）气血两虚证

治法：补血益气固脱。

方药：生脉散合当归补血汤加减。

人参 9g，麦冬 9g，五味子 6g，黄芪 30g，当归 6g。

胸闷者加佛手 10g，陈皮 10g，薤白 10g。

（2）气滞血瘀证

治法：行气化瘀止痛。

方药：血府逐瘀汤加减。

当归 10g，生地黄 10g，桃仁 12g，红花 10g，枳壳 5g，赤芍 10g，柴胡 3g，甘草 3g，桔梗 5g，川芎 10g，牛膝 10g。

痛甚者加延胡索 15g；喘憋者加葶苈子 15g，苏子 10g。

2. 外治疗法

外用双柏散：活血祛瘀，消肿止痛，适用于气滞血瘀证。

3. 成药应用

可辨证选用云南白药、归脾丸等成药。

（1）云南白药　口服，1 次 0.25~0.5g，1 日 4 次（2~5 岁按 1/4 剂量服用；5~12 岁按 1/2 剂量服用），适用于气滞血瘀证，症见胸部刺痛，痛有定处，胸闷气急。

（2）归脾丸　口服，每次 6~9g，每日 3 次，适用于气血两虚证，症见呼吸表浅，头晕目眩，少气懒言，面色苍白。

（四）医家经验

孙达武

孙达武教授认为胸胁损伤，气滞血瘀，责之于肝、肺两脏，其总结多年临床经验，在治疗上以活血化瘀为主，辅以宽胸理气、通阳化痰之法，以三棱、莪术、赤芍、川芎、丹参、三七粉、川牛膝活血化瘀止血，柴胡、枳壳、桔梗、当归行气活血。孙教授秉承气行助水行之意，加强痰湿的排净，防止肺的并发症，又达到肺部损伤之修复目的，气行则血行，以行气活血，改善血循环，促进瘀血的消散和吸收。[于亮. 孙达武教授运用活血化瘀法治疗骨伤科疾病经验. 湖南中医杂志，2010，26（6）：32-33.]

五、预后转归

经过规范治疗后，大多数患者痊愈而无任何后遗症状，少数患者会遗留胸闷和胸痛，尤其在深呼吸、咳嗽或转动体位时明显。

六、预防调护

（一）预防

在严重胸外伤中及早发现血胸，尤其是进行性血胸，早期手术干预，可以降低血胸的致死率，提高救治效果。

（二）调护

指导患者深呼吸、吹气球等，早期下床活动，锻炼肺活量，帮助肺复张。脓胸患者给予高热量优质蛋白饮食。出院后多做深呼吸运动，注意饮食调节，保持良好心态，保证充分休息和睡眠，禁止吸烟，以促进康复。

七、研究进展

血胸治疗的传统胸腔闭式引流术需置入直径约2cm的僵硬的硅橡胶管，术后疼痛较为明显，国内外研究逐渐发现，使用小口径的引流管（直径5~8mm）可以达到与大口径胸管同样的引流效果，而创伤明显减少。外科手术方面，胸腔镜手术已成为首选术式。在电视胸腔镜下，不仅能彻底清除胸内积血和血凝块，从而避免胸内残留的血液发生机化或导致脓胸，而且可迅速找到各种血胸的出血部位，予以电凝或缝扎止血，并修补合并的肺裂伤和膈肌裂伤，切除肺大疱，取出胸内异物，使胸内手术处理简单化。而且胸腔镜手术术野暴露随意性更强，创伤小，术后疼痛轻，并发症少，住院时间短，能更好地减轻手术损伤，预后更佳。

主要参考文献

[1] 石珂，蔡庆勇，梁宝磊．电视胸腔镜手术治疗开放性胸外伤研究进展［J］．中华胸部外科电子杂志，2019，6（3）：187-190．

[2] 陈志斌，兰岚．气胸中医诊疗专家共识［J］．中国中医急症，2019，28（2）：189-203．

[3] 兰平，吴德全．外科学［M］．北京：人民卫生出版社，2019．

第四节　腹部创伤

腹部创伤可分为开放性和闭合性两大类。前者腹膜有伤口，一般需要剖腹手术，无腹膜破损者为非穿透性伤，偶伴有内脏损伤。后者体表无伤口，需要进一步观察或检查才能确定是否伴有内脏损伤。由于闭合性创伤体表无伤口，给诊断带来困难，因此闭合性损伤更具有重要的临床意义。

一、病因病机

（一）西医学认识

战时主要为弹片伤、刀刺伤；平时主要为交通事故、工伤意外和打架斗殴。开放性损伤常由刀刺、枪弹、弹片所引起；闭合性损伤常系坠落、碰撞、冲击、挤压、拳打脚踢等钝性暴力所致。无论开放或闭合性损伤，都可导致腹部内脏损伤。常见受损内脏依次是脾、肾、肝、胃、结肠等。胰、十二指肠、膈、直肠等由于解剖位置较深，故损伤发病率较低。

肝、脾及肾的组织结构脆弱，血供丰富，位置比较固定，在受到暴力打击之后容易破裂，上腹受碰撞或挤压时，胃窦、十二指肠第三部或胰腺可被挤压在脊柱而断裂；肠道的固定部分（上段空肠、末段回肠、粘连的肠管等）比活动部分更易受损；充盈的空腔脏器（饱餐后的胃、未排空的膀胱等）比排空者更易破裂。

（二）中医认识

暴力外伤（冲击、挤压、坠跌、碰撞、踢踏等）致腹部气滞血瘀，或损伤脉络或脏腑，络伤则血溢，腑伤则肠瘘，轻则少腹积血蓄液，重则气血暴脱，阴阳离绝。

二、临床诊断

（一）辨病诊断

本病诊断中最关键的问题是确定是否有内脏损伤，其次是什么性质的脏器受到损伤和是否为多发性损伤。

1. 有无内脏损伤

有下列情况之一者，应考虑到腹内脏器损伤的存在。①腹部疼痛较重，且呈持续性，并有进行性加重的趋势。②早期出现明显的失血性休克表现。③有明显的腹膜刺激征。④有便血、呕血或尿血，直肠指检发现前壁有压痛或波动感，或指套染血。

2. 进一步确定什么性质的脏器受到损伤

①有便血和腹腔积气者，多为胃肠道损伤；再根据受伤的部位、腹膜炎的严重程度和腹膜刺激征最明显的部位等，可帮助确定是胃、上段小肠损伤还是下段小肠或结肠损伤。②有排尿困难、血尿、外阴或会阴部牵涉痛者，提示泌尿系脏器损伤。③有膈面腹膜刺激表现（同侧肩部牵涉痛）者，提示上腹脏器损伤，其中以肝、脾破裂多见。④有左或右季肋部肋骨骨折者，应注意有无肝、脾破裂的存在。

3. 注意是否有多发损伤

①注意腹部以外的合并损伤。②腹内某一脏器有多处破裂。③腹内有一个以上脏器受到损伤。

腹部损伤的临床表现差异很大，轻微的腹部损伤，临床上可无明显症状和体征，而严重者可立刻出现重度休克甚至处于濒死状态。

4. 有关检查可以帮助诊断

实验室检查实质性脏器破裂出血时，红细胞、血红蛋白、血细胞比容等数值明显下降，白细胞计数可略升高。空腔脏器破裂时，白细胞计数明显上升。胰腺损伤、胃或十二指肠损伤时，血、尿淀粉酶值多升高。尿常规检查发现血尿，提示有泌尿器官的损伤。

B超、CT检查对肝、脾、肾等实质性脏器损伤的诊断帮助较大。

X线检查胃、肠等空腔脏器破裂者，腹部平片提示有膈下新月形游离气体。

其他如诊断性腹腔穿刺术是准确率较高的辅助性诊断措施。如抽不到液体并不能完全排除内脏损伤的可能，应继续严密观察，必要时重复穿刺，或改行腹腔灌洗术。部分患者可考虑行腹腔镜检查。

5. 严密观察

对于一时不能确定有无内脏损伤但生命体征尚稳定的患者，应严密观察，期间要反复检查伤情变化，并根据伤情变化，不断综合分析，尽早得出结论。观察的内容包括：①每15~30分钟测定一次脉率、呼吸及血压。②每30分钟检查一次腹部体征，注意腹膜刺激征程度和范围变化。③每30~60分钟测定一次红细胞计数、血红蛋白和血细胞比容。④必要时重复诊断性腹腔穿刺或腹腔灌洗术。

（二）辨证诊断

1. 休克型（气脱血枯）

多为肝、脾、肠系膜血管破裂。腹痛拒按，面色苍白，四肢厥逆，冷汗淋漓，恶心呕吐，烦躁不安，血压下降，脉微欲绝。

辨证要点：面色苍白，四肢厥逆，冷汗淋漓，血压下降，脉微欲绝。

2. 不稳定型（气滞血瘀）

腹腔有出血渗液，但量不多，无休克现象，但病情不稳定，随时有恶化可能。腹痛拒按，恶心欲吐，少腹胀满，神疲乏力，或有低热，苔白或黄，脉细缓。

辨证要点：腹痛拒按，少腹胀满，或有低热，苔白或黄，脉细缓。

3. 包块型（血瘀成积，或瘀血，或肿块，或积液，或囊肿）

腹腔肿块，探压触痛，坠胀不适，时有腹胀，便秘或便频，舌绛，有紫斑，脉细涩。

辨证要点：腹腔肿块，探压触痛，坠胀不适，舌绛，有紫斑，脉细涩。

三、鉴别诊断

（一）西医学鉴别诊断

1. 实质性器官损伤

如肝、脾、胰、肾等或大血管损伤时，主要临床表现是腹腔内（或腹膜后）出血。患者面色苍白，脉搏加快、细弱，脉压变小，严重时血压不稳甚至休克；腹痛呈持续性，一般不很剧烈，腹肌紧张及压痛、反跳痛也不明显。肝损伤伴有较大肝内或肝外胆管断裂时，因发生胆汁性腹膜炎而出现明显的腹痛和腹膜刺激征。胰腺损伤时，如伴有胰管断裂，胰液溢入腹腔可对腹膜产生强烈刺激而出现明显的腹膜炎症状和体征。体征最明显处常是损伤所在的部位。肝、脾破裂出血量较多者可有明显腹胀和移动性浊音。肝、脾包膜下破裂或系膜、网膜内出血则有时可表现为腹部包块。泌尿系脏器损伤时可出现血尿。

2. 空腔脏器损伤

胃肠道、胆道等破裂或穿孔，以腹膜炎的症状和体征为主要表现。胃、十二指肠或上段空肠损伤时立即引起剧烈疼痛，出现典型的腹膜炎表现。下消化道破裂时，腹膜炎体征出现较晚，程度也相对较轻。随着病情发展，逐渐因肠麻痹而出现腹胀，严重时可发生感染性休克。空腔脏器破裂后膜内可有游离气体，肝浊音界缩小或消失。胃、十二指肠损伤可有呕血，直肠损伤常出现鲜红色血便。

3. 多发伤

实质性脏器和空腔脏器两类器官同时破裂，则出血和腹膜炎可同时出现。多发性损伤的表现则更为复杂。如合并严重颅脑损伤者，会出现意识障碍；胸部损伤、脊柱或骨盆骨折的症状往往很明显，可能会掩盖腹部损伤的表现。

（二）中医学鉴别诊断

与胃脘痛、胁痛等相鉴别，通过询问患者病史即可鉴别。

四、临床治疗

（一）提高临床疗效的要素

腹部损伤的特点是进展迅速，严重者可立刻出现严重休克，所以应在尽早做好术前准备的情况下，力争早期手术。应用广谱抗生素，防治感染，禁食，疑有空腔脏器破裂或有明显腹胀时应行胃肠减压，手术后进行生命体征监测，根据辨证应用中药或针灸治疗。

（二）辨病治疗

已确定腹腔内脏器破裂或有下列指征者宜剖腹探查或腹腔镜探查。①腹痛和腹膜刺激征有进行性加重或范围扩大。②全身情况有恶化趋势。③膈下有游离气体。④腹腔穿刺吸出不凝血液、胆汁或胃肠内容物。⑤胃肠出血不易控制。

术前准备应建立通畅的输液通道，交叉配血，放置鼻胃管及尿管。如有休克，应快速输入平衡液及输血以补充血容量。麻醉应选择气管内麻醉。根据受伤脏器的位置就近选择切口进腹。腹部有开放伤时，不可通过扩大原伤口探查腹腔，以免发生伤口愈合不良、裂开和内脏脱出。

有腹腔内出血时，开腹后应立刻吸出积血，清除血凝块，迅速查明出血来源，加以控制，决定探查顺序时应考虑两点：①依据术前诊断或判断，首先探查受伤脏器。②血凝块集中部位常是出血部位，若出血猛烈，一时无法判断出血来源时，可用手指压迫主动脉穿过膈肌处，暂时控制出血，争取时间补充血容量，查明原因再做处理。如没有大出血，则应对腹腔脏器进行系统有序的检查。

（三）辨证治疗

1. 辨证论治

（1）休克型（气脱血枯）

治法：回阳救逆，活血化瘀。

方药：静脉滴注参附注射液、生脉注射液。同时立即输液、输血、吸氧、抗休克，随时准备手术。

（2）不稳定型（气滞血瘀）

治法：活血化瘀。

方药：桃红四物汤加减。

当归 15g，熟地黄 15g，川芎 15g，白芍 15g，桃仁 15g，红花 15g。

若气滞甚者，加柴胡 15g，香附 15g，苍术 9g；若血瘀甚者，加瓜蒌根 10g，穿山甲 15g 等。

（3）包块型（血瘀成积，或瘀血，或肿块，或积液，或囊肿）

治法：活血化瘀，破癥散结。

方药：膈下逐瘀汤加减。

五灵脂（炒）10g，当归 15g，川芎 10g，桃仁 15g，牡丹皮 10g，赤芍 10g，乌药 10g，延胡索 5g，甘草 15g，香附 5g，红花 10g，枳壳 5g。

若神疲乏力、少气懒言、面色无华者，加党参 10g，白术 10g，黄芪 10g；若疼痛明显者，可加三七 10g，土鳖虫 15g，苏木 10g。

五、预后转归

1. 脾脏损伤

临床所见脾破裂，约 85% 是真性破裂。破裂部位较多见于脾上极及膈面，有时在裂口对应部位有下位肋骨骨折存在。破裂如发生在脏面，尤其是邻近脾门者，有撕裂脾蒂的可能。若出现此种情况，出血量往往很大，患者可迅速发生休克，甚至未及抢救已致死亡。因此脾切除有时是治疗脾脏损伤的首选。20 世纪 80 年代以来，由于注意到脾切除术后的患者，主要是婴幼儿，对感染的抵抗力减弱，甚至可发生以肺炎球菌为主要病原菌的脾切除后凶险性感染而致死。随着对脾功能认识的深化，在坚持"抢救生命第一，保留脾第二"的原则下，尽量保留脾（特别是儿童）已被多数外科医生接受。

2. 肝脏损伤

肝脏损伤在腹部损伤中占 20%~30%，右肝破裂较左肝为多。肝外伤无论在致伤因素、病理类型和临床表现方面都与脾破损伤极为相似；主要危险是失血性休克、胆汁性腹膜炎和继发性感染。因肝外伤后可能有胆汁溢入腹腔，故腹痛和腹膜刺激征常较脾破裂伤者更为明显。单纯性肝损伤死亡率约为 9%，合并多个脏器损伤和复杂性肝损伤的死亡率可高达 50%。肝破裂后，血液有时可通过胆管进入十二指肠而出现黑便或呕血，诊断时应予注意。肝被膜下破裂也有转为真性破裂的可能，而中央型肝破裂则更易发展为继发性肝脓肿。

3. 胰腺损伤

胰腺损伤占腹部损伤的 1%~2%，胰腺损伤常系上腹部强力挤压暴力直接作用于脊柱所致，损伤常在胰的颈、体部，属于严重多发伤的一部分。由于胰腺位置深而隐蔽，早期不易发现，甚至在手术探查时也有漏诊可能。胰腺损伤后常并发胰液漏或胰瘘。因胰液侵蚀性强，又影响消化功能，故胰腺损伤的死亡率高达 20% 左右。

胰腺破损或断裂后，胰液可积聚于网膜囊内而表现为上腹明显压痛和肌紧张，还可因膈肌受刺激而出现肩部疼痛。外渗的胰液经网膜孔或破裂的小网膜进入腹腔后，可很快出现弥漫性腹膜炎，结合受伤机制，容易考虑到胰腺损伤的可能。但单纯胰腺钝性伤，临床表现不明显，往往容易延误诊断。部分患者渗液被局限在网膜囊内，直至形成胰腺假性囊肿才被发现。

4.胃、十二指肠、小肠损伤

由于有肋弓保护且活动度较大，柔韧性较好，壁厚，腹部闭合性损伤时胃很少受累，只在胃膨胀时偶可发生。上腹或下胸部的穿透伤则常导致胃损伤，且多伴有肝、脾、横膈及胰等损伤。胃镜检查及吞入锐利异物也可引起穿孔，但很少见。十二指肠的大部分位于腹膜后，损伤的发病率很低，占整个腹部创伤的3.7%~5%，损伤较多见于十二指肠二、三部（75%以上）。损伤后早期死亡的原因主要是严重合并伤，尤其是腹部大血管伤；后期死亡则多因诊断不及时和处理不当引起十二指肠瘘致感染、出血和脏器衰竭。因小肠占据中、下腹的大部分空间，故小肠受伤的机会比较多。

胃损伤时若损伤未波及胃壁全层（如浆膜或浆肌层裂伤、黏膜裂伤），可无明显症状。若全层破裂，立即出现剧烈腹痛及腹膜刺激征。肝浊音界消失，膈下有游离气体，胃管引流出血性物。单纯胃后壁破裂时症状体征不典型，诊断有时不易。

十二指肠损伤的诊断和处理存在不少困难，死亡率和并发症发生率都相当高。据统计，十二指肠战伤的死亡率在40%左右，平时伤的死亡率为12%~30%，若同时伴有胰腺相邻器官或大血管等损伤，死亡率则更高。十二指肠损伤如发生在腹腔内部分，破裂后可有胰液和胆汁流入腹腔而早期引起腹膜炎。术前临床诊断虽不易明确损伤所在部位，但因症状明显，一般不致耽误手术时机。及时识别闭合伤所致的腹膜后十二指肠破裂较困难，如有下述情况应提高警惕：右上腹或腰部持续性疼痛且进行性加重，可向右肩及右睾放射；右上腹及右腰部有明显的固定压痛；腹部体征相对轻微而全身情况不断恶化；有时可有血性呕吐物；血清淀粉酶升高；X线腹部平片可见腰大肌轮廓模糊，有时可见腹膜

后呈花斑状改变（积气）并逐渐扩展；胃管内注入水溶性碘剂可见外溢；CT显示腹膜后及右肾前间隙有气泡；直肠指检有时可在骶前扪及捻发音，提示气体已达到盆腔腹膜后间隙。这类损伤的早期症状、体征多不明显，应提高警惕。伤后早期死亡原因主要是严重合并伤，尤其是腹部大血管伤；后期死亡则多因诊断不及时和处理不当引起十二指肠瘘致感染、出血和衰竭。

小肠损伤后可在早期即产生明显的腹膜炎，故诊断一般并不困难。小肠破裂后，只有少数患者有气腹，所以如无气腹表现，并不能否定小肠穿孔的诊断。一部分患者的小肠裂口不大，或穿破后被食物残渣、纤维蛋白素甚至突出的黏膜所堵塞，可能无弥漫性腹膜炎的表现。

5.结直肠损伤

结肠损伤发病率较小肠为低，但因结肠内容物液体成分少而细菌含量多，故腹膜炎出现得较晚，但较严重。一部分结肠位于腹膜后，受伤后容易漏诊，常常导致严重的腹膜后感染。

直肠损伤的表现是不同的。直肠上段在盆底腹膜反折之上，下段则在反折之下。如损伤在腹膜反折之上，其临床表现与结肠破裂是基本相同的，如发生在反折之下，则将引起严重的直肠周围感染，但并不表现为腹膜炎，诊断容易延误。

六、预防调护

（1）远离危险，注意自我防护。

（2）术前护理　制动，平卧休息。术前做好准备，可予双通道补液、胃肠减压以及留置尿管。

（3）术后护理　术后监测生命体征。当肠胃功能慢慢恢复后，逐步开始进食。严密观察引流情况。做好充分术后护理。

（4）切口护理　定期切口换药，观察有无渗液、流脓，及时处理感染伤口，充

分引流，必要时再次行清创手术。

（5）出院护理指导　出院时对其进行仔细的护理教导，告知各种外伤产生的原因以及预防措施，嘱工作时注意安全。患者在出院后，一定要保持优良作息，多吃营养食品，保持日常锻炼，增强自身体质，促进康复。定期门诊复查。

七、研究进展

腹部创伤外科是一门较为成熟的临床学科，随着微创外科理念和损伤控制外科理念的提出，在实践和理论上有了许多突破性进展，使腹部外科的内涵起着深刻的变化。

腹腔镜技术作为腹部创伤诊治手段之一，其价值日益受到人们的重视，并已广泛应用到临床诊治。这对传统的腹部创伤治疗决策概念"任何高度怀疑腹内损伤均应尽早剖腹探查"的指导思想产生了一定的冲击。腹腔镜技术的运用可显著减少腹部创伤中"不必要"的剖腹探查。Cherkasov 等报道了运用腹腔镜技术占其2695 例腹部损伤患者的 49%，综合其他文献报告，在钝性和穿透性腹部创伤中运用腹腔镜技术，其使用率为 13%~39%。诊断性腹腔镜最初运用于钝性腹部创伤的救治，在穿透性腹部创伤应用更为保守。Feliz 等报道收治 7127 例儿童创伤患者，其中 113例接受手术治疗，32 例（28%）接受腹腔镜探查。由于受到腹腔镜的适应证、临床条件和中转开腹手术的原因等影响，这种差异无法进行有效比较，多数学者认为诊断性腹腔镜使用率的高低与创伤救治的水平和不同的适应证相关，这决定了治疗性腹腔镜的使用率变化范围远高于诊断性腹腔镜的应用。在腹部创伤患者中将腹腔镜检查作为单独的诊断技术其应用率从 0%到 83%，近年使用该技术的比例不断升高与医师观念的转变及其腹腔镜技能的提高

密切相关。

在创伤外科领域运用腹腔镜技术，主要有以下优势：手术微创化、术后疼痛轻、患者住院时间短、早期能恢复正常活动、手术操作可视化、节省手术费用。在创伤诊治流程加入腹腔镜技术，初衷是减少不必要的非治疗措施。及时诊治直接影响腹部外伤患者的预后，无论是钝性还是穿透性腹部损伤，早期诊断出实质性脏器损伤或空腔脏器损伤是决定治疗措施的关键，而准确判断脏器损伤程度及是否需要手术治疗较为困难。腹腔镜技术的运用，已经从诊断（确定损伤）、鉴别工具（确定手术修补方式）上升为新的技术手段，腹腔镜修补各种损伤脏器（如膈肌、胃、小肠、结肠、膀胱、胰腺、脾脏和肝脏等）已有较多文献报道。

随着腹腔镜创伤外科技术的不断进步，各种具有先进功能的腹腔镜设备的制造应用，使创伤外科医师有更多的手术操作选择；在 ICU 和复苏室床旁进行腹腔镜检查成为可能，甚至不需进行全麻和气腹则可进行"清醒"腹腔镜检查。当然这种技术也可进行远程操作和运用于战场进行外科手术。

损伤控制外科是由分期手术、分期救治的概念发展起来的，肝脏损伤后纱布填塞止血是这一外科理念的最早实践。在临床实践中，并非对所有需要手术处理的腹部创伤患者均采取 DCS 原则，初始简化手术、ICU 复苏、确定性手术。只有在对多发、严重、复杂的损伤，在出现凝血障碍、低体温或严重代谢性酸中毒的情况下，才须采取 DCS 处理模式。对于需采取 DCS处理模式的患者，手术医师应有全局观点，审时度势，果断决策，越早期决定行 DCS，预后越好。

对于手术方案的选择，应考虑 4 个关键因素。①创伤程度：何谓患者的创伤程

度？例如，对于重症肝外伤的患者，如果判定需要填塞止血，那么损伤控制性手术是唯一选择。同样，如果同时存在腹腔内大血管损伤和肠管破裂穿孔、其他实质脏器损伤，通常需要迅速完成手术，因为即使完成了损伤动脉的修补重建，患者也无法耐受肠管的切除和吻合。②创伤负荷：患者的创伤负荷如何？在创伤的腹腔内有多少脏器需要修补？相关的工作量有多少？胸部的创伤程度如何？有无需要紧急处理的四肢损伤？例如，患者的躯体损伤可能需要2小时进行修复重建，但合并头部外伤及右侧瞳孔散大，此时，已经没时间进行躯体创伤的处理。患者整体的创伤负荷是根据创伤的种类、各创伤的相对紧急程度和处理各创伤所需时间来综合判定的。在头部、胸部和颈部损伤情况尚不明确的状态下，浪费宝贵的时间去修复对生命没有威胁的腹部创伤，是极端危险的行为。③生理状态：患者的全身状态如何？某一时点的血压和血氧饱和度的数值并不重要，查看麻醉监护仪上的指标并无多大参考意义。随着时间的推移，创伤对患者全身生理状态的影响才值得关注，在监护仪上看到的瞬时数值意义很小。④医疗系统：施治的医疗系统和环境如何？手术医生是在一个医疗资源非常丰富的创伤中心工作的经验丰富的创伤外科医生，还是一位工作于非洲帐篷中的普通外科医生？手头有多少可供输血的血液？麻醉师是否水平很高？在进行决策时，必须将这些因素考虑在内。损伤控制手术是创伤外科的"重要平衡器"，在经验和医疗资源不足时刻减少手术侵袭，获得相应的治疗效果。

在围手术期的治疗方面，"延迟性复苏"或"限制性（低压）复苏"是近年休克治疗讨论的热点。在行剖腹手术控制大出血之前，采用传统的强制性快速大量输液，除可能使由于低血压、血浓缩流速变慢和

破口处血凝块形成等因素造成的本已减缓或暂止的出血突发加重，断送手术机会外，还会导致过负荷补液，诱发心衰、ARDS和脑水肿等。因此，"延迟性复苏"的观点逐渐被更多的外科医师接受。在手术前，先输平衡液和适量全血，使红细胞比积维持在20%左右，动脉收缩压＜90mmHg。适当增加血容量和流速，减少代偿红细胞总数，提高携氧能力，因血液稀释使再出血时红细胞的丢失相对较少；控制出血后，再及时补足失血。腹腔间隙综合征是腹部创伤术后严重并发症之一，行经膀胱腹内压监测可早期发现，必要时行腹部减压术；对急诊剖腹术后的腹部张力高的患者勿强行正规关腹，可用输液袋、硅胶片等行减张缝合暂时性关腹。凝血功能障碍、低温和代谢性酸中毒这一"濒死三联征"是术后早期主要死因，而创伤组织感染或休克后肠道黏膜屏障功能下降引发肠道内源性感染导致的全身炎症反应综合征（SIRS）和多脏器功能不全综合征（MODS）则是后期主要死因，应尽早采取综合防治措施。

主要参考文献

［1］黄志强，林言箴，视学光，等. 腹部外科学理论与实践［M］. 北京：科学出版社，2003.

［2］陈志强，蔡炳勤，招伟贤. 中西医结合外科学［M］. 第2版. 北京：科学出版社，2008.

［3］吴孟超，吴在德，吴肇汉. 外科学［M］. 第8版. 北京：人民卫生出版社，2017：129-137.

［4］Choi AY, Bodanapally UK, Shapiro B, et al. Recent ad-vances in abdominal trauma computed tomography［J］. Se-min Roentgenol, 2018, 53（2）：178-186.

［5］Smith JW, Matheson PJ, Franklin GA, et al. Randomized controlled trial evaluating the efficacy of peritoneal resus-citation in the management of trauma patients undergoing damage control surgery [J]. J Am Coll Surg, 2017, 224 (4): 396-404.

[6] Justin V, Fingerhut A, Uranues1 S. Laparoscopy in blunt abdominal trauma: for whom? when? and why [J]. Curr Trauma Rep, 2017, 3 (1): 43-50.

[7] 唐宝山. 中医治疗脾破裂31例临床观察 [J]. 中医杂志, 1985 (2): 25-26.

[8] 奚鸿昌. 伤科内伤论治 [J]. 中医临床研究, 2012, 4 (1): 72-74, 77.

第五节　骨盆骨折

骨盆骨折相当于中医学"躯干骨折"范畴，多由高能外伤所致，占全身骨折总数的3%~8%，严重者常并发失血性休克、腹膜后血肿、多发性骨折、泌尿系统及腹腔脏器等并发伤，病情变化迅速，需要多科协同治疗。

骨盆骨折患者中85%合并四肢伤，70%合并胸部损伤，60%合并腹部或头部损伤；当骨盆骨折合并低血容量性休克时病死率约为43%，而开放性骨盆骨折的病死率更高达50%。因此，骨盆骨折已成为创伤骨科救治的重点与研究讨论的热点。

一、病因病机

（一）西医学认识

1. 流行病学

骨盆骨折多由强大外力直接作用所致，如交通事故伤、高处坠落伤、重物土石砸伤等。

2. 创伤机制

（1）前后方暴力损伤

①外力作用：前后方暴力挤压骨盆，使骨盆以骶髂关节为轴向两侧分离，故又称"开书样"损伤。

②骨折特点：骶髂后韧带完整而骶髂前韧带断裂，在外旋位是不稳定的，但在垂直平面上是稳定的。

（2）侧方暴力损伤

①外力作用：侧方暴力作用于骨盆侧面，使伤侧骨盆向中线旋转。

②骨折特点：骶髂前韧带完整而骶髂后韧带断裂，在内旋位是不稳定的，而在垂直平面上是稳定的。

（3）垂直暴力损伤

①外力作用：由高处跌落，双下肢着地后，骨盆受到上下方的剪切暴力致伤。

②骨折特点：半侧骨盆向头侧的纵向移位。

（4）撕脱性损伤

①外力作用：由于肌肉急骤收缩所致，多发生于青少年剧烈运动过程中，如起跑、跳跃时，尤以髂前上、下棘和坐骨结节撕脱骨折常见。

②骨折特点：该损伤不影响骨盆环的完整和稳定，但骨折块往往移位较大，局部软组织撕裂较明显。

（5）混合暴力　由多方不同的暴力混合造成骨盆的多发性骨折和多方向移位。

3. 骨折分型

目前国际上常用的骨盆骨折分型方法为 Young-Burgess 分型和 Tile 分型。

（1）Young-Burgess 分型

①侧方挤压型。

②前后挤压型。

③垂直不稳定型或剪力型。

复合机制损伤导致不稳定骨折，常有较严重的腹膜后出血。

Young-Burgess 分型的优点在于注意到了合并伤及复苏问题，这使创伤外科医生能够更充分地预测骨盆和腹腔内的主要合并伤，并且采取一种更合乎逻辑和预测性的方式实施复苏治疗。前后方挤压型损伤常常并发胸、腹腔脏器的损伤和骨盆的血管损伤。侧方挤压型损伤并发颅脑和内脏损伤的几率增加，但是并发骨盆血管损伤机会减少。前后挤压型损伤导致死亡的原因常常是骨盆血管和内脏损伤导致失血的复合结果，然而由侧方挤压型损伤导致的死亡常常与脑外伤有关。垂直剪力型损伤与侧方挤压型损伤相似，应当考虑到复合损伤、骨盆血管损伤和血管。

（2）Tile 分型

① A 型（稳定型）。

A1 型撕脱骨折。

A1.1 型髂前上棘撕脱骨折。

A1.2 型髂前下棘撕脱骨折。

A1.3 型耻骨结节（棘）撕脱骨折。

A1.4 型髂结节撕脱骨折。

A1.5 型坐骨结节撕脱骨折。

A2 型稳定的髂骨翼骨折或移位较小的骨盆环骨折。

A2.1 型孤立的髂骨翼骨折。

A2.2 型稳定的无移位或仅少许移位的骨盆骨折。

A2.3 型孤立前环骨折（又称骑跨骨折或蝶状骨折）。

A3 型骶 / 尾骨的横向骨折。

A3.1 型尾骨骨折或骶尾关节脱位。

A3.2 型无移位的骶骨横向骨折。

A3.3 型有移位的骶骨横向骨折。

② B 型（部分稳定型）。

B1 型翻书样损伤（外部的旋转不稳定）。

B2 型侧方挤压伤。

B2.1 型同侧的前部和后部损伤。

B2.2 型对侧型（桶柄样骨折）。

B3 型双侧 B 型损伤。

③ C 型（不稳定型）。

C1 型单侧损伤。

C1.1 型髂骨骨折。

C1.2 型骶髂关节脱位或骨折脱位。

C1.3 型骶骨骨折（骨折线通过骶孔外侧为 C1.3a1 型，骨折线通过骶孔为 C1.3a2

型，骨折线通过骶孔内侧为 C1.3a3 型，单纯的低于骶臀线的骶骨横向骨折不属于骨盆环骨折，属于 A2 型或 A3 型损伤）。

C2 型双侧损伤。一侧 B 型，另一侧 C 型。

C3 型双侧损伤。双侧均为 C 型损伤。

C3 变异型双侧骶髂关节脱位，前弓完整。

④骨盆环破坏合并髋臼骨折。

（二）中医学认识

1. 病因

骨伤多由跌仆、坠落、撞击、压轧、刀刃等直接暴力因素引起，传达伤、扭转伤等间接暴力伤以及肌肉强力收缩伤，轻者骨膜受损，严重者可使骨骼的完整性、连续性或骨端关节面的相互位置关系发生破坏。

2. 病机

骨伤并不是孤立的损伤，伤骨能及筋，同时筋骨的损伤必然累及气血，因骨伤必损经络，可引起血凝气滞，为肿为痛。

二、临床诊断

（一）辨病诊断

骨盆骨折常由强大暴力所致，因此可发生多发性骨折，或者有大量出血，造成失血性休克，或内脏、血管、神经损伤。

1. 病史

患者大多有明确外伤史，需了解受伤时间、受力方式、受伤原因及作用部位等。注意了解伤后大小便情况，女性患者还要询问月经史及是否妊娠等。

2. 症状

（1）全身情况　由于致伤暴力强大，可能同时有颅脑、胸部、腹部脏器损伤，出现意识障碍、呼吸困难、紫绀、腹部疼痛、腹膜刺激征等。骨盆骨折造成大出血则会出现面色苍白、头晕恶心、心慌、脉速、血压下降等失血性休克表现。

（2）局部情况　骨盆局部肿胀疼痛、皮下淤血和皮肤挫擦伤痕，均提示有骨盆损伤的可能。骨折处压痛明显，髂前上、下棘和坐骨结节撕脱性骨折常可触及移位的骨块。下肢因疼痛而活动受限，被动活动伤侧肢体可使疼痛加重。无下肢损伤而两下肢不等长或有旋转畸形。

3. 体格检查

（1）视诊　患者必须完全脱去衣服，否则可能遗漏重要的体征。

①伤口：所有的伤口都应被仔细地检查，尤其是开放性骨盆骨折。

②挫伤：仔细观察挫伤和擦伤的部位，有助于判断暴力的方向。

③生殖器出血：男性尿道口出血提示尿道断裂。女性尿道口或阴道出血提示可能存在开放性骨盆骨折。

④骨盆和下肢移位：如果下肢没有其他骨折，下肢短缩和旋转的程度可以提示骨盆骨折的类型。

（2）骨盆分离挤压试验　阳性则提示有骨盆骨折，骨盆环完整性被破坏。

（3）"4"字实验　阳性则提示骶髂关节损伤。

（4）脐与两侧髂前上棘的距离　不等长，则较短的一侧为骶髂关节向上移位。

（5）肛门指诊　退指指套血染，或可触及骨折端，提示有直肠损伤，应当作为骨盆骨折患者的常规检查。

（6）导尿检查　如导尿管无法插入及肛门指诊发现前列腺移位者，为尿道完全撕裂，对耻骨支、耻骨联合损伤者，应常规做导尿检查。

（7）阴道检查　可发现阴道撕裂的部位和程度。

4. 影像学检查

（1）X 线　是诊断骨盆骨折的主要方法。对高处坠落伤、交通事故损伤及重物压砸伤者，均需常规照骨盆前后位 X 线片，对有可疑隐匿骨折者，可根据情况加照特殊体位 X 线片，以明确诊断。

①前后位：由于在仰卧位骨盆与身体纵轴成 40°~60° 矢状面倾斜，因此骨盆的前后位片对于真骨盆缘来讲实际上是斜位片。

②入口位：患者仰卧，X 线球管从头侧与骨盆成 40° 角斜摄 X 线片。对于判断骨盆前后移位优于其他投射位置。

③出口位：患者仰卧，X 线球管从足侧指向耻骨联合，并与垂线成 40° 角斜摄 X 线片，可显示骨盆上移及旋转移位，由于出口位是真正的骶骨正位，骶孔在此位置上为一个完整的圆形，对发现骶孔处骨折有重要意义。

（2）CT 检查　CT 是诊断骨盆骨折最准确的检查方法。一旦患者的病情平稳，应尽早行 CT 检查。对于骨盆后方的损伤，尤其是骶骨骨折及骶髂关节损伤，CT 检查更为准确，伴有髋臼骨折时也应行 CT 检查，CT 三维重建可以更真实地显示骨盆的解剖结构及骨折之间的位置关系，对于判断骨盆骨折的类型和决定治疗方案均有较高价值。CT 还可以同时显示腹膜后及腹腔内出血的情况。

5. 并发症

（1）血管损伤和出血性休克　骨盆血液供应丰富，骨折后可引起广泛出血，大血管破裂可致出血性休克而迅速死亡。

（2）腹膜后血肿　骨盆各骨主要为松质骨，盆壁肌肉多，邻近又有许多动脉丛和静脉丛，血液供应丰富，盆腔与后腹膜的间隙又系疏松结缔组织构成，有巨大空隙可容纳出血，因此骨折后可引起广泛出血。

（3）直肠损伤　多由骶骨骨折端直接刺伤，或骨折移位撕裂所致。

（4）泌尿道损伤　泌尿生殖膈以上的尿道损伤是骨盆骨折常见的并发症，其发生率为5%，主要表现为有尿意但排不出尿，会阴或下腹部胀痛，尿潴留或尿外渗，尿道口流血或有血迹，试插尿管受阻，肛门指诊发现前列腺向后上回缩，尿道逆行性造影可明确诊断。

膀胱破裂多由移位明显的骨折端穿刺所致，也可因膀胱充盈时，下腹部突然遭受挤压，使膀胱顶部发生破裂。

（5）女性生殖道损伤 女性骨盆内器官拥挤而固定，当直接暴力作用于骨盆，骨盆被碾压而成粉碎或严重变形时，易发生子宫、阴道及周围脏器联合伤。

（6）神经损伤 多在骶骨骨折时发生，组成腰骶神经干的 L_5 及 S_1 最易受损伤，可出现臀肌、腘绳肌和小腿腓肠肌群的肌力减弱，小腿后方及足外侧部分感觉丧失。

（7）创伤性膈疝 骨盆骨折合并创伤性膈疝的主要机制为暴力致腹盆部内压骤然升高，挤压腹腔脏器穿破膈肌的薄弱区进入胸腔，又因胸腔内负压作用，进入胸腔的脏器不易复位。

6.诊断要点

（1）多由强大暴力所致。

（2）伤后局部疼痛、肿胀，有淤斑，不能起坐、站立和翻身，下肢活动困难。骨盆挤压、分离试验（＋）。

（3）常合并血管、神经、尿道、膀胱、直肠损伤，并出现相应的症状和体征。

（4）X线片及CT检查可明确诊断。

（二）辨证诊断

1.瘀血内蓄证

伤后局部瘀肿疼痛，腹满胀痛，腹中坚实，疼痛拒按，按之痛甚，舌质红，苔黄厚腻，脉数。

辨证要点：骨伤早期，疼痛剧烈，舌红，苔黄厚腻，脉数。

2.瘀血凝滞证

骨折中期，仍有瘀血、气滞，肿痛尚未尽除，断骨已正未愈，伤处疼痛拒按，动则痛剧，功能活动障碍，舌红或有瘀点，苔薄，脉弦。

辨证要点：骨伤中期，伤处疼痛拒按，动则痛甚，功能活动障碍，舌红或有瘀点，苔薄，脉弦。

3.寒湿凝滞证

骨伤日久，气血凝滞，寒湿之邪侵入筋骨，肢体沉重，伤处冷痛酸胀，遇寒冷痛甚，关节活动不利，舌质淡，苔薄白，脉沉紧。

辨证要点：骨伤中后期，肢体沉重，伤处冷痛酸胀，遇冷痛甚，舌淡，苔薄白，脉沉紧。

4.气血两虚证

损伤后期，外伤筋骨，内伤气血，长期卧床，伤血伤气，体质虚弱，短气懒言，面色㿠白，四肢不温，舌淡苔白，脉细弱。

辨证要点：骨伤后期，短气懒言，面色㿠白，四肢不温，舌淡苔白，脉细弱。

5.肝肾不足证

损伤后期，断骨未坚，筋脉疲软，偏肝阴虚者，头晕耳鸣，腰膝酸软，两目干涩，视物模糊，或有烦躁失眠，五心烦热，遗精盗汗，咽干口燥，舌红少苔，脉细数。若偏肾阳虚者，形寒肢冷，神疲乏力，遗精早泄，小便清长，夜尿频数，舌淡苔白，脉沉弱。

辨证要点：骨伤后期，偏肝阴虚者，头晕耳鸣，腰膝酸软，两目干涩，五心烦热，舌红少苔，脉细数。偏肾阳虚者，形寒肢冷，神疲乏力，小便清长，夜尿频数，舌淡苔白，脉沉弱。

三、鉴别诊断

（一）西医学鉴别诊断

1.骨盆骨折与恶性肿瘤鉴别

青少年坐骨结节骨骺撕脱骨折后可形

成过度的骨痂或骨化性肌炎，从而坐位时感局部刺激或疼痛，易误诊为恶性肿瘤，据病史、X 线片及切片活检可资鉴别。

2. 骨盆骨折出现腹膜后血肿与腹腔内出血相鉴别

进行诊断性穿刺，患者侧卧 1 分钟后，取侧卧下腹部髂前上棘内上方 2~3cm 处穿刺。然后转向另一侧侧卧，再如上法穿刺。穿刺不宜过深，若针尖刚进入腹腔即抽出血液，为腹腔内出血；若无血液抽出，则为腹膜后血肿。

3. 骨盆骨折与骶髂关节半脱位、耻骨联合分离、骶髂关节韧带损伤鉴别

除病变部位位置不同外，主要依靠 X 线片鉴别。

4. 髋臼骨折合并股骨头中心性脱位与单纯性髋关节脱位鉴别

骨盆正位片、骨盆向健侧和患者各旋转 45° 的斜位片可显示髋臼骨折的部位、移位的方式和程度，以区别单纯性髋关节脱位。

（二）中医学鉴别诊断

中医骨折当与单纯筋伤相鉴别，骨折必有筋伤，但筋伤不一定有骨折。单纯筋伤多是由跌仆、暴力外伤、劳损或寒湿外邪引起，表现为局部疼痛、肿胀，活动受限，但无明显畸形、骨擦音等异常。

四、临床治疗

（一）提高临床疗效的要素

骨盆骨折的多发创伤者，预后更多取决于脏器损伤和并发症，而不是骨折本身。Poole 等发现，死亡原因多是由于头部创伤或骨盆外组织出血，仅 1/7 是骨盆骨折。其他研究小组也有类似报道，多发损伤患者骨盆创伤相关的死亡率为 7%~18%。Tile 的研究显示，死亡率的决定因素主要是

年龄、创伤严重程度（ISS）评分及是否存在严重的出血，而不是骨盆环创伤的类型或入院时急性生理学及慢性健康状况评分（APACHE Ⅱ 评分）。

正确的急救处理和治疗明显减少入院后 24 小时内失血过多导致的死亡，以及住院后 MODS 导致的死亡。以下将重点说明骨盆骨折的急救流程和血流动力学不稳定的骨盆骨折处理的专家共识。

1. 骨盆骨折的急救流程（图 8-2）

（1）院前抢救　骨盆骨折多损伤患者在事故现场就应该开始复苏，需要早期气管插管和积极补液。到达现场迅速开展抢救工作，并做详细记录，评估记录内容包括以下几个方面。

①意识：如患者表情淡漠，烦躁不安，嗜睡或者昏迷，应迅速检查头面部有无外

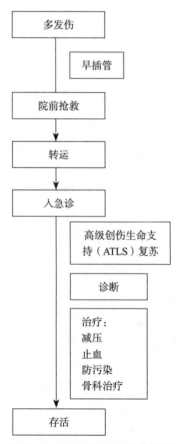

图 8-2　骨盆骨折急救流程图

伤以及是否存在开放伤口，一定要观察瞳孔对光反射情况。检查口腔、鼻腔及外耳道是否流血。

②呼吸：如患者口唇发绀，呼吸急促，胸廓呼气运动减弱或消失以及反常呼吸意味着存在呼吸障碍。首先应该清除口腔内呕吐物、血凝块或其他异物。对合并不稳定的颈椎骨折脱位的患者，检查头部以及处理上呼吸道堵塞时，不可过多搬动头部，防止加重颈髓损伤。

③血压：由于现场血流动力学监测工具不足，血压的测量就成为判断休克及其严重程度最简单实用的手段。通常认为，收缩压低于90mmHg，脉压差低于20mmHg，是休克存在的表现。现场及运输过程中必须每10~15分钟测量血压的变化。

④脉率：细弱、快速的脉率往往意味着血容量不足，脉率的变化多出现在血压变化之前。常用脉率（次/分）/收缩压（mmHg）计算休克指数，指数为0.5多表示无休克，＞1.0~1.5有休克，＞2.0为严重休克。

⑤尿量：现场抢救时间较短，无法有效观察尿量变化，但对于昏迷或休克的伤员，必要时应留置尿管，观察尿量。对于尿路损伤导致的少尿、无尿，如无法插入导尿管，可行耻骨上膀胱穿刺。

⑥出血：损伤往往意味着出血。对危及生命的大出血而言，控制性输液以及正确运用充气式休克服是抢救生命的有效措施，但此时禁用升压药。开放性伤口必须包扎，预防污染。如果出血主要是肢体开放损伤而导致的大血管破裂，压迫止血是最有效、最安全的，推荐使用气囊止血带，对肢体近端或其他无法应用气囊止血带的部位，为抢救生命，控制大出血，可用血管钳夹或丝线结扎。

⑦颈椎及胸腰椎损伤：脊柱的损伤在多发性创伤中并不少见。颈椎的解剖特点决定了其容易受伤，过屈性、过伸性损伤最常见。对于昏迷伤员，如怀疑存在颈椎损伤时，应用颈领外固定。

⑧肢体损伤：开放性骨折脱位治疗应遵循四肢开放性骨折脱位的处理原则包扎伤口，一般采用夹板外固定。

⑨骨盆骨折：现场确定为不稳定骨盆骨折的伤者，应用骨盆固定带可以初步稳定骨折，减少再损伤，减少疼痛并能减少盆内出血。

总之，现场急救是院前急救最重要的组成部分，有效、简便、恰当的急救处理可以最大限度地挽救生命。

（2）转运　在运输过程中，要有效地维持呼吸、循环等基本生命体征的稳定，及时处理病情的变化，尤其要注意伤员神志的变化，并做详细记录；及时将病情通报院内抢救小组，做好相关准备。

（3）院内处理

①参照美国外科医师协会创伤委员会的"高级创伤生命支持（ATLS）"准则进行复苏处理。

Ⅰ.初期评估

气道：对于上气道通气障碍可通过紧急提拉下颌处理，应常规检查口腔，保证无异物堵塞。检查和处理气道阻塞时，不要过多、过分搬动头部，因为可能存在颈椎骨折脱位。可以通过充分暴露胸部，观察胸部呼吸运动评估下呼吸道的情况。

循环系统：通常指心血管系统，应大致估计出血部位、出血量，监测反应心血管功能的指标，如毛细血管反应、组织灌注情况、股动脉和桡动脉的搏动和动态心电图等。明显出血部位必须用压迫法控制，禁止用橡胶带结扎。

中枢神经系统：检查瞳孔对光反射和进行Glasgow昏迷评分，后者包括睁眼反应、言语反应、肢体运动反应。

Ⅱ. 初期复苏

初期评估应当在 3~5 分钟内完成，患者应在保温的条件下充分暴露，紧接着开始进行复苏。

气道复苏：大多数通气障碍可在初期评估阶段处理。如果改变体位、吸氧等措施难以维持气道通畅时应行气管插管。对存在不稳定颈椎骨折脱位的伤员而言，经鼻咽气管插管是最安全的途径。

循环恢复：液体复苏是主要的手段，可以达到快速有效地扩充血容量、维持有效循环的目的。液体复苏原则应按照液体复苏的三阶段进行。第一阶段：活动性出血期（伤后 8 小时内），以平衡盐液和浓缩红细胞（或全血）为主，比例为 2.5：1，酌情应用血管活性药物。第二阶段：血管外液体扣押期（组织水肿，伤后 1~3 天），胶体与晶体液相结合。第三阶段：血管再充盈期（休克恢复期，伤后 3 天后），减少输液量，适当应用利尿剂。初期复苏按照第一阶段液体复苏原则进行，1 小时内输入液体量应达到 1000~2000ml。另外需要进行简单有效的骨盆外固定，如骨盆带或床单等。

Ⅲ. 二期评估

此期，应从头至脚对全身各系统进行仔细检查，做出全面的病情诊断。

气道的二期评估：此期是考虑采用还是不采用更积极治疗措施的最佳时机。仔细地触摸胸壁，检查是否存在胸骨、肋骨骨折。

循环系统的二期评估：常规应用动态心电图，心肌挫伤是相当常见的，左侧胸前肋骨骨折或胸骨损伤常提示存在心肌挫伤，导致心功能损害。此期应估计是否存在心脏压塞。多发伤中，胸腔内或腹腔内出血是血容量减少的两大主要原因，胸腹腔外的出血是第三大原因，特别是骨盆骨折导致的腹膜后血肿。

中枢神经系统的二期评估：主要检查头面部是否存在软组织损伤及颅骨骨折、外耳道及鼻腔是否积血等。仔细检查颈部，查颈椎 X 线片，即使无脊髓损伤的体征，颈椎的正侧位 X 线片正常，也不代表不存在颈髓损伤，还要检查四肢肌力、肌张力的变化以及腱反射。根据检查的结果，修改 Glasgow 评分结果。

Ⅳ. 最终处理决定

处理顺序：气道、循环系统、中枢神经系统、消化系统、泌尿生殖道、骨折

②诊断：进一步对全身所有系统进行检查，诊断和 ATLS 同时进行。但对于多发损伤患者，当检查需要搬动患者时要谨慎考虑。对多发损伤患者的诊断程序分为初级和次级诊断。初级诊断程序仅需数分钟即可在急诊室完成，包括必要的检查如体格检查、血气分析、超声、胸部及骨盆 X 线片、头部 CT（怀疑有颅内压迫者）、逆行尿道造影等。而次级诊断程序常常需将患者送至专门的检查室，如增强 CT、血管造影等。如诊断程序耗时较长，有重要器官衰竭危及生命时应延迟处理。

③治疗

体腔减压：张力性气胸应该在初步检查时就被发现，并马上进行减压处理。心包填塞可疑存在时，行心包穿刺可明确诊断并暂时解决问题。严重颅内损伤时，恢复和维持脑血流量和供氧是治疗的关键。

止血：大量胸腔积血。开胸急救的指征包括起始胸管引流血量超过 1500ml，1 小时内引流量达 500ml，或连续 4 小时超过 200ml/h。大量腹腔积血。有明显腹腔积血的低血压患者需行急诊开腹手术。广泛腹膜后出血。持续的失血性休克应立即开腹探查，血流动力学稳定时可行 CT 检查。

防污染：污染的控制包括所有空腔脏器的处理，缝合胃、十二指肠、小肠或结

肠瘘口，避免腹腔污染。

骨科治疗：骨折处理通常是损伤控制的最后一步，但它对患者的致死率和致残率有重要影响。对伴有重要器官损伤的严重创伤患者，骨科处理包括入院当天对骨盆的破坏、长骨骨折和不稳定大关节的紧急外固定、外周动脉的修补、软组织损伤彻底清创、开放性骨折的碎片清理，以及解除腔隙综合征。

2. 血流动力学不稳定的骨盆骨折处理的专家共识

（1）院前与急诊室液体复苏策略　骨盆骨折伴血流动力学不稳定属有活动性出血的创伤失血性休克，建议损伤控制限制性液体复苏，通过控制液体输注的速度，使机体血压维持在一个较低水平的范围内，直至彻底止血。血流动力学不稳定骨盆骨折患者的抗休克治疗要进行持续的复苏，注意纠正凝血功能、酸中毒和维持体温正常。如需大量输血，要考虑早期执行大量输血的治疗方案。尽早诊断和积极处理凝血病有助于更好地控制出血，也是降低创伤死亡率的关键。监测复苏的效果，注意不仅是血压和心率，还需依靠碱剩余、血乳酸、组织血红蛋白氧饱和度（StO_2）等指标来纠正代谢的状态。

（2）高效规范的创伤评估与损伤控制外科策略　多发伤合并血流动力学不稳定骨盆骨折患者的评估应根据基本创伤生命支持（BTLS）与ATLS要求规范进行。在不影响结局的前提下，尽早明确诊断是严重创伤伤情评估的基本原则，早期强调"简洁不耽误"，病情稳定后强调"全面不遗漏"。在严重创伤的早期救治中的紧急伤情评估是整个创伤小组的共同任务，必须强调时效性。作为创伤初步评估的内容之一，应该拍摄前后位骨盆平片。采用针对创伤的胸腹部重点超声检查快速评估胸腹部的情况。如果没有超声，可在脐上进行

诊断性腹膜腔穿刺。如果针对创伤的胸腹部重点超声检查和脐上诊断性腹膜腔穿刺结果阴性而患者血流动力学仍不稳定，X片提示骨盆后环增宽或耻骨联合分离，建议先行无创性骨盆固定。如果没有骨盆环增宽或耻骨联合分离（例如侧方压迫型损伤或耻骨支骨折），骨盆外固定非但无益，甚至可能加重损伤。如有明确证据支持存在腹内脏器损伤的患者需尽快送手术室进行剖腹探查。应遵循损伤控制原则，快速明确和控制腹腔内出血。对于不稳定型骨盆骨折伴血流动力学不稳定的患者，剖腹探查后采用前环支架或后环C型夹钳固定骨盆可能对患者有益。如果术后患者血流动力学稳定，送ICU继续复苏。如果剖腹探查加骨盆外固定术后血流动力学仍不稳定且考虑动脉性出血所致，建议行急诊血管造影和血管栓塞。

（3）血管造影和血管栓塞　针对创伤的胸腹部重点超声检查和脐上诊断性腹膜腔穿刺结果阴性的稳定患者，或经最低限度复苏而稳定的患者可以进行CT扫描。如果CT提示肝或脾损伤，对合适的患者可采取保守治疗。CT扫描结果阴性或无手术指征的稳定患者，应送到监护室完成复苏，包括纠正凝血功能和低体温，并完成包括CT和X片在内的创伤评估。螺旋CT发现造影剂外渗或冲出是血管栓塞的指征，多发伤合并骨盆骨折患者如果腹腔未发现游离液体而血流动力学持续不稳定，需行紧急血管造影和血管栓塞。血管痉挛或知名血管的突然中断也是血管损伤的征象，强烈提示对这些区域行血管栓塞。

（4）腹膜外填塞　如果患者造影后仍不稳定（特别是没有进行治疗性栓塞者），对未行手术的患者要考虑立即送手术室行腹膜外填塞。后腹膜血肿增大或患者持续血流动力学不稳定，应立即行探查和腹膜

外填塞。24~48小时之内去除或更换（如果纱布移除后有持续出血）纱布。

（5）经皮穿刺腹主动脉球囊阻断 对骨盆骨折合并动脉出血难控制的失血性休克患者，可选择经皮穿刺腹主动脉球囊阻断。单次阻断时间原则上不超过60分钟，可以作为急救的一种方法，以最大限度控制动脉性出血，并为接下来的血管造影或手术干预提供时间。

（6）动脉损伤的损伤控制学处理 骨盆骨折引起髂总或髂外动脉损伤的损伤控制学处理技术包括无损伤血管钳临时嵌夹、血管结扎和临时血管分流术。实施血管分流能减少截肢率，还有望提高患者的存活率。

（7）团队协作 处理血流动力学不稳定的骨盆骨折需要一个多学科的团队，能随时备战而且熟悉损伤控制原则，患者的全程救治由急诊科或创伤外科主导与协调，进行快速的诊断性评估后应行紧急多学科床边会诊，建议会诊科室包括麻醉科、血管外科、骨科、放射微创，必要时请手术室和输血科参与，其他会诊酌情而定。

（二）辨病治疗

对于骨盆骨折患者，骨折本身往往并非是造成患者死亡或严重后果的直接原因，因此在患者抢救成功、出血得到有效的控制并处理完急需处理的合并伤后，可进行骨折的处理。

1. 稳定性骨盆骨折

急症可暂不处理骨折，或待病情稳定后确定进一步治疗方案。

2. 不稳定性骨盆骨折

（1）闭合性骨盆骨折 在抢救生命、液体复苏的同时，应对骨盆进行临时性的外固定，包括骨盆带（或床单）、C形钳、外固定支架等。对于合并腹部损伤需剖腹探查时，可一并行骨盆骨折内固定。

（2）开放性骨盆骨折 外固定支架为传统固定方法，其可迅速完成，并可起到预防感染扩散的作用。

内固定指征：①待胸腹部重要脏器损伤被排除或处理完毕后，对伤口污染较轻的骨盆骨折，可一期行内固定，但应尽可能减小软组织损伤，且不宜行复杂的内固定手术。②若急症行腹部手术（剖腹探查、膀胱修补、造瘘等），可一并行前路简单内固定。

3. 骨盆骨折的切开复位内固定术

（1）耻骨联合分离切开复位内固定

手术适应证：耻骨联合分离大于2.5cm，或者耻骨支骨折分离大于2cm，旋转不稳的骨盆骨折导致下肢不等长超过1.5cm者，或者伴随严重的骨盆畸形者；Tile B1型骨折，当耻骨联合分离大于2.5cm时；Tile C型骨折，前环分离的同时，伴随骨盆后环的断裂，造成骨盆的完全不稳，只固定骨盆前环，不能稳定骨折者，必须同时进行后环的复位和固定。

（2）经前入路髂骨骨折或骶髂关节脱位切开复位内固定

手术适应证：闭合复位失败的骶髂关节脱位或骨折脱位以及合并髂骨翼骨折的骶髂关节脱位或骨折脱位，合并同时需要处理的髂骨翼骨折、骨盆前环骨折的患者，或者后方皮肤损伤，无法经后方入路进行手术的患者。

（3）骶骨U形骨折切开复位内固定

手术适应证：骶骨U形或H形骨折；该手术可与骶髂关节螺钉联合应用。合并神经压迫症状的患者，可以行骶骨的椎板切除和神经根减压。

4. 骨盆骨折的闭合复位经皮微创技术

要求首先对骨盆骨折行闭合复位，因此手术难度较高，目前有专门应用于骨盆骨折的复位架，可供复位并维持复位。

（1）骶髂螺钉固定

手术适应证：骶髂关节脱位、骶骨骨折。而骶骨畸形、过于肥胖是相对禁忌证。

（2）经皮骨盆环固定术　即经皮耻骨上支骨折螺钉固定。

手术适应证：骨盆前环耻骨支骨折。

（3）经皮 LC-Ⅱ螺钉固定术

手术适应证：该螺钉名称来源于其适应证——骨盆骨折 Young-Burgess 分型 LCⅡ型骨折，髂骨翼骨折或者新月形骨折所造成的骨盆后环断裂。

（4）经皮耻骨联合螺钉

适应证：耻骨联合分离大于 2.5cm 者。

5. 髋臼骨折的治疗

（1）无移位的轻型髋臼骨折　只需卧床休息，为减少股骨头对髋臼的压迫，可以做患肢牵引。

（2）重型有移位髋臼骨折的处理，应予以整复和固定。常用的方法如下。

①利用下肢牵引整复和固定：双柱骨折且形成髋关节"再匹配"的患者，双方向的牵引可获得满意的结果，而且往往和 X 线片所反映的情况不一致。

②手术切开复位及内固定：明显的髋关节面不平滑和移位，最终将导致创伤性关节炎的发生。髋臼重要部位的解剖复位和稳定的内固定，可以改善移位骨折的预后。合并髋关节脱位者，必须急诊整复，然后用骨牵引维持复位与固定，待患者经过复苏及适当准备后即可手术。

6. 总结

骨盆骨折固定与生物力学稳定性的关系：骨盆骨折固定的目的是恢复骨盆环的完整和稳定，每一处骨折固定的生物力学稳定性，都要服务于骨盆环的整体稳定性。骨盆前环的内固定强于外固定。不稳定的骨盆骨折，骨盆环的前后联合固定能够提供足够的力学稳定性。对于 C 型骨折，存在着垂直和旋转不稳，单纯用外固定不能获得足够的力学稳定性。

（三）辨证治疗

1. 辨证论治

（1）按照症状分型辨证论治

①瘀血内蓄证

治法：攻下逐瘀。

方药：桃仁承气汤加减。

桃仁 9g，大黄 15g（后下），芒硝 6g（冲服），当归 9g，赤芍 9g，牡丹皮 9g。

若体弱脾虚可去芒硝，改大黄为酒炒。

②瘀血凝滞证

治法：和营止痛。

方药：和营止痛汤加减、正骨紫金丹、七厘散等。

和营止痛汤：赤芍 9g，当归尾 9g，川芎 6g，苏木 6g，陈皮 6g，桃仁 6g，续断 12g，乌药 9g，乳香 6g，没药 6g，木通 6g，甘草 6g。

若脾肾气虚，加熟地黄 10g，黄芪 20g，补骨脂 10g，骨碎补 10g。

正骨紫金丹：丁香 1 份，木香 1 份，血竭 1 份，儿茶 1 份，熟地黄 1 份，红花 1 份，牡丹皮半份，甘草 1/3 份。共研细末，炼蜜为丸。每服 10g，黄酒送服。

七厘散：血竭 30g，麝香 0.36g，冰片 0.36g，乳香 4.5g，没药 4.5g，红花 4.5g，朱砂 0.36g，儿茶 7.2g。共研细末，米酒调服，每服 0.2g，日服 1~2 次。

③寒湿凝滞证

治法：温经通络。

方药：麻桂温经汤加减，大、小活络丹。

麻桂温经汤：麻黄 24g，桂枝 36g，红花 24g，白芷 36g，细辛 12g，桃仁 36g，赤芍 36g，甘草 24g。

若湿邪困阻，加羌活 10g，独活 10g，防己 10g，木瓜 10g。

大活络丹：每服 3g，每日 2 次，陈酒送服。

小活络丹：制南星3份，制川乌3份，制草乌3份，地龙3份，乳香1份，没药1份，蜜糖适量。共研细末，炼蜜为丸，每丸3g，每次1丸，每日1~2次，陈酒送服。

④气血两虚证

治法：生养气血。

方药：八珍汤加减，十全大补丸。

八珍汤：党参10g，白术12g，茯苓12g，炙甘草5g，川芎6g，当归10g，熟地黄10g，白芍10g，生姜3片，大枣2枚。

若心悸不寐，加酸枣仁10g，五味子10g。

十全大补丸：党参10g，白术12g，茯苓12g，炙甘草5g，当归10g，川芎6g，熟地黄12g，白芍12g，黄芪12g，肉桂0.6g（焗，冲服）。

⑤肝肾不足证

治法：补益肝肾。

方药：六味地黄汤加减，金匮肾气丸。

六味地黄汤：山茱萸12g，怀山药12g，牡丹皮10g，泽泻10g，熟地黄25g，茯苓10g。

若面色萎黄、脉沉无力，加熟附子6g，肉桂10g。

金匮肾气丸：山茱萸12g，怀山药12g，牡丹皮10g，泽泻10g，熟地黄25g，茯苓10g，肉桂3g，熟附子10g。

（2）按照病程分期辨证论治

①初期

若因出血过多而引起休克时，证属血脱证。

治法：回阳救逆。

方药：独参汤加附子、炮姜，同时冲服三七粉。

人参20g，附子15g，炮姜10g，三七粉5g（冲服）。

若局部肿胀、疼痛严重者，证属瘀血凝滞。

治法：活血化瘀，消肿止痛。

方药：桃红四物汤加减。

桃仁15g，红花10g，川芎10g，当归10g，生地黄10g，白芍10g。

若伤后下焦蓄瘀，腹胀纳呆，二便不通者，证属气滞血瘀。

治法：通腑活血，顺气止痛。

方药：桃仁承气汤加减。

桃仁9g，大黄15g（后下），芒硝6g（冲服），当归9g，赤芍9g，牡丹皮9g。

若伤后小便不利，黄赤刺痛，小腹胀满，口渴发热等，证属湿热瘀阻。

治法：清热泻火，利水通淋。

方药：八正散加减。

车前子、木通、瞿麦、萹蓄、滑石、栀子仁、大黄、甘草各等份。共研细末，用灯心汤送服，每服6g~10g，日4次。

②中期

治法：续筋接骨。

方药：接骨丹。

制自然铜9g，血蝎9g，川楝子9g，延胡索5g，柴胡6g，路路通6g，没药5g。

③后期

治法：补肝肾，养气血，舒筋络。

方药：健步虎潜丸。

龟甲胶2份，鹿角胶2份，狗胫骨4份，何首乌2份，牛膝2份，杜仲2份，锁阳2份，当归2份，熟地黄2份，威灵仙2份，黄柏1份，人参1份，羌活1份，白芍1份，白术1份，大川附子1.5份，蜜糖适量，共研细末，炼蜜为丸，如绿豆大，每服10g，空腹淡盐水送服，日3次。

2.外治疗法

（1）外敷熏洗法　初期外用弃杖散、消瘀止痛膏、双柏散外敷；中、后期外敷接骨续筋膏、接骨膏、镇江膏药等；后期解除固定后，可用海桐皮汤熏洗。

（2）针刺治疗　骨盆局部及软组织创伤局部不宜针刺，可行腹针、平衡针等疗法。

（3）刺血疗法　适用于受伤恢复后，仍

有肢体疼痛、排尿不畅、关节活动不灵活等后遗症。

（4）灸法　艾灸多适用于患者存在四肢不温，取气海、关元、手三里、足三里，行麦粒灸、隔姜灸、隔附子饼灸等。

（5）拔罐疗法　可以取膀胱经行平衡罐疗法、走罐疗法等，疏通膀胱经。

（6）推拿疗法　创伤恢复后，可做髋、膝、踝等关节的大推拿、小推拿，促进关节松解，有利于肌肉锻炼。

3. 成药应用

（1）伤科接骨片　口服，以温开水或温黄酒送服。成人每次4片，10~14岁儿童每次3片，每日3次。

（2）舒筋活血丸　口服，黄酒或温开水送服，每次1丸，每日2次。

（3）接骨七厘片　口服，每次5片，每日2次，温开水或黄酒送服。

（4）仙灵骨葆胶囊　口服，每次3粒，每日2次，4~6周为1个疗程。

（5）消痛贴膏　外用，清洁患部皮肤，将药贴的塑料薄膜揭除，将小袋内的润湿剂均匀涂在中间药垫表面，敷于患处或穴位，轻压周边使胶布贴实，每贴敷24小时。

（四）医家经验

1. 闵贤玉

闵贤玉教授继承闵殷伤科治法，治病辨证重视整体。劳损宿伤，临床多用黄芪甘温补气而得效。风湿痹证，针药手法并举。髋关节前后脱位的整复，用一人复位法也能取得成功。内治方药有活血丸、新伤续断汤、祛瘀止痛散、接骨续筋散、柴胡细辛汤、止血散等。［蒋铭，张强，徐锋. 闵氏伤科治疗骨伤病的经验. 中医正骨，2018，30（5）：367-369.］

2. 陆云响

陆氏伤科以治内伤见长，腹部内伤治疗上以理气为主，佐以祛瘀通络，代表方为舒筋活血汤、三花汤、膈下逐瘀汤、桃仁承气汤等。会阴损伤常用海底方。肾挫伤方用二一散。［陆念祖，程少丹，张天伟，等. 陆氏伤科的传承与发展. 中华中医药学会首届学术流派研讨会. 中华中医药学会，2009.］

3. 梁财信

梁氏所配制的跌打药有其独到之处，此外，梁财信跌打成药还包括了膏、丹、丸等剂型，在药品的制作上有着严格的操作规程，如跌打膏药就根据季节的不同规定了"春二、夏一、秋四、冬七"的时间。作为梁氏跌打成药的代表有梁财信跌打膏药、梁财信跌打丸。［陈凯佳，林莹娟，李主江，等. 岭南梁氏骨伤学术流派传承及其学术贡献. 广州中医药大学学报，2015，32（5）：150-153.］

4. 林如高

林氏正骨将伤科内治归纳为八法，伤科的治疗贯穿着气血辨证、八纲辨证、脏腑辨证以及气血营卫辨证的内容，以疏通气血、生新续损、强筋壮骨为主要目的。林氏有着丰富的治疗痹证的经验，在施治时，强调辨证施治为主，兼以外敷、熏洗、针灸、理筋等外治法。另有许多家传秘验方，如新伤逐瘀汤、驱伤汤、定痛和营汤、补肾壮骨汤、宣痹汤、活血散、接骨散、正骨药水等。［王和鸣. 南少林骨伤流派林如高及其学术传承. 中华中医药学会. 中华中医药学会，2010.］

五、预后转归

在大多数患者中，骨盆环损伤形成的移位会造成长期严重的功能障碍和疼痛。虽然与畸形愈合相比，骨盆损伤后良好的复位有可能产生更好的功能效果。C型骨盆损伤的功能恢复结果是最差的，而B1型和B2型骨盆损伤一般会有一个良好的结果。

当骨盆后方损伤发生骶骨骨折移位时（C型损伤），神经损伤是最常见的。在少数骨盆环损伤移位的患者中，会有性功能障碍、尿频、尿痛、排尿延长和尿失禁，这些症状尚不可能完全治愈。

六、预防调护

（一）预防

骨盆创伤的预防应遵循三级预防。

1. 一级预防

一级预防又称初级预防或病因预防，主要是针对危险因子采取的措施，也是预防创伤发生和减少创伤的根本措施。

（1）运动创伤的预防　特别是青少年的运动预防，在一些短跑、跨栏等运动中，运动前必须充分热身，防止暴发性用力的过程中发生撕脱骨折。

（2）道路交通事故伤的预防

①人为因素：应该通过对驾驶员进行驾驶适应性的筛检，完善驾校培训及驾照考试制度，加强对驾驶员身体素质条件的检测，杜绝不当甚至不法的驾驶行为。

②车辆因素：加强车辆管理，按期年审，及时检查刹车等重要部件，及早发现问题，及早更换。

③道路因素：道路宽度和分界，路中央应加上分界物；路的弯曲和坡度，加强急转弯、下坡处的安全提醒，道路不应建设成单纯长距离的笔直型，要适当增加曲度。

（3）铁路事故预防　在城市中可实行高架铁路或全封闭型铁路，或将铁路改道，避免铁轨穿过市中心。

（4）坠落伤的预防　特别是加强施工工地管理措施、防护措施、技术措施等。

（5）故意伤害预防　主要是预防喜好攻击行为、家庭暴力等。

（6）灾害致伤的预防

①地震灾害：平时加强对地震相关知识的普及，包括心理预防、室内室外防震手段、紧急状况下的个人自救等。

②矿难：煤矿是事故高发区，加强对煤矿职工自救、互救的培训，研制符合井下特点的急救转运器材，改善井下急救条件。

2. 二级预防

二级预防即创伤的早期救治和早期诊断，防止漏诊。骨盆骨折的急救已在治疗方法中详细论述。

3. 三级预防

三级预防即对创伤的确定性治疗以及后期的康复。确定性治疗已在治疗方法中论述，后期康复请见以下"调护"部分。

（二）调护

骨盆骨折的调护主要靠练功活动恢复训练。骨盆周围有坚强的筋肉，骨折整复后不易发生移位，且骨盆为松质骨，血运丰富，容易愈合。

1. 未损及骨盆后部负重弓者

伤后第1周练习下肢的肌肉收缩及踝关节屈伸活动；伤后第2周练习髋关节和膝关节的屈伸活动；伤后第3周可扶拐下地站立活动。

2. 损伤骨盆后弓者

牵引期间应加强下肢肌肉舒缩及关节屈伸活动；解除固定后即可扶拐站立与步行锻炼。

七、专方选要

早期：血府逐瘀汤

组成：当归10g，生地黄10g，桃仁12g，红花10g，枳壳5g，赤芍10g，柴胡3g，甘草3g，桔梗5g，川芎10g，牛膝10g。

服法：水煎服，日1剂，分2次服。

主治：骨盆骨折早期术后，肢体内部筋骨络脉受损引起的肿胀、疼痛。[王涛，安晓龙，廖永华. 中医分期辨治不稳定性骨盆骨折52例. 河南中医，2014，34（9）：1735-1736.]

中期：生血补髓汤

组成：生地黄12g，白芍10g，川芎10g，杜仲10g，五加皮10g，牛膝12g，红花6g，当归10g，黄芪10g，续断10g，桂枝6g。

服法：水煎服，日1剂，分2次服。

主治：骨盆骨折中期经手术治疗后损伤症状得到改善，肿胀瘀阻渐趋消退，疼痛逐步减轻，但断骨动则作痛，骨未连接，瘀阻虽消而未尽。[王涛，安晓龙，廖永华. 中医分期辨治不稳定性骨盆骨折52例. 河南中医，2014，34（9）：1735-1736.]

晚期：补肾壮筋汤

组成：熟地黄15g，当归12g，牛膝10g，山茱萸12g，茯苓12g，续断12g，杜仲10g，山药10g，青皮5g，五加皮10g，枸杞子12g。

服法：水煎服，日1剂，分2次服。

主治：骨盆骨折术后晚期，骨初步愈合而尚未坚实，筋肉骨骼痿弱乏力。[王涛，安晓龙，廖永华. 中医分期辨治不稳定性骨盆骨折52例. 河南中医，2014，34（9）：1735-1736.]

主要参考文献

[1] 王涛，安晓龙，廖永华. 中医分期辨治不稳定性骨盆骨折52例[J]. 河南中医，2014，34（9）：1735-1736.

[2] 付小兵，王正国，李建贤. 中华创伤医学[M]. 北京：人民卫生出版社，2013.

[3] 蒋铭，张强，徐锋. 闵氏伤科治疗骨伤病的经验[J]. 中医正骨，2018，30（5）：367-369.

[4] 陆念祖，程少丹，张天伟，等. 陆氏伤科的传承与发展[C]. 中华中医药学会首届学术流派研讨会. 中华中医药学会，2009.

[5] 陈凯佳，林莹娟，李主江，等. 岭南梁氏骨伤学术流派传承及其学术贡献[J]. 广州中医药大学学报，2015，32（5）：150-153.

[6] 王和鸣. 南少林骨伤流派林如高及其学术传承[C]. 中华中医药学会. 中华中医药学会，2010.

[7] 明玉祥，王诗波，唐可，等. 新改良Stoppa入路治疗耻骨支骨折1例报告并文献复习[J]. 中国骨与关节损伤杂志，2014，29（6）：584-585.

[8] 胡学峰，洪建明，刘敏，等. 快速成型技术在骨盆、髋臼骨折治疗中的应用研究[J]. 江西医学院学报，2007，47（5）：56-58.

[9] 李涛，汪灿彬，麦奇光，等. 腹直肌外侧入路结合术前3D打印技术治疗老年髋臼骨折[J]. 中华创伤骨科杂志，2019，21（6）：516-523.

第六节　四肢及关节骨折

四肢及关节骨折的临床表现为骨折部局限性疼痛及压痛，局部肿胀及淤斑，可导致肢体功能部分或完全丧失，完全性骨折者可出现肢体畸形及异常活动。可分别归入中医学"骨折""脱位"等范畴。

一、病因病机

（一）西医学认识

1. 流行性学研究

（1）四肢及关节骨折病因　从创伤的发生原因来分析，首要原因是交通事故，占45.0%；其次为跌倒或滑倒，占29.5%；其后为建筑物上跌落，占7.1%。在交通伤所致骨折方面，以中青年男性为主，机动车是造成人员伤亡的主要原因。但70岁以上老年人（以女性居多）创伤发生的主要原因是跌倒。

（2）骨折发生规律及相关危险因素　陈桂珍等在对天津医院及河西骨科医院的1693例骨折患者研究中发现，男性发生骨折比例比女性高，15~59岁年龄组的发生骨折比例高，占69.8%，股骨颈骨折发生率最高，骨折多为跌倒引起。

2. 病因病机

（1）外因

①直接暴力：骨折发生在外来暴力直接作用的部位，如打伤、压伤、枪伤、炸伤及撞击伤等。这类骨折多为横断骨折或粉碎性骨折，骨折处的软组织损伤较严重。

②间接暴力：骨折发生在远离于外来暴力作用的部位。间接暴力包括传达暴力、扭转暴力等。多在骨质较弱处造成斜形骨折或螺旋形骨折，骨折处的软组织损伤较轻。

③肌肉牵拉：肌肉急剧地收缩和牵拉而发生骨折，如跌倒时股四头肌剧烈收缩可导致髌骨骨折。

④疲劳骨折：骨骼长期反复受到震动或形变，外力的积累造成骨折。多发生于长途跋涉后或行军途中，以第2、3跖骨及腓骨干下1/3疲劳骨折为多见。

（2）内因

①年龄和健康状况：年轻体健，筋骨坚韧，不易受损，年老体弱，平时缺少运动锻炼或长期废用者，其骨质脆弱、疏松，遭受外力作用容易引起骨折。

②骨的解剖位置和结构状况：幼儿骨膜较厚，骨有机质较多，易发生青枝骨折；18岁以下青少年，骨骺未闭合，易发生骨骺分离；老年人骨质疏松，骨的脆性增大，最易发生骨折。又如肱骨下端扁而宽，前面有冠状窝，后面有鹰嘴窝，中间仅一层

较薄的骨片，这一部位就容易发生骨折。在骨质的疏松部位和致密部位交接处也易发生骨折。

③骨骼病变：如先天性脆骨病、营养不良、佝偻病、甲状腺功能亢进、骨感染和骨肿瘤等常为导致骨折的内在因素。

（二）中医学认识

中医骨伤科历来重视病因的研究，《内经》中指出"坠堕""击仆""举重用力""五劳所伤"等是骨折的致病因素。汉代张仲景在《金匮要略·脏腑经络先后病脉证篇》中提出了"千般疢难，不越三条"的观点，即："一者，经络受邪，入脏腑，为内所因也；二者，四肢九窍，血脉相传，壅塞不通，为外皮肤所中也；三者，房室、金刃、虫兽所伤。"之后，有的医家把损伤的病因列为不内外因。只有掌握骨、关节及其周围筋肉损伤的病因，才能循因辨证，审因论治，对损伤的性质和程度做出正确的估计，对损伤的治疗和预后有着重要的指导意义。

1. 外因

骨折外因是指外界因素作用于人体而引起损伤，主要是外力伤害，但与邪毒感染及外感六淫等也有一定的关系。

（1）外力伤害　外力作用可以损伤人体的皮肉筋骨而引起各种损伤。所谓"打扑金刃损伤，是不因气动而病生于外，外受有形之物所伤，乃血肉筋骨受病。"根据外力性质的不同，可分为直接暴力、间接暴力、肌肉强烈收缩和持续劳损等四种，即《内经》中记载的"击仆""坠堕""举重用力"及"五劳所伤"。

（2）外感六淫　风、寒、暑、湿、燥、火是自然界六种不同的气候变化，若太过或不及，引起人体发病者，称为"六淫"。外感六淫可引起筋骨、关节疾患，导致关节疼痛或活动不利。《诸病源候论·卒腰痛

候》指出："夫劳伤之人，肾气虚损，而肾主腰脚，其经贯肾络脊，风邪乘虚，卒入肾经，故卒然而患腰痛。"《仙授理伤续断秘方》曰："损后中风，手足痿痹，不能举动，筋骨乖张，挛缩不伸。"说明各种损伤之后，风寒湿邪可能乘虚侵袭，阻塞经络，导致气机不得宣通，引起肌肉挛缩或松弛无力，进一步加重脊柱和四肢关节功能障碍。

（3）邪毒感染　外伤后再感受毒邪，或邪毒从伤口乘虚而入，郁而化热，热盛肉腐，附骨成脓，脓毒不泄，蚀筋破骨，则可引起局部和全身感染，出现各种变证。如开放性骨折处理不当可引起化脓性骨髓炎。

2. 内因

内因是指由于人体内部变化影响而致骨折的因素。骨折主要是由于外力伤害等外在因素所致，但也都有各种不同的内在因素和一定的发病规律，与年龄、体质、局部解剖结构等内在因素关系十分密切。《素问·评热病论》指出："邪之所凑，其气必虚。"《灵枢·百病始生》曰："风雨寒热，不得虚，邪不能独伤人。"说明大部分外界致病因素只有在机体虚弱的情况下，才能伤害人体。因此，我们不仅重视损伤外因的作用，而且强调内因在发病学上的重要作用。①年龄：年龄不同，伤病的好发部位及发生率也不一样。②体质：体质的强弱与损伤的发生有密切的关系。年轻体壮、气血旺盛、肾精充足、筋骨坚固者不易发生损伤。年老体弱、气血虚弱、肝肾亏虚、骨质疏松者容易发生损伤。③解剖结构：损伤与其局部解剖结构也有一定的关系。传达暴力作用于某一骨骼时，骨折常常发生在密质骨与松质骨交界处。④先天因素：损伤的发生与先天禀赋不足也有密切关系。⑤病理因素：伤病的发生还与组织的病变关系密切，内分泌代谢障碍可影响骨的成分。⑥职业工种：损伤的发生与职业工种有一定关系。

二、临床诊断

（一）辨病诊断

1. 临床诊断

（1）全身表现

①休克：对于多发性骨折、骨盆骨折、股骨骨折、脊柱骨折及严重的开放性骨折，患者常因广泛的软组织损伤、大量出血、剧烈疼痛或并发内脏损伤等引起休克。

②发热：骨折处有大量内出血，血肿吸收时体温略有升高，但一般不超过38℃，开放性骨折体温升高时应考虑感染的可能。

（2）局部表现　骨折的局部表现包括骨折的特有体征和其他表现。骨折的特有体征如下。

①畸形：骨折端移位可使患肢外形发生改变，主要表现为缩短、成角、延长。

②异常活动：正常情况下肢体不能活动的部位，骨折后出现不正常的活动。

③骨擦音或骨擦感：骨折后两骨折端相互摩擦撞击，可产生骨擦音或骨擦感。

以上三种体征只要发现其中之一即可确诊，但未见此三种体征者也不能排除骨折的可能，如嵌插骨折、裂缝骨折。一般情况下不要为了诊断而检查上述体征，因为这会加重损伤。

2. 影像学检查

（1）X线检查　凡疑为骨折者应常规进行X线摄片检查，可显示临床上难以发现的不完全性骨折、深部的骨折、关节内骨折和小的撕脱性骨折等，即使临床上已表现为明显骨折者，拍摄X线片也是必需的，可以了解骨折的类型和具体情况，对治疗具有指导意义。X线摄片应包括正、侧位片，必须包括邻近关节，有时需加摄斜位、切线位或健侧相应部位的 X 线片。

（2）CT 检查　对于骨折不明确但又不能排除者、脊柱骨折有可能压迫脊髓、神经根者及复杂骨折者均可行 CT 检查。三维 CT 重建可以更直观、便捷地进行骨折分型，对治疗方案选择帮助很大，目前临床上常用。

（3）MRI 检查　MRI 虽然显示骨折线不如 CT，但对于脊髓、神经根及软组织损伤的显示有独特优点，目前已广泛用于脊柱骨折的检查。

（二）辨证诊断

1. 四诊合参

（1）望诊　对骨伤科患者进行诊治时，应该首先通过望诊来进行全面观察。骨伤科的望诊，除了对全身的神色、形态、舌象及分泌物等做全面的观察、检查外，对损伤局部及其邻近部位必须认真察看。如《伤科补要》明确指出："凡视重伤，先解开衣服，遍观伤之轻重。"要求暴露足够的范围，一般采用与健肢对比，进行功能活动的动态观察。通过望全身、望损伤局部、望舌质舌苔等方面，以初步确定损伤的部位、性质和轻重。

（2）闻诊

①听骨擦音：骨擦音是骨折的主要体征之一。无嵌插的完全性骨折，当摆动或触摸骨折的肢体时，两断端互相摩擦可发生响声或摩擦感，称骨擦音。

②听入臼声：关节脱位在整复成功时，常能听到"格得"关节入臼声，当复位时听到此响声时，应立刻停止增加拔伸牵引力，避免肌肉、韧带、关节囊等软组织被过度拔伸而增加损伤。

（3）问诊　是骨伤科辨证的一个非常重要的环节，通过问诊可以更多、更全面地把握患者的发病情况，更准确地辨证论治。

（4）切诊　又称脉诊，通过切脉可掌握机体内部气血、虚实、寒热等变化。

2. 骨折的三期辨证

（1）骨折早期　伤后 1~2 周内，患肢局部肿胀、疼痛，容易再发生移位，筋骨正处于修复阶段。此期治疗的目的是消瘀退肿，加强气血循环。

（2）骨折中期　2 周以后患肢肿胀基本消退，局部疼痛逐渐消失，瘀未尽去，新骨始生，骨折部日趋稳定。此期治疗的目的是加强祛瘀生新、和营续骨能力，防止局部肌肉萎缩、关节僵硬以及全身的并发症。

（3）骨折后期　骨折已临床愈合，夹缚固定已解除，但筋骨未坚，肢体功能未完全恢复。此期治疗的目的是尽快恢复患肢关节功能和肌力，达到筋骨强劲、关节滑利。期间可同时进行热熨、熏洗、按摩推拿等治疗。

三、鉴别诊断

（一）西医学鉴别诊断

骨折多伴有周围肌肉、肌腱、韧带、关节盘等软组织损伤，因此需与单纯的软组织损伤相鉴别。除了临床体检中异常活动、骨擦感等骨折所特有的临床表现外，还应结合西医学中影像学检查如 X 光、CT、MRI、骨的放射性核素 CT 检查等协助确诊或排除诊断。

（二）中医学鉴别诊断

与筋伤相鉴别。二者均有明确外伤史，伤后局部肿胀、疼痛、活动障碍，骨折一定伴有筋伤，筋伤不一定伴有骨折，故骨折肿胀、疼痛、活动障碍程度较筋伤严重；查体骨折患者时，可见肢体畸形，局部有骨摩擦感，纵轴叩击痛阳性；结合现代影像学检查，两者不难鉴别。

四、临床治疗

（一）辨病治疗

1. 四肢骨折治疗原则

骨折的治疗原则是复位、固定、康复治疗。骨折复位是治疗的首要步骤，也是固定和康复治疗的基础。固定是骨折愈合的关键。康复治疗是通过早期合理功能锻炼，促进患肢血液循环，消除肿胀，减少肌肉萎缩，保持肌肉力量，防止骨质疏松和关节僵硬，促进骨折愈合。治疗的最终目的是恢复肢体功能，而只有正确的康复治疗，才能达到恢复患肢功能的目的。对四肢骨折采用何种治疗方法要综合考虑决定。

2. 治疗方式

（1）非手术治疗　小夹板、石膏固定是急救现场和皮肤条件良好、单纯稳定性骨折采用最多的固定方法。小夹板和石膏固定必须掌握正确的原则和方法，绑扎太紧或固定垫应用不当将导致骨折移位，绑扎太紧可产生压迫性溃疡、缺血性肌挛缩，甚至导致肢体坏疽这一严重的并发症。

（2）手术治疗

①内固定：切开或闭合复位内固定可获得准确的复位，目前四肢骨折多采用髓内钉、加压钢板等固定。在下列情况下可考虑手术。a. 有利于骨折愈合。b. 有利于简化治疗。c. 有利于合并的血管神经损伤的修复和皮肤缺损的修复。d. 有利于减少后遗症发生的机会。e. 有利于不适合长期卧床的患者早期离床活动，尤其是老年患者。f. 经保守治疗不能获得功能复位者。

②外固定：骨折外固定因其具有微创、弹性固定、适应证广、操作简便安全、便于护理、便于调整等优点，特别适于大量伤员的救治。当有如下情况时可首先选用。a. 开放性、伤口感染的骨折，伴有广泛的软组织伤、伤口污染严重及难以清创的开放性骨折，伤口已感染的骨折，合并烧伤的骨折。b. 其他方法难以稳定的骨折，如严重粉碎性骨干骨折、严重关节骨折、严重的骨质疏松性骨折。c. 伴有血管、神经损伤，需修复和重建的骨折，以及需用交叉皮瓣、肌皮瓣、游离带血管蒂肌皮瓣移植等修复的手术。

3. 康复治疗

骨折经治疗后，患者由于疼痛、恐惧或早期康复未介入等原因不敢活动患肢，从而导致患肢肌肉萎缩、肌力下降、骨折处关节及相邻关节功能障碍，最终导致患者部分或完全丧失劳动力。因此，早期康复训练的目的就是最大限度减少并发症和减轻致残率。

（1）一般康复介入时机　康复应贯穿整个骨折治疗过程中。应从伤后第 2 天开始。一般经急性期临床治疗后，生命体征平稳，内、外固定稳定，无出血征象和伤口感染，有行走或关节活动障碍者均可进行康复训练。

（2）康复介入标准　符合下列条件者，应进行康复治疗。a. 单纯性四肢骨折。b. 复杂性骨折伤经过手术治疗，伤口术后已拆线或初步愈合，病情稳定后，或需Ⅱ期手术，但在等待期间需康复治疗。c. 单纯外固定治疗的无移位骨折或行单臂外固定支架者。d. 合并内脏损伤经治疗病情已稳定。e. 骨折治疗后，生命体征平稳，但内、外固定不稳定，或骨折愈合不良，需进一步手术处理及康复治疗者。

（3）康复治疗具体方法如下。

①运动治疗：运动治疗（PT）包括早期进行骨折肢体相关肌肉的等长及等张收缩训练、被动运动、牵伸、持续被动运动（CPM）等。随着骨折的稳定，进行骨折肢体的力量练习，若关节伴有被动关节活动度受限或疼痛，则对涉及关节进行关节松

动术。若下肢骨折影响步行能力，则进行平衡功能训练、减重步行训练、步态训练等。严重多发性骨折、合并脏器损伤、长期卧床患者还需进行全身耐力训练和呼吸训练。

②物理因子治疗：早期选用直流电疗法、热敷、蜡疗、红外线、电光浴、经皮神经电刺激（TENS）、短波疗法、超短波疗法，以促进血肿吸收，消除肿胀和减轻疼痛。中后期选用神经肌肉电刺激（NMES）、干扰电疗法、肌电生物反馈疗法等，以改善肌肉营养状态，延缓肌萎缩。

③水疗：有条件可进行水中运动治疗，如肌力训练、关节活动度（ROM）训练、平衡训练、协调训练、步行训练。

④作业治疗：作业治疗（OT）包括上肢骨折者需进行上肢功能训练、手功能训练、日常生活活动（ADL）训练、家务劳动训练，合并感觉障碍者需进行感觉训练。

⑤矫形器及其他辅助技术：根据损伤情况，主要应用骨折固定矫形器（臂套筒式矫形器、长／短臂铰链矫形器、腕固定矫形器等）、功能位矫形器、功能训练矫形器，下肢骨折者可配置相应部位的免荷式矫形器或固定式矫形器。辅助用具方面，下肢骨折者可选用腋杖、肘杖等助行器，部分患者需使用轮椅和洗澡椅。

（4）康复护理

①护理评估：对皮肤状况、皮肤感觉、潜在安全因素、对伤病知识掌握程度的评定。

②康复护理内容如下。a.体位护理：根据不同的骨折部位给予正确的体位摆放、体位变换、体位转移等指导。b.康复延伸治疗：根据康复治疗师意见，监督和指导患者在病房内选择性进行简单的关节活动度、肌力、负重、步行等延续性训练。c.并发症的防治护理：预防继发性损伤（如摔伤等）、下肢静脉血栓、患肢肿胀、疼痛及各

类感染的护理。其他还包括心理护理、家庭康复及社区康复护理指导。

（5）手术后康复治疗时间

①外固定架固定：根据骨折类型及固定稳定程度决定功能锻炼的时间。如骨折固定稳定，可于固定后第2天开始进行，如不稳定，可待骨痂部分生长后进行。

②内固定（钢板螺钉、髓内针）：根据骨折类型、固定稳定程度以及伤口愈合情况决定功能锻炼的时间。如固定稳定可于固定后第2天开始进行，如尺骨鹰嘴、髌骨骨折克氏针张力带钢丝内固定术后，如不稳定，可待骨痂部分生长后进行。如骨折愈合过程顺利，伤口愈合良好，上肢骨折康复时间最迟不超过4周，下肢骨折康复时间最迟不超过6周。

4.肢体骨折合并血管神经损伤

肢体创伤中，骨折最为多见，易被发现，诊治及时。但骨折可合并血管、神经损伤，一方面使肢体创伤的治疗问题复杂化，另一方面由于明显的骨性畸形容易吸引首诊医生的全部注意力，有可能遗漏，尤其是主要大动脉损伤的漏诊、漏治，将会丧失成功修复的宝贵时机，导致严重后果。同时在肢体骨折的处理过程中，还有可能继发引起血管、神经损伤的并发症。因此，对骨折合并血管、神经损伤，强调及时诊断、妥善处理。

（1）肢体创伤的处理原则　肢体创伤的处理原则可以概括为抢救生命、保存肢体、控制感染、恢复功能。急诊处理时要明确三条。①外科医生在首次接诊、处理任何大肢体骨折或关节脱位时，必须意识到有合并血管、神经损伤的可能性。②因大动脉损伤漏诊而延误的时间是灾难性的，尤其是下肢股动脉、腘动脉等的损伤，其代价是截肢，甚至丧命，而神经损伤的误诊尚有挽救的机会。③急诊首先必须对大动脉损伤行适宜的决定性治疗。

（2）常见骨折合并的血管、神经损伤　在上肢，锁骨骨折易合并锁骨下动脉、臂丛神经损伤，肩关节前脱位、肱骨外科颈骨折易合并臂丛、腋神经、腋动脉损伤，肱骨干中段骨折易合并桡神经损伤，肱骨髁上骨折、肘关节脱位易合并肱动脉、正中神经损伤，肱骨内侧髁骨折易合并尺神经损伤，桡骨头小头脱位易合并桡神经深支（骨间背神经）损伤，尺桡骨远端骨折易合并正中、尺神经损伤。在下肢，骨盆后环骨折易合并腰丛损伤，髋臼骨折和髋关节后脱位易合并坐骨神经损伤，股骨干骨折易合并股动脉损伤，股骨髁上骨折、膝关节脱位易合并腘动脉、胫神经、腓总神经损伤，胫骨近端骨折易合并腘动脉、胫前；胫后动脉分叉部损伤，腓骨近端骨折易合并腓总神经损伤，胫、腓骨远端骨折易合并胫动脉或腓动脉损伤。

（3）肢体血管损伤的即刻诊断　开放性动脉断裂伤，有搏动性喷射状出血，较易诊断。而闭合性骨折合并血管损伤，早期诊断确有一定难度。首诊时，临床检查的重点在于肢端的血运。对易合并血管损伤的上述骨关节损伤，应高度怀疑有血管损伤的存在，必要时进行非创伤性辅助检查。

①闭合性血管损伤的临床表现：急性血管破裂伤最常见表现是巨大血肿形成，可进行性增大，有震颤和血管杂音。出血多者出现低血压、肢体远段缺血的表现，典型的动脉损伤或供血不足的表现为5P征（苍白、无脉、麻木、无力、疼痛）。

②临床检查要点如下：a. 肢端的颜色与温度，缺血时皮肤苍白、冰凉。b. 脉搏，桡动脉与足背动脉分别是上、下肢最常用的测定部位。c. 毛细血管充盈反应，动脉血流中断时消失，迟缓转红或指（趾）甲呈斑点状变红表示有血运障碍。

③辅助检查：多普勒检查最快捷，可计算踝/肱指数，如小于0.9则预示存在动脉损伤。彩色超声仪检查更精确。血管造影是诊断动脉损伤的存在及部位的"金标准"。

④血管损伤的病理分类：包括血管痉挛、血管内膜剥脱或血肿形成、动脉壁缺损、动脉横断、动静脉瘘等。前两类多发生于钝性损伤，后三类发生于穿透性损伤。对于骨折致血管痉挛、血管内膜剥脱或血肿形成等，在早期动脉损伤段可以有血流通过，但随之管腔变窄，血栓形成，血流减少，最终血管栓塞、血流中断。

（4）骨折合并主要血管损伤的急诊处理　首诊时，应立刻采取止血、抗休克措施处理。若有急性巨大血肿形成，需立即加压包扎，一般无使用止血带的指征。临时处理及抢救生命的措施有效后立即转送至手术室。

①急诊手术（伤后6小时内）：血管探查术要求首先显露损伤血管的近、远侧正常段，近端宜使用有弹性的胶带环绕动脉干或使用血管夹阻断动脉血流，以控制出血。血管修复技术包括动脉或静脉缝合术，血管修补术，损伤血管节段切除、端端吻合术，或自体静脉移植、人造血管移植术，旁路架桥血管移植或对侧肢体血管临时桥接供血。对膝和肘部附近大的静脉损伤也应予以修复。

②骨折固定以支持、保护血管修复：一般应优先进行不稳定性移位骨折内固定或关节的临时固定，以防止血管修复后再行骨折、关节复位时伤及修复的血管。但若缺血时间大于6小时，则需立即行血管的修复术，可通过临时的旁路分流术建立血供通道，骨关节内固定手术后再进行血管的直接修复。

③预防性肢体筋膜切开：防止因缺血再灌注损伤导致的筋膜室综合征，主要是小腿、前臂、股部、足部。应当注意，肢

体远侧缺血在动脉未断裂情况下也可出现，原因在于血肿的广泛压迫、软组织或骨碎片的卡压。常规处理方法是筋膜切开术以恢复正常的血流。故对易合并血管损伤的常见骨折部位，虽早期缺乏急性缺血的典型体征，甚至在损伤部远侧可触及动脉搏动，但不能完全排除血管损伤、血循环障碍的可能性，应当连续监测，若有恶化的表现则行相应的处理。

（5）急诊处理时的神经检查　对于上述易合并神经损伤的闭合性骨折、脱位，无论患者是否清醒，必须常规检查附近的神经有无损伤，重点检查肢体末端的运动功能，并将其及时、准确记录在病历上，同时告知患者或家属。临床上常有因外伤急诊处理时未详细检查附近的神经功能，结果在术后发现神经损伤，究竟是术前漏诊还是术中损伤难以区分，容易造成患者莫大的误解，医务人员亦难咎其责，应引以为戒。

①主要运动与感觉自主区的检查：a. 正中神经，拇短展肌触笔试验，食指末节指腹针刺痛觉。b. 尺神经，手指并拢分开（夹纸试验），小指末节指腹针刺痛觉。c. 桡神经，拇指末节伸直。d. 腓总神经，姆趾背伸。e. 胫神经，姆趾跖屈。

②锥形手试验（cone test）：一种快速、简捷检查正中、尺、桡神经远侧功能的方法。拇指与其余四指对掌肌（正中神经支配）、小指对掌肌（尺神经支配）与手指屈指肌（正中、尺神经支配）共同收缩，五指指尖聚合成锥状，然后松开手指，借桡神经支配的伸肌伸展。

③昏迷患者，对正中神经、尺神经的检查：a. 直接观察食、小指指腹的出汗。b. 将手指浸入水中，观察皮肤的皱纹出现。

④儿童因恐惧、害怕、不合作，不易做运动、感觉检查，可观察皮肤有无出汗。

⑤用排除法来检查神经是否损伤时，应注意：a. 伸腕存在不能排除桡神经的骨间背神经损伤。b. 屈指存在不能排除低位正中神经损伤。c. 虎口区感觉存在不能排除桡神经损伤。

（6）骨折合并神经损伤的急诊处理　与骨折有关的神经损伤，损伤程度以神经失用最多见，轴突断裂少见，神经断裂最少见，大部分可自行恢复。对骨折、关节脱位合并神经损伤的急诊处理，首先强调对骨折或关节脱位实施复位、固定。对开放性骨折应急诊行内固定手术治疗，对闭合性但有明显移位的骨干与骨端骨折、关节骨折及脱位，疑有神经嵌入骨折端间或脱位之关节内可能，骨折碎片刺破或持续压迫神经干者，应急诊或尽早行神经探查、内固定手术治疗。手术中骨关节复位并牢固固定特别重要，可防止持续牵拉已受牵拉损伤并有张力的神经，使受骨折处嵌压的神经减压，还减少因骨痂或纤维化所致的晚期神经损伤。应在内固定的同时，手术探查损伤的神经。若有神经的连续性中断，则需要行神经修复术。若患者合并全身损伤或重要脏器功能不全等，急诊时不能忍受较长时间手术者，可延期做神经修复手术。闭合性骨折或关节脱位，可先行手法复位、石膏托或支具外固定，或牵引治疗。有时因伤口污染较重或复合组织损伤，不能确切了解神经损伤情况，探查神经时若能在伤口内见到神经两断端，可用丝线将两断端缝合在邻近软组织处，以作标志，并防止断端回缩，神经本身的修复手术可待全身情况稳定、伤口愈合后再施行。

（二）疗效评定标准

1. 解剖复位

骨折之畸形和移位完全纠正，恢复了骨的正常解剖关系，对位（指两骨折端的接触面）和对线（指两骨折段在纵轴上的关系）完全良好时，称为解剖复位。解剖复位可使骨折端稳定，便于早期练功，骨折愈合快，功能恢复好。

2. 功能复位

骨折复位虽尽了最大努力，某种移位仍未完全纠正，但骨折在此位置愈合后，对肢体功能无明显妨碍者，称为功能复位。对不能达到解剖复位者，应力争达到功能复位。功能复位要求根据患者的年龄、职业和骨折部位的不同而有所区别。关节内骨折，对位要求也较高。功能复位的标准如下。a.对线：骨折部位的旋转移位必须完全矫正。成角移位若与关节活动方向一致，日后可在骨痂改造塑形期有一定的矫正和适应，但成人不宜超过10°，儿童不宜超过15°。成角若与关节活动方向垂直，日后不能矫正和适应，故必须完全复位。膝关节的关节面应与地面平行，否则关节内、外两侧在负重时所受压力不均，日后可以继发创伤性关节炎，引起疼痛及关节畸形。上肢骨折在不同部位，要求亦不同，肱骨干骨折一定程度成角对功能影响不大；前臂双骨折若有成角畸形将影响前臂旋转功能。b.对位：长骨干骨折对位至少应达1/3以上，干骺端骨折对位至少应达3/4左右。c.长度：儿童处于生长发育时期，下肢骨折缩短2cm以内，若无骨骺损伤，可在生长发育过程中自行矫正，成人则要求缩短移位不超过1cm。

3. 骨折的临床愈合标准

（1）局部无压痛，无纵向叩击痛。

（2）局部无异常活动。

（3）X线片显示骨折线模糊，有连续性骨痂通过骨折线。

（4）功能测定，在解除外固定情况下，上肢能平举1kg达1分钟，下肢能连续徒手步行3分钟，并不少于30步。

连续观察2周骨折处不变形，则观察的第1天即为临床愈合日期，（2）、（4）两项的测定必须慎重，以不发生变形或再骨折为原则。

（三）辨证治疗

1. 辨证论治

（1）初期　由于筋骨脉络的损伤，血离经脉，瘀积不散，气血凝滞，经络受阻，故宜活血化瘀、消肿止痛为主，可选用活血止痛汤、和营止痛汤、新伤续断汤、复元活血汤、夺命丹、八厘散、肢伤一方等药。

（2）中期　肿胀逐渐消退，疼痛明显减轻，但瘀肿虽消而未尽，骨尚未连接，故治宜接骨续筋为主，可选用新伤续断汤、续骨活血汤、桃红四物汤、肢伤二方、接骨丹、接骨紫金丹等，接骨药有自然铜、血竭、䗪虫、骨碎补、续断等。

（3）后期　一般已有骨痂生长，治以壮筋骨、养气血、补肝肾为主，可选用壮筋养血汤、生血补髓汤、六味地黄汤、八珍汤、健步虎潜丸、肢伤三方和续断紫金丹等。骨折后期，尚应适当注意补益脾胃，可用健脾养胃汤、补中益气汤、归脾丸等加减。

2. 外治疗法

（1）初期　选用活血化瘀、消肿止痛类的药膏，如消瘀止痛药膏、清营退肿膏、双柏散、定痛膏、紫荆皮散。红肿热痛时可外敷清营退肿膏。

（2）中期　选用接骨续筋类药膏，如接骨续筋药膏，外敷接骨散、驳骨散、碎骨丹等。

（3）后期　骨折已接续，可用舒筋活络类膏药外贴，如万应膏、损伤风湿膏、坚骨壮筋膏、金不换膏、跌打膏、伸筋散等。骨折后期，关节附近的骨折，为防止关节强直、筋脉拘挛，可外用熏洗、熨药及伤药水揉擦，配合练功活动，达到活血散瘀、舒筋活络、迅速恢复功能的目的。一般常用的熏洗及熨药方有海桐皮汤、骨科外洗一方、骨科外洗二方、舒筋活血洗方、上肢损伤洗方、下肢损伤洗方等，常用的药水有伤筋药水、活血酒等。

3. 成药应用

（1）狗皮膏

功效与适应证：散寒止痛，舒筋活络。治跌打损伤及风寒痹痛。

出处：《中华人民共和国药典》。

制用法：烘热外敷患处。

（2）宝珍膏

功效与适应证：行气活血，祛风止痛。治风湿关节痛及跌打损伤疼痛。

出处：《中医伤科学讲义》。

制用法：制成药膏贴患处。近年来药厂制成粘胶布形膏药，名为伤湿宝珍膏，使用更方便。

4. 单方验方

海桐皮汤：海桐皮20g，透骨草30g，花椒9g，红花12g，白芷15g，乳香15g，没药15g，当归9g，川芎9g，红花9g，威灵仙9g，防风9g，甘草9g。

功效与适应证：活血散瘀，通络止痛。治跌打损伤，筋翻骨错疼痛不止。

出处：《医宗金鉴》。

制用法：制成粗末，装白布袋内，扎口煎汤，熏洗患处，亦可内服。

五、预后转归

骨折预后与骨折部位、骨折分型、损伤部位软组织情况及患者身体基础情况相关。四肢长骨骨折中，横行骨折及较简单的骨折复位后较稳定，如得到可靠外固定保护，预后较好。而粉碎性骨折，多因外力强大暴力，复位困难，复位后位置不稳定，易出现畸形愈合，前臂、小腿还有骨筋膜室综合征等并发症。在胫骨、手舟骨等处骨折，因其解剖结构特殊，血运较差，易出现不愈合、骨坏死等。关节骨折较长骨骨折易出现愈合后骨化性肌炎、创伤性关节炎、关节僵硬等并发症，其中结构较为复杂的肘关节、膝关节、踝关节，粉碎骨折后不论保守还是手术治疗，预后较差，关节功能丢失较严重。对股骨颈骨折，因血供较差，即使复位良好，骨不愈合、股骨头坏死几率仍较高。

（一）骨折畸形愈合、迟缓愈合、不愈合的处理原则

由于存在着影响骨折愈合的不利因素，可造成畸形愈合、迟缓愈合或不愈合，内治法应加强使用养气血、补肝肾、壮筋骨药物，外治法应按具体情况予以处理。

1. 骨折畸形愈合

骨折发生重叠、旋转、成角而愈合，称骨折畸形愈合。只要在整复后，给予有效的固定、合理的功能锻炼，并密切观察或做X线复查，发现骨折断端再移位及时给予矫正，骨折畸形愈合是可以预防的。畸形愈合如较坚固，手法折骨不能进行时，可手术切开矫正畸形，选用适当的外、内固定。对肢体功能无影响的轻度畸形，则不必行手术矫正。

2. 骨折迟缓愈合

骨折经处理后，愈合速度缓慢，已超出该类骨折正常临床愈合时间较多，骨折端尚未连接，且患处仍有疼痛、压痛、纵轴叩击痛、异常活动现象，X线片上显示骨折端所产生的骨痂较少，骨折线不消失，骨折断端无硬化现象，而有轻度脱钙，但骨痂仍有继续生长的能力，只要找出发生的原因，做针对性的治疗，骨折还是可以连接起来的，称骨折迟缓愈合。感染引起者，只要保持伤口的引流通畅和良好的制动，经过有效抗菌药物的应用，还是可以愈合的。过度牵引引起者，应立即减轻重量，使骨折断端回缩，鼓励患者进行肌肉

舒缩活动。如骨折断端牵开的距离较大，骨折愈合十分困难者，可考虑植骨手术治疗。

3.骨折不愈合

骨折所需愈合时间再三延长后，骨折仍没有愈合，断端仍有异常活动，X线片显示骨折断端互相分离，骨痂稀少，两断端萎缩光滑，骨髓腔封闭，骨端硬化者，称骨折不愈合。临床上常由于骨折端夹有较多的软组织，或开放性骨折清创中过多地去除碎骨片，造成骨缺损，多次手术整复破坏了骨折部位的血液循环，造成骨折迟缓愈合的因素没有及时去除，发展下去也可造成骨不愈合。常用的有效治疗方法为植骨术。

（二）并发症

急诊四肢骨折往往伤情严重、复杂，骨折同时常伴有软组织损伤、出血、肿胀、代谢产物积聚，往往会导致创伤性失血性休克、急性肾衰竭、脂肪栓塞、挤压综合征等早期并发症。因此，四肢骨折急诊接诊处理时，对并发症的预防尤为重要。

常见并发症及其预防如下。

（1）早期并发症

①休克：通常为创伤性失血性休克，一旦发现应积极抢救，输血、输液，恢复有效血容量。有条件的情况下在现场就要进行救治。

②神经、血管损伤：直接暴力砸压或骨折断端嵌压将导致神经的闭合性损伤。如肱骨干骨折导致桡神经损伤、肱骨髁上骨折导致肱动脉损伤以及下肢膝关节内骨折导致腘动脉损伤。因此，在骨折现场，急救及搬运患者的过程中要用夹板、石膏临时固定，在手术中也要保护好神经、血管，防止医源性损伤。

③急性肾功能衰竭：当合并大面积软组织损伤和挤压综合征时容易发生，而一旦发生严重危及生命。因此，应高度重视挤压综合征的预防和早期处理。

④脂肪栓塞：是四肢骨折严重伤的并发症，常因骨折未进行制动，处理粗暴及骨折端不断发生错动，脂肪栓子释入血流所致。因此，在现场急救搬运的过程中，动作要轻柔，要用夹板、石膏固定好，手术复位过程中操作要轻，防止粗暴，一旦发生积极抢救。

⑤感染：在开放性骨折、皮肤剥脱伤中，伤口的污染常常是感染的主要原因。及时的清创术、术后合理的抗生素应用是必需的。对开放性骨折有感染可能者，手术内固定要慎重。此时，外固定架固定为骨折治疗的首选方法。

（2）晚期并发症　四肢骨折后长期卧床将导致坠积性肺炎、下肢深静脉血栓、泌尿系感染、压疮、骨不愈合或延迟愈合、骨质疏松、肌肉萎缩、关节僵硬及功能障碍等，最终导致患者劳动力部分或完全丧失，从而给家庭、社会造成巨大经济损失。要预防上述并发症发生，早期康复训练、恢复患肢功能是极其重要的。

六、预防调护

（一）预防

部分患者是可以避免发生骨折的，这需要每个人在日常生活及工作中将安全放在第一位，时刻注意就能减少骨折发生，儿童走路不稳，容易摔倒，要教育和看好儿童；少年玩耍较多，好奇心强，家长及老师要做好教育工作；中青年在工作及骑车时要精力集中，事事处处要注意安全；老年人手脚活动不便，雪雨天及夜晚尽量不外出，外出时要有人搀扶或持拐杖，夜晚外出要有照明工具，上街最好不骑自行车，不要到拥挤的公共场所等。

（二）调护

适用于骨折后 2~4 周。

食疗方：当归 10g，骨碎补 15g，续断 10g，新鲜猪排或牛排骨 250g，炖煮 1 小时以上，汤肉共进，连用 2 周。

田鸡煲汤：鸡 400g，猪肉（瘦）200g，枸杞子 25g，三七 8g，姜 5g。

骨折患者饮食所宜如下。

（1）多吃新鲜的蔬菜和水果。

（2）适当多吃一些青椒、西红柿、苋菜、青菜、包菜、萝卜等维生素 C 含量丰富的蔬菜，以促进骨痂生长和伤口愈合。

（3）补充锌、铁、锰等微量元素。动物肝脏、海产品、黄豆、葵花籽、蘑菇中含锌较多；动物肝脏、鸡蛋、豆类、绿叶蔬菜、小麦面粉中含铁较多；麦片、芥菜、蛋黄、乳酪中含锰较多。

饮食禁忌如下。

（1）忌盲目补充钙质。对于骨折后卧床期间的患者，盲目地补充钙质，并无裨益。

（2）忌多吃肉骨头。有些人认为，骨折后多吃肉骨头，可使骨折早期愈合。其实不然，现代医学经过多次实践证明，骨折患者多吃肉骨头，非但不能早期愈合，反而会使骨折愈合时间推迟。

（3）忌食山芋、芋头、糯米等易胀气或不消化食物。

（4）忌少喝水。卧床骨折患者，尤其是脊柱、骨盆及下肢骨折患者，行动十分不便，很多患者尽量少喝水，以减少小便次数，如此虽小便次数减少，但更大的麻烦也产生了。如卧床患者活动少，肠蠕动减弱，再加上饮水减少，就很容易引起大便秘结。长期卧床，小便潴留，也容易诱发尿路结石和泌尿系感染。

（5）忌过食白糖。大量摄取白糖后，将引起葡萄糖的急剧代谢，从而产生代谢的中间物质，如丙酮酸、乳酸等，使机体呈酸性中毒状态。这时，碱性的钙、镁、钠等离子，便会立即被调动参加中和作用，以防止血液出现酸性。如此钙的大量消耗，将不利于骨折患者的康复。

（6）忌长期服三七片。骨折初期，局部发生内出血，积血瘀滞，出现肿胀、疼痛，此时服用三七片能收缩局部血管，缩短凝血时间，增加凝血酶，非常恰当。但骨折整复 1 周以后，出血已停，被损组织开始修复，而修复必须有大量的血液供应，若继续服用三七片，局部的血管处于收缩状态，血液运行不畅，对骨折愈合不利。

七、专方选要

1. 大黄白茅根汤（经验方）

组成：大黄 9g，黄芪 15g，白茅根 15g，芒硝 15g，桃仁 6g。

服法：水煎服，每日 1 剂。

功能主治：功能清热利尿，治严重挤压伤发生水湿潴留者。

2. 大黄牡丹汤（《金匮要略》）

组成：酒大黄 10g，牡丹皮 10g，芒硝 10g，桃仁 10g，冬瓜仁 10g。

服法：水煎服，每日 1 剂。

功能主治：功能泄热破瘀，散结消肿，治伤后瘀血内蓄，少腹疼痛拒按，大便秘结等里实证。

3. 木香顺气汤（《卫生宝鉴》）

组成：木香 9g，厚朴（姜制）12g，青皮、陈皮、益智仁、白茯苓、泽泻、干姜、半夏、吴茱萸各 6g，当归 15g，升麻 9g，柴胡 9g，草豆蔻 9g，苍术 9g。

服法：水煎服，每日 1 剂。

功能主治：功能顺气散滞，治跌打损伤，胸腹胀闷，两胁疼痛。

主要参考文献

［1］黄桂成，王拥军. 中医骨伤科学［M］. 第

10版. 北京：中国中医药出版社，2016.

[2] 胥少汀. 实用骨科学［M］. 第4版. 北京：
人民军医出版社，2012.

[3] 王学谦，娄思权，侯筱魁，等. 创伤骨科
学［M］. 天津：天津科技翻译出版有限公
司，2007.

第七节　肢（指）体离断伤

肢体离断伤通常是意外受伤时，四肢
如手臂、下肢等人体部位直接与身体断离，
从而危及生命的急症。常见于车祸、工厂
及工地事故等，属骨科急诊中的危急重症，
患者就诊时可伴出血、休克、感染等情况，
如不及时正确处理，可影响日后患肢的功
能恢复，严重者可危及生命。

中医学中虽无肢体离断伤的病名，但
根据其骨的连续性被破坏以及软组织受伤
的临床表现，可归入"骨折"或"开放性
骨折"等范畴。

一、病因病机

（一）西医学认识

肢体离断伤多见于车祸外伤、机器碾
压伤、重物砸伤、刀砍伤等，在外力作用
下，肢体组织，特别是肌肉被挤压捻挫破
坏，血管、神经广泛离断，外力继续作用
于骨组织，使骨组织超过应力负荷而发生
骨折。肢体远端无血液循环或严重缺血状
态，可引起肢体坏死。

（二）中医学认识

肢体为金刀等利器所伤，筋、肉、皮
局部脉络破损，血流脉外，则出血；脉外
局部气血郁滞则疼痛红肿；伤筋折骨，络
脉损伤严重，疼痛剧烈，活动受限；严重
者出血过多，则见虚脱之证。金刀创伤风
毒从局部创口侵入则发生破伤风，其邪初
犯在表，则寒热、筋惕；邪入于里，在肌
腠、半表半里之间，则牙关紧闭，筋肉抽
搐，角弓反张。

二、临床诊断

（一）辨病诊断

肢体离断伤的诊断一般比较直观明确，
但根据肢体离断的情况可分为以下不同
类型。

1. 按肢体离断的程度分

（1）完全离断　是指离断肢体的远端
和近端完全分离，无任何组织相连，或断
肢只有极少量损伤的组织相连，但在做清
创手术时，必须将这部分的组织切断而后
再植。

（2）不完全离断　伤肢的软组织大部
分离断，断面有骨折或脱位，残留相连的
软组织小于该断面软组织的四分之一，重
要的血管断裂或栓塞，肢体远端无血液循
环或严重缺血，不缝接血管将引起肢体坏
死。这种不完全离断，容易与一般的开放
性骨折合并血管损伤所混淆。后者由于相
连的软组织较多，尚保留一些侧支循环，
多不影响肢体的存活，这种损伤不能称为
肢体不完全离断。

2. 按断肢损伤性质分

（1）整齐损伤　这种损伤常由于铡刀、
切纸刀、电锯、剪板机和铣床等造成。离
体肢体的创缘整齐或比较整齐，创面周围
没有严重的组织碾挫和缺损。这类肢体再
植时不但成功率高，而且再植后肢体恢复
也较好。

（2）不整齐伤　这种损伤常由于搅拌
机、和面机、冲压机、压砖机、交通事故
等所造成。多为绞断、撕脱、碾扎、压砸
性损伤。由于组织损伤范围广泛，断肢再
植成功率较低，再植后的肢体能恢复也多
不理想。

（二）辨证诊断

1. 气血亏虚证

四肢乏力，关节酸沉，绵绵而痛，麻木尤甚，汗出畏寒，伴心悸，纳呆，颜面微青而白，形体虚弱，舌质淡红欠润滑，苔黄或薄白，脉多沉虚而缓。

2. 气随血脱证

出血量多，面色苍白，心悸气微，冷汗淋漓，四肢厥冷，尿少，神志恍惚甚或昏迷，舌淡，脉微欲绝。

三、临床治疗

急诊是肢体离断伤患者处理的第一站，有效快捷的治疗和处理对离断伤的预后至关重要。处理肢体离断伤时应以抢救生命为原则，在身体状况允许的前提下尽早行再植术。损伤早期最初正确的处理方式对于治疗结果起决定性作用。

（一）提高临床疗效的要素

1. 现场急救处理

在发生肢体离断的现场做急救处理时，首先应注意伤员有无休克情况，有无其他部位合并损伤。如有休克或其他危及生命的创伤，要迅速进行抢救。断肢的近端如有活动性出血，应加压包扎，如局部加压包扎仍不能止血时，可应用止血带，但必须记录时间，每小时放松止血带一次，放松时间通常为10~15分钟，以免止血带以下的组织缺血时间过长。对于较大的动脉断端出血，如腋动脉位置比较高，不易采用局部加压或止血带止血时，可用止血钳将血管残端夹住止血，但需要注意，不应过多地钳夹近端的血管，以免血管损伤过多。不完全离断的肢体，应使用夹板制动，以便转运和避免加重组织损伤。完全离断肢体的远端，应使用无菌潮湿的盐水纱布，或用清洁的布料、毛巾等包裹。如现场距离医院较远，转运的时间较长，或在炎热的季节，为了减慢离断肢体的组织代谢和细菌繁殖，肢体应保存在低温环境中。将肢体用清洁布料包裹后，再用塑料布或橡皮布包裹，周围放置冰块，然后迅速转运至医院。注意不应将断肢直接放置于冰块中，容易导致组织冻伤。正确的保存断肢部分是再植成功的关键。

2. 全身情况

肢体离断伤的患者，一般多是青壮年，若无其他肢体或脏器的合并损伤，则能耐受较长时间的断肢再植手术。

肢体离断伤，有时合并颅脑、胸、腹等其他部位的损伤或休克。常因急于争取时间进行断肢再植手术，而忽略了详细的全身检查，以致延误对合并伤的诊断和抢救时间，甚至有因此丧失生命的沉痛教训。因此，对有无合并伤要保持高度警惕。有些病例在受伤当时或短时间内，脏器合并损伤的体征表现还不明显，检查有时也不能做出肯定的诊断，故当怀疑有脏器合并损伤时，需及时查明原因，明确诊断，必要时应停止肢体再植手术进行抢救。

肢体离断伤的患者如果发生休克，要迅速纠正，然后再进行断肢再植。这种休克多属于失血性休克，因此，需要大量输血来补充血容量。不适当地应用升压药物，可以掩盖血容量的不足，造成血压一时平稳的假象，从而导致体内重要脏器较长时间处于缺血状态。在休克或低血压状态进行断肢再植，十分危险，可使休克加重或加重脏器的缺血，严重者发生急性肾功能衰竭。儿童和老年人对长时间的断肢再植手术耐受力较差，手术前要慎重考虑，术中密切观察生命体征的变化。

总之，离断的肢体，在考虑是否进行再植手术前，首先要注意全身情况，在全身情况许可的条件下，再考虑局部条件是否能再植。

3.断肢缺血的时间

肢体离断后，断肢完全缺血。组织缺血持续到一定时间，即使重建血液循环也难成活，特别是大肢体的肌肉组织，最不能耐受缺血。组织能够耐受缺血的时间，到目前为止，尚不能提出确切的数据，对临床上遇到的缺血时间较长的断肢，还没有可靠的方法测定其再植后是否能够成活。因此，目前强调在可能的条件下，应尽快恢复断肢血液循环，一方面可缩短组织的缺血时间，另一方面可减少再植血液循环建立后缺血－再灌注损伤对组织的影响。

对于离断肢体超过8~10小时的断肢，为了减少断肢缺血的时间对其成活的影响，在断肢清洗或清创后，或骨折采用简单的方法临时固定后，可用灭菌的塑料管或硅胶管暂时接通离断肢体近、远端的动脉，或同时接通动、静脉，以便使断肢的远端获得暂时的血液供应。然后再进行清创、骨折内固定以及各种组织的修复，最后再将离断肢体动、静脉吻合。此外，离断再植后是否成活与转运途中离断肢体是否经过冷藏、受伤时的环境、气温等有关系。

4.断肢的创伤情况

严重的压砸性、碾锉性、撕脱性离断的肢体，由于软组织损伤严重，再植肢体很难成功。再植成功后，肢体功能恢复也会受到严重影响。再植的肢体预计其功能应比假肢好，才有再植价值，但有些病例在手术前不易肯定其最后功能如何，因此不应轻易放弃再植的机会。断肢需要大幅度缩短再植的，要慎重考虑。儿童因骨骼尚在发育中，不等长的肢体在发育过程中可以有所代偿，所以儿童的断肢与成年人比较，虽然相对缩短地更多些，也可以考虑再植。双下肢的离断伤，两侧均可以进行再植，或一侧已无法再植，只能行另一侧再植时，允许短缩的程度可以放宽。双侧的上肢或下肢离断伤，如损伤严重不能

再植，或再植后不能恢复其功能，有时可根据损伤情况，将一侧肢体完整的远端移植至另一侧肢体的近端，以便恢复一侧肢体的功能。肩部的撕脱性离断伤，如臂丛神经从神经根部抽出，则不宜进行再植。否则，在再植过程中，付出了很大代价，患者耐受很大痛苦，由于神经损伤不能修复，最后只能得到一个完全无功能的肢体。

（二）手术治疗

断肢再植手术需要争取时间，术前必须做好充分的准备。

医务人员必须一切从患者的利益出发，满怀信心地投入断肢再植的抢救工作，这是断肢再植成功的重要因素，同时，要充分与患者及家属沟通，一方面缓解患者的紧张情绪和增强其对手术的信心，另一方面以便患者在长时间的手术过程中和一系列术后处理中与医师密切配合。

伤员送到急诊室后，应简单地询问伤情，并进行必要的全身与局部的检查，如有大出血及休克等情况，应迅速处理。断肢暂时放于2~4℃的冰箱中，或用潮湿的盐水纱布包裹，立即通知手术室有关人员进一步处理。同时通知相关科室，如检验科、输血科、麻醉科、手术室等，做好手术准备工作。

手术治疗应该在显微外科的支持下进行，在手术室中先行断肢和残肢的清创，分别找出重要的动脉、静脉、神经、血管、肌肉和肌腱的断端，并进行识别和标记。再植手术一般先进行骨与关节连续性的重建，以提供后续操作的稳定性，部分病例可能需要截骨或关节融合。对于较整齐的断肢，如肌肉、肌腱没有缺损，应争取早期缝合。在缝合肌肉前，肌肉断面要注意止血，避免术后形成血肿，影响肢体血液循环及肌肉愈合。离断肢体的肌腱原则上均应争取早期缝合，但有些肌腱功能不重

要，可以不缝合，以免增加粘连机会。如重要的肌腱、肌肉缺损，尽可能做一期肌腱移位手术，以便尽早恢复再植肢体的功能。对于神经的处理，应一期修复，如需要二期修复的也应尽可能早做。

断肢再植能否成活取决于伤肢的血液循环能否重建，因此，血管吻合的成败是再植手术的关键。影响血管通畅的原因有两种，一种是血管本身的问题，如血管痉挛、血管栓塞等，这是重要的问题，应该提高术者小血管吻合技术的能力；另一种是来自血管外的压迫，这是次要的，但容易被忽略。在处理创面的过程中，应该尽量使吻合的血管有一个良好的基床和覆盖。血管吻合处应尽量避开骨折处及皮肤缝合处，以免早期肿胀的压迫和早期的瘢痕绞窄直接影响血管。血管吻合的比例应尽可能做到动、静脉比为1：2，先吻合动脉，再吻合静脉。如果出现血管缺损，在肘、腕关节部位，缺损不超过2cm时，可稍屈曲关节行直接吻合。如果血管缺损较多，应做血管移植，勿在张力下勉强直接吻合。移植血管的来源，上肢可取头静脉或贵要静脉，下肢可取大隐静脉或小隐静脉。移植血管管径应与所修复的血管相近。移植血管时要注意张力，移植段不要过长和扭转。扭转或过长都会影响血流动力学的改变。

断肢再植的创面，一方面要争取做到一期闭合和一期愈合，缝合伤口张力不宜过大，张力过大可直接影响血流通畅；另一方面，因为断肢再植术后，肢体肿胀较一般术后都严重，缝合口过紧，不但会影响血液流通，而且有使伤口边缘坏死的可能。不能直接缝合的创面，只要创面的组织有血液供应，可用断层皮片修复。即使创面上有神经干、血管或较细的肌腱，游离植皮也能成活。有时也可利用局部旋转皮瓣覆盖创面中无血液供应的组织，再以游离植皮覆盖供区的创面。

（三）术后处理

断肢再植的成败，固然取决于手术中是否能成功地吻合血管，但是，如不重视术后处理，再植的肢体仍不易获得成活。

1.注意全身情况，及时补充血容量

伤员经受创伤和长时间的再植手术后，失血较多。低血压容易使吻合的血管栓塞，贫血容易使再植的肢体缺氧，两者直接影响肢体的成活。所以，术后要抓紧时间补充血容量，矫正贫血，并密切注意有无毒血症的发生和急性肾功能衰竭症状。

2.应用抗生素预防感染

断肢再植术后局部若发生感染，可以使吻合的血管栓塞、吻合口破裂或发生败血症等。因此，手术时除要做到彻底的清创和遵守严格无菌操作外，术中及术后应及时使用广谱抗生素以预防感染。如已出现感染，应及时引流，以减少感染病灶对创面的破坏。

3.抗痉挛药物的应用

常用的抗痉挛药物有罂粟碱，罂粟碱为阿片异喹啉生物碱的盐，它对血管平滑肌，特别是大动脉平滑肌有显著的松弛作用，可使全身血管床呈扩张状态。罂粟碱成人剂量为60mg，每6小时肌内注射一次，一般应用5~7天后逐渐减量至术后12~14天，不宜突然停药。

4.抗凝药物的应用

一般应用低分子右旋糖酐（平均分子量为41000），以降低红细胞之间的凝聚作用和对血管壁的附着作用，并可增加血容量，降低血液的黏稠度，利于血液的流通。每日静脉输入500~1000ml，应用4~6天。目前也可皮下注射低分子肝素钙5000IU，1天1次，连续10~14天，注意身体皮下有无出血情况，如出现皮下淤斑则停用。抗凝口服药物中可选用小剂量的阿司匹林，

每次 50mg，每日 2~3 次，如有胃肠道不适反应，应及时停药。双嘧达莫（潘生丁）具有抗血管痉挛及抗凝作用，与阿司匹林同用效果更好，每次 25~50mg，1 日 3 次。

5.局部处理

术后应适当抬高伤肢，以利静脉回流，防止或减少肢体的肿胀。应用 60W 或 100W 照明灯，距离 30~40cm 照射局部，使局部血管扩张，以利改善末梢血液循环。术后 3~4 天内进行持续照射，以后可在早晨、夜间室温较低时照射，术后 1 周左右即可停用。在伤肢血液供应较差情况下不宜使用烤灯照射，否则会增加局部组织的代谢。理想的室温应保持在 22~25℃，在室温接近 30℃时可免用烤灯。

术后需要密切观察局部血液循环。一般通过观察再植肢体的皮肤或甲床颜色，或者毛细血管充血反应，以了解血液循环情况。但这种方法不够准确，当有慢性充血或局部组织内有淤血存在时，局部颜色或毛细血管反应可有假象发生。应用红外线皮温计进行局部皮肤温度的测定，利用伤肢与健肢同部位的皮温与室温之间的差别变化进行比较，对于了解肢体血液循环情况比较客观准确。在测量皮温时，应关闭烤灯，将伤侧与健侧肢体放在相同条件中 1~2 分钟后再测量，以免环境条件不同造成误差。在术后 2 天内，应每小时测量一次皮温，2 天后改为 2 小时一次测量，以后看情况逐渐延长测温间隔时间。如果在观察过程中发现伤肢的皮温逐渐下降，与健肢皮温差距逐渐增大，而皮温与室温逐渐接近，表明伤肢血液循环发生障碍，应及时处理。

断肢再植术后，早期发生血液循环障碍的原因，常见有以下几种。

（1）血管痉挛　常由于体位变化、疼痛、情绪波动、直接或间接吸烟、室温下降、肢体受到寒冷的刺激或术后早期突然停用抗痉挛药物等原因引起血管痉挛，使肢体血液循环发生障碍。

（2）血管吻合口栓塞　常由于手术中血管清创不彻底、血管吻合时张力过大、血管吻合质量差、移植血管过长形成弯曲、血管断端外膜剥离不干净、吻合时被带入管腔内等原因，使吻合口发生栓塞。

（3）肢体肿胀或血肿压迫血管　术后肢体肿胀，可由于静脉吻合的数目过少或吻合质量较差，以致静脉回流不畅；肢体肿胀本身可压迫静脉，使回流受阻；或由于皮肤、深筋膜边缘压迫静脉，造成血液回流困难，从而加重肢体肿胀；肢体损伤严重或缺血时间过长，组织细胞渗透压改变，术后肢体也可发生严重肿胀；由于伤口内止血不充分，血管吻合处渗血或不适当地使用肝素等原因，致使局部形成血肿，压迫血管，妨碍血液循环。由于上述情况出现血液循环障碍时，往往很难准确地判断其发生的原因，也可能由几种原因同时引起，因此，术后要严密观察肢体的血液循环情况。

当伤肢的皮肤和指甲苍白，指腹塌陷，抬高肢体时皮肤出现花斑，毛细血管充盈时间延长，脉搏减弱或消失，皮温下降，针刺指端渗血减少或不出血时，可判断出现动脉危象。当伤肢的皮肤和指甲发紫，指腹膨胀，毛细血管充盈时间缩短，脉搏存在，皮温下降，针刺指端渗血较多，并为紫黑色的静脉血时，可判断出现静脉危象。发生动脉或静脉危象后，应及时找出原因，并消除一切引起血管危象的可能因素，尽最大可能改善伤肢血液循环，必要时可及早施行手术探查。

四、预后转归

肢体离断伤往往是一个改变生活的事件，即使行断肢再植术，许多患者需要长时间恢复。对于一些患者来说，意味着职业生涯的结束。患者需要接受辅导、心理支持、药物治疗抑郁症和帮助患者适应肢体离断后的生活。

（一）特殊感染

再植肢体如并发气性坏疽，一旦临床症状已明显，并经细菌学的检查发现有梭状芽孢杆菌生长，应立即手术解脱再植的肢体。

（二）严重化脓感染

伤口感染严重，局部组织破坏广泛，估计愈合后再植肢体已无功能者，或局部感染已扩散为败血症，经过治疗而不能控制者，应考虑解脱再植的肢体。

（三）毒血症

由于断肢肌肉组织挤压严重，或断肢离断的平面较高、缺血时间过长，或清创不彻底，断肢残留大量坏死组织，断肢在重建血液循环前，缺血组织释放的细胞毒性代谢物、氧自由基、血红蛋白、肌红蛋白、肌酸、肌酐和磷酸化合物等大量积聚。当肢体的血液循环重建后，这些毒性代谢产物被吸收，可使肾组织受损害，肾血管痉挛，肾血流量减少，肾小管堵塞和坏死，导致急性肾功能衰竭。如经处理后毒血症不见好转，危及患者生命，应及早解脱再植的肢体。

（四）再植肢体无功能

再植肢体虽然成活，不但毫无功能，反而有痛苦，也无条件进一步改进功能，成为患者的累赘，如肢体过短，关节僵硬，神经、肌肉等组织广泛缺损，广泛骨髓炎经久不愈，也可以行截肢术。

（五）再植肢体功能部分恢复或完全恢复

断肢再植的成功和发展，挽救了不少离断的和损伤严重的肢体。多数再植的肢体都恢复了一定的或相当理想的功能。可也有个别病例，虽然离断肢体再植成活，当结果不理想，致使再植的肢体留着没有功能，失去又可惜，形成一个痛苦的赘生物。评价断肢再植质量的好坏，主要依靠再植肢体功能恢复情况来判定。断肢再植过程中的每一个步骤，都影响着再植肢体功能的恢复。所以，对每个操作环节都必须高标准要求，简单扼要地说包括以下几个方面。

（1）彻底清创　清创彻底可以减少术后局部组织及全身的反应，减少肢体肿胀和感染的机会，愈合后瘢痕量也少，组织粘连也轻。

（2）吻合血管应高标准要求　断肢再植时，吻合血管不仅要注意数量，而且更要注意质量。应保证再植肢体始终有充足的血液循环。

（3）所用损伤的组织，如肌肉、肌腱和神经等，应尽可能做到一期修复。

（4）妥善地闭合创面，保证创面能一期愈合。

（5）重视再植肢体的康复治疗　离断肢体再植成活，能够修复的组织都做了修复，这只是使伤肢恢复功能具备了可能性和基本条件，但距离出现功能还需要一段时间，还要做很多工作，康复治疗是促进功能恢复的一个重要措施。再植肢体的康复过程是艰难的，大部分患者在康复后仍需进行二次手术，包括肌腱松解，骨折不愈合而进行植骨，以及肌腱或肌肉的移植以恢复失神经支配的肌肉功能，这些并发症都可能延长术后康复时间。据报道，手指再植术后的恢复工作的平均时间为2.3~3个月，进行前臂再植的患者恢复工作的时间会超过 1 年，而且许多患者不能从事伤前的职业。

五、预防调护

断肢再植术后，做好断肢护理工作对

于断肢的成活是很关键，主要要注意以下3点。

1. 全身护理

断肢再植患者经过长时间的创伤和手术，失血较多，术中应补充足量的全血，术后严密观察伤员的皮肤色泽、血压、脉搏及周围静脉的充盈程度，初步判断有无贫血表现，并做血的常规化验和血细胞压积，必要时用中心静脉压测定，以便及时采取措施，高位断肢者，应注意有无急性肾功能衰竭及毒血症的产生。

2. 局部护理

（1）搬动患者要慢而轻，平卧位，患肢适当提高，略高于心脏水平，可将再植肢体置于床边特别小木桌，上铺无菌巾，用护架遮盖。

（2）患肢用敷料或石膏托妥善固定，包扎不宜过紧，指（趾）端暴露，覆盖无菌巾或纱布，以便观察血液循环，注意防止患者入睡后移动肢体，使血管受压痉挛。

（3）定时观察皮肤颜色、温度，指甲毛细血管充盈情况并做记录。

（4）定时定点皮温测定。

（5）烤灯的应用　术后用 60~100W 的照明灯照射再植肢体，灯距为 30~40cm，使局部血管扩张，使用烤灯一般需 7~10 日。

3. 再植肢（指）体的功能恢复

再植肢体神经功能恢复前，护士应帮助做伤肢关节被动活动和按摩，神经功能恢复后，尽量鼓励患者做主动活动，再结合使用微波照射、超声波等理疗以达到恢复伤肢最大功能的目的。

六、专方选要

1. 当归四逆汤加减（《伤寒论》）

组成：人参 10g，当归 10g，桂枝 10g，白芍 10g，甘草 5g，大枣 10g，丹参 10g，赤芍 10g，麦冬 10g。

汗出不止者，加龙骨、牡蛎涩而敛汗；四肢厥冷者，加附子回阳救逆。

服法：水煎服，每日 1 剂。

功能主治：功能益气温阳，化瘀通络，主治症见突然昏倒，不省人事，四肢逆冷者。

2. 四逆汤加人参汤加味（《伤寒论》）

组成：人参 10g，附子 10g（先煎），干姜 10g，甘草 10g，肉桂 10g。浮阳上越，面红者，加生龙骨、生牡蛎以收敛浮阳；目陷色黑者，加山茱萸、五味子以益肾纳气；冷汗不止者，加麦冬、五味子、龙骨、牡蛎益气敛阴止汗。

服法：水煎服，每日 1 剂。

功能主治：功能回阳救逆，主治脱证，症见汗出如珠，四肢厥冷，口开目合，手撒尿遗，脉微细欲绝等。

3. 固阴煎加减（《景岳全书》）

组成：人参 10g，生地黄 10g，山茱萸 10g，黄芪 30g，麦冬 10g，五味子 10g，肉桂 10g 甘草 5g。

若阴阳俱脱者，以人参四逆汤合固阴煎加减；若见唇色、指端青紫者，加入丹参、赤芍、红花、川芎以助活血之功。

服法：水煎服，每日 1 剂。

功能主治：功能益气养阴固脱，主治阴脱证，症见汗出黏而热，肌肤热而手足温，口渴喜冷饮，或神昏。

主要参考文献

[1] 黄桂成，王拥军. 中医骨伤科学 [M]. 第 10 版. 北京：中国中医药出版社，2016.

[2] 胥少汀. 实用骨科学 [M]. 第 4 版. 北京：人民军医出版社，2012：592-644.

第八节　烧伤

烧伤指由热水（油）、蒸汽、火焰、炽热物体（如钢水、钢锭）等致伤因子引起的组织损伤。电流、激光、放射线或化学物质等引起的组织损伤和临床过程与热力烧伤相近，故临床上将其归在烧伤一类，冠以病因称之，如电烧伤、化学烧伤、放射线烧伤等。实际上它们与热力烧伤是有一定区别的。中医烧伤最早记载在《武威汉代医简》中，称"汤火伤"，而《诸病源候论》中称"汤火疮"。后世文献多沿用"汤烫疮""火烧疮"或"水火烫伤"。根据历史资料记载，在2000多年前，我国晋代葛洪的《肘后备急方》中就有使用中草药治疗烧伤创面的记载。孙思邈的《备急千金要方》也有对烧伤的记载。对其病因的认识，古代医籍文献认为是热毒内侵所致。近代中医认为烧烫伤是因热所致，除热外还有毒，其病因机制与古代认识一致，仍是热毒。现代医学文献中认为烧伤是热损伤，内毒素致病与细菌感染密切相关。所以古代、近代、现代医学认为烧伤的主要病因为热毒，热力损伤，造成烧伤创面，受患者自身体质、烧伤热力持续时间、烧伤深度、失治误治等因素影响，创面受细菌感染，因而为毒。中医学认为，热盛肉腐，治疗应以清热解毒、托毒祛邪为主，辅以养阴生肌、扶正祛邪之法。我国著名的徐荣祥教授指出，烧伤是伤，伤则气血瘀滞，瘀则不通，不通则痛，气滞则湿积，湿积则毒腐。对于重度烧伤并发症休克，烧伤休克患者心率加快、血压下降、呼吸不稳、发热、烦躁不安或神态恍惚，甚至昏迷、口渴、尿量减少等临床表现，辨证当属气阴耗伤或真阴衰竭伴有邪毒炽甚者。严重烧伤继发的一系列内毒素血症属于中医学"温毒""热毒""毒火""脓毒"。

本病属于中医学"汤火伤""火烧疮""水火烫伤"等病证范畴。

一、病因病机

（一）西医学认识

烧伤因热力、电、放射线、化学物质等接触人体，热能对局部及全身组织细胞的形态、功能和代谢造成损害所致。

（二）病理

烧伤的病理改变取决于热源的温度和接触皮肤的时间。一般认为，造成人体正常皮肤烧伤的温度阈为45℃，温度越高，作用时间越长，组织损伤越重。

1.烧伤的局部改变

热力作用于皮肤、黏膜直接的局部病理变化是不同层次的细胞变性、坏死。若温度很高或长时间接触热力，不但皮肤被烧伤，有时肌肉甚至骨骼也可受损伤。

由于致伤因素的刺激和组织损伤后种种炎症介质的释放，烧伤区及其邻近组织的毛细血管扩张、充血，通透性增高，渗出类似血浆的渗液，此种炎性渗出的量与烧伤面积相关，成人烧伤面积达20%以上就有发生低血容量性休克的可能。烧伤的表皮在7日左右脱落，如其下的真皮存活，则可完全愈合而不留瘢痕。如烧伤达深层，真皮完全破坏，或仅少部残存，表皮脱落后其创面逐渐成瘢痕愈合。大面积烧伤之创面，由于防护不力、机体免疫功能低下甚易感染。感染后使愈合更为困难，局部感染或可发展为全身性感染。烧伤后的瘢痕挛缩可以致残。

2.烧伤的全身反应

面积较小、较浅表的烧伤，除有疼痛外，无明显的全身反应。面积大、层次深的烧伤及并发感染的烧伤，可引起广泛的全身反应。烧伤临床分为急性体液渗出期、急性感染期（伤后72小时水肿回收至伤后2周左右）和创面修复期。

血容量减少：烧伤后体液立即渗出，伤后2~3小时即明显，很快发生水肿，6~8小时最快，16~24小时达到高峰。严重烧伤的患者，非烧伤区组织，特别是一些内脏如脑、肺、消化道等的毛细血管通透性也增加，加之创面的水分蒸发，大面积烧伤时机体在短时间内可失去大量的水、电解质和蛋白质，以致引起低血容量性休克，是烧伤早期死亡的主要原因。48小时后潴留在组织间的渗液开始回收，血容量的减少逐渐停止。深度的烧伤尚可有红细胞的减少，但早期因有血浓缩，红细胞计数可仍正常。

能量不足和负氮平衡：烧伤后机体能量消耗增加，蛋白质分解及合成速度均增加，而分解的速度超过了合成，这是负氮平衡的主要原因。

水、电解质和酸碱紊乱：严重烧伤后，由于不显性失水大量增加，体液分布异常，侵袭性感染，内脏并发症以及医源性因素等，都可不同程度引起水、电解质和酸碱平衡失调，严重者可威胁生命。

免疫功能降低：水、电解质和酸碱紊乱，低蛋白血症与营养障碍均可使免疫力降低。创面容易并发感染，而且难以控制，容易扩散形成全身性感染。感染性休克是烧伤患者后期死亡的主要原因。

（三）中医学认识

由于沸水（油）、火焰、电、放射线或化学物质的毒热作用，侵害人体，以至皮肉腐烂。轻者仅为局部皮肉损伤，重者除皮肉损伤外，火毒炽盛，伤及体内阴津，或热毒内攻脏腑，以至阴阳失衡，脏腑不和，产生诸多变证，甚至危及生命。

二、临床诊断

（一）辨病诊断

准确评估烧伤的面积与深度是判断伤情及预后和指导治疗的重要依据。

1. 烧伤面积的估计

烧伤面积是以烧伤区域占体表面积的百分数表达。国内最常用的是中国九分法，

介绍如下：将体表分为11个区域，每区各占体表的9%，加会阴部1%，共为100%。其分布是头、面、颈为9%（各占3%），双上肢为2个9%，即18%（单侧上臂、前臂、手分别为3.5%、3%、2.5%），躯干前后加会阴为3个9%，即27%（胸腹部占13%，背除去臀部占13%，会阴1%），双下肢包括臀部为5个9%加1%，即46%（单侧臀部、大腿、小腿、足分别为2.5%、10.5%、6.5%、3.5%）。

上述方法只适用于成人，因儿童头部较大而下肢较小，且随年龄有变化，但其他部位的相对体表面积与成人大致相同，故只需将头部与双下肢面积按下列公式调整，其他部位仍沿用以上方式表述。

头颈部面积 % = 9 + （12 - 年龄）

双下肢面积 % = 46 - （12 - 年龄）

手掌法：伤员五指并拢时手掌的面积约是体表面积的1%。此法用于计算小面积散在的烧伤。

计算烧伤总面积时，Ⅰ度烧伤面积不计在内；总面积后要分别标明浅、深Ⅱ度、Ⅲ度烧伤各自的面积；另外，吸入性损伤不计算面积，但在诊断中必须标明其严重程度（轻、中、重度）。

2. 烧伤深度的估计

烧伤的深度分法较多，一般采用三度四分法，即一度、二度（二度又分为浅二度和深二度）和三度（表8-1）。

一度（Ⅰ°）烧伤：仅伤及表皮，生发层健在。有轻度疼痛、烧灼感和感觉过敏，局部发红稍肿，皮温稍增高。3~5日后脱屑而愈，不留瘢痕。又称红斑性烧伤。

二度（Ⅱ°）烧伤：烧伤达真皮层，局部出现水疱。分为浅、深二度。浅Ⅱ°烧伤至真皮乳头层，一部分生发层健存，其水疱较饱满，水疱破裂后其创面发红肿胀，渗出多，有剧痛和感觉过敏，皮温增高，若无感染，约2周可愈，愈后不留瘢痕，可

表 8-1　烧伤深度判定

深度		损伤深度	外观及体征	感觉	拔毛	皮温	创面转归
I°（红斑）		伤及表皮层，生发层健在	红斑，轻度肿胀，表面干燥	痛，微过敏	痛	微增	3~5 天痊愈，无瘢痕
II°（水疱）	浅II°	伤及真皮乳头层，部分生发层健在	水疱，基底红润，水肿明显	剧痛，感觉过敏	痛	增高	1~2 周痊愈，无瘢痕
	深II°	伤及真皮深层，有皮肤附件残留	水疱，基底苍白，间有红色斑点，潮湿	疼痛，感觉迟钝	微痛	略低	3~4 周痊愈，有较轻瘢痕
III°（焦痂）		伤及皮肤全层，其至皮下脂肪、肌肉、骨骼	创面蜡白、焦黄或炭化，干燥，无水疱，如皮革状，可见粗大栓塞静脉支	痛觉消失，感觉迟钝	不痛，易拔除	发凉	3~4 周后焦痂脱落，需植皮才能愈合，遗留瘢痕或畸形

有暂时的色素沉着。深II°烧伤达真皮深层，残留皮肤附件，其水疱较小或较扁薄，水疱破裂后其创面浅红或红白相间，表面渗液较少，底部肿胀明显，或可见细网状的栓塞血管。皮肤感觉稍迟钝，但拔其毛发仍有痛感，皮温稍低。若无感染3~4周可愈，有轻度瘢痕，多不影响功能。

三度（III°）烧伤：伤及皮肤全层，甚至深达皮下、肌肉、骨骼等。皮胀形成焦痂，故又称为焦痂性烧伤。创面焦痂蜡白、焦黄或炭化，无水疱，痂下见树枝状栓塞血管，触之如皮革，感觉消失，拔毛亦不觉疼痛。皮温低，自然愈合甚慢，创面大者其至难以自愈。常并发创面感染，愈合更慢。约3周焦痂逐渐分离脱落，创面通过肉芽组织形成瘢痕愈合。不仅丧失皮肤功能，瘢痕挛缩常造成畸形。

在临床实践中，烧伤深度不一定立即能准确无误地识别，如浅II°与深II°、深II°与III°之间有时就不易区分。一种深度不一定形成一整片，而是几种深度相嵌地存在。两种深度的移行部有时不易判定其深度。休克或创面并发感染，可能会加重皮肤的损害。

3.烧伤严重性分度

我国常用下列分度方法。

轻度烧伤：烧伤面积在10%以下（儿童在5%以下）。

中度烧伤：II°烧伤面积在11%~30%（儿童5%~15%），或III°不足10%（儿童5%以下）。

重度烧伤：总面积31%~50%（儿童16%~25%），或III°烧伤面积11%~20%（儿童6%~10%）；或虽总面积、III°面积尚不到以上标准，但为呼吸道烧伤、化学烧伤、已有休克等并发症，或合并其他严重创伤者亦应列为重度伤。

特重烧伤：总面积50%（儿童25%）以上，或III°烧伤超过20%（儿童10%）。

（二）辨证诊断

1.热伤营卫证

轻度烧伤，无全身症状，无需内治。

辨证要点：皮肤局部小范围烧伤，无全身症状。

2.火毒伤津证

壮热烦渴，口干喜饮，便秘尿赤，舌红绛而干，苔黄或黄糙，或舌光无苔，脉洪数或弦细数。

辨证要点：壮热烦渴，口干喜饮，便秘尿赤，舌红绛而干，或舌光无苔，脉数。

3.阴伤阳脱证

神疲倦卧，面色苍白，呼吸气微，表情淡漠，嗜睡，自汗肢冷，体温不升反低，尿少，全身或局部水肿，创面大量液体渗出，舌淡暗，苔灰黑，或舌淡嫩无苔，脉微欲绝或虚大无力等。

辨证要点：面色苍白，呼吸气微，自汗肢冷，尿少，脉微欲绝或虚大无力。

4.火毒内陷证

壮热不退，口干唇燥，躁动不安，大便秘结，小便短赤，舌红绛而干，苔黄或黄腻或焦干起刺，脉弦数等；若火毒传心，可见烦躁不安，神昏谵语；火毒传肺，可见呼吸气粗，鼻翼扇动，咳嗽痰鸣，痰中带血；火毒传肝，可见黄疸，双目上视，痉挛抽搐；若火毒传脾，可见腹胀便结，便溏黏臭，恶心呕吐，不思饮食，或呕血、便血；火毒传肾，可见浮肿，尿血或尿闭。

辨证要点：神昏谵语，躁动不安，壮热不退，呼吸气粗，鼻翼扇动，口干唇燥，舌红绛而干，或焦干起刺。

5.气血两虚证

疾病后期，火毒渐退，低热或不发热，精神疲倦，气短懒言，形体消瘦，面色无华，食欲不振，自汗，盗汗，创面肉芽色淡，愈合迟缓，舌淡，苔薄白或薄黄，脉细弱。

辨证要点：精神疲倦，气短懒言，面色无华，食欲不振，自汗，盗汗，脉细弱。

6.脾胃虚弱证

疾病后期，火毒已退，脾胃虚弱，阴津耗损，面色萎黄，纳呆食少，腹胀便溏，口干少津，或口舌生糜，舌暗红而干，苔花剥或光滑无苔，脉细数。

辨证要点：面色萎黄，纳呆食少，腹胀便溏，舌暗红而干，脉细弱。

三、鉴别诊断

（一）西医学鉴别诊断

1.接触性皮炎

接触性皮炎有外源性物质接触史，在接触部位或身体皮肤黏膜暴露部位突然发现局部糜烂，起水疱，灼热，疼痛，红肿，瘙痒甚。

2.药物性皮炎

有药物接触史，停用后症状消失，再用时出现水疱、大疱、瘙痒、疼痛、红斑、丘疹等症状。

（二）中医学鉴别诊断

与皮肤病相鉴别，通过询问患者病史即可鉴别。

四、临床治疗

（一）提高临床疗效的要素

本病治疗的基本原则是抢救生命，防治休克和感染，促使创面愈合。

（二）辨病治疗

1.现场急救

（1）正确施行现场急救将为后继的治疗奠定良好的基础。现场急救的原则是使伤员迅速脱离火源，保护创面，适当镇静止痛，防治各种并发症与合并伤，做好转送前的准备工作。如火焰烧伤者应使伤员迅速脱离热源，扑灭身上的火焰，衣服着火时切忌站立或奔跑呼叫；如为热液的烧伤应立刻用冷水冲淋后强力剥离水疱衣服；化学物品烧伤应迅速用清水反复冲洗干净，减少致伤物继续伤害；抢救电烧伤在未断开电源之前，急救者切记不要接触伤员，断电后如发现伤员呼吸、心跳停止，应在现场立即行体外心脏按压和口对口人工呼吸。

（2）用各种现成的消毒敷料或清洁布单覆盖、包扎烧伤区，以保护创面。忌涂有颜色药物涂于创面，以免影响对烧伤深度的观察。

（3）适当应用镇静止痛剂以减少刺激。

（4）保持呼吸道通畅，对吸入性损伤或面部烧伤有发生呼吸困难趋向者，根据可能条件行气管插管或切开，并给以吸氧。

（5）处理并发症与复合伤，大面积烧伤者应给予口服含盐饮料或静脉输入生理盐水、平衡盐溶液，以补充血容量，但不宜单纯大量喝开水，以免水中毒。合并其他创伤者应按原则分别给予相应处理。

（6）大面积烧伤的伤员应迅速组织后，争取在4~6小时内送到医疗单位。

2. 小面积烧伤的治疗

小面积烧伤对全身的影响不大，故主要是对创面的治疗。

初期躯干与四肢的创伤可在清创后，覆盖薄层消毒油纱布保护创面，加盖敷料包扎。包扎时各手指、足趾间应以油纱布间隔开。每隔3~5日换药，如无感染不需更换内层油纱布。Ⅱ°烧伤一般2周内可痊愈。如有感染，则改为每日换药，直至创口愈合。Ⅰ°~Ⅱ°烧伤创面可用万花油或京万红（药膏）外搽，或虎杖粉以蓖麻油（或桐油）调敷创面，或用虎杖煎液湿敷；如Ⅲ°烧伤位于手、关节部位，应争取早日切痂植皮，以保存关节运动功能。头、颈、会阴部的烧伤应采用暴露疗法，即清创不需包扎，将创面暴露于空气中，Ⅱ°烧伤可如期愈合。创面亦可涂以烫伤油，有滋润、止痛之效。Ⅲ°烧伤可以先用暴露疗法，待适当时间切（削）痂植皮。以上局部处理同时，可适当给予抗生素、破伤风抗毒素及止痛镇静剂。

中期创面无感染者，可用万花油外搽或外敷；创面感染者，用黄连膏、生肌玉红膏外敷；渗液多时用2%黄连液湿敷。后期腐脱生新时，用生肌白玉膏掺生肌散或三黄珍珠膏外敷。

3. 大面积烧伤的治疗

中度以上的烧伤可引起明显的全身反应，大面积烧伤患者治疗的全过程要经历四期：体液渗出期（休克期）、急性感染期、创面修复期和功能康复期。

（1）防治低血容量性休克　主要是根据烧伤面积和对患者情况的评估，补充丧失的体液，维持有效血循环量。现场急救或轻度烧伤可进食者可予以烧伤饮料（每100ml开水中含食盐0.3g、碳酸氢钠0.15g、糖适量）。中度以上烧伤均应尽早静脉补液。补液量的计算有多种方案，现将常用方案介绍如下。

补液总量 = 因烧伤而丧失之体液量 + 生理需水量

此时的每日生理需水量，成人按每日5%~10%葡萄糖溶液2000ml计。

因烧伤而丧失的体液量计算如下。

第一个24小时按每1%烧伤面积、每公斤体重1.5ml（小儿2ml）。其成分比例，即晶体液与胶体液之比，较重伤为1∶1，即各为0.75ml；较轻伤为2∶1，即晶体液为1ml，胶体液为0.5ml。

第二个24小时按第一个24小时计算量的半量给予（生理需水量仍为2000ml）。

以上所指晶体液以平衡盐溶液为首选，次为生理盐水；胶体液以血浆为佳，次为右旋糖酐、羟乙基淀粉，全血可酌情采用。

输液速度：第一个24小时的补液总量平均分为两份，复苏的前2小时输入液体总量的1/2，快速补入，另1/2于余下时间均匀补入，输液时先将各种溶液分别分成若干份，以后按晶、胶、糖的顺序交替输入。

如第一个24小时内休克已经纠正，第二个24小时的补液总量，可以匀速输入。第三个24小时（第三天）的输液量可据病情酌情补充。

调整补液量的临床观察指标：以上仅为公式的估算量，实际上，每一患者的需要量并不尽相同。应根据以下的临床观察指标调整输液的成分和速度。应维持每小时尿量不低于20ml以30~50ml为宜，尿比重在1.010~1.020。每分钟脉率在120次以下，收缩期血压在12kPa（90mmHg）以上，脉压在2.7kPa（20mmHg）左右，红细胞计数（4~5）×10^{12}/L，血红蛋白在150g/L。血细胞比容在45%左右，中心静脉压在6~12cmH$_2$O之间。神志安详，无口渴，肢体温暖。血pH和CO$_2$结合力接近正常。

（2）创面的处理　未发生休克的中小面积烧伤伤员，伤后可立即清创，已发生休克或有发生休克可能的较大面积烧伤伤员，应待休克已被控制后才进行创面的初期处理。

创面初期处理或称烧伤清创术，可在镇静止痛或者适当麻醉后进行。除去伤肢的指环、手镯，剪除毛发和过长的指（趾）甲，用肥皂水和清水洗净创面周围的健康皮肤，以灭菌生理盐水或消毒液（如苯扎溴铵、氯己定）冲洗创面，轻轻拭去沾染物，剪去已破水疱的表皮，直至创面清洁。周围健康皮肤用消毒液消毒。清创后立即肌内注射破伤风抗毒血清1500U。

暴露疗法：此法是将创面暴露于（干热）空气中，使创面的渗液及坏死组织迅速干燥，以暂时保护创面。暴露疗法适用于头、面、会阴部的烧伤，大面积烧伤也多应用暴露法。伤员应安置在隔离病室，室温为28~32℃，相对湿度为40%左右。所用床单、罩布均应灭菌。创面尽可能不受压，躯干前后均烧伤者应卧于翻身床，定期翻身。暴露疗法的优点是便于创面的观察与处理。创面尚可涂布或外敷药物。

包扎疗法：较适合于四肢以Ⅱ°烧伤为主的创面。清创后创面覆以薄层油纱布，保护创面，不妨碍引流，于手指、足趾间应用油纱布将其间隔开，外加厚3~5cm的敷料包扎，包扎时需均匀用力，关节部位应保持在功能位。敷料如被渗透，应随时在无菌操作下更换外层敷料。如无感染迹象，可在7~10日时更换敷料。此时浅Ⅱ°烧伤已可愈合。如发现创面已有感染，应按感染创面处理。

半暴露疗法：清创后覆盖一层抗菌纱布或人工敷料为之半暴露，适用于早期无明显感染的创面，尤其是Ⅱ°创面。若无感染迹象，可不换药，浅Ⅱ°创面可在敷料下愈合，一旦分泌物增多，表示局部感染，要随时清理，揭去敷料，清洁创面，感染创面要每日换药2次，若分泌物仍较多，则需改用其他疗法。

早期去痂植皮消灭创面，防止畸形及功能障碍，消除感染来源。

深度烧伤需待其焦痂脱落（约3周时间），由其下的肉芽组织形成瘢痕愈合，愈合的过程缓慢，愈合形成明显的瘢痕、畸形，妨碍功能。面积大者甚至不能愈合。创面长期存在，不但患者痛苦，身体消耗，而且创面感染随时可以扩展，造成生命危险。故现在对深度烧伤都主张早期切痂（削痂），对大面积或关节功能部位者更应积极。先用暴露疗法，创面可涂消毒液保护，在伤后3~5日，伤情平稳时即可切（削）痂并植皮。面积大者可有计划地分期、分批进行。切痂主要用于Ⅲ°烧伤，切面达深筋膜。削痂主要用于深Ⅱ°烧伤，用切皮刀削去坏死组织，形成新鲜创面。如烧伤面积小，又不在功能部位，亦可待其自然脱痂后植皮，又称蚕食脱痂。

植皮的方式根据烧伤后可以供皮区的大小而定。虽然以大张中厚皮片最好，但大面积烧伤后供应区有限，所以只能将大张中厚皮片或薄皮片制成网状，使其伸展张开后能覆盖更大的面积，在移植的皮片成活后表皮还可以向周围扩展生长一定范围。在自体皮源不足的情况下还可采用异体皮或异种皮。但异体皮和异种皮最终将自溶，是不能长期存活的。不过在其生存期间可覆盖并保护创面。在自体皮深不足时可采用自体皮与异体（种）皮相间、镶嵌的植皮方式。在异体皮溶解的过程中，自体皮存活并逐渐扩展生长覆盖整个创面。异体皮可取自活体，目前多用新鲜活体皮。

（3）感染创面的处理　深度烧伤创面目前很难避免感染的发生，尤其是焦痂（痂皮）自溶脱落时。创面感染常见的菌种为铜绿假单胞菌、大肠杆菌、金黄色葡萄球菌、产气杆菌等。由于青霉素的广泛应用，溶血性链球菌感染已很少见，而真菌、病毒感染逐渐增多。

感染可扩散至创面深层及四周组织，导致脓毒血症和其他并发症，故应积极处理。主要原则是感染创面应充分引流，尽可能及早去除坏死组织，及时完善地予以覆盖，使创面生长出健康的肉芽组织，可以抵抗细菌内侵，逐渐形成瘢痕，使创面愈合。对血液供应可达到的创面感染，可考虑全身应用敏感抗生素；创面可根据渗液性质及其量的多少选用半暴露法（薄层药液纱布覆盖，用于分泌物及坏死组织不多者）、湿敷（分泌物多时）、浸浴法（坏死组织多），使分泌物减少，不形成脓痂，有利于肉芽组织新生。较大的创面感染基本控制后，肉芽组织生长良好，应及时植皮，尽早消灭创面，并使瘢痕组织减少，保存较多的功能。

感染创面换药时可选用以下几种：一般的革兰阳性、革兰阴性菌可选用呋喃西林、氯己定、黄连、四季青等药液湿敷或清洗；铜绿假单胞菌感染可选用乙酸、磺胺米隆、磺胺嘧啶银等药液湿敷或制成霜剂涂布；真菌的创面感染常发生在后期，使用过多种抗生素、身体虚弱、免疫力低下时，创面可选用大蒜液、碘甘油、制霉

菌素等，同时全身停用广谱抗生素和激素。

（三）辨证治疗

1. 辨证论治

（1）热伤营卫证

治法：损伤轻微，外治为主，不推荐内治。

方药：湿润烧伤膏。

（2）火毒伤津证

治法：清热解毒，益气养阴。

方药：白虎加人参汤加减。

知母 9g，石膏（先煎）30g，人参 10g，粳米 15g，甘草 3g。

若口干甚者，加鲜石斛 15g，天花粉 15g；若便秘甚者，加生大黄 15g；若见尿赤、小便涩痛者，加白茅根 10g，淡竹叶 10g。

（3）阴伤阳脱证

治法：扶阳救逆，固护阴液。

方药：参附汤合生脉散、四逆汤加减。

炮附子 10g，人参 15g，麦冬 15g，五味子 10g，干姜 10g，炙甘草 10g。

若冷汗淋漓甚者，可加煅龙骨 15g（先煎），煅牡蛎 15g（先煎），黄芪 10g，白芍 10g。

（4）火毒内陷证

治法：清热凉血解毒。

方药：清营汤、黄连解毒汤合犀角地黄汤加减。

黄连 15g，黄芩 10g，黄柏 10g，栀子 10g，犀角（水牛角代替）30g，生地黄 15g，金银花 15g，连翘 15g，元参 10g，竹叶心 15g，丹参 10g，麦冬 15g，芍药 10g，牡丹皮 10g。

若烦躁不宁、神昏谵语，加服安宫牛黄丸或紫雪丹；若呼吸气粗，鼻翼扇动，咳嗽痰鸣，痰中带血，加生石膏 10g，芦根 10g，鱼腥草 15g；若尿闭浮肿，加车前子 10g，白茅根 10g，淡竹叶 10g，猪苓 10g；

若见血尿，加大、小蓟各 10g，白茅根 10g；若痉挛抽搐，头摇目窜，加羚羊角 6g，钩藤 10g，石决明 10g；若腹胀便秘，加大黄 10g，芒硝 5g，枳实 10g，厚朴 10g；若便溏黏臭而频，加葛根 10g，白头翁 15g；若有呕血、黑粪、便血，加三七 10g，白及 10g，侧柏叶 20g，地榆炭 15g。

（5）气血两虚

治法：调气养血，兼清余毒。

方药：托里消毒散加减。

人参 10g，黄芪 10g，当归 10g，川芎 10g，芍药 10g，白术 10g，陈皮 10g，茯苓 10g，金银花 5g，连翘 5g，白芷 5g，甘草 5g。

若便溏黏臭而频，可加葛根 10g，白头翁 15g，广木香 10g；若见呕血、便血者，可加白及 10g，侧柏炭 10g，地榆炭 10g，槐花炭 10g。

（6）脾胃虚弱证

治法：调理脾胃。

方药：益胃汤加西洋参、石斛、山药。

沙参 15g，麦冬 15g，冰糖 5g，生地黄 15g，玉竹 5g，西洋参 10g，石斛 10g，山药 10g。

若呃逆、嗳气甚者，可加柿蒂 15g，制半夏 10g，竹茹 10g。

五、预后转归

中度以上烧伤的严重性还应包含其全身反应和并发症发展的情况。发生并发症可使原本较轻的烧伤伤员发生危险，也可使已接近痊愈的患者转向死亡。因此，必须重视烧伤的全身反应及并发症的表现，及早发现，及早处理。

（1）低血容量性休克 多发生在烧伤后 48 小时内，中度以上烧伤均应考虑到此种可能。主要表现有脉搏增速，尿量减少，口渴，烦躁不安，恶心呕吐，肢体发凉，休克早期由于代偿性血管收缩，周围阻力增加，血压有时略升高，舒张压升高更明显，使脉压变小。随着代偿不全，毛细血管床扩大，血容量与血管床比例失调，血压才开始下降。因此，对患者要严密监测，及时补足血容量，预防休克发生。

（2）烧伤感染 烧伤后细菌容易在创面生长繁殖引起感染，创面的表层感染容易看出，坏死组织或焦痂下的化脓感染需剪去焦痂方可发现。感染的创面应定期做细菌培养及药敏试验。创面的感染可能发展为烧伤败血症（脓毒血症），在伤后 3~7 日的水肿回收期及伤后 3~4 周的焦痂溶解期，或做广泛切痂时都是其易发时期，一个患者可多次发生败血症。其临床表现为高热（亦可表现为体温不升），寒战，烦躁，谵妄或反应淡漠，嗜睡，脉搏加速，呼吸急促，腹胀，白细胞计数明显升高（或不升反降），创面萎陷，色泽转暗，肉芽组织水肿糜烂，创面或健康皮肤出现出血斑点。严重者发展为感染性休克。

（3）重要器官功能衰竭 烧伤休克、烧伤败血症后很易并发内脏器官的功能衰竭，需加强监测，尤其是肾、肺、心脏等重要器官。

六、预防调护

1. 全身性感染（烧伤败血症）的防治

烧伤败血症是主要的病死原因，必须注意防治。虽在烧伤的全过程均可发生，但以伤后 2~3 日及在焦痂广泛分离、切痂时和烧伤后期身体虚弱之时最易发生。其防治的关键是预防与减少创面感染，尽早消灭创面。积极增强机体的抵抗力，合理使用抗生素。主要措施如下。

（1）严格执行消毒隔离制度 防止交叉感染。

（2）正确处理创面 及早清创，保持创面干燥。深度烧伤及早切痂植皮消灭创面。正确处理感染创面，扶植肉芽健康生长，防止细菌向深部扩展。及时植皮，消灭创面。

（3）增强机体抵抗力　是防止败血症的基础。加强营养支持，纠正低蛋白血症和贫血，增强免疫功能。

（4）严密观察　及早发现败血症的临床表现，争取适时治疗。

（5）合理使用抗生素　伤后2~3日内宜联合应用抗生素，同时应反复取创面分泌物和血液做细菌培养，根据菌群变化及药敏情况及时调整用药。真菌感染应停用广谱抗生素和激素，应用抗真菌药（如氟康唑）。

（6）营养支持　及时足量地补充营养，有利于维护器官功能，增强机体抵抗力，预防和控制感染，促进创面愈合。营养支持可经肠内或肠外营养，应尽可能用肠内营养法。

2. 多器官并发症的防治

严重烧伤由于早期的低血容量性休克、后期的感染性休克，炎症反应过程的各种介质的作用，大量的营养消耗，多种药物应用对各种器官的影响，均会导致多种器官并发症、功能障碍和功能衰竭。烧伤面积越大，发生率越高，在烧伤的治疗过程中应经常保持警惕。平稳渡过休克期对防治多器官并发症有重要意义。如发现某一器官已有功能损害的表现，应及时调整治疗，扶助该器官功能恢复。

七、专方选要

1. 生肌愈疡散

制法：白芷、白及、大黄、黄连等洗净，打碎研末，过100目筛，高压灭菌2小时，将珍珠粉、冰片等研末后过100目筛，紫外线照射灭菌1小时后与上药混匀。

用法：取上药混合制剂散布于4~6层纱布上，药层厚约2mm，外敷创面，包扎固定。

主治：小面积Ⅲ°烧伤。[胡丽华. 生肌愈疡散治疗小面积Ⅲ度烧伤疗效观察. 中国中医药信息杂志，2011，18（10）：67-68.]

2. 大黄密陀僧药膏

制法：将大黄、密陀僧按3：2的比例研极细粉，每100g凡士林加入药粉10g，拌匀。

用法：清创后按创面大小将此药膏在创面上均匀涂敷，再用无菌纱布包扎，每1~2天更换1次。

主治：烫伤创面红肿、渗液者。[王玉奇，李建良. 大黄密陀僧药膏治疗烧伤258例疗效观察. 实用中西医结合杂志，1993，6（8）.]

3. 肤阴洁搽剂和湿巾

用法：创面用生理盐水常规擦净后，外涂肤阴洁以及用消毒纱布浸湿肤阴洁搽剂后和肤阴洁湿巾外敷，再用绷带包扎，隔日1次。

主治：小面积烫伤后期出现结痂、瘢痕、瘙痒等症状的患者。[黄捷，李劲. 肤阴洁外治小面积烧伤. 中国中西医结合外科杂志，1996（2）：127.]

主要参考文献

［1］黄跃生. 烧伤科特色治疗技术［M］. 北京 科学技术文献出版社，2008.

［2］吴孟超，吴在德，吴肇汉. 外科学［M］. 第8版. 北京：人民卫生出版社，2017.

［3］陈志强，蔡炳勤，招伟贤. 中西医结合外科学［M］. 第2版. 北京：科学出版社，2008.

［4］中国医师协会烧伤科医师分会. 中国烧伤专科手术分级评估方法（2019版）［J］. 中华烧伤杂志，2019，35（11）：769-771.

［5］王德昌. 成批烧伤深Ⅱ度创面的处理策略［J］. 中华损伤与修复杂志（电子版），2014，9（3）：3-6.

［6］计鹏. 中医凉血解毒法对重度烧伤合并内毒素血症早期器官功能的保护作用［J］. 河南中医, 2016, 36（11）: 1952-1953.

［7］戴跃龙, 白慧颖, 窦永起, 等. 论中医对烧伤休克早期病机的认识［J］. 中华中医药杂志, 2017, 32（4）: 1513-1515.

［8］中国老年医学学会烧创伤分会. 烧伤休克防治全国专家共识（2020版）［J］. 中华烧伤杂志, 2020, 36（9）: 786-792.

［9］郭振荣. 我国烧伤康复的现状与展望［J］. 中华损伤与修复杂志（电子版）, 2018, 13（3）: 4.

［10］（澳）戴尔·埃德加（Dale Edgar）主编, 吴军译. 烧伤康复指南［M］. 北京科学出版社, 2018.

［11］赵曦, 曾鸿孟, 唐乾利. 中医外治法在烧伤治疗中的临床应用进展［J］. 中国烧伤创疡杂志, 2016, 28（4）: 250-253.

［12］胡丽华. 生肌愈疡散治疗小面积Ⅲ度烧伤疗效观察［J］. 中国中医药信息杂志, 2011, 18（10）: 67-68.

［13］王玉奇, 李建良. 大黄密陀僧药膏治疗烧伤258例疗效观察［J］. 实用中西医结合杂志, 1993, 6（8）: 471.

［14］黄捷, 李劲. 肤阴洁外治小面积烧伤［J］. 中国中西医结合外科杂志, 1996（2）: 127.

第九节　脊柱骨折及脊髓损伤

脊柱骨折是指脊柱受到直接暴力或间接暴力所致脊柱骨、关节的连续性和完整性发生改变, 并以疼痛及活动障碍为主要表现的骨科疾病, 是常见的骨折疾病之一。当外力破坏了脊柱的结构和稳定性, 导致骨折脱位压迫脊髓时, 可引起脊髓损伤。

脊柱骨折临床以伤后疼痛及活动障碍为主要症状, 临床患者可不伴随脊髓损伤, 严重脊髓损伤的部分患者可出现不全瘫或截瘫。中医学虽无脊柱骨折及脊髓损伤的病名, 但按其不同的病理阶段、类型和主要临床表现, 可分别归入 "伤骨" "骨折" "痿躄" "体惰" 等证范畴。

一、病因病机

（一）西医学认识

1.流行病学

（1）颈椎　颈椎创伤可导致不同类型的病变, 由轻度的颈痛直至死亡。早期临床资料显示, 5万例脊柱脊髓损伤的病例中, 颈部损伤中约25%的患者残留不同程度的神经功能障碍; 多数脊柱脊髓损伤以15~24岁的男性患者居多, 但55岁以上的老年患者中脊髓损伤的发病率也较高, 多以骨质疏松性患者居多, 绝经期女性多于男性, 骨折类型多以压缩性骨折为主。成人中脊髓损伤的最常见的发病机制依次是交通损伤（40%~56%）、坠落伤（20%~30%）、暴力伤（如枪击伤12%~21%）和运动损伤（6%~13%）。历史研究表明, 颈椎创伤及脊髓损伤的患者预后较差, 但近年来早期颈椎制动、快速安全的转移至脊髓损伤治疗中心或者专业的脊柱脊髓专科、恰当的药物治疗及入院后治疗技术的发展, 在一定程度上改善了患者的长期预后。

（2）胸腰椎　胸腰椎是脊柱脊髓损伤最常见的发生部位。这类损伤多见于男性（15~29岁）, 多由巨大的外力所致, 如交通伤及外伤等; 损伤的部位多集中在 T_{11}~L_1 节段（52%）, 其次是 L_1~L_5 节段（32%）和 T_1~T_{10} 节段（16%）。胸腰椎的相关损伤主要取决于骨折类型, 同时相邻部位或非相邻部位的脊髓损伤常见于6%~15%的患者。

《坎贝尔骨科手术学》记录了最新的脊柱脊髓损伤的流行病学报告, 位于阿拉巴马州伯明翰的国家脊柱损伤信息统计中心提供了对此问题的新视野。每年脊髓损伤病例接近1.2万例（2011年），明显的脊柱损伤病例数约是造成脊髓损伤病例的2倍。另外，目前在美国存在脊髓损伤后遗症的病例为232000~316000例。引起这些损伤的常见原因为汽车车祸（40.4%）、坠落伤（27.9%）、暴力外伤（15%，主要为枪击伤）和体育事故（8%）。在过去数十年间，脊柱损伤的平均年龄由28.7岁上升为40.7岁，受伤原因也逐渐由车祸伤和暴力伤害转为坠落伤。脊髓损伤的绝大多数为男性（80.7%）；自2005年起，最常见的神经损伤种类依次为不完全四肢瘫痪（39.5%）、完全瘫痪（22.1%）、不全瘫（21.7%）和完全四肢瘫痪（16.3%），完全损伤的发生率有所下降。

2. 发病机制

近年来，随着脊柱领域的椎间盘分子生物学、分子免疫学以及脊柱力学理论和实践技术的发展，国内外学者对脊柱脊髓损伤的发病机制进行了大量的研究。研究达成共识，即脊柱是人体的支柱，脊柱解剖结构复杂，但主要由脊柱和椎间盘组成，前者占脊柱长度的3/4，后者占1/4，其周围有坚强的韧带相连及许多肌肉附着，具有负荷重力、缓冲震荡、支撑身体、保护脊髓及体腔器官的功能，同时，正常脊柱的4个生理曲度在一定程度上也缓冲了外力对脊柱的冲击和震荡。研究表明，脊柱的运动和稳定不仅依赖于脊柱骨和韧带及椎间盘的完整性，还依赖脊柱周围肌肉的收缩和固定作用，但肌肉损伤变性和运动失调在不同程度上也导致了脊柱稳定性的减弱及丧失。可以明确地认为肌肉是脊柱稳定的外在平衡因素，两者是相辅相成且缺一不可的，故临床上脊柱损伤的诊断和治疗中，应充分重视骨关节与软组织的相互关系和影响。

造成脊柱骨折的损伤机制有如下多种。

（1）屈曲压缩损伤　为最常见损伤机制，即前部压缩、后部分离，此种损伤属于前柱损伤，由于压缩暴力导致椎体高度丧失，最常见于 T_{12} 和 L_1。

（2）屈曲分离损伤　由严重的屈曲暴力产生通过椎体的水平骨折，在张力作用下，三柱均发生损伤，如安全带损伤，躯干被安全带固定，头颈及上半身向前屈曲致脊柱损伤，发生骨折及脱位，由于上部并无受压及砸力，故为分离损伤。

（3）垂直压缩　又称爆裂性骨折，脊柱受垂直方向的压力，导致椎间盘髓核突入椎体中，致椎体发生骨折，如爆炸状，例如由重物砸于头部或者肩部，高处落下时足着地或臀部着地。

（4）旋转及侧屈　脊柱由小关节及椎体等连接，由于小关节的方向存在差异，侧屈时常伴有旋转，旋转侧屈或前屈可发生单侧关节脱位，因颈椎是三关节复合体，后方小关节的错位及脱位势必会影响脊柱的稳定性，常见于颈椎损伤，同时侧屈会导致椎体侧方压缩性骨折。

（5）伸展损伤　又称泪滴样骨折，常发于颈椎，例如坐在汽车前座，突然撞车，头面撞于前挡风玻璃上致颈部后伸损伤，该种损伤机制常无骨折或者脱位，有时可见棘突挤压骨折或椎体前下缘撕裂小骨折片。

上述损伤机制亦可复合存在，如屈曲合并垂直压缩、屈曲旋转等。

（二）中医学认识

中医对脊柱骨折最早的记载见于元代危亦林的《世医得效方》，文中记载脊柱骨折悬吊过伸复位法："凡挫脊骨，不可用手整顿，须用软绳，从脚吊起，坠下身直，其骨使自归窠，未直则未归窠，须要坠下，待其骨直归窠。"还指出脊柱骨折是由于挫伤，即由间接暴力引起，这种间接暴力往往造成脊柱压缩性骨折，所以危氏认为单纯手法复位是不可能的，因而采用悬吊复位方式，脊柱必须过伸才能复位。危氏悬吊复位法开拓了中国骨科学脊柱骨折治疗史，在世界医学史上也是创举，领先了近600年（英国戴维斯1927年才应用悬吊法治疗脊柱骨折，《世医得效方》1345年记载该方法）。

中医古籍中无脊髓损伤病名，也缺乏与脊髓损伤相关疾病的完整记载。《灵枢·寒热病》云："身有所伤，血出多……若有所堕坠，四肢懈惰不收，名为体惰。"本句描述与外伤所致的截瘫与脊髓损伤极为类似，提出了中医病名——"体惰"，可认为是对本病的最早病名记载。急性脊髓损伤后所产生的各种临床症状，乃因瘀血阻滞督脉，枢机统率失职，三阳经气血逆乱而致。其病因为"瘀血"，病机为"督脉枢机不利"。

中医认为脊髓损伤的病机为督脉受损，从而导致督脉和其他经络、脏腑、气血之间功能紊乱，出现一系列症状。《难经·二十八难》记载："督脉者，起于下极之俞，并于脊里，上至风府，入属于脑。"督脉之解剖走行及生理功能与脊髓相似。督脉总督周身之阳经，手足三阳经与督脉交会，故督脉为阳脉之海、诸阳之会，有统摄元阳、振奋督率全身阳经之功能，而且督脉与任、冲、阳维脉皆有联系，可调节全身之气血，在全身经络系统中处于中心地位，与西医学所描述的脊髓作为中枢神经的功能相似。督脉受损则伤及手足三阳经，气血不能濡养肢体，出现肢体麻木、不能活动；涉及足太阳膀胱经，出现排尿功能失常；涉及手阳明大肠经，出现大便功能障碍。督脉贯脊属肾，督脉损伤则导致肾阳不足。肾开窍于二阴而司二便，肾阳不足，气化失司则致二便潴留或失禁。肾主生殖，肾阳不足则致性功能障碍。肾阳不足，肢体失其温煦则肢体发凉，痿废不用。经络具有运行气血之功能，并且督脉主一身之阳，血行赖其温煦和推动，督脉受损，经气不利，气血运行不畅则气滞血瘀，瘀血不去则新血不生，进一步损伤督脉，使督脉与其他经络、脏腑之间的功能更加紊乱。

明代薛己在《正体类要》中提到："肢体损于外，则气血伤于内，营卫有所不贯，脏腑由之不和。"脊柱骨折多由于皮肉筋骨损伤而引起气血瘀滞，经络阻塞，津液亏损，或瘀血、邪毒由表入里，而导致脏腑不和；亦可由于脏腑不和由里达表引起经络、气血、津液病变，导致皮肉筋骨病损；其中气血瘀滞是发病的主要原因，脏腑不和则是发病的内在条件。损伤于外，邪正相搏，内外合邪是本病发生的主要机制。本病病位在肝、肾、筋骨，病理机制是气血瘀滞，气血亏虚，经络阻塞，肝肾亏虚。

人体的皮肉筋骨在遭受外力损伤时，可进而影响机体，引起气血、营卫、脏腑等一系列功能紊乱，外伤与内损、局部与整体之间是相互作用、相互影响的。在外伤的辨证论治中，均应从整体观念出发加以分析，既要辨治局部皮肉筋骨的外伤，又要对外伤引起的气血津液、脏腑经络的病理生理进行综合分析；中医骨伤在骨折的治疗中将病程分为三期：前期以"攻、清、消"为主，中期以"和、续、舒"为主，后期以"补益、通络"为主。三个分期有各自的侧重点，但每个分期患者的主诉亦有不同，如何控制和调节各期转换辨证尤为重要，这就导致患者出现临床证候变化的多样性和复杂性，也极大地增加了治疗的困难。

二、临床诊断

（一）辨病诊断

1.临床诊断

脊柱骨折伤后脊柱疼痛及活动障碍，

结合病史、起病急及相应的临床症状、体征、影像学及电生理学检查等，诊断为脊柱骨折及脊髓损伤并不困难。

（1）症状　一般症状有疼痛、活动受限、软组织肿胀、皮下淤血等。

（2）体征　压痛、叩痛及传导痛，感觉及运动障碍，腱反射消失，大、小便潴留或失禁，发热，肌肉痉挛，休克等全身反应。

（3）影像学检查

普通X线检查：①应按常规拍摄正、侧位X线片，在无加重或引起脊髓损伤危险时，亦可拍摄动力位片。②仔细观察及判定骨折局部的特征，并注意骨折片的移位方向，特别注意有无进入椎管内者。③损伤波及颈1、2时，应补加张口位；损伤涉及椎弓根及小关节者，则需加拍左右斜位片。

CT扫描：①涉及椎管之骨折，在椎管周围之骨折片甚易进入较为空虚的椎管，而普通的平片难以发现，因此，CT扫描对此类病例最为合适。②颈胸段及胸段骨折，因解剖部位特殊，一般平片难以获得较为清晰的侧位片，而CT扫描可清楚地显示出骨折的部位及移位方向和范围。③椎管影像重建，利用CT扫描及三维重建，可获得椎管影像重建，从而为判定椎管的形态及阻塞部位提供客观依据。

MRI：MRI检查是一种非损伤性检查，能清楚地显示椎管内病变，尤其是可对脊髓损伤程度进行观察，以便和脊髓休克进行鉴别。

（4）电生理检查　包括肌电图及体感诱发电位（SEP）检查，能确定脊髓损伤的严重程度。

（5）腰椎穿刺及奎肯施泰特试验　在脊柱脊髓损伤时，进行腰椎穿刺及奎肯施泰特试验，可帮助确定脑脊液的性质和蛛网膜下腔是否通畅，了解脊髓损伤的程度和决定是否行手术减压；当然不能单纯依靠试验结果，更应结合损伤程度、类型、临床表现、X线检查及病情发展进行全面考虑，才能做出正确判断。

（6）实验室检查　①电解质检测。低钠血症是脊柱脊髓损伤患者，尤其是高位颈椎脊髓损伤患者早期常见的并发症；急性重度低钠血症可导致患者出现神经、精神症状，甚至死亡，因此脊髓损伤患者应当加强电解质监测，做到及时发现，及时处理。②血气分析，在C_4以上的颈脊髓损伤会影响呼吸功能，严重者可造成死亡。由于运动、感觉神经麻痹，或自主神经功能紊乱及肺部感染，因此监测血氧分压及肺功能是非常必要的。

2.脊髓损伤神经系统检查、残损伤级和分类

推荐采用2019版美国脊柱损伤协会残损分级（ASIA）进行脊髓神经功能损害程度及残损分级评定。应根据病情动态评估神经功能，伤后前3天每天至少检查1次；使用创伤严重程度评分（ISS）来评估创伤的严重程度。

3.脊柱损伤分型

目前，对脊柱不同部位、不同节段的损伤，尽管已提出了许多分型分类系统并得到不同程度的应用，但仍存在争议。

（1）对于成人急性下颈段损伤患者，推荐采用AO分型或Allen分型方法进行影像学分型；推荐采用SLIC（sub axial injury classification）分型、CSISS（cervical spine injury severity score）分型或新AO分类系统进行综合评估。

（2）对于成人急性胸腰段脊柱损伤患者，推荐使用AO分型或Denis分型方法进行影像学评估；推荐采用胸腰损伤分类与严重程度评分（TLICS）系统进行综合评估；载荷分享（Load Sharing）评分可作为评估胸腰段脊柱损伤严重程度的辅助手段。

注：应加强临床医生之间的沟通，以便达成对损伤严重程度的一致性评估，更好地指导临床治疗方案的制定，并预测各种治疗方案的结果。早期的 Denis 分型容易识别骨折类型，但观察者间可靠性低。近些年研究的分型系统（如 TLICS 或 AO 分型系统），不仅侧重于骨折的描述，还将神经损伤和后方韧带复合体的状态融入评估体系，并提出治疗策略。这些系统在观察者间和观察者内具有更高的可靠性。需要说明的是，尽管已经提出了许多分型系统，但目前尚没有一个分型系统被普遍接受。

（二）辨证诊断

脊柱骨折属中医"伤骨""骨折""痹证"等范畴；脊髓损伤多属中医"体惰"等范畴。病名诊断虽有"伤骨""体惰"之别，但辨证分型以病机为依据，故辨证诊断合而论之。

望诊：或表情痛苦、活动受限，或神疲乏力，或肿胀、畸形、瘀斑，舌暗红，苔黄腻或白腻。

闻诊：骨擦音、捻发音、（小儿）啼哭声，弹响音，或伤口及二便气味异常。

问诊：或疼痛拒按，活动受限，或身热，汗出不解，口干喜饮，或身困乏力，胸脘痞满，或胁痛善太息，或厌油，纳差，便溏。

切诊：或肌肤发热，或触及肿块，或皮下有触压痛，脉弦或滑。

1. 气滞血瘀

局部肿胀，剧烈疼痛，痛有定处，胃纳不佳，大便闭结；兼有少腹胀满，小便不利，或局部持续疼痛，舌暗红苔黄厚，脉弦有力。

辨证要点：疼痛，痛有定处，大便闭结，舌暗红，脉弦。

2. 瘀血未尽，筋骨未复

肿痛虽消而未尽，仍活动受限，舌暗红，苔薄白，脉弦缓。

辨证要点：疼痛渐消，活动仍受限，痛处仍固定，脉弦。

3. 肝肾不足，气血两虚

腰酸腿软，四肢无力，活动后局部隐隐作痛，舌淡，苔白，脉虚细。

辨证要点：四肢无力，隐痛，舌淡，苔白，脉虚细。

4. 瘀血阻滞，经络不通

肢体感觉麻木，活动障碍，大、小便失禁，脉沉细或微弱。

辨证要点：麻木，二便失禁，活动障碍。

5. 脾肾阳虚

肢体麻木不仁、无力或疼痛，伴活动受限，形体虚胖，肢凉怕冷，小便清长，大便溏薄，腰膝酸软，舌质淡胖，苔白腻，脉细滑，重按无力。

辨证要点：肢冷怕凉，小便清长，大便溏薄，舌淡胖，苔白腻，脉细滑或重按无力。

6. 血虚风动

体质素虚，面色苍白或萎黄，肢体麻木伴活动障碍，手足徐徐抽动，筋惕肉瞤，口唇、指甲淡白，舌淡，苔白，脉弦细。

辨证要点：肢体麻木，手足抽动，唇甲淡白，舌淡，苔白，脉弦细。

7. 气血两虚

疼痛伴身体麻木，四肢酸软无力，面色萎黄，头晕，心悸，舌质淡红或嫩红，舌苔薄白，脉沉细。

辨证要点：面色萎黄，心悸，头晕，舌质淡或嫩红，舌苔薄白。

三、鉴别诊断

（一）西医学鉴别诊断

1. 脑外伤

有头部外伤史，一般均伴随意识障碍

和头痛、头晕、井喷样呕吐等颅内压升高的表现，应注意询问受伤经过和伤后意识状况，并仔细进行颅神经检查，CT 及 MRI 常有助于明确诊断。

2.出血性疾患

可为脊髓内出血、蛛网膜下腔出血、硬膜下或硬脑膜外出血。多由血管畸形、动脉硬化、血液病病史。一般起病急，多有根性疼痛，运动及感觉障碍范围随解剖部位有所不同，膀胱直肠括约肌障碍也属常见。蛛网膜下腔出血有脊膜及神经根刺激症状，脊髓内与硬脑膜外出血常有脊髓压迫现象。患者无或只有轻度脊髓损伤，而脊髓损伤累及节段多，进行性加重是其临床特点。

3.癔症性瘫痪

偶见。正常生理反射存在、浅反射活跃或亢进、病理反射阴性为此病的特征之一。需在认真除外其他器质性病损的前提下慎重诊断。

4.上、下运动神经元性瘫痪

鉴别要点如下（表 8-2）。

（二）中医学鉴别诊断

中医辨病辨证通常遵循整体观念，故辨病辨证及鉴别诊断合而论之。脊柱骨折应遵循骨折三期辨证原则。脊髓损伤主要集中在痉证与痿证相鉴别、疾病虚实的鉴别及疾病缓急的鉴别，脊髓损伤早期表现为硬瘫，肌张力升高，为痉证、急证、实证；中晚期表现为肢体萎废不用，肌肉萎缩，为痿证、缓证、虚证。

四、临床治疗

（一）脊髓损伤院前急救

1.现场评估流程

现场评估流程可按照 ABCS 顺序进行，包括呼吸道通畅情况评估（Airway，A）、呼吸状况评估（Breath，B）、循环状况评估（Circulation，C）、脊柱脊髓损伤情况评估（Spine，S）；同时应注意检查脊髓损伤平面以下有无合并伤。现场急救人员根据现场具体条件采取必要的措施以稳定病情，主要措施有吸氧、通气支持和静脉输液等。

2.制动

保持受伤后的原有体位，或将脊柱保持成一条直线的中立位。选择脊柱固定板（若无，可用门板），固定时用毛巾、衣物等填充木板与腰背部之间的空隙，用固定带将头、颈、胸、腹部可靠地固定在板上。有颈椎损伤者可用各种围领制动。对于婴幼儿宜妥善固定头部。对于穿刺伤患者，不建议行脊柱固定；合并严重颅脑外伤时，不建议使用颈托，因为颈托可能导致颅内压进一步升高，建议使用真空压缩垫，采用上半身 30° 仰卧位。

3.搬运患者

硬质担架只能用来临时转移使用；建议使用真空压缩垫或救护车担架系统进行长途转运；至少由 3 人运用平移、轴向翻转等正确方式迅速完成搬运和转送。

4.转运

在伤后 24 小时内直接转诊到该地区有

表 8-2　上、下运动神经元性瘫痪的区别

瘫痪种类	肌张力	肌萎缩	腱反射	病理征	电生理
上运动神经元瘫痪（痉挛性瘫痪）	升高（折刀征阳性）	轻度（废用性）	亢进	阳性	无诱发电位
下运动神经元瘫痪（弛缓性瘫痪）	降低	明显，早期即出现	减退或消失	阴性	不完全或完全变性表现

条件及技术处理脊柱脊髓损伤的医院；长途转运时需去除患者身上及衣物中的硬物，每隔 2~3 小时变换一次体位或进行减重活动；患者翻身及减重活动时，应保持脊柱稳定性。要防止二次创伤，防止压疮，预防低体温（尤其是 T_6 以上脊髓损伤者），给予导尿及留置尿管，监测血压、呼吸、心率等生命体征。

（二）急诊管理

1. 病情评估

除了进行 ABCS 等重要评估外，还需评估患者是否存在颅脑创伤、胸部创伤、肢体骨折、骨盆骨折、腹部脏器损伤等多发伤。

2. 辅助检查

需要进行实验室检查、影像学检查。建议根据具体情况选择性地进行血常规、尿常规、凝血功能、血气分析、肝功、肾功、电解质、输血前检查、血型和心肌酶等检查。建议常规拍摄全脊柱 X 线片及胸片，常规 CT 检查脊柱骨折部位和胸腹部脏器；对有昏迷、意识障碍、头部创伤的患者常规采用 CT 检查头部，可行全脊柱 CT 检查排除脊柱损伤；在不延误手术治疗或危及患者生命的情况下常规进行脊髓 MRI 检查。必要时可进行腹部脏器、肢体血管和周围神经彩超检查。

3. 临床治疗与护理

（1）监测生命体征，建立静脉通道，维持呼吸道通畅　如存在呼吸、心搏骤停，应在急诊或创伤现场即施行心肺复苏术。①血氧：维持血氧饱和度 > 95%。②血压：出现弛缓性瘫痪、低血压和心动过缓时，可判定为神经源性休克，此时建议早期使用血管收缩药物（多巴胺或去甲肾上腺素），尽快纠正低血压，在损伤 7 天内将平均动脉压控制在 85mmHg 以上。对于 T_6 以上的脊髓损伤建议选用多巴胺（主要增

强心脏的收缩力，收缩和舒张部分血管从而升高血压）；对于 T_6 以下的脊髓损伤建议选用去甲肾上腺素（主要使小动脉和小静脉收缩，升高血压）。

注意：接受多巴胺治疗的老年患者心源性并发症的发生率可能会增加。

（2）呼吸管理（尤其 T_6 以上平面损伤）　气管插管患者充足湿化、充分吸痰，必要时可用支气管镜清除肺深部痰栓；非气管插管患者充足湿化，人工辅助排痰、吸痰，必要时用支气管镜清除肺深部痰栓；高位颈髓损伤患者（C_4 及以上）尽早气管切开，必要时用呼吸机辅助呼吸。

（3）疼痛　评估创伤导致的疼痛，没有禁忌证时给予止痛药物。

（4）预防感染　开放性脊柱骨折者，建议预防性使用口服抗生素药物，推荐莫西沙星 400mg 或左氧氟沙星 500mg，并使用无菌敷料包扎伤口。不推荐将早期使用甲泼尼龙改善创伤后脊髓损伤神经系统预后作为一种标准治疗方案。

注：甲泼尼龙应用于治疗急性脊髓损伤的疗效存在争议，基础研究表明，甲泼尼龙能有效治疗急性脊髓损伤，但与临床试验结论并不一致。

（5）护理　留置尿管，保持开放，监测液体摄入量和尿量。①饮食，伤后第 1 天可予肠内营养，不能经口进食时使用鼻饲管。患者出现麻痹性肠梗阻时，给予禁食、胃肠减压及静脉营养。需要手术的患者，按手术要求管理饮食。②预防并发症，主要有尿路感染、肺部并发症、应激性溃疡、深静脉血栓和压疮等。

（三）脊柱脊髓损伤的保守治疗与手术治疗

1. 脊柱脊髓损伤的保守治疗

保守治疗主要用于脊柱创伤轻、稳定性相对好、没有明显脊髓神经压迫的患者。

（1）急性下颈段脊柱脊髓损伤患者SLIC评分 ≤ 3分建议保守治疗，SLIC评分＝4分患者治疗措施视具体情况而定；急性胸腰段脊柱脊髓损伤患者TLICS评分 ≤ 3分建议保守治疗，TLICS评分＝4分治疗措施视具体情况而定。

（2）对于存在颈脊髓前方压迫的患者不推荐行闭合复位。

（3）脊髓损伤的药物治疗　目前用于脊髓损伤治疗的药物种类很多，但临床治疗效果尚需进一步观察。常用的促神经生长药物有神经节苷脂、脑苷肌肽、鼠神经生长因子、腺苷钴胺等。目前尚无充分证据支持或反对应用神经营养药物进行治疗。

2. 脊柱脊髓损伤的手术治疗

（1）手术目的　恢复脊柱序列，重建脊柱稳定性，防止二次损伤；脊髓及神经减压，防止继发性损害进一步加重；为脊髓损伤修复创造局部环境；为患者早期活动和康复创造条件。

（2）手术适应证　不能闭合复位或闭合复位困难；估计保守治疗脊柱骨折不易愈合，或易继发脊柱不稳定和畸形；保守治疗不能维持脊柱稳定性；脊髓神经存在压迫；椎间盘损伤；神经功能出现进行性恶化；多发创伤，不能长期卧床，或存在精神障碍；急性下颈段脊柱脊髓损伤患者SLIC评分 ≥ 5分建议行手术治疗；急性胸腰段脊柱脊髓损伤患者TLICS评分 ≥ 5分建议手术治疗。

（3）手术时机选择　建议在条件许可的前提下尽早进行脊髓神经减压和脊柱稳定性手术。在不完全性脊髓损伤呈进行性加重时，应行急诊手术治疗；在条件允许的情况下，合并脊髓损伤患者最佳手术时机为伤后24小时内；如无条件则应尽量在72小时内行手术治疗；对于中央型下颈段脊髓损伤，推荐于伤后2周内行手术治疗；在条件允许的情况下，建议伴有脊髓损伤的胸腰椎骨折患者应尽在72小时内行手术治疗。

（4）手术方式选择　有脊柱前路、后路、前后路联合3种选择方式入路选择取决于脊柱损伤特点、脊髓受压迫部位及术者擅长的手术技能。

对于下颈段脊柱脊髓损伤患者，爆裂骨折合并脊髓损伤者，建议行前路手术；对于伸展牵张性损伤伴或不伴撕脱骨折者，建议行前路手术；对于屈曲牵张性损伤但无椎间盘突出者，首选后路手术；对于屈曲牵张性损伤且有椎间盘突出者，可选择前路手术；对于存在椎体骨折和双侧小关节脱位者，建议行前后路联合手术；对于旋转或剪力损伤、无椎体骨折但存在椎间盘突出者，建议行前路手术；对于旋转或剪力损伤、无椎体骨折且无椎间盘突出者，建议行后路手术；存在椎体骨折或前路复位失败时，建议行前后路手术；对于中央型脊髓损伤，根据脊髓受压节段数及颈椎生理前凸情况选择前路或后路手术。

对于胸腰段脊柱损伤患者：建议根据神经功能状态和后方韧带复合体完整程度来选择手术入路，同时使用Load-Sharing分型作为手术入路选择的参考。无神经损伤者，无论后方韧带复合体断裂与否均推荐行后路手术；合并神经损伤而无后方韧带复合体断裂时可选择前路手术；既有神经损伤，又有后方韧带复合体断裂时可经后路手术行前方的减压，也可行后前路手术。

多数胸腰段骨折可用短节段固定，对于骨折脱位型推荐进行长节段固定。单纯的胸腰段爆裂骨折（椎体高度复位良好、除外伴有严重椎间盘损伤和关节突骨折者）行后路复位椎弓根钉内固定，可不进行植骨融合。胸腰段爆裂骨折，根据骨折类型、骨折严重程度及后凸畸形、是否伴有骨质疏松等情况决定是否进行融合手术。融合方式可选择椎板间融合、横突间融合及椎体间融合等。

对于需要通过长节段固定获得稳定的患者，推荐长节段固定加选择性短节段融合术。对不合并神经损伤的胸腰段骨折，可以选用经皮椎弓根钉内固定或者后正中切口经多裂肌间隙入路进行复位内固定。对于存在明确的脱位者，应选择后路或后前路手术，以便于脱位的复位。

（四）中药辨证治疗

1. 辨证论治

（1）气滞血瘀

治法：行气活血，消肿止痛。

方药：复元活血汤加减。

柴胡 15g，天花粉 15g，当归 10g，红花 10g，甘草 5g，穿山甲 10g（先煎），大黄 15g，桃仁 15g。

内热盛者加栀子 15g、牡丹皮 12g 以凉血清热；兼气滞者加枳壳 15g、香附 10g 以行气；瘀痛剧烈者加乳香 5g、没药 5g 以通络止痛。兼有小腹胀满、小便不利者，证属瘀血阻滞、膀胱气化失调，治宜活血祛瘀，行气利水，用膈下逐瘀汤合五苓散加减；若局部持续疼痛，腹满胀痛，大便秘结，苔黄厚腻，脉弦有力，证属瘀血气滞、腑气不通，治宜攻下逐瘀，方用桃核承气汤或大成汤加减。

（2）瘀血未尽，筋骨未复

治法：活血和营，接骨续筋。

方药：接骨紫金丹加减。

䗪虫、乳香、自然铜、骨碎补、大黄、血竭、硼砂、当归等量。

（3）肝肾不足，气血两虚

治法：补益肝肾，调养气血。

方药：八珍汤、六味地黄丸或壮腰健肾汤加减。

党参 10g，白术 10g，茯苓 10g，炙甘草 5g，川芎 10g，当归 10g，熟地黄 10g，白芍 10g，生姜 3 片，大枣 2 枚。

（4）瘀血阻滞，经络不通

治法：活血祛瘀，疏通督脉。

方药：活血祛瘀汤或补阳还五汤加减。

黄芪 30g，当归尾 10g，赤芍 15g，地龙、川芎、桃仁、红花各 10g

（5）脾肾阳虚

治法：补肾壮阳，温经通络。

方药：补肾壮阳汤加减。

熟地黄 15g，麻黄 3g，白芥子 10g，炮姜 5g，杜仲 15g，狗脊 15g，肉桂 3g，菟丝子 10g，牛膝、川断各 10g，丝瓜络 10g。

（6）血虚风动

治法：养血柔肝，镇痉息风。

方药：四物汤加减。

桃仁 15g，红花 5g，生地黄 10g，当归 10g，川芎 10g，赤芍 15g，延胡索 10g，木香 5g（后下）。

骨折伴有腑实证则去当归，加大黄 10g、元明粉 10g 以泻瘀通便；如开放骨折并创伤感染，热毒蕴结者，去当归，加黄连 10g、黄柏 15g、栀子 10g 以清热解毒；如患肢肿胀严重者，可加木通 10g、泽泻 15g 以利水消肿。

（7）气血两虚

治法：补益气血。

方药：归脾汤化裁。

白术 15g，当归、党参各 10g，黄芪 30g，酸枣仁 15g，木香 5g（后下），远志 10g，炙甘草 5g，龙眼肉 15g，茯苓 15g。

2. 外治疗法

（1）体针　在受损脊髓平面上下两个椎体开始针刺，取双侧华佗夹脊穴，针刺至横突骨膜近神经根处，由上至下，第 5 腰椎为止点，将两个电针的电极分别连接两侧华佗夹脊的最高点和最低点，然后接电针，痉挛性瘫以疏密波为主，弛缓性瘫以连续波为主，电流强度以引起肌肉收缩、患者能耐受为准，或以患者诉有酸麻胀触电样感觉为主，强度不宜过大，以免引起脊髓再损伤。循经主要取穴以手阳明大肠经、足太阳膀胱经腧穴为主。每天1次，每次30分钟左右，10次为1个疗程。

（2）灸法 使用普通艾条温通督脉以及手足阳明经脉，急性期可以使用雷火灸灸百会、人中、涌泉等回阳救逆。

（3）薄氏腹针 适用于中晚期经络痹阻不通，腰腿疼痛麻木者或萎废不用者。取穴以引气归元，加气旁、气穴、外陵、下内湿点。

3. 单方验方

（1）髓复康 由生黄芪、川芎、赤芍、红花、骨碎补、葛根、三七和枸杞子8味中药组成，具有活血通络、温补元气的作用。现代医学证实，髓复康具有保护损伤区神经元、促进神经元修复再生的作用，其作用机制①可以恢复脊髓损伤区的血脊髓屏障，减轻创伤性水肿。②增加脊髓损伤区的供血和供氧。③可以部分减轻兴奋性氨基酸的神经毒性对于脊髓损伤区的损害。

（2）醒髓汤 由大黄、厚朴、泽泻、木通、三七、当归、川芎、桃仁、红花、黄芪等组成。功能泄热行气，止血利湿，活血化瘀。动物实验发现，早期应用醒髓汤能够有效抑制脊髓继发性损伤。醒髓汤能使脊髓组织兴奋性氨基酸含量显著降低，脊髓组织变性坏死减轻。

（3）脊髓康 由补阳还五汤、小承气汤等化裁而来，主要药物有当归、川芎、黄芪、水蛭、赤芍、淫羊藿、肉苁蓉、大黄、枳实、厚朴、泽泻、车前子等。阻止脊髓继发性损伤，同时能有效防止诸多并发症的发生，从而对脊髓神经损伤及并发症的治疗起促进作用。

（五）医家经验

张绍富

张绍富认为，中医药治疗脊髓损伤应该分期进行，初期因骨断筋伤，督脉损伤，瘀滞络阻，脏腑气机紊乱，阴阳失调，肢体瘫痪，二便闭结，治宜行气消瘀，泻下泄热，疏通督脉。中、后期因督伤络阻日久，气血耗损，脏腑虚弱，肾阳不足，气化失常，肢体痿弱不用，小便失禁或排尿无力，大便秘结，治宜接骨续筋，补肾壮阳，温通经络。[张绍富，张玉柱. 中医药治疗脊髓损伤. 中国康复医学杂志，1995，6（1）：26.]

五、预后转归

脊柱损伤合并多发伤日趋增多，脊柱脊髓损伤不仅本身可造成脊柱稳定性的严重破坏，引起上、下肢和躯干的神经功能障碍，而且还可因骨折脱位、脊髓压迫及其他合并伤和并发症而加重伤情，甚则危及生命。

脊柱创伤多合并脑、胸、腹部外伤，因此抢救脊柱外伤患者早中期快速修正创伤（RTS创伤）和GCS昏迷评分对于病情评估很有帮助；用于创伤评价的指标有很多，但是这些评分标准有些过于复杂且不够全面，故目前国际上普遍采用的美国脊髓损伤学会（ASIA）损伤分级法早期快速评价病情，而且对患者的死亡率评估也有重要价值。脊柱损伤过程的高能量暴力和着力区域密切相关，有研究表明，创伤评分和昏迷评分越低，其预后不良发生率越高。通过脊髓损伤ASIA分级，发现ASIA分级与患者预后密切相关；ASIA评分中，A级残疾率也最高，E级感觉和运动功能正常者，其残疾的可能性极低。但亦有文献记载，创伤评分与严重程度和残疾后遗症不一定呈对等关系。

体感诱发电位是检测脊髓感觉通路的电生理方法之一，可较为准确地定量分析脊髓功能的完整性，在脊髓外科领域广泛运用，但脊髓功能的损害不一定都在体感诱发电位上表现出来，术中皮质躯体感觉诱发电位（CSEP）监测能较好地反映脊髓所处的功能状态及完整性，弥补了体感诱发电位监测的不足，对防止术中脊髓损伤、降低手术并发症及客观评价脊髓功能、判断神经功能预后具有重要价值，同时能在心理上给患者和家属一种安全感，在一定程度上消除患者的疑虑和恐惧心理，有助于术后恢复。

脊柱脊髓损伤后骨骼肌会发生一些相应的变化，对于这些改变的利弊，暂时还没有明确地划分，其中，针对骨骼肌萎缩方面，电刺激及运动训练都取得了较好的效果，能在一定程度上提高脊髓损伤患者的运动评分。

虽然目前尚无特效的方法治疗脊髓损伤，利用干细胞移植治疗脊髓损伤仍是一种值得试行的方法。骨髓间充质干细胞易于分离和培养扩增，还易于外源基因的导入和表达，有望成为一种新的细胞治疗和基因治疗的靶细胞。骨骼肌的这些改变的利弊问题还有待进一步研究；当然，随着基因工程的发展，我们是否可以从基因水平修复脊髓损伤，即从源头上解决问题，仍有待进一步的研究。

六、预防调护

脊柱骨折整复固定后，应鼓励患者早期进行四肢及腰背肌锻炼；行石膏及支架固定者，应早期进行背伸及伸髋活动。严重患者也不应当绝对卧床，为防止褥疮，应在1~2小时内帮助患者翻身1次，同时进行按摩。一旦病情稳定，患者有力即可开始练功活动。轻者8~12周可下地活动，但应避免弯腰动作，12周后即可进行脊柱的全面锻炼。

脊髓损伤除上颈髓损伤可致患者很快死亡外，脊髓损伤后呼吸肌麻痹、呼吸道及泌尿系感染、褥疮等，都是截瘫早期的

常见并发症和死亡的主要原因。因长期瘫痪导致的心肺肾功能不全、慢性消耗营养不良等则是截瘫后期的常见并发症及主要死因。从受伤发生截瘫的急救运送之时起，直至其恢复期中，都应积极预防及治疗并发症，而且预防重于治疗，才能使患者顺利康复。

随着现代医学模式的发展，康复成为医学服务的一种重要手段，而康复护理是康复医学的一部分，在提高患者生活质量上起着不可低估的作用。脊柱骨折及脊髓损伤的调护重点在于积极主动地预防并发症的发生，及早发现并加以治疗。

1. 心理护理

由于脊髓损伤为突发性事件造成，患者的生活、工作和活动能力的障碍或丧失通常造成严重的心理障碍，表现为极度压抑或抑郁、烦躁，甚至发生精神分裂症及自杀倾向，拒绝治疗及饮食。护理人员应针对患者的心理状态给予耐心细致的护理，平时与患者多沟通，鼓励其树立信心，激励其勇敢地面对现实，待病情稳定后积极投身于康复训练。除了对患者进行心理疏导，还要尽全力做好家属的思想工作，取得家属的配合，通过亲人的支持与关怀，让患者树立战胜疾病的信心，使患者处于良好的身心状态，配合康复治疗和护理。

2. 呼吸道护理

肺部感染及呼吸困难是颈髓损伤患者最常见的并发症，由于肋间肌瘫痪，使潮气量和肺活量明显降低，加之咳嗽力量减弱，难以清除气道内的分泌物，发生限制性或混合性呼吸障碍，导致缺氧，并可引起肺部感染、肺不张。应指导患者注意保暖，预防感冒，坚持每2小时为患者翻身1次，同时轻轻叩击背部及胸廓，协助患者排痰。鼓励患者深呼吸、咳嗽及咳痰，选择有效的抗生素及α-糜蛋白酶混合雾化吸入。经常变换体位，借助重力将特殊肺段

中的分泌物引流出来。对脊髓或上胸髓损伤痰多又有呼吸困难的患者，应早期行气管切开，使用呼吸机辅助呼吸，并配专用吸引器吸痰，加强呼吸机管理。

3. 脊柱护理

外伤性脊髓损伤是由于外力破坏了脊柱的结构和稳定性，导致骨折脱位挤压脊髓，从而造成损伤，因此脊髓损伤患者一定要注意脊柱的保护，脊柱不稳定者，伤后24小时以内选用动力床，脊柱稳定者可使用减压床、皮垫床或一般床上加气垫或水垫，在给患者翻身时必须稳妥托住患者后再移动。上下沿身体轴线滚翻时防止出现脊柱的扭转，造成脊髓再次受损。

4. 泌尿系护理

由于括约肌功能的丧失，患者因尿潴留而需长期留置导尿管，容易发生泌尿道感染，而且脊髓损伤患者饮水一般偏少，加上长期卧床，致尿液浓缩，长期不活动造成高钙血症和高磷血症，容易发生泌尿系结石，也容易继发泌尿系感染，男性患者还可能发生副睾丸炎。要指导患者进行排尿训练，早期留置导尿时要严格执行无菌操作，动作轻柔，勤换导尿管，勤洗会阴部并消毒。改善排尿障碍，伤后2~3周开始导尿管定期开放，其余时间夹闭，使膀胱习惯于节律性充盈与排空，上运动神经元性瘫痪、对膀胱有反射的患者，可指导其寻找能引起反射性排尿的"扳机点"，如牵拉阴毛，经常定时刺激，训练排尿。对下运动神经元性瘫痪，则训练其定时用力屏气，并在膀胱区加压按摩，以利排尿和训练成自主膀胱，争取早日拔去导尿管。在住院期间，待患者脊柱稳定后教会患者或家属清洁导尿的正确方法，每天饮水应保持在2500ml以上，排尿增多有机械性冲洗作用，有感染者每天用无菌生理盐水加敏感抗生素冲洗膀胱1~2次，或选用八正散、导赤散等中药清热利水通淋。

5. 体位护理

脊髓损伤后由于长期不活动可导致肌肉废用型萎缩，肌肉纵向萎缩和肌腱弹力纤维的缩短，加上患者体位摆放不良可导致关节畸形。因此脊髓损伤患者应注意体位摆放。患者可采取平卧或侧卧位，但均应保持瘫痪肢体的功能位，伤后手术2个月后在病情允许的前提下逐步让患者由平卧位向半卧位和坐位过渡。上肢用软枕支撑高于肩部水平，避免肩关节内收，肘关节稍屈曲旋后位，腕关节微背屈，双下肢应取外展伸直位，两腿之间可放一嵌行垫或圆枕，以对抗内收痉挛；双侧大腿外侧用软枕垫起，膝关节稍屈曲，膝下用小软枕支撑，踝关节可采用穿"丁"字鞋或给予踝关节直角保护支垫以防被褥重压足背引起足下垂，要注意在尺神经、腓总神经等经过的骨性组织部位不要受压。

6. 压疮护理

压疮是脊髓损伤常见的并发症，患者截瘫平面以下皮肤感觉丧失，且长期卧床，骨隆突部位的皮肤长时间受压于床褥与骨隆突之间而发生神经营养性改变导致压疮产生。要防止压疮形成首先要保持皮肤的干燥与清洁，每2~3小时翻身1次，日夜坚持，保持床褥平整柔软或用气垫床，以缓解局部受压，适当按摩，保持皮肤血运正常，改善营养状况。

7. 饮食护理

脊髓损伤后，肠蠕动减慢，直肠平滑肌松弛，肠内容物水分过多吸收，从而引起严重便秘。首先要强调保证足量粗纤维的饮食，多吃水果、蜂蜜和一些植物油类，鼓励患者多饮水，每日以脐为中心顺时针按摩腹部4~5次，每次10分钟，以减轻便秘。同时要注意饮食卫生，避免腹泻。

8. 体温失调护理

颈髓损伤后，自主神经系统功能紊乱，

受伤平面以下皮肤不能正常排汗，对气温的变化丧失了调节和适应能力，常易产生高热，可达40℃以上。应将患者安置在设有空调的室内，给予物理降温，如采取冰敷、冰水灌肠、酒精擦浴等措施。

9.功能康复护理

脊髓损伤患者还要注意预防各关节的僵硬变形和肌肉萎缩，因此在生命体征平稳后即开始全身各关节的被动活动和肌肉活动训练，每天1~2次，每一关节在各轴平面运动几次即可，以避免肌肉萎缩和关节挛缩，进行被动运动时要注意动作轻柔、缓慢、有节奏，活动范围应达到最大生理范围，但不可超过，以免拉伤肌肉和韧带。对于四肢瘫痪患者来说，在舒适仰卧体位下，对其上肢肩关节上举180°范围内被动运动，双上肢肩关节外展90°范围内做屈伸被动运动，双下肢做适度屈伸被动活动，每天1~2次，时间根据患者耐受程度而定。对于没有瘫痪的肌肉，尤其是上肢背部的肌肉，要认真积极地锻炼，为将来扶拐杖下地做准备，选择合适的运动，如卧位时可采用举重、支撑，坐位时利用倒立架、支撑架等，每日2~3次，时间以锻炼后患者不感到疲劳为宜，出院后坚持半年以上。

七、专方选要

1.补阳还五汤

组成：黄芪60~120g，当归尾10g，赤芍15g，地龙10g，川芎10g，红花10g，桃仁15g。

服法：水煎服，每日1剂，分2次服。

功能主治：补气活血通络，可用于脊柱骨折后气滞血瘀，脉络不通，气血不能荣养筋脉肌肉者。[邵书元，刘会峰，陈传桐，等. 急性脊髓损伤中西医结合治疗分析. 中西医结合实用临床急救，1995；2（3）：119.]

2.健脊复髓汤

组成：当归12g，川芎12g，葛根25g，泽泻12g，丹参25g，黑杜仲15g，土元12g，水蛭6g，大黄10g，枳实10g，厚朴10g，郁李仁12g，淫羊藿15g，益母草20g，合欢皮10g，石菖蒲10g，槟榔10g，泽兰12g，肉苁蓉15g，蜈蚣1条。

服法：水煎服，每日1剂，分2次服。

功能主治：活血化瘀，通利督脉，调整阴阳、气血、经络、脏腑，使机体重归平衡。适用于早、中期脊柱脊髓损伤合并肢体瘫痪者，伤后出现心搏缓慢、低血压、呼吸困难、肺部感染、腹胀便秘、排尿功能障碍、泌尿系感染、体温调节障碍和褥疮等严重并发症，还可用于颈椎病和腰腿痛等。[吴念先. 中药内服治疗早中期脊柱脊髓损伤. 中国骨伤，1998. 11（2）：50.]

主要参考文献

[1]李建军，杨明亮，杨德刚，等."创伤性脊柱脊髓损伤评估、治疗与康复"专家共识[J]. 中国康复理论与实践，2017，23（3）：274-287.

[2]中国医师协会骨科医师分会，中国医师协会骨科医师分会，《成人急性下颈段脊柱脊髓损伤循证临床诊疗指南》编辑委员会. 中国医师协会骨科医师分会骨科循证临床诊疗指南：成人急性下颈段 脊柱脊髓损伤循证临床诊疗指南[J]. 中华外科杂志，2018，56（1）：5-9.

[3]郑博隆，张志成，高杰，等. 急性成人胸腰段脊柱脊髓损伤后路手术加速康复外科实施流程专家共识[J]. 中华骨与关节外科杂志，2019，12（12）：939-949.

[4]中华预防医学会脊柱疾病预防与控制专业委员会脊柱脊髓损伤，疾病预防与控制学组，中国康复医学会脊柱脊髓专业委员会基础研究学组. 急性脊柱脊髓损伤围术期管理临床指南[J]. 中华创伤杂志，2019，

35（7）：577–587.

［5］Zheng CJ，Yu QF，Shan XL，et al. Early surgical decompression ameliorates dysfunction of spinal motor neuron in patients with acute traumatic central cord syndrome: an ambispective cohort analysis［J］. Spine, 2020，45（14）：829–838.

［6］中国残疾人康复脊髓损伤康复专业委员会.“创伤性脊柱脊髓损伤诊断与治疗”专家共识（2022 版）［J］. 中国老年保健医学，2022，20（4）：6–9.

第九章　妇科急症

第一节　异位妊娠

凡受精卵在子宫体腔以外着床发育，称为异位妊娠，俗称宫外孕。异位妊娠根据受精卵在子宫体腔外种植的部位不同可分为输卵管妊娠、剖宫产瘢痕部位妊娠、子宫残角妊娠、宫颈妊娠、卵巢妊娠、腹腔妊娠、阔韧带妊娠等（图9-1），异位妊娠以输卵管妊娠最为常见（占95%）。

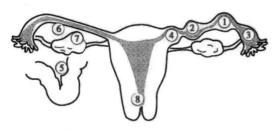

①输卵管壶腹部妊娠；②输卵管峡部妊娠；③输卵管伞部妊娠；④输卵管间质部妊娠；⑤腹腔妊娠；⑥阔韧带妊娠；⑦卵巢妊娠；⑧宫颈妊娠

图9-1　异位妊娠的发生部位

异位妊娠临床以腹痛、阴道出血、晕厥甚至休克等为主要症状，多数人可见盆腔包块。中医古文献中没有异位妊娠的记载，现代中医学亦称为异位妊娠。根据临床表现不同，可属中医学"妊娠腹痛""少腹血瘀"及"癥瘕"等范畴。

输卵管妊娠

临床上95%以上的异位妊娠为输卵管妊娠，故本节主要论述输卵管妊娠的诊治。输卵管妊娠发生部位以壶腹部最为常见，约占78%，其次为峡部、伞端，间质部妊娠较少见。

一、病因病机

（一）西医学认识

1.病因

（1）输卵管异常

①输卵管炎症：输卵管黏膜炎和输卵管周围粘连是最常见的病因。输卵管黏膜炎可导致输卵管管腔皱褶粘连、部分堵塞，或使纤毛功能受损；阑尾炎、腹膜炎及子宫内膜异位症可致输卵管周围粘连、扭曲及伞端闭锁，导致输卵管腔狭窄、阻塞或蠕动异常。以上因素均可干扰受精卵正常运行，最后着床于输卵管。

②输卵管解剖因素：输卵管发育异常如过长、憩室、弯曲、肌层发育不良等，输卵管纤毛缺如或活动差、有输卵管副伞等，都可影响受精卵的正常运行。

③输卵管手术史：输卵管再通术、输卵管整形术、输卵管吻合术及输卵管妊娠保守性手术均可导致输卵管管腔狭小、阻塞，或纤毛功能不良，延迟或阻止受精卵进入宫腔，从而着床在输卵管。

④盆腔因素：盆腔肿物如子宫肌瘤、卵巢肿瘤等压迫或牵拉输卵管，改变输卵管原有形态，影响受精卵正常运行，引起输卵管妊娠。

（2）避孕失败　随着宫内节育器（IUD）的广泛使用，异位妊娠发生率升高，使用IUD本身并不增加输卵管妊娠的发生率，而IUD避孕失败致受孕时，发生输卵管妊娠机会增加。另外，近年来也有文献认为口服紧急避孕药导致异位妊娠发生率升高10%，其机制可能为①紧急避孕药虽可抑制排卵，若是在排卵后使用则无效，可能导致异位妊娠。②子宫内膜水平可以阻止胚胎植入。③输卵管蠕动发生障碍，运送过程受到限制，易引起输卵管妊娠。

（3）辅助生育技术　辅助生殖技术中促排卵药物的使用，可导致子宫内膜种植条件不适宜着床或输卵管蠕动发生改变，使移植到宫腔内的胚胎逆行到输卵管。另外，多胚胎移植、宫腔移植位置过高等均增加了胚胎进入输卵管的机会。

（4）其他因素　精神紧张、内分泌异常等也可导致输卵管痉挛或蠕动异常而发生输卵管妊娠，同时亦有研究表明，人工流产、吸烟等与异位妊娠发病相关。

2. 病理机制

输卵管妊娠多发生在壶腹部，其次为峡部、伞端及间质部。由于输卵管管腔狭窄，管壁薄，肌层远不如子宫肌壁厚及坚韧，因此输卵管妊娠发展到一定时期，将出现以下结局。

（1）输卵管妊娠流产　多见于输卵管壶腹部妊娠，发生在妊娠8~12周。发育中的囊胚向管腔内突出生长，最终突破包膜出血，致囊胚与管壁分离。若囊胚完整分离，掉入腹腔，形成输卵管妊娠完全流产，一般出血不多；若囊胚部分残留于管腔内，形成输卵管妊娠不全流产，滋养细胞继续侵犯输卵管壁，导致反复出血，形成输卵管血肿或输卵管周围血肿或盆腔积血，甚至流入腹腔。

（2）输卵管妊娠破裂　多见于输卵管峡部妊娠，发生于妊娠6周左右。囊胚在输卵管内继续生长，侵蚀、穿透肌层及浆膜时，导致管壁破裂，短时间内可发生大量腹腔内出血，使患者陷于休克，出血量远远大于输卵管妊娠流产，腹痛剧烈，可反复出血，在盆腔或腹腔内形成血肿。如为输卵管间质部妊娠破裂，一般发生在妊娠12~16周，其破裂如同子宫破裂，失血更为严重。

（3）陈旧性异位妊娠　输卵管妊娠流产或破裂后形成的血肿不能及时消散，机化变硬与周围组织粘连，形成陈旧性异位妊娠。

（4）继发腹腔妊娠　输卵管妊娠流产或破裂后，部分存活的胚胎绒毛组织掉入腹腔或阔韧带，重新种植获得营养生长，形成继发腹腔妊娠。

（5）持续性异位妊娠　输卵管妊娠保守性手术中未完全清除妊娠物或残留存活滋养细胞而继续生长，致术后血人绒毛膜促性腺激（hCG）不降反升，为持续性异位妊娠。

（6）输卵管妊娠合并宫内妊娠较少见，由于现代辅助生殖技术的发展，输卵管妊娠合并宫内妊娠发生率有上升趋势。

另外，输卵管妊娠和正常妊娠一样，滋养细胞产生的hCG维持黄体生长，使甾体激素分泌增加，因此，月经停止来潮，子宫增大变软，子宫内膜出现蜕膜反应。若胚胎死亡，滋养细胞活力消失，蜕膜自宫壁剥离而发生阴道流血或阴道排出蜕膜管型；子宫内膜的形态学改变呈多样性，除内膜呈蜕膜改变外，若胚胎死亡已久，内膜可呈增生期改变，有时可见 A-S 反应，这种子宫内膜超常增生和分泌的反应可能为甾体激素过度刺激所引起，虽对诊断有一定价值，但并非输卵管妊娠时所特有。此外，胚胎死亡后，部分深入肌层的绒毛仍存活，黄体退化迟缓，内膜仍可呈分泌反应。

（二）中医学认识

中医认为异位妊娠的发生与宿有少腹瘀滞，冲任不畅，孕卵运行受阻，或先天肾气不足，运送孕卵乏力等导致孕卵滞留子宫腔外，胀破脉络，血溢于内，蓄积少腹有关，属少腹蓄瘀证。胞宫是孕育胎儿的器官，胞宫又通过胞脉与脏腑、气血、经络相互联系。胞脉气血运行不畅，受孕后胚胎方可在胞中发育。如果胞脉气血运行失畅，则会使胚胎不能达到胞宫而发生异位妊娠。引起胞脉不畅的常见原因有先天肾气不足，冲任气血失调，或肝郁气滞血瘀，或素有湿热阻滞致湿热瘀结胞脉，以上原因导致胞脉不畅或阻滞，以致胎孕宫外而致本病的发生。随着胚胎渐长，胀破脉络，血溢脉外，则有少腹蓄血；若失血量多耗气，可致气虚血瘀或气血虚脱之证。瘀血不散，积久成癥，则致癥块瘀结胞脉或少腹。

在输卵管妊娠未破损期，病机以胎元阻滞胞宫两歧之脉络为主。当病情进展，瘀滞之脉络破损时，则阴血内溢于少腹，此为已破损期，可导致少腹血瘀，气血两亏，甚则亡血厥脱。若瘀阻少腹日久，亦可结而成癥。总之，血瘀或气虚致胎元阻络是本病发生的最基本的病因病机，而胎瘀阻滞、气血亏脱、气虚血瘀和瘀结成癥是本病的不同发展阶段的病理机转。

1. 胎元阻络证

素性抑郁，或忿怒过度，气滞而致血瘀，或经期产后，余血未尽，不节房事，或感染邪毒，以致邪与血相搏结，瘀血阻滞冲任，两歧脉络不畅；或先天肾气不足或气虚运送无力，使孕后胎元停于脉络，不能运达子宫，而成为输卵管妊娠未破损期的早期。

2. 胎瘀阻滞证

胎元停于脉络，不能运达子宫，继而胎元自殒，胎元与余血互结成瘀，滞于脉络，但脉络未破损，而成为输卵管妊娠未破损期的晚期。

3. 气血亏脱证

胎元停于脉络，胎元渐长，以致损破脉络，阴血内溢于少腹，气血暴脱。

4. 气虚血瘀证

胎元在脉络中自殒，并溢出少腹，脉络损破，阴血内溢但量较少，气随血泄，离经之血积聚少腹，以致气虚血瘀。

二、临床诊断

（一）辨病诊断

1. 临床诊断

输卵管妊娠的临床表现与受精卵着床部位、有无流产或破裂以及出血量多少与久暂等有关。

（1）症状

①停经：除输卵管间质部妊娠停经时间较长，大部分患者有6~8周停经史。20%~30%患者无明显停经史。有的月经延迟几日即出现不规则阴道出血，常被误认为月经。

②腹痛：腹痛是输卵管妊娠患者就诊的主要症状。输卵管妊娠未发生流产或破裂前，由于胚胎在输卵管内逐渐增大，输卵管膨胀而常表现为一侧下腹部隐痛或酸胀感。当发生输卵管妊娠流产或破裂时，患者突感一侧下腹部撕裂样痛，可为持续性或阵发性，常伴有恶心、呕吐。若血液局限于病变区，主要表现为下腹部疼痛，当血液积聚于直肠子宫凹陷处时，出现肛门坠胀感。随着血液由下腹部流向全腹，疼痛可由下腹部向全腹部扩散，血液刺激膈肌时，可引起肩胛部放射性疼痛。

③阴道流血：胚胎受损或死亡后，hCG下降，卵巢黄体分泌的激素不能维持蜕膜生长而发生剥离出血，故见不规则阴道流血，色深褐，量少，一般不超过月经量，少数患者阴道流血量较多，类似月经。流血可伴有蜕膜管型或蜕膜碎片排出。阴道流血系子宫蜕膜剥离所致。阴道流血一般常在病灶除去后，方能停止。

④晕厥与休克：部分患者出现腹腔内急性出血及剧烈腹痛，轻者出现昏厥，严重者出现失血性休克。出血越多越快，症

状出现也越迅速、越严重，但与阴道流血量不成比例。

⑤腹部包块：输卵管妊娠流产或破裂所形成的血肿时间较久者，由于血液凝固与周围组织或器官（如子宫、输卵管、卵巢、肠管或大网膜等）发生粘连形成包块。

（2）体征

①一般情况：腹腔内出血较多时，呈贫血貌，可出现面色苍白、脉快而细弱、血压下降等休克表现。体温一般正常，休克时体温略低，腹腔内血液吸收时体温略升高，但不超过38℃。

②腹部检查：腹肌轻度紧张，下腹有明显压痛及反跳痛，尤以患侧为甚，出血较多时，叩诊有移动性浊音。有些患者下腹部可触及包块，若反复出血并积聚，包块可不断增大变硬。

③妇科检查：阴道内常有少量血液，来自宫腔。输卵管妊娠未发生流产或破裂者，除子宫略大较软外，仔细检查可能触及胀大的输卵管及轻度压痛。输卵管妊娠流产或破裂者，阴道后穹窿饱满，有触痛。将宫颈轻轻上抬或向左右摇动时可引起剧烈疼痛，称为宫颈举痛或摇摆痛，此为输卵管妊娠的主要特征之一，是因加重对腹膜刺激之故。内出血多时，检查子宫有漂浮感。子宫一侧或其后方可触及肿块，其大小、形状、质地常有变化，边界多不清楚，触痛明显。病变持续较久时，包块机化变硬，边界亦渐清楚。输卵管间质部妊娠时，子宫大小与停经月份基本符合，但子宫不对称。一侧角部突出，破裂所致的征象与子宫破裂相似。

（3）实验室诊断 输卵管妊娠未发生流产或破裂时，临床表现不明显，诊断较困难，需采用辅助检查协助诊断。输卵管妊娠流产或破裂后，大部分有典型的临床表现。根据停经史、腹痛、阴道出血、晕厥或休克及腹腔包块等症状和体征可以诊

断。如诊断有困难，以下辅助检查有助于明确诊断。

①hCG测定：血hCG测定是早期诊断异位妊娠的重要方法。胚胎存活或滋养细胞尚有活力时，hCG呈阳性，但异位妊娠患者血hCG水平较宫内妊娠为低，而且上升缓慢，48小时内升高不足66%，动态观察血hCG的变化对诊断异位妊娠极为重要。

②超声诊断：B型超声显像对诊断异位妊娠有帮助，阴道B型超声检查较腹部B型超声检查准确性高。B超检查可以有以下发现：a.宫腔内无妊娠囊，子宫内膜可增厚。b.输卵管妊娠未破裂时，可见增宽输卵管内有低回声团块，有时可见胚囊样结构甚至胚芽及原始心管搏动。c.输卵管妊娠流产或破裂后，宫旁一侧可见边界不清、回声不均的混合性包块，有时宫旁包块内可见妊娠囊、胚芽及原始心管搏动。d.盆腹腔内或直肠子宫陷凹处有积液，异位妊娠有时在宫内出现假妊娠囊（蜕膜管型与血液形成），需注意与宫内妊娠的妊娠囊（蜕膜与羊膜囊形成的双囊）相鉴别。

（4）阴道后穹窿穿刺 是一种简单可靠的诊断方法，适用于疑有腹腔内出血的患者。腹腔内出血时，血液最易积聚在直肠子宫陷凹，经阴道后穹窿穿刺可抽出暗红色不凝固血液，陈旧性宫外孕时，可以抽出小血块或不凝固的陈旧血液。如抽出血液较红，放置10分钟内凝固，表明误入血管。如无内出血、出血量少、血肿位置高或直肠子宫陷凹有粘连时，可能抽不出血液，因而后穹窿穿刺阴性不能否定输卵管妊娠存在。当出血多、移动性浊音阳性时，可直接经下腹壁一侧行腹腔穿刺抽出不凝血，即可证实有腹腔内出血。

（5）腹腔镜检查 目前该检查不仅作为诊断异位妊娠的金标准，并可同时进行治疗，尤其适用于输卵管妊娠尚未破裂或

流产的早期患者，并适用于与原因不明的急腹症鉴别。大量腹腔内出血影响腔镜手术操作，或伴有严重休克者，禁做腹腔镜检查。

（6）子宫内膜病理检查 将宫腔排出物或刮出物做病理检查，切片中见到绒毛，可诊断为宫内妊娠，仅见蜕膜未见绒毛，应考虑异位妊娠的可能，要结合以上情况综合分析，以明确诊断。

（二）辨证诊断

辨证要点是分辨异位之胎元已殒或未殒，脉络破损与否，以及正气之存亡，气血之虚实。异位妊娠胎元未殒，脉络未破损时，主要是少腹血瘀之实证或虚实夹杂证；脉络破损，阴血内溢，可致气血两亏，甚则亡血厥脱，乃危急重证，瘀阻少腹，日久成癥。

望诊：未破损期面色无改变，舌质暗；已破损期面色因疼痛或盆腔内出血而色青或苍白，伴少神，或昏厥，舌淡暗。

问诊：未破损期或有少量阴道出血，有下腹隐痛或坠胀不适或无腹痛；已破损期出现下腹剧痛，或伴肛门坠胀感，或头晕眼花，疲倦乏力。

切诊：未破损期腹部无触痛或轻触痛，脉弦滑或弦涩；已破损期下腹部可有明显触痛，疼痛拒按，甚至四肢厥冷，大汗淋漓，脉弦细或芤或脉微欲绝。

1. 未破损期

（1）胎元阻络证 可有停经或不规则阴道流血，或一侧少腹隐痛，或宫旁扪及软性包块，轻压痛；hCG 检测阳性，或经 B 型超声证实为输卵管妊娠，但未破损；舌质正常，脉弦滑。

辨证要点：少量阴道出血，伴或不伴一侧少腹隐痛，舌质正常，脉弦滑。

（2）胎瘀阻滞证 可有停经或不规则阴道流血，腹痛减轻或消失；可有小腹坠胀不适，或小腹有局限性包块；hCG 阳性；舌质暗，脉弦细或涩。

辨证要点：下腹隐痛，小腹坠胀不适，舌暗，脉弦。

2. 已破损期

（1）气血亏脱证 停经，或有不规则阴道流血，突发下腹剧痛；面色苍白，四肢厥冷，冷汗淋漓，烦躁不安，甚或昏厥，血压明显下降，hCG 阳性，后穹隆穿刺或 B 型超声提示有腹腔内出血；舌淡，苔白，脉芤或细微。

辨证要点：下腹剧痛，面色苍白无华，四肢厥冷，舌淡，脉芤或细微。

（2）气虚血瘀证 输卵管妊娠破损后不久，腹痛拒按，或有不规则阴道流血；头晕神疲，盆腔可扪及包块，hCG 阳性；舌质暗，脉细弦。

辨证要点：腹痛拒按，头晕神疲，舌质暗，脉细弦。

（3）瘀结成癥证 输卵管妊娠破损日久，腹痛减轻或消失，小腹可有坠胀不适，盆腔有局限性包块，hCG 阳性，舌质暗，脉弦细或涩。

辨证要点：下腹隐痛或无痛，盆腔包块，舌暗脉细。

三、鉴别诊断

（一）西医学鉴别诊断

输卵管妊娠应与宫内妊娠流产、急性输卵管炎、急性阑尾炎、非妊娠期卵巢黄体破裂及卵巢囊肿蒂扭转等疾病鉴别（表 9-1）。

（二）中医学鉴别诊断

少腹血瘀是本病发生的最基本病机，但是，鉴别异位妊娠的病证，我们仍需对输卵管妊娠未破损期和破损期进行辨证判别。在输卵管妊娠未破损期，病机以胎元

表 9-1　输卵管妊娠的鉴别诊断

	输卵管妊娠	宫内妊娠流产	急性输卵管炎	急性阑尾炎	非妊娠期卵巢黄体破裂	卵巢囊肿蒂扭转
停经	多有	有	无	无	无	无
腹痛	破裂时突发撕裂样剧痛，以下腹一侧开始，可向全腹扩散	下腹阵发性坠痛	下腹持续性疼痛	持续性疼痛，从上腹开始，转移至右下腹	下腹一侧突发性疼痛	下腹一侧突发性疼痛，可伴呕吐
阴道流血	多为量少，暗红色	先量少，后增多，可有血块或妊娠物排出	无	无	无或有	无
休克	可有，程度与阴道出血量不成正比	可有，程度与阴道出血量成正比	无	无	可有	无
体温	正常或稍高	正常	升高	升高	正常	稍高
盆腔检查	可有宫颈抬举痛，宫旁或子宫直肠陷凹可扪及肿块	宫口稍开，子宫增大变软	宫颈抬举痛，有输卵管积水时可触及肿块	直肠指检右侧高位压痛	可无肿块触及，一侧附件压痛	宫颈抬举痛，卵巢肿块边缘清晰，蒂部触痛明显
白细胞计数	正常或稍高	正常	升高	升高	正常或稍高	稍高
血红蛋白	多下降	多正常	正常	正常	下降	正常
后穹窿穿刺	可抽出不凝血液	阴性	可抽出渗出液或脓液	阴性	可抽出不凝血液	阴性或可抽出渗出液
hCG 检测	多为阳性	多为阳性	阴性	阴性	阴性	阴性
B 型超声	一侧附件低回声区，其内或有妊娠囊	宫内或可见妊娠囊	或可见附件增粗	子宫附件无异常	一侧附件低回声区	一侧附件低回声区，边缘清晰，有条索状蒂

阻滞胞宫脉络为主，当病情进展，瘀阻脉络破损时，则阴血内溢于少腹，发为已破损期。两者的分辨，可通过收集望、闻、问、切、四诊资料，从患者的神、形、色三个方面进行分析。未破损期，患者神清，形体活动如常，面色无明显改变，切诊腹部无明显疼痛；已破损期，由于血溢脉外而引起少腹部疼痛，如离经之血增多，可出现患者少神甚至无神，疲倦乏力，面色苍白之症，腹部局部切诊疼痛拒按，再结合妇科 B 超则可鉴别。

四、临床治疗

（一）提高临床疗效的要素

1. 提高对不典型异位妊娠的确诊率

停经、腹痛和阴道流血是异位妊娠的典型三联征，临床症状不典型的异位妊娠常易造成误诊、漏诊致输卵管破裂、失血性休克。因此提高对不典型异位妊娠的早期诊断率，选择最佳治疗时机，降低合并症极其重要。目前对异位妊娠的主要检查手段有腹部检查、盆腔检查、阴道后穹窿穿刺、妊娠试验、腹腔镜检查及子宫内膜病理检查。

①诊断性刮宫：有报道提出早期虽然子宫内膜薄、存在盆腔包块与异位妊娠相关，但是不能作为诊断异位妊娠的独立因素，为了避免误诊和不必要的甲氨蝶呤（MTX）杀胚治疗，在2000U/L < hCG < 5000U/L可疑异位妊娠的患者中，诊断性刮宫仍有重要的作用；当患者血hCG > 5000U/L、宫内无妊娠囊且存在盆腔包块时，异位妊娠的可能性极大，诊断性刮宫的意义减少，可直接行腹腔镜检查。

②彩色超声检查：彩色超声检查是早期诊断输卵管异位妊娠最便捷有效的方法，其因诊断率高、操作方法简便而在临床上获得了广泛的应用。在超声检测下，输卵管异位妊娠主要是表现为子宫增大、内膜增厚、附件包块周围及其内部可探到低阻力滋养层周围血流。患者多为输卵管环影像，其环壁回声较强，但中心区则无回声，少部分患者有中、高等回声团块。

③血hCG、孕酮与子宫内膜关系预测：有报道，异位妊娠组4~6周血清孕酮水平均显著低于宫内妊娠组，且血hCG、孕酮联合检测对异位妊娠诊断符合率优于单独检测血hCG或单独孕酮检测，由此可以提示根据两种血清指标的动态变化可对异位妊娠患者做出早期诊断，并为临床及早诊治提供可靠的依据。

2. 早治疗

在异位妊娠还没有确诊前，如患者无生育要求，可予中医中药杀胚治疗，药物可以根据辨证予宫外孕Ⅰ号方或宫外孕Ⅱ号方加减应用，酌加杀胚的中药如天花粉、蜈蚣、穿心莲等以尽量阻止病情发展，减灭胚胎的活性，如已确诊，则根据异位妊娠血hCG数值及附件包块的大小判断其保守治疗或手术治疗。保守性手术中剔除妊娠黄体可以更早地使血hCG值下降，对预防持续性异位妊娠的发生具有重要意义，值得临床推广应用。

3. 保守治疗过程中密切观察病情变化

在保守治疗过程中血hCG还没有转阴性之前，胚胎仍有活性，仍会出现输卵管破裂或输卵管流产导致盆腔内出血之急症，其临床表现多有一侧下腹疼痛或同时伴有肛门坠胀感，如内出血量多时则有面色苍白，腹部叩诊可及移动性浊音；而有些盆腔内出血的患者临床表现极不典型，有表现为胃部不适，反复呕吐，也有表现为肝区疼痛的，医生以为消化道炎症而容易误诊。所以在保守治疗过程中出现上述症状者，医生均需高度重视，监测其生命体征，并结合体格检查、超声检查及血常规等了解病情变化，以随时准备手术治疗。

4. 开通绿色通道快速救治患者

如果确诊为异位妊娠盆腹腔内出血，生命体征不稳定需手术治疗的，要马上建立静脉通道，紧急备血，吸氧，通知家人到位，以及通知手术室做好术前准备，用车床送达手术室，为抢救患者争取时间，绿色通道要求从接诊患者至把患者送入手术室抢救的时间不大于30分钟。

（二）辨病治疗

1. 手术治疗

可分为保留患侧输卵管的保守性手术和切除患侧输卵管的根治性手术，均可通过常规剖腹手术或腹腔镜手术进行。如病情急、有休克的患者常规选用剖腹手术，其他情况可考虑在腹腔镜下进行手术。

（1）适应证 ①生命体征不稳定或有腹腔内出血者。②异位妊娠有进展，如血hCG > 3000U/L或持续升高，有胎心搏动，或附件包块大者。③药物治疗有禁忌证或

（2）手术方式

①根治性手术：行患侧输卵管切除术，可迅速止血，挽救生命，适用于内出血并休克的急症患者。有绝育要求者，可同时行对侧输卵管结扎术。

②保守性手术：适用于有生育要求的年轻妇女，特别是对侧输卵管已切除或有明显病变者。伞部妊娠可行挤压术将胚胎排出；壶腹部妊娠可纵形切开壶腹部，取出胚胎和血块再缝合，或切口不缝合，称为造口术或开窗术；峡部妊娠可视病变节段切除及断端吻合。

③腹腔镜手术：为治疗异位妊娠的主要方法，创伤小，恢复快，可以在腹腔镜下行输卵管妊娠的保守或根治性手术。

2.药物保守治疗

药物治疗可选择中医药或化学药物治疗，适用于早期输卵管妊娠、要求保留生育能力的年轻患者。符合下列条件可考虑采用此法：①一般情况良好，无活动性腹腔内出血。②盆腔包块直径≤4cm。③血hCG < 2000U/L。④无药物治疗的禁忌证。⑤无明显内出血。治疗期间应追踪血hCG值及行B超检查进行严密监护，注意病情变化及药物的不良反应。

（1）全身给药　目前甲氨蝶呤（MTX）为异位妊娠保守治疗的首选药物，MTX为叶酸拮抗剂，能抑制四氢叶酸生成而干扰DNA合成，使滋养细胞分裂受阻，胚胎发育停止而死亡。用法如下。①分次给药：MTX 0.4mg/（kg·d），5日为1个疗程，必要时可重复1个疗程。②单次给药：MTX 50mg/m^{2}或1mg/kg，肌内注射。治疗期间应用B超和hCG测定进行严密监护，并注意患者的病情变化及药物的不良反应。若治疗后4~7日血hCG下降小于15%，可重复以上1个疗程。若用药后血hCG下降并连续3次阴性，腹痛缓解或消失，包块缩小

为有效。若hCG不降或反而上升，症状无缓解或反而加重，或有内出血加剧，应考虑手术治疗。本法简单易行，杀胚效果确切，疗程短，不良反应小，亦不增加以后妊娠的流产率、畸胎率，是治疗早期异位妊娠安全可靠的方法。亦有其他一些药物试用于治疗输卵管妊娠，如氟尿嘧啶、放线菌素D、天花粉及米非司酮（抗孕酮类药物）等。

（2）局部用药　可采用在B超引导下穿刺将药物直接注至输卵管的妊娠囊内，先抽出囊液及部分内容物，再将MTX 10~20mg溶于2~4ml生理盐水中注入孕囊内。也可在腹腔镜直视下穿刺输卵管的妊娠囊，将同前浓度的MTX注入其中。

3.期待疗法

一些早期异位妊娠患者可以通过输卵管妊娠流产或退化自然吸收消退，不用治疗，临床上存在着过度治疗的情况。期待疗法的适应证为：①无临床症状或症状轻微。②异位妊娠包块直径< 3cm。③血hCG < 1500mIU/ml，并持续下降。④腹腔内无游离液体。观察期间，应密切注意临床表现、生命体征，连续测定血hCG、血球比积，进行超声波检查。血hCG是监测滋养细胞消退的一个很好指标，如连续2次血hCG不降或升高，不宜观察等待，可用药物或手术治疗。

（三）辨证治疗

1.辨证论治

（1）未破损期

①胎元阻络证

治法：活血化瘀杀胚。

方药：宫外孕Ⅰ号方（山西医学院第一附属医院）加减。

丹参15g，赤芍15g，桃仁15g，蜈蚣3条，天花粉30g，没药10g。

兼神疲乏力、心悸气短等气虚症状者

加黄芪 20g、党参 15g 以益气健脾；若兼见腹胀腹痛者为气机阻滞，可加枳壳 10g、川楝子 15g 以行气止痛。

②胎瘀阻滞证

治法：化瘀消癥。

方药：宫外孕Ⅱ号方（山西医学院第一附属医院）加减。

丹参 15g，赤芍 15g，桃仁 15g，三棱 10g，莪术 10g，九香虫 10g，水蛭 10g，枳壳 15g。

兼神疲乏力、心悸气短等气虚症状者加黄芪 20g、党参 20g 以益气健脾；若兼见腹胀腹痛者为气机阻滞，可加枳壳 10g、川楝子 15g 以行气止痛。

（2）已破损期

①气血亏脱证

治法：益气养血，活血化瘀。

方药：四物汤加减。

当归 10g，熟地黄 15g，川芎 10g，白芍 10g，黄芪 20g，党参 15g。

如术后腑气不通，腹胀，纳差，加莱菔子 15g，枳实 15g 以行气通腑，木香 6g（后下）、春砂仁 6g（后下）以芳香醒脾助运。

②气虚血瘀证

治法：益气养血，化瘀杀胚。

方药：宫外孕Ⅰ号方（山西医学院第一附属医院）加减。

丹参 15g，赤芍 15g，桃仁 10g，紫草 10g，蜈蚣 2 条，党参 15g，黄芪 20g，白术 15g。

有腹胀、便秘者为脾气虚弱，可酌加茯苓 12g、白术 12g 等益气健脾；头晕神疲、心悸多梦为气血虚弱，加何首乌 15g、熟地黄 15g 以滋补阴血；若发热、腹痛，为感受湿热之邪，可加败酱草 15g、紫花地丁 15g、蒲公英 15g 以清热利湿止痛。

③瘀结成癥证

治法：破瘀消癥。

方药：宫外孕Ⅱ号方（山西医学院第一附属医院）加减。

丹参 15g，赤芍 15g，桃仁 10g，三棱 10g，莪术 10g。

若短气乏力、神疲纳呆，加黄芪 20g、党参 15g 以健脾益气扶正；腹胀甚者，加枳壳 10g、川楝子 15g 以理气行滞。

2. 外治疗法

（1）双柏散外敷　侧柏 60g，大黄 30g，黄柏 30g，薄荷 30g，泽兰 30g。上药共为末，每 250g 为 1 份，纱布包，蒸 15 分钟，趁热外敷，每日 1~2 次，10 天为 1 个疗程，具有活血化瘀、消癥散结之效，用于未破损型或包块型。

（2）血竭散外敷　樟脂 6g，血竭 9g，松香 9g，银珠 9g，人工麝香 0.06g。将前 4 味药研细加热成糊状，涂于布上，然后将麝香撒布于药面，趁热贴于腹部疼痛处。适用于异位妊娠未破损期或陈旧性异位妊娠。

（3）中药灌肠　桃仁 15g，丹参 20g，赤芍 15g，三棱 10g，莪术 10g，蒲公英 15g，赤芍 15g，透骨散 15g。上共浓煎 100ml，保留灌肠，每晚 1 次。适用于包块型（陈旧性宫外孕），具有活血化瘀、消癥散结之效。

（4）穴位贴敷　当归 5g，厚朴 5g，五灵脂 5g，桃仁 5g，红花 5g，赤芍 5g，甘草 5g。穴位取神阙、中脘、足三里（双侧）。将以上药末用热醋调和成糊状，敷于所取穴位，外用 1cm×1cm 止血贴贴敷，6 小时后取下。适用于异位妊娠保守治疗术后并发腹胀、腹痛患者。

3. 成药应用

（1）大黄䗪虫丸　活血破瘀，消癥散结。适用于异位妊娠未破损期及已破损期瘀结成癥型。大蜜丸每丸重 3g，口服，一次 1~2 丸；小蜜丸口服，每次 3~6g；水蜜丸口服，每次 3g。每日均 1~2 次。

（2）散结镇痛胶囊　软坚散结，化瘀定痛。适用于异位妊娠未破损期及已破损期瘀结成癥型。口服，一次4粒，每日3次。

（3）桂枝茯苓胶囊　活血化瘀。适用于异位妊娠未破损期及已破损期瘀结成癥型。蜜丸，口服，每粒6g，每次1粒，每日1~2次；浓缩丸，口服，每粒0.22g，每次6粒，每日2次。

4. 单方验方

（1）皂角刺丹参合剂　皂角刺8g，丹参12g，三棱、莪术、甘草各5g。盆腔血肿周围粘连者加红花、桃仁、天花粉各15g；流血过多者加大蓟、小蓟、白茅根各12g；腹痛加延胡索12g，没药15g。［庞国民．实用专病专方临床大全．北京：中国中医药出版社，1997．］

（2）宫外孕Ⅱ号方加味　丹参30g，赤芍10g，桃仁10g，三棱6g，莪术6g，蜈蚣2条，牛膝15g，天花粉10g，牙皂9g，酌情加党参10g，黄芪10g，黄芩6g，金银花6g，连翘10g。［马桂香．中药治疗异位妊娠疗效观察．河南科技大学学报，2012，30（2）：122-124．］

（3）宫外孕验方　桃仁10g，红花10g，莪术12g，三棱12g，天花粉30g，红藤10g，牛膝15g，牡蛎30g，王不留行12g，薏苡仁15g，川楝子12g，当归10g，土茯苓30g。［张洁．辅助治疗宫外孕验方一则．中国民间疗法．2015，23（11）：105．］

（四）医家经验

1. 连方

连方教授认为异位妊娠的患者，宿有少腹瘀滞，或先天肾气不足，故而冲任胞络通而不畅，未破裂型病机多为少腹瘀滞之实证，治当活血化瘀，消癥散结。［张翔昱．连方教授中西医结合保守治疗异位妊娠经验总结［C］．第十一次全国中医妇科学术大会论文，2010．］

2. 刘奉五

刘奉五教授认为异位妊娠根据其临床表现，多按气血凝滞或癥瘕论治，以活血化瘀、消癥止痛为法，方用活络效灵丹加三棱、莪术，效果比较理想。刘教授体会，对于陈旧性宫外孕除上述方药外，还应当根据患者的不同情况辨证分析，在治疗时，除以活血化瘀消癥为主外，还应加用清利湿热的药物，如瞿麦、木通、车前子、冬瓜子、金银花、连翘、败酱草、黄芩等。药后腹痛虽然有所减轻，但瘀血不去，新血不生，阴道出血未止，当加强活血化瘀药力。［北京中医医院．现代著名老中医名著重刊丛书刘奉五妇科经验．人民卫生出版社，2006．］

五、预后转归

输卵管妊娠早期及时诊断，可采用非手术治疗，保存患侧输卵管及其再受孕功能。如果输卵管妊娠破裂，严重者可危及生命。输卵管妊娠以后，10%患者可再次发生异位妊娠，50%~60%患者继发不孕。异位妊娠的结局随孕卵种植部位不同，其后果各异。

1. 异位妊娠流产

以输卵管壶腹部妊娠流产多见。胚囊若能完整剥离则只一次出血，且出血量较少。如果剥脱不完整，可致多次、大量出血。若滋养叶细胞尚保持活性，仍有侵蚀功能，则可反复出血，加重急腹症。

2. 异位妊娠破裂

以输卵管峡部妊娠破裂发生最早。若破裂处正值小动脉开口者，短时间可使孕妇休克。以间质部妊娠破裂的病势最凶险，所以在早孕检查时，要特别注意一侧宫角突起且有压痛的表现，B超提示宫角妊娠或间质部妊娠须密切关注病情变化。

3. 陈旧性异位妊娠

陈旧性异位妊娠如与周围组织粘连，

可引起不完全性肠梗阻。另外血肿存留时间长，当机体防卫机制被破坏时，血肿继发感染而形成盆腔脓肿。脓肿穿破包膜可呈现化脓性病灶扩散的临床表现，还可穿透其他脏器形成内瘘或与子宫、阴道、直肠、膀胱等相通，将部分胎块与脓汁一起排出体外，这是不良结局之一。

六、预防调护

（一）预防

1. 防患于未然

异位妊娠主要是因输卵管炎症所致，故防治输卵管炎是异位妊娠防患于未然的关键。

（1）生活起居预防 从日常饮食起居做起，女性应有合理的饮食、良好的起居生活习惯，不酗酒，不吸烟，远离毒品。还应接受良好的教育，提升自身文化素质，洁身自好，避免多个性伴侣，具有一定的生殖健康知识，应特别注意月经期、妊娠期、产褥期、哺乳期等特殊时期的个人卫生。年轻未婚妇女，尽量避免婚前过早性生活等。选择有效的避孕措施，尽量避免或减少流产。

（2）预防宫腔操作感染 所有宫腔手术，如人流术、清宫术、上环、取环、诊刮术、输卵管通液术等均有感染的机会，术前应排除盆腔炎、阴道炎的存在，操作过程中医生要严格无菌操作，患者术后常规应用抗生素预防感染。

（3）治疗原发病 对于合并盆腔炎、阴道炎及盆腔肿瘤患者，尽量要求治愈上述诸病后再怀孕，以减少异位妊娠的发生。

（4）早期诊断 既往有不孕症、盆腔炎患者，或具有宫内节育环患者怀孕后应严密观察，注意及早排除异位妊娠。及早正确诊断、治疗异位妊娠，以免发生异位妊娠流产或破裂导致腹腔内大量内出血而危及生命。

2. 防病中变化

异位妊娠病情复杂，变化多端，严重者可因大量腹腔内出血或并发感染而死亡。一旦确诊，应防病中变化。

（1）早诊断、早治疗，治病于未破损期 近些年，异位妊娠的发病率上升，医患之间对此病的警惕性提高，更由于B超尤其是高频阴道B超、hCG测定及腹腔镜的应用，大大提高了异位妊娠的诊断准确率，从而能做到早诊断、早治疗，使异位妊娠的治疗从急性破裂后的急症手术转变为确诊后的药物保守治疗及保守性手术治疗。行保守治疗时，注意加强杀胚，并动态观察血hCG的变化情况。

（2）注意病情变化，防止血脱危及生命 当输卵管妊娠流产或破裂时，可引起急性内出血休克。治疗异位妊娠应随时注意患者的各项生命体征和症状变化，一旦出现失血性休克应在积极抗休克的同时，做好手术准备，以免发生气随血脱，危及生命。

（3）重视杀胚，预防持续性异位妊娠的发生 随着输卵管切开取胚保留生育功能的患者越来越多，持续性异位妊娠的发病率有明显上升的趋势。术中尽可能清理干净输卵管内残留的绒毛组织，可同时行患侧输卵管系膜内注MTX，或术后预防性应用MTX、米非司酮等，并联合中医中药治疗，预防持续性异位妊娠发生。

3. 防病后复发

输卵管妊娠以后，10%患者会再次发生输卵管妊娠，因此要重视，防病后复发。对合并盆腔炎患者，准备妊娠前最好做子宫输卵管造影以明确有无输卵管阻塞，避免再发生输卵管妊娠。若盆腔有肿瘤，可考虑先手术切除肿瘤，以防邻近肿瘤压迫输卵管导致异位妊娠。

（二）调护

加强卫生宣教，出血期间禁止同房，

注意卫生，防止生殖道感染。积极参加适当的体育锻炼，增强体质，增强抵抗力。注意劳逸结合，睡眠充足，生活规律。维持适度的性生活，有利于心理与生理健康。平时注意采取避孕措施，避免和减少宫腔手术次数。

七、专方选要

1. 胎瘀阻滞方

组成：醋柴胡、全当归、赤芍药、生蒲黄（布包）各9g，紫丹参15g，乳香、没药各6g，三棱、莪术、苏木各9g，香附米、台乌药各6g，车前子12g（布包），生牡蛎15g（先煎）。

服法：水煎服，每日1剂。

主治：证属气滞血瘀、冲任不调、胞脉失和之异位妊娠患者。[哈孝贤，谷金红. 中国百年百名中医临床家丛书：哈荔田. 北京：中国中医药出版社，2003.]

2. 小腹蓄血方

组成：生大黄18g（后下），桃仁18g，芒硝18g（冲），牡丹皮18g，桂枝4.8g，茯苓24g，生山栀子18g，牛膝30g，败酱草30g，冬瓜仁30g，薏苡仁30g。

服法：水煎服，每日1剂。

主治：小腹蓄血、郁久化热之患者。[张洪俊. 中国百年百名中医临床家丛书：单健民. 北京：中国中医药出版社，2001.]

3. 瘀结成癥方

组成：三棱20g，莪术20g，桃仁10g，丹参10g，赤芍15g，茜草炭15g，桂枝10g，茯苓15g，夏枯草30g，皂角刺20g，天花粉30g，黄芪20g，阿胶15g（烊服），何首乌15g，甘草6g。

服法：水煎服，每日1剂。

主治：瘀血阻滞，兼有气血虚弱之患者。[翟凤霞. 胡玉荃妇科临证精粹. 北京：人民军医出版社，2011.]

主要参考文献

邓高丕，郗洁，张莹轩，等. 输卵管妊娠中西医结合诊疗指南［J］. 中国实用妇科与产科杂志，2021，37（2）：172-180.

第二节　痛经

痛经是指行经前后或月经期出现周期性下腹部疼痛、坠胀，伴有腰酸或其他不适等症状，严重者影响生活质量。痛经分为原发性和继发性两类。原发性痛经是指生殖器官无器质性病变的痛经，占痛经90%以上；继发性痛经是指盆腔器质性疾病引起的痛经，如子宫内膜异位症、子宫腺肌症、盆腔炎、子宫及阴道畸形或宫颈狭窄等疾病而致的痛经。本节重点叙述原发性痛经。

中医学将本病归入"痛经""妇人腹痛""腹痛"等疾病范畴。

一、病因病机

（一）西医学认识

1. 痛经的病因

（1）与饮食习惯有关。节食减肥、不经常吃早餐及经期经常食生冷或辛辣食物者痛经发病率较高。

（2）与经期受寒有关。经期受寒同食生冷食物一样，可影响子宫血液循环而诱发痛经。

（3）与平时缺乏运动有关。研究结果显示，平均每天运动时间大于30分钟的学生痛经发病率最低。

（4）与睡眠质量有关。睡眠质量好的学生比睡眠质量中等的学生痛经发病率低，睡眠质量中等的学生比睡眠质量差的学生痛经发病率低。

（5）与精神压力有关。来源于学习、

就业、经济、人际交往及负性生活事件等精神压力的人，容易有痛经。

（6）与遗传因素有关。调查表明，有痛经家族史的女生痛经发病率比无痛经家族史的女生痛经发病率高。

2. 发病机制

原发性痛经（PD）发病因素复杂，有关本病的发病机制研究，迄今为止尚无明确的统一意见，相关研究正在进展过程中。多数学者认识到的痛经发生发展与前列腺素、免疫功能的调节、性激素等内分泌调节有着密切的联系，病理改变主要为子宫平滑肌和子宫壁螺旋动脉强烈收缩、缺血和缺氧。现代研究表明，原发性痛经的发病机制主要表现在以下几个方面。

（1）前列腺素与原发性痛经　前列腺素（PG）的改变被认为是形成痛经的根本机制。原发性痛经的发生主要与月经时子宫内膜释放前列腺素（PG）含量升高有关，已被证实痛经患者子宫内膜和月经血中前列腺素含量，尤其 $PGF_{2\alpha}$ 和 PGE_2 较正常女性明显升高，且内膜中 PG 浓度越高，痛经也越严重。$PGF_{2\alpha}$ 和 PGE_2 是花生四烯酸脂肪酸的衍生物，分泌期子宫内膜 PG 浓度较增生期内膜高。月经期由于溶酶体不稳定，释放酶而摧毁胞膜，使子宫内膜细胞溶解，并释放 $PGF_{2\alpha}$ 和 PGE_2。PG 含量升高诱发子宫平滑肌收缩，产生血管挛缩，造成子宫缺血、缺氧状态而出现痛经。

（2）加压素（AVP）与原发性痛经　加压素被认为与痛经密切相关。子宫肌层小血管对血管加压素的敏感性大于粗大的血管，AVP 作用于子宫动脉加压素受体，引起子宫肌层活力增强和子宫收缩，尤其子宫肌层小血管收缩，引起子宫局部缺血和疼痛。痛经患者对血管加压素的敏感性较高，AVP 分泌可增加子宫收缩活性，加重痛经症状。

（3）催产素与原发性痛经　催产素（OT）在原发性痛经形成中也可能起着重要作用。首先，OT 不仅可直接作用于子宫肌细胞，通过细胞内生化途径引起子宫收缩，同时还能激活磷酸肌醇循环，调节局部 PGs 的产生，引起并加重痛经。其次，OT 与前列腺素 $F_{2\alpha}$（$PGF_{2\alpha}$）关系密切，OT 能刺激 $PGF_{2\alpha}$ 的合成与释放，$PGF_{2\alpha}$ 能增加 OT 的释放而不影响其合成，两者具有协同作用，共同导致子宫收缩。痛经患者体内 OT 含量较正常非妊娠妇女高。

（4）雌二醇和孕酮与原发性痛经　痛经与月经周期中性激素变化相关。前列腺素在痛经的形成中起重要作用，而其生成受性激素的调节。黄体中期雌激素高峰促进月经前期子宫内膜 PGF_2 生成增加；孕激素可以促进雌二醇转化为无活性的雌酮，减少前列腺素的生成和降低子宫平滑肌舒缩活性而缓解痛经。

（5）β-内啡肽与原发性痛经　β-内啡肽目前被认为是与疼痛有关的神经激素。β-内啡肽的作用目前尚不能肯定。另外，其他肽类及自主神经系统，如内皮素、去甲肾上腺素也可造成子宫肌及子宫血管收缩，导致痛经。

（6）钙与原发性痛经　现代研究发现，痛经时，子宫发生缺血再灌注损伤，使 Ca^{2+} 大量进入细胞内，细胞内 Ca^{2+} 超载引起细胞的能量耗竭，细胞膜受损，导致子宫肌挛缩，出现痛经。临床应用钙离子通道阻滞剂（如尼卡地平）治疗原发性痛经，收效较好。

（7）免疫调节与原发性痛经　白细胞介素一直被认为增加子宫肌纤维对疼痛的敏感性，在原发性痛经对 PG 抑制治疗无效的妇女中，其内膜中就有大量的白细胞介素存在。痛经患者体内存在辅助性 T 淋巴细胞 1/辅助性 T 淋巴细胞 2（Th1/Th2）细胞因子分泌水平改变，表现为经期由 Th2 型细胞因子 IL-10 水平显著高于正常人，也高于非经期的痛经患者，因此，IL-10在痛经中可能具有一定的作用。另外，人体免疫系统中发挥着重要作用的T细胞执行特异性细胞免疫和调节功能。CD4和CD8是T细胞的主要两个亚群。CD4可促进B细胞、T细胞和其他免疫细胞的增殖与分化；CD8具有细胞毒作用，可抑制和杀伤T细胞和靶细胞。正常情况下，CD4和CD8保持一定的比例，两者处于动态平衡，当平衡遭到破坏，可导致细胞免疫功能紊乱和免疫失调，从而导致疾病的发生。有研究发现，痛经患者月经期、卵泡期CD4/CD8的比值都低于正常人，而痛经患者整个月经周期中CD8百分值明显高于正常人。

（8）五羟色胺与原发性痛经　最近有研究发现，下丘脑的代谢产物也有可能参与PD病理过程。五羟色胺（5-HT）作为人体的内源性活性物质，与人体很多生理病理活动密切相关，作为神经递质的5-HT，在脑内可参与多种生理功能及病理状态的调节，如睡眠、摄食、体温、精神情感性疾病的调节。刘培等发现痛经模型大鼠的5-HT的含量和正常对照组相比有显著的增加，表明PD导致5-HT的增加。

（9）心理、社会因素与原发性痛经　心理、社会因素与原发性痛经有着密切联系。研究认为抑郁和焦虑等情绪因素加重痛经发作。

（10）遗传与原发性痛经　随着遗传基因研究的发展，发现母亲染色体中有特定的基因传递信息至第二代的个别女性，使其性情不稳定，易受刺激或子宫痛阈降低而患痛经。

（11）其他　高温环境下作业可使机体的体温调节发生障碍，且可通过大脑皮层下丘脑——垂体——卵巢轴，引发月经异常及痛经。此外，运动、经济因素等心理、社会因素亦可导致或加重本病的发生。

总之，原发性痛经与月经的周期性生理变化相关。其发病与前列腺素、加压素、催产素、雌激素和孕激素、β-内啡肽、钙（Ca²⁺）等的合成和分泌发生改变有关，它们与不同的靶点结合，通过不同的途径，促进PD的形成和发展，由此构成了复杂的痛经损伤发生机制。它还与子宫内膜、子宫肌细胞、子宫平滑肌和子宫壁螺旋动脉等病理改变相关。而其相关因素则有内分泌、精神、神经、遗传、免疫等。

（二）中医学认识

中医认为本病有生活所伤、情志不和或六淫为害等不同病因，并与素体及经期、经期前后等特殊的生理变化有关。

本病伴随月经周期而发，未行经期间，由于冲任气血平和，致病因素尚不致引起冲任、子宫气血瘀滞或不足，故平时不生疼痛。经期前后子宫冲任血海变化较平时急剧，血海由盈而亏，气血由实而虚，易受致病因素侵袭，加之素体寒（寒湿凝滞）、热（湿热瘀阻）、虚（肾气亏虚、气血虚弱）、实（气滞血瘀），十二经气血下注冲任，冲任、胞宫气血瘀阻更甚，导致子宫、冲任气血运行不畅，"不通则痛"而致痛经。

实者疼痛多发生在经前或经中，此时正值血海充实，易生瘀滞。如若气郁，或寒、热、湿邪侵袭，则易导致气滞血瘀、寒凝血瘀、湿热瘀滞而引发疼痛。虚者疼痛多于经后期发生，此时月经将净，血海空虚，胞脉失于濡养。故临床多见气血虚弱、肾气亏虚。

二、临床诊断

（一）辨病诊断

1.临床表现

（1）多见于青春期，一般于初潮后1~2年发病。疼痛的时间最早于月经前12小时开始，以经行第 1 日疼痛最剧烈，持续 2~3 日后缓解。

（2）疼痛的特点是呈阵发性下腹部耻骨上绞痛、胀痛、坠痛，并放射到腰骶部及大腿内侧。

（3）患者可出现如恶心、呕吐、腹泻、头晕、乏力等症状，腹痛剧烈时，可伴有面色苍白、出冷汗、手足发凉，甚至产生晕厥、虚脱等症状。

2.体征

（1）下腹软，无压痛或偶有下腹正中轻压痛，无反跳痛，无移动性浊音等。

（2）妇科检查 无阳性体征者属原发性痛经。

3.实验室检查

（1）血前列腺素测定显示 $PGF_{2\alpha}$ 异常升高。

（2）妇科 B 超和腹腔镜检查以除外器质性病变。

4.临床分级标准

据临床表现以判定痛经的程度，一般可分为轻、中、重三度。

轻度：行经期或其前后，小腹疼痛明显，或伴腰部酸痛，但尚可坚持工作和学习，有时需服止痛药。

中度：行经期或月经前后，小腹疼痛难忍，或伴腰部疼痛，恶心呕吐，四肢不温，采用止痛措施疼痛可缓解。

重度：行经期或其前后，小腹疼痛难忍，坐卧不安，不能坚持工作和学习。多伴有腰骶疼痛，或兼有呕吐、泄泻、肛门坠胀、面色苍白、冷汗淋漓、四肢厥冷、低血压等，甚至昏厥。

（二）辨证诊断

痛经临床上多属中医"痛经""妇人腹痛"范畴。病名诊断虽有"痛经""妇人腹痛"之别，但辨证分型均以病机为据，故辨证诊断合而论之。

望诊：痛苦面容，弯腰抱腹，面色惨白，舌质紫暗，有瘀点，或可见舌淡胖，苔白润，或可见舌淡胖，边有齿印，苔白微腻，或可见舌紫红，苔黄而腻，或可见舌淡，苔薄，或可见舌淡红，苔薄。

闻诊：或经血有异味，或未见明显异常。

问诊：或腹痛拒按，经血夹血块，乳房胀痛不适，或腹痛喜按，腰膝酸软，或小腹冷痛，得热则舒，或经来小腹灼热拒按，经前带下量多，或神疲乏力，头晕心悸。

切诊：或下腹软，下腹压痛，无反跳痛，脉弦，或可见脉沉、脉细或沉紧、脉滑数或涩、脉细无力、脉沉细。

1.气滞血瘀证

每于经前一两日或经期小腹胀痛，胀甚于痛，拒按，或伴乳房胀痛、胸胁胀满不适，或月经先后无定期，量少，或经行不畅，经色紫暗有块，血块排出后痛减，常伴有烦躁易怒，甚或恶心呕吐，舌紫暗或有瘀点，脉弦滑或弦涩。

辨证要点：小腹胀痛拒按，血色紫暗有块，块下痛暂减，乳房胀痛，舌质紫暗或有瘀点，脉弦滑或弦涩。

2.寒凝血瘀证

经前或经期小腹冷痛拒按，得热痛减，或经期延后，月经量少，经色瘀暗有块，或畏寒身痛，手足欠温，面色青白，舌暗，苔白润或腻，脉沉紧。

辨证要点：小腹冷痛，得热则舒，形寒肢冷，脉沉紧。

3.湿热瘀互结证

经前或经期小腹疼痛拒按，有灼热感，或伴腰骶胀痛，或平时即感小腹疼痛，经期加剧，或低热起伏，伴有月经先期、月经过多或经期延长，经色暗红，质稠有块，或平时带下黄稠，阴痒，小便黄短，大便不爽，舌红，苔黄腻，脉弦数或滑数。

辨证要点：小腹灼热胀痛，平素带下

量多色黄，小便黄短，舌红，苔黄腻，脉弦数或滑数。

4. 气血虚弱证

经期或经后 1~2 天，小腹隐隐作痛，喜按，伴见小腹或阴部空坠，经血量少，色淡，质清稀，或月经后期，面色萎黄无华，神疲倦怠，气短懒言，舌淡苔白，脉细弱。

辨证要点：小腹空坠，隐隐作痛，喜按，面色萎黄，神疲乏力，舌淡苔白，脉细弱。

5. 肝肾不足证

经期或经后少腹绵绵作痛，腰部酸胀，经色淡红，量少，质稀薄，或有潮热，或耳鸣，或头晕目眩，舌淡，苔薄白或薄黄，脉细弱。

辨证要点：少腹绵绵作痛，腰膝酸软，头晕耳鸣，潮热，舌淡，苔薄白或薄黄，脉细弱。

三、鉴别诊断

（一）西医学鉴别诊断

本病当鉴别原发性痛经和继发性痛经，此外本病应与发生在经期或经期加重的内、外、妇诸科有腹痛症状的疾病如急性阑尾炎、结肠炎、膀胱炎、卵巢囊肿蒂扭转等鉴别，另外还应与阴道流血伴有小腹疼痛的异位妊娠、胎动不安相鉴别。

1. 原发性痛经与继发性痛经鉴别

两者区别要点在于生殖器官有无器质性病变。原发性痛经属功能性痛经，生殖器官无器质病变，常发生在初潮或初潮后不久，多见于未婚或未孕妇女，在正常分娩后疼痛可缓解或消失；继发性痛经常发生在月经初潮后数年，常有月经过多、不孕、放置宫内节育器或盆腔炎性疾病病史，妇科检查有异常发现，如处女膜孔过小、子宫颈管过于狭窄、子宫位置过于前倾或后屈，或子宫发育不良、子宫内膜异位症、

子宫肌腺病、盆腔炎症和宫腔粘连等。两者通过妇科 B 超或盆腔 MRI、CT 等检查可鉴别，必要时需行宫腔镜、腹腔镜检查进行鉴别。

2. 原发性痛经与急性阑尾炎鉴别

腹痛为共同特点，慢性阑尾炎具有以下特点。①转移性右下腹疼痛为急性阑尾炎的典型症状。②右下腹部有固定明显压痛，以麦氏点为主；结肠充气、腰大肌征、闭孔内肌试验阳性。③白细胞总数和中性粒细胞升高。妇科 B 超及阑尾区 B 超或盆腔 MRI、CT 等检查可协助诊断。部分患者可经期发病，但无周期性腹痛。

3. 原发性痛经与急性膀胱炎鉴别

两者均有下腹疼痛症状，但急性膀胱炎具有以下特点。①有尿频、尿急、尿痛等膀胱刺激症状，重者伴有血尿、脓尿。②耻骨上区（膀胱区）有压痛，无反跳痛及肌紧张。③尿常规见白细胞和红细胞，有时可见脓细胞。妇科 B 超或盆腔 MIR、CT 等检查可协助诊断。部分患者可经期发病，但无周期性腹痛。

4. 原发性痛经与膀胱结石鉴别

两者均有腹痛症状，但是膀胱结石具有以下特点。①排尿突然中断，并感疼痛，有排尿困难和膀胱刺激症状。②X 线平片、泌尿系 B 超和全腹 CT 检查，或膀胱镜检查，可确定诊断。③尿检查有时有血尿。部分患者可经期发病，但无周期性发作。

5. 原发性痛经与溃疡性结肠炎（非特异性结肠炎）鉴别

两者均有腹痛症状，但是溃疡性结肠炎（非特异性结肠炎）具有以下特点。①多缓慢发病，少有急骤，病程持续或间歇发病，多慢性腹泻，伴有脓血便，多在左下腹部。②肠镜有诊断价值。

6. 原发性痛经与异位妊娠鉴别

两者均有腹痛症状，通过妊娠试验可鉴别。

7. 原发性痛经与卵巢囊肿蒂扭转鉴别

卵巢囊肿蒂扭转急性发作时，患侧呈阵发性、持续剧痛，伴恶心呕吐，有时有休克。查体见下腹部患侧饱满，压痛明显。妇检可触及患侧包块，下界清，有触痛，不活动，蒂部剧痛明显。除有卵巢肿瘤病史和可扪及盆腔肿物外，疼痛往往突然发作，过去并无明显之周期性痛经史，此次发作时亦与月经周期无关。妇科B超、盆腔CT或MRI等检查可协助诊断。

8. 原发性痛经与卵巢囊肿破裂鉴别

卵巢囊肿破裂可致腹腔内出血而出现突发性下腹痛。一般有诱因可查，如性交、剧烈运动或腹部挫伤等。主要症状为突然发生下腹痛，伴恶心呕吐，出血严重者可有血压下降或休克。查体可有移动性浊音。可借助后穹窿穿刺、妇科B超、盆腔CT或MRI等协助诊断。多数患者有卵巢肿瘤病史，疼痛往往突然发作，过去不一定有周期性痛经史，此次发作时亦与月经周期无关。

9. 原发性痛经与急性盆腔炎鉴别

两者均有腹痛，但急性盆腔炎有以下特点。①有感染病史，表现为高烧、寒战，下腹部疼痛，白带增加，有脓性臭味。②下腹部有压痛、反跳痛及肌紧张，肠鸣音减弱或消失；查阴道充血水肿脓性分泌物，后穹窿触痛明显，宫颈充血水肿举痛明显，宫体大、压痛、活动受限，附件区压痛，肿物片状增厚或有波动脓性肿物感。③实验室检查示白细胞总数及中性粒细胞升高。

10. 原发性痛经与先兆流产鉴别

先兆流产有停经史及早孕反应，可见阴道流血，妊娠试验阳性，B超检查子宫腔内有孕囊，而痛经则无上述妊娠征象。

总之，对于本病的鉴别诊断主要是本病发生于经期或行经前后，有规律地、周期性出现。妇科检查及辅助检查无阳性体征，即可诊断。

（二）中医学鉴别诊断

痛经辨证首先当识别痛证的属性。根据疼痛发生的时间、性质、部位及疼痛的程度，结合月经期、量、色、质及兼症、舌脉，并根据素体情况，参考发病因素等辨其寒热虚实。一般痛在经前，经期之初、中多属实；痛在月经将净或经后多属虚。疼痛剧烈、拒按、掣痛、绞痛、灼痛、刺痛多属实；隐隐作痛、坠痛、喜揉喜按多属虚。痛甚于胀，血块排出疼痛减轻或刺痛、持续作痛者多属于血瘀；胀甚于痛，时痛时止者多为气滞。绞痛、冷痛得热痛减多属寒；灼痛得热痛增多为热。痛在两侧少腹多在肝；痛在腰际病多在肾。

四、临床治疗

（一）提高临床疗效的要素

1. 首辨虚实

《医宗金鉴》云："腹痛经后气血弱，痛在经前气血凝，气滞腹胀血凝痛，更审虚实寒热情。"

实者疼痛多发生在经前或经中，此时正值血海充实，易生瘀滞。若气郁，或寒、热、湿邪侵袭，则易导致气滞血瘀、寒凝血瘀、湿热瘀滞而引发疼痛。气滞血瘀者疏肝理气、活血化瘀、通络止痛，多以膈下逐瘀汤为基础方加减。寒凝血瘀者温经散寒、活血化瘀、通络止痛，多用温经汤、当归四逆汤加减。湿热瘀滞者清热除湿、活血化瘀、通络止痛，多采用清热调血汤加减。

虚者疼痛多于经后期发生，此时月经将净，血海空虚，胞脉失于濡养，故临床多见气血虚弱、肝肾亏虚，多活血化瘀、通络止痛加以补益气血、调理肝肾的药物。

2. 调理气血，以通为用

"不通则痛"是原发性痛经主要病因病

机。本病证型虽有虚有实，但主要病机不离乎滞和瘀，在临床中辨证和治疗原发性痛经调理气血是关键。选方用药过程中应该注意的是，行气之药多芳香辛燥，易伤血耗阴，化瘀药多为攻伐破峻之品，容易损气伤阳，故气滞宜疏，药以甘淡辛平为宜，如枳壳、香附、陈皮、郁金、素馨花、佛手花、合欢花、玫瑰花等行气解郁之品，血瘀宜化，药以辛平或辛而微温为主，如益母草、酒川牛膝、当归、川芎、赤芍、丹参、蒲黄、五灵脂、莪术等。

3. 中西医结合，急则治其标，缓则治其本

本病伴随月经周期而发，在具体治疗上，分标本缓急，即经前、经期为标，在滋补肝肾、补益气血、疏肝行气的基础上给予活血通络止痛。经后为本，主以调补肝脾肾，临证加减。

同时注意中西医结合诊疗，多数痛经患者经期腹痛时就诊，甚至有痛甚晕厥者，此时应当尽快给予西药止痛，后续方能配合中药治疗，同时我们对痛经的认识需全面，运用西医学的各种检查手段，在辨证论治的同时，结合患者的临床症状、体征及辅助检查，病症结合，及时确诊原发病，对病诊疗，必要时中西医结合治疗提高疗效。

4. 循周期治疗痛经

在月经的产生过程中，随着阴阳的消长、气血的盈亏变化而有月经期、经后期、经间期、经前期的生理节律，从而构成了月经周期。因此临床上依据中医月经周期四个时期阴阳消长转化理论而立中药调周法。行经期，重阳必阴，是阳转阴，故以益肾通经为主；经后期，阴长阳消，阴长至重，故以滋阴养血为主；经间期，重阴必阳，是阴转阳，故以补肾调血为主；经前期，阳长阴消，阳长至重，故以补肾疏肝为主。对于痛经患者在应用中应有所变化，在经净痛止后则宜审证求因以固本，以防再发。宜结合证候的虚实寒热，平时采用行气活血，或温经散寒，或清热除湿，或益肾养肝，或补肾健脾等法，达到治未病的效果。

5. 谨守病因，心身同治

《素问·上古天真论》曰："上古之人，其知道者，法于阴阳，和于术数，食饮有节，起居有常。"原发性痛经不仅与内分泌代谢有关，而且与生活习惯、社会、心理、体质因素有关，是生物、心理、社会等诸多因素综合作用的结果。因此，对原发性痛经的治疗也应该辅以心理治疗，会有更显著的疗效。同时叮嘱痛经患者饮食宜清淡，少吃生冷食品，保持心情舒畅。

6. 多途径综合治疗

原发性痛经虽无生殖器官器质性改变，但往往对患者的生活和工作造成很大的影响。中医对其有较深刻的认识，并形成了系统的治疗方法。中医治疗应用中药汤剂、中成药、针刺、艾灸、推拿、音乐、情志、理疗等综合疗法，疗效甚显。

（二）辨病治疗

临床上重点在于对症处理。

1. 一般治疗

重视精神心理治疗，阐明月经时轻度不适是生理反应。疼痛不能忍受时可做非麻醉性镇痛治疗，适当应用镇痛、镇静、解痉药。

2. 药物治疗

（1）前列腺素合成酶抑制剂 通过抑制前列腺素合成酶的活性，减少前列腺素产生，防止过强子宫收缩和痉挛，从而减轻或消除痛经。该类药物治疗有效率可达80%。月经来潮即开始服用药物效果佳，连服2~3日。常用药物有布洛芬、双氯芬酸钠等。布洛芬每次200~400mg，每日3~4次。

（2）口服避孕药 通过抑制排卵减少

月经血前列腺素含量，适用于要求避孕的痛经妇女，疗效达 90% 以上。我国市面上的短效口服避孕药常见有屈螺酮炔雌醇片、屈螺酮炔雌醇片（Ⅱ）、炔雌醇环丙孕酮片，用法为每次 1 片，每日 1 次，维持 21~28 天。大部分健康人群都适合使用口服避孕药，但有以下疾病或生活方式的人群在选择口服避孕药时需要咨询医生以明确自己是否存在相关的禁忌证：吸烟、肥胖（体重指数超过 30kg/㎡）、长时间不行动（大型外科手术，任何腿部手术，或较大的创伤之后）、妇科恶性肿瘤、乳腺肿瘤、高血压、心脏瓣膜病、偏头痛、有静脉或动脉血栓形成/血栓栓塞或脑出血病史及家族史、肝脏肿瘤（良性或恶性）、严重的肝脏疾病（肝功能指标没有恢复正常），累及血管的糖尿病等患者均不适合服用。

（三）辨证治疗

1. 辨证论治

（1）气滞血瘀证

治法：理气活血，祛瘀止痛。

方药：膈下逐瘀汤。

当归 9g，川芎 6g，赤芍 12g，桃仁 10g，红花 9g，枳壳 12g，延胡索 9g，五灵脂 9g（包煎），牡丹皮 12g，乌药 9g，香附 15g，甘草 6g。

肝郁较甚，胸胁乳房痛甚者，加柴胡 6g、青皮 6g、竹叶 12g 以疏肝理气止痛；肝郁化热，症见口干，口苦，月经持续时间长，色暗质稠，舌红苔黄，脉弦数，加栀子 12g、夏枯草 12g、黄芩 12g 以疏肝清热；若痛经剧烈，伴恶心呕吐，苔厚腻，脉滑，为肝气夹冲气犯胃，加竹茹 12g、生姜 6g、法半夏 12g 以平冲降逆止呕；若痛连肛门，兼前阴坠胀者，加柴胡 6g、川楝子 12g、大黄 9g 以理气行滞止痛；若肝郁伐脾，症见胸闷、食少者，可加白术 15g、茯苓 15g、陈皮 6g 以健脾。

（2）寒凝血瘀证

治法：温经散寒，化瘀止痛。

方药：少腹逐瘀汤。

小茴香 6g，干姜 6g，没药 9g，肉桂 6g（焗服），赤芍 12g，蒲黄 9g（包煎），五灵脂 9g（包煎），当归 12g，川芎 6g，延胡索 12g。

若月经量过少，色瘀暗，可加桃仁 12g、鸡血藤 30g 以活血通经；若腰痛、身痛甚者，加独活 15g、桑寄生 18g、巴戟天 15g 以补肾气，散寒湿；若气滞偏盛，冷痛作胀者，加乌药 9g、香附 12g 以温通行气；若系虚寒所致痛经，症见经行下腹绵绵作痛，喜暖喜按，月经量少，色淡质稀，畏寒肢冷，腰骶冷痛，面色淡白，舌淡，脉沉细，治宜温经养血止痛，上方可加熟附子 9g（先煎）加强温经散寒之力；若阳虚内寒，痛甚而厥，症见手足不温，或冷汗淋漓，为寒邪凝闭、阳气失宣之象，可加人参 15g、熟附子 12g（先煎）、艾叶 12g 以温经散寒，回阳救逆。

（3）湿热瘀互结证

治法：清热除湿，化瘀止痛。

方药：清热调血汤。

黄芩 12g，龙胆草 10g，佩兰 12g，薏苡仁 30g，茵陈 15g，蒲黄 6g（包煎），五灵脂 6g（包煎），丹参 15g，赤芍 12g，牡丹皮 12g，厚朴 10g，延胡索 12g。

若月经过多，或经期延长，酌加益母草 18g、血余炭 12g，地榆、槐花各 15g 以凉血止血；若腰骶胀痛，可加桑寄生 18g、秦艽 15g 以祛湿通络止痛；若平时带下量多，色黄质稠气臭，酌加黄柏 15g、忍冬藤 30g、败酱草 20g 等以加强清热解毒利湿之力；若热盛致口干，腹胀痛，大便干结者，可加虎杖 20g、枳实 15g 以泻热存阴。

（4）气血虚弱证

治法：益气养血，调经止痛。

方药：八珍汤。

当归12g，川芎9g，党参15g，白术15g，黄芪15g，生姜9g，大枣12g，白芍12g，甘草9g，香附12g。

气虚兼寒，痛喜温熨者，加艾叶12g、台乌药9g、肉桂1.5g（焗服）以温经散寒止痛；血虚甚，症见头晕、心悸、失眠者，加阿胶12g（烊化）、鸡血藤30g、酸枣仁15g以养精血安神；兼肾虚，症见腰膝酸软者，加菟丝子25g、川续断12g、杜仲18g以补益肾气；脾虚气滞，见纳少便溏者，加木香9g（后下）、砂仁6g（后下）以行气醒脾。

（5）肝肾不足证

治法：滋养肝肾，和营止痛。

方药：归肾丸。

杜仲15g，菟丝子20g，熟地黄15g，山茱萸9g，枸杞子12g，当归12g，茯苓12g，白芍12g，甘草6g，香附12g。

若伴腰骶酸痛甚，夜尿多者，可加川续断15g、狗脊15g、益智仁12g、桑螵蛸15g以补肾强腰；若月经量少，酌加川芎9g、鸡血藤30g、女贞子15g以养血通经；若兼头晕、心悸不寐者，加夜交藤30g、酸枣仁15g、五味子9g以镇静安神；若兼见心烦少寐、颧红潮热等阴虚内热之象者，加青蒿9g、鳖甲20g（先煎）、地骨皮15g以清虚热；若兼畏寒肢冷、腰酸如折、舌淡、脉沉迟等阳虚证，可酌加补骨脂15g、熟附子9g（先煎）、淫羊藿10g以温补肾阳。

2.外治疗法

（1）针刺治疗　选用合谷、三阴交。夹血块者加血海；湿邪重者加阴陵泉、太冲、行间；肝郁者加太冲、气海、内关；气血虚弱者加足三里、脾俞、血海；肝肾不足者加关元、肝俞、肾俞。实证用泻法，虚证用补法，留针30分钟，隔10分钟捻针1次，每日针治1次，2周为1个疗程。适用于各型痛经。

（2）电针　选取中极、关元、三阴交、血海、地机、足三里穴，针刺得气后，接上电针治疗仪，通以疏密波或连续波，电量以中度刺激为宜，每次通电15~30分钟，每日1~2次。于经前3日施治，至疼痛缓解为止。适用于各型痛经。

（3）灸法　取关元、气海、曲骨、上髎、三阴交，每次取3个穴，于经前3日用艾条温和灸，每穴施灸20分钟，每日1次，连续治疗4日为1个疗程。适用于虚证、寒证痛经。

（4）梅花针　用梅花针从腰椎至尾椎，脐部至耻骨联合处轻叩（不出血为宜），可调节冲、任、督脉之气，以达行气止痛之功。每次月经前3~5天开始，每日1次，每次15分钟，连用3个周期。

（5）耳针疗法　取皮质下、内分泌、交感、子宫、卵巢，于月经来前3~5天，用王不留行籽或小磁珠压穴，每天按揉数次，以调和气血止痛；疼痛较重者可用埋针法。气滞血瘀可加肝、神门；痰湿凝滞加脾、胃；湿热瘀滞加三焦、腹；气血虚弱加心、脾；肝肾亏虚加肝、肾。

（6）推拿疗法

基本操作：患者仰卧，医生立于其右侧，自膻中至中极抹其任脉，继之顺摩少腹部约5分钟，再指推、按揉气海、关元、中极，拿揉血海、三阴交，然后令其俯卧，按揉肝俞、脾俞、膈俞、肾俞及八髎穴，擦八髎穴及腰骶部。

去拿气海，加揉章门、期门，掐太冲，适用于气滞血瘀证。

加按大椎，拿风池，按揉曲池、丰隆，适用于寒湿凝滞证。

去肝俞，加按揉胃俞、足三里，推运中脘，振关元，适用于气血不足证。

3.成药应用

（1）田七痛经胶囊　通调气血，止痛调经。适用于各类型痛经，尤其是因寒致痛者。每次 3~5 粒，每日 3 次，经期或经前 5 天服用。

（2）金佛止痛丸　行气止痛，疏肝和胃祛瘀。适用于各类型痛经，每次 5~10g，每日 2~3 次。寒证者须用姜汤送服。

（3）散结镇痛胶囊　软坚散结，化瘀定痛。适用于各类型痛经。每次 4 粒，每日 3 次。

（四）医家经验

1. 班秀文

班秀文治疗痛经重在疏肝理气，活血化瘀，常用黑逍遥散加素馨花、佛手花、合欢花、玉兰花、玫瑰花等芳香花类。用药偏于温化，善用《金匮要略》温经汤。治分经前经后，巧用"活、和、补"三法，且主张分阶段调治痛经。经前防痛，以活血为主；经期治痛，以调和气血为主；经后调养，以补益气血为主，简称"活、和、补"三法。[卢慧玲. 班秀文治疗痛经经验. 中医杂志，1993，34（5）：271-272.]

2. 夏桂成

夏桂成认为诸多痛经，表现各有不同，但其本质均与肾的阴阳失衡有关，故他认为治疗原发性痛经应着重于补肾调周，他根据基础体温的变化，通过 B 超监测排卵，以及根据带下改变等将整个月经周期分 7 个时期：行经期、经后初期、经后中期、经后末期、经间排卵期、经前期、经前后半期。他临床运用调周法治疗原发性痛经时抓住两个关键时期，即排卵期和经前期，其治疗重点在排卵期。排卵期是月经周期中的节律活动，也是阳长的奠基时刻，故在此期促进阴阳转化，维持高温相的时间与形式，阳足则助瘀浊排清，经行通利，通利则不痛，较之行经期用化瘀止痛药为佳。其经间排卵期常用方为补肾促排卵汤加减。方药如下：炒当归、赤芍、白芍、怀山药、山茱萸、熟地黄、牡丹皮、茯苓、续断、菟丝子、紫石英、紫河车、红花、川芎等。[张元. 夏桂成治疗原发性痛经经验. 陕西中医学院学报，2009，32（6）：17-18.]

3. 裘笑梅

裘笑梅认为膜样痛经多见于青少年女性，治疗时应在辨证论治的基础上依据月经周期续贯用药，才能根除病痛。经前期及经期，方用活血祛瘀化癥汤，非行经期治疗从温补肝肾着手，兼用疏肝理气、化瘀脱膜之法。裘氏强调本病治则虽以通为其大法，但如果一味强攻猛进，则欲速不达，治疗时除经间期治本之外，经期亦需扶正。[裘笑梅，吴燕平，张婷，等. 中国百年百名中医临床家丛书. 北京：中国中医药出版社，2009.]

五、预后转归

一般原发性痛经经过及时治疗，症状可以很快得到控制，症状明显者通过一般治疗、药物治疗和针灸推拿等综合治疗，部分患者可获痊愈。但如不及时治疗，不仅影响正常的生活和工作，也影响患者的生活质量。

六、预防调护

（一）预防

1. 正确地认识和对待痛经

月经是生理现象，一般盆腔充血可能出现轻度腰酸、下坠感、嗜睡、疲倦等不适，但当行经前后出现的疼痛或不适影响个人的工作、学习和生活就是一种病理状态。原发性痛经患者如按照月经前后的保健原则，采用多层次和综合性防治保健措施，痛经症状可明显减轻甚至消失。

2. 制定科学的个体化保健计划

原发性痛经患者应在医生指导下制定

科学的个体化保健计划，其内容包括良好的生活方式和饮食习惯、健康的精神心理、科学的营养补充、恰当的运动量、避免环境刺激和有害物质的摄入和坚持定期体检等。

（二）调护

1. 生活调护

（1）积极参加卫生宣教，充分了解月经生理和月经期卫生知识，消除其顾虑和精神负担。

（2）积极参加适当的体育锻炼，增强体质，增强抵抗力，防治痛经。

（3）注意劳逸结合，睡眠充足，生活规律，经期避免过度疲劳和紧张，避免重体力劳动和剧烈体育运动。

（4）避免寒凉，经期不宜当风感寒、冒雨涉水、冷水洗脚或冷水浴等。

（5）保持外阴清洁，月经期禁止性交、盆浴和游泳。

2. 饮食调护

痛经患者要注意少吃寒凉生冷，禁酒。均衡饮食，避免过甜或过咸的食品，多吃蔬菜、水果、鸡、鱼、瘦肉等。注意补充维生素及矿物质。

常用食疗方如下。

（1）益母草煮鸡蛋　益母草 15~30g，鸡蛋 2 个，红糖适量。将益母草与鸡蛋放入适量水中同煮，待鸡蛋刚熟时剥去蛋壳，加入红糖，复煮片刻，吃蛋喝汤。适用于所有痛经患者，具有活血祛瘀、通经止痛之效。

（2）田七蒸鸡　母鸡胸脯肉 250g，三七末 15g，冰糖（捣碎）适量。将三七末、冰糖与鸡肉片拌匀，隔水密闭蒸熟。1 日分 3 次食用。可以活血化瘀定痛，又兼滋补强壮，益气止血。适用于血脉瘀滞而见气血虚弱的患者。

（3）酒芎鸡蛋汤　川芎 5g，黄酒 20ml，鸡蛋 2 枚。川芎、鸡蛋同煮，蛋熟后去渣及蛋壳，调入黄酒，吃蛋喝汤。连用 1 周。适用于虚寒痛经。

（4）当归生姜羊肉汤　当归 30g，生姜 60g，羊肉 500g。将当归、生姜洗净，切片；羊肉剔去筋膜，置沸水锅焯去血水，捞出晾凉，横切成长短适度的条块。将羊肉条块及生姜、当归放入洗净砂锅内，掺入清水适量，用武火烧沸，打去浮沫，改用文火炖至羊肉熟烂即可。具补血温中、祛寒止痛之效。适用于寒凝胞宫之痛经患者，以虚寒者最为适宜。

3. 精神调护

（1）积极进行心理健康教育，了解相关卫生知识。

（2）家属朋友协助配合　患者家属朋友协助配合，给予同情、安慰和鼓励。

（3）社会调节　医务人员应耐心解答病者提出的问题，并给予指导解决。

七、专方选要

1. 藁本细辛四物汤

组成：当归、白芍、生地黄各 12g，川芎、干姜、苍术、茯苓、艾叶、甘草各 10g，肉桂 8g（焗服），藁本 8g，小茴香 5g，细辛 2g。

服法：每个月经周期经前 3 天开始服药，每日 1 剂，分 3 次温服，连服 6 天为 1 个疗程。

主治：寒湿凝滞型痛经。[韩亚芳，陈佐云. 藁本细辛四物汤治疗寒湿凝滞型原发性痛经 62 例. 陕西中医，2011，32（4）：447-448.]

2. 乙癸滋血汤

组成：当归、白芍、山茱萸、巴戟天、枸杞子、香附、熟地黄、肉苁蓉各 10g，怀山药 15g，甘草 3g

服法：每个月经周期经后 2 天开始服药，每日 1 剂，分 3 次温服，连服 21 天为 1 个疗程。

主治：肝肾亏损型痛经。[孙静. 肾

受天治疗痛经经验. 山西中医, 2009, 25 (10): 8-9.]

主要参考文献

[1] 王小云, 黄健玲. 中西医结合妇产科学 [M]. 第 3 版. 北京: 科学出版社, 2018.

[2] 谢幸, 孔北华, 段涛. 妇产科学 [M]. 第 9 版. 北京: 人民卫生出版社, 2018.

第三节 盆腔炎性疾病

盆腔炎性疾病（PID）指女性上生殖道的一组感染性疾病，主要包括子宫内膜炎、输卵管炎、输卵管卵巢脓肿、盆腔腹膜炎。炎症可局限于一个部位，也可同时累及几个部位，以输卵管炎、输卵管卵巢炎最常见。

盆腔炎性疾病多发生在性活跃期、有月经的妇女，初潮前、无性生活和绝经后妇女很少发生盆腔炎性疾病，即使发生也常常是邻近器官炎症的扩散。急性发作时病情危急，可出现全身炎症反应综合征、脓毒症，如果不能及时控制甚至可危及生命。或者盆腔炎性疾病若未能得到及时、彻底治疗，发展成为盆腔炎性疾病后遗症，可导致不孕、输卵管妊娠、慢性盆腔痛、炎症反复发作，从而严重影响妇女的生殖健康，且增加家庭与社会经济负担。

中医学虽无急性盆腔炎（盆腔炎性疾病）的病名，但按其主要临床表现，可分别归入"带下病""妇人腹痛""热入血室""产后发热""癥瘕"等证的范畴。西医学亦称为"盆腔炎"。

一、病因病机

（一）西医学认识

1. 发病率

PID 在年轻性活跃人群中发病率高。国外有资料显示，15~19 岁女性 PID 发病率是 25~29 岁女性的 3 倍；20~24 岁女性的 PID 发病率是 25~29 岁女性的 2 倍。我国则以 30 岁左右为发病高峰。年轻者发病率高，不仅因为这是性活动旺盛的时期，还因性伴侣不稳定。在我国，由于个人卫生及医疗条件的限制，或对妇科小手术的无菌操作重视不足，以及宫内节育环的广泛应用等原因，盆腔炎也较常见。

2. 发病机制

（1）女性生殖道的自然防御功能

①女性生殖道的解剖、生理、生化及免疫学特点具有比较完善的自然防御功能，以抵御感染的发生；健康妇女阴道内虽有某些微生物存在，但通常保持生态平衡状态，并不引起炎症。

②由于盆底肌的作用，阴道口闭合，阴道前后壁贴紧，可防止外界污染；阴道正常微生物群尤其是乳杆菌，可抑制其他细菌生长。此外，阴道分泌物可维持巨噬细胞活性，防止细菌侵入阴道黏膜。

③宫颈内口紧闭；宫颈管黏膜分泌大量黏液形成胶冻状黏液栓，成为上生殖道感染的机械屏障。

④育龄期妇女子宫内膜周期性剥脱，也是消除宫腔感染的有利条件。此外，子宫内膜分泌液也含有乳铁蛋白、溶菌酶，可抑制病原体侵入子宫内膜。

⑤输卵管黏膜上皮细胞的纤毛向宫腔方向摆动以及输卵管的蠕动，均有利于阻止病原体侵入。输卵管液与子宫内膜分泌液一样，含有乳铁蛋白、溶菌酶，清除偶尔进入上生殖道的病原体。

⑥生殖道免疫系统：生殖道黏膜如宫颈和子宫聚集不同数量淋巴组织及散在淋巴细胞，包括 T 细胞、B 细胞。此外，中性粒细胞、巨噬细胞、补体以及一些细胞因子，均在局部有重要的免疫功能，发挥抗感染作用。

女性生殖系统还存在许多免疫保护机制，可对病原体产生免疫防御机制；妊娠期妇女的特异性免疫功能受到抑制，主要是细胞免疫降低，致使某些病毒感染增加。当自然防御功能遭到破坏，或机体免疫功能降低，内分泌发生变化或外源性病原体侵入，均可导致炎症发生。

（2）病原体　盆腔炎性疾病的病原体有外源性及内源性两个来源，两种病原体可单独存在，但通常为混合感染。

①外源性病原体：主要为性传播疾病的病原体，如淋病奈瑟菌、沙眼衣原体。其他有支原体，包括人型支原体、生殖支原体以及解脲支原体。

②内源性病原体：来自原寄居于阴道内的微生物群，包括需氧菌及厌氧菌，以需氧菌及厌氧菌混合感染多见。厌氧菌感染的特点是容易形成盆腔脓肿、感染性血栓静脉炎，脓液有粪臭并有气泡，70%~80% 盆腔脓肿可培养出厌氧菌。

（3）感染途径　①沿生殖器黏膜上行蔓延。②经淋巴系统蔓延，是产褥感染、流产后感染及放置宫内节育器后感染的主要感染途径。③经血循环传播。④直接蔓延，腹腔其他脏器感染后，直接蔓延到内生殖器，如阑尾炎可引起右输卵管炎。

（4）高危因素　年龄（高发年龄为15~25岁）、性活动（初次性交年龄小、有多个性伴侣、性交过频以及性伴侣有性传播疾病者）、下生殖道感染、子宫腔内手术操作后感染、性卫生不良、邻近器官炎症直接蔓延、盆腔炎性疾病再次急性发作等。

（5）病理及发病机制

①急性子宫内膜炎及急性子宫肌炎：子宫内膜充血、水肿、炎性渗出，严重者内膜坏死、脱落形成溃疡。炎症向深部侵入形成子宫肌炎。

②急性输卵管炎、输卵管积脓、输卵管卵巢脓肿。急性输卵管炎因病原体传播途径不同而有不同的病变特点。

炎症经子宫内膜向上蔓延：首先引起输卵管黏膜炎，输卵管黏膜肿胀、间质水肿及充血、大量中性粒细胞浸润，严重者输卵管上皮发生退行性变或成片脱落，引起输卵管黏膜粘连，导致输卵管管腔及伞端闭锁，若有脓液积聚于宫腔内形成输卵管积脓。

病原菌通过子宫颈的淋巴播散：通过宫旁结缔组织，首先侵及浆膜层，发生输卵管周围炎，然后累及肌层，而输卵管黏膜层可不受累或受累极轻。

卵巢很少单独发炎，白膜是良好的防御屏障，卵巢常与发炎的输卵管伞端粘连而发生卵巢周围炎，成为输卵管卵巢炎，习称附件炎。炎症可通过卵巢排卵的破孔侵入卵巢实质形成卵巢脓肿，脓肿壁与输卵管积脓粘连并贯穿，形成输卵管卵巢脓肿。输卵管卵巢脓肿多位于子宫后方或子宫、阔韧带后叶及肠管间粘连处，可破入直肠或阴道，若破入腹腔可形成弥漫性腹膜炎。

③急性盆腔腹膜炎：盆腔内生殖器发生严重感染时，往往蔓延到盆腔腹膜，发炎的腹膜充血、水肿，并有少量含纤维素的渗出液，形成盆腔脏器粘连。

④急性盆腔结缔组织炎：病原体经淋巴管进入盆腔结缔组织而引起结缔组织充血、水肿及中性粒细胞浸润。以宫旁结缔组织炎最常见。若组织化脓形成盆腔腹膜外脓肿，可自发破入直肠或阴道。

⑤败血症及脓毒血症：当病原体毒性强、数量多、患者抵抗力降低时，常发生败血症。发生盆腔炎性疾病后，若身体其他部位发现多处炎性病灶或脓肿者，应考虑有脓毒血症存在，但需经血培养证实。

⑥肝周围炎：是指肝包膜炎症而无肝实质损害的肝周围炎。淋病奈瑟菌及衣原体感染均可引起。5%~10% 输卵管炎可出

现肝周围炎，临床表现为继下腹痛后出现右上腹痛，或下腹疼痛与右上腹疼痛同时出现。

（二）中医学认识

中医学认为本病的发生一般都有明显的诱发因素，如分娩、流产、宫腔手术操作、经行房事等，此时妇人胞宫、胞脉空虚，血室正开，气血耗伤而余血未尽，若调摄失当，或手术消毒不严，湿、热、毒邪乘虚而入，与气血相搏结，蕴积胞宫、胞脉、胞络，冲、任交争，发为此病。急性盆腔炎以实证为主。本病病位在胞宫、胞脉，表现为痛证、带下。病理机制是热毒壅盛，湿热瘀结。

1. 热毒壅盛证

经期、分娩、流产后，或宫腔手术之际，血室正开，体弱胞虚，若摄身不严，邪毒趁虚而入，或因房事不洁，致胞脉阻滞，冲任损伤。热毒壅盛，蔓延全身，正邪交争剧烈，故令寒战高热。

2. 湿热瘀结证

经行产后，余血未净，湿热内侵，与余血相搏，冲任脉络阻滞，瘀结不畅，则瘀血与湿热内结，滞于少腹，则腹痛带下日久，缠绵难愈。

二、临床诊断

（一）辨病诊断

1. 临床诊断

根据病史、症状、体征及实验室检查可做出初步诊断。2015年美国疾病控制与预防中心（CDC）推荐的盆腔炎性疾病的诊断标准，旨在对年轻女性腹痛或有异常阴道分泌物或不规则阴道流血者，提高对盆腔炎性疾病的认识，对可疑患者做出进一步评价，及时治疗，减少后遗症的发生。

盆腔炎性疾病的诊断标准（美国CDC诊断标准，2015年）如下。

（1）最低标准　子宫颈举痛或子宫压痛，或附件区压痛。

（2）附加标准如下。

①体温超过38.3℃（口表）。

②子宫颈或阴道异常黏液脓性分泌物或脆性增加。

③阴道分泌物涂片出现大量白细胞。

④血红细胞沉降率（ESR）升高。

⑤血C-反应蛋白（CRP）升高。

⑥实验室证实的宫颈淋病奈瑟菌或衣原体阳性。

（3）特异标准如下。

①子宫内膜活检组织学证实子宫内膜炎。

②阴道超声或核磁共振显示输卵管增粗，输卵管积液，伴或不伴有盆腔积液、输卵管卵巢肿块，或腹腔镜检查发现盆腔炎性疾病征象。

最低诊断标准提示性活跃的年轻女性或者具有性传播疾病的高危人群，若出现下腹痛，并可排除其他引起下腹痛的原因，妇科检查符合最低诊断标准，即可给予经验性抗生素治疗。

附加标准可增加最低诊断标准的特异性，多数盆腔炎性疾病患者有子宫颈黏液脓性分泌物，或阴道分泌物0.9%氯化钠溶液湿片中见到大量白细胞，若子宫颈分泌物正常并且阴道分泌物镜下见不到白细胞，盆腔炎性疾病的诊断需慎重，应考虑其他引起腹痛的疾病。阴道分泌物检查还可同时发现是否合并阴道感染，如细菌性阴道病及滴虫阴道炎。

特异性标准基本可诊断PID，但由于除超声检查外，均为有创检查或费用较高，特异性标准仅适用于一些有选择的病例。

腹腔镜判断盆腔炎性疾病的诊断标准：①输卵管表面明显充血。②输卵管壁水肿。③输卵管伞端或浆膜面有脓性渗出物。

在做出盆腔炎性疾病的诊断后，需要进一步明确病原体。除病原体检查外，还可根据病史（如是否为性传播疾病高危人群）、临床症状及体征特点初步判断病原体。

（二）辨证诊断

急性盆腔炎（盆腔炎性疾病）起病急骤，病情危重，临床上以实证为主，中医辨证多属热毒壅盛或湿热瘀结证。

望诊：痛苦面容，带下量多，色黄质稠，小便黄短或短赤，舌质红或暗红，有瘀斑、瘀点，苔黄干或黄厚腻。

闻诊：带下秽臭。

问诊：或高热寒战，或低热，或下腹疼痛拒按，或腰骶酸痛，或口干口苦，恶心胸闷纳呆，大便干结。

切诊：或肌肤发热，或下腹疼痛拒按，脉滑数。

1. 热毒壅盛证

高热寒战，下腹疼痛拒按，带下量多，色黄脓样，质稠秽臭，口干口苦，恶心纳呆，小便黄短，大便干结，舌质红，苔黄干或黄厚腻，脉滑数。

辨证要点：高热寒战，带下质稠秽臭，舌质红，苔黄干或黄厚腻，脉滑数。

2. 湿热瘀结证

下腹疼痛，腰骶酸痛，带下量多，色黄白，质稠，可伴低热，口干口苦，胸闷纳呆，小便短赤，大便干结，舌质暗红，有瘀点、瘀斑，苔黄腻，脉弦数或濡数。

辨证要点：带下色黄白，质稠，胸闷纳呆，舌质暗红，有瘀点、瘀斑，苔黄腻。

三、鉴别诊断

（一）西医学鉴别诊断

需注意与自然流产、感染性流产、急性阑尾炎、异位妊娠、卵巢囊肿蒂扭转或破裂、盆腔子宫内膜异位症、胆囊炎、胃肠炎、憩室炎、肾盂肾炎或肾绞痛等鉴别。主要需与以下几种鉴别。

1. 与急性阑尾炎鉴别

急性阑尾炎起病前常有胃肠道症状，如恶心、呕吐、腹泻等，腹痛多发生于脐周围，然后逐渐向右侧下腹固定。检查时仅麦氏点有压痛，体温及白细胞升高程度不如急性输卵管卵巢炎。急性输卵管卵巢炎发生在右侧者，常在麦氏点以下压痛明显，妇科检查子宫颈常有触痛，双侧附件均有触痛。但临床上二者同时发生者也常遇到。仅为急性阑尾炎时，妇科检查不易触及阑尾。

2. 与异位妊娠或卵巢黄体囊肿破裂鉴别

异位妊娠破裂及卵巢黄体囊肿破裂发生急性下腹痛，有腹腔内出血。但异位妊娠常有闭经史，患者面色苍白，急性病容，甚至呈现休克，尿 hCG 常呈阳性，而急性输卵管卵巢炎多无这些症状。

3. 与卵巢囊肿蒂扭转鉴别

多出现在活动性包块之后，在体位突然变动或排大便等情况时发生剧烈下腹痛，卵巢肿物扭转后囊腔内常有出血，肿物增大，伴有发热，需与急性输卵管卵巢炎性包块鉴别，询问病史、B 超诊断可有帮助。

4. 与盆腔子宫内膜异位症鉴别

本病具有痛经、月经量增多，多并有不孕病史，需与输卵管卵巢炎鉴别，盆腔子宫内膜异位症时，子宫可增大，盆腔有结节性包块，常无发热，如有怀疑可通过 B 超及腹腔镜检查做出诊断。

（二）中医学鉴别诊断

急性盆腔炎（盆腔炎性疾病）起病急骤，病情危重，多为实证。临床上当从病因病机和主症上做如下鉴别。

病因病机：热毒壅盛之盆腔炎因为经期、分娩、流产或宫腔手术等血室正开之时，感受邪毒致胞脉阻滞，冲任损伤而发病。湿热瘀结之盆腔炎因为经行产后，余血未净，湿热内侵，与余血相搏，冲任脉络阻滞，瘀结不畅而发病。

主症：急性盆腔炎以发热腹痛、带下异常为主症，鉴别诊断也主要围绕发热腹痛、带下异常而进行。热毒壅盛，蔓延全身，正邪交争剧烈，故令寒战高热，腹痛拒按，带下量多黄稠秽臭。瘀血与湿热内结，滞于少腹，则腹痛带下日久，缠绵难愈，或伴低热，带下无味。

四、临床治疗

（一）提高临床疗效的要素

1. 中西医结合治疗

盆腔炎性疾病急性期起病急骤，病情急重，要迅速控制感染，应中西医结合治疗，必要时手术治疗。

（1）中医综合治疗

①清热解毒，迅速控制感染。预防脓毒血症及感染性休克是治疗本病的主要环节之一。湿热毒邪是导致急性盆腔炎的主要病因，热毒壅盛是盆腔炎性疾病急性期的主要证型，在疾病的早期及时使用大剂量的清热解毒药，可迅速控制感染，预防病势蔓延。常用药物有败酱草、忍冬藤、白花蛇舌草、虎杖、黄柏等。败酱草性辛苦微寒，功能清热解毒，排脓消痈，活血祛瘀止痛；忍冬藤性甘苦寒，功能清热解毒，直通经络，善清络中湿热；白花蛇舌草性甘淡微寒，功能清热解毒，清利湿热；虎杖性苦寒，功能清热解毒，泄热通便；黄柏性苦寒，功能泻火解毒，清热利湿，善清下焦湿热。据西医学抗菌试验研究证明，以上清热利湿解毒的中药对多种致病菌有较强的抑制作用，均为治疗盆腔炎性疾病急性期临床上行之有效的主要药物。

②通腑泄热，使邪有出路。临床上我们见到急性盆腔炎的患者多伴有腹胀、大便干结等腑气不通的症状，大黄、芒硝、枳实等药能通腑泄热，不但能增加胃肠道蠕动，增加胃肠容积，起到泻下作用，使塞者通、闭者畅，邪有出路，减少细菌毒素的致病作用，还能改善微循环，降低毛细血管通透性，因而能活血祛瘀，使痛随药减。

③多途径用药是治疗急性盆腔炎不可忽视的环节。a. 内服中药要注意维持血中有效浓度，急性病患者用药量要大，甚至可日夜分服 2~3 剂，这样才能截断病邪，提高疗效。b. 中药保留灌肠：毛冬青功能活血化瘀，清热解毒，药理研究表明具有很好的抗炎作用，用复方毛冬青煎液保留灌肠，通过直肠黏膜吸收，对控制病灶、消除疼痛、增加病变部位的血流量、改善血液循环及对炎症增生组织的吸收和转化等有其独特的疗效。c. 中药外敷下腹部：用中药大黄、黄芩、黄连、黄柏研末加水、蜂蜜制成药饼，外敷下腹部，功能清热解毒利湿，可促进血液循环，加快炎症吸收，减少疼痛。应用中医综合疗法，可有效提高治疗效果。

（2）西医治疗为应用抗生素治疗。应严格按照盆腔炎性疾病诊疗规范，及时、足量应用。抗生素的治疗原则为经验性、广谱、及时及个体化。根据药敏试验选用抗生素较合理，但实验室结果出来前的初始治疗应据经验用药。由于盆腔炎性疾病的病原体多为淋病奈瑟菌、衣原体以及需氧菌、厌氧菌的混合感染，需氧菌及厌氧菌又有革兰阴性及革兰阳性之分，故抗生素的选择应涵盖以上病原体，选择广谱抗生素以及联合用药。在盆腔炎性疾病诊断 48 小时内及时用药将明显降低后遗症的发生。在培养结果出来后结合药敏结果调整用药。使用抗生素的同时，配合中医综合疗法，以达到事半功倍的效果。

对抗生素控制不满意的输卵管卵巢脓肿或盆腔脓肿患者可选择手术治疗。若脓肿破裂，需急诊手术治疗。术后仍需中医药积极调治，以防包块再次形成。

2. 分阶段论治

（1）盆腔炎性疾病急性期在起病初期，多表现为恶寒发热，甚则寒战高热、下腹疼痛拒按、口干口苦、大便干结、小便黄短、舌红苔黄脉数等一派热毒壅盛的实证证候。此时中医治疗宜加强清热解毒，选用黄柏、黄芩、金银花、连翘、败酱草、蒲公英、白花蛇舌草、虎杖等药，佐以通腑泄热，选用大黄、厚朴、枳实等药。同时我们注意到在急性期，湿热与热毒炽盛一样，同样会向两个方面转化，一是邪热入血，上犯心脑，引发危证；另外则是腹痛剧烈，热腐血肉为脓血。因而在辨治过程中，仍然要注意这两种变化并及时治疗。第一，邪热入血，上犯心脑，引发危证者，不仅具有高热寒战，少腹疼痛剧烈，而且还伴有昏迷谵语，烦躁不安，甚则斑疹隐现，舌质红绛中见黄腻苔，治疗必须中西医合用，中医处方不仅要应用五味消毒饮，还应运用清营汤、犀角地黄汤等方剂加减。第二，热毒炽盛，热腐成脓，形成脓性癥瘕者，可见高热寒战，少腹剧痛，痛如针刺状，或呈跳痛状，脉象洪数，此乃痈肿时期，即《金匮要略·疮痈肠痈浸淫病脉证并治》中所说："脉洪数者，脓已成，不可下也，大黄牡丹汤主之。"因此我们常在五味消毒饮方中，结合大黄牡丹汤，同时加入败脓之品，如冬瓜仁、皂角刺、薏苡仁等药。

（2）病到中期，多表现为热退或低热起伏、下腹胀痛、口干、胸闷口腻、纳食较差、大便烂、舌暗红、苔黄腻、脉濡数等一派湿热瘀结之证。此时中医治疗宜清热利湿为主，选用败酱草、毛冬青、鱼腥草、黄柏等药，佐以活血化瘀药，如赤芍、牡丹皮、丹参等。此时，患者多应用抗生素有了一段时间，湿浊较重，症见舌苔黄厚腻，可选用佩兰、茵陈蒿、泽泻、车前子、萆薢等化湿浊之药。

（3）病到后期，患者热已全退，下腹隐痛或无痛，多表现为纳差食少、神疲乏力、口干口腻、脉细弦等一派气阴两虚的表现，此时妇科检查或B超仍有盆腔包块，治疗宜活血化瘀，益气养阴，选用赤芍、牡丹皮、丹参、三棱、莪术、太子参、白术、茯苓等药，佐以清热利湿，如败酱草、毛冬青、忍冬藤、鱼腥草等一二味，扶正祛邪并用，方能病去而体不虚。

（4）围术期的治疗　围术期在西医应用抗生素的同时，中医药的综合治疗有一定的优势，具体处理措施如下。

1）手术前加强抗炎，减少盆腔粘连。

①中医辨证论治。②中药保留灌肠。③中药外敷下腹。

2）手术后治疗分两阶段：恢复肠功能；扶正祛邪，预防盆腔粘连。

第一阶段：术后1~3天，促进肠蠕动以恢复肠功能。

术后次日予电针双侧足三里，强刺激20~30分钟，每日1~2次。

术后第2日开始予灌肠或小承气汤加减口服以理气通腑，至正常排便为止。

第二阶段：术后排便（约3天后）开始，中医综合治疗以扶正祛邪，防止、减少盆腔粘连。

术后中医辨证治以活血化瘀、清热利湿为主，常用药物有赤芍、牡丹皮、丹参、毛冬青、败酱草、忍冬藤、鱼腥草等，适当佐以健脾渗湿之中药，如茯苓、白术、山药等。

术口拆线后予中药保留灌肠及中药外敷下腹。

（二）辨病治疗

盆腔炎性疾病的西医治疗主要为抗生

素治疗，必要时手术治疗。

1. 门诊治疗

若患者一般状况好，症状轻，能耐受口服抗生素，并有随访条件，可在门诊给予口服或肌内注射抗生素治疗。常用方案：①头孢曲松钠 250mg，单次肌内注射，或头孢西丁钠 2g，单次肌内注射；也可选用其他三代头孢类抗生素，如头孢噻肟、头孢唑肟钠。为覆盖厌氧菌，加用硝基咪唑类药物，甲硝唑 0.4g，每 12 小时 1 次，口服 14 日；为覆盖沙眼衣原体或支原体，可加用多西环素 0.1g，每 12 小时 1 次，口服 10~14 日；或米诺环素 0.1g，每 12 小时 1 次，口服 10~14 日；或阿奇霉素 0.5g，每日 1 次，连服 1~2 日后改为 0.25g，每日 1 次，连服 5~7 日。②氧氟沙星 400mg，口服，每日 2 次；或左氧氟沙星 500mg，口服，每日 1 次，同时加服甲硝唑 400mg，每日 2~3 次，连用 14 日；或莫西沙星 400mg，每日 1 次，连用 14 日。

2. 住院治疗

若患者一般情况差，病情严重，伴有发热、恶心、呕吐，或有盆腔腹膜炎，或输卵管卵巢脓肿，或门诊治疗无效，或不能耐受口服抗生素，或诊断不清，均应住院给予抗生素药物治疗为主的综合治疗。

（1）支持疗法　卧床休息，采取半卧位，有利于脓液积聚于直肠子宫陷凹而使炎症局限。给予高热量、高蛋白、高维生素流食或半流食，补充液体，注意纠正电解质紊乱及酸碱失衡。高热时采用物理降温。尽量避免不必要的妇科检查以免引起炎症扩散，有腹胀应行胃肠减压。

（2）抗生素治疗　给药途径以静脉滴注收效快，常用的配伍方案如下。

①头孢霉素类或头孢菌素类药物：头孢霉素类，如头孢西丁钠 2g，静脉滴注，每 6 小时 1 次；或头孢替坦二钠 2g，静脉滴注，每 12 小时 1 次；加多西环素 0.1g，每 12 小时 1 次，静脉滴注或口服。头孢菌素类，如头孢呋辛钠、头孢唑肟钠、头孢曲松钠、头孢噻肟钠也可选用。临床症状改善至少 24 小时后转为口服药物治疗，多西环素 0.1g，每 12 小时 1 次，连用 14 日；或米诺环素 0.1g，每 12 小时 1 次，口服 14 日。对不能耐受多西环素者，可用阿奇霉素替代，每次 250mg，每日 1 次，连用 7 日（首次剂量加倍）。对输卵管卵巢脓肿的患者，可加用克林霉素或甲硝唑，从而更有效地对抗厌氧菌。

②克林霉素与氨基糖苷类药物联合方案：克林霉素 0.9g，每 8 小时 1 次，静脉滴注，或林可霉素 0.9g，每 8 小时 1 次，静脉滴注；加用硫酸庆大霉素，先给予负荷量（2mg/kg），然后给予维持量（1.5mg/kg），每 8 小时 1 次，静脉滴注。临床症状、体征改善后继续静脉应用 24~48 小时，克林霉素改为口服，每次 450mg，每日 4 次，连用 14 日；或多西环素 0.1g，口服，每 12 小时 1 次，连服 14 日。

③青霉素类与四环素类药物联合方案：氨苄西林/舒巴坦 3g，静脉滴注，每 6 小时 1 次，或阿莫西林克拉维酸钾 1.2g，静脉滴注，每 6~8 小时 1 次，加多西环素 100mg，每 12 小时 1 次，连服 14 日；或米诺环素 100mg，每 12 小时 1 次，连服 14 日；或阿奇霉素 250mg，每日 1 次，连服 7 日（首次剂量加倍）。

④喹诺酮类药物与甲硝唑联合方案：氧氟沙星 400mg，静脉滴注，每 12 小时 1 次；或左氧氟沙星 500mg，静脉滴注，每日 1 次，加用甲硝唑 500mg，静脉滴注，每 12 小时 1 次。可选莫西沙星 400mg，静脉滴注，每 24 小时 1 次。

目前由于耐喹诺酮类药物淋病奈瑟菌株的出现，喹诺酮类药物不作为盆腔炎性疾病的首选药物。若存在以下因素，如淋病奈瑟菌地区流行和个人危险因素低、头孢菌素不能应用（对头孢菌素类药物过敏）、有良好随访条件等，可考虑应用喹诺酮类药物，但在开始治疗前，必须进行淋病奈瑟菌检测。

3. 手术治疗

主要用于治疗抗生素控制不满意的输卵管卵巢脓肿或盆腔脓肿。手术指征如下。

（1）脓肿药物治疗无效　输卵管卵巢脓肿或盆腔脓肿经药物治疗48~72小时，体温持续不降，患者中毒症状加重或包块增大者，应及时手术，以免发生脓肿破裂。

（2）脓肿持续存在　经药物治疗病情有好转，继续控制炎症数日（2~3周），包块仍未消失但已局限化，应手术切除，以免日后再次急性发作。

（3）脓肿破裂　突然腹痛加剧，寒战，高热，恶心，呕吐，腹胀，检查腹部拒按或有中毒性休克表现，应怀疑脓肿破裂。若脓肿破裂未及时诊治，死亡率高。因此，一旦怀疑脓肿破裂，需立即在抗生素治疗的同时行剖腹探查。

手术可根据情况选择经腹手术或腹腔镜手术。手术范围应根据病变范围、患者年龄、一般状态等全面考虑。原则以切除病灶为主。年轻妇女应尽量保留卵巢功能，以采用保守性手术为主；年龄大、双侧附件受累或附件脓肿屡次发作者，可行全子宫及双附件切除术；对极度衰弱危重患者的手术范围须按具体情况决定，可在超声引导或CT下采用经皮引流技术。若盆腔脓肿位置低、突向阴道后穹窿时，可经阴道切开排脓，同时注入抗生素。

（三）辨证治疗

1. 辨证论治

急性盆腔炎起病急骤，病情危重，临床上以实证为主，中医辨证以热毒壅盛、湿热瘀结为多见，因属急性期，故治疗贯彻"急则治标，缓则治本"原则，高热阶段治以清热解毒为主；热减或热退后则以消癥散结化湿为法。治疗上宜根据不同阶段、不同证型辨证治疗。

（1）热毒壅盛证

治法：清热解毒利湿。

方药：五味消毒饮合小承气汤加减。

金银花15g，蒲公英20g，黄柏12g，大黄10g（后下），厚朴15g，枳实15g，败酱草30g，白花蛇舌草30g，赤芍15g，牡丹皮15g。

热盛加黄芩12g、连翘15g以清热解毒；夹湿加薏苡仁30g、川萆薢15g、车前子15g以利湿；下腹痛甚加香附12g、木香9g（后下）、延胡索12g以理气止痛；兼经量多、经期长者加地榆10g、茜根10g、贯众10g以清热凉血止血。若症见高热汗出，下腹痛未减或加重，烦躁，斑疹隐隐，舌红绛，苔黄燥，脉弦细而数，为邪入营分，宜清营解毒，凉血养阴，方选清营汤加败酱草20g，蒲公英15g。兼高热、神昏、谵语加牛黄丸或紫雪丹；发热不退，热毒内结，防其成脓，加黄芪、穿山甲、皂角刺等托毒之品。

（2）湿热瘀结证

治法：清热利湿，活血化瘀。

方药：止带方加减。

赤芍15g，牡丹皮15g，丹参15g，车前子15g，泽泻15g，川萆薢15g，败酱草20g，忍冬藤20g，毛冬青30g，土茯苓15g。

热盛加黄芩12g、黄柏12g以清热；下腹痛甚加香附12g、延胡索12g以理气止痛；妇科检查有炎症包块加三棱10g、莪术10g以活血消癥；大便干结加大黄10g（后下）、枳实15g、厚朴10g以通腑泄热；带下多加黄柏12g、椿根皮15g清热利湿止带；热退体虚加黄芪20g、白术15g、茯苓15g以益气健脾；月经来潮量多加地榆、茜草根、益母草以清热凉血，祛瘀止血。

2.外治疗法

（1）中药灌肠

①复方毛冬青灌肠液：含毛冬青、大黄、黄芪、莪术等，制成药液100ml保留灌肠，每日1次，可连续应用，月经期暂停。适用于盆腔炎各证型。

②康宁汤：含紫花地丁、蒲公英、败酱草、白花蛇舌草、苦参等，浓煎100ml保留灌肠，每日1次，可连续应用，月经期暂停。适用于盆腔炎属实证各证型。

（2）直肠给药

康妇消炎栓，每次1粒，每日1~2次，直肠给药，7日为1个疗程。适用于湿热瘀结证。

（3）中药外敷

①四黄水蜜：用四黄散（含大黄、黄芩、黄柏、黄连）适量，加温开水拌匀，搅成饼状，表面涂以蜜糖，用布包好外敷下腹部，每日1~2次，10次为1个疗程，可连续应用，月经期暂停。适用于盆腔炎属实证各证型。

②双柏水蜜：用双柏散（含侧柏叶、大黄、黄柏、泽兰、薄荷）适量，加温开水拌匀，搅成饼状，表面涂以蜜糖，用布包好外敷下腹部，每日1~2次，10次为1个疗程，可连续应用，月经期暂停。适用于盆腔炎属实证各证型。

③妇炎散：药用大黄、姜黄、败酱草、丹参、赤芍、乳香、延胡索、羌活、独活、千年健、透骨草，切细末，温水加酒调成糊状敷下腹，每日1~2次，10次为1个疗程，可连续应用，月经期暂停。适用于盆腔炎各证型。

（4）针刺治疗

取三阴交、足三里、中极、关元、归来、肾俞等，泻法，针刺深度为10~20mm，以得气为度，每日1次，每次留针15分钟，7天为1个疗程。适用于急性盆腔炎属热毒壅盛或湿热瘀结者。

（5）穴位注射

用当归注射液等，取归来、水道、四满、大巨或腹部阿是穴等行常规穴位注射。

3.成药应用

（1）妇炎康片　清热解毒，除湿止带。药用赤芍、土茯苓、醋三棱、炒川楝子、莪术、芡实、当归、延胡索、苦参、香附、黄柏、丹参、山药，适用于盆腔炎性疾病各证型。每次3.12g，每日3次，经期停服。[谭娜．妇炎康片联合阿奇霉素对慢性盆腔炎患者炎症介质及不良反应的影响．中国药物经济学，2021，9：49-51，55.]

（2）花红片（胶囊）　清热解毒，燥湿止带，祛瘀止痛。药用一点红、白花蛇舌草、白背叶根等，适用于湿热瘀结所致带下病、月经不调、慢性盆腔炎、附件炎。每次4~5片，每日3次。[刘敏．花红片、妇科千金片治疗盆腔炎性疾病后遗症湿热瘀结证的临床观察．数理医药学杂志，2018，3：405-406.]

（3）妇科千金片（胶囊）　清热除湿，益气化瘀止带。药用鸡血藤、党参、金樱根、功劳木、穿心莲、当归、单面针、千斤拔，适用于湿热瘀阻所致的带下病、腹痛。每次6片，每日3次。[张金兰．妇科千金胶囊联合注射用头孢地嗪钠及奥硝唑治疗盆腔炎性疾病的临床效果．河南医学研究，2020，3：466-467.]

（4）金鸡胶囊　清热解毒，健脾除湿，通络活血。药用金樱根、两面针、千斤拔、穿心莲、鸡血藤、功劳木，适用于治疗盆腔炎性疾病热毒炽盛证。每次4粒，每日3次。[刘芳，李慧，冯少涓，等．金鸡胶囊联合甲硝唑呋喃唑酮栓治疗慢性盆腔炎的临床研究．现代药物与临床，2019，2：460-463.]

（5）金刚藤胶囊　清热解毒，消肿化湿。成分主要为金刚藤，适用于湿热下注的附件炎和附件炎包块。每次4粒，每日3次。[周来基．金刚藤胶囊联合左氧氟沙星、

甲硝唑治疗附件炎性包块疗效观察. 现代中西医结合杂志, 2021, 26: 2908-2911.]

（6）金英胶囊　清热利湿, 解毒祛瘀, 通经止痛。药用金银花、关黄柏、野菊花、蒲公英、紫花地丁、苍术、赤芍、延胡索、丹参、皂角刺, 适用于盆腔炎湿热蕴结证。每次4粒, 每日3次。[刘艳霞, 刘朝晖, 周德平, 等. 金英胶囊治疗盆腔炎性疾病（湿热蕴结证）的随机、双盲双模拟、阳性药平行对照、多中心临床研究. 中国实用妇科与产科杂志, 2020, 2: 163-167.]

4. 单方验方

（1）银翘红酱解毒汤　金银花30g, 连翘30g, 红藤30g, 败酱草30g, 薏苡仁12g, 牡丹皮9g, 山栀子12g, 赤芍12g, 桃仁12g, 延胡索9g, 川楝子9g, 乳香、没药各4.5g。每日服2剂, 每剂服2~3次, 每6小时服1次。适用于热毒壅盛证。[冯智敏, 刘卉, 湛洁, 等. 银翘红酱解毒汤治疗急性盆腔炎举隅. 世界最新医学信息文摘, 2018, A5: 285.]

（2）静盆汤　夏枯草15g, 蒲公英30g, 黄柏10g, 薏苡仁30g, 苍术10g, 红藤20g, 败酱草15g, 益母草20g, 丹参20g, 墨旱莲15g, 延胡索12g, 川楝子10g, 牛膝15g。水煎服, 日服1剂。适用于湿热瘀结证。[潘珂. 静盆汤治疗慢性盆腔炎70例. 河南中医, 2013, 2: 225-226.]

（3）清宫饮　金银花15g, 蒲公英20g, 薏苡仁25g, 茯苓15g, 黄柏15g, 牡丹皮15g, 苍术15g, 车前草15g, 龙胆草10g, 甘草25g。水煎服, 日服1剂。适用于盆腔炎之热毒壅盛证及湿热瘀结证。[周娜. 清宫饮联合抗生素治疗急性盆腔炎临床观察. 中国中医药现代远程教育, 2021, 20: 140-141.]

（四）医家经验

1. 哈荔田

哈荔田以解毒祛湿、理气化瘀为主治疗盆腔炎性疾病。哈荔田认为盆腔炎性疾病乃湿毒内侵, 郁闭血脉, 热盛肉腐所致, 治当以清热解毒祛湿、理气和血为法, 临床习用金银花、蒲公英、败酱草、青黛、虎杖、红藤、川楝子、延胡索、土茯苓、瞿麦、苍术、黄柏、甘草等随症加减。高热、面赤、便秘者, 可酌加黄连、黄芩、大黄等以泄热通腑; 痞满呕恶者, 可酌加香橼、竹茹、姜半夏等以理气和胃。此外, 在盆腔炎急性期、盆腔炎性疾病后遗症带下量多的情况下, 常用熏洗剂配合治疗, 临床收到了较满意的效果, 其方如下: 蛇床子9g, 黄柏6g, 淡吴茱萸3g。带下色黄、腥臭者加蒲公英12g; 带下色白、清稀者加小茴香6g; 瘙痒甚者加地肤子9g。上药布包, 温水浸泡15分钟后, 煎数沸, 倾入盆中, 趁热熏洗、坐浴, 早晚各1次, 每次5~10分钟。经期停用。[宋祖敬. 当代名医证治汇粹. 石家庄: 河北科学技术出版社, 1990.]

2. 罗元恺

罗元恺以行气活血化瘀治疗盆腔炎性疾病。盆腔炎在临床上以慢性者多见, 往往迁延日久, 反复发作。其治疗大法, 总以活血化瘀行气为主, 按辨证以施治。急性或亚急性发作者, 多以清热解毒而祛邪为先; 慢性者则以行气活血或温经通络为治。

盆腔炎急性期多表现为下焦热毒证, 其证候为壮热, 恶寒, 头痛, 口干苦, 烦渴, 下腹剧痛拒按, 或自觉小腹灼热, 肛门坠胀不适, 小便黄赤, 频数, 涩痛, 大便秘结, 带下增多, 色黄质稠而臭秽, 舌红, 苔黄厚腻, 脉弦数或滑数。治疗原则当以清热解毒为主, 佐行气化瘀, 可用蒿蒲解毒汤（自拟方）: 青蒿12g（后下）, 蒲公英30g, 白薇20g, 丹参20g, 牡丹皮12g, 赤芍15g, 黄柏12g, 桃仁15g, 连翘20g, 青皮10g, 川楝子10g。每日1~2剂,复渣再煎，多次分服。如大便秘结不通者，加大黄12g（后下）；恶心、呕吐不欲食者，加鲜竹茹15g、藿香10g；小便刺痛者，加六一散20g；少腹痛结已成者，加败酱草30g、紫花地丁15g；如神昏谵语、四肢厥逆者，当急予紫雪丹或安宫牛黄丸救治，或采用中西医结合的方法进行抢救。

亚急性发作者常有盆腔炎性疾病后遗症病史，证候表现与急性者相仿但程度较轻，多有湿热胶结的表现，如发热不甚高而缠绵难退、胸闷欲呕、大便不爽等，可在上方基础上加强祛湿之药，以冬瓜仁30g、生薏苡仁30g、车前子15g等加减出入其间。待邪热清退后，可继续按盆腔炎性疾病后遗症巩固治疗。[罗元恺. 罗元恺论医集. 北京：人民卫生出版社，1987.]

3. 王子瑜

王子瑜分主次治疗盆腔炎性疾病及后遗症。盆腔炎有急性、慢性的区别，从中医的病因病机来看，均有不同程度的瘀血。急性炎症期，多为热毒壅盛，血热瘀滞型，而慢性炎症期，则多为气滞血瘀及寒湿凝滞型。在治疗方面，要有主有次。对于盆腔炎急性期的治疗，以清热解毒为主，活血化瘀为辅，常用连翘、金银花、红藤、败酱草各15g，红药子、牡丹皮、柴胡、赤芍、桃仁各10g，枳实、野菊花各12g，川大黄（后下）、生甘草各6g。如腹胀甚加川楝子10g，木香6g；痛甚加制乳香、没药各10g；带多气秽加土茯苓15g。水煎服，每日2剂。待症状减轻后，改为日服1剂。7~10天为1个疗程，连服3个疗程，经期停服。

对于急性炎症及慢性炎症中的气滞血瘀者，均配用四逆散。因为其主症均有少腹疼痛，少腹为肝经所过，少腹疼痛是由于肝气郁结，经脉阻滞，不通则痛，故以四逆散疏肝解郁，行气活血，另外芍药配甘草可以缓急止痛，用之屡获良效。[宋祖

敬. 当代名医证治汇粹. 石家应：河北科学技术出版社，1990.]

4. 刘云鹏

湖北名医刘云鹏治疗盆腔炎自制清热凉血、行瘀镇痛剂柴枳败酱汤，治疗瘀热内结、小腹疼痛、黄白带下等症颇有效验。刘氏柴枳败酱汤由柴胡9g、枳实9g、赤白芍各30g、甘草6g、丹参15g、牛膝9g、三棱12g、莪术12g、红藤15g、败酱草30g、香附12g、大黄9g组成。方中柴胡枢转气机，透达郁热；枳实配柴胡升清降邪，调理气机；赤、白芍敛阴和血；甘草和中，与芍药同用，缓解舒挛；三棱、莪术破血行气消积；红藤、败酱草清热解毒行瘀；香附疏肝行气；大黄凉血行瘀，复以牛膝、丹参活血祛瘀，引诸药直达病所。众药合用，具清热凉血、行气逐瘀、消积止痛之功。在临床使用中，若患者系急性发热，当配伍五味消毒饮或选加大、小承气汤等；若系癥瘕久不化者，酌加土鳖虫9g，鳖甲15g；黄白带下有气味者，可选加黄柏9g，蒲公英、薏苡仁各30g；经行腹疼拒按者，加蒲黄9g，五灵脂12g；经期延长者可选加蒲黄炭9g，茜草9g，炒贯众15~30g；气虚者可加党参15g，白术9g。[吴大真. 现代名中医妇科绝技. 北京：科技文献出版社，2004.]

五、预后转归

盆腔炎性疾病一般经及时、积极的治疗，症状、体征可完全消失而痊愈。盆腔炎性疾病如病原体毒力强，而患者机体抵抗力弱，再遇治疗失当，则可并发败血症、脓毒血症，甚至中毒性休克而危及患者生命。盆腔炎性疾病后遗症如不彻底治愈，反复发作，可导致输卵管阻塞而不孕或异位妊娠，或引起慢性盆腔痛，见下腹坠胀、疼痛，腰骶部酸痛，性交及月经前后加剧等症状，影响患者的身心健康。因此，一

定要重视本病的治疗。

六、预防调护

（一）预防

对高危女性的子宫颈分泌物进行沙眼衣原体感染筛查和治疗能有效降低 PID 的发生率。同时，做到以下几点有助于预防盆腔炎性疾病的发生。

1. 注重个人卫生

注重经期、孕期、产褥期保健，卫生用品要清洁，不滥用不洁代用品；杜绝各种感染途径，保持会阴部清洁、干燥，勤换内裤，不穿紧身、化纤质地内裤。

2. 避免性生活不节或不洁

月经期、人流术后及上、取环等妇科手术后阴道有流血，一定要禁止性生活，禁止游泳、盆浴、洗桑拿浴，要勤换卫生巾，因此时机体抵抗力下降，致病菌易乘机而入，造成感染。

3. 注意自我观察

要注意观察白带的量、质、色、味，发现异常应及早治疗。

4. 规范合理用药

有些患者稍感不适就自服抗生素，如长期服用可以出现阴道内菌群紊乱而导致生殖道炎症；有些患者喜欢行阴道冲洗，易引起病原体上行感染而致本病。

5. 做好避孕工作

尽量避免人工流产，医务人员在进行人流、放环以及其他宫腔、盆腔手术及处理分娩时，应严格无菌操作，避免生殖道感染。

（二）调护

1. 生活调护

对于盆腔炎性疾病后遗症的患者，应劳逸结合，避免过度劳累，并可鼓励患者适当锻炼，或辅以气功、导引等，以增强体质，防止宿疾复发。本病急性期患者，一定要遵医嘱积极配合治疗。患者应卧床休息或取半卧位，以利炎症局限化和分泌物的排出。患者要保持大便通畅，并观察大便的性状，以防盆腔脓肿溃破肠壁，造成急性腹膜炎。

2. 饮食调养

饮食宜清淡，忌食肥甘厚味，以免生湿，加重病情。急性发作期的患者可食高营养、易消化、富含维生素的食物，补充足够营养。可以作为饮食治疗的药材与食物有薏苡仁、蒲公英、紫花地丁、马齿苋、鸡冠花、白果、当归、土茯苓、白术、苍术、仙茅、金樱子，以及瘦肉、猪膀胱、乌龟等。

（1）**薏苡仁白术粥**　生薏苡仁 30g，白术 10g，大米 50g，白糖适量。先将白术用干净纱布包好，与薏苡仁、大米同放锅内，煮至粥熟去药包，调入适量白糖服食，隔日 1 次，5~7 次为 1 个疗程。适用于本病属脾虚证者。

（2）**鸡冠花瘦肉汤**　鸡冠花 30g，猪瘦肉 100g。鸡冠花洗净，猪瘦肉洗净，切厚片。同放砂锅内，加清水 1 小碗，慢火煮至 1 小碗，加盐调味，饮汤食肉。适用于本病属湿热证者。

3. 精神调理

盆腔炎患者应避免精神刺激，保持心情舒畅，树立必愈信心。

七、专方选要

1. 消癥饮

组成：当归 12g，丹参 12g，海藻 15g，茯苓 6g，薏苡仁 30g，炮山甲 12g（先煎），川芎 6g，金银花 9g，连翘 10g，橘核 12g，青皮 6g，延胡索 9g。

服法：水煎服，日 1 剂，分 2 次服。

主治：气滞血瘀型盆腔炎。[胡熙明. 中国中医秘方大全. 上海：文汇出版社，1989.]

2. 银甲汤

组成：金银花、连翘、升麻各15g，红藤、蒲公英、生鳖甲各24g（先煎），紫花地丁30g，生蒲黄、椿根皮、大青叶、琥珀末、桔梗各12g，茵陈15g。

服法：水煎服，日1剂，分2次服。

主治：湿热蕴结型盆腔炎。[柴月剑. 中华当代名医妙方精华. 长春：长春出版社，1992.]

3. 蒿蒲解毒汤（罗元恺方）

组成：青蒿（后下）、牡丹皮、黄柏各12g，蒲公英30g，白薇、丹参、连翘各20g，赤芍、桃仁各15g，青皮、川楝子各10g。

服法：水煎服，日1剂，分2次服。

主治：热毒壅盛型盆腔炎。[罗元恺. 罗元恺论医集. 北京：人民卫生出版社，1990.]

4. 清热解毒汤

组成：金银花、连翘、蒲公英、紫花地丁各15g，黄芩、车前子、牡丹皮、地骨皮各9g，瞿麦、萹蓄各12g，冬瓜子30g，赤芍6g。

服法：水煎服，日1剂，分2次服。

主治：湿毒热盛型盆腔炎。[北京中医医院，北京市中医学校. 刘奉五妇科经验. 北京：人民卫生出版社，1977.]

5. 蒲丁藤酱消炎汤（朱南孙方）

组成：蒲公英、红藤、败酱草、紫花地丁、蚤休、生蒲黄、丹参、赤芍、川楝子、制香附、柴胡、延胡索、青皮、王不留行籽、刘寄奴等。

服法：水煎服，日1剂，分2次服。

主治：湿热瘀结型盆腔炎。[朱南孙. 朱南孙妇科临床秘验. 北京：中国医药科技出版社，1994.]

主要参考文献

[1] 谢幸，孔北华，段涛. 妇产科学 [M]. 第9版. 北京：人民卫生出版社，2018.

[2] 黎小斌. 妇科病效验秘方. [M]. 北京：化学工业出版社，2011.

第四节 卵巢子宫内膜异位囊肿破裂

卵巢子宫内膜异位囊肿是盆腔子宫内膜异位症常见类型之一，由异位的子宫内膜侵犯卵巢皮质并在其内生长，反复周期性出血，不断增大而形成，又称卵巢巧克力囊肿。囊肿因多种因素而发生自发或在外力影响下破裂，破裂可反复发生。如破裂时形成较大的裂口，则可因大量经血刺激腹腔引起剧烈腹痛、恶心呕吐等，需急诊处理。卵巢子宫内膜异位症囊肿破裂属于妇科急腹症之一，由于以往对该疾病的认识不够，误诊率高，若处理不当可引起盆腔状态进一步恶化，导致子宫内膜异位的盆腔内扩散、不孕等，故需引起重视。卵巢子宫内膜异位症囊肿破裂多发生于经期前及月经期，临床上需与异位妊娠、急性盆腔炎、黄体破裂、卵巢囊肿蒂扭转等疾病相鉴别，一旦发生需要急诊处理。

中医方面无相应病名，根据其症状归属于"妇人腹痛""癥瘕"等证范畴。

一、病因病机

（一）西医学认识

1. 流行病学

子宫内膜异位症多发生于育龄期妇女，其发病率为2%~10%，常累及卵巢，60%~80%形成囊肿，其中80%病变累及一侧，累及双侧者占50%。卵巢子宫内膜异位囊肿具有较强的自发破裂倾向，故异位于卵巢表浅部位的卵巢子宫内膜异位囊肿常有破裂发生，其发病率达2.5%以上。北京协和医院1964~1986年资料显示，在内膜异位症中其破裂发生率为 4.2%,实际发生率可能较此数字为高,而因卵巢子宫内膜异位囊肿恶变引起的自发性穿孔破裂则少见。

2. 发病机制

卵巢子宫内膜异位囊肿是子宫内膜异位症的常见类型,子宫内膜异位症为良性病变,但具有类似恶性肿瘤的远处转移和种植生长能力。其发病机制尚未完全阐明,目前主要有下列学说。

(1)子宫内膜种植学说 1921 年 Sampson 最早提出,经期经血中所含内膜腺上皮和间质细胞可随经血逆流,经输卵管进入腹腔种植于卵巢和邻近的盆腔腹膜,并在该处继续生长和蔓延,形成盆腔内膜异位症,也称经血逆流学说。先天性阴道闭锁或宫颈狭窄等经血潴留患者常并发子宫内膜异位症,说明经血逆流可导致内膜种植。临床上剖宫取胎术后继发腹壁切口子宫内膜异位症或分娩后会阴切口出现子宫内膜异位症,无疑都是术时子宫内膜带至切口直接种植所致。此外,动物实验亦证实,其经血直接流入腹腔可在盆腔内形成典型的子宫内膜异位症。故目前内膜种植学说已为人们所公认,但无法解释盆腔外的子宫内膜异位症。

(2)淋巴及静脉播散学说 不少学者通过光镜检查在盆腔淋巴管、淋巴结和盆腔静脉中有子宫内膜组织,因而提出子宫内膜可通过淋巴或静脉播散学说。临床上所见远离盆腔部位的器官如肺、手或大腿的皮肤和肌肉发生的子宫内膜异位症可能是通过淋巴或静脉播散的结果。但该学说无法说明子宫内膜如何通过静脉和淋巴系统,而盆腔外内异症的发病率又极低。

(3)体腔上皮化生学说 卵巢表面上皮、盆腔腹膜都是由胚胎期具有高度化生潜能的体腔上皮分化而来。Meyer 提出上述由体腔上皮分化而来的组织,在反复受

到经血、慢性炎症或持续卵巢激素刺激后,均可被激活而衍化为子宫内膜样组织,以致形成子宫内膜异位症。但迄今为止,此学说尚无充分的临床或实验依据。

(4)诱导学说 未分化的腹膜组织在内源性生物、化学因素下可发展成为子宫内膜组织,此学说是体腔上皮化生学说的延伸,在动物实验中已证实,而在人类尚无证据。

(5)免疫调节学说 越来越多的证据表明,免疫调节异常在内异症的发生、发展各环节起重要作用,表现为免疫监视、免疫杀伤功能细胞如 NK 细胞等细胞毒作用减弱而不能有效清除异位内膜,免疫活性细胞释放白细胞介素 –6(IL–6)、表皮生长因子(EGF)、呈纤维细胞生长因子等细胞因子促进异位内膜存活、增殖并导致局部纤维增生、粘连,细胞黏附分子异常表达,协同参与异位内膜的移植、定位和黏附等。研究还发现,内异症与系统性红斑狼疮、黑色素瘤及某些 HLA 抗原有关,患者的 IgG 及抗子宫内膜抗体明显增加,其表面具有自身免疫疾病的特征。

(6)遗传学说 本病具有家族聚集性,患者一级家属的发病风险是无家族史者的 7 倍,单卵双胎孪生姐妹发病率高达 75%。患者常出现非整倍体(11,16,17)、序列丢失或插入(1p,17q,6q,7q)等染色体异常。有研究发现,内异症与谷胱甘肽转移酶、半乳糖转移酶和雌激素受体的基因多态性有关,在人类子宫内膜和卵巢异位囊肿中还发现有各种编码的孕激素 mRNA 存在,提示该病可能通过多基因或多因素遗传。

总之,目前有关子宫内膜异位症发病机制的学说甚多,但尚无一种可以解释全部内膜异位症的发生,因而有可能不同部位的内膜异位症有不同的发病机制,各种学说可以相互补充。

3. 病因

尚无卵巢子宫内膜异位囊肿破裂的病因研究，考虑可能与下列情况有关。

（1）经前或经期反复出血，使囊内压升高。卵巢子宫内膜异位囊肿常为双侧性，囊肿早期表面光滑，囊壁较薄，随月经周期反复出血而发生纤维性增厚、粗糙，与阔韧带、子宫及附件发生粘连，囊壁即变为厚薄不均及质脆。当囊壁血管充血、组织软化或月经期出血、囊内压升高或同时受外力影响（如腹压升高）时，则易导致囊肿破裂。

（2）育龄妇女妊娠期子宫内膜异位症约有 10% 的发生率，妊娠期孕激素水平升高或使用外源性孕激素治疗时，孕激素使囊壁血管增生、充血水肿、组织软化而致破裂。

（3）排卵口的存在。排卵后卵巢表面留有小破口，囊壁薄，也易发生囊肿破裂。

（4）因受外力挤压、性生活受压或妇科检查也可使囊肿破裂。

（5）其他　有研究表明，年龄较轻、未婚及分娩次数较少可能是引起卵巢子宫内膜异位症囊肿破裂的因素，年轻的未婚卵巢子宫内膜异位囊肿患者更易发生破裂，且术后容易复发。但卵巢子宫内膜异位囊肿的直径大小与破裂与否无关；另外，性生活也不一定是卵巢子宫内膜异位囊肿破裂的原因。

4. 病理类型

子宫内膜异位症的主要病理变化为异位内膜随卵巢激素的变化而发生周期性出血，伴有周围纤维组织增生和粘连形成，以致在病变区出现紫褐色斑点或小泡，最后发展为大小不等的紫蓝色实质结节或包块，但可因病变发生部位和程度不同而有所差异。

卵巢子宫内膜异位囊肿最多见，约 80% 患者病变累及一侧卵巢，双侧卵巢同时波及者约为 50%。病变早期在卵巢表面上皮及皮层中可见紫褐色斑点或小泡，随着病变发展，卵巢内的异位内膜可因反复出血而形成单个或多个囊肿，但以单个为多见，称为卵巢子宫内膜异位囊肿。囊肿大小不一，一般直径多在 5cm 以下，大至 10~20cm。囊肿内含暗褐色黏糊状陈旧血，状似子宫内膜异位症液体，故又称为卵巢子宫内膜异位囊肿。当囊肿增大时，整个卵巢表面呈灰蓝色。由于经期时囊肿内出血增多，囊腔内压力升高，囊壁可出现小的裂隙，并有极少量血液渗漏至卵巢表面，但裂隙随即被漏出物引起的腹膜局部炎性反应和组织纤维化所闭合，并导致卵巢与其邻近的子宫、阔韧带或乙状结肠等紧密粘连，故卵巢多固定在盆腔内，不能活动。若手术时将卵巢强行与其周围组织游离，囊壁往往破裂，流出黏稠的暗褐色陈旧血液。上述卵巢与周围器官或组织紧密粘连是卵巢子宫内膜异位囊肿临床特征之一，并可借此与其他出血性卵巢囊肿相鉴别。

根据囊肿大小和异位病灶浸润程度，卵巢子宫内膜异位囊肿的医学临床病理类型如下。

Ⅰ型：囊肿直径 < 2cm，囊壁有粘连，解剖层次不清，手术不易剥离。

Ⅱ型：又分为 A、B、C 三种。ⅡA：卵巢表面小的内异症种植病灶合并生理性囊肿，如黄体囊肿或滤泡囊肿，手术易剥离。ⅡB：卵巢囊肿壁有轻度浸润，层次较清楚，手术较易剥离。ⅡC：囊肿有明显浸润或多房，体积较大，手术不易剥离。

镜下检查在病灶中可见到子宫内膜上皮、内膜腺体或腺样结构、内膜间质及出血。但异位内膜反复出血后，上述典型的组织结构可能被破坏而难以发现，以致出现临床和镜下病理所见不一致的现象，即临床表现极典型，但内膜异位的组织病理特征极少。由于内膜异位的出血来自间质内血管，而不是来自腺上皮或腺体，故在镜检时能找到少量内膜间质细胞即可确诊本病。若临床表现和手术时肉眼所见病理改变十分典型，即使镜检下仅能在卵巢的囊壁中发现红细胞或含铁血黄素的巨噬细胞等出血证据，亦应视为子宫内膜异位症。据报道，早期子宫内膜异位病灶镜下病检时，一般可见到典型的异位内膜组织。异位内膜虽可随卵巢周期变化而有增生和分泌改变，但其改变不一定与子宫内膜同步，且往往仅表现为增生期改变，此可能与异位内膜周围组织纤维化以致血供不足有关。内膜异位症一般极少发生恶变。

（二）中医学认识

卵巢子宫内膜异位囊肿破裂属中医"妇人腹痛""癥瘕"范畴，均以瘀血阻滞冲任、胞宫，不通则痛为基本病机。其病位在下焦胞中。《景岳全书·妇人规·血癥》曰："瘀血留滞作癥，唯妇人有之。其证则或由经期，或由产后，凡内伤生冷，或外受风寒，或患怒伤肝，气逆而血留，或忧思伤脾，气虚而血滞，或积劳积弱，气弱而不行，总由血动之时，余血未尽，而一有所逆，则留滞日积而渐成癥矣。"所以，本病治疗以化瘀消癥、活血止痛为原则。

二、临床诊断

（一）辨病诊断

1. 临床表现

（1）病史　多有卵巢子宫内膜异位囊肿病史，可伴有痛经、不孕病史。

（2）症状　剧烈活动、性交后或无诱因下突发出现下腹剧痛，开始于一侧，继之盆腔疼痛，伴恶心呕吐、肛门坠胀感等。腹痛多发生在月经前或月经周期后半期（黄体期）。卵巢子宫内膜异位囊肿若破裂时累及囊壁血管，可合并内出血，偶可出现血压下降和休克症状。多无停经史或不规则阴道出血。

2. 体征

腹部有明显腹膜刺激症状，有明显压痛、反跳痛及肌紧张，偶有移动性浊音阳性，破裂时盆腔内囊液有报道可达 2000ml 以上。妇科检查后穹窿、子宫骶韧带触可及痛性结节，于盆腔一侧或双侧可触及周界不清的包块，包块常与子宫后壁相连，与子宫紧贴，不活动，有触痛。

3. 实验室检查

（1）糖类抗原 125（CA125，卵巢癌相关抗原）值测定　CA125 水平升高多见于重度内异症、盆腔有明显炎症反应、合并子宫内膜异位囊肿破裂或子宫腺肌病者。在卵巢子宫内膜异位囊肿破裂患者中，CA125 值比囊肿未破裂患者可明显升高，血清中 CA125 含量与盆腔积液量呈正相关，且随内膜异位症期别的增加，阳性率也上升，其敏感性和特异性都很高，有国内回顾性研究提示，CA125 对卵巢子宫内膜异位囊肿破裂的敏感性可达 82%~90%，特异性为 55%~95.4%，因此，对于本病的诊断有一定的帮助。

（2）抗子宫内膜抗体（EMAB）　是子宫内膜异位症的标志抗体，特异性为 90%~100%，因此血清 EMAB 的检测为子宫内膜异位症患者的诊断及疗效观察的有效检查方法。但敏感性不高。

4. 影像学检查

（1）超声检查　是诊断卵巢子宫内膜异位囊肿临床首选，在诊断卵巢子宫内膜异位囊肿时首选阴道超声，无法行阴道超声时，直肠超声或腹部超声也有价值。卵巢子宫内膜异位囊肿破裂的典型图像为患侧附件区低回声包块，边界模糊不清，外形不规则，包块中充满弥漫性杂乱细回声，或不均匀的片状回声，包块无血流信号或仅周边少量点状血流，部分伴对侧卵巢子宫内膜异位囊肿，积液多局限于盆腔。另外，超声还可评估盆腹腔积液量的多少及性状。对超声较难鉴别的炎性包块和卵巢子宫内膜异位囊肿破裂引起的包块，在超声引导下对液体相对多的地方进行诊断性穿刺对疾病诊断也有一定帮助。

（2）MRI　子宫内膜异位囊肿破裂MRI主要表现有囊壁信号异常、囊壁半环形强化征、"哑铃征"、盆腔积血、相邻肠管粘连征、单房囊肿间隔征、"卫星囊征"等。T_1W_1、T_2W_1呈高信号，而T_2压脂序列信号并未显著降低是子宫内膜异位囊肿破裂患者最为主要的MRI表现，这与患者的囊内成分是正铁血红蛋白有关。另外，MRI对于盆腔积血、卵巢内异囊肿与周围组织关系的判断、盆腔外内异症以及深部浸润病灶的诊断和评估均有意义，但费用昂贵，对于急腹症患者需谨慎选择。

5. 阴道后穹窿穿刺术

可抽出咖啡色或巧克力色浑浊液，甚至有血性液体。

6. 腹腔镜检查

为诊断本病的最佳方法，同时也是治疗卵巢子宫内膜异位囊肿破裂的方法之一。并可根据镜检的情况决定盆腔子宫内膜异位症的临床分期及确定术后治疗方案。

（二）辨证诊断

辨证根据疼痛发生的时间、性质、部位、伴随症状、体征及素体情况并结合月经量、色、质及舌脉辨别寒热虚实。

望：痛苦面容，面色苍白或青。

闻：声音低微或不欲语言。

问：下腹疼痛明显，伴恶心呕吐、肛门坠胀感等。既往多有癥瘕病史，可伴有痛经、不孕病史。

切：腹部明显压痛，拒按，反跳痛阳性，腹肌紧张。妇科检查后穹窿、子宫骶韧带可触及痛性结节，于盆腔一侧或双侧可触及周界不清的包块，包块常与子宫后壁相连，与子宫紧贴，不活动，有触痛。

1. 气滞血瘀证

经前或经期下腹胀痛或刺痛，拒按，甚或前后阴坠胀欲便，经行量或多或少，色暗，有血块，盆腔有包块或结节，经前心烦易怒，胸胁乳房胀痛，口干便结，舌紫暗或有瘀斑、瘀点，苔薄白，脉弦涩。

2. 寒凝血瘀证

经前或经期下腹冷痛或绞痛，拒按，得热痛减，经行量少，色紫暗，或经血淋漓不净，或见月经延期，盆腔有包块或结节，形寒肢冷，或大便不实，舌淡胖而紫暗，苔白，脉沉迟而涩。

3. 湿热瘀阻证

经前或经期下腹灼热疼痛，拒按，得热痛增，月经量多，色红质稠，有血块或经血淋漓不净，盆腔有包块或结节，带下量多，色黄质稠，味臭，身热口渴，头身、肢体沉重刺痛，小便不利，便溏不爽，舌质紫红，苔黄而腻，脉滑数或涩。

4. 痰瘀互结证

经前或经期小腹痛，拒按，盆腔有包块或结节，带下量多，色白质稠，形态肥胖，头晕，肢体沉重，胸闷纳呆，呕恶痰多，舌质紫暗，或边尖有瘀斑，苔腻，脉弦滑或涩。

5. 气虚血瘀证

经前腹痛，肛门坠胀不适，经行量或多或少，色暗淡，质稀或夹血块，盆腔有包块或结节，面色淡而晦暗，神疲乏力，少气懒言，纳差便溏，舌淡胖，边尖有瘀斑，苔薄白，脉沉涩。

6. 肾虚血瘀证

经前或经期腹痛，月经先后不定期，量或多或少，盆腔有结节或包块，腰膝酸软，神疲肢倦，头晕耳鸣，性欲减退，夜尿频，舌质暗淡，苔白，脉沉细涩。

三、鉴别诊断

（一）西医学鉴别诊断

卵巢子宫内膜异位囊肿破裂症状等与其他妇科急腹症相似，误诊率较高，达50%~86%，但随着现代诊断技术以及对子宫内膜异位症认识的提高，近年来误诊率有所下降。本病主要需与以下疾病相鉴别。

1. 与异位妊娠破裂或流产鉴别

本病有急性腹痛、腹腔内出血体征及盆腔包块，与卵巢子宫内膜异位囊肿破裂症状相似。但既往无子宫内膜异位症及痛经病史，有停经史。根据血、尿 hCG 检查及后穹窿穿刺可鉴别。

2. 与卵巢囊肿蒂扭转鉴别

既往无痛经史，有卵巢囊肿病史。多发活动或体位改变后出现腹痛，腹痛部位较为固定，部分腹痛可暂时缓解，可伴有恶心呕吐，早期多不伴发热，发生急性腹痛后无内出血体征。查体腹壁压痛及反跳痛不明显，无移动性浊音。妇科检查肿块周界清楚，肿块压痛，子宫直肠窝无结节。B 超提示盆腔一侧包块，边界清晰，盆腔多无明显积液。

3. 与急性阑尾炎鉴别

右侧卵巢子宫内膜异位囊肿破裂易与急性阑尾炎混淆。腹痛可伴有发热以及恶心呕吐等消化道症状，典型者为转移性右下腹疼痛。急性阑尾炎最明显的压痛点在腹壁阑尾麦氏点，且子宫直肠陷凹无结节，患者有发热，血白细胞升高，后穹窿穿刺也可辅助诊断，如为脓液，则为急性阑尾脓肿破裂。

4. 与卵巢黄体破裂鉴别

本病多发生于月经前，无痛经或明显卵巢囊肿病史。查体腹部压痛、反跳痛可不明显，妇检子宫直肠陷凹无结节。后穹窿穿刺液为暗红色不凝血，而非咖啡色液体。本病与卵巢子宫内膜异位囊肿破裂临床表现极为相似，较难鉴别，有时需手术探查方能确诊。有研究发现卵巢子宫内膜异位囊肿患者穿刺液中红细胞比容（HCT）值明显低于黄体破裂出血者及静脉血中 HCT 值，提示该指标可能有助于两者的鉴别。

5. 与急性盆腔炎鉴别

本病发病前可有宫腔操作史、性交史等，腹痛多伴有高热、寒战，非经期可见白带增多，月经期可见月经延长，经量增多。可出现消化系统症状，如恶心、呕吐、腹胀、腹泻等。若有脓肿形成，可有下腹包块及局部压迫刺激症状；包块位于前方可出现膀胱刺激症状，如排尿困难、尿频，若引起膀胱肌炎还可有尿痛等；包块位于后方可有直肠刺激症状，若在腹膜外可致腹泻、里急后重感和排便困难。查体腹膜刺激征明显。妇检可见阴道充血，并有大量脓性分泌物，宫颈充血、水肿，举摆痛明显，宫体有压痛或附件区增厚压痛。血常规提示白细胞及中性粒细胞明显升高。B超未见异常，或提示附件脓肿形成或盆腔积液。

另外，近年来亦有散在临床报道本病见于妊娠晚期或分娩时，因此本病还需要与妊娠合并其他急腹症相鉴别。

综上，要减少卵巢子宫内膜异位囊肿破裂的误诊率，则需医务人员提高对子宫内膜异位症的认识，对于女性急腹痛患者，要详细询问病史，尤其是月经史、生育史，对于不孕患者更应慎重。妇检时由于腹肌紧张可能影响双合诊效果，另外，由于B超对于囊肿小破裂口不易做出诊断，较大破口时子宫直肠窝积液虽然明显，但不一定能分清积液性质，此时，可考虑后穹窿穿刺，明确直肠窝积液性质以弥补妇检和B超的不足。

（二）中医学鉴别诊断

妇人腹痛需与内科、外科腹痛相鉴别。内科腹痛常先发热后腹痛，疼痛一般不剧烈，痛无定处，压痛不显；外科腹痛多腹痛后发热，疼痛剧烈，痛有定处，压痛明显，见腹痛拒按、腹肌紧张等。外科腹痛与妇人腹痛常需通过妇检鉴别。

癥瘕主要与内科、外科之积聚相鉴别，如消化道肿瘤、泌尿系肿瘤、多囊肾等，一般通过妇科检查可以鉴别。但对于盆腔的包块，要结合病史并参考影像学检查进行鉴别。如子宫增大，要首先排除妊娠。

四、临床治疗

（一）提高临床疗效的要素

1. 紧守原则，合理选择治疗手段

子宫内膜异位症是妇科常见病，具有病程长、治愈率低、容易复发的特点，是引起盆腔疼痛和继发不孕的主要原因之一，严重影响妇女的心身健康。其引起的妇人腹痛、月经过多或经期延长、癥瘕和不孕等，均属于妇科疑难病症。由于子宫内膜异位症症状多样，临床上需根据患者具体症状、年龄、婚育情况制定个体化治疗原则。对于卵巢子宫内膜异位囊肿破裂的情况，若囊肿破口不大，症状体征不明显，可先保守治疗，然后根据卵巢子宫内膜异位囊肿情况处理。但若囊肿破口大，急腹症明显，破裂时间在24~48小时内应行急症手术，破裂时间在48小时以上，患者腹痛缓解，组织充血水肿，手术困难，手术效果不理想，可先保守治疗，局部反应消退后再行手术治疗。

2. 中西医结合，缓解症状，预防复发

手术治疗是卵巢子宫内膜异位囊肿破裂的主要治疗手段，但在围手术期治疗当充分发挥中医药治疗该病的优势，缓解术前疼痛等症状，促进术后恢复，预防子宫内膜异位囊肿的复发。中医治疗以活血化瘀为大法，根据证候的寒热虚实，灵活运用行气活血，或散结消癥，或温经散寒，或清热凉血，或补肾活血等治法，以达到调经、止痛、消癥、助孕等目的。还可配合外治法，如中药保留灌肠、热敷、针灸等，内外合治，对于症状的改善有独到之处。中医药综合治疗的最大优势是对卵巢功能无抑制作用，在这个方面，对于术后有生育要求的内异症患者，在预防复发方面相对于西药有明显优势。

（二）辨病治疗

1. 手术治疗

若急腹症明显或考虑存在腹腔内活动性出血情况宜立即手术。因流出的囊液可引起盆腔粘连、不育或异位内膜的再次播散和种植，手术目的是尽量清除盆腔内囊液，剔除囊肿，分离盆腔粘连，以恢复解剖；手术方式及范围可根据患者年龄、婚育、病变程度等情况选择开腹或腹腔镜下卵巢囊肿剔除术、附件切除术或全子宫＋附件切除术等。

（1）年轻未生育者在吸引和彻底冲洗吸引溢入盆腔内的囊液后，行囊肿剥出术，尽量保存正常卵巢组织，对维持卵巢功能和内分泌功能有帮助，对日后增加孕育机会也有帮助。双侧卵巢受累，原则上也尽量行囊肿剥出术，若囊肿与周围组织粘连紧密，则不主张强行剥出，以免损伤脏器，术后可加用药物治疗。

（2）对年龄较大且已有子女，对侧卵巢正常，子宫无受累者，为避免日后复发，也可考虑行患侧附件切除。若合并子宫腺肌病、痛经且无生育要求的患者，也可术前与患者充分沟通后选择子宫切除＋患侧附件切除术。

（3）卵巢子宫内膜异位囊肿破裂者手

术时宜彻底清洗腹腔，尽量切除病灶，松解粘连，术后关腹前，生理盐水充分冲洗盆腔。手术创面可应用防粘连制剂如氧化型再生纤维素或玻璃酸酶（透明质酸酶）预防术后粘连。

（4）对于妊娠期发生的卵巢子宫内膜异位囊肿破裂，可根据孕周等具体情况行手术治疗或保守治疗，中晚期妊娠手术后多可继续妊娠或同时行剖宫产，胎儿可存活。有报道孕21周合并卵巢子宫内膜异位囊肿破裂者，采取B超监测下后穹窿穿刺吸取盆腔囊液方法治疗。但笔者认为该法个体差异较大，仅供参考。

（5）手术方式可选择开腹手术或腹腔镜手术。随着腹腔镜技术普及以及技术提高，腹腔镜在防治并发症、减缓术后疼痛、缩短住院时间等方面具有更好的优势，在腹腔镜下清除腹腔液及进行腹腔异位病灶内凝固术，可较完全地破坏盆腔腹膜异位内膜病灶，对各期内异症患者生育能力的恢复有重要作用。

（6）手术并发症

周围脏器损伤：卵巢子宫内膜异位囊肿破裂后，内容物刺激局部腹膜发生局部炎症反应和组织纤维化，导致卵巢和邻近器官紧密粘连，因此容易导致周围脏器损伤，主要包括髂血管损伤、输尿管损伤及肠道损伤。对于盆腔粘连严重、盆腔组织充血的患者，应高度警惕，注意分清解剖结构。对不能确定输尿管与瘤体界限者，建议提前置入双J管作为标志，避免术中输尿管损伤、渗漏。

感染：包括盆腔内感染及切口感染，因此建议根据手术情况术后应用抗生素。

卵巢早衰：是卵巢子宫内膜异位囊肿剔除术后的远期并发症之一，与多次卵巢囊肿剔除术、卵巢囊肿较大、囊肿多房、囊肿壁与卵巢组织粘连、层次不清等因素相关。有研究提出，卵巢子宫内膜异位囊肿剔除术可导致卵巢组织丢失，虽然其中多半卵巢组织无功能，但卵巢门附近由于卵泡储备丰富，手术时可能导致功能组织的丢失。因此，强调提高保护卵巢的意识，术中尽量减少对卵巢的电凝，尤其是近卵巢门部位，尽量保留肉眼正常的卵巢皮质。

（7）手术前做好术前评估。内异症恶变的发生率为1%左右，如高度怀疑恶变，应与患者家属做好沟通，术前做好扩大手术范围的准备，合理选择手术方式及麻醉方式。以下情况应高度警惕内异症恶变：①囊肿直径＞10cm或短期内明显增大。②绝经后复发。③疼痛节律改变，痛经进展或呈持续性。④影像学检查发现囊肿呈实性或乳头状结构，彩色多普勒超声示病灶血流丰富，阻力指数低。⑤血清CA125明显升高（＞200kU/L）。

2. 药物治疗

主要用于急腹症不明显的情况或预防术后复发及防止肉眼未能检出的病灶或囊液污染腹腔引起新的播散和种植病灶的产生。药物治疗的目的是抑制卵巢功能，阻止内异症进展，减少内异症病灶的活性以及减少粘连的形成。选择药物时的原则如下。第一，药物治疗宜用于基本确诊的病例，不主张长期"试验性治疗"。第二，药物治疗尚无标准化方案。第三，各种方案疗效基本相同，但不良反应不同。第四，选择药物时应考虑药物的不良反应、患者的意愿以及经济能力。治疗内异症可供选择的药物主要有非甾体抗炎药（NSAIDs）、口服避孕药、高效孕激素、促性腺激素释放激素激动剂（GnRH-a）及中药。常用的药物治疗方案、作用机制以及不良反应如下。

（1）非甾体抗类药　主要治疗子宫内膜异位症引起的疼痛。作用机制包括抑制前列腺素的合成；直接作用于伤害性感受器，阻止致痛物质的形成和释放；抑制淋巴细胞活性和活化 T 淋巴细胞的分化，减少对传入神经末梢的刺激。不良反应主要是胃肠道反应，长期应用有胃溃疡风险。

（2）口服避孕药　连续或周期用药，共 6 个月，可抑制排卵；不良反应较少，但可有消化道症状或肝功能异常等。40 岁以上或有血栓高危因素者需警惕血栓形成。

（3）高效孕激素　可引起内膜组织蜕膜样改变，最终导致内膜萎缩，同时可负反馈抑制下丘脑－垂体－卵巢轴。不良反应主要是突破性出血、乳房胀痛、体重增加、消化道症状以及肝功能异常等。一般连续使用 6 个月。

（4）促性腺激素释放激素激动剂　根据不同剂型分为皮下注射和肌内注射，每 28 天 1 次，共用 3~6 个月。GnRH-a 可下调垂体功能，造成药物暂时性去势及体内低雌激素状态；也可以在外周与 GnRH-a 受体结合抑制在位和异位内膜细胞的活性。不良反应主要是低雌激素血症引起的更年期症状，如潮热、阴道干燥、性欲下降、失眠及抑郁等，长期应用可引起骨质丢失。GnRH-a 反向添加（Add-back）方案的理论基础是"雌激素窗口剂量理论"，不同组织对雌激素的敏感性不同，将体内雌激素水平维持在不刺激异位内膜的生长而又不引起更年期症状及骨质丢失的范围，雌二醇水平在 146~183pmol/L（即 40~50pg/ml），既不影响治疗效果，又可减轻不良反应，以延长治疗时间。

Add-back 方案包括①雌孕激素联合方案：戊酸雌二醇 0.5~1.5mg/d，或结合雌激素 0.3~0.45mg/d，或每日释放 25~50μg 的雌二醇贴片。孕激素多采用地屈孕酮片 5mg/d 或醋酸甲羟孕酮 2~4mg/d，也可采用复方制剂雌二醇地屈孕酮片，每天 1 片。②替勃龙，1.25~2.5mg/d。③单用孕激素方案：每日醋酸炔诺酮 1.25~2.5mg。何时开始应用反向添加尚无定论，可以根据患者的症状决定。应用 GnRH-a 6 个月以上主张应用 Add-back 方案，治疗剂量应个体化，有条件时应监测雌激素水平。3 个月内的 GnRH-a 短期应用，只为缓解症状的需要，也可以采用植物药，如黑升麻异丙醇萃取物、升麻乙醇萃取物。

（5）中药　中药可有效缓解疼痛症状，病情稳定时使用。

（三）辨证治疗

1. 辨证论治

（1）气滞血瘀证

治法：行气活血，祛瘀止痛。

方药：血府逐瘀汤或膈下逐瘀汤。

血府逐瘀汤：桃仁 12g，红花 10g，当归 10g，生地黄 10g，川芎 10g，赤芍 10g，牛膝 10g，枳壳 6g，桔梗 6g，柴胡 2g，甘草 2g。

膈下逐瘀汤：五灵脂 6g（炒），当归 9g，川芎 6g，桃仁 9g（研泥），牡丹皮 6g，赤芍 6g，乌药 6g，延胡索 3g，甘草 9g，香附 4.5g，红花 9g，枳壳 4.5g。

若以气滞为主者，加川楝子以助理气之力；痛甚伴作呕者，加法半夏、白芍以柔肝和胃止痛；月经量多挟块者，去桃仁、红花，加蒲黄、三七、益母草化瘀止血；挟热者酌加栀子、连翘、黄柏以清热。

（2）寒凝血瘀证

治法：温经散寒，祛瘀止痛。

方药：少腹逐瘀汤。

小茴香（炒）7 粒，干姜（炒）6g，延胡索 3g，没药（研）6g，当归 9g，川芎 6g，官桂 3g，赤芍 6g，蒲黄 9g，五灵脂（炒）6g。

恶心呕吐者，加吴茱萸、半夏温胃止呕；腹泻者，加肉豆蔻、藿香、白术健脾；腹痛甚，肢冷出汗者，加川椒、制川乌温通止痛；阳虚内寒者，加人参、熟附子、淫羊藿温补脾肾。

（3）湿热瘀阻证

治法：清热祛湿，祛瘀止痛。

方药：清热调血汤。

当归10g，川芎10g，白芍15g，生地黄10g，黄连3g，香附10g，桃仁10g，红花10g，延胡索10g，牡丹皮15g，莪术10g。

经行质稠量多挟块，加贯众、生蒲黄以清热化瘀止血；下腹疼痛，灼热感，带下黄稠，湿热盛者，去川芎，加黄柏、茵陈蒿以清热泻火除湿。

（4）痰瘀互结证

治法：化痰散结，活血化瘀。

方药：苍附导痰丸合桃红四物汤。

苍术10g，香附10g，枳壳10g（麸炒），陈皮8g，茯苓15g，胆南星15g，甘草10g，当归、熟地黄、川芎、白芍、桃仁、红花各15g。

胞中结块者，可酌情加穿山甲、血竭、皂角刺、桑枝、莪术之类以软坚散结。

（5）气虚血瘀证

治法：益气活血，化瘀止痛。

方药：血府逐瘀汤合补中益气汤。

血府逐瘀汤：桃仁12g，红花10g，当归10g，生地黄10g，川芎10g，赤芍10g，牛膝10g，枳壳6g，桔梗6g，柴胡2g，甘草2g。

补中益气汤：黄芪15g，人参（党参）15g，白术10g，炙甘草15g，当归10g，陈皮6g，升麻6g，柴胡12g，生姜9片，大枣6枚。

若腹痛甚者，加艾叶、小茴香、熟附片、干姜以温经止痛；血虚者，加鸡血藤以养血活血；兼肾虚，症见腰腿酸软者，加续断、桑寄生以补肝肾强筋骨。

（6）肾虚血瘀证

治法：补肾益气，活血化瘀。

方药：归肾丸合桃红四物汤。

归肾丸：熟地黄20g，枸杞子12g，山茱萸12g，菟丝子10g，茯苓12g，当归10g，山药（炒）10g，杜仲（盐炒）10g。

桃红四物汤：当归、熟地黄、川芎、白芍、桃仁、红花各15g。

月经后期可加益母草、红花以活血行瘀；经行淋漓不尽可加茜草、乌贼骨、蒲黄炭化瘀止血；眠少多梦可加远志、酸枣仁以养肝宁心安神；偏肾阳虚者，加仙茅、补骨脂、艾叶、肉桂温肾助阳；偏肾阴虚者，加地骨皮、鳖甲养阴清热。

2. 外治疗法

主要适用于本病引起的腹痛症状。

（1）平衡针

取穴：腹痛穴，临床主要用于治疗急腹症，但对卵巢子宫内膜异位囊肿破裂的重症急腹症患者应在明确诊断、缓解症状的情况下，积极实施其他救助措施。

定位：此穴位于腓骨小头前下方凹陷中。

取穴原则：病变定位时采用交叉取穴。病变非定位时，采取男左女右取穴。病情危重，采取双侧同时取穴。

针刺特点：以针刺腓总神经或腓深神经、腓浅神经后出现的针感为宜。

手法：上下提插，可捻转滞针。

（2）电针

取穴：关元、中极、三阴交，皆双侧取穴。

操作：采用低频治疗仪治疗，强度以患者所耐受程度而定。

（3）腹针

取穴：中脘、下脘、气海、关元、中极、外陵。若以全下腹疼痛、坠胀为主，加下风湿点（双）、水道；若主要症见肛门坠胀、腰骶胀痛，加中极、加强、气穴（双）；若主要为一侧少腹疼痛为甚，则加同侧下风湿点。

（4）温针灸

取穴：关元、中极、天枢、足三里、

三阴交、太冲。

操作：取太乙药条（成分为艾叶、白芷、防风、乌药、小茴香、肉桂等），剪成5cm左右长备用。患者平卧，医生用28号4寸毫针快速进针，得气后点燃艾条，插在针柄上，直到艾条燃尽。

（5）灸法

组方：附子、鹿角霜、肉桂、乳香、五灵脂按5∶2∶1∶1∶1的比例混合，用粉碎机打粉，再以20%乙醇调制后制成药饼。

取穴：神阙穴。

操作：将药饼放置神阙穴上，艾炷置于药饼上，点燃艾绒，药饼温度慢慢升高。灸至局部皮肤红晕为度。

（6）耳穴压豆

取穴：内生殖器、内分泌、肝、肾、神门、交感区。如伴恶心呕吐，加胃穴；伴有头痛、头晕者，加枕穴；伴气血不足、乏力者，加脾穴。

操作：用胶布将王不留行籽或磁珠贴在敏感点上。嘱患者自行按压5~7次，每次按压10~20下，按压强度以感到局部有酸、麻、胀、痛感为佳。

（7）中药外敷

组方：吴茱萸250g，粗盐250g

用法：吴茱萸250g、粗盐250g混合放入微波炉专用碗内，以中火加热3分钟，至吴茱萸呈咖啡色、外壳略张开并散发出芳香药气为度。把药物装入布袋中。协助患者舒适平卧，将药物置于治疗部位，再次询问患者感觉，以患者自觉药物温热不烫为宜。

（8）中药灌肠

处方：丹参、赤芍、牡丹皮、三棱、莪术、紫草根、延胡索、川楝子、红藤、败酱草、白芷等。

用法：浓煎至100ml，保留灌肠。

3.成药应用

（1）蒲田胶囊（广东省中医院院内制剂）每次3粒，每3次，口服。活血化瘀，止血止痛，适用于子宫内膜异位症引起的痛经、月经过多、经期延长。

（2）莪棱胶囊（广东省中医院院内制剂）每次4粒，每3次，口服。活血理气，化瘀消癥，适用于子宫内膜异位症、子宫腺肌病、子宫肌瘤。

（3）妇痛宁颗粒剂 每服20g，每日3次，冲服。解痉止痛，适用于妇女痛经。

（4）散结镇痛胶囊 每次4粒，每日3次，口服。软坚散结，化瘀定痛，适用于痰瘀互结兼气滞所致子宫内膜异位症。

（5）桂枝茯苓丸 每次6丸，每日1~2次，口服。活血，化瘀，消癥，适用于瘀血阻络所致子宫内膜异位症。

（6）大黄䗪虫丸 每次1~2丸，每日1~2次，口服。活血破瘀，通经消癥，适用于瘀血内停所致的子宫内膜异位症。

（四）医家经验

1.王子瑜

王子瑜认为瘀血为本病的病机关键，治疗以活血化瘀消癥瘕为主。主要病因病机一方面与情志有关，情志不畅，肝气不舒，气机不利，冲任气血运行不畅，瘀血阻滞冲任、胞宫、胞脉，导致气滞血瘀证。另一方面，寒邪入侵，凝滞气血，瘀血阻滞冲任、胞宫、胞脉而致寒凝血瘀证。所用主要药物为丹参、桃仁、延胡索、莪术、水蛭、乌药、乳香、没药、肉桂等10余味，根据临床表现随症加减。根据月经周期分期治疗：经期以活血止痛为主；经后气血亏虚，以养血活血为主；合并不孕、排卵功能差者，排卵期加以补肾活血促排卵治疗；非经期以活血消癥为主。[张丽.王子瑜教授治疗子宫内膜异位症痛经的经验总结.北京：北京中医药大学硕士学位论文，2007.]

2.司徒仪

女子以血为用，本病主要病因病机为

血瘀，治疗应"缓则图本，责之于肾；痛证癥瘕，重在祛瘀；辨清虚实，调周论治；衷中参西，个体治疗；内外调治，协同增效"。司徒仪认为治疗内异症有两个主要方向：控制离经之血的产生及促进已离经之血的消散。经期应控制离经之血的产生，采用活血化瘀、止痛止血法。经净至排卵期，离经之血刚产生，治疗应活血理气、化瘀消癥散结以改善血瘀的病机，促进离经之血及时消散，防止成瘀。临证时多选用三棱、莪术、穿破石、猫爪草等药，或用莪棱胶囊，并配合莪棱灌肠液灌肠协同治疗，有利于粘连松解、结节瘀滞的吸收。排卵期，强调在补肾的基础上行破血活血利气之法，方组以补肾益气之品，如补骨脂、菟丝子、续断之类，合破血活血行血之当归、川芎、红花、泽兰等药，同时加入皂角刺、王不留行之类以促进排卵的发生。排卵后阴精与阳气皆充盛，气血长盛，血海蓄满，治疗应当疏调肝气，使其泻而不藏。[刘佳倩. 司徒仪教授治疗卵巢子宫内膜异位囊肿的学术思想传承. 广州：广州中医药大学硕士学位论文，2019. 黄艳辉，司徒仪. 司徒仪治疗子宫内膜异位症经验. 辽宁中医杂志，2006，33（1）：16-18.]

3. 罗元恺

罗老认为卵巢子宫内膜异位囊肿的病机为气滞血瘀，且主张在临床治疗上以活血化瘀为法，另兼顾行气止痛、软坚散结，并自拟罗氏内异方（桃仁、䗪虫、蒲黄、五灵脂、川芎、延胡索、乌药、丹参、益母草、山楂、牡蛎等），在临床取得了较好的疗效。[陈思，樊耀华，赵颖. 从罗氏内异方浅析罗元恺教授治疗内异症经验. 中医临床研究，2016，8（32）：105-106.]

4. 朱孙南

朱孙南提出本病实为瘀热成病，常因瘀血阻滞经脉，日久而化热，故有瘀热积于体内，从而阻滞冲任、胞宫，使气血不畅，又因不通则痛，故常表现出疼痛的临床表现。遣方用药当以活血化瘀消癥药物为主，配用性味苦寒之药清化消癥。[何珏，马立红，李娟，等. 朱南孙教授辨治复发性子宫内膜异位症经验. 时珍国医国药，2016，27（7）：1749-1751.]

五、预后转归

对于急腹症合并活动性腹腔内出血者，如不能迅速止血或凝血块脱落等也可引起出血，重者可危及生命，但此很少见。本病较少发生恶变，发生率为0.7%~1%，多数手术治疗患者预后良好。术后再发卵巢子宫内膜异位囊肿破裂病例较少，但有研究表明，卵巢子宫内膜异位囊肿破裂者术后囊肿复发率明显高于未破裂者，约为18.5%。而术后无服预防复发药物者，复发率约为34.2%；术后口服药物治疗3~6个月，约65.8%患者1年内无复发，但1年后复发率约为3.4%，2年后复发率约为6.8%。对于生育能力的影响，本病患者常合并不孕，且术后生育能力尚需根据术中情况而定。

六、预防调护

（一）预防

平时注意调畅情志，积极锻炼身体，增强体质。注意经期保健，对于已存在卵巢子宫内膜异位囊肿患者，建议月经前或经期避免剧烈运动以防囊肿破裂；做好定期超声检查，若卵巢囊肿增大明显则需考虑手术治疗以免囊肿过大发生破裂。尽量避免月经前宫腔操作（如通液术、造影等）及剖宫产，若病情需要行剖宫产时须做好术口保护，以免引起医源性子宫内膜异位症。卵巢子宫内膜异位囊肿术后者需注意生活调护，合理用药，预防复发。

（二）调护

1. 休息

发生本病时需尽量卧床休息。

2. 饮食

（1）肥厚油腻、易于滞瘀之食物，少食为好。清淡疏利之品较为适宜。

（2）忌一切寒凉食品。行经前后，尤须注意禁忌进食过热的汤、菜以及生冷食物。

（3）多食用补虚益气食品，可以助气行血，能有效缓解疼痛。气血虚少者尤为适宜。

（4）酸涩收敛之品，易导致瘀气滞血，应避免食用。辛温发散，利于行通，可食，但不宜过多，因辛辣刺激过甚，疼痛亦会加重。

3. 食疗

（1）益母草煮鸡蛋　益母草30g，当归30g，鸡蛋2枚，煮水片刻，饮药汁，食蛋。该方活血散瘀，养血调经，适用于血瘀型子宫内膜异位症。［黎小斌. 妇科病效验秘方. 北京：化学工业出版社，2011.］

（2）桃仁粥　桃仁15g，粳米50g，红糖适量。桃仁捣烂，加水浸泡，研汁去渣，与粳米同入砂锅，加水500ml，文火煮成稀粥，调红糖适量。隔日1剂，早、晚服。适用于血瘀型子宫内膜异位症。［黎小斌. 妇科病效验秘方. 北京：化学工业出版社，2011.］

（3）丹参饮　丹参30g，红糖30g。丹参加水500ml，文火煮30分钟取汁，加入红糖当茶饮。适用于寒凝血瘀型子宫内膜异位症。［黎小斌. 妇科病效验秘方. 北京：化学工业出版社，2011.］

（4）当归鸡蛋汤　当归15g，鸡蛋1枚，加水600ml同煮，蛋熟后去壳再煮片刻，饮水食蛋。功能滋补肝肾，养血活血，适用于气滞血瘀型子宫内膜异位症。［黎小斌.

妇科病效验秘方. 北京：化学工业出版社，2011. 第一版］

七、专方选要

1. 木达汤

组成：柴胡10g，白芍15g，枳壳10g，延胡索10g，乌药15g，三棱10g，莪术10g，甘草10g。

服法：水煎服，早、晚各1次，经期停服，3个月为1个疗程。

主治：气滞血瘀型卵巢子宫内膜异位囊肿。［张晓娜. 木达汤对气滞血瘀型卵巢子宫内膜异位囊肿术后复发的影响. 福建：福建中医药大学硕士学位毕业论文，2012.］

2. 加味四逆散

组成：柴胡10g，枳壳10g，白芍10g，贯众15g，半枝莲15g，虎杖15g，茵陈10g，板蓝根10g，女贞子15g，墨旱莲15g。

服法：水煎服，早、晚各1次，经期停服，3个月为1个疗程。

主治：子宫内膜异位症引起的痛经。［程慧莲. 加味四逆散治疗子宫内膜异位症引起的痛经临床疗效评价. 辽宁中医杂志，2009，36（8）：1324-1325.］

3. 丹莪妇康煎膏

组成：丹参15g，莪术10g，三棱10g，柴胡10g，当归10g，赤芍12g，香附12g，延胡索12g，甘草10g。

服法：每次10g，每天2次，经期停服，3个月为1个疗程。

主治：子宫内膜异位症。［龚世雄，姜慧君. 丹莪妇康煎膏改善子宫内膜异位症患者生存质量的临床研究. 贵阳中医学院学报，2010，32（6）：37-39.］

4. 罗氏内异方

组成：益母草20g，牡蛎20g，土鳖虫10g，桃仁10g，延胡索10g，海藻15g，乌梅 10g，乌药 15g，川芎 10g，浙贝母 10g，山楂 10g，丹参 15g，五灵脂 10g，蒲黄 10g。

服法：每次 30ml，每日 3 次，经期停药，3 个月为 1 个疗程。

主治：子宫内膜异位症。[王俊玲. 罗氏内异方治疗子宫内膜异位症的临床研究. 广州中医药大学学报，1996，13（1）：9-10.]

5. 消癥丹

组成：三棱 10g，莪术 10g，山楂子 15g，桂枝 10g，当归 10g，牡蛎 20g（先煎），浙贝母 15g，赤芍 12g，丹参 15g，牡丹皮 10g，夏枯草 15g。

服法：水煎服，早、晚各 1 次。

主治：痰瘀互结、正气不虚型子宫内膜异位症。[黎小斌. 妇科病效验秘方. 北京：化学工业出版社，2011.]

主要参考文献

［1］中国中西医结合学会妇产科专业委员会. 子宫内膜异位症中西医结合诊治指南［J］. 中国中西医结合杂志，2019，39（10）：1169-1175.

［2］中华医学会妇产科学分会子宫内膜异位症协作组. 子宫内膜异位症的诊治指南（第 3 版）［J］. 中华妇产科杂志，2021，56（12）：812-824.

［3］李霞，袁航，黄文倩，等. 2018 年法国妇产科医师协会 / 法国国家卫生管理局《子宫内膜异位症管理指南》解读［J］. 中国实用妇科与产科杂志，2018，34（11）：1243-1246.

［4］张军英. 卵巢子宫内膜异位症囊肿自发性破裂临床因素分析［J］. 临床医学，2010，23（7）：48-49.

［5］谢幸，孔北华，段涛. 妇产科学［M］. 北京：人民卫生出版社，2018.

［6］郭建新，刘强. 卵巢囊肿破裂或蒂扭转的围生期诊断和处理［J］. 实用妇产科杂志，2016，32（1）：1-2.

第五节　无排卵性异常子宫出血

无排卵性异常子宫出血是由于机体受内部和外界各种因素的影响，通过大脑皮层和中枢神经系统引起下丘脑－垂体－卵巢轴功能调节或靶器官效应异常而导致的源自子宫腔的异常出血。

无排卵性异常子宫出血临床以异常子宫出血为主要症状，包括月经周期、经期、经量的异常，月经周期不规则，经量多或淋漓不尽。本病属中医学"崩漏"范畴。

一、病因病机

（一）西医学认识

1. 病因

（1）内部因素　①精神紧张。②营养不良。③代谢紊乱。④慢性疾病。

（2）外界因素　①环境和气候骤变。②饮食紊乱。③过度运动。④酗酒。⑤药物影响。

2. 发病机制

正常月经周期、经期、经量受下丘脑－垂体－卵巢轴的调控而表现出明显的规律性和自限性，而大多数无排卵性异常子宫出血不具有这些特点。无排卵性异常子宫出血发病机制之一是雌激素突破性出血，由于各种原因引起卵巢无排卵，导致子宫内膜受单一雌激素的作用而无孕激素对抗，从而引起雌激素缓慢累积，维持在阈值水平，内膜修复慢，可发生间断性少量出血，出血持续时间长；或雌激素累积维持在较高水平，无孕激素对抗，子宫内膜持续增厚，脆弱脱落而局部修复困难，从而表现为闭经一段时间后大量出血或少量出血，淋漓不止。另一出血机制是雌激素撤退性出血，子宫内膜长期在单一雌激素的作用下持续增生，如果此时一批卵泡闭锁，或由于大量的雌激素对垂体的负反馈作用，使雌激素突然下降，子宫内膜失去雌激素的支持而剥脱出血。另外，还与子宫内膜出血自限机制缺陷有关，主要表现为组织脆性增加、子宫内膜脱落不完全、血管结构与功能异常。子宫内膜间质受单一雌激素作用，孕激素作用反应不足，子宫内膜组织脆弱，容易自发破溃出血；或者由于雌激素波动导致子宫内膜不规则脱落或脱落不完整；单一雌激素的持续作用，子宫内膜破裂的毛细血管密度增加，加之无孕激素作用的子宫内膜中的血管缺乏螺旋化，收缩不力导致出血量多，出血时间长。同时，过度增生的子宫内膜组织中的前列腺素 E_2（PGE_2）含量和敏感性升高，血管容易扩张，也会导致出血量增多。

（二）中医学认识

无排卵性异常子宫出血属于中医学"崩漏"范畴，其病因病机主要是脾虚、肾虚、血热、血瘀等造成冲任损伤，不能制约经血，导致经血非时妄行。本病病位在冲任、胞宫。

1. 脾虚

饮食劳倦或思虑过度损伤脾气，脾气亏虚，统摄无权，冲任不固，不能制约经血，故成崩漏。

2. 肾虚

先天肾气不足，少女天癸初至，肾气稚嫩，冲任未盛；或绝经前后，天癸将竭，肾气渐衰，肾失封藏，冲任不固，不能制约经血，而成崩漏。

3. 血热

素体阳盛，或情志不遂，肝郁化火，或感受热邪，或过食辛辣助阳之品，火热内生，热伤冲任，迫血妄行，非时而下，遂致崩漏。

4. 血瘀

情志不畅，肝失疏泄，气滞血瘀；或感受寒、热之邪，寒凝血瘀，或热灼致瘀，瘀阻冲任，血不循经，非时而下，发为崩漏。

崩漏发病往往非单一因素所致。如肝郁化火之实热，既有火热迫血妄行的病机，又有肝失疏泄、血海蓄溢失常的病机。虽有脾虚、肾虚、血热、血瘀等不同病机，但病程日久损血耗气，可转化为气血俱虚，或气阴两虚，或阴阳两虚。无论起源于何脏，最终会导致肾脏受累。

二、临床诊断

（一）辨病诊断

无排卵性异常子宫出血诊断前必须排除妊娠以及生殖道或全身器质性病变，然后依据病史、体征及辅助检查做出诊断。

1. 病史

详细了解患者的年龄、月经史、婚育史、避孕措施及激素类药物的使用史，是否受环境、气候因素、精神紧张、过度劳累等影响，是否存在代谢紊乱、营养不良等因素。了解出血模式及治疗经过。

2. 临床表现

（1）子宫不规则出血　出血源自子宫腔，特点是月经周期紊乱，经期长短不一，经量或多或少，甚至大量出血。有时停经数周或数月后阴道流血，这种情况下往往出血较多；有时开始即有子宫不规则流血，量少，淋漓不止。

（2）失血、失血性休克　出血量少者可无症状，出血量多可引起贫血，表现为头晕，疲倦乏力，心慌，气短，大量出血者可出现失血性休克，表现为意识障碍，面色苍白，四肢湿冷，口唇青紫，血压低，脉搏细数。

3. 体征

妇科检查提示出血来自子宫腔，子宫大小在正常范围，出血时子宫较软。合并贫血时，呈贫血貌；合并甲状腺相关疾病时，或有甲状腺肿大；多囊卵巢综合征患者，体型肥胖或不胖，多毛，面部痤疮。

4. 辅助检查

（1）红细胞计数、血红蛋白和红细胞压积　少量出血者，上述指标无明显变化；出血量多，红细胞计数（RBC）、红细胞压积（Hct）、血红蛋白（Hb）进行性下降。一般而言，RBC、Hb、HCT的下降与失血量呈正相关，但出血早期上述指标无明显变化，因此应动态观察，并注意是否受既往贫血及输血、输液的影响。

（2）凝血功能　凝血酶原时间、活化部分凝血活酶时间、血小板计数、出凝血时间等多正常，排除凝血功能障碍性疾病导致的异常子宫出血。

（3）尿hCG定性试验或血人绒毛膜促性腺激素β亚单位（β-hCG）　主要用于排除妊娠相关疾病引起的子宫出血。

（4）生殖内分泌测定　青春期无排卵性异常子宫出血患者血中卵泡刺激素（FSH）、黄体生成素（LH）水平可稍低，雌二醇（E_2）偏低或正常。绝经期无排卵性异常子宫出血患者FSH、LH可正常或稍高，E_2水平可正常或稍高，睾酮（T）水平可正常或略低。促甲状腺素（TSH）可正常，甲状腺功能亢进者TSH降低，甲状腺功能减退者TSH升高。

（5）B型超声检查　子宫大小正常，子宫内膜正常或偏厚，宫腔无占位性病变，排除生殖道器质性病变。

（6）诊断性刮宫或子宫内膜活组织检查　刮宫有止血的作用，同时可以明确子宫内膜病理诊断。适用于年龄大于35岁，药物治疗无效或存在子宫内膜癌高危因素的异常子宫出血患者，为确定无排卵或黄

体功能，应在月经来潮前1~2天或月经来潮6小时内刮宫；为确定是否子宫内膜不规则脱落，宜在月经第5~7天刮宫；为尽快减少大量出血，除外器质性病变，可随时刮宫。

（7）宫腔镜检查　可直接观察宫颈管、子宫内膜的生理和病理情况，直视下活检。

（二）辨证诊断

望：或面色苍白，或面色萎黄，爪甲无华，或面赤，或颧赤唇红，或面浮肢肿，或神疲乏力，阴道出血色淡质稀，或色红质稠，舌淡或红，或舌暗，有瘀点，苔薄白或黄，或少苔。

闻：或语声低微，或口气秽臭，或下血有异味。

问：或头晕耳鸣，或心烦少寐，或不欲饮食，或渴喜冷饮，或畏寒，或腰酸膝软，或腰痛如折，或大便溏薄、小便清长。

切：或手足心热，或四肢不温，或小腹疼痛拒按，脉细数或沉弱，或脉缓弱，或脉滑数，或脉涩。

1. 肾阴虚证

经血非时而下，出血量多或少，淋漓不断，血色鲜红，质稠，头晕耳鸣，腰膝酸软，手足心热，颧赤唇红，舌红，苔少，脉细数。

辨证要点：血色鲜红，质稠，手足心热，颧赤唇红，舌红，苔少，脉细数。

2. 肾阳虚证

经血非时而下，出血量多，淋漓不尽，色淡质稀，腰痛如折，畏寒肢冷，小便清长，大便溏薄，面色晦暗，舌淡暗，苔薄白，脉沉弱。

辨证要点：血色淡质稀，畏寒肢冷，小便清长，大便溏薄，舌淡暗。

3. 脾虚证

经血非时而下，量多如崩，或淋漓不断，色淡质稀，神疲体倦，四肢不温，或

面浮肢肿，面色淡黄，舌淡胖，苔薄白，脉缓弱。

辨证要点：血色淡质稀，神疲体倦，四肢不温，或面浮肢肿，舌淡胖，苔薄白，脉缓弱。

4. 血热证

经血非时而下，量多如崩，或淋漓不断，血色深红，质稠，心烦少寐，渴喜冷饮，头晕面赤，舌红，苔黄，脉滑数。

辨证要点：血色深红，质稠，心烦少寐，渴喜冷饮，头晕面赤，舌红，苔黄，脉滑数。

5. 血瘀证

经血非时而下，量多或少，淋漓不净，血色紫暗，有块，小腹疼痛拒按，舌紫暗，或有瘀点，脉涩或弦涩有力。

辨证要点：血色紫暗，有块，小腹疼痛拒按，舌紫暗，或有瘀点，脉涩。

三、鉴别诊断

（一）西医学鉴别诊断

必须排除生殖道局部病变或全身性疾病所导致的生殖器官出血，尤其是青春期女孩的阴道或宫颈恶性肿瘤，育龄期妇女的黏膜下肌瘤和滋养细胞肿瘤，以及围绝经期、老年女性的子宫内膜癌。

1. 全身性疾病所致出血

排除全身性疾病如血液病、肝损害、甲状腺功能亢进或低下等。通过询问病史，查血常规、凝血功能、甲状腺功能可鉴别。

2. 育龄期女性妊娠

育龄期女性要与妊娠相鉴别，主要是异常妊娠，如流产、异位妊娠、葡萄胎等，还有妊娠并发症，如子宫复旧不良、胎盘残留、胎盘息肉等。结合病史，停经一段时间后突然大量出血者，先查妊娠试验，若妊娠试验阳性，再结合盆腔B超、诊刮等检查以明确诊断。应警惕部分无明显停经史的患者，如出血类型异于平素月经，均应除外妊娠，以免误诊。如发病前有明确的生产史、流产史者，则很容易想到妊娠并发症，结合盆腔B超等辅助检查，不难鉴别。

3. 生殖道感染

需与生殖道感染引起的出血相鉴别，如急性或慢性子宫内膜炎、子宫肌炎等，妇检可提示子宫体压痛，子宫内膜炎多数于诊断性刮宫后结合病理以明确诊断。

4. 生殖道肿瘤

与生殖道肿瘤如子宫内膜癌、宫颈癌、绒毛膜癌、子宫肌瘤、卵巢肿瘤等相鉴别。子宫内膜癌患者盆腔超声常常提示内膜厚、质地不均，彩色多普勒提示内膜异常血流信号，最终需要病理以协助诊断；宫颈癌者妇检可见宫颈菜花状赘生物，或出血有恶臭味，可通过宫颈活检明确诊断；子宫肌瘤和卵巢囊肿者，可通过妇检结合盆腔超声协助诊断。

5. 性激素使用不当

还需与性激素使用不当引起的出血相鉴别，如短效口服避孕药漏服，或口服紧急避孕药等。

6. 宫内节育器引起的子宫不规则出血

与宫内节育器引起的子宫不规则出血相鉴别，后者患者既往月经正常，上环后出现异常阴道出血，但一般尚有一定的周期，可表现为经量多，经期长，有的于正常月经后有点滴阴道出血，持续至下一次月经来潮。结合病史及出血类型，不难鉴别。

（二）中医学鉴别诊断

当与某些出血性妊娠病、生殖道外伤及内科血证相鉴别。

1. 与胎漏鉴别

胎漏与漏下都有少量阴道出血，但胎漏者有早孕反应，妊娠试验阳性，B超检查提示宫内有孕囊、胎芽、胎心搏动等，而漏下则无上述妊娠征象。

2. 与堕胎、早产鉴别

堕胎、早产者，月经停闭一段时间后出现阴道出血，与崩漏有相似之处，但堕胎、早产者有过早孕反应，或妊娠试验阳性，出血伴小腹阵发性疼痛，或有胎物排出，而崩漏则无上述改变。

3. 与异位妊娠鉴别

异位妊娠有早孕反应，妊娠试验阳性，或有停经后少腹部疼痛的病史，B超检查可见孕囊在子宫腔以外的部位，有腹腔内出血时，后穹隆穿刺可抽出不凝血，而崩漏无上述阳性改变。

4. 与外阴、阴道外伤出血鉴别

外阴、阴道的损伤出血，应有外阴、阴道的创伤史或粗暴性交史，妇科检查可见外阴、阴道的伤口，有活动性出血，宫颈口未见血液自宫腔内流出，与崩漏的非时子宫出血不难鉴别。

5. 与内科血证鉴别

血管疾病、肝脏疾病和血液病等导致的不正常子宫出血，通过详细的病史询问、体格检查、妇科检查、血液分析、肝功能以及凝血因子的测定、骨髓细胞分析等，不难与崩漏相鉴别。

四、临床治疗

（一）提高临床疗效的要素

1. 四诊合参，辨明病机

无排卵性异常子宫出血以无周期性的阴道出血为辨证要点，临证时结合出血的量、色、质变化和全身证候辨明寒、热、虚、实。

2. 标本兼顾，活用三法

"塞流、澄源、复旧"乃治崩三法，塞流即是止血，是治疗本病的当务之急，具体运用止血的方法时，还要注意崩与漏的不同点，治崩宜固摄升提，不宜辛温行血，以免失血过多导致阴竭阳脱，治漏宜养血行气，不可偏于固涩，以免血止成瘀；澄源即是求因治本，针对引起崩漏的原因，采用补肾、健脾、清热、理气、化瘀等法，使崩漏得到根本上的治疗；复旧即是调理善后。塞流、澄源、复旧既有区别，又有内在联系，三法可单独使用，也可相兼使用，临床应结合具体病情灵活运用。

3. 阶段治疗，因人制宜

根据出血的缓急之势、出血时间的久暂、患者的年龄及体质情况决定治疗方案。出血期当以止血为要务，非出血期的治疗当以调整月经周期为主，预防再次出血。根据青春期、育龄期、更年期不同生理特点，其需要达到的治疗目的不同而施治。青春期的治疗主张止血调周，建立排卵周期；育龄期妇女为止血后恢复有排卵月经周期；更年期止血后健脾养血，平稳渡过更年期。

4. 衷中参西，相得益彰

无排卵性异常子宫出血是妇科常见的急重症，如出血量多势急，因急性失血出现严重贫血、虚脱等情况时，应积极采用中西医结合治疗，及时予激素、止血剂止血，必要时输血、输液扩容治疗，如药物止血效果欠佳，需考虑行诊断性刮宫术，辅以中药顾护正气，巩固疗效，待血止后再辨证用药以调理善后。

（二）辨病治疗

出血量多时临床上重点在于止血对症处理，止血后因病因并未去除，停药后多数患者会复发，需采取措施控制周期，预防子宫内膜增生，防止再次发生异常子宫出血。

1. 性激素止血治疗

（1）孕激素 孕激素治疗也称"子宫内膜脱落法"或"药物刮宫"，停药后短期内即有撤退性出血，适用于血红蛋白＞80g/L、生命体征稳定的患者。

①黄体酮注射液：20~40mg，肌内注射，每日1次，共3~5天。

②地屈孕酮片：10mg，口服，每天2次，共10天。

③微粒化黄体酮胶囊：200~300mg，口服，每天1次，共10天。

④醋酸甲羟孕酮：6~10mg，口服，每天1次，共10天。

（2）雌激素　雌激素治疗也称"子宫内膜修复法"，适用于出血时间长、量多致血红蛋白＜80g/L的青春期患者。各种雌激素治疗过程中，给予补血药，适量输血，当血红蛋白增加至90g/L以上后，均必须加用孕激素治疗，使子宫内膜转化，并撤退性出血。

①苯甲酸雌二醇：初始剂量为3~4mg/d，分2~3次肌内注射，若出血明显减少，则维持；若出血量未见减少，则加量，也可从6~8mg/d开始，每日最大量一般不超过12mg。出血停止3天后开始减量，通常以每3天递减1/3量为宜，直至维持剂量每次0.625~1.25mg，维持至止血后的第20天以上。

②结合雌激素：结合雌激素，每次1.25~2.5mg，口服，每6~8小时1次，止血后按每3天递减1/3量为宜，直至维持剂量每次0.625~1.25mg，维持至止血后的第20天以上。

③戊酸雌二醇：每次2mg，口服，每6~8小时1次，血止3天后按每3天递减1/3量为宜，直至维持剂量每次1~2mg，维持至止血后的第20天以上。

（3）复方短效口服避孕药　适用于长期而严重的无排卵性异常子宫出血。目前使用的短效口服避孕药如去氧孕烯炔雌醇、孕二烯酮炔雌醇、复方醋酸环丙孕酮、屈螺酮炔雌醇片、屈螺酮炔雌醇片（Ⅱ），用法为每次1~2片，每6~8小时1次，血止3天后按每3天递减1/3至每天1片，维持至止血后第21天本周期结束。

（4）高效合成孕激素　又称"内膜萎缩法"，高效合成孕激素可使子宫内膜萎缩，从而达到内膜萎缩和止血目的，此法不适用于青春期患者。

①炔诺酮（妇康片，每片0.625mg）：出血量较多时，首剂量为5mg，每8小时1次，血止后每3天递减1/3量，直至维持量为每天2.5~5mg；持续用至血止后21天停药，停药后3~7天发生撤退性出血。

②左炔诺孕酮：1.5~2.25mg/d，血止2~3天后，每3天递减1/3量，直至维持量为每天0.75~1.5mg，持续用至血止后21天停药，停药后3~7天发生撤退性出血。

2. 辅助治疗

（1）止血药物

①氨甲环酸：每次1g，每天2~3次，口服。

②酚磺乙胺：0.25~0.5g肌内注射，或1.5g加入250~500ml0.9%氯化钠注射液、5%或10%葡萄糖注射液中静脉滴注。

③丙酸睾酮：一次25~50mg肌内注射，可与注射用雌激素、黄体酮合并使用。具有对抗雌激素的作用，可减少盆腔充血和增加子宫张力，减少子宫出血，并有协助止血作用。

（2）矫正凝血功能　出血严重时可补充凝血因子，如纤维蛋白原、血小板、新鲜冻干血浆或新鲜血。

（3）矫正贫血　对中、重度贫血患者在上述治疗的同时，可给予铁剂和叶酸治疗，必要时输血。

（4）抗炎治疗　对出血时间长、贫血严重、抵抗力差或有合并感染临床征象者，应及时应用抗生素。

3. 调节月经周期治疗

①孕激素：可于撤退性出血第15天起，

使用地屈孕酮 10~20mg/d，共 10 天；或微粒化黄体酮胶囊 200~300mg/d，共 10 天；或安宫黄体酮 4~12mg/d，分 2~3 次口服，共 10~14 天。酌情应用 3~6 个周期。

②口服避孕药：口服避孕药可很好地控制月经周期，尤其适用于有避孕需求的患者。一般在止血用药撤退性出血后，周期性使用口服避孕药 3 个周期，病情反复者可酌情延长至 6 个周期。应用口服避孕药的潜在风险应予注意，有血栓性疾病、心脑血管疾病高危因素及 40 岁以上吸烟的女性不宜应用。

③雌、孕激素序贯疗法：如孕激素治疗后不出现撤退性出血，考虑是否内源性雌激素水平不足，可用雌、孕激素序贯疗法。绝经过渡期患者伴有绝经症状，且单纯孕激素定期撤退不能缓解者，在完善妇科检查及其他相关检查系统评估患者，排除禁忌证、权衡利弊后应用。

④左炔诺孕酮宫内缓释系统：于月经来潮第 1 天放置，术前准备同一般上环术。可有效治疗无排卵性异常子宫出血。

4.促排卵治疗

无排卵性异常子宫出血的患者经调整周期药物治疗几个疗程后，通过雌、孕激素对中枢的负反馈调节作用，部分患者可恢复自发排卵。青春期一般不提倡使用促排卵药物，对有生育要求的无排卵性不孕患者，可针对病因采取促排卵治疗。

（1）枸橼酸氯米芬　从月经第 5 天开始，每天 50mg，连服 5 天。若患者无排卵，下 1 个疗程可加量至每次 100mg，连续 5 天，个别患者需加量至每次 150mg。

（2）人绒毛膜促性腺素　与其他促排卵药联合使用，当超声提示卵泡接近成熟时，肌内注射 5000~10000U 以诱发排卵。适用于体内 FSH 有一定水平、雌激素中等水平者。

5.手术治疗

（1）刮宫术　刮宫并非根治性手术，但可迅速止血，并具有诊断价值，可了解子宫内膜病理变化，除外恶性病变。对于绝经过渡期及病程长的育龄期妇女，应首先考虑使用刮宫术，对未婚、无性生活史的青少年，除非要除外内膜病变，否则不轻易选择刮宫术，刮宫术仅适用于大量出血且药物治疗无效需立即止血，或需要行子宫内膜组织病理学检查者。对于 B 超检查提示宫腔内异常者，可在宫腔镜下刮宫，以提高诊断的准确率。

（2）子宫内膜去除术　适用于激素等药物治疗无效或复发而无生育要求者。术前必须有明确的病理学诊断以排除不良病变，以免误诊和误切。

（3）全子宫切除术　适用于药物保守治疗无效或反复发作的无生育要求的围绝经期患者。

（三）辨证治疗

1.辨证论治

（1）肾阴虚证

治法：滋阴益肾，固冲止血。

方药：左归丸加减。

熟地黄、山药、枸杞子、山茱萸、鹿角霜、龟甲胶各 15g，菟丝子 20g。

咽干、眩晕者，加夏枯草、生牡蛎；心烦、眠差者，加五味子、浮小麦。

（2）肾阳虚证

治法：温肾助阳，固冲止血。

方药：大补元煎。

人参、山药、熟地黄、杜仲、当归、山茱萸、枸杞子各 15g，炙甘草 6g。

兼见浮肿、纳差、四肢欠温者，加茯苓、砂仁、炮姜；兼见经色暗红有块，酌加乳香、没药、五灵脂。

（3）脾虚证

治法：健脾益气，固冲止血。

方药：固冲汤。

黄芪 30g，白术、煅龙骨、山茱萸、白

芍、海螵蛸各 15g。

出血量较多，酌加人参、升麻；久漏不止者，酌加藕节、炒蒲黄。

（4）血热证

治法：清热凉血，固冲止血。

方药：清热固经汤。

生地黄、地骨皮、龟甲胶、牡蛎、阿胶、黄芩、藕节、陈棕炭、焦栀子、地榆各 15g，甘草 6g。

兼见少腹及两胁胀痛，心烦易怒，脉弦者，加龙胆草、夏枯草；兼见少腹疼痛，苔黄腻者，加败酱草、黄柏；兼见少气懒言神疲者，加太子参。

（5）血瘀证

治法：活血祛瘀，固冲止血。

方药：逐瘀止崩汤。

当归、川芎、三七、没药、五灵脂、牡丹皮炭、炒丹参、炒蒲黄各 10g，炒艾叶、阿胶（另溶）、龙骨、牡蛎、乌贼骨各 15g。

兼见胁腹胀甚，加炒川楝子、荆芥炭；久漏不净，加三七、血竭；兼见口干口苦，经血色红而量多者，加仙鹤草、地榆、夏枯草。

2.外治疗法

（1）针刺治疗

①正经取穴：虚证则补虚扶正，取关元、三阴交、肾俞等穴，气虚加气海、脾俞、膏肓俞、足三里；阳虚加气海、命门、复溜；阴虚加然谷、阴谷。针刺用补法，酌情用灸。实证则泻其实邪，取气海、三阴交、隐白等穴；血热加血海、水泉；湿热加中极、阴陵泉；气郁加太冲、支沟、大敦；血瘀加地机、气冲、冲门。针刺用泻法。

②经外奇穴：双侧断红穴，位于手指第 2、3 掌指关节间前 1 寸，相当于八邪穴之上都穴。患者取仰卧位或坐位，两手掌面向下，自然半屈状态，取 3.5 寸毫针，沿掌骨水平方向刺入皮肤后，缓慢进针 1.5~2 寸，平补平泻，使针感向上传导，上升至肩部为好，出现强烈针感后，停止进针，留针 20~25 分钟，每日 2 次。

（2）灸法

①取双侧隐白、大敦、三阴交穴。可同时取 3 个穴位或隐白、大敦交替灸治，把艾绒捏成米粒大小的圆椎形艾炷，置于所选穴位上，点燃，将燃尽时用拇指按压艾炷，每日 2 次，血止后可继续灸 1~2 天。

②取百会、隐白、关元、八髎穴。出血量多者在针刺完毕后用艾条悬灸百会、隐白各 30 分钟；对于不规则点滴出血者，在灸百会、隐白的基础上重灸八髎，即用 5 根艾条捆在一起重灸八髎，以局部皮肤充血起红晕、小腹有温热感为度，对于小腹冷痛、喜温者，必用重灸法。每日灸 1 次，至血止。

（3）耳穴压豆　取子宫、卵巢、脑点、肝、脾、肾。酌配内分泌、膈穴。用王不留行籽贴压，两耳隔日交换治疗 1 次，嘱患者每日饭后、睡前、起床后自行按压所贴穴位 1 次，按压约 15 分钟，10 次为 1 个疗程。

3.成药应用

（1）云南白药，每次 0.5g~1.0g，每日 2~3 次，口服，适用于血瘀型崩漏。

（2）补中益气丸，每服 6g，每日 3 次，口服，适用于脾虚型崩漏。

（3）归脾丸，每服 6g，每日 2 次，口服，适用于脾虚型崩漏。

（4）金匮肾气丸，每服 6g，每日 3 次，口服，适用于肾虚型崩漏。

（四）医家经验

1.罗元恺

肾阴虚、脾气虚是崩漏的致病之本，血热、血瘀为诱发因素，对崩漏的止血以固气为先，血止后重在固肾以治本，调整月经周期，则以调补脾肾、益气养血为主。同时提出治疗崩漏应因地制宜，岭南地区温暖潮湿，其人体质以阴虚或气虚、湿热多见，治疗上要注意顾及气阴。[罗颂平，张玉珍．罗元恺妇科经验集．上海：上海科学技术出版社，2005．]

2. 张玉芬

崩漏出血期的治疗首先应准确判断当以塞流为主或当以通下为主，对于病程短者，在接近既往正常月经期时或子宫内膜厚度达0.6~1.3cm时，当顺势以通下为主，目的是尽量不扰乱胞宫自身的生理藏泻，为日后调经打下基础，其余时段的出血或子宫膜厚度为0.2~0.5cm时，可以塞流为主。对于病程长、阴道反复不规则出血者，应注意寻找是否有每月一次出血明显增多的周期性变化，如有此变化，则尝试以出血量多时为月经周期，或通下，或顺其自然，3~5天后则以塞流为主，顺应胞宫的生理藏泻，止血与调经有序治疗。[申宝林．张玉芬主任治疗崩漏的经验．山西中医，2006，22（1）：9-10．]

3. 李丽芸

崩漏的发生以脾肾亏虚为本，血热、血瘀为标，在大量出血的情况下，出血迁延日久，反复发作，必然耗伤气血，当知"虚"是病变的本质，"热"或"瘀"是病变过程的一种兼见现象，治疗以塞流为主，勿忘逐瘀，以补虚为主，而补虚中又应当重视肾及脾胃。[胡向丹，黄健玲，黎小斌．李丽芸教授治疗崩漏的经验．中国中医急症，2010，19（7）：1167．]

4. 班秀文

崩漏乃虚热瘀湿为病，治疗当审证求因，因人、因时、因地制宜，用药多选用甘平、甘温、甘凉之品，主张药以平和为贵，尤其善用花类药，如素馨花、凌霄花、玫瑰花、佛手花、合欢花等，他认为药物除寒热温凉之性外，尚有升降沉浮之势，而花者，华也，集天地精灵之气而生，凝本草之精华，轻灵清化，性味平和，擅长疏理气机，调达气血，尤适合体质娇嫩、不堪药物偏颇之妇女使用。[杨美春，肖夏清，方刚．国医大师班秀文教授治疗崩漏经验总结．时珍国医国，2011，22（6）：1485-1486．]

5. 黎志远

治崩首辨阴阳，通过对月经的期、色、质，明辨阴阳的偏胜偏衰，同时详察瘀之有无。阳崩重养阴凉血，阴崩宜温阳止血，血瘀重化瘀止血，在具体用药方面，强调求因为主、止血为辅。[柴进华，杨贤海．黎志远辨治崩漏经验．湖北中医杂志，2012，34（1）：25-26．]

6. 徐志华

崩漏的核心病机为瘀热互结，随着崩漏的发生发展，诊治重点从"血热"到"血瘀"，同时强调"瘀热互结，以热为先"。崩漏患者之血热往往出现较早，其后或因热灼津液，或因崩漏日久，而成血瘀，热入血分壅遏不散，与有形之血相搏，留滞于脉络之中，方成痰瘀互结之局。治疗着重从凉血化瘀着手，突出病机之本。塞流不是上策，最忌见血止血，龙骨、牡蛎、阿胶、炭类药酸涩敛腻，用之不当，则有滞邪留瘀之弊。止血必须澄源，若只塞流而不澄其源，则炎上之火不可遏，只澄源而不复其旧，则孤独之阳无以主。掌握好补与清的主次，通与涩的适应证，立方遣药，标本兼治，灵活配伍。[徐云霞，徐经凤，李伟莉．徐志华治疗崩漏学术思想探析．安徽中医学院学报，2012，32（3）：12-14．]

五、预后转归

青春期无排卵性异常子宫出血患者，随着年龄增长，性腺轴功能逐渐发育成熟，及时适当治疗，最终可建立正常排卵周期，少数患者药物治疗反应差，病程长，较难治愈，或容易受饮食、情绪等诱因而反复。育龄期患者主要是对症止血、恢复或建立正常排卵周期，有生育要求者，可考虑促排卵治疗，预后多良好。绝经前后的患者，应积极控制出血量，改善症状，促进顺利绝经，疗效尚可；若药物治疗效果差，反复发作，缠绵难愈者，要注意有无生殖道器质性病变，必要时行手术治疗提高患者生活质量。

六、预防调护

（一）预防

（1）避免过度精神刺激，注意饮食有节制，不要过食辛辣或寒凉生冷之品，适当运动。

（2）重视经期卫生，尽量避免或减少宫腔手术，及早治疗月经过多、经期延长、月经先期等月经病，防止发展为无排卵性异常子宫出血。

（二）调护

（1）出血量多时，注意卧床休息，不要进行剧烈的运动和重体力劳动。观察血压、心率、脉搏等情况，防止亡血伤阴、气随血脱。

（2）出血期间禁性生活及坐盆、游泳等，注意外阴清洁，预防下生殖道感染。

（3）注意保暖，避免冒雨涉水而感寒、热、湿邪；劳逸结合，作息规律，不要熬夜。

（三）食疗

（1）黑木耳藕节冰糖炖猪肉　黑木耳30g，花生100g，藕节250g，大枣1~15枚，瘦肉2~3两，文火炖2小时，吃肉喝汤。适用于血热证。

（2）山药黄芪粳米粥　山药5~100g，黄芪30g，山茱萸30~60g，粳米100g，加适量水熬煮成粥，分两次食用。适用于肾虚证。

（3）乌鸡桂圆肉汤　乌鸡1只，去毛和内脏后洗净，当归、熟地黄、桂圆肉、白芍各5g，炙甘草10g，洗净后塞入鸡膛内，一起放入砂锅中用文火蒸煮，食肉喝汤。适用于肾阳虚证。

（4）红枣炖猪皮　红枣50g，猪皮100g，猪皮切块，红枣洗净，一起装入碗内，隔水炖熟即可。适用于脾虚证。

七、专方选要

1. 升麻芥穗汤

组成：升麻10g，荆芥穗5g，阿胶15g（冲），鹿角胶5g（另烊化兑服），白术15g，白芍20g。

服法：每日1剂，水煎，分2次服，5天为1个疗程。

主治：各型无排卵性异常子宫出血。[王东萍. 自拟升麻芥穗汤治疗崩漏139例. 中国实用医药，2010，5（3）：135-136.]

2. 归芍地黄汤

组成：当归8g，白芍10g，生地黄10g，牡丹皮6g，茯苓6g，山药30g，山茱萸10g，泽泻6g，茜草炭10g，海螵蛸10g，桑螵蛸10g，芥穗炭10g，贯仲炭10g，菟丝子10g，女贞子10g。

服法：每天1剂，水煎，分2次温服。

主治：青春期无排卵性异常子宫出血属肝肾不足者。[郑月萍. 归芍地黄汤加减治疗青春期功能失调性子宫出血50例临床观察. 中医临床研究. 2012，4（18）：91-92.]

3. 排瘀敛宫汤

组成：当归、生地黄、桑叶、枳壳、黄芪各30g，田七粉3g（分冲）。

服法：每天1剂，水煎，分2次温服。

主治：无排卵性异常子宫出血辨证属血瘀型者。[顾映玉. 排瘀敛宫汤治疗

血瘀型崩漏疗效观察. 山西中医, 2019, 35（12）: 18-19.]

主要参考文献

[1] 谢幸, 孔北华, 段涛. 妇产科学 [M]. 第 18 版. 北京: 人民卫生出版社, 2018.

[2] 李正欢, 张晓云. 崩漏病机总结与临证思路探析 [J]. 中国中医基础医学杂志, 2018, 24（8）: 1174-1176.

[3] 张亚楠, 胡国华, 王隆卉, 等. 止崩三法在中医妇科流派中的运用 [J]. 中医文献杂志, 2019, 37（6）: 48-50.

[4] 姜洋, 梁志奇, 高叶梅. 杨玉华以奇经辨证论治崩漏 [J]. 现代中医临床, 2018, 25（5）: 18-20.

[5] 王妍, 蔡梦瑶, 魏绍斌. 川派妇科名中医王祚久先生治疗崩漏的经验 [J]. 成都中医药大学学报, 2020, 43（1）: 46-47.

第十章 儿科急症

第一节 惊厥

惊厥是痫性发作的常见形式，以躯干、四肢、颜面骨骼肌非自主强直阵挛性抽动为主要表现，常伴有意识障碍。

惊厥临床以抽搐、神昏为主要症状，可发生在许多疾病之中，中医称之"惊风"或"抽风"，是古代儿科四大要证之一。惊风的证候可概括为四证八候，四证指惊、风、痰、热，八候指搐、搦、掣、颤、反、引、窜、视。惊风分急惊风和慢惊风两大类。急惊风起病急，属阳、属实，病位在心、肝；慢惊风病势缓慢，属阴、属虚，病位在脾、肾、肝。

本节仅叙述急惊风。

一、病因病机

（一）西医学认识

1. 流行病学

惊厥是儿科临床常见的急症，任何季节均可发生，一般以婴幼儿为多见，年龄越小，发病率越高。儿童期发病率为4%~6%，较成人高10~15倍。5岁以下尤为多见。年龄越小发生率相对越高。

2. 惊厥的病因

（1）感染性疾病 多为有热惊厥。

①颅内感染：主要病原为细菌、病毒、寄生虫、原虫。细菌感染，如化脓性脑膜炎、结核性脑膜炎；病毒性感染，如病毒性脑炎、乙型脑炎等；寄生虫感染，如脑型肺吸虫、脑囊虫；原虫感染如脑型疟疾等。

②颅外疾病：热性惊厥，是儿科最常见的急性惊厥；感染中毒性痢疾；严重脓

毒症所导致的中毒性脑病。

（2）非感染性疾病 多为无热惊厥。

①颅内疾病：癫痫；颅内损伤，包括产伤、脑外伤、新生儿窒息、颅内出血；发育异常，包括脑积水、脑血管畸形、神经皮肤综合征；占位性病变，包括脑肿瘤、脑囊肿。

②颅外疾病：缺血缺氧性脑病，如分娩或生后窒息、溺水、心肺严重疾病等；水电解质紊乱（低血钙、低血糖、低血镁、高血钠、低血钠）；肝肾衰竭和瑞氏综合征；遗传代谢性疾病，如苯丙酮尿症、肝豆状核变性；全身性疾病，如高血压脑病、心律失常、严重贫血；药物及农药中毒。

3. 发病机制

（1）病理生理基础 惊厥发生机制尚未完全明了，目前认为可能是运动神经元异常放电所致。婴幼儿大脑皮质神经细胞发育不成熟，兴奋性较高，对皮质下的抑制作用较弱，神经髓鞘形成不良，绝缘和保护作用差，接受刺激后，兴奋性冲动传导易泛化而致惊厥。

引起小儿异常病理性放电的因素如下。①小儿血脑屏障功能不成熟，各种毒素易进入大脑，使大脑受损而致惊厥。②遗传因素：近年来研究发现，某些特殊疾病，如先天性脑发育不全和遗传代谢病，出现的惊厥性放电与其相关基因突变有关。③生化因素：脑组织内兴奋性神经递质（乙酰胆碱、谷氨酸门冬氨酸等）与抑制性神经递质（酪氨酸、多巴胺、5-羟色胺等）失衡，在前者占优势的情况下，神经元细胞膜内外电位差减少，膜去极化，产生兴奋性突触后电位，使兴奋性扩散而致惊厥发生。④机体内环境因素：血中正常浓度钙离子可维持正常神经肌肉兴奋性，当血

钙浓度降低时，神经肌肉对钠离子通透性增加而发生除极化，导致惊厥发生；血清钠减少时，水由细胞外进入细胞内，可使神经细胞发生水肿，颅内压升高而发生抽搐或惊厥；缺氧、低血糖时，脑细胞能量代谢障碍，可引起脑神经元功能紊乱而出现惊厥。此外，高热使中枢神经过度兴奋，对内外刺激的应激性升高，或使神经元代谢率升高，氧及葡萄糖消耗过多，神经元功能紊乱而出现惊厥。

（二）中医学认识

急惊风为痰、热、惊、风四证俱备，临床上以高热、抽风、神昏为主要表现，多由外感时邪，内蕴湿热和暴受惊恐而引发。

外感六淫，皆能致惊，其中以风热温邪、湿热疫疠之气为主。风为百病之长，容易兼寒夹热，若外感风邪，束于肌表，出现畏寒发热。小儿肌薄神怯，气血未充，热灼筋脉，可见神志昏迷，抽痉动风，此属一过性高热惊厥。温邪致病，如风温、春温、暑温以及四时温邪，侵犯人体，易化热化火，入营入血，内陷心包，引动肝风，出现高热神昏，抽风惊厥，发斑吐衄，或见正不胜邪，内闭外脱。湿热疫毒，蕴阻脾胃，下趋大肠，内陷心肝，而致痢下秽臭，高热昏厥，抽风不止，甚则肢冷脉伏，口鼻气凉，皮肤黏冷发花。小儿筋脉柔嫩，神智怯弱，不耐意外刺激，若目触异物，耳闻巨声，跌仆振荡，暴受惊恐，能使神明受扰，肝风内动，产生抽搐昏迷、惊叫惊跳诸症。急惊风的主要病机是痰热壅闭，风火相煽。

二、临床诊断

（一）辨病诊断

1.临床表现

突然起病，意识丧失，四肢、躯干、颜面部肌肉剧烈强直收缩，反复抽动，严重者可有颈项强直，角弓反张，呼吸不整，口唇青紫，二便失禁。持续数秒至数分钟或更长。惊厥持续30分钟以上或反复发作超过30分钟，发作期间伴有意识不清，称之为"惊厥持续状态"。在新生儿期，惊厥表现很不典型，发作幅度轻微，成全身性抽搐者不多，常表现为呼吸节律不整或暂停、阵发性青紫或苍白、两眼凝视、眼球震颤、眼睑颤动或吸吮、咀嚼动作等，易被忽视。

2.体格检查

全面而详细的体格检查和重点神经系统检查对惊厥的病因诊断与鉴别诊断具有重要意义。某些特征性表现可提示惊厥发作原因，如遗传代谢病患儿常有发育落后、特殊面容、皮肤及毛发色素改变、智力低下等；流行性脑脊髓膜炎患儿可见皮肤淤点、淤斑等。前囟饱满常提示颅内高压存在。偏瘫及其定位征有助于脑血管疾病、颅内占位性病变诊断。头颅透光试验对脑积水、硬脑膜下血肿或积液有诊断价值。惊厥症状与体征不符常见于癫痫。惊厥伴有智力障碍可见于大脑发育不全以及某些遗传代谢病等。惊厥伴面部皮脂腺瘤、毛细血管瘤可分别见于结节性硬化病、脑面血管瘤病。此外，眼底检查和血压监测不可遗漏：眼底镜观察视乳头及眼底血管，有助于颅内出血、脑水肿、脑囊肿、先天性感染以及某些遗传病的诊断；血压监测有助于发现高血压脑病。

3.实验室检查

实验室检查主要包括血常规、尿常规、大便常规、电解质测定、血气分析、肝肾功能、血胆红素测定、血脂测定、血糖测定、脑脊液分析（常规、生化、染色、培养等）、血细菌培养、血、尿代谢产物分析、脑电图、心电图等。

外周血白细胞升高伴核左移、C反应蛋

白（CRP）或降钙素原升高提示严重细菌感染；某些病毒感染如乙型脑炎、重症手足口病时，白细胞也可升高，但CRP或降钙素原不升高；白细胞异常升高伴原始或幼稚细胞增多提示中枢神经系统白血病；外周血嗜酸性粒细胞增多常提示脑寄生虫感染。尿中出现蛋白、红细胞和管型时（患儿同时存在高血压），应考虑肾炎所致高血压脑病。夏秋季突然出现高热惊厥，并伴严重全身中毒症状的患儿，肛诊或生理盐水灌肠留取粪便检查是及早发现中毒性细菌性痢疾的重要手段。血糖、血电解质、血胆红素测定、肝肾功能检查能及早发现相关内分泌代谢紊乱性疾病。脑脊液检查是诊断与鉴别诊断中枢神经系统疾病的重要方法，有助于颅内感染和出血的诊断。

4. 脑电图及影像学检查

（1）脑电图　有助于鉴别诊断。脑炎患儿可表现为高幅慢波，多呈弥漫性分布，可有痫样放电波，对诊断有参考价值。但是脑炎的脑电图变化是非特异的，可见于其他原因引起的脑部疾病，必须结合病史及其他检查分析判断。

（2）头颅B超、脑CT、MRI检查　有助于发现颅内出血、占位性病变、颅脑畸形、颅内感染等脑结构的改变。必要时行造影检查。

5. 临床诊断依据

突然起病、肢体强直、抽动、阵挛，常有意识丧失，即可诊断为惊厥。新生儿惊厥发作可不典型。病史、体格检查、实验室检查、影像学检查有助于病因诊断。

（二）辨证诊断

急惊风临床上一般分为风热致惊、气营两燔、邪陷心肝、湿热疫毒和暴受惊恐五大证型。大都有热、痰、惊、风四证，而热、痰、惊、风又是致病因素和病机转归，且互相影响，互为因果。因此以清热

豁痰、镇惊息风为治疗原则。临床当据辨证所得，痰盛者急先化痰，热盛者给予清热，风盛者应速祛风镇惊。

望诊：或神昏、烦躁、惊风，或惊惕不安，神志不清，舌红，苔黄腻，或指纹紫滞。

闻诊：或口气秽臭，或谵语，或呕吐物、粪便气味异常。

问诊：或头项强痛，口渴咽痛，壮热多汗，恶心呕吐，纳差，腹痛便秘。

切诊：或肌肤发热，腹部疼痛，脉浮数或滑数，脉律不齐。

1. 风热致惊证

起病急骤，发热，头痛，恶风，咳嗽，流涕，咽红，乳蛾肿大，甚则化脓，热甚抽搐神昏，舌红，苔薄黄，脉浮数。

辨证要点：发热，先见风热表证，热甚抽搐神昏，舌红，苔薄黄，脉浮数。

2. 气营两燔证

多见于盛夏之际，高热抽搐昏迷，颈项强直，剧烈头痛，狂躁不安，皮肤发疹发斑；或见深度昏迷，壮热无汗，呼吸不利，喉间痰鸣，二便俱闭，舌红，苔黄腻，脉数。

辨证要点：多见于夏至之后，壮热不退，头痛项强，神昏抽搐，恶心、呕吐并见，舌红，苔黄腻，脉数。

3. 邪陷心肝证

起病急骤，壮热不退，烦躁口渴，突然肢体抽搐，颈项强直，两目上视，神昏谵语，面色发青，甚则四肢厥冷，舌红，苔黄，脉数。

辨证要点：温热病过程中，突发神昏、抽搐，以惊、风二证为主，热、痰二证可重可轻，舌红，苔黄，脉数。

4. 湿热疫毒证

起病急骤，突发高热，迅即神昏，烦躁不安，反复抽搐，甚则面色苍白，四肢厥冷，或伴呕吐腹痛，大便脓血，腥臭异

常，肛门灼热，舌红，苔黄腻，脉滑数。

辨证要点：高热，神昏，抽搐反复不止，脓血便，舌红，苔黄腻，脉滑数。

5. 暴受惊恐证

发病较急，暴受惊恐后突然抽搐，神志不清，惊跳惊叫，四肢厥冷，苔薄白，脉乱不齐。

辨证要点：有惊吓史，惊惕战栗，夜间惊啼，苔薄白，脉乱不齐。

三、鉴别诊断

（一）西医学鉴别诊断

1. 热性惊厥

需鉴别单纯性热性惊厥与复杂性热性惊厥。单纯性热性惊厥多为全身性发作，发作短暂，持续数秒至 10 分钟，可伴有发作后短暂嗜睡。发作后患儿除原发疾病表现外，意识恢复如常，不留下任何神经系统体征。在一次发热疾病过程中，大多只有一次，个别有两次发作。复杂性热性惊厥为局灶性或不对称性发作，持续时间长，一次惊厥发作时间可持续 15 分钟以上，24 小时内反复发作 ≥ 2 次，有上述特点之一，即当考虑为复杂性热性惊厥。

2. 颅内感染

惊厥发生前后，除体温急骤升高外，多伴有意识障碍，且常出现呕吐、烦躁、谵妄。惊厥发作常反复多次，每次发作持续时间长，甚至呈惊厥持续状态，体检有神经系统阳性体征，脑脊液检查有压力、细胞、蛋白升高等改变。

3. 低钙血症

佝偻病早期或恢复期由于甲状旁腺功能代偿不全，血钙下降，肌肉兴奋性升高，可出现惊厥。发作时有局限性或全身性肌肉痉挛，神智清楚或仅短暂丧失，脑电图无异常。低钙血症性惊厥一般无发热，但可由发热促发。

4. 中毒性脑病

除惊厥外，有重症肺炎、中毒性痢疾或肠伤寒等原发病的症状和体征。脑脊液检查压力升高，蛋白可有轻度升高，细胞总数一般不升高。

5. 低镁血症

多见于慢性腹泻、长期利尿及营养不良患儿，当血镁下降至 0.58mmol/L 以下时，可出现惊厥、震颤、共济失调及心电图改变。当临床考虑低钙血症而补钙无效时，需考虑本病。

6. 维生素 B_6 缺乏症和依赖症

婴儿缺乏维生素 B_6 可致烦躁、反胃、肠痉挛及惊厥；维生素 B_6 依赖时，因维生素 B_6 不能与谷氨酸脱氢酶结合，不能促进谷氨酸合成 γ- 氨基丁酸，遂引起惊厥，多见于新生儿。

7. 破伤风

感染破伤风杆菌所致，临床特点为全身肌肉强直性痉挛，牙关紧闭，苦笑面容，呼吸困难及角弓反张。

（二）中医学鉴别诊断

1. 辨表热、里热

神昏、抽搐为一过性，热退后抽搐自止为表热；高热持续，反复抽搐、昏迷者为里热。

2. 辨痰热、痰火、痰浊

神识昏迷，高热痰鸣，为痰热上蒙清窍；妄言谵语，狂躁不宁，为痰火上扰清空；深度昏迷，嗜睡不动，为痰浊内陷心包，蒙蔽心神。

3. 辨外风、内风

外风邪在肌表，清透宣解即愈；内风病在心肝，热、痰、风三证俱全，反复抽搐，神识不清，病情严重。

4. 急惊风与慢惊风鉴别

本节仅论述急惊风，临床上当与慢惊风鉴别。急惊风乃急性起病，因感受外感时邪、内蕴湿热、暴受惊恐而致痰热壅闭，风火相煽，痰、热、惊、风四证同见为特点，症见四肢抽搐强直，昏谵惊叫，牙关紧闭，项背反张，痰涎壅盛，深度昏迷，或痰鸣如锯，高热谵妄，唇颊嫩红，二便秘涩，烦渴饮冷。慢惊风多脾胃虚弱，脾虚肝旺，或脾肾阳衰，筋脉失煦，或阴液亏耗，肝肾不足，阴虚风动，其来势缓慢，以抽搐无力、时作时止、反复难愈，常伴昏迷、瘫痪为特征。急惊风失治可发展成慢惊风。

四、临床治疗

（一）提高临床疗效的要素

1. 知常达变，活用清热之法

急惊风的主要致病因素是热邪，清热之法常用，但也要活用。风热致惊者当用辛凉法，卫气同病或气分热盛者宜用辛寒法，热毒炽盛者须苦寒直折，热邪伤阴者宜用甘寒甚至咸寒法。小儿脏气轻灵，易寒易热，易虚易实，不要过用寒凉败胃之品，否则攻伐脾胃，易生变证。

2. 谨守病机，注重化湿祛痰

急惊风出现神志不清、高热痰鸣时，需注意考虑化痰开窍，更应该考虑到痰之来源，"脾为生痰之源"，使用祛痰药物时可配合化湿之品，兼顾痰之来源，既可急则治其标，亦可治疗根本，预防复发。

3. 中西医结合，镇惊息风

镇惊息风是治疗小儿急惊风的重要大法，尤其是对于多次抽搐患儿，甚至惊厥持续状态患儿，需及时控制抽搐，否则易引起大脑损害，因此在中医采用镇惊息风基础上，可结合西医抗惊厥处理方案，有效保护大脑功能，减少后遗症发生率。

4. 内外结合，针药并用

中医药治疗急惊风有丰富的经验，内治包括口服中药，外治包括灯火灸、针灸等，具有简便、起效快、经济等优势。针刺可选用水沟、内关、十宣等穴位，可迅速控制惊厥，待病情稳定后再辨证给予中药治疗；采用内服药物治疗的同时，还应注重外治疗法。二者有机结合，协同发挥治疗作用，是提高临床疗效的一条捷径。

5. 厚土载木，防止复发

小儿肝常有余，脾常不足，常会出现木克土、土不载木之证，因此治疗上，尤其是对于预防急惊风复发时，可采用厚土载木之法，以补益脾胃为主，慎用镇肝、伐肝之品，以防伤及脾胃。

（二）辨病治疗

惊厥是急诊症状，必须立即紧急处理，其治疗原则：及时快速，控制发作，迅速止惊，防治脑损伤，减少后遗症；维持生命功能；积极寻找病因，针对病因治疗，防止复发；防止抗惊厥药物对中枢神经系统的抑制作用，做好气管插管的必要准备。

1. 一般处理

患儿平卧，头转向一侧，防止窒息及误吸；保持气道通畅，及时清除口、鼻腔分泌物，必要时给氧，建立静脉通路；减少对患儿刺激，保持安静，不要强行置压舌板于齿间，做好安全防护，防止碰伤、摔伤；体温过高时采取降温措施；对于窒息或呼吸不规则者宜人工呼吸或紧急气管插管及机械通气。

2. 控制惊厥

（1）地西泮类

①地西泮（安定）：有静脉通道情况下首选地西泮，每次 0.25~0.5mg/kg（最大量不超过 10mg），静脉缓慢注射（速度1mg/min）。必要时 20 分钟后可重复使用。不建议肌内注射。不良反应有抑制呼吸和血压下降。

②咪达唑仑：每次剂量为 0.15~0.3mg/kg，为水溶性药物，作用速度快，可静脉注射

或肌内注射。没有静脉通道情况下，可用咪达唑仑肌内注射。

③氯硝西泮（氯硝安定）：作用较地西泮强5倍，起效快且持续时间长，可达24~48小时，呼吸抑制发生率低。每次0.02~0.1mg/kg（每次≤1mg），静脉注射或肌内注射，速度不超过0.1mg/s。

④劳拉西泮：本品作用迅速、强大，持续时间较长，疗效可达12小时以上，不良反应小，被认为是治疗惊厥持续状态最理想的一线药物。每次0.05~0.1mg/kg肌内注射或静脉注射（最大量不超过4mg），根据需要每10~15分钟可重复1次。

（2）苯巴比妥 临床应用较安全，但起效较慢，需20~60分钟后才能在脑内达到药物浓度高峰，半衰期长达120小时，故在地西泮等药物控制后作为长效药物协同使用。苯巴比妥钠负荷量为20~30mg/kg，首次10mg/kg，2~3分钟内静脉推注，15~20分钟以同样的剂量重复用药1次，即使第一个10mg/kg剂量应用后惊厥停止，仍需继续给予第二个10mg/kg剂量，以保证达到有效的血药浓度；若第二个苯巴比妥钠剂量给予后患儿仍抽搐不止，可每隔15~20分钟继续给予5mg/kg，使负荷量达到30mg/kg。一般在12小时后开始给予维持量5mg/（kg·d）[负荷量达30mg/kg时，维持量3mg/（kg·d）]，肌内注射或口服，以维持有效血药浓度。

（3）苯妥英钠 作用广谱，脂溶性较强，15分钟即可在脑内达到高峰浓度，用于地西泮缓解维持用药和难治性癫痫持续状态，可致心律失常、低血压等。当苯巴比妥负荷量超过30mg/kg或血药浓度已达40mg/L时，惊厥仍不止者应考虑使用苯妥英钠，负荷量为20mg/kg（极量≤1g/d），首次10mg/kg，隔15分钟后可重复2次；苯妥英钠24小时后开始给予维持量，由于其在患儿体内半衰期变化显著，故维持

量开始为5mg/kg，以后根据测定的血药浓度随时调整剂量。紧急抢救时，苯妥英钠必须静脉注射，若注射剂量过大或速度过快，可诱发心律失常，因此需在严密监护下，用生理盐水稀释，缓慢静注，速度宜慢[≤1mg/（kg·min）]。

（4）其他

①水合氯醛：剂量为25~50mg/kg，10%溶液口服、胃管给药或3%溶液保留灌肠。

②丙泊酚：首次剂量为1~2mg/kg缓慢静脉注射，而后2~10mg/（kg·h）静脉持续泵入。

惊厥持续状态抢救：①选择作用快、强有力的抗惊厥药物，及时控制发作。先用地西泮，对反复发作或持续惊厥的患儿，经苯巴比妥或苯妥英钠无效，可应用利多卡因2mg/kg静脉注射，接着用维持量6mg/（kg·h），静脉滴注，平均用药时间为4天。大多数患儿用药后立即奏效，用药时应监测生命体征；仍无效者气管插管后全身麻醉。尽可能单药足量，先缓慢静注一次负荷量后维持，不宜过度稀释。②维持生命功能，防止脑水肿、酸中毒、呼吸循环衰竭，保持气道通畅，吸氧。③积极寻找病因和控制原发疾病，避免诱因。

3. 病因治疗

对惊厥患儿，应强调病因治疗的重要性。感染是小儿惊厥的常见原因，疑细菌感染者，应早期应用抗生素。代谢原因所致惊厥（如低血糖、低血钙等）及时补充相应缺乏物质可使惊厥迅速好转。还有如毒物中毒时及早尽快去除毒物，以减少毒物的继续损害。

4. 对症支持疗法

①监护患儿体温、呼吸、心率、血压、瞳孔等，密切监测惊厥发生与持续时间、意识改变和神经系统体征，维持其正常功能状态，根据病情变化，采取相应处

理措施。②维持血糖稳定，维持水、电解质、酸碱平衡。③持续惊厥伴高热、昏迷、循环呼吸功能障碍者，应给予脱水降颅压、抗感染、抗休克等处理。④原发性癫痫者应长期予抗癫痫治疗。

（三）辨证治疗

1. 辨证论治

（1）风热致惊证

治法：疏风清热，息风镇惊。

方药：银翘散加减。

金银花 9g，连翘 9g，淡竹叶 6g，牛蒡子 6g，桔梗 6g，薄荷 5g（后下），芦根 12g，菊花 6g，蝉蜕 3g，钩藤 6g，白僵蚕 6g。不同年龄患儿可适当调整剂量。

高热不退，加石膏 20g（先煎），羚羊角粉 0.3~0.6g（冲服）；喉间痰鸣者，加天竺黄 6g，瓜蒌皮 12g；咽喉肿痛、大便秘结者，加大黄 3g（后下），黄芩 8g；神昏、抽搐较重者，加服小儿回春丹。

（2）气营两燔证

治法：清气凉营，息风开窍。

方药：清瘟败毒饮加减。

生石膏 20（先煎），知母 9g，水牛角 30g（先煎），生地黄 10g，赤芍 9g，玄参 10g，牡丹皮 6g，黄芩 6g，竹叶 6g，栀子 3g，羚羊角骨 10g（先煎），钩藤 9g。

昏迷较深者，可选用紫雪丹；大便秘结者，加大黄 3g（后下），玄明粉 9g（冲服）；呕吐，加姜半夏、姜竹茹各 6g。

（3）邪陷心肝证

治法：清心开窍，平肝息风。

方药：羚角钩藤汤加减。

羚羊骨 10g（先煎）10g，钩藤 6g，菊花 6g，生地黄 10g，白芍 6g，竹茹 6g，茯神 10g，石菖蒲 5g，甘草 6g，石决明 15g（先煎），白僵蚕 6g。不同年龄患儿可适当调整剂量。

神昏、抽搐较甚者，加服安宫牛黄丸；

便秘者，加大黄 3g（后下），芦荟 10g；头痛剧烈者，加白芷 8g（先煎），龙胆草 6g。

（4）湿热疫毒证

治法：解毒清肠，息风开窍。

方药：黄连解毒汤合白头翁汤加减。

黄连 3g，黄芩 6g，黄柏 5g，金银花 9g，白头翁 10g，牡丹皮 9g，钩藤 6g，石决明 12g，羚羊骨 12g（先煎），木香 5g（后下）。不同年龄患儿可适当调整剂量。

大便脓血较重者，可用大黄 10g，水煎灌肠。

（5）暴受惊恐证

治法：镇惊安神。

方药：琥珀抱龙丸加减。

琥珀 1.5g（研末，冲服），胆南星 6g，茯苓 10g，天竺黄 6g，怀山药 10g，枳壳 5g，太子参 10g，甘草 5g，石菖蒲 5g，远志 5g，龙齿 12g（先煎），白芍 9g。不同年龄患儿可适当调整剂量。

呕吐者，加竹茹、姜半夏各 6g；寐中肢体颤动、惊啼不安者，加服麦冬 6g，磁石 12g（先煎）；神疲乏力、唇甲色淡者，加黄芪 10g，当归 6g，酸枣仁 15g（炒）。

2. 外治疗法

（1）针刺治疗　惊厥发作时取人中、合谷、内关、中冲、十宣、太冲、涌泉、百会、印堂等，或掐人中、中冲、合谷。牙关紧闭取下关、颊车；高热取曲池、大椎。适用于惊厥急性发作时。

（2）推拿疗法　高热者，推三关，透六腑，清天河水；昏迷者，捻耳坠，掐委中；抽搐者，掐天庭，掐人中，拿曲池，拿肩井；急惊风欲作时，青天河水，拿鞋带穴；惊厥身向前曲，掐委中穴；身向后仰，掐膝眼穴；牙关不利，神昏窍闭，掐合谷穴。

3. 成药应用

（1）紫雪丹　3 岁以下每次 0.3~0.5g，3 岁以上每次 1~1.5g，每日 1~3 次。适用于急惊风抽搐较甚者。

（2）安宫牛黄丸　3岁以下每次1/6~1/3丸；3岁以上每次1/2~1丸，每日1~2次，适用于急惊风高热神昏抽搐者。

（3）至宝丹（牛黄至宝丹）　3岁以下每次1/6~1/3丸，3岁以上每次1/2~1丸，每日1~2次，适用于急惊风神昏抽搐者。

（4）小儿回春丹　每丸重0.09g。1岁以下，每次1丸；1~2岁，每次2丸，每日2~3次。适用于小儿急惊风，痰热蒙蔽，发热烦躁，神昏惊厥。

（5）儿童回春颗粒　每包重5g。1岁以下婴儿1次1/4袋，1~2岁每次1/2袋，3~4岁每次3/5袋，5~7岁每次1袋，1日2~3次，温开水送服。适用于小儿风热致惊或痰热动风证。

（6）醒脑静注射液　<3岁，每日5ml；3~7岁，每日5~10ml；7~12岁，每日10~15ml；>12岁，每日20ml。加入5%或10%葡萄糖中静脉注射，每天1次。适用于急惊风神昏抽搐者。

（7）痰热清注射液　儿童按体重0.3~0.5ml/kg，最高剂量不超过20ml，加入5%葡萄糖注射液或0.9%氯化钠注射液100~200ml，静脉滴注，每天1次。适用于急惊风风热致惊、邪陷心肝，或气营两燔者。

4. 单方验方

羚羊角粉：<3岁0.3g，1日2次；3~6岁0.3g，1日3次；>6岁0.6g，1日2次。适用于急惊风各证。[汪受传，虞坚尔. 中医儿科学. 第9版. 北京：中国中医药出版社，2012.]

（四）医家经验

1. 孔伯华

孔伯华认为惊风抽搐多为肝家热邪素盛，每为邪袭，内外并病，或内闭实热，引动肝风。其热可为肝胆热盛，热蓄于中，外为邪束而发壮热，热极生风而惊。亦可为肝胃热盛，热伏于里，迁延日久，郁而化火，发为惊风。婴幼儿不知饥饱，乳食过量，积而化热，亦可发惊。孔老治疗小儿惊风抽搐以食、火、痰、惊为主，以清热抑惊、化痰息风、导滞镇惊、芳化疏表、表里内外兼治为大法。[李建. 孔伯华治疗惊风抽搐的经验. 中国临床医生，2008（9）：63-64.]

2. 梅大钊

梅大钊认为急惊风发作时，因比较紧急，主张采用一些应急措施，根据不同证型先用针刺和推拿法，必要时灌服紫雪丹、至宝丹、安宫牛黄丸、通关散、止痉散等成药。若病情严重，当须中西医结合积极予以抢救，中医方选截风定搐汤。[梅和平. 梅大钊老中医治疗小儿惊风的经验简介. 新中医，1992（4）：3-5.]

3. 江育仁

江育仁教授认为急惊风在临床上多以高热、昏迷、抽风为主症。从热、痰、风辨证论治小儿急惊风，提出疗惊首重解热、豁痰开窍宁心、虫蛇搜剔息风三大法则。[汪受传. 江育仁辨治小儿急惊风经验. 江苏中医药，2016，48（11）：1-3.]

4. 王玉玲

王玉玲认为惊恐客忤为小儿常见之病因，一般不易被常人察知，盖首先小儿肝常有余，惊则气乱，心神为之不安，肝风极易妄动；其次积滞生痰生热为急惊之变的又一诱因；再因外感风热不得解散，挟痰热内扰而成急惊。[谢兆丰. 王玉玲老中医治疗小儿急惊风的经验. 江苏中医杂志，1983（5）：15.]

5. 林夏泉

林老以平肝泻心法治疗小儿急惊风，用抱龙丸嚼烂敷眉心上，以祛其风，而定其惊。中药常用处方：双钩藤、紫草茸（先）、正人中白、紫雪丹（先服）、金蝉花、干地龙（盐水炒）、竹蜂、柿蒂、干苇茎（先）、古劳茶、栀子。以钩藤为君药以除心热，平肝风，配伍紫雪丹清热开窍，息风止痉，使抽搐得止，故先服。又效钱乙用蝉花治疗小儿惊风，竹蜂化痰定惊。配伍清热药物入肝经，如紫草茸、地龙干、栀子，入心经者有人中白、栀子。由热生痰者，可选干苇茎、姜竹茹、甜葶苈、川贝清热化痰。痰涎壅盛在上，易堵塞气道，故加柿蒂降气以缓解。古劳茶乃一种广东历史名茶，林老取其下气祛痰热、除烦渴之功。［杨晓，华荣．岭南名中医林夏泉平肝泻心健脾治疗儿科疾病经验．中医研究，2016，29（4）：27-29．］

五、预后转归

多数单纯性热性惊厥预后良好，不遗留后遗症；复杂型热性惊厥可在多次或严重发作后遗留癫痫、智力低下、行为异常和运动系统缺陷等后遗症。金玉莲研究发现，惊厥组儿童总的智力水平在正常范围，但总智商、言语智商及操作智商都落后于对照组。在智商分布上，惊厥儿童的智商等级形成一个正常范围内偏低的偏态分布趋势。随惊厥复发次数的增多，患儿智商有下降趋势。小儿惊厥大部分预后良好，少部分可造成大脑功能损伤，控制热性惊厥的反复发作对减少儿童大脑功能损害有积极意义；预防3岁以内儿童热性惊厥的发生和控制热性惊厥频繁发作尤为重要。

六、预防调护

（一）预防

（1）平时多晒太阳，加强体育锻炼，提高抗病能力。

（2）避免时邪感染。注意饮食卫生，不吃腐败及变质食物。

（3）按时预防接种，避免跌仆惊骇。

（4）有高热惊厥史患儿，在外感发热初起时，要及时降温，服用止痉药物。

（二）调护

（1）抽搐时，切勿用力强制，以免扭伤骨折。将患儿头部歪向一侧，防止呕吐物吸入。将纱布包裹压舌板，放在上、下牙齿之间，防止咬伤舌体。

（2）保持呼吸道通畅。痰涎壅盛者，随时吸痰，同时注意给氧。

（3）保持安静，避免刺激。

（4）密切注意病情变化。

七、专方选要

1. 黄连竹叶汤

组成：黄连8g，竹叶6g，连翘5g，钩藤8g，蝉蜕4g，竹茹5g，甘草2g。

服法：1日1剂，煎汤60~200ml，每日4次，每次15~50ml口服。

主治：急惊风，症见发热，喉间痰鸣，肢体抽搐，烦躁不安，严重者神志昏迷，谵妄烦躁，呕吐，舌红，苔黄腻，脉数。［陈本善．黄连竹叶汤加减治疗急惊风50例．中国民族民间医药，2010（3）：135．］

2. 清热止惊汤

组成：钩藤10g，菊花10g，生地黄6g，炒枳实6g，蝉蜕10g，白芍10g，柴胡5g，栀子6g，防风6g，炙甘草3g。

服法：每日1剂，水煎，2煎混匀取汁150ml，分2次口服。

主治：适用于高热惊厥控制抽搐后患儿。［史长燕．清热止惊汤防治小儿高热惊厥40例．中国中西医结合急救杂志，2012，19（12）：93．］

3. 通腑泻热汤

组成：大黄、莱菔子、白芍、僵蚕各10g，蝉蜕、枳实各6g，钩藤、甘草各3g。

服法：每日1剂，水煎，分2次口服。

主治：适用于高热惊厥患儿，证属痰

热生风者。[季红梅，王艳玲，许正香. 自拟通腑泻热汤防治小儿高热惊厥 30 例疗效观察. 中国中西医结合儿科学，2011（4）：336-337.]

主要参考文献

[1] 方斌豪，陈筱琪. 中医针刺结合西医常规治疗小儿高热惊厥临床观察[J]. 中国中医急症，2015，24（6）：1122－1123.

[2] 张奇文，朱锦善. 实用中医儿科学[M]. 北京：中国中医药出版社，2016.

[3] 王玉勉，彭丰，何梅玲，等. 小儿高热惊厥的中西医结合治疗[J]. 中国中医急症，2017，26（6）：1041-1043.

第二节　小儿心力衰竭

心力衰竭是指心脏工作能力（心脏收缩或舒张功能）下降，即心排血量绝对或相对不足，不能满足全身组织代谢需要的病理状态。

年长儿心力衰竭与成人表现相似，婴儿期心力衰竭的症状常不典型，多急性起病，进展迅速，以心动过速、呼吸困难和肝大为主症。属中医学"心悸""喘证""痰饮""水肿"等范畴。小儿各年龄时期均可发病，尤好发于婴幼儿。

一、病因病机

（一）西医学认识

1. 发病原因

心力衰竭简称心衰，心衰可发生于胎儿期或儿童期任何年龄段，病因呈高度异质性，可为先天性或获得性，不同年龄段的病因亦不相同，心肌炎、心肌病、严重心律失常和代谢性疾病等在任何年龄段均可能导致心衰。感染、运动、贫血、电解质紊乱和酸中毒等是诱发心衰的常见因素。

儿童心衰的病因分类及代表性基础疾病或因素如下。

（1）心室功能不良

①心源性疾病或因素：包括心肌病（扩张型心肌病、肥厚型心肌病、限制型心肌病、心肌致密化不全、致心律失常性右心室心肌病、心内膜弹力纤维增生症、代谢性心肌病、线粒体心肌病）、感染及免疫介导的心肌损伤[感染性疾病、风湿性疾病（风湿热、系统性红斑狼疮）]、心肌缺血或梗死[左冠状动脉异常起源于肺动脉、左冠状动脉主干闭锁、伴冠状动脉瘤的川崎病、冠状动脉炎、早发型冠状动脉粥样硬化疾病（如家族性高胆固醇血症）]、心律失常（完全性心脏传导阻滞伴心动过缓、完全性左束支传导阻滞、室上性心动过速、室性心动过速）、先天性心脏病（包括伴心室功能不良的复杂先天性心脏病及其术后）以及药物、毒物或放射线暴露[抗肿瘤药（柔红霉素等）、抗精神病药物、重金属中毒、药物滥用、放射性损伤]。

②非心源性疾病或因素，包括脓毒症、肾衰竭、呼吸系统异常、营养性疾病、应激因素。

（2）非心室收缩功能不良

①容量超负荷包括左向右分流先天性心脏病（室间隔缺损、动脉导管未闭、房室间隔缺损、主肺动脉窗）、瓣膜功能不良（主动脉瓣反流、二尖瓣反流、肺动脉瓣反流、三尖瓣反流）、非心源性（容量过剩、动静脉瘘、慢性贫血、甲状腺功能亢进）。

②压力超负荷包括左心系统疾病（主动脉狭窄、体循环高血压）、右心系统疾病（肺动脉狭窄、肺高血压）。

③机械性因素，包括心包填塞、心脏肿瘤、缩窄性心包炎、心包囊肿、心包憩室、先天性心包缺如。

2. 发病机制

现今对于儿童心力衰竭的诊治大多是

成人心力衰竭研究结果的经验沿用，事实上儿童心力衰竭的机制与成人显著不同。引起儿童心衰的主要原因是先天性心脏病和原发性心肌病，其发病机制与循环、神经体液及分子异常有关。儿童心力衰竭主要是血流动力学改变的结果，分子水平异常也会对心衰发病率有重要影响。遗传因素、表观遗传因素与以血流动力学为主的环境因素的共同作用是儿童心力衰竭的主要发病机制，其中涉及与成人心力衰竭共同的神经激素过度激活、胚胎性基因再表达、细胞外基质改变等一系列代偿机制。

（1）血流动力学机制　儿童心力衰竭的血流动力学改变比较明确，在回心血量充足情况下，心脏发生收缩功能障碍或舒张功能不全，出现心脏输出血量降低，全身血液灌注不足，代偿性外周血管收缩及水钠潴留等血流动力学紊乱。这些血流动力学改变或组织损伤的影响会随着年龄的增长而累积，导致心力衰竭的早期发展。

（2）分子机制　①遗传基础：心脏发育受遗传调控。儿童心力衰竭的主要原因是先天性心脏病和心肌病，其发生受环境因素影响，但本质上来说仍是遗传性疾病，两者遗传因素部分重合。心肌病相关基因突变可导致先天性心脏病，肌节基因突变除引起心肌病外，还可引起先天性心脏病编码 α-肌球蛋白重链的 MYH6 基因突变，会导致肥厚性心肌病、扩张型心肌病、家族性房间隔缺损及病态窦房结综合征，MYH7 基因突变会导致三尖瓣下移畸形、左室心肌致密化不全（LVNC）。而先天性心脏病相关遗传异常也可导致心肌病，在某些患者可合并心肌病。如 Noonan 综合征，它是一种以身材矮小、心脏缺陷以及性发育不良等为特征的常染色体显性遗传疾病，是由 RAS/MAPK 通路上的基因突变引起，可表现为肥厚性心肌病和（或）先天性心脏病（多为肺动脉狭窄）。心肌病通常表现

为单一常染色体显性遗传的特征，而先天性心脏病的遗传因素包括单基因及多基因异常、染色体异常、基因组异常，是多个基因相互影响以及环境因素等多种因素共同作用最终导致的心脏结构发育异常，先天性心脏病外显率及表型的稳定性均低于心肌病。②儿童心力衰竭的遗传因素与表观遗传因素：转录因子、信号通路及结构蛋白对心脏的发育非常重要，形成对心脏结构及功能均具有影响的基因网络。负责心肌收缩功能的基因可导致心脏结构性缺陷，导致先天性心脏病结构缺陷的基因异常也可导致心肌病，说明这些影响心脏结构及功能的基因网的异常在不同条件下会导致不同表型的产生。心肌病及先天性心脏病心室功能障碍与遗传易感性有关，而遗传因素及环境因素的共同作用导致这类人群出现心力衰竭。心脏发育是在多种发育通路的独立或协同调控下完成的。这些发育通路通常表现出广泛交叉，提示一个或多个基因发生变异可能会潜在地破坏儿童心脏的整体发育过程。这些先天致病因素更有可能作用于心脏发育网络的不同组成部分，而不是直接集中于单个靶点。

（3）交感神经和肾素－血管紧张素－醛固酮系统过度激活　肾素－血管紧张素－醛固酮系统（RAAS）过度激活在心力衰竭发生中有重要作用。抑制其过度激活的相应治疗在儿童与成人心衰均应用广泛。然而，多项研究开始发现，这种致病机制在儿童心力衰竭与成人有显著差异。有动物模型表明，儿童对 β 肾上腺素能受体－腺苷酸环化酶系统心肌收缩调节功能的敏感性低于成人。

（4）心脏代谢调节影响　心力衰竭在代谢上代表一种低能耗的状态。心脏主要利用脂肪酸和葡萄糖作为能量来源。出生后，胎儿环境从宫内低氧转变为外界高氧，同时能量利用方式由无氧糖酵解过渡到更

高效的以脂肪酸氧化和氧化磷酸化为主，伴随着线粒体增殖。线粒体功能障碍是心力衰竭的关键特征及能量代谢异常的原因及后果，存在先天性代谢异常如脂肪酸氧化障碍的婴儿在这一过程中往往会出现心脏功能不全。故该转换时期是心脏功能异常发生的关键阶段。

（5）其他机制　肌节蛋白向胚胎期亚型转化影响心力衰竭。心力衰竭的发生与胚胎性基因再表达及肌节蛋白亚型的转化有关。细胞外基质改变也会影响心力衰竭。细胞外基质改变包括心肌和间质失调，心肌间质种类改变，基质金属蛋白酶激活及间质纤维化。细胞外基质的沉积会导致细胞间质及血管周围纤维化。

（二）中医学认识

中医学认为本病分为先天和后天两大因素。先天因素主要为胎禀不足，心体缺陷，阳气虚陷，即所谓先天性心脏病。后天因素主要为外感，邪毒入侵，内伤于心，或因各种原因所致气血亏虚，心失所养，而致心脏虚弱等，其中以气虚、阴虚、阳虚为主。常累及的脏腑是肺，出现咳嗽气短、胸闷。随着疾病的发展，母病及子，渐及脾胃，水饮内停，出现呕恶、浮肿等。心不能推动血液运行，肝藏血功能失调，血瘀肝脏，故见肝体增大。心肾不交，肾阳不足，不能化气行水，水饮内停，泛滥肌肤为肿；肾不纳气，气浮于上，故见咳喘，动则尤甚；甚则心肾阳虚，痰饮瘀血内闭，阴阳不能维系，虚阳外越，故出现四肢厥冷、大汗淋漓、脉细欲绝等脱证。

二、临床诊断

（一）辨病诊断

心衰是一组临床综合征，临床表现是诊断的重要依据。

1.临床表现

年长儿心力衰竭的症状与成人相似，患儿的症状及体征系代偿功能失调引起，因原发心脏病变及患儿年龄而有所不同。年长儿心衰表现与成人相似，但新生儿及婴儿则迥然不同。新生儿早期表现常不典型，如嗜睡、淡漠、乏力、拒食或呕吐、体重增加不明显，有时单纯表现为烦躁不安。这些非特异症状常被忽视。婴儿心衰起病较急，发展迅速，患儿可突然出现烦躁不安、呼吸困难。先天性心脏病左向右分流者，起病稍缓，喂养困难，吮奶时气促、多汗，常因呼吸困难而间断，甚至拒食，体重不增，烦躁，多汗，喜竖抱并伏于成人肩上，呼吸促，干咳；由于扩张的肺动脉或左房压迫喉返神经，患儿哭声变弱，声音嘶哑；心前区隆起，心尖搏动强，心动过速，肝大，肺部有喘鸣；颈静脉怒张及水肿均不明显，只能通过量体重判断有无水肿存在。

心衰患儿的典型临床表现可分三方面。

（1）心肌功能障碍　①心脏扩大。②心动过速，是较早出现的代偿现象。③第一心音低钝，严重者出现舒张期奔马律，是由心室突然扩张与快速充盈所致，提示患儿严重心功能不全，但新生儿时期很少听到。④末梢循环灌注不良，患儿脉搏无力，血压偏低，脉压变窄，可有交替脉。四肢末梢发凉及皮肤发花等，是急性体循环血流量减少的征象。

（2）肺循环淤血　①呼吸急促，患儿由于肺毛细血管压力升高，发生肺间质水肿，影响换气功能，呼吸频率加快，心衰严重者，产生肺泡及细支气管水肿，呼吸困难加重，伴有三凹征。运动后呼吸困难及阵发性夜间呼吸困难，为年长儿左心衰竭的特征。新生儿和小婴儿多表现为喂养困难，吸乳时气急加重，吸乳中断。②肺部啰音：肺水肿，肺泡渗出可出现湿啰音。小气道阻力增大产生哮鸣音，是婴儿左心衰竭的体征。③咳嗽，支气管黏膜充血可引起干咳。如肺泡或支气管黏膜小血管破裂，可咳泡沫血痰，但婴幼儿少见。

（3）体循环淤血 ①肝脏肿大，肝大是体静脉淤血最早、最常见的体征。②颈静脉怒张，婴儿由于颈部短，皮下脂肪多，不易显示。年幼儿头皮静脉或手背静脉充盈饱满，也是体静脉淤血的常见征象。③水肿，成人及年长儿皮下水肿是右心衰竭的重要体征，但在婴儿则因容量血管床相对较大，故水肿不明显，主要表现为眼睑或骶尾部轻度水肿。腹水及全身性水肿仅见于较大儿童。

2. 心衰的类型

（1）按起病的缓急，分为急性心衰和慢性心衰。慢性心衰可因某些诱因如感染而突然加重，称为慢性心衰急性发作。

（2）按心脏受累部位，可分为左心衰、右心衰和全心衰。左心衰是因为左心室代偿功能不足，以肺循环淤血症状为主要表现。右心衰是因为右心室代偿功能不足，以体循环淤血症状为主要表现。全心衰是因为左、右心室代偿功能均不足。左心衰如持续存在，终将因逆行性肺动脉高压、右心室压力负荷增加而导致全心衰。

（3）根据心排血量属绝对降低或相对不足，分为低排血量型心衰和高排血量型心衰。低排血量型心衰的心脏指数（CI）< 2.5L/（min·m^2），高排血量型心衰CI范围在 3~5L/（min·m^2），后者心排血量虽比一般人高，但仍不能满足机体代谢的需要，属相对不足。

（4）按心衰时心肌收缩和舒张功能的改变，分为收缩性心衰和舒张性心衰。收缩性心衰是因为心室收缩力受损，射血功能减退，表现为心室扩大、射血分数降低等。舒张性心衰是因为心室松弛功能障碍，舒张期充盈减少，心室充盈压升高。有的患儿同时存在收缩性心衰和舒张性心衰。

3. 心衰的程度

多采用改良 Ross 心衰分级计分方法，合为轻度心衰、中度心衰、重度心衰（表10-1）。

表 10-1　改良 Ross 心衰分级计分法

症状和体征	计分		
	0	1	2
病史			
出汗	仅在头部	头部及躯干（活动时）	头部及躯干（安静时）
呼吸过快	偶尔	较多	常有
体格检查			
呼吸	正常	吸气凹陷	呼吸困难
呼吸次数（次/分）			
0~1 岁	< 50	50~60	> 60
1~6 岁	< 35	35~45	> 45
7~10 岁	< 25	25~35	> 35
11~14 岁	< 18	18~28	> 28
心率（次/分）			
0~1 岁	< 160	160~170	> 170
1~6 岁	< 105	105~115	> 115
7~10 岁	< 90	90~100	> 100
11~14 岁	< 80	80~90	> 90
肝大（肋缘下）	< 2cm	2~3cm	> 3cm

注：0~2分为无心衰；3~6分为轻度心衰；7~9分为中度心衰；10~12分为重度心衰。

4. 辅助检查

（1）胸部 X 线检查 心影多呈普遍性扩大，搏动减弱，肺纹理增多，肺门或肺门附近阴影增加，肺部淤血。急性肺水肿时肺野呈云雾状阴影。

（2）心电图检查 不能表明无心衰，

但有助于病因诊断及指导洋地黄的应用。

（3）超声心动图检查　可见心室和心房腔扩大；心室收缩间期延长，射血分数降低。

（4）心导管检查　可发现心房压力升高，左心衰竭时左房平均压超过 12mmHg（1.6kPa），右心衰竭时右房平均压超过 6mmHg（0.8kPa）。心室舒张末期压力及肺毛细血管楔压亦升高。

（5）血气分析及电解质测定　容量负荷过重伴肺部显著充血时，通气/血流比例失调，PaO_2 轻度下降，伴轻度呼吸性碱中毒。心力衰竭较轻时，仅有间质肺水肿而无肺泡水肿，可呈呼吸性碱中毒。婴儿严重心力衰竭时可同时出现呼吸性酸中毒与代谢性酸中毒。此外，心力衰竭婴儿可发生低钠血症，主要是由于液体潴留导致的稀释性低钠血症。

（6）利钠肽的测定　脑钠肽（BNP）和 N 端 B 型利钠肽原（NT-pro BNP）是心肌在应激状态下分泌的蛋白质，当低于界值（分别为 100ng/L 和 300ng/L）时，对排除心衰具有较大意义，虽然 BNP 和 NT-pro BNP 的正常范围受年龄影响，在新生儿患者中普遍升高，但儿童心衰患者血清 BNP 和 NT-pro BNP 水平仍显著升高，所以建议作为儿童心衰的辅助诊断指标，但不是唯一指标。

（7）其他检查　核素心室造影及心肌灌注显像有助于评估心室功能和心肌缺血状况。有些隐匿的心功能不全需要借助多巴酚丁胺负荷超声心动图协助诊断。磁共振显像也可用于评估心功能。有创性血流动力学检查主要用于经过无创性检查而诊断仍然不能明确的病例。

（二）辨证诊断

按其主要的临床表现，属于中医"心悸""怔忡""喘证""痰饮""水肿"范畴。

望诊：端坐卧位，面唇紫暗，痰稀白多泡或粉红色泡沫痰，舌红苔少，或舌淡，苔白腻而水滑。

问诊：心悸心慌，或心烦寐差，头晕，汗多，气短，活动后喘甚，小便量少。

切诊：虚里搏动过速或太强，节律不匀；右胁肋下痞块，按之疼痛；双下肢浮肿，按之凹陷难起。脉细数，或沉细。

1.气阴两虚证

心悸心慌，气短，活动后加剧，头晕，颧红，盗汗，心烦寐差，舌红苔少，脉细数。

辨证要点：心悸气短，头晕，颧红，盗汗，心烦寐差，舌红苔少，脉细数。病位主要在心、肺。

2.阳虚水泛证

心悸怔忡，气喘急，动则为剧，难以平卧，痰多泡沫状，腹胀纳呆，恶心，肢体浮肿，小便量少，右胁下痞块，唇绀，舌淡暗，苔白腻而水滑，脉沉细。

辨证要点：心悸怔忡，痰多泡沫状，肢体浮肿，小便量少，苔白腻而水滑。为心脏虚衰，累及脾、肾、肝等。

3.阳虚气脱证

怔忡，呼吸喘促，稍动则剧，难以平卧，痰多泡沫状或兼夹粉红色泡沫样痰，肢体浮肿，小便量小，面色苍白，唇绀，大汗淋漓，四肢厥冷，烦躁不安，舌淡苔白，脉沉细欲绝。

辨证要点：怔忡喘促，痰多泡沫状或兼夹粉红色泡沫样痰，肢体浮肿，大汗淋漓，四肢厥冷，脉沉细欲绝。多见于心力衰竭继发心源性休克。

三、鉴别诊断

（一）西医学鉴别诊断

1.婴儿心衰与毛细支气管炎、支气管肺炎相鉴别

婴儿心衰时，心脏病理性杂音可以不

明显，尤其是新生儿可无杂音。加上心动过速、肺部啰音常影响心脏听诊效果。轻度发绀、呼吸急促、心动过速、肝大是心衰和肺部感染的共性体征；肺炎合并阻塞性肺气肿使横膈下降，可出现肝下移，造成肝脏增大假象，需要鉴别。有时吸氧有助于肺源性或心源性发绀的鉴别，吸氧后肺源性发绀可减轻或消失，血氧分压升高，氧饱和度正常，而心源性者则改善不明显。肺部满布湿性啰音，胸片表现肺部有片状阴影者，支持肺部炎症改变。心脏增大，杂音明显，有肺淤血的 X 线改变，则为心衰。必要时行心脏彩超检查。

2. 急性左心衰与非心源性哮喘的鉴别

非心源性哮喘多有感染、过敏、吸入有毒气体、尿毒症、低蛋白血症、肺淋巴管阻塞以及胸腔负压突然升高等相应病史。心源性哮喘与非心源性哮喘的鉴别如下（表 10-2）。

3. 心力衰竭与心包积液、缩窄性心包炎等的鉴别

三者均可出现肝脏肿大、腹水，但右心衰竭多伴有心脏杂音或肺气肿，心包积液时扩大的心浊音界可随体位而变动，心音遥远，无杂音，有奇脉；缩窄性心包炎心界不大或稍大，无杂音，有奇脉。

4. 左心衰竭、右心衰竭和全心衰竭的鉴别

左心衰指左心室代偿功能不全，临床以肺循环淤血及心排血量降低的表现为主。右心衰指右心室代偿功能不全，临床以体循环淤血表现为主。单纯右心衰主要见于肺源性心脏病、肺动脉瓣狭窄及原发或继发性肺动脉高压等。全心衰指左、右心室同时受累，左心衰与右心衰同时出现。如左心衰后肺动脉压力升高，使右心负荷加重，若持续存在，则右心衰竭相继出现。

（二）中医学鉴别诊断

1. 与怔忡相鉴别

本病如以自觉心跳悸动不安为主要症状时，则属中医"心悸"范畴，当与"怔忡"相鉴别。怔忡是指心跳剧烈，心胸跳动，与心悸具有相同的症状，但在病情程度上却有轻重差别。一般说来，心悸时作时止，休作有时，多由外因所致，或因惊

表 10-2　心源性哮喘与非心源性哮喘鉴别

	心源性	非心源性
病史	有基础心脏病	常无基础心脏病
末梢循环	不良（四肢冷）	末梢灌注过多（四肢温暖）
S3 奔马律	有	无
颈静脉充盈	常怒张	无
周围动脉搏动	弱	有力，洪大
爆裂音	有（湿性）	常无（若有多为干性）
心电图表现	缺血梗死或心律失常	正常或窦性心动过速
胸部 X 线片	心脏增大及肺充血/肺泡水肿	常无
肺毛细血管楔压	> 18mmHg	< 18mmHg
水肿液蛋白/血清蛋白	< 0.5	> 0.5

恐、恼怒而发，其症较轻，以实证居多。怔忡发作，则无有宁时，多由心血虚损，或心阳不振，其来也渐，病情较重。如果心悸日久不愈，心血为亏，也可以发展为怔忡。

2. 与哮喘相鉴别

本病如以喘息、气促为主要症状时，则属中医"喘证"范畴，当与"哮喘"相鉴别。哮与喘都表现为呼吸困难，但哮指声响言，呼吸困难而兼喉中哮鸣，是一种反复发作性的独立性疾病；喘指气息言，为呼吸气促困难而无喉中哮鸣，是多种急慢性疾病的一个症状。一般来说，哮必兼喘，喘未必兼哮。

四、临床治疗

（一）提高临床疗效的要素

1. 急性心衰和慢性心衰应区别对待

前者病情急重，需以西医为主，中医为辅，迅速针对病因，控制病情，使心功能稳定。而后者病程长，病情缠绵，应发挥中医优势综合治疗。

2. 坚持中西医结合治疗，抓住中医治疗切入点

本病病情复杂，病程长，严重影响患儿的身心健康，甚至危及生命，中西医结合优势互补，疗效肯定。中医认为心力衰竭乃本虚标实之证，心气心阳亏虚是病理基础，血脉瘀滞为其病理环节，瘀血、痰浊、水饮则乃标实之候。心阴虚及心气虚证患者均存在不同程度的心功能减低，尤以心气虚明显。心衰常用的治法如补心气、活血化瘀、温阳、养阴、利水等目前能得到疗效，改善客观指标。补益心气能够增强心功能，升高心搏出量、心脏指数。活血化瘀法能明显改善血流变，降低心脏前后负荷，增加冠脉血流量。温阳药能够增强心肌收缩力。药理研究也证明，许多单味药及成方具有类似西药的药理作用，如强心、减轻血容量负荷、改善心肌代谢、纠正心肌异常、延缓心肌损害、促进病变部位修复和再生，提示中医药不仅改善心功能，还可提高生活质量。

（二）辨病治疗

应重视病因治疗，积极治疗原发疾病。治疗原则主要是减轻心脏负荷，增加心排血量，控制体内钠和水。

1. 一般治疗

充分的休息和睡眠可减轻心脏负担，平卧或取半卧位，尽力避免患儿烦躁、哭闹，必要时可适当应用镇静剂，苯巴比妥、吗啡（0.05mg/kg）皮下或肌内注射常能取得满意效果，但需警惕抑制呼吸。供氧往往是需要的。心力衰竭时，患者易发生酸中毒、低血糖和低血钙，新生儿时期更是如此，因此，一旦发生以上情况，应予及时纠正。心衰儿童的营养需求主张少量多餐以获得最好的耐受，对于遗传代谢疾病或线粒体疾病甚至需要补充营养物质，如肉碱、维生素等，一般饮食中钠盐应减少，很少需要严格的极度低钠饮食。

2. 洋地黄类药物

迄今为止洋地黄仍是儿科临床上广泛使用的强心药物之一。洋地黄对左心瓣膜反流、心内膜弹力纤维增生症、扩张型心肌病和某些先心病等所致的充血性心力衰竭均有效。尤其是对合并心率增快、房扑、房颤者更有效。而对贫血、心肌炎引起者疗效较差。

小儿时期常用的洋地黄制剂为地高辛，可口服和静脉注射，作用时间较快，排泄亦较迅速，因此剂量容易调节，药物中毒时处理也比较容易。地高辛口服吸收率更高。早产儿对洋地黄比足月儿敏感，后者又比婴儿敏感。婴儿的有效浓度为2~3ng/ml，大年龄儿童为0.5~2ng/ml。由于洋地黄

表 10-3　洋地黄类药物的临床应用

洋地黄制剂	给药方法	洋地黄化总量（mg/kg）	每日平均维持量	效力开始时间	效力最大时间	中毒作用消失时间	效力完全消失时间
地高辛	口服	早产儿 0.02 足月儿 0.02~0.03 婴儿及儿童 0.025~0.04	1/5~1/4 洋地黄化量，分 2 次	2 小时	4~8 小时	1~2 天	
	静脉	口服量的 1/2~2/3		10 分钟	1~2 小时		
毛花苷丙（西地兰）	静脉	< 2 岁 0.03~0.04 > 2 岁 0.02~0.03		15~30 分钟	1~2 小时	1 天	2~4 天

的剂量和疗效的关系受到多种因素的影响，所以洋地黄的剂量要个体化（表 10-3）。

（1）洋地黄化法　如病情较重或不能口服者，可选用毛花苷丙或地高辛静脉注射，首次给洋地黄总量的 1/2，余量分 2 次，每隔 4~6 小时给予，多数患儿可于 8~12 小时内达到洋地黄化；能口服的患者开始给予地高辛，首次给洋地黄化总量的 1/3 或 1/2，余量分 2 次，每隔 6~8 小时给予。

（2）维持量　洋地黄化后 12 小时可开始给予维持量。维持量的疗程视病情而定。急性肾炎合并心衰者往往不需用维持量或仅需短期内应用；短期难以去除病因者如心内膜弹力纤维增生症或风湿性心瓣膜病等，则应注意随患儿体重增长及时调整剂量，以维持小儿血清地高辛的有效浓度。

（3）使用洋地黄注意事项　用药前应了解患儿在 2~3 周内的洋地黄使用情况，以防药物过量引起中毒。各种病因引起的心肌炎患儿对洋地黄耐受性差，一般按常规剂量减去 1/3，且饱和时间不宜过快。未成熟儿和小于 2 周的新生儿因肝肾功能尚不完善，易引起中毒，洋地黄化剂量应偏小，可按婴儿剂量 1/2~1/3。钙剂对洋地黄有协同作用，故用洋地黄类药物时应避免用钙剂。此外，低血钾可促使洋地黄中毒，应予注意。

（4）洋地黄毒性反应　心力衰竭愈重、心功能愈差者，其治疗量和中毒量愈接近，故易发生中毒。肝肾功能障碍、电解质紊乱、低钾、高钙、心肌炎和大剂量利尿之后的患儿均易发生洋地黄中毒。小儿洋地黄中毒最常见的表现为心律失常，如房室传导阻滞、室性早搏和阵发性心动过速等，其次为恶心，色视症等较少见。

洋地黄中毒应立即停用洋地黄和利尿剂，同时补充钾。小剂量钾盐能控制洋地黄引起的室性早搏和阵发性心动过速。轻者每日用氯化钾 0.075~0.1g/kg，分次口服；严重者每小时 0.03~0.04g/kg 静脉滴注，总量不超过 0.15g/kg，滴注时用 10% 葡萄糖稀释成 0.3% 浓度。肾功能不全和合并房室传导阻滞时忌静脉给钾。

3. 利尿剂

钠、水潴留为心力衰竭的一个重要病理生理改变，故合理应用利尿剂为治疗心力衰竭的一项重要措施。当使用洋地黄类药物而心力衰竭仍未完全控制，或伴有显著水肿者，宜加用利尿剂。对急性心衰或肺水肿者可选用快速强效利尿剂如呋塞米或依他尼酸，其作用快而强，可排出较多的 Na^+，而 K^+ 的损失相对较少。慢性心力衰竭一般联合使用噻嗪类与保钾利尿剂，并采用间歇疗法维持治疗，防止电解质紊乱（表 10-4）。

表 10-4　常用利尿剂的用法与剂量

药物	用法	剂量
呋塞米（速尿）	静脉注射	每次 1~2mg/kg
	肌内注射	每日 2~3mg/kg
	口服	每次 2~4mg/kg，每日 1~3 次
依他尼酸（利尿酸钠）	静脉注射	每次 0.5~1.0mg/kg，每日 1 次
	肌内注射	每日 2~3mg/kg
	口服	1~3mg/kg，每日 1 次
布美他尼	静脉注射或肌内注射	每次 0.015~0.100mg/kg，每日 1 次
	静脉滴注	0.001~0.025mg/kg
氢氯噻嗪（双氢克尿噻）	口服	每次 0.5~1.5mg/kg，每日 2 次
螺内酯（安体舒通）	口服	每次 1~2mg/kg，每日 2 次
阿米洛利	口服	每次 0.05~0.10mg/kg，每日 2 次

4. 血管扩张剂

近年来应用血管扩张剂治疗顽固性心衰取得一定疗效。小动脉的扩张使心脏后负荷降低，从而可能增加心搏出量，同时静脉的扩张使前负荷降低，心室充盈压下降，肺充血的症状亦可能得到缓解，对左室舒张压升高的患者更为适用。常用药物如硝普钠、血管紧张素转换酶抑制剂、酚妥拉明（表 10-5）。

（1）血管紧张素转换酶抑制剂有阻断肾素 - 血管紧张素 - 醛固酮系统（RAAS）及抑制缓激肽分解的作用，从而逆转心肌重构及减低心脏前后负荷，改善心肌功能。常用药物如下。①卡托普利：为短效制剂，初始剂量 0.4~0.5mg/（kg·d），分 2~4 次口服，可根据病情逐渐加量，每周递增 1 次，每次增加 0.3mg/（kg·d），最大耐受量为

5mg/（kg·d），每 8 小时口服。持续时间至少 6 个月以上。②依那普利：为长效制剂，初始剂量 0.05mg/（kg·d），每日 1 次口服，每周递增 1 次，每次增加 0.025mg/（kg·d），最大耐受量 0.1mg/（kg·d），维持时间同上。

（2）硝普钠　硝普钠对急性心衰（尤其是急性左心衰、肺水肿）伴周围血管阻力明显升高者效果显著。剂量为每分钟 0.2μg/kg，以 5% 葡萄糖稀释后静脉滴注，以后每隔 5 分钟，可每分钟增加 0.1~0.2μg/kg，直到获得疗效或血压有所降低。最大剂量不超过每分钟 3~5μg/kg。如血压过低则立即停药，使用时间尽可能短一些。

（3）酚妥拉明（苄胺唑啉）　为 α 受体阻滞剂，以扩张小动脉为主，兼有扩张静脉的作用。剂量为每分钟 2~6μg/kg，以 5% 葡萄糖稀释后静脉滴注。

5. 其他药物

心衰伴有血压下降时可使用多巴胺（每分钟 5~10μg/kg）、肾上腺素（每分钟 0.1~1.0μg/kg）静脉滴注。

β 受体阻滞剂：可以阻断心衰时交感神经的过度激活，抑制心肌肥厚、细胞凋亡及氧化应激反应，改善心肌细胞生物学特性，目前已列为抗慢性心力衰竭的一线药物。常用药物如下。①美托洛尔：为选择性 β 受体阻滞剂，初始剂量 0.2~0.5mg/（kg·d），每周递增 1 次，每次增加 0.5mg/（kg·d），最大耐受量 2mg/（kg·d），分 2 次口服，持续时间至少 6 个月以上，至心脏缩小（carvedilol）：为非选择性 β 受体阻滞剂，并有 α 受体阻滞作用，故兼有扩血管作用，可降低肺楔压。初始剂量 0.1mg/（kg·d），分 2 次口服，每周递增 1 次，每次增加 0.1mg/（kg·d），最大耐受量 0.3~0.8mg/（kg·d），分 2 次口服，维持时间同上。

6. 非药物疗法

（1）心室辅助装置　心室辅助装置

表 10–5 常用血管扩张剂的作用部位、用法与剂量

药物	作用部位	用法	剂量	疗效持续时间
酚妥拉明	小动脉	静脉推注	每次 0.1~0.3mg/kg	5~10 分钟
		静脉滴注	2.5~15 μg/（kg·min）	
肼苯达嗪	小动脉	静脉滴注	1~5 μg/（kg·min）	3~5 小时
硝普钠	均衡扩张小动脉、小静脉	静脉滴注	0.5~0.8 μg/（kg·min）	10 分钟
哌唑嗪	均衡扩张小动脉、小静脉	口服	20~50mg/kg	6~8 小时
硝酸甘油	小动脉、小静脉	静脉滴注	1~μg/（kg·min）	短暂
		口服	0.5mg/ 次	30~40 分钟
硝酸异山梨醇酯	小动脉、小静脉	静脉滴注	0.5~20 μg/（kg·min）	短暂

（VAD）主要用于心衰末期，药物不能控制的心衰，作为心脏移植等待时期的治疗方法。对难治性心衰、心功能 NYHA Ⅳ级时，使用上述 VAD 可延长生命，改善生活质量。应用 VAD 可发生继发感染，神经系统、消化系统及血液系统的并发症。亦可发生肾灌注不足，常导致肾功能不全，可用小剂量多巴胺以维持肾血流灌注。如合并水、电解质紊乱，如高血钙、低血钙、高血钾等，必须及时纠正。

（2）人工膜肺　人工膜肺（ECMO）应用指征基本与 VAD 相似，适用于除心功能不全外，还有因肺部疾病显著缺氧者。ECMO 操作较复杂，常见的并发症与 VAD 相似。

（3）主动脉内球囊反搏　对于心脏手术后或心肌炎、心肌病等并发心衰者，药物不能控制时可选用主动脉内球囊反搏（IABP）。IABP 在小婴儿由于主动脉顺应性好而疗效较差。

（4）心脏移植　复杂先心病、心肌病等各种心脏病所致难治性心衰的终末期，可做心脏移植。严重肺动脉高压或肺部疾病而导致心衰不能控制时，须做心肺同时移植。失败的主要原因是排异反应。

（三）辨证治疗

1. 辨证论治

中医认为急性心力衰竭多因实致虚，慢性心功能不全多由虚致实。因此，辨证时重点抓住虚、实两纲，权衡虚实多少，分清标本缓急，随证施治。急性心力衰竭，以邪实为本，正虚为标，治当以祛邪扶正并举，标本同治。而慢性心力衰竭则以正虚为本，邪实为标，故以治本为主，或标本同治。

（1）气阴两虚证

治法：益气养阴。

方药：生脉饮加减。

人参 10g，麦冬 10g，五味子 3g。

唇紫舌暗者，加丹参、川芎以活血养心；心烦热、盗汗者，加地骨皮、白薇各 8g 以清虚热；心悸气短甚配合炙甘草汤以益心气，养心血，调脉律。

（2）阳虚水泛证

治法：温阳益气，活血利水。

方药：真武汤加减。

熟附子 8g，白芍 10g，生姜 6g，云苓 10g，白术 10g。

腹胀纳呆、恶心者，加苍术 6g，厚朴

8g，陈皮 4g，大腹皮 8g；右胁下痞块者，加醋鳖甲 10g（先煎），郁金、三棱、莪术各 6g；浮肿甚加车前子 10g；气短不能平卧加葶苈子 10g，或苓桂术甘汤加减：茯苓 10g，桂枝 6g，炒白术 10g，党参 10g，陈皮 6g，丹参 15g，炙甘草 3g。阳虚明显加淫羊藿 10g；瘀血明显加郁金 8g，赤芍 9g，当归 6g；食滞有积加鸡内金、焦神曲各 6g。本证经治疗后水肿消退，气喘心悸减轻后，继续以补益心阳法善后。

（3）阳虚气脱证

治法：回阳益气固脱。

方药：参附龙牡救逆汤加减。

熟附子 8g，人参 10g，龙骨 12g，牡蛎 12g，白芍 10g，炙甘草 10g。

可以独参汤频服救急。若出现面色苍白而青、唇舌发紫、右胁下痞块等血瘀较著者，可酌加红花 3g，丹参 9g。

2. 外治疗法

（1）针刺治疗　主穴选内关、间使、通里、少府、心俞、神门、足三里。若水肿者，取水分、水道、阳陵泉，或三阴交、水泉、飞扬、复溜、肾俞，两组穴位可交替使用；咳嗽痰多者，加尺泽、丰隆；嗳气腹胀者，加中脘；心悸不眠者，加曲池；喘不能平卧者，加肺俞、合谷、膻中、天突。适用于心衰各个阶段，生命体征不稳定者当慎用。

（2）灸法　灸神阙、气海、关元，以回阳固脱。适用于阳虚气脱证。

（3）穴位注射　以当归注射液，取内关、间使、定喘、肺俞、心俞，每穴 0.5ml，每日 1 次，10 天为 1 个疗程。适用于心衰气阴两虚证。

（4）耳穴压豆　取肾上腺、皮质下、心、肺、内分泌，两耳交替取穴。适用于心衰症见心悸、失眠者。

3. 成药应用

生脉饮口服液：每服 5~10ml，1 日 2 次。适用于气阴两虚证，7 天为 1 个疗程。

（四）医家经验

1. 刘韵远

刘韵远认为对于以心悸为主要表现的患儿，症见心悸，胸闷，气短，喜叹息，疲乏无力，脉数或脉结代，心电图检查多为窦性心律不齐，或室性早搏。辨证属气阴两虚，虚阳浮越，拟定心汤治疗：炙甘草 10g，太子参 15g，黄芪 15g，麦冬 10g，五味子 6g，干姜 6g，丹参或赤芍 10~15g，生牡蛎 15~20g。[邱德文，沙凤桐，熊兴平．中国名老中医药专家学术经验集．贵州：贵州科技出版社，1997．]

2. 董廷瑶

董老认为小儿多种心脏疾患中，不论是心阳受伤之胸闷悸烦，还是本元怯弱之心气不足，或因心阳不振而痰瘀结滞等，以其共见心脏虚损之证，均可立于《难经·十四难》中提到的"损其心者，调其营卫"，用桂枝汤类方调和营卫、宁心复脉。对于心阳虚损，症见胸闷心悸、脉象数疾等，每以桂枝汤为主方，汗出较多者加龙骨、牡蛎、浮小麦、糯稻根；睡梦惊扰者用龙齿、茯神、远志、麦冬；胸闷严重者添入郁金、香附；对于心阳不振、血行瘀滞时，每见心悸脉涩、唇舌晦暗等，可与桂枝汤（方中用赤芍，去姜、枣），参以活血化瘀之剂，既通血脉，亦调营卫，则心阳得伸而结滞得开。对于体质怯弱、心脏虚损患儿，以桂枝汤类方之新加汤、炙甘草汤、养荣汤等为基础，寓调和营卫于益气养血之中，益本元，养血脉。[王霞芳，邓嘉成．中国百年百名中医临床家丛书董廷瑶．北京：中国中医药出版社，2001．]

3. 邓铁涛

心衰病位在心，但不局限于心，五脏相关，以心为本，他脏为标，治疗重点是调理心脏的气血阴阳；病机则可以概括为本虚标实，以心之阳气（或兼心阴）亏虚为本，瘀血水停为标；治疗上宜阴阳分治，以温补阳气为上，辨治心衰主要分为两大类型，即心阳虚型、心阴虚型，立温心阳、养心阴为治疗心衰的基本原则，代表方为暖心方（红参、熟附子、薏苡仁、橘红等）与养心方（生晒参、麦冬、法半夏、茯苓、田三七等），还要结合西医辨病，即考虑西医原发疾病对辨证的参考意义，必须病证结合，灵活变通。[邓铁涛. 邓铁涛临床经验辑要. 北京：中国中医药出版社，1998.]

4.张琪

心衰以心肾阳虚为本，血瘀水停为标，病机特点是本虚标实，心阳鼓动无力，心气不能正常推动血液运行为病之本，瘀血、水饮等病理产物阻滞为病之标。临床上辨证予以经验方温阳益心饮（以人参、附子、茯苓、白芍、桂枝、白术、丹参、红花、泽泻、生姜、葶苈子、甘草等加减）和调心饮子（以人参、黄芪、桂枝、小麦、红枣、甘草、麦冬、五味子、附子、红花、丹参、鸡血藤、赤芍等加减），疗效满意。[孙元莹，吴深涛，姜德友，等. 张琪治疗充血性心衰经验介绍. 辽宁中医杂志，2006，33（11）：1394-1395.]

五、预后转归

心力衰竭的预后取决于能否纠正病因、去除诱因以及心力衰竭的严重程度。慢性心功能不全一旦发生，其预后差。

六、预防调护

（一）预防

（1）积极防治各种器质性心脏病。

（2）避免各种心力衰竭的诱发因素。防治呼吸道感染、风湿活动，避免过劳，控制心律失常，限制钠盐，避免应用抑制心肌收缩力的药物，对妊娠前或妊娠早期已有心功能不全者应节制生育。

（3）积极防治影响心功能的并发症，如甲状腺功能亢进、贫血及肾功能不全等。

（二）调护

1.生活调护

（1）重病患儿绝对卧床休息，轻病患儿每日适当活动。

（2）病室须安静，喘促不能平卧的患儿取半卧位。

（3）按时记录患儿体温、呼吸、脉搏的次数以及脉搏的节律，密切观察病情变化。

（4）不宜做剧烈运动，避免过度劳累。

（5）饮食不宜过量，以少吃多餐为宜，重病患儿应给予流食；宜食清淡、富有营养的食物，忌食辛辣刺激品及油腻之品，忌难以消化的高脂肪、高蛋白食物。食物不宜过精。过于精细的食物不利于大便的形成，宜荤素搭配、粗细搭配，适当选用多纤维食物，有利于保持大便畅通。食物不宜过咸。过多摄入食盐易导致血容量增加，从而加重心脏负荷。

（6）避免感染，以免加重病情，或使已恢复的疾病复发。

（7）要注意自我保护，一旦发生突然烦躁、气急，如在家里，应从速送附近医院急救，分秒不能延误。如在医院发生，立即呼救，让患儿取坐位，双下肢下垂，并尽量保持患儿镇静，消除其恐惧。

2.饮食调养

（1）参枣汤　党参10g，大枣5枚，洗净，以适量冷水泡发后，以小火煎煮。半小时为1煎，共煎2次，合并煎液。每日分2次食用，吃枣喝汤。适用于气血两虚者。

（2）生脉银耳羹　人参3g（或党参10g），麦冬8g，五味子3g，银耳（干）10g。将人参、麦冬、五味子洗净煎汁约

200ml。将银耳泡发去蒂，与药汁文火炖软烂，食用。适用于气阴两虚之心衰患儿。

（3）参姜蛋清汤 人参5g，生姜6g，鸡蛋1个。将人参及生姜切碎，入锅中，加水煎煮至150ml，去渣再加热至沸腾时，将蛋清加入药液中，调匀，空腹饮用。适用于心肾阳虚之心衰患儿。

3. 精神调理

加强精神护理，避免过度兴奋、激动。保持心境欢畅、心情愉快，不要惊慌失措，树立战胜疾病信心。

七、专方选要

1. 生脉散加味

组成：黄芪10g，麦冬20g，人参10g，丹参10g，五味子6g，防己6g。

服法：每日1剂，水煎服。

主治：病毒性心肌炎合并心力衰竭之气阴两伤证，症见心悸，气短，动则加重，汗出，不能平卧。[田爱存，臧长忠.中西医结合治疗小儿病毒性心肌炎心力衰竭42例.河北中医，2004，26（1）：43.]

2. 加味益气升降汤

组成：黄芪20g，人参15g，枳实10g，桔梗10g，麦冬10g，五味子10g，甘草6g，葶苈子10g，丹参15g，泽泻30g，当归10g，玄参10g，金银花10g。

服法：日1剂，水煎取汁400ml，分早、晚2次服。不同年龄儿童剂量酌减。

主治：慢性心力衰竭证属气阴两虚者。[李永新，孟云辉，于慧卿.加味益气升降汤治疗慢性心力衰竭50例临床观察.河北中医，2013，35（12）：1085-1086.]

主要参考文献

[1] 余小萍，方祝元.中医内科学[M].第3版.上海：上海科学技术出版社，2018.

[2] 张奇文，朱锦善.实用中医儿科学[M].北京：中国中医药出版社，2016.

[3] 孙丽丽，张哲.中医药治疗慢性心力衰竭研究进展[J].辽宁中医药大学学报，2017，19（4）：214-217.

[4] 王永霞，朱明军，李彬.急性心力衰竭的中医药治疗及思考[J].中华中医药杂志，2017，32（8）：3569-3572.

第三节　急性肠套叠

肠套叠是指部分肠管及肠系膜套入邻近肠腔内所致的一种绞窄性肠梗阻，是婴儿时期常见的急腹症之一。临床上儿童常见的是急性肠套叠，慢性肠套叠一般为继发性。

小儿急性肠套叠临床以腹痛（婴儿表现为阵发性哭吵）、呕吐、腹部包块、果酱样血便为主要症状，严重者出现脱水、电解质紊乱、腹膜炎、中毒性休克等临床表现。中医学虽无肠套叠的病名，但按其不同病程及主要临床表现，可分别归入"腹痛""癥瘕""便血"等证范畴。

一、病因病机

（一）西医学认识

1. 流行病学

急性肠套叠最多见于婴儿期，以3~10个月婴儿多见，2岁以后随年龄增长发病逐年减少。男女之比为（2~3）：1。健康肥胖儿多见，发病季节与胃肠道病毒感染流行相关，以春秋季多见。有文献报道儿童急性肠套叠以12月龄以内男性儿童多见，发病主要集中在3~8月份，8月为高发季节，轮状病毒感染为肠套叠发病的危险因素之一。

2. 发病机制

急性肠套叠分原发和继发两种。95%为原发性，多为婴幼儿，病因及发病机制未完全清楚，可能与下列因素有关。

（1）回盲部解剖因素　婴儿期回盲部游动性大，回盲瓣过度肥厚，小肠系膜相对较长，婴儿90%回肠瓣呈唇样凸入盲肠，长达1cm以上，加上该区淋巴组织丰富，受炎症或食物刺激后易引起充血、水肿、肥厚，肠蠕动易将回盲瓣向前推移，并牵拉肠管形成套叠。

（2）饮食改变　出生后4~10个月，为添加辅食及增加乳量的时期，也是肠套叠发病高峰期。由于婴儿肠道不能立即适应所改变食物的刺激，导致肠道功能紊乱，引起肠套叠。

（3）病毒感染　系列研究报道急性肠套叠与肠道内腺病毒、轮状病毒感染有关。

（4）肠痉挛及自主神经失调　由于各种食物、炎症、腹泻、细菌毒素等刺激肠道产生痉挛，使肠蠕动功能节律紊乱或逆蠕动而引起肠套叠。

（5）遗传因素　有些肠套叠患者有家族发病史。

（6）先天性肠管畸形和其他器质性疾病　急性继发性肠套叠的主要原因有梅克尔憩室、先天性肠重复畸形等。

（二）中医学认识

中医学认为本病主要因乳食不节，湿热积滞，或寒结肠腑，导致气滞血瘀，络脉受损，气血违和；或久病入络，凝瘀癥积，肠腑气机不得宣通，而发为本病。如因乳食不节，停滞胃肠，故见不思乳食；积滞内阻，气机不利，故见腹部剧烈疼痛；乳食积滞，脉络不和，积而成块，故见腹部积块。或因湿热积滞内结，气机壅滞不通，故腹痛拒按；气机阻滞，脾胃升降功能失常，故见呕吐；湿热蕴结下焦，肠道血络受损，不循常道而外溢，故见果酱样血便。或因寒结肠腑，寒性凝滞，常见腹中突然绞痛，脘腹怕冷，腹胀便秘，面色青晦。气机郁滞不通故腹部胀痛，瘀血停着，日久入络，凝聚不散而成块，故按之疼痛如针刺且固定不移。

二、临床诊断

（一）辨病诊断

凡健康婴幼儿突然发生阵发性腹痛或哭闹不安、呕吐、排果酱样血便，腹部检查触到腊肠样包块时，即可确定诊断。但临床有10%~15%病例，就诊时缺乏急性肠套叠的典型表现，或只有其中1~2个症状，此时应仔细检查腹部是否可触及包块，右下腹是否有空虚感，肛门指诊观察指套上是否有果酱样黏液便，以便进一步确诊。必要时做腹部超声等辅助检查以协助诊断。

1.临床症状

（1）腹痛　常见既往健康肥胖的婴儿，突然出现阵发性、剧烈的肠绞痛，婴儿以阵发性哭闹为主要表现，持续10~20分钟，伴有屈膝缩腹、面色苍白、拒食、出汗等异常痛苦表现，然后有5~10分钟或更长时间的暂时安静，如此反复发作。此种阵发性哭闹与肠蠕动间期相一致，由于肠蠕动将套入肠段向前推进，肠系膜被牵拉，肠套叠鞘部产生强烈收缩而引起剧烈疼痛，当蠕动波过后，患儿即转为安静。肠套叠晚期合并肠坏死和腹膜炎后，患儿表现为萎靡不振，反应低下。

（2）呕吐　初为奶汁及乳块或其他食物，以后转为胆汁样物，1~2天后转为带臭味的肠内容物，提示病情严重。

（3）腹部包块　多数病例在右上腹季肋下可触及有轻微触痛的套叠肿块，呈腊肠样，稍可移动，并有轻压痛的包块，右下腹可有空虚感。严重者可在肛门指诊时在直肠内触到子宫颈样肿物，即为套叠头部。晚期病例发生肠坏死或腹膜炎时，出现腹胀、腹水、腹肌紧张和压痛，不易扪及肿块，有时腹部扪诊和直肠指检双合检查可触及肿块。

（4）血便　为重要症状。婴儿肠套叠发生血便者达 80% 以上，多在发病后 6~12 小时排血便，早者在发病后 3~4 小时即可出现，为稀薄黏液或胶冻样果酱色血便，数小时后可重复排出。

（5）全身状况　早期一般情况尚好，体温正常，无全身中毒症状。随着病程延长，病情加重，并发肠坏死或腹膜炎时，全身情况恶化，常有严重脱水、高热、嗜睡、昏迷及休克等中毒症状。

（6）肛门指诊　有重要临床价值，有些来诊较早患儿，虽无血便排出，但通过肛门指诊可发现直肠内有黏液血便，对诊断肠套叠极有价值。

2. 辅助检查

（1）腹部 B 超　可以通过肠套叠的特征性影像协助临床确定诊断。在肠套叠横断面上显示为"同心圆"或"靶环征"，纵切面上呈"套筒征"。

（2）B 超监视下水压灌肠　经肛门插入 Foley 管，并将气囊充气 20~40ml。将 T 形管一端接 Foley 管，侧管接血压计监测注水压力，另一端为注水口，将 37~40℃等渗生理盐水匀速推入肠内，可见靶环状块影退至回盲部，"半岛征"由大到小，最后消失，诊断治疗同时完成。

（3）空气灌肠　由肛门注入气体，在 X 线透视下可见杯口阴影，能清楚看见套叠头的块影，并可同时进行复位治疗。

（4）钡剂灌肠　只用于慢性肠套叠疑难病例的诊断。可见套叠部位充盈缺损和钡剂前端的杯口影，以及钡剂进入鞘部与套入部之间呈现的线条状或弹簧状阴影。

（二）辨证诊断

按其不同病程及主要的临床表现，属于中医"腹痛""便血"范畴。辨证分型以病机为据，故辨证诊断合而论之。

望诊：包括望神、面色、形态、呕吐物、大便性状等。可见突发烦躁哭闹、屈膝缩腹、面色苍白、汗出，持续数分钟或数十分钟可缓解，间歇期可安定，但可见神疲乏力。呕吐物初为奶汁及乳块或其他食物，以后转为胆汁样物，1~2 天后转为粪汁样。大便稀薄黏液或出现胶冻样果酱色血便，血便有重要的诊断意义。

闻诊：阵发性大哭，哭声尖锐；呕吐物有粪水样臭味。

问诊：腹部突然剧烈疼痛，不思乳食，婴儿表现为突然阵发性大哭，伴有呕吐。

切诊：多在右胁下触及痞块，成腊肠样，稍可移动，有触压痛。指纹紫滞达风关之上。

1. 乳食积滞证

腹部突然剧烈疼痛，婴儿则表现为突然阵发性大哭，哭时伴有面色苍白、出汗，疼痛间歇期可安定，脘腹胀满，嗳腐吞酸，不思乳食，呕吐乳块或不消化食物，口气酸馊，腹部可触及积块，舌淡红，苔白腻，脉弦滑有力，指纹紫滞达风关。

辨证要点：有伤乳食病史，健康乳婴儿突然出现腹部剧烈疼痛，阵发性大哭，呕吐乳块或不消化食物是本病的辨证要点。

2. 湿热内蕴证

突然腹痛拒按，且逐渐加重，腹胀，呕吐频繁，呕吐物酸臭，发热，口干面赤唇红，甚者出现果酱样黏液血便，舌苔黄厚腻，脉滑数有力，指纹紫滞。

辨证要点：腹痛腹胀，呕吐频繁，发热烦渴，舌苔黄厚腻为本病辨证要点。

3. 阴寒凝滞，气滞血瘀证

腹部突然绞痛，痛点固定不移，可触及包块，腹胀，便秘，脘腹冷，面色青灰，甚者暗红血便，舌质紫暗，脉沉细涩，指纹紫滞。

辨证要点：腹部胀痛如绞，固定不移，可触及包块，脘腹冷，舌质紫暗，脉沉细涩为本病辨证要点。

三、鉴别诊断

（一）西医学鉴别诊断

1.细菌性痢疾

细菌性痢疾多见于夏秋季节，大便多为黏液脓血便，里急后重，多伴高热等感染中毒症状。粪便检查可见大量脓细胞及红细胞，细菌培养阳性。但必须注意细菌性痢疾偶可引起肠套叠，两种疾病可同时存在或肠套叠继发于细菌性痢疾后。

2.急性出血坏死性肠炎

二者均可出现腹痛、血便等症状，但本病腹泻较频，腹部无固定性压痛点，腹部肿块不明显，早期即出现发热等中毒症状。

3.梅克尔憩室出血

大量血便，常为无痛性，亦可并发肠套叠。

4.过敏性紫癜

有阵发性腹痛，呕吐，便血，由于肠管有水肿、出血、增厚，有时左右下腹可触及肿块，但绝大多数患儿有出血性皮疹、关节疼痛，部分病例有血尿。该病由于肠功能紊乱和肠壁血肿，亦可并发肠套叠。

5.蛔虫性肠梗阻

小儿蛔虫性肠梗阻与肠套叠均可出现腹痛、呕吐、腹部肿块等症状，但蛔虫性肠梗阻多无血便而有吐蛔便蛔史，腹部肿块成条状，多位于脐周及脐下，活动度较大。钡灌肠检查可明确诊断。

（二）中医学鉴别诊断

本病以急性腹痛为主要症状，首先要与其他内科疾病中的腹痛症状鉴别。

痢疾之腹痛，伴有里急后重，下痢赤白脓血。霍乱之腹痛，伴有吐泻交作。积聚之腹痛，以腹中包块为特征，病程较长。

鼓胀之腹痛，以腹部外形胀大为特点。

四、临床治疗

（一）提高临床疗效的要素

1.及早诊断，避免误诊、漏诊

尽早诊断，及时处理，避免出现肠坏死等并发症，是治疗的关键。出现典型症状容易被诊断，但临床有10%~15%病例，就诊时缺乏急性肠套叠的典型表现，或只有其中1~2个症状，此时应仔细检查腹部是否可触及包块，右下腹是否有空虚感，肛门指诊观察指套上是否有果酱样黏液便，以便进一步确诊。并借助B超、腹部X摄片协助诊断。

2.紧急复位

急性肠套叠是一种危及生命的急症，复位是紧急的过程，一旦确诊需立即进行。

3.手术治疗

一旦考虑肠套叠诊断，必须立即联合小儿胃肠外科，评估是否需要外科手术治疗。

4.复位后给予中医辨证治疗

复位后及时辨证给予中药汤剂，能针对发生肠套叠的病理因素，或消食导滞，理气止痛，或清化湿热，通腑导滞，或温中散寒，行气活血，以促进肠功能恢复，减少复发。

5.围手术期后应用中医外治法

适用于术后早期，胃肠功能尚未恢复之时。腹部手术后多耗伤气血，血溢脉外，或留滞经络，会导致气滞血瘀、气机升降失常、腑气不降等。临证上要辨其虚实，以促进患儿肠道功能恢复、减少并发症为目的。可辨寒热虚实而使用四黄水蜜或吴茱萸及粗盐各250g炒热等外敷腹部。针刺足三里、中脘、天枢、内庭、合谷等。得针感后稍旋转刺激，不留针，每6~8小时1次。或推拿疗法，以通腑开结、理气止疼为原则，行摩腹、揉外劳宫、清脾胃、清大肠等治疗，以患儿有矢气为佳。

（二）辨病治疗

1. 非手术疗法

（1）灌肠疗法的适应证　肠套叠 48 小时内，全身情况好，腹部不胀，无明显脱水及离子紊乱。

（2）禁忌证　①病程超过 48 小时，全身情况差，如有脱水、精神萎靡、高热、休克等症状者，对 3 个月以下婴儿尤应注意。②高度腹胀，腹部腹膜刺激征者 X 线腹部平片可见多数液平面者。③套叠头部已达脾曲，肿物硬而且张力大者。④多次复发疑有器质性病变者。⑤小肠型肠套叠。

（3）方法　包括 B 超监视下水压灌肠、空气灌肠、钡剂灌肠复位。

（4）灌肠复位成功的表现　①拔出肛管后排出大量带臭味的黏液血便和黄色粪水。②患儿很快入睡，不再哭闹和呕吐。③腹部平软，触不到原有的包块。④灌肠复位后给予 0.5~1g 活性炭口服，6~8 小时后应有炭末排出，表示复位成功。

2. 手术治疗

肠套叠超过 48~72 小时，或虽时间不长，但病情严重，疑有肠坏死或穿孔者，以及小肠型肠套叠均需手术治疗。根据患儿全身情况及套叠肠管的病理变化选择进行肠套叠复位、肠切除吻合术或肠造瘘术等。

（三）辨证治疗

1. 辨证论治

（1）乳食积滞证

治法：消食导滞，理气止痛。

方药：消乳丸加减。

香附 5g，神曲 5g，麦芽 12g，陈皮、砂仁各 3g，炙甘草 3g。

腹胀而痛者加青皮、槟榔、延胡索理气以止痛；肉、奶食所致者加焦山楂、焦神曲。

（2）湿热内蕴证

治法：清化湿热，通腑导滞。

方药：大承气汤加减。

生大黄 5g（后下），芒硝 10g，枳实 6g，厚朴 6g，黄连 3g，金银花 7g。

若腹胀较重加炒莱菔子；若见果酱样血便则加侧柏叶、地榆以凉血止血；若腹痛较重则加白芍以缓急止痛。

（3）阴寒凝滞，气滞血瘀证

治法：温中散寒，行气活血止痛。

方药：少腹逐瘀汤加减。

小茴香 5g，干姜 3g，延胡索 9g，没药 3g，当归 5g，川芎 3g，肉桂 3g，赤芍、五灵脂、蒲黄各 6g。

若气滞胀痛者，加川楝子、枳壳理气止痛；腹部包块者加三棱、莪术、穿山甲片化瘀消积。

2. 外治疗法

（1）中药外敷

①四黄水蜜：黄芩、黄连、黄柏、大黄各 25g，研成粉，加水蜜适量调成糊状，外服脐部。适用于湿热内蕴证。

②吴茱萸及粗盐各 250g，炒热，外敷腹部。适用于阴寒凝滞、气滞血瘀证。

③公丁香、白豆蔻、肉桂、白胡椒各 3g，共研细末，装瓶备用。用时取药末 1~1.5g，填敷脐中，在外贴万应膏。适用于中寒凝滞证。

（2）针刺治疗　常用穴位有足三里、中脘、天枢、内庭、合谷等。得针感后稍旋转刺激，不留针，每 6~8 小时 1 次。

（3）推拿疗法　以通腑开结、理气止疼为原则。摩腹，采用逆时针方向，由横结肠轻轻推向升结肠，周而复始推拿，手法轻柔，以患儿能接受为度，揉外劳宫 30 分钟，清脾胃 10 分钟，清大肠 10 分钟。推拿 20 分钟后，观察疗效，以患儿有矢气为佳。

3. 成药应用

（1）藿香正气液　＜3岁每服5ml，＞3岁每服10ml，1日2次，3天为1个疗程。适用于腹部中寒证。

（2）四磨汤口服液　新生儿每服3~5ml，1日3次，疗程2天；幼儿每服10ml，1日3次，疗程3~5天。适用于食积气滞证。

（3）附子理中丸　3~6岁每服1.5g，1日3次，＞6岁每服3g，1日2次。适用于中虚寒凝证。

4. 单方验方

硝菔汤：白萝卜1斤，加水500ml，煮成200ml，加芒硝5~10g冲服，分多次口服，适用于乳食积滞或积热内蕴，复位术后仍腹胀、排气排便少的患儿。

（四）医家经验

1. 董廷瑶

董廷瑶采用活血利气汤治疗复发性肠套叠。这类患儿腹痛阵阵，痛而拒按，有的伴面色晦暗，舌质色青，病机为肠道局部血分瘀结。仿王清任少腹逐瘀汤法，功能温经散寒，活血利气，化瘀止痛，通达下焦。其疗效显著，且可根除不发。方药组成：小茴香、干姜、官桂各3g，延胡索6g，没药3g，蒲黄、五灵脂各9g，川芎3g，当归、赤芍各6g。在临床实践中，可随证加减：若寒甚必重用干姜、官桂；气滞血瘀，可选用木香、乳香、桃仁、红花、枳壳、川楝子等活血利气；腹部包块者，可加三棱、莪术、穿山甲片化瘀消癥。随证而施，多可根治。〔张丰强. 首批国家级名老中医效验秘方精选. 北京：国际文化出版公司，1995. 〕

2. 邓铁涛

邓铁涛治肠套叠方的方药组成：旋覆花5g，代赭石15g（先煎），党参9g，炙甘草5g，生姜2片，大枣3枚，法半夏9g。功能降逆理肠，调畅气机。服上药汁半小时后，即用蜂蜜100ml，加开水200ml，拌匀，待温度为37℃时灌肠。与此同时，用梅花针叩击腹部肿块。屡用效佳。〔邓铁涛. 邓铁涛临床经验辑. 北京：中国医药科技出版社，1998. 〕

五、预后转归

大部分患儿如及时诊断，通过复位治疗即可以解除套叠，恢复健康。5%~8%患儿可有肠套叠复发，灌肠复位比手术复位的复发率高。病程超过48小时容易出现肠出血、肠坏死、腹膜炎等并发症，需要手术治疗者预后相对较差，但经过积极治疗，大部分仍可以恢复健康，部分会留下肠粘连、慢性腹痛等后遗症。个别严重病例可因误诊、延迟诊断，或病情变化快，或合并严重感染等导致死亡。

六、预防调护

（一）预防

（1）避免腹泻，尤其是秋季腹泻，出现症状时家长应高度警惕此病的发生。

（2）平时要注意科学喂养，不要过饥过饱、随意更换奶制品，添加辅助食品要循序渐进，不要操之过急。

（3）注意饮食卫生，不要暴饮暴食。食品宜新鲜、清洁。

（4）要注意气候的变化，随时增减衣服，避免各种容易诱发肠蠕动紊乱的不良因素。

（二）调护

（1）复位后仍需注意检查腹部体征，观察排气排便情况，并做必要的辅助检查。

（2）一旦诊断，立即禁食。复位后适当控制饮食，先给予流质或半流质饮食，必要时仍需暂时禁食并密切观察病情变化。

（3）饮食宜清淡，勿食生冷，忌油腻、不易消化食物。

（4）食疗　根据病因给予相应饮食调护。中寒凝滞者，可予以生姜汁数滴加少许红糖水饮服以温中散寒；乳食积滞者，可给予萝卜水少量多次口服；湿热内蕴者，可予以连皮冬瓜煮水代茶饮。

（5）注意保暖，避免腹部受凉。复位后仍腹胀、排气不畅者，可揉按腹部。

七、专方选要

少腹逐瘀汤合大黄甘草汤

组成：方一用大黄甘草汤，大黄6g，甘草3g；方二用少腹逐瘀汤加味，川芎6g，当归6g，小茴香6g，干姜5g，肉桂2g，延胡索6g，没药5g，蒲黄（布包）6g，附片4g。

用法：方一先用沸水浸泡15分钟后少量频服，待其不呕吐后用后方。加水200ml，煎煮2次，取汁120ml，分3次口服，每日1剂。

主治：婴儿急性肠套叠证属阴寒凝滞、气滞血瘀者。[谢宗雄，陈元品. 婴儿急性肠套叠的中医辨证治疗. 中医临床研究，2011，3（15）：97-98.]

主要参考文献

［1］张奇文，朱锦善. 实用中医儿科学［M］. 北京：中国中医药出版社，2016.

［2］刘建. 中药灌肠整复治疗小儿肠套叠的临床疗效观察［J］. 中国医药指南，2016，14（36）：181-182.

［3］徐渭贤，陈永满，赵晓波，等. 中医穴位推拿配合水灌肠复位治疗小儿肠套叠疗效观察［J］. 现代中西医结合杂志，2018，27（8）：873-875.

［4］汪受传，虞坚尔. 中医儿科学［M］. 第9版. 北京：中国中医药出版社，2012.

第四节　哮喘持续状态

哮喘急性发作经合理应用支气管舒张剂和糖皮质激素等哮喘缓解药物治疗后，仍有严重或进行性呼吸困难者，称为哮喘危重状态（哮喘持续状态）。如支气管阻塞未及时得到缓解，可迅速发展为呼吸衰竭，直接威胁生命，此时称之为危及生命的哮喘发作。

哮喘以喘息、咳嗽、气促、胸闷为主症，持续状态时患者出现不能平卧、烦躁不安、口干唇青等症状。哮喘持续状态属于中医学"哮喘"范畴。

一、病因病机

（一）西医学认识

1. 流行病学

哮喘发病率世界各国报道不完全一致，为1%~20%，我国哮喘的患病率约为1%，儿童可达3%，各国调查结果均证实儿童哮喘患病率有上升趋势。全世界约有3亿哮喘患者。哮喘可以发生在任何年龄，30%患者在1岁内有症状，80%哮喘儿童首次症状发生在4~5岁前，其过程及以后严重程度较难预测，多数为轻、中、重度，少数严重难治哮喘多为常年发作。哮喘一年四季均可发病，但以秋冬或气候变化时多见，寒冷地区多于温暖地区。哮喘已成为严重威胁儿童健康的一种主要慢性疾病。

2. 发病机制

哮喘患儿短期内的气道阻力增加，是由气道高反应性及气道平滑肌痉挛所致。哮喘持续状态患儿，其症状常持续数日，多伴有支气管黏膜及黏膜下炎症、水肿。死于哮喘持续状态的患儿尸检时发现，气道内有广泛的黏液栓。这些黏着力强的黏液栓由黏液、脱落的上皮细胞、嗜酸性粒细胞及纤维蛋白降解产物组成。这些改变的后果使肺泡通气/血流灌注比例失调（低通气/血流比），临床上表现为低氧血症。由于过度通气的肺区血流灌注减少，使呼吸（生理）死腔增加。

严重气道狭窄患儿其气道阻力大幅度增加。尽管主动呼气，但呼气流速仍很小，呼气时间延长，吸气开始时肺泡气体尚未完全排出，呼气末肺泡内呈正压，这种现象称为内源性或隐匿性呼气末正压。

哮喘持续状态对循环系统的影响主要与胸腔内压升高及肺过度充气有关。用力呼气时胸腔内压增加，使右心回心血量增加，右心负荷增加，再加低氧血症，使肺动脉压升高，更加重右心负担，最后导致右心功能衰竭。呼吸肌的剧烈活动更加重体内氧消耗，使缺氧更明显，且肌肉剧烈收缩，使肌酸磷酸激酶和乳酸升高，可进一步发展成乳酸酸中毒，使全身情况进一步恶化。

（二）中医学认识

中医学认为小儿哮喘的病因比较复杂，但不离内因、外因两方面因素。内因多与先天禀赋有关，即与家族遗传有关。由于先天禀赋不足，以及后天失养、反复外感等影响，导致肺、脾、肾三脏功能不足，其不足每能生痰，使小儿形成了痰饮内伏的特殊体质状态，这就是哮喘的"夙根"。外因主要责之于感受外邪，还与环境、饮食、气味、异物、劳倦、气候、运动、情绪变化等密切相关。哮喘的病因以肺虚、脾虚、肾虚为本，以风、寒、热、湿、痰、瘀为标，发作期以实证或虚实夹杂表现为主。

哮喘持续状态患儿以喘促持续不能缓解为主要症状，甚则发生喘脱。其病理性质有虚、实之分，一般实喘在肺，乃外邪、痰浊、肝郁壅阻肺气而致宣降不利；虚喘

责之于肾、肺，多因精气不足，正气亏耗，肾不纳气，摄纳无权。临床上两者难以截然分开，病情演变上常互为因果，从而表现为虚实错杂，出现痰邪壅阻于上、肾气亏于下的上盛下虚证候。病情进一步发展加重，不但肺肾俱虚，在孤阳欲脱之时，可病及于心、肝。如肺肾俱虚，肺虚不能助心血运行，肾阳虚无以温煦心阳，可导致心阳衰惫，鼓动血脉无力，血行瘀滞，见面色、唇舌、指甲青紫，甚则喘脱，出现亡阴亡阳证候；或元气虚极，随肝之疏泄太过而上脱，而症见汗出浑身如洗、目上窜不露黑睛、神识昏蒙，正所谓"元气之脱，皆脱于肝"。

二、临床诊断

（一）辨病诊断

哮喘持续状态是哮喘发作经合理治疗后仍有严重或进行性呼吸困难，主要是通过临床症状及呼吸功能相关检查综合评估诊断。

1.症状

咳嗽，喘息，呼吸困难，大汗淋漓和烦躁不安，甚至出现端坐呼吸，语言不连贯，严重发绀，意识障碍及心肺功能不全等征象。

2.体征

吸气时可出现三凹征，甚至颈静脉怒张。叩诊双肺呈鼓音，并有膈肌下移，心界缩小。吸气呼吸音减弱，呼气相延长，全肺可闻及哮鸣音和干啰音。肺通气减少，双肺听不到呼吸音，称"闭锁肺"，是支气管哮喘最危重的体征。还可出现心动过速、奇脉、辅助呼吸肌收缩等症状。

3.实验室检查

（1）呼气峰流速值（PEF）及第1秒用力呼气容量（FEV1）≥6岁儿童给予此项检查有助于支气管舒张药应用前后的对比，

如重复给予 β_2 受体激动剂后 PEF 或 FEV1 仍 ≤ 60% 预计值，可能意味患儿已处于哮喘持续状态。

（2）动脉血氧分压（PaO_2）下降，二氧化碳分压（$PaCO_2$）上升，如 PaO_2 < 60mmHg、$PaCO_2$ > 50mmHg 提示有呼吸功能衰竭。

（3）胸片一般无异常，伴呼吸道感染时可见肺纹理增粗，胸片可帮助排除气道肿物、气胸、气道异物等。

（二）辨证诊断

哮喘持续状态是哮喘急性发作期中的重症，属中医"哮喘（发作期）"范畴。

望诊：包括望神、面色、形态等。精神疲倦或烦躁，面色苍白或发绀，喘憋，抬肩，甚者不能平卧。痰稀色白，流清涕，或咳嗽痰壅，咳黄黏痰，身热面红，烦躁不宁，或昏蒙，大汗淋漓。

闻诊：语音低微，发单字音或不能说话，咳嗽，高调哮鸣音。

问诊：胸闷气促，呼吸困难，有喘憋感；或诉痰黏难咯，唇干口渴，或畏寒肢凉，痰白清稀。

切诊：四肢厥冷，脉浮数或滑数，或虚数，或脉微欲绝，指纹红或紫。

1. 寒性哮喘证

初起时有咽痒、鼻塞流清涕、咳嗽等寒邪束表之象，继之有气喘，喉间哮鸣，胸闷气促，咳嗽咳痰，痰稀，色白伴泡沫，易咯出，唇青，形寒肢凉，无汗，口不渴，小便清长，大便溏薄，咽不红，舌质淡红，苔薄白或白滑，脉浮紧，指纹红。

辨证要点：痰稀色白，流清涕，形寒肢凉，苔白，脉浮紧，指纹红。

2. 热性哮喘证

初起见咳嗽痰壅，痰黏色黄、难咯，鼻塞流浊，咽红等热象。急性发作时哮鸣不已，声高息涌，胸闷，呼吸困难，身热，面红唇干，夜卧不安，烦躁不宁，口渴，小便黄赤，大便干，咽红，舌质红，苔薄黄或黄腻，脉浮数或滑数，指纹紫。

辨证要点：咳黄黏痰，身热，唇干口渴，苔黄。

3. 外寒内热证

咳喘吼鸣，咳嗽痰黏，色黄难咯，胸闷，喷嚏，鼻塞，流清涕，恶寒发热，面色红赤，咽红口渴，小便黄赤，大便干，舌质红，苔薄白或薄黄，脉浮紧或滑数，指纹浮红或沉紫。

辨证要点：咳嗽痰黏，色黄难咯，流清涕，恶寒发热，咽红口渴，小便黄赤。

4. 阳气暴脱证

哮喘反复发作，喘息鼻扇，张口抬肩，气短息促，烦躁，昏蒙，面青，四肢厥冷，大汗淋漓，脉细数不清，或浮大无根，舌质青暗，苔腻或滑。

辨证要点：烦躁或昏蒙，四肢厥冷，大汗淋漓。

三、鉴别诊断

（一）西医学鉴别诊断

哮喘持续状态当与毛细支气管炎、气管及支气管异物、复发性多软骨炎、心源性哮喘、支气管黏液性填塞等相鉴别，当患者既往无哮喘病史时更应注重鉴别，以免误诊。

1. 毛细支气管炎

此病多见于 1 岁内小婴儿，冬、春两季发病较多，主要是呼吸道合胞病毒感染所致，临床以阵发性喘憋为主要特点，表现为呼吸困难和喘鸣音，支气管扩张剂吸入治疗多无显著疗效，一般与典型哮喘鉴别并不困难。国内外文献报道，大约20% 毛细支气管炎患儿后期出现哮喘。

2. 气管、支气管异物

无喘息反复发作病史，而有吸入异物后

突然剧烈呛咳的病史，随后出现气喘哮鸣，可随体位变换加重或减轻。呼吸困难多以吸气性为主，或混合性的呼吸困难，与哮喘的呼气性呼吸困难不同；异物阻塞于一侧支气管，喘鸣音及其他体征仅限于患侧，可表现一侧或某叶肺不张或肺气肿的体征，胸片及支气管镜检查有助于发现异物。

3. 心源性哮喘

心源性哮喘容易在夜间发作，通常表现为夜间睡眠中突然因发憋醒来，坐起来后会有所缓解。患者一般有高血压性心脏病史、冠心病病史、风湿性心脏病病史或梅毒性心脏病病史以及先天性心脏病、病毒性心肌炎、心肌病等病史。发病无季节之分，经 X 片检查可见肺部淤血及左心增大。哮喘患者有哮喘发作史、个人或家族过敏病史，多发于秋、冬，胸片提示心脏正常，肺野清晰或透亮度增高。

4. 支气管黏液性填塞

支气管黏液性填塞为一个独立的临床疾患。其特征是在一叶或多叶肺肺段或分段的支气管内有脓稠的 X 线可见的黏液性栓子，据报道，本症最常见于哮喘患者。哮喘持续状态黏液性栓子主要累及较小的气道，分布弥漫，X 线不能查见。

5. 其他疾病

如喉炎、声带麻痹、气胸、支气管淋巴结核、支气管扩张症、热带嗜酸粒细胞增多症、肺不张、心源性哮喘等均可导致严重的呼吸困难伴喘鸣，但其各具特征，不难鉴别。先天性疾患，如先天性气管支气管软化症、先天性气管支气管狭窄以及先天性心脏病合并呼吸道感染等均可出现喘息，婴幼儿喘息不易缓解，鉴别诊断时需要注意排除。

（二）中医学鉴别诊断

1. 哮喘与喘证鉴别

哮喘病有宿根，为一种经常发作的疾病；喘证则常并发于各种急慢性疾病之中，多与感冒、寒冷、季节有关。喘促喉中痰鸣如水鸡声者谓之哮；气促不能连续以息为之喘。哮必兼喘，故一般通称哮喘；而喘未必兼哮。

2. 哮喘与支饮鉴别

支饮亦可引起痰鸣气喘的症状，大多由于慢性咳嗽经久不愈，逐渐加重而成咳喘，病情时轻时重，发作与间歇期的界限不明显，以咳嗽和气促为主症，与哮喘之间歇发作，突然起病，喉中哮鸣有声，轻度咳嗽或不咳有明显差别。

四、临床治疗

（一）提高临床疗效的要素

1. 临床上应该及时诊断，积极治疗

及时诊断，积极处理，避免出现呼吸衰竭等严重症状。控制气道炎症，解除气道痉挛是治疗的关键。哮喘持续状态是出现进行性呼吸困难的严重哮喘发作，如果支气管阻塞未及时得到缓解，可迅速发展为呼吸衰竭，直接威胁生命。从临床角度考虑，任何对初始雾化吸入支气管舒张剂治疗效果不佳的哮喘患者，无论持续时间长短，都应视为哮喘持续状态而进行紧急处理。

2. 解除气道阻塞，改善缺氧

哮喘持续状态时气道痉挛，除使用支气管扩张剂解除痉挛，更应该重视气道炎症及气道高反应的控制，积极适时给予抗炎治疗。哮喘发作时呼气困难，肺通气功能受限，应及时氧疗以提高血氧，避免缺氧引起脑部、心脏等重要器官的损伤。必要时行机械通气。

3. 哮喘持续状态中西医结合治疗

相对于西医能较快地改善患者的临床症状、疗效迅速的优势，中药根据患者的实际情况，辨证用药也可以治疗急症，而

且疗效显著。哮喘持续状态病情严重者多属中医"哮喘"的阳气暴脱证,病机是咳喘日久,脾肾阳虚,肾不纳气,以致气不归根,逆而上冲。中药拟方治以"救逆回阳,纳气定喘",能帮助改善呼吸肌的疲劳状态,有效纠正呼吸衰竭。近来许多临床研究证实,中西医结合治疗本病,能有效改善患者的临床症状,提高治愈率,降低死亡率,临床疗效明显优于单纯的西医治疗。

(二)辨病治疗

哮喘持续状态指哮喘发作时,经常规应用支气管舒张剂和糖皮质激素等哮喘缓解药物治疗后,临床症状不缓解,出现进行性呼吸困难的严重哮喘发作。治疗原则是解除气道阻塞,改善缺氧,控制感染,纠正水、电解质和酸碱平衡失调。哮喘持续状态的治疗应注意以下几点。

1. 氧疗

重度哮喘患者,缺氧是危及生命的主要因素,故吸氧浓度以 40% 为宜,流量为 $4\sim5L/$ 分,以维持 $SaO_2 \geqslant 95\%$。

2. 维持水、电解质平衡

由于哮喘的发作,出汗较多,体液因汗出而大量丢失,可能使气道痰液变黏稠而排出困难,痰液的滞留形成痰栓,使气道阻力增加。此时应根据病情及时调整入液量,但应及时监测血中电解质变化情况,给予及时纠正。

3. 保持呼吸道通畅

保持呼吸道通畅在哮喘持续状态治疗时显得特别重要,应鼓励患者咳嗽、排痰,同时清除口腔及咽部分泌物。当患者出现严重呼吸困难、紫绀等呼吸衰竭症状时,在呼吸道通畅的情况下,应及时应用兴奋剂治疗,同时做血液气体分析,监测 pH、PaO_2、$PaCO_2$ 等指标变化,及时调整药物,以纠正酸碱平衡失调。

4. 速效 β_2 受体激动剂

β_2 受体激动剂为任何年龄患儿哮喘急性发作的基本治疗药物。常用药物如沙丁胺醇,首选吸入治疗,可联合抗胆碱药如溴化异丙托品同时使用,起到协同作用,第 1 小时可每 20 分钟吸入 1 次,以后根据病情每 1~4 小时重复吸入治疗。药物剂量:吸入用沙丁胺醇溶液 2.5~5mg 或特布他林雾化液 2.5~5mg。

5. 氨茶碱

氨茶碱首剂 3~5mg/kg,静脉缓慢滴注,然后以 0.6~1mg/(kg·h)维持,1 岁内剂量减半。当注意对血浆茶碱浓度的监测,及时调整药物用量以防止不良反应的发生。

6. 肾上腺皮质激素

常用氢化可的松或琥珀酸氢化可的松,每次 5~10mg/kg,或甲基强的松龙,每次 1~2mg/kg 静脉滴注;或地塞米松 0.25~0.5mg/kg 静脉注射,根据病情,必要时还可以加大剂量。当症状缓解后,可改为强的松口服,并逐渐减量至停服。

7. 硫酸镁

硫酸镁有助于危重哮喘症状的缓解,安全性良好,同时可减轻哮喘急性发作时烦躁状态。药物剂量为 25~40mg/(kg·h)(最大剂量 ≤ 2g/d),分 1~2 次,加入 10% 葡萄糖溶液 20ml 缓慢静脉滴注(20 分钟以上),酌情使用 1~3 天。

8. 抗生素

哮喘持续状态有细菌感染的证据时应积极使用抗生素。一般主张使用广谱抗生素,足量和静脉给药,以期达到迅速、有效控制感染;最好按照痰菌培养的药敏结果来选用抗生素,方能达到迅速控制感染、缓解哮喘持续状态的目的。但是在使用大量激素和广谱抗生素的情况下,注意出现二重感染的可能。

9. 机械通气

哮喘持续状态时伴意识障碍、心搏呼

吸骤停、全身衰竭为即刻行机械通气的指征。患儿在严密观察下用常规药物治疗后临床情况仍急骤恶化，如心率过快，最大呼气流速下降，肺换气功能障碍加重为选择性指征。目前一般采用 Wood 评分标准，当评分 ≥ 7 分、$PaCO_2 ≥ 65mmHg$ 时诊断为呼吸衰竭，且经保守治疗无效，作为机械通气的指征。但该评分不能客观反映呼吸肌疲劳、全身衰竭状态和循环衰竭患儿的病情，因此不能作为机械通气的唯一指征。一般选用定容型呼吸器，以保证高气道阻力下有足够的通气量进入肺内。潮气量常选择 10~20ml/kg，吸呼比值为 1：（2~2.5），呼吸频率宜稍慢，保证能充分呼出 CO_2。气管插管多选择经口插入，可选择较粗气管插管，有利于吸出黏液栓。插管前可用阿托品或咽部局麻，防止支气管或喉痉挛。同时可选作用时间短的安定类镇静剂及肌肉松弛剂。

（三）辨证治疗

1.辨证论治

本病以标实为主，当攻邪以治其标，关键为分辨寒热，随证施治；出现喘脱危证阳气暴脱，当以顾护阳气为主。

（1）寒性哮喘证

治法：温肺散寒，化痰定喘。

方药：射干麻黄汤合小青龙汤加减。

麻黄 3g，苏子 10g，杏仁 5g，法半夏 6g，细辛 1g，生姜 1 片，紫菀 5g，款冬花 5g，柿蒂 8g，射干 5g，甘草 3g。

若风寒较盛，恶寒头痛，全身骨节疼痛，加防风 6g、威灵仙 6g 以解外束之风寒；若痰多、气逆不得息者，加橘红 3g、葶苈子 6g、制南星 6g、旋覆花 6g 以祛痰定喘；汗多者，麻黄改为炙麻黄以减少发汗之力；痰多质黏难咯者去细辛，加葶苈子 6g 以泻肺涤痰；痰湿多者加猴枣散助化痰。

（2）热性哮喘证

治法：清肺豁痰，止咳定喘。

方药：麻杏石甘汤合泻白散加味。

麻黄 3g，北杏仁 6g，生石膏 20g，甘草 3g，苇茎 10g，柿蒂 8g，地骨皮 6g，桑白皮 8g，郁金 9g，前胡 6g，葶苈子 6g，海蛤壳 12g，紫菀 8g。

高热烦渴，痰多，色黄稠难咯出加羚羊骨 10g、黄芩 7g、鱼腥草 10g 以清肺热，解表里之热邪；大便不通，腹胀满，舌苔黄厚而干者，加大黄 4g（后下）、瓜蒌仁 10g、枳壳 6g 以清里热，通腑气；喘而不安者加地龙 7g、钩藤 6g 助解痉，镇静。

（3）外寒内热证

治法：表里双解，涤痰定喘。

方药：大青龙汤加减。

麻黄 3g，北杏仁 6g，白前 6g，苇茎 10g，侧柏叶 12g，枳实 6g，苏子 10g，地龙 6g，海蛤壳 12g，紫菀 6g，石膏 10g。

痰多便结者加瓜蒌仁 10g、大黄 4g（后下）助清热泻下；咽痒、鼻塞、恶寒者加细辛 2g、白芷 6g、苍耳子 6g、防风 7g 以辛温散寒；咳嗽频者加枇杷叶 10g、桔梗 6g 助宣肺止咳；痰黏难咯者加浙贝母 10g、天竺黄 6g 助清热化痰；发热咽痛者加黄芩 7g、射干 7g 助清热利咽。

（4）阳气暴脱证

治法：回阳救脱定喘。

方药：回阳定喘汤。

熟附子 8g，干姜 5g，炙麻黄 6g，杏仁 6g，党参 12g，肉桂 1g（焗服），炙甘草 5g。

重证者，可以高丽参 6g 另炖代党参，以加强益气固脱之效，回元气于原有之乡；若汗多气逆，加生牡蛎 12g、生龙骨 12g、山茱萸 6g、五味子 5g、麻黄根 8g 以加强敛汗固脱之效。

2.外治疗法

生命体征不稳定的患儿当谨慎使用。

（1）穴位贴敷 用白芥子、延胡索、细辛、甘遂等为末，以适量姜汁调匀再加入麝香，贴定喘、肺俞、肾俞等穴位可达到辛温逐痰、祛散内伏寒邪而使肺气升降恢复正常，适用于寒性哮喘。

（2）拔罐疗法 可在肺俞穴处拔火罐治疗。功能祛风通络定喘，适用于寒性哮喘。

（3）针刺治疗 发作期，热性哮喘选肺俞、列缺、丰隆、少商穴，用泻法；寒性哮喘选肺俞、膻中、列缺、膏肓等穴，用补法。虚证哮喘选肾俞、关元、气海等穴，用补法。每次选取1组主穴及1~3个次穴。留针15~20分钟，连续10次为1个疗程。

（4）雷火灸疗法 发作期可取肺俞、定喘穴治疗，功能温肺散寒，止咳平喘，适用于寒性哮喘。

（5）穴位注射

①喘可治注射液0.5~1ml，发作期取双侧定喘穴行常规穴位注射。适用于虚寒性哮喘。

②补骨脂注射液1ml，选肺俞或肾俞、足三里行常规穴位注射，10天为1个疗程。适用于虚寒性哮喘。

3. 成药应用

（1）三拗片 <3岁0.5g，1日2次，3~6岁0.5g，1日3次，>6岁1.0g，1日2~3次，温开水送服，适用于风寒束肺证。

（2）哮喘宁颗粒 <5岁5g，5~10岁10g，10~14岁20g，1日2次，温开水冲服，适用于痰热阻肺证。

（3）小儿清肺化痰口服液 <1岁3ml，1~5岁10ml，>5岁15~20ml，1日2~3次。用时摇匀后口服，适用于痰热阻肺证。

（4）小儿宣肺止咳颗粒 每袋8g。<1岁1/3袋，1~3岁2/3袋，4~7岁1袋，8~14岁1.5袋，1日3次，3日为1个疗程，温开水冲服，适用于外寒内热证。

（5）玉屏风口服液 <1岁3ml，1~5岁5~10ml，6~14岁10ml，1日3次，适用于肺脾气虚证。

4. 单方验方

白果麻黄甘草汤：白果仁6g，麻黄5g，甘草6g。每日1剂，连用4~6日为1个疗程。适用于哮喘急性发作期各证型。［许尤佳，罗笑容. 中医临床诊治儿科专病. 北京：人民卫生出版社，2013.］

（四）医家经验

1. 王伯岳

王老认为肺脾两虚，风寒痰火，乃哮喘成因之两端。小儿哮喘主要由肺、脾两经的气不足，不耐风寒所致。除本体之虚弱外，时令气候变化，风寒暑湿侵袭，以及酸咸生冷、鱼虾腥物皆为本病发病之因，而痰浊内阻、气壅上逆则为本病之本。发时平喘，缓时固本，为治疗哮喘之大法。哮喘发作期，以平喘为大法，采用宣肺、散邪、祛痰、定喘的方法。因喘急痰壅、肺胀胸满这类证候的出现，往往因寒邪或风热使肺气闭塞所致，而痰火内郁，又会使肺气上逆，出现痰阻、气促，所以，宣肺、散邪实际就是开闭、降逆，使肺气肃降功能正常。由于肺虚及脾，以致脾运不健，痰湿过多，就会上阻肺络而出现痰壅气促，所以，在宣肺、散邪的同时，必须祛痰，才能使喘促缓解而达到平喘的目的。哮愈善后，益肺健脾，是预防复发的关键。小儿易虚易实，哮喘又是一个虚实互见的疾病，在治法上一般是攻补兼施，而最重要的是善后调理。脾胃的健全与否，关键在于饮食的调理，不能单靠药物去补。至于饮食，应当以素食为主，辅以适量的鸡蛋和肉食之类。要多吃蔬菜，少吃油腻。加上注意卫生，加强锻炼，药物才能起到相辅相成的作用。王氏临证时，常喜用清肺养脾汤作为善后之方。常南沙参、北沙参通用，配合天冬、麦冬滋养肺阴，炒白术、茯苓、山药、莲子肉、橘红、桔梗、甘草等健脾益气化痰。[张士卿. 中医临床家王伯岳. 北京：中国中医药出版社，2004.]

2. 刘韵远

刘老治疗小儿哮喘积累了丰富的经验，尤其强调药物之间的配伍，杏仁与桃仁是刘老在咳喘重时常用的配伍应用。刘老认为，杏仁入气分，以肃肺降气止咳，桃仁入血分，活血理气止咳，根据"气虚（滞）则血瘀"的理论，二药合用，一理气一活血，气血畅则咳喘自平。[史锁芳. 哮喘中医特色疗法. 北京：人民军医出版社，2012.]

3. 任桂华

鉴于小儿特殊的生理特性，任老认为小儿哮喘外感风寒者多，风热者少，寒包热者多，纯热者少，故临床遣方用药，不为"炎症"所惑，慎用寒凉，善用辛温。常用性味略温，寒热兼施，宣、肃、敛三法并举的九宝汤治疗，轻透表邪，达郁开闭，止咳平喘。方中取紫苏叶、薄荷、桂枝、炙麻黄质轻味薄之品，调和营卫，透达表邪，宣肺开闭；桑白皮、大腹皮、厚朴、苦杏仁、陈皮等性善主降之品，下肺气，理中气，消痰涎，肃肺平喘；乌梅酸涩，入肺则收，为麻黄、桂枝之监，使祛邪而不伤正。诸药合用，有升有降，有散有敛，升降相应，翕辟有度，具有抗过敏、抗菌、缓解支气管平滑肌痉挛的作用。此方用于治疗宿有哮喘，因外感诱发者，效果显著。任老认为，小儿哮喘持续难平、经久不愈与正气虚损密切相关。正气不足，抵抗力薄弱，既是易感外邪诱发哮喘之因，又是哮喘持续难平之根，故临床若他法治疗无效，辨证外无风邪，内无实热，惟见痰鸣哮吼、喘而汗出、胸闷气短者，或入夜喘甚，或动而喘甚，舌淡，脉细弱者，

即从虚治。任老谓此气无所主故也，必"当眷眷以元气为念，必使元气渐充，庶可望其渐愈"。常以神应散治疗，方由太子参、阿胶珠、白术、茯苓、山药、乌梅、炙麻黄、苦杏仁、地龙、甘草组成，具有益肺健脾、敛肺止哮之效。现代药理研究表明，太子参、阿胶珠、甘草等药具有免疫促进作用，能增强网状内皮系统和巨噬细胞的吞噬功能，提高淋巴细胞转化率和细胞内环磷酸腺苷的浓度，有类似激素反应而抑制过敏反应和免疫反应。此种方法，用于治疗哮喘持续状态及支原体肺炎久嗽不愈等症，亦均获良效。[任桂华. 任国顺老中医治疗小儿哮喘持续发作的经验. 新中医，2001，33（8）：7-8.]

五、预后及转归

一般哮喘持续状态经及时治疗后，症状、体征可以获得缓解，若治疗失当，大发作持续不已，正虚邪实者，则见喘息鼻扇，胸高气促，张口抬肩，汗出肢冷，面唇青紫，肢体浮肿，烦躁昏昧，甚则导致死亡。持续症状缓解后，大部分儿童患者随着年龄增长，肾气日盛，肺气渐充，再配合药物合理治疗，哮喘可以停止发作，但也有极少部分儿童哮喘反复发作，日久不愈，阴阳俱损，则较为难治。

六、预防调护

（一）预防

哮喘的预防应从生命的早期开始。包括三级预防。

1. 一级预防

从胎儿期及婴幼儿期开始，预防其发展为变应性体质，促进免疫系统的正常发育。包括母孕期间及出生后1年避免暴露于烟草环境，提倡自然分娩、母乳喂养，如有可能出生后1年内避免使用对乙酰氨基

酚、广谱抗生素。

2.二级预防

对患有变应性皮炎和变应性鼻炎的儿童进行长期规范治疗，防止发展为哮喘。

3.三级预防

（1）改善环境，消除诱发哮喘病的各种因素。即使是具有过敏体质的患者，一旦远离过敏原即会减少哮喘症状的发作。

（2）早期诊断，及时治疗，防治病情发展。早诊断、早治疗有助于控制病情的发展。一旦长期发作或迁延发作则病情进展，支气管平滑肌肌层肥厚，气道上皮细胞下纤维化，基底膜增厚，致使气道重构，造成不可逆转的器质性病变。

（3）积极治疗，防止病情恶化，减少肺气肿、肺心病等并发症的发生。必须按照全球哮喘管理和预防倡议（GINA方案）给予规范化治疗，尤其强调在缓解期的规律用药。

（4）具有哮喘持续状态危险因素的患儿，一旦出现哮喘发作，要积极治疗，防止发展到持续状态。

哮喘持续状态的危险因素：①既往濒死性哮喘病史，既往因哮喘入住ICU。②过去1年因哮喘住院。③过度依赖β_2受体激动剂。④正使用或曾使用口服糖皮质激素。⑤反复急诊就诊，尤其在过去1年内。⑥脆性哮喘（突然出现的急性重症哮喘发作）。⑦药物治疗依从性差。⑧社会心理和（或）家庭问题。

（二）调护

（1）注意气候的影响，特别是秋冬季节气温变化剧烈，应及时增添衣被，避免受寒，防止外邪诱发致病。

（2）慎戒接触可诱发哮喘的各种因素，如煤气、杀虫气雾剂、农药、汽油、油漆，以及屋尘、蟑螂、花粉等过敏原，积极避免吸入二手烟。

（3）注意保暖。在哮喘发作之时，由于咳喘呼吸困难，患者往往全身汗出，甚至大汗淋漓，汗出湿衣，此时应及时更换内衣，注意保暖，以免受凉。

（4）避免过度劳累和情志刺激，以减少诱发机会。

（5）细心观察患儿的诱发因素，避免发病。平时可常服扶正固本之剂，以增强机体抗病能力，减少发作。

（6）食疗　可选用白萝卜汁，用白萝卜600g，蜂蜜30ml。将萝卜打碎，取汁300ml，加入蜂蜜，搅匀即可服用。每日早、中、晚分3次服用，每次100ml。适用于各类型哮喘。实喘者，饮食宜清淡，忌食滋腻煎炸，以免助热生痰；虚喘者，饮食宜滋补，以增强体质，减少、减轻疾病反复发作；寒喘者，宜食温热性食物，如姜、葱；阴虚寒证的患者应忌生冷水果等凉性食物。肾虚气喘，肺虚咳嗽者，用蛤蚧1个，胎盘1个，杏仁10粒，瘦肉少许，慢火煲汤3小时以上，加盐调味，分2次服，每10天内煲3次，此方有补肺益肾、清热化痰作用。实寒证，食杏仁豆腐汤，用杏仁9g，麻黄9g，豆腐100g，加水共煮1小时，去药渣，吃豆腐喝汤，每天2次，此方具有宣肺散寒平喘之功效。

（7）精神调理　小儿哮喘给患儿及其家长在精神上带来很大的压力，所以，为了能够更好地防治本病，精神方面的调护特别重要。首先，积极指导患儿及其家长对本病有个正确的、较全面的理解，减轻精神上的压力，积极配合治疗，增强战胜疾病的信心；另外，教会患儿避免精神刺激因素和过度劳累，防止过度兴奋，制订合理的生活起居制度，营造清新的生活氛围和保持正常的心理状态。在缓解期，鼓励患儿参加适当的体育活动以促进身心的发育，增加肺活量，提高机体抗病力，减少病情反复机会。

七、专方选要

1. 表里双解汤

组成：麻黄，橘红，杏仁，苏子，白前，侧柏叶，紫菀，代赭石，苇茎，地龙，海蛤壳，枳实。

服法：水煎服，每天1剂，分2次服用。

主治：小儿哮喘，症见喘鸣气急，伴咳嗽痰黏，低热或不发热，鼻塞流清涕，时打喷嚏，喉中痰鸣，咳喘早、晚频而白天较少，咽喉红但不痛而痒，舌质淡红或边红，苔薄白或白黄浊，脉滑略数。［罗笑容，许尤佳．中医儿科疾病证治．广州：广东人民出版社，2000.］

2. 止哮汤

组成：苏子15g，地龙15g，前胡15g，麻黄5g，川芎15g，射干10g，黄芩10g，苦参5g，白鲜皮10g，刘寄奴10g。

服法：水煎服，每天1剂，分2次服用。

主治：小儿寒热错杂型哮喘，症见咳嗽气促，喉间哮鸣明显，甚则呼吸困难，喘憋，烦躁不得卧，双肺布满哮鸣音，咽红，口干，小便短赤，大便秘结，舌质红，苔黄。［吴大真，乔模．现代名中医儿科绝技．北京：科学技术文献出版社，1993.］

3. 哮喘一号方

组成：麻黄，细辛，苏子，葶苈子，鹅管石，五味子，五指毛桃根，毛冬青，当归，甘草。

服法：水煎服，每天1剂，分2次服用。

主治：哮喘发作期属外寒内热证。［黎世明．黎炳南儿科经验集．北京：人民卫生出版社，2004.］

4. 清肺养脾汤

组成：南沙参9g，北沙参9g，炒白术9g，天冬6g，麦冬6g，茯苓9g，山药9g，莲子肉9g，橘红9g，桔梗9g，甘草3g。

服法：上方研为细末，炼蜜为丸，每丸6g，每次1丸，日服2次。

主治：小儿哮喘缓解期属气阴不足、肺脾两虚者。［张士卿．中医临床家王伯岳．北京：中国中医药出版社，2004.］

主要参考文献

［1］张奇文，朱锦善．实用中医儿科学［M］．北京：中国中医药出版社，2019.

［2］吕希，徐广宇，王春梅，等．基于网络药理学筛选五味子中治疗哮喘的靶标及活性成分［J］．北华大学学报（自然科学版），2020，21（2）：175-178.

［3］陈小娟．射干麻黄汤联合穴位敷贴治疗小儿支气管哮喘急性发作的疗效观察［J］．中医临床研究，2019，11（20）：17-19.

［4］刘新生，达春水，程科．麻杏二陈三子汤对小儿哮喘急性发作的疗效及其对免疫机制的影响［J］．世界中医药，2017，12（10）：2389-2392.

［5］石明霞，潘伟江．按摩孔最穴治疗小儿哮喘63例的即刻平喘效果观察［J］．浙江中医杂志，2016，51（1）：49.

［6］易绍亚．艾灸肺俞穴治疗儿童哮喘冷哮证急性发作临床观察［J］．实用中医内科杂志，2020，34（3）：95-98.

［7］汪受传，虞坚尔．中医儿科学［M］．第9版北京：中国中医药出版社，2012.

第五节　感染性腹泻

腹泻病是一组由多病原、多因素引起的以大便次数增多和大便性状改变为特点的消化道综合征，是我国婴幼儿最常见的疾病之一。6个月~2岁婴幼儿发病率高，1岁以内约占半数，是造成儿童营养不良、生长发育障碍的主要原因之一。其根据病因可分为感染性和非感染性两类。其中感染性腹泻除已有固定名称的细菌性痢疾、阿米巴痢疾、霍乱、鼠伤寒沙门氏菌肠炎等外，其他细菌、病毒以及真菌等所致感染及一些原因不明的感染，都诊断为感染性腹泻。本病一年四季均可发生，但以夏、秋季较多。细菌引起的多发病在夏、秋季节，病毒引起的多见于秋末冬初，不同季节发生的腹泻，临床表现有所不同。

泄者大便稀薄，势犹缓和；泻者大便直下，如水倾注。本病属中医学"泄泻"范畴。

一、病因病机

（一）西医学认识

1.流行病学

感染性腹泻是全球发病率高和流行广泛的疾病，对儿童健康危害严重，也是造成小儿营养不良、生长发育障碍及死亡的常见原因之一。在我国，由于儿童营养状况及医疗条件的改善，本病死亡率明显下降，但其发病率仍然较高，尤其是在卫生条件较差的地区。因此，腹泻病是我国重点防治的小儿疾病之一。

（1）地区分布　本病是一种世界性流行病，以气温较高的热带、亚热带地区以及卫生条件比较落后的地区发病率为高，尤以发展中国家为甚。我国各地均有感染性腹泻发生，但不同地区的发病率高低存在差异。感染性腹泻的发生与地理、气候、生活习俗、卫生习惯等因素息息相关。除此之外，在一定程度上还与患病后未到医院就诊以及疫情报告的质量（如漏报等）有很大的关系。

（2）季节分布　该病常年均有散发，但以夏、秋季为高发，病毒性腹泻则以秋、冬季节为高发。由于各地气候和地理条件的差异，发病高峰有所不同。据我国疫情资料显示，发病高峰在每年的6~10月份。

（3）人群分布　该病发病无种族、性别的差异，与接触病原菌的机会、卫生习惯和个体抵抗力有关，以散居儿童为多发。国内外腹泻病调查结果表明，腹泻病均以婴幼儿为主。不同病原引起的感染性腹泻好发人群和年龄可有不同，如轮状病毒引起的感染性腹泻主要发生在婴幼儿当中，鼠伤寒沙门菌和致泻性埃希菌感染好发于婴幼儿，如医院内新生儿病房的院内感染中，沙门菌和副溶血性弧菌好发生于单位或学校的集体食堂，为食物型感染性腹泻。

2.病因

引起儿童感染性腹泻的病因很多，有病毒、细菌、真菌、原虫、寄生虫，以前两者多见，尤其是病毒。霍乱弧菌、痢疾杆菌感染不在此范围讨论。

（1）病毒感染　寒冷季节的婴幼儿腹泻80%由病毒感染引起。主要病原为轮状病毒，其次有星状和杯状病毒、肠道病毒，包括柯萨奇病毒、埃可病毒和肠道腺病毒、诺沃克病毒和冠状病毒等。

（2）细菌感染

①致腹泻大肠杆菌：已知菌株可分为5大组。致病性大肠杆菌为最早发现的致腹泻大肠杆菌，还有肠产毒素性大肠杆菌、肠侵袭性大肠杆菌、肠出血性大肠杆菌、肠聚性大肠杆菌。

②空肠弯曲菌：与肠炎有关的弯曲菌有空肠型、结肠型和胎儿型3种，95%~99%弯曲菌肠炎是由胎儿弯曲菌空肠亚种所引起。致病菌直接侵入空肠、回肠和结肠黏膜，引起侵袭性腹泻。某些菌株亦能产生肠毒素。

③耶尔森菌：除侵袭小肠、结肠黏膜外，还可产生肠毒素，引起侵袭性和分泌性腹泻。

④其他：沙门菌、嗜水气单胞菌、难辨梭状芽孢杆菌、金黄色葡萄球菌、铜绿

假单胞菌、变形杆菌等均可引起腹泻。

（3）真菌　致腹泻的真菌有念珠菌、曲菌、毛霉菌，小儿以白色念珠菌多见。

（4）寄生虫　常见为蓝氏贾第鞭毛虫、阿米巴原虫和隐孢子虫等。

（5）肠道外感染　有时亦可产生腹泻症状，如患中耳炎、上呼吸道感染、肺炎、泌尿系感染、皮肤感染或急性传染病时，可由于发热、感染原释放的毒素、抗生素治疗、直肠局部激惹作用而并发腹泻。有时病原体可同时感染肠道。

（6）滥用抗生素引起的腹泻　除了一些抗生素可降低碳水化合物的转运和乳糖酶水平之外，长期、大量地使用广谱抗生素可引起肠道菌群紊乱，肠道正常菌群减少，耐药型金黄色葡萄球菌、变形杆菌、铜绿假单胞菌、难辨梭状芽孢杆菌或白色念珠菌等可大量繁殖，引起药物较难控制的肠炎，有学者称之为抗生素相关性腹泻。

3. 发病机制

导致腹泻的机制如下：因肠腔内存在大量不能吸收的具有渗透活性的物质所致的渗透性腹泻；肠腔内电解质分泌过多所致的分泌性腹泻；渗出性腹泻因炎症所致的液体大量渗出所致；肠道运动功能异常所致肠道功能异常性腹泻。但在临床上不少腹泻并非由某种单一机制引起，而是在多种机制共同作用下发生的。

（1）感染性腹泻　病原微生物多随污染的食物或饮水进入消化道，亦可通过污染的日用品、手、玩具或带菌者传播。病原微生物能否引起肠道感染，取决于宿主防御功能的强弱、感染菌量的大小及微生物的毒力。

①病毒性肠炎：主要是是渗透性腹泻。各种病毒侵入肠道后，在小肠绒毛顶端的柱状上皮细胞上复制，使细胞发生空泡变性和坏死，其微绒毛肿胀，排列紊乱和变短，黏膜上皮细胞脱落，致使小肠黏膜回吸收水分和电解质的能力受损，肠液在肠腔内大量积聚而引起腹泻。同时，发生病变的肠黏膜细胞分泌双糖酶不足且活性降低，使食物中糖类消化不全而淤滞在肠腔内，并被细菌分解成小分子的短链有机酸，使肠液的渗透压升高。微绒毛破坏亦造成载体减少，上皮细胞钠转运功能障碍，水和电解质进一步丧失。

②细菌性肠炎：肠道感染的病原菌不同，发病机制亦不同。

（2）肠毒素性肠炎　各种产生肠毒素的细菌可引起分泌性腹泻，如霍乱弧菌、肠产毒素性大肠杆菌等，病原体侵入肠道后，一般仅在肠腔内繁殖，黏附在肠上皮细胞刷状缘，不侵入肠黏膜。细菌在肠腔释放两种肠毒素，即不耐热肠毒素（LT）和耐热肠毒素（ST），LT 与小肠上皮细胞膜上的受体结合后激活腺苷酸环化酶，致使三磷酸腺苷（ATP）转变为环磷酸腺苷（cAMP），cAMP 增多后即抑制小肠绒毛上皮细胞吸收 Na^+、Cl^- 和水，并促进肠腺分泌 Cl^-；ST 则通过激活鸟苷酸环化酶，使三磷酸鸟苷（GTP）转变为环磷酸鸟苷（cGMP），cGMP 增多后亦使肠上皮细胞减少 Na^+ 和水的吸收，促进 Cl^- 分泌。两者均使小肠液总量增多，超过结肠的吸收限度而发生腹泻，排出大量水样便，导致患儿脱水和电解质紊乱。

（3）侵袭性肠炎　各种侵袭性细菌感染可引起渗出性腹泻，如志贺菌属、沙门菌属、侵袭性大肠杆菌、空肠弯曲菌、耶尔森菌和金黄色葡萄球菌等均可直接侵袭小肠或结肠肠壁，使黏膜充血、水肿，炎症细胞浸润引起渗出和溃疡等病变。患儿排出含有大量白细胞和红细胞的菌痢样粪便。结肠由于炎症病变而不能充分吸收来自小肠的液体，并且某些致病菌还会产生肠毒素，故亦可发生水样腹泻。

（二）中医学认识

中医认为泄泻之本，无不由于脾胃。小儿脾胃薄弱，运化功能尚未健全，是泄泻发病最基本的内在因素。小儿生机旺盛，为满足生长发育的需要，所需水谷精微迫切，肠胃负担较重，加之小儿饮食不知自节，寒温不知自调，内易为饮食所伤，外易为六淫之邪侵袭，致使脾胃运化失常，水反为湿，谷反为泄，清浊不分，合污下流，而发为泄泻。

1. 感受外邪

小儿脏腑娇嫩，形气未充，冷暖不知自调，易为外邪侵袭而发病。而风、寒、暑、湿、热邪，均可致泻。然脾喜燥恶湿，故泄泻的成因虽多，又无不与湿有关，故有"无湿不成泻""湿胜则濡泄"之说。若因风寒之邪，侵袭卫表，客于胃肠，气机受阻，运化失常，则肠鸣腹痛而泄泻，故《灵枢·百病始生》云："多寒则肠鸣飧泄，食不化。"长夏季节，暑气当令，暑热之邪，易耗津气，热迫大肠，常致暴泻；又夏多湿，且暑必挟湿，故外感泄泻以夏秋多见，其中又以湿热泻最常见。

2. 内伤饮食

小儿脾常不足，饮食不知自节，若因乳食不当，或过食肥甘油腻、生冷瓜果，致宿食停滞，肠胃乃伤，脾运失职，则水反为湿，谷反为滞，合污下降，并走大肠，而成泄泻。

3. 脾胃虚弱

小儿素体脾虚，若调护失宜，或久病迁延，或寒凉药物攻伐太过，损伤脾胃阳气，导致脾胃虚弱，脾虚则健运失司，胃弱则不能消磨和腐熟水谷，致水谷精微不能输化，清浊相干并走大肠，而成脾虚泄泻。

4. 脾肾阳虚

亦因禀赋不足，久病久泻，耗伤脾气，损伤脾阳，日久脾损及肾，则脾肾阳虚；肾中命火不足，温煦失职，无法温运脾阳，阴寒内盛，则水谷不化，并走大肠，故令泄泻清冷，完谷不化。

小儿稚阴稚阳之体，暴泻、热泻易劫阴津而伤阴；寒泻、久泻最易伤阳而亡阳。而阴为阳之守，阴液劫耗，阳气亦脱。所以临床出现伤阴与伤阳者，为小儿泄泻中易发生的变证。此与小儿"稚阴未充，稚阳未长"的生理特点和"易虚易实，易寒易热"的病理特点有关。且小儿泄泻易于耗伤气液，故凡病情严重或治不及时者，可发生伤阴、伤阳之重证，甚则产生阴阳两伤的危候。

二、临床诊断

（一）辨病诊断

1. 临床诊断

根据发病季节、病史（喂养史和流行病学资料）、临床表现和大便性状可以做出临床诊断。

（1）症状

①胃肠道症状：包括食欲不振，可有溢乳或呕吐；大便次数增多，每日可数次至数十次不等，可为稀水便，呈黄色或黄绿色，或蛋花样便，可有奶瓣和泡沫、黏液甚至脓血。

②脱水：患儿可表现皮肤黏膜干燥、弹性下降，眼窝、囟门凹陷，泪少，尿少，甚至血容量不足引起末梢循环改变。

③全身症状：全身症状轻重不等，轻者无明显不适，照常玩耍，重者可有发热、腹痛、里急后重、乏力、精神烦躁或萎靡，出现代谢性酸中毒和水、电解质紊乱。

（2）体征　主要表现是脱水。因吐泻丢失体液和摄入量不足，使体液总量尤其是细胞外液量减少，导致不同程度的脱水。一般根据前囟、眼窝、皮肤弹性、末梢循环情况和尿量等临床表现进行估计。根据脱水程度可分为轻、中、重三度。

①轻度脱水：失水量少于体重的 5%（50ml/kg）。精神稍差，皮肤黏膜稍干，弹性尚可，眼窝和前囟稍凹陷，哭时有泪，尿量略少。

②中度脱水：失水量为体重的 5%~10%（50~100ml/kg）。精神烦躁或萎靡，皮肤黏膜干燥，弹性较差，眼窝和前囟明显凹陷，哭时泪少，四肢稍凉，尿量明显减少。

③重度脱水：失水量为体重的 10% 以上（100~120ml/kg）。呈重病容，表情淡漠，精神极度萎靡，昏睡或惊厥。皮肤发灰或有花纹，干燥，弹性极差。眼窝和前囟深陷，眼闭不合，双眼凝视，哭时无泪，口腔黏膜极干燥。因血容量明显减少可出现休克症状，如心音低钝，脉细数，血压下降，四肢厥冷，尿极少或无尿。

（3）辅助检查

①血常规：细菌性肠炎白细胞大都升高；病毒性肠炎白细胞多无变化，部分可减少。脱水严重者血红蛋白可升高，迁延性腹泻可有贫血。

②生化检测：血清钠测定可说明脱水的性质。血钾、钙、镁、二氧化碳结合力测定，提示电解质紊乱及酸中毒的情况。

③大便常规：病毒感染镜检可有脂肪球，白细胞高倍视野一般不超出 10 个，偶见少量红细胞，细菌感染可见较多量的白细胞。大便细菌培养加药敏试验，可培养出致病型大肠杆菌、空肠弯曲菌、耶尔森菌、沙门菌、金黄色葡萄球菌、变形杆菌等，并为治疗选用有效抗生素提供依据。

2.病原学诊断

根据患儿粪便性状、粪便的肉眼和镜检所见、发病季节、发病年龄及流行病学情况初步估计病因。急性水样便腹泻患者多为病毒或产肠毒素性细菌感染；黏液脓性、脓血便患者多为侵袭性细菌感染。有条件尽量进行大便细菌培养以及病毒、寄生虫检测。但不必要对每一患儿都做大便病原学检查，轻症患儿，临床诊断即可。

（二）辨证诊断

感染性腹泻病因复杂，不同病因引起的腹泻常各具临床特点和不同的临床过程，治疗时当明确病因，准确辨证，以明辨疾病之阴阳表里、寒热虚实。

望诊：包括望大便性状，以及望神、面色、囟门、眼泪、眼眶、皮肤干燥程度、肛周颜色等。首先望精神状态，常可提示病情轻重，轻者精神尚可，面色如常，重者精神疲倦，甚至萎靡，面色萎黄；囟门、眼眶凹陷，皮肤干燥多提示津液已伤，或气阴两伤；大便水样，或如蛋花汤样，泻下急迫，量多次频，多为湿热下注；便黏液脓血，排便不爽，便时表情痛苦则为湿热伤及肠道，并导致气血不和；大便稀溏，夹有乳凝块或食物残渣，或状如败卵，则为乳食停滞；大便稀溏，色淡不臭，或澄澈清冷，则主虚证、寒证。

闻诊：大便酸臭，或如败卵多为伤食；大便臭秽多为实热；大便腥臭多为湿热，且以湿为主；大便臭气不甚多为风寒或脾虚。

问诊：尿少提示津液不足，小便短赤则为邪热伤津；不思乳食，或伴有呕吐、腹痛。

切诊：腹部平软，或脐周压痛，指纹淡/滞。

1.湿热泻

大便水样，或如蛋花汤样，泻下急迫，量多次频，气味秽臭，或见少许黏液，腹痛时作，或伴呕恶，或发热烦躁，口渴，小便短黄，舌质红，苔黄腻，脉滑数。

辨证要点：泻下急迫，味臭，量多次频，舌红，苔黄腻。

2.风寒泻

大便清稀，夹有泡沫，臭气不甚，或

肠鸣腹痛，或伴恶寒发热，鼻流清涕，咳嗽，舌质淡，苔薄白，脉浮紧，指纹淡红。

辨证要点：大便清稀有泡沫，臭味不甚，肠鸣腹痛。

3.伤食泻

大便稀溏，夹有乳凝块或食物残渣，气味酸臭，或如败卵，脘腹胀满，便前腹痛，泻后痛减，腹痛拒按，嗳气酸馊，或有呕吐，不思乳食，夜卧不安，苔白厚腻，或微黄，脉滑数，指纹滞。

辨证要点：伤乳食病史，大便臭如败卵，腹痛欲泻，泻后痛减。

4.脾虚泻

大便稀溏，色淡不臭，多于食后作泻，时轻时重，面色萎黄，形体消瘦，神疲倦怠，舌淡苔白，脉缓弱，指纹淡。

辨证要点：反复腹泻，食后作泻，面色萎黄，神疲纳呆。

5.脾肾阳虚泻

久泻不止，大便清稀，澄澈清冷，完谷不化，或见脱肛，形寒肢冷，面色苍白，精神萎靡，睡时露睛，舌淡苔白，脉细弱，指纹色淡。

辨证要点：久泻不止，大便清稀，完谷不化，形寒肢冷。

6.气阴两伤

泻下无度，次频量多，质稀如水，精神萎靡或心烦不安，眼窝及囟门凹陷，皮肤干燥，啼哭泪少，口渴引饮，小便短少，甚至无尿，唇红面干，舌红津少，苔少或无苔，脉细数。

辨证要点：泻下无度，神萎不振，眼眶、囟门凹陷，口渴，尿少。

7.阴竭阳脱

泻下不止，次频量多，精神萎靡，表情淡漠，面色青白或苍白，哭声微弱，啼哭无泪，尿少或无，四肢厥冷，舌淡无津，脉沉细欲绝。

辨证要点：泻下不止，精神萎靡，尿

少或无，四肢厥冷，脉细微欲绝。

三、鉴别诊断

（一）西医学鉴别诊断

结合患儿病史、症状、体征及辅助检查结果，感染性腹泻的临床诊断并不困难。然本病早期或非典型临床表现之病例仍需与以下疾病相鉴别。

1.生理性腹泻

多见于 6 个月以下婴儿，外观多虚胖，常有湿疹。生后不久即出现腹泻，除大便次数增加外，无其他症状，生长发育不受影响。一般添加辅食后，大便即逐渐正常。

2.非感染性腹泻

如乳糖酶缺乏、蔗糖 - 异麦芽糖酶缺乏、葡萄糖 - 半乳糖吸收不良、先天性失氯性腹泻、短肠综合征、肠激酶缺乏、原发性胆酸吸收不良、无 β 脂蛋白血症、乳糜泻（谷蛋白敏感性肠病）、牛奶蛋白过敏、大豆蛋白过敏、小麦蛋白过敏等，均为少见病，发病较早，属慢性腹泻，去除有关食物，腹泻可缓解。

3.急性坏死性肠炎

早期常为水样便、腹痛，易误诊为肠炎。但随着症状发展，常表现为中毒症状严重，腹痛，腹胀，频繁呕吐，高热，大便暗红色糊状，渐出现典型的赤豆汤样血便，常伴休克。腹部立、卧位 X 线摄片呈小肠局限性充气扩张，肠间隙增宽，肠壁积气。

（二）中医学鉴别诊断

1.泄泻与痢疾

两者均为大便次数增多、粪质稀薄的病症。泄泻以大便次数增多，粪质稀薄，甚则如水样，或完谷不化为主症，大便不带脓血，也无里急后重，或无腹痛。痢疾以腹痛、里急后重、便下赤白脓血为特征。

2. 泄泻与霍乱

霍乱是一种上吐下泻并作的病症，发病特点是来势急骤，变化迅速，病情凶险，起病时先突然腹痛，继则吐泻交作，所吐之物均为未消化之食物，气味酸腐热臭，所泻之物多为黄色粪水，或吐下如米泔水，常伴恶寒、发热，部分患者吐泻之后，津液耗伤，迅速消瘦，或发生转筋，腹中绞痛。若吐泻剧烈，可致面色苍白、目眶凹陷、汗出肢冷等津竭阳衰之危候。而泄泻以大便稀薄、次数增多为特征，一般预后良好。

四、临床治疗

（一）提高临床疗效的要素

1. 将"西医辨病"及"中医辨证"有机结合

认识中医、西医各自的短板，有机地进行中西医结合治疗。中医对任何类型的小儿腹泻均有较好的疗效，能减轻症状，缩短病程，整体调整脏腑功能；但也有明显的不足，如对于急性侵袭性细菌性肠炎不如西医治疗效果迅速，对脱水不能在短时间内进行纠正，在抢救危重证方面优势明显欠缺，中药剂型也需进一步改进；而西医对病毒性肠炎常常束手无策，临床以对症处理为主。所以根据具体情况，中西医可各有侧重，如病毒性肠炎或产毒性细菌感染，临床表现为水样便者，以中医治疗为主；细菌性肠炎则以中西医结合治疗为主。如对于急性病毒性肠炎轻型者、产毒素细菌性肠炎轻型者，可以考虑纯中医治疗；对于急性病毒性肠炎病情属重型者，或细菌性肠炎以黏液脓血便为表现，或真菌性肠炎、原虫感染性腹泻，则宜以西医治疗为主。

2. 规范和重视小儿腹泻病的基础治疗

根据病情变化及不同的病因，分选基础治疗方案。基础治疗方案主要是指口服补液、饮食治疗以及卫生健康教育。

3. 充分发挥中医特色，重视内治法与外治法相结合

中医外治鼻祖吴师机言："外治之理即内治之理。"小儿腹泻病多伴有呕吐、腹痛、腹胀等腹部不适，口服药物常导致胃肠道更多的不适，或难以服药。而外治法很好地解决了这个问题。外治法施术部位多取脾经、胃经、小肠经及任督二脉的腧穴，从而调动全身的抗病能力调整脾胃及大小肠的功能。随着中医对外治法机制的深入研究，中医外治对小儿腹泻的治疗优势凸显，临床疗效显著，几乎没有不良反应。应充分发挥外治法的治疗优势。小儿急性腹泻最常用中医外治法是推拿疗法、敷脐疗法和针刺疗法。推拿疗法以清大肠、推七节骨、清补脾经、揉龟尾和摩腹为主，敷脐疗法用药依据证型的不同而有所差异，风寒泻可以丁香、吴茱萸、肉桂、胡椒和五倍子为主，伤食泻以丁香、吴茱萸、肉桂和白术为主，湿热泻以黄连、葛根、黄芩和木香为主。针刺疗法选穴则常选足三里、天枢和中脘等。

（二）辨病治疗

腹泻病的治疗原则：预防脱水，纠正脱水，继续饮食，合理用药。

1. 静脉补液疗法

（1）脱水的治疗　腹泻伴轻、中度脱水时应用口服补液盐（ORS）即可纠正；重度脱水或顽固性呕吐者需先用静脉补液治疗。首先要明确脱水的程度，然后分三步（累积损失、继续丢失、生理需要）、三定（定量、定性、定时），制订出液体治疗计划，才能较好地达到治疗目的。

1）累积损失液：①输液量，轻度脱水 50ml/kg，中度脱水 50~100ml/kg，重度脱水 100~120ml/kg。②溶液的张力，根据脱水的性质和程度决定。等张性脱水用 1/2 张含钠液，低渗性脱水用 2/3 张含钠液，高渗性脱

水用 1/5~1/3 张含钠液。若临床判断有困难，可先按等张性脱水处理。轻度脱水用 1/2 张含钠液，中、重度脱水由于水和电解质丢失较多，所用液体张力宜高，可用 2/3 张含钠液。③补液速度，累积损失液要求在 8~12 小时内补入，以尽快恢复血容量及肾功能。如有休克或早期休克表现者，则先用 2：1 液（等张液）按 20ml/kg 在 30~60 分钟内快速滴注，余量再用 1/2 张 ~2/3 张含钠液在 7~11 小时内滴完。静脉补液的原则是先快后慢、先浓后淡、见尿补钾。

2）继续丢失液：在补充累积损失的同时，如吐泻未止，体液继续丢失，可按实际丢失量给予补充。如无法准确估计腹泻丢失量，可按每日丢失 10~40ml/kg 而补充 30ml/kg，用 1/2~1/3 张含钠液。

3）生理维持液：婴儿每日为 70~90ml/kg，幼儿为 60~70ml/kg，儿童为 50~60ml/kg，可用 1/5 张含钠液（4 份葡萄糖和 1 份生理盐水），可与继续丢失液混合输入。

继续丢失液和生理维持液是否都需要静脉输注，应根据具体情况决定。如脱水纠正，又无呕吐，可改用 ORS 或自由饮水以补充继续丢失的和生理维持液。如继续丢失量大，仍有呕吐，患儿又不愿或不能饮水进食则需维持静脉补液，但此种情况实属少见。

（2）钾的补充　在脱水纠正过程中有尿即需及时补钾。静脉供钾不超过 0.3% 静脉点滴。口服每日 2~4mmol/kg 或 2~3ml/kg。静脉用钾严禁推注，只能缓慢滴入，全天钾量不能短于 6~8 小时输入。

（3）代谢性酸中毒的治疗　脱水的同时往往伴有相应程度的代谢性酸中毒。纠正脱水时所输溶液中已含有碱性含钠液，故同时纠正了酸中毒，且随着循环和肾功能改善，尿量增多，酸中毒也随之纠正，一般不需另外补碱。但重症酸中毒患儿有时需另外补充碱性液，可按公式计算：

所需碳酸氢钠（mmol）=BE × 0.3 × 体重（kg），先给半量，稀释成 1.4% 碳酸氢钠溶液后缓慢输注（每分钟 1ml 左右），然后再根据治疗反应决定是否继续用药。

（4）静脉营养支持　少数严重病例口服营养物质不能耐受，应加强支持疗法，可采用静脉营养。方案为脂肪乳剂每日 2~3g/kg，复方氨基酸每日 2~2.5g/kg，葡萄糖每日 12~15g/kg，电解质及多种维生素适量。液体每日 120~150ml/kg，热能每日 50~90cal/kg，通过外周静脉输入，总液量在 24 小时内均匀输入，好转后改用口服。

（5）钙和镁的补充　一般不需要常规补钙。对原有佝偻病和在输液过程中出现惊厥者应补充钙剂。可给 10% 葡萄糖酸钙 5~10ml，稀释 1 倍后静脉缓慢注射。惊厥不止者可间隔 6~8 小时重复使用。个别患儿钙剂无效，应考虑有低镁血症的可能，可测血镁浓度（血清镁正常值新生儿为 2.8~4.4mmol/L，婴幼儿和儿童为 2.8~4.2mmol/L）。并试用 25% 硫酸镁，每次 0.1ml/kg，深部肌内注射，每日 3~4 次，症状缓解后停用。

（6）补锌　锌与免疫功能和腹泻期间肠上皮修复有关。腹泻时锌从肠道大量丢失，腹泻患儿（急性、持续性或血便）腹泻开始后均需补锌。腹泻病患儿能进食后即予补锌治疗，6 月龄以上每天补充元素锌 20mg，6 月龄以下每天补充元素锌 10mg，共 10~14 天（元素锌 20mg 相当于硫酸锌 100mg、葡萄糖酸锌 140mg）。

2. 饮食疗法

腹泻患者多有营养障碍，尤其是迁延性、慢性腹泻患儿，继续喂养进食是必要的治疗措施，禁食是有害的。母乳喂养儿继续母乳喂养，非母乳喂养儿继续食用患儿日常食物，按需由少到多，每日加餐 1 次，直至腹泻停止后 2 周。

考虑有原发性或继发性双糖酶缺乏，

治疗宜采用去双糖饮食，如采用豆浆或去乳糖配方奶粉。如果在应用无双糖饮食后腹泻仍不改善时，应考虑食物过敏（如对牛奶或大豆蛋白过敏）的可能性，应改用其他饮食或水解蛋白配方饮食。必要时可予要素饮食。

3. 合理用药

（1）合理选用抗生素 世界卫生组织已经提出约90%的腹泻患者不需要抗菌药物治疗。而大多数细菌性腹泻亦属自限性疾病，国内专家也认为70%以上的腹泻不需要也不应该使用抗菌药物。选用抗菌药物的临床指征为黏液脓血便，大便镜检满视野白细胞，大便细菌培养阳性。滥用抗生素可使耐药菌株不断增加，是腹泻病治疗中的严重问题。①一般轻症腹泻患儿不必用抗菌药物治疗。如水样便腹泻患儿（约占70%）多为病毒及非侵袭性细菌所致，一般不用抗生素。②黏液、脓血便患儿（约占30%）多为侵袭性细菌感染，应根据临床特点，针对病原经验性选用抗菌药物，再根据大便细菌培养和药敏试验结果进行调整。大肠杆菌、空肠弯曲菌、耶尔森菌、鼠伤寒沙门菌所致感染常选用抗 G^- 杆菌抗生素以及大环内酯类抗生素。金黄色葡萄球菌肠炎、假膜性肠炎、真菌性肠炎应立即停用原使用的抗生素，根据症状可选用新霉素、万古霉素、利福平、甲硝唑或抗真菌药物治疗。

（2）微生态疗法 有助于恢复肠道正常菌群的生态平衡，抑制病原菌定植和侵袭，控制腹泻。常用双歧杆菌、嗜酸乳杆菌、粪链球菌、需氧芽孢杆菌、蜡样芽孢杆菌等制剂。

（3）肠黏膜保护剂 能吸附病原体和毒素，维持肠细胞的吸收和分泌功能，与肠道黏膜糖蛋白相互作用可增强其屏障功能，阻止病原微生物的攻击，如蒙脱石散，每袋3g，1岁以下每日1袋，1~2岁每日1~2袋，2~3岁每日2~3袋，3岁以上每日3袋，均分3次口服，第1次剂量可加倍。

（4）避免用止泻剂 如洛哌丁胺，因为它有抑制胃肠动力的作用，增加细菌繁殖和毒素的吸收，对于感染性腹泻不利。

（三）辨证治疗

1. 辨证论治

泄泻治疗以运脾化湿为基本法则。实证以祛邪为主，根据不同的证型分别治以清肠化湿、祛风散寒、消食导滞。虚证以扶正为主，分别治以健脾益气、补脾温肾。泄泻变证，总属正气大伤，分别治以益气养阴、酸甘敛阴、护阴回阳、救逆固脱。虚中夹实宜扶正祛邪，补中有消或消中有补，消补兼施。有伤阴、伤阳征者，宜养阴温阳。

（1）湿热泻

治法：清肠解热，化湿止泻。

方药：葛根黄芩黄连汤加减。

葛根12g，黄芩10g，黄连3g，苍术7g，川朴7g，车前子10g，火炭母草10g，滑石18g，薏苡仁12g，甘草3g。

若热重于湿者，加金银花8g、连翘8g清热利湿；湿重于热者，加扁豆10g、茯苓10g、法半夏6g、猪苓10g、泽泻10g健脾化湿；腹胀满者加木香3g（后下）、砂仁5g行气除满；呕吐者，加生姜6g、竹茹6g降逆止呕；兼暑邪郁表者，加香薷6g、豆卷10g、薄荷3g（后下）清暑化湿。

（2）风寒泻

治法：疏风散寒，化湿和中。

方药：藿香正气散加减。

藿香8g（后下），苏叶7g，陈皮3g，苍术7g，茯苓10g，川朴7g，法半夏9g，大腹皮10g，白芷6g，甘草3g。

若里寒重者，加干姜5g温中散寒；夹食积者，加神曲8g、山楂5g消食化滞。

（3）伤食泻

治法：运脾和胃，消食化滞。

方药：保和丸加减。

山楂 7g，神曲 7g，谷芽 10g，麦芽 10g，莱菔子 10g，陈皮 3g，茯苓 10g，法半夏 7g，连翘 10g，砂仁 4g（后下），苍术 7g，甘草 3g。

若腹胀、腹痛明显者，加木香 4g、川朴 7g 行气止痛；若呕吐者加生姜 6g 和胃止呕。

（4）脾虚泻

治法：健脾益气，助运止泻。

方药：参苓白术散加减。

太子参 12g，茯苓 10g，白术 9g，山药 12g，扁豆 12g，莲子 10g，砂仁 6g（后下），薏苡仁 15g。

脘腹胀痛者加木香 4g、香附 6g 行气止痛；苔白腻者加苍术 6g、厚朴 6 行气化湿；久泻脾阳不振者加炮姜 6g、益智仁 10g、肉豆蔻 6g 温中止泻；久泻气陷脱肛者加升麻 5g、黄芪 15g 益气升提。

（5）脾肾阳虚泻

治法：温补脾肾，固涩止泻。

方药：附子理中汤合四神丸加减。

制附子 3g，人参 6g，白术 9g，炙甘草 3g，补骨脂 10g，肉豆蔻 6g，吴茱萸 3g，五味子 6g，大枣 6g。

久泻不止加赤石脂 5g、金樱子 10g、禹余粮 5g 以收敛止泻；甚者加罂粟壳 3g、乌梅 6g 以固涩止泻。

（6）气阴两伤

治法：健脾益气，酸甘敛阴。

方药：人参乌梅汤加减。

人参 5g，乌梅 6g，莲子 10g，山药 12g，甘草 3g，白术 9g，茯苓 12g。

如久泻不止加山楂炭 5g、赤石脂 10g、禹余粮 6g 收敛止泻；如口渴引饮加玉竹 10g、石斛 10g 生津止渴。

（7）阴竭阳脱

治法：挽阴回阳，救逆固脱。

方药：生脉散合参附龙牡救逆汤加减。

麦冬 10g，五味子 3g，制附子 3g，人参 6g，龙骨 15g（先煎），牡蛎 15g（先煎），白芍 10g，甘草 3g，茯苓 12g，白术 10g，怀山药 12g。

2. 外治疗法

（1）针刺疗法　主穴取足三里、中脘、天枢、脾俞，配穴取内庭、气海、曲池。随证加减，呕吐加内关、上脘；腹胀加下脘；发热加曲池。实证用泻法，虚证用补法。留针 30 分钟，7~10 天为 1 个疗程，虚证患儿可连续治疗 2~3 个疗程。适用于各种腹泻证型。

（2）灸法　取足三里、中脘、神阙。每个穴位用艾条灸 7~10 分钟。7~10 天为 1 个疗程；虚证患儿可连续治疗 2~3 个疗程。适用于脾虚泻或风寒泻。

（3）腹针　取脐四边穴（脐旁上、下、左、右各开 1 寸处）。以脐四穴上下为序进针 2~3 分深，不留针。对虚寒者缓刺，捻转半分钟；实热者，急刺捻转 10 秒钟。病情急者每日 1 次，病情缓者隔日 1 次。适应于各种腹泻证型。

（4）推拿疗法

①湿热泻：清补脾土，清天河水，推上三关，揉小天心，揉内、外劳宫，清小肠，清大肠，退六腑。随证取穴。每个穴位连续操作 100~200 次，7~10 天为 1 个疗程。

②风寒泻：揉外劳宫，推三关，摩腹，揉脐，灸龟尾。操作、疗程同上。

③伤食泻：揉外劳宫，清板门，清大肠，补脾土，摩腹，推上七节骨，逆运内八卦，揉足三里。操作、疗程同上。

④脾虚泻：推三关，补脾经，补大肠，揉足三里，摩腹，推上七节骨。操作同上。此外可加捏脊，患儿俯卧，术者双手提捏脊柱两侧皮肤及皮下组织 5 次。疗程同上，可连续治疗 2~3 个疗程。

（5）耳穴压豆　取脾、胃、小肠、三焦、交感、皮质下、内分泌。耳廓皮肤常规消毒后，将王不留行籽或白芥子附在

0.6cm×0.6cm 大小胶布中央，用镊子夹住或用手捏住，贴敷在选用的耳穴上，用手指轻轻揉压。以耳廓略红而小儿不哭闹为度。每日自行按压3~5次，每次每穴按压30~60秒，3~7日更换1次，双耳交替。2~3次为1个疗程。适用于各种腹泻证型。

（6）中药外敷　敷脐散（丁香2g，吴茱萸30g，胡椒30粒），研为细末，每次15g，醋调成糊状，贴敷脐部，1日1次，适用于风寒及脾虚泻。

（7）中药灌肠　干品马齿苋50~60g，水煎至100ml，保留灌肠，每日1次，连用1~4日，适用于湿热泻。

（8）中药熏洗　鬼针草30g，加水适量，煎煮后倒入盆内，先熏蒸，后浸泡双足，每日2~4次，连用3~5天。适用于各型腹泻。

（9）香囊肚兜　取艾绒30g，肉桂、小茴香各5g，公丁香、桂丁香、广木香各3g，草果、炒苍术各6g，炒白术15g。共研末，纳入肚兜口袋内，围于脐部。适用于脾虚寒湿泻。

3. 成药应用

（1）藿香正气液　功能解表和中，化湿止泻。< 3岁每服5ml，> 3岁每服10ml，1日2次，3天为1个疗程。适用于风寒泻。

（2）保济口服液（儿童剂型）　功能解表，化湿，和中。每次10~20ml，每日3次。适用于伤食泻。

（3）保和丸　功能消食，导滞，和胃。每次6~9g，每日3次，口服。适用于伤食泻。

（4）黄连素　功能清热解毒，化湿止泻；10~20mg/（kg·d），每日3次，口服。适用于湿热泻。

（5）热毒宁注射液　功能清热化湿。0.6mg/（kg·d），加入5%葡萄糖注射液或0.9%氯化钠注射液50~100ml静脉滴注，每日1次。适用于湿热泻。

（6）生脉注射液　功能益气养阴，复

脉固脱。每次10~20ml，加入5%葡萄糖注射液或0.9%氯化钠注射液50~100ml静脉滴注，每日1次。适用于气阴两伤或阴竭阳脱者。

4. 单方验方

（1）神曲、茯苓、焦山楂、焦麦芽各9g，炙鸡内金3g，加水100ml，煎成30ml。1日1剂，分3次服。适用于伤食泻。［许尤佳，罗笑容. 中医临床诊治儿科专病. 北京：人民卫生出版社，2013.］

（2）地锦草、辣蓼草各30g，水煎服，每日1剂，分次饮服。适用于湿热泄泻。［许尤佳，罗笑容. 中医临床诊治儿科专病. 北京：人民卫生出版社，2013.］

（3）车前草、蒲公英、马齿苋各15g，水煎服，每日1剂，分次饮服。适用于湿热泄泻。

（4）石榴皮9g，水煎加红糖服，每日1次，适用于久泻无滞者。［许尤佳，罗笑容. 中医临床诊治儿科专病. 北京：人民卫生出版社，2013.］

（四）医家经验

1. 何炎燊

（1）注重4个基本环节。何老认为王孟英注释缩脾饮方义甚精，并将此论归结为如下治疗小儿腹泻的4个环节。①运脾燥湿：常用砂仁之温运，陈皮之行气，藿香之芳化。三者配合，恰到好处。②甘温补中：常用党参、白术、山药、白扁豆，气虚甚者用吉林人参、黄芪。③升发清阳：何老善用葛根，认为寒热虚实皆可加入，取其鼓舞清阳上升以止泻。如脾阳为寒湿所伤用缩脾饮；腹泻属实属热，泄泻溏黄臭秽，小便黄短，发热，口渴者，用葛根黄芩黄连汤；若暴注下迫，大渴引饮，胸腹热满，四末反凉，呼吸气粗，舌苔黄腻，脉大数有力者，何老用白虎汤加煨葛根、黄连，收效甚捷；中气不足，饮食不消，腹泻溏稠，面黄，倦怠纳呆者用七味白术散。以上寒热消补之方不同，而都用葛根。何老还认为葛根治表证则生用，治泻必须煨熟，此乃古人之成法。④酸敛生液：于基本方中加入乌梅、木瓜，既能缩脾气缓纵之势，又能生津液，一举两得。

治疗小儿腹泻除上述4个环节外，还可用苦味坚肠为佐。如连理汤在温中祛寒药中加入黄连以苦味坚肠，治中焦虚寒，自利不渴，腹痛腹满，大便兼有黏液，呕吐酸水者。

（2）泄泻不离乎湿，虚实因体质而异　小儿为稚阴稚阳之体，易虚易实，易寒易热，乃其生理特点。加上饥饱失宜，饮食所伤，故脾常不足。幼科方书皆谓泄泻不离乎湿，湿与土同类相召，故病在脾胃。何老认为，湿伤人，常随人之体质而变化，中气虚者，湿从寒化，病在太阴；中气实者，湿从热化，则病在阳明。实者须辨其湿热之轻重，虚者须辨其阴阳之所偏，不能执一方统治之。

（3）利与消导之宜忌　从前有开支河之法，即复小便以止泻。何老认为湿盛者始宜之，常用五苓散或车前子、滑石、薏苡仁之类。若津液大伤，舌燥如砂者，虽小便短涩，亦忌分利。又小儿多饮食所伤，常用消导，如含焦三仙之类，何老认为须辨其腹满痛、口秽、苔浊者才可加入消导之品。若中气大伤，腹满如鼓之太阴寒证，则不甚戕伐了。[刘石坚，马凤彬．双乐室医集：何炎燊临床经验．广东：广东高等教育出版社，1998．]

2.江育仁

小儿腹泻以夏秋季为多，临床以湿泻和湿热泻常见，尤好发于2岁以下的婴幼儿。湿泻易伤阳，湿热泻则最易伤阴，甚则可致阴阳两伤。如何掌握其偏湿和偏热的关系，是防治小儿腹泻的关键所在，治疗本病，利湿首选苍术，清热重在黄芩。

苍术性味微苦，芳香悦胃，醒脾助运，疏化水湿，故对脾失输化、湿胜则濡泄患者作用较好。湿泻夹有积滞的，加用山楂、六曲，与苍术配伍，助运止泻的效果较强。夏季夹暑湿的，加用鸡苏散、藿香；泻利日久，大便呈黄绿色，水分多者，则已见伤及脾阳，方中再加炮姜温脾助阳。黄芩性味苦寒，具有清热燥湿的功效，适用于湿热泻之偏于热者。用时宜炒熟存性，可增强止泻的作用；与白芍、甘草同用，有安肠缓解腹痛的功效，热郁化火，毒热明显者，加用炒黄连；伴发热者加用葛根。此方为葛根芩连合黄芩汤的复方，用于湿热腹泻，颇为恰当。故临床所见感染性腹泻和细菌性痢疾，见有偏热证候者均可用之。

暴泻伤阴，久泻伤阳，重型病例如治疗不当或护理不周，最易出现下列危证。伤阴：暴泻多属热，在伤津劫液的同时，常有邪热作祟，临床主要表现为眼窝及前囟凹陷，皮肤干燥，烦躁不安，干恶或呕吐，小便短赤，泻下如溅射状，有腥臭味，舌苔干黄，舌质红绛。可用加减连梅汤，药如黄连、乌梅、白芍、甘草、石斛、芦根等，取其酸甘化阴，清肠胃之积热。伤阳：泻利已久，伤损脾肾之阳，临床上主要表现为精神萎顿，面色苍白，四肢不温，声音低，泻下粪色淡黄，质稀如水，或伴有泡沫及黏液，舌苔白或淡黄。宜以附子理中汤加用煨益智仁、补骨脂以温中散寒。此证如不及时治疗，可延为慢脾风。阴阳两伤：在阴伤的同时伴见阳气衰微。临床表现为精神萎靡，神情淡漠，面现㿠白，甚则昏迷惊厥，舌苔干白，舌质干绛。处理这一证型除养阴增液、温扶阳气同时兼理外，有昏迷惊厥者，宜用行军散辟秽开窍，通阳泄浊，止惊回厥。

此外，尚有正虚邪恋的虚实夹杂证，临床亦不少见。此类证型，平素体禀不足，感染湿热之邪，深伏肠胃而导致泻久不止。症见面色萎黄，精神萎倦，作恶纳呆，腹胀泄利，四肢欠温，舌苔淡黄腻，舌质淡红，属脾气已虚，而湿热之邪留恋未解。扶正则碍邪，祛邪则伤正，宜以连理汤加减。黄连合干姜苦辛通降，祛胃肠间湿热之邪。寒加热药，祛邪而维护阳气。附子能振奋脾肾之阳，人参、白术、甘草补脾益气，温中散寒。故本方对久利不止，阳气衰微，伴有湿热余邪者，有较好疗效。[史宇广，单书健. 当代名医临证精华. 北京：中医古籍出版社，1988.]

3.刘弼臣

对小儿泄泻的辨证，除遵循八纲、脏腑等辨证方法外，刘氏还强调注意局部与整体结合的辨证方法。

小儿泄泻，主要表现在大便的变化。大便的性状、气味、色泽等提供了辨证的依据，故必须审视大便性状与肛门。如大便"暴注下迫""溏黏垢秽""如筒吊水，泻过即止"或"夹泡沫"等，多属热象；如泻物"形如败卵""腹痛思泻，泻则痛止"等，多为实象；若粪便"清稀如水""澄澈清冷""肠鸣泄泻""水谷不分"等，多属寒象；若"食后思泻，泻物不化""下利清谷"等，多属虚；"气味不显"多虚寒；"气味酸馊"多伤食。古人曾以粪便颜色的深浅辨别寒热，现据临床统计，并非完全可靠。刘氏还善于观察患儿肛门情况，以为辨证之参考。凡伴肛门肿胀、灼热、潮红、皱褶变粗者，多属热；而肛门色淡、皱褶潮黏的，多属寒；肛门肿胀而痛，周围淡红者，多伤食；肛门不肿、不红者，多虚泻。以上均为局部症状，还须结合整体情况来考虑。凡起病急、病程短、兼有身热、口渴、心烦者，多偏实、热；凡起病较缓、病程较长，反复不愈，兼有神疲、面黄肌瘦者多属虚、寒。若局部与整体症状不尽符合者，多为虚实夹杂。将上述局部症状

与整体情况结合辨证，泄泻之寒、热、虚、实便了然于胸，其病情的轻重转归也会不究自明。

小儿脏腑柔弱，阳既未盛，阴又未充，泄泻不仅可以损伤气津，导致脾虚胃弱，严重者也会出现伤阴、伤阳，甚或转成疳证慢惊风，从而影响其预后。其不良征兆如下。

（1）腹胀 几乎为泄泻的自身症状。多数能经治疗后解除，但也有不易消除者，并成为小儿泄泻中突出问题的。其症虽属腹胀，但叩之中空如鼓，泻后胀满不减，与伤食泄泻的腹胀拒按截然不同，是由脾阳不振、气机不运造成的，若不及时纠正，常可导致不良后果。

（2）伤阴伤阳 由于大量水液外泄，极易造成津亏液脱，加之火热灼津，均可导致阴津涸竭，出现皮肤干枯，口渴心烦，唇红舌绛，小便短少或无，亟宜酸甘敛阴，救其阴液。若泄泻急暴，或日久，气随液脱，或寒湿困脾，皆能重伤其阳，出现精神萎靡、四肢不温、面色青灰、呼吸浅促、脉微欲绝之危候，亟宜回阳救逆，以挽其生命。小儿泄泻，常表现为病情急骤，虚实互变，阴阳两伤，临床应予兼顾。

（3）久泻可成慢惊风 若重伤脾胃之阳，可以导致土虚木亢，肝旺生风，从而形成慢惊风，往往危及生命。若重伤脾胃之阴，又可造成输化无源，影响生长发育，形成五迟五软等虚羸证候。[吴大真，乔模. 现代名中医儿科绝技. 北京：科学技术文献出版社，1993.]

五、预后转归

泄泻轻者预后良好，若起病骤急，泄下过度，易见气阴两伤，甚则阴竭阳脱。久泻迁延不愈者，则易转为疳证或慢惊风，严重影响小儿的生长发育。

重度脱水是腹泻的一个危急重症，严

重危害患儿的生命安全，故治疗上应予以足够的重视。根据脱水性质予补液，纠正酸中毒，补充电解质，合理使用抗生素，及时对患儿电解质、生化及血气进行监测，及时有效地治疗，以挽救患儿生命。

六、预防调护

（一）预防

（1）注意饮食卫生，食品应新鲜、清洁，不吃变质食品，不要暴饮暴食。饭前、便后要洗手，餐具要卫生。

（2）提倡母乳喂养，不宜在夏季及小儿有病时断奶，遵守添加辅食的原则，注意科学喂养。

（3）加强户外活动，注意气候变化，及时增减衣服，防止腹部受凉。

（二）调护

1. 生活调理

（1）注意休息，病重者应卧床休息。

（2）注意气候变化，适当增减衣物，避免着凉与过热。居室保持清洁卫生，空气流畅，保持安静。

（3）饮食宜清淡、富有营养，可给易消化的流质或半流质。小婴儿鼓励母乳喂养。

（4）随时注意观察病情变化，及时用药，防止变证的发生。

（5）注意前后二阴的清洁卫生，大便后宜用温开水清洗前后二阴。肛周潮红者可涂金黄膏或氧化锌油。

2. 饮食调理

应该注意饮食结构，鼓励患儿平时多吃蔬菜、水果等，避免刺激性食物。

（1）麦芽、鸡内金粉各30g，白糖5~10g。将大麦芽、鸡内金洗净后以文火炒黄，研成粉末。1~3岁每日2g，1日3次。小于1岁每次1g，加白糖调味，和水饮服。功效为消食导滞，涩肠止泻。主治伤食泻。

（2）莲子去心、山药、粳米、茯苓各250g，白糖100g。洗净晾干，共研细末，每服时取25~50g，加白糖适量和水煮熟后服食。每日2~3次。功效为健脾益气，固肠止泻。主治脾虚湿困，脾胃不和。

（3）白术500g，洗净后切片，加清水适量，蒸1小时，取药液，留药渣，加水再蒸1小时，取药液，留药渣，如此再蒸3次，药液混合后，蒸熬至膏状，待凉后，贮存于杯或瓶中备用。服时取2汤匙加糖调服，每日2~3次。功效为补中益气，健脾燥湿。主治久泻不愈，脾虚泄泻。

（4）将苹果1个洗净，置瓷缸中（不加水），隔水煮至熟烂，或置笼中蒸熟。熟后去果皮，饮其自然汁。能食者，并食其果肉，量不拘。每日早、晚各1次，每次服用1个。功效为消食开胃，涩肠止泻。主治小儿伤食泄泻，食欲不振。

（5）薏苡仁15g、焦山楂15g与粳米共煮成稠粥，功效为健脾清热理湿，消食化滞散瘀。主治小儿食积湿盛腹泻。

3. 精神调理

积极消除紧张感，对婴幼儿应多些安抚，尽量保证充足的睡眠。

七、专方选要

1. 白术子楂汤

组成：白术、车前子、焦山楂各10g。

服法：水煎，车前子布包煎，空腹服，每日1剂，分2次口服。

主治：婴幼儿各型泄泻。可随证加减，寒湿泄泻加藿香10g，紫苏叶10g；湿热泄泻加山栀子10g，金银花10g，葛根12g；伤食较重者加神曲10g，枳实6g；呕吐重则加半夏6g；肠易激综合征加白芍10g，陈皮9g，防风10g。［王璟玫. 白术子楂汤治疗婴幼儿泄泻36例临床观察. 中国中医药信息杂志，2000，7（2）：66-67.］

2. 七味白术散

组成：党参 5g，白术 4g，茯苓 5g，藿香 4g，木香 3g，葛根 3g，甘草 2g。

服法：水煎服，每日 1 剂。

主治：脾虚泄泻。[唐涛，曾建军. 七味白术散加味治疗小儿泄泻 89 例. 实用中医药杂志，2010，6（26）：385.]

3. 苍苓汤

组成：苍术 5g，陈皮 3g，厚朴 5g，甘草 3g，茯苓 6g，猪苓 6g，火炭母 8g，蚕沙 6g，炒麦芽 10g，山楂 8g。

服法：水煎服，每日 1 剂。

主治：湿盛困脾之大便稀烂溏泄，伴呕吐、脘痞腹胀、食欲不振等。[翁泽林，江文文，杨京华，等. 苍苓汤加减治疗 122 例小儿腹泻病临床疗效观察. 中国地方病防治杂志，2017，32（3）：341，343.]

主要参考文献

［1］张奇文，朱锦善. 实用中医儿科学［M］. 北京：中国中医药出版社，2016.

［2］武育菁，吴宏伟，李振光. 健脾解毒汤联合西药治疗小儿急性感染性腹泻疗效及对炎症因子的影响［J］. 中国中医急症，2019，28（3）：516-518.

［3］蒋盛花. 七味白术散配合穴位敷贴治疗小儿轮状病毒感染性腹泻临床研究［J］. 亚太传统医药，2017，13（20）：131-133.

［4］刘同正. 推拿配合针刺长强穴治疗小儿腹泻的疗效观察［J］. 中医临床研究，2019，11（32）：47-49.

［5］汪受传，虞坚尔. 中医儿科学［M］. 第 9 版. 北京：中国中医药出版社. 2012.

第十一章　感染科急症

第一节　人感染 H7N9 禽流感

　　人感染 H7N9 禽流感是由 H7N9 禽流感病毒引起的急性呼吸道感染性疾病,其中重症肺炎病例常可合并急性呼吸窘迫综合征、感染性休克,甚至多器官功能衰竭。早发现、早报告、早诊断、早治疗,加强重症病例救治,注意中西医并重,是有效防控、提高治愈率、降低病死率的关键。

　　中医学无禽流感病名,但根据禽流感的症状及疾病发展特点,符合中医"温病""瘟疫"范畴。

一、病因病机

(一)西医学认识

1.病原学

　　禽流感病毒属正粘病毒科,病毒颗粒呈多形性,其中球形直径为 80~120nm,有囊膜。基因组为分节段单股负链 RNA。依据其外膜血凝素(H)和神经氨酸酶(N)蛋白抗原性不同,目前可分为 18 个 H 亚型(H1–H18)和 11 个 N 亚型(N1–N11)。禽流感病毒属甲型流感病毒属,除感染禽外,还可感染人、猪、马、水貂和海洋哺乳动物。可感染人的禽流感病毒亚型为 H5N1、H7N9、H9N2、H7N7、H7N2、H7N3、H5N6、H10N8 等,近些年主要为人感染 H7N9 禽流感病毒。该病毒为新型重配病毒,编码 HA 的基因来源于 H7N3,编码 NA 的基因来源于 H7N9,其 6 个内部基因来自 H9N2 禽流感病毒。

　　禽流感病毒普遍对热敏感,对低温抵抗力较强,65℃加热 30 分钟或煮沸(100℃)2 分钟以上可灭活。病毒在较低温下可存活 1 周,在 4℃水中或有甘油存在的情况下可保持活力 1 年以上。

2.流行病学

　　(1)传染源　目前已经在禽类及其分泌物或排泄物以及活禽市场环境标本中检测和分离到 H7N9 禽流感病毒,与人感染 H7N9 禽流感病毒高度同源。传染源可能为携带 H7N9 禽流感病毒的禽类。目前,大部分为散发病例,有数起家庭聚集性发病,尚无持续人际间传播的证据,应警惕医院感染的发生。

　　(2)传播途径　经呼吸道传播或密切接触感染的禽类分泌物或排泄物而获得感染;或通过接触病毒污染的环境感染。

　　(3)高危人群　在发病前 10 天内接触过禽类或者到过活禽市场者,特别是老年人。

　　(4)流行特征

　　①散发性:从流行病学上表明现有病毒还未具有人与人直接接触传染的能力。

　　②季节性:多发生于冬春季,通常伴随着禽,尤其是家禽中禽流感暴发。

　　③自然因素和社会因素起主导作用:发病的季节性与地区性特征表现在气候的温度、湿度、雨水等因素,绿化草地、沼泽地、潮湿农场等地理因素利于传染源和病毒的生存。重点发病年龄组人群的生活习惯、活动场所、生活周围环境等社会因素有利于发病人群与病毒的接触。现有活禽市场环境和不健全的防疫设施有利于病毒的生存和传播。

3.发病机制

　　H7N9 禽流感病毒可以同时结合唾液酸 α-2,3 型受体(禽流感病毒受体)和唾

液酸 α-2, 6 型受体（人流感病毒受体），较 H5N1 禽流感病毒更易与人上呼吸道上皮细胞（唾液酸 α-2, 6 型受体为主）结合，相对于季节性流感病毒更容易感染人的下呼吸道上皮细胞（唾液酸 α-2, 3 型受体为主）。H7N9 禽流感病毒感染人体后，可以诱发细胞因子风暴，导致全身炎症反应，可出现急性呼吸窘迫综合征（ARDS）、休克及多脏器功能衰竭。病理检查显示肺急性渗出性炎症改变，肺出血、弥漫性肺泡损伤和透明膜形成等。个别重症病例下呼吸道病毒可持续阳性至病程的 3 周以上。研究显示甲型 H7N9 禽流感病毒的一个基因座可能促进了中国第五波禽流感的暴发。

（二）中医学认识

中医学认为，H7N9 流感病毒属于疫毒，疫毒自口鼻而入，由表入里。人感染禽流感的病机主要传变规律为疫邪上受，首先犯肺，下及胃肠，逆传心包，伤津动风。H7N9 禽流感为感受风热疫毒之邪所致，其中疫毒为本病的始动因素，瘀毒是病机演变的关键环节，毒热壅肺、损肺是病情进展的主要机制，中医证候演变符合温病卫气营血传变规律。

二、临床诊断

（一）辨病诊断

1. 症状、体征和临床特点

根据流感的潜伏期及现有人感染 H7N9 禽流感病例的调查结果显示，潜伏期多为 7 天以内，也可长达 10 天。患者一般表现为流感样症状，如发热、咳嗽、少痰，可伴有头痛、肌肉酸痛、腹泻或呕吐等全身症状。重症患者病情发展迅速，多在发病 3~7 天出现重症肺炎，体温大多持续在 39℃ 以上，出现呼吸困难，可伴有咯血痰。常快速进展为急性呼吸窘迫综合征、脓毒症、

感染性休克，甚至多器官功能障碍，部分患者可出现胸腔积液等表现。少数患者可为轻症，仅表现为发热伴上呼吸道感染症状。

2. 实验室检查

（1）血常规　白细胞总数一般不高或降低。重症患者多有白细胞总数及淋巴细胞减少，可有血小板降低。

（2）血生化检查　多有肌酸激酶、乳酸脱氢酶、天冬氨酸氨基转移酶、丙氨酸氨基转移酶升高，C 反应蛋白升高，肌红蛋白可升高。

（3）病原学及相关检测　抗病毒治疗之前必须采集呼吸道标本送检（如鼻咽分泌物、口腔含漱液、呼吸道分泌物、气管吸出物），气管深部咳痰或气管吸出物检测阳性率高于上呼吸道标本。有病原学检测条件的医疗机构应尽快检测，无病原学检测条件的医疗机构应留取标本尽快送指定机构检测。

①核酸检测：对可疑患者呼吸道标本采用 Real-Time PCR（或普通 RT-PCR）检测 H7N9 禽流感病毒核酸，在人感染 H7N9 禽流感病毒病例早期识别中宜首选核酸检测。对重症病例应定期行呼吸道分泌物核酸检测，直至阴转。有人工气道者优先采集气道内吸取物（ETA）。

②甲型流感病毒抗原检测：呼吸道标本甲型流感病毒抗原快速检测阳性。仅适用于没有核酸检测条件的医疗机构作为初筛实验。呼吸道标本甲型流感病毒通用型抗原快速检测 H7N9 禽流感病毒阳性率低。对高度怀疑人感染 H7N9 禽流感病例，应尽快送检呼吸道标本检测核酸。

③病毒分离：从患者呼吸道标本中分离 H7N9 禽流感病毒。

④血清学检测：动态检测急性期和恢复期双份血清 H7N9 禽流感病特异性抗体水平呈 4 倍或以上升高。

3. 胸部影像学检查

发生肺炎的患者肺内出现片状阴影。重症患者病变进展迅速，常呈双肺多发磨玻璃影及肺实变影像，可合并少量胸腔积液。发生 ARDS 时，病变分布广泛。

4. 诊断标准

根据流行病学接触史、临床表现及实验室检查结果，可做出人感染 H7N9 禽流感的诊断。在流行病学史不详的情况下，根据临床表现、辅助检查和实验室检测结果，特别是从患者呼吸道分泌物标本中分离出 H7N9 禽流感病毒，或 H7N9 禽流感病毒核酸检测阳性，或动态检测双份血清 H7N9 禽流感病毒特异性抗体水平呈 4 倍或以上升高，可做出人感染 H7N9 禽流感的诊断。

（1）流行病学史 发病前 10 天内，有接触禽类及其分泌物、排泄物，或者到过活禽市场，或者与人感染 H7N9 禽流感病例有密切接触史。

（2）诊断标准

①疑似病例：符合上述流行病学史和临床表现，尚无病原学检测结果。

②确诊病例：符合上述临床表现，或有流行病学接触史，并且呼吸道分泌物标本中分离出 H7N9 禽流感病毒，或 H7N9 禽流感病毒核酸检测阳性，或动态检测双份血清 H7N9 禽流感病毒特异性抗体水平呈 4 倍或以上升高。

（3）重症病例 符合下列 1 项主要标准或 ≥ 3 项次要标准者可诊断为重症病例。

主要标准：①需要气管插管行机械通气治疗。②脓毒性休克经积极液体复苏后仍需要血管活性药物治疗。

次要标准：①呼吸频率 ≥ 30 次 / 分。②氧合指数 ≤ 250mmHg。③多肺叶浸润。④意识障碍和（或）定向障碍。⑤血尿素氮 ≥ 7.14mmol/L。⑥收缩压 < 90mmHg 需要积极的液体复苏。

易发展为重症的危险因素如下。

①年龄 > 65 岁。

②合并严重基础病或特殊临床情况，如心脏或肺部基础疾病、高血压、糖尿病、肥胖、肿瘤、免疫抑制状态、孕妇等。

③发病后持续高热（体温 ≥ 39℃）。

④淋巴细胞计数持续降低。

⑤C 反应蛋白、乳酸脱氢酶及肌酸肌酸持续升高。

⑥胸部影像学提示肺炎快速进展。

出现以上任一条情况的患者，可能进展为重症病例或出现死亡，应当高度重视。

（二）辨证诊断

人感染 H7N9 禽流感属中医"温病"范畴，辨证也应从"温病"入手。

望：发热或高热，喘促，舌红或暗红，苔薄。

闻：痰中血腥味，或无明显异常。

问：咳嗽，少痰或咯血，或见痰中带血，或头痛，或肌肉关节疼痛，躁扰不安，甚则神昏谵语。

切：或伴四末不温，四肢厥逆，脉数滑，或沉细数，或脉微欲绝。

1. 热毒犯肺，肺失宣降证（疑似病例或确诊病例病情轻者）

发热，咳嗽，甚者喘促，少痰，或头痛，或肌肉关节疼痛，舌红苔薄，脉数滑。

辨证要点：发热，咳嗽喘促，舌红苔薄，脉数滑。

2. 热毒壅肺，内闭外脱证（临床表现高热、急性呼吸窘迫综合征、感染性休克等）

高热，咳嗽，痰少难咯，憋气，喘促，咯血，或见痰中带血，伴四末不温，四肢厥逆，躁扰不安，甚则神昏谵语，舌暗红，脉沉细数或脉微欲绝。

辨证要点：高热，憋气，四肢厥逆，躁扰不安，甚则神昏谵语，舌暗红，脉沉细数或脉微欲绝。

3. 余热未尽，气虚阴伤证（疾病恢复期）

神倦乏力，气短，咳嗽迁延，干咳或痰少，食欲不振，舌暗红，苔薄白或黄，脉细。

辨证要点：神倦乏力，气短，干咳或痰少，舌暗红，苔薄白或黄，脉细。

三、鉴别诊断

（一）西医学鉴别诊断

应注意与人感染高致病性H5N1禽流感等其他禽流感、季节性流感（含甲型H1N1流感）、细菌性肺炎、传染性非典型肺炎（SARS）、中东呼吸综合征（MERS）、腺病毒肺炎、衣原体肺炎、支原体肺炎等疾病进行鉴别诊断。鉴别诊断主要依靠病原学检查。

（二）中医学鉴别诊断

本病应与中医学中的感冒、时行感冒、风温肺热病等相鉴别。

1. 感冒

起病较急，骤然发病，无潜伏期（或潜伏期极短）。病程短，少者3~5天，多者7~8天。以肺卫症状为主症，如鼻塞、流涕、喷嚏、咳嗽、恶寒、发热、全身不适等。症状表现呈多样化，以鼻咽部痒、干燥、不适为早期症状，继则喷嚏、鼻塞、鼻涕或疲乏、全身不适等，轻则上犯肺窍，症状不重，易于痊愈，重则高热、咳嗽、胸痛，呈现肺卫证候。

2. 时行感冒（流行性感冒）

多呈流行性，在同一时期发病人数剧增，且病症相似，多突然起病，恶寒，发热，头痛，周身酸痛，疲乏无力，待热退之后，鼻塞流涕、咽痛、干咳等肺系症状始为明显。重者高热不退，喘促气急，唇甲青紫，甚则咯血，部分患者出现神昏谵妄，小儿可发生惊厥，出现传变。

3. 风温肺热病

感冒与早期风温肺热病都有肺卫方面的症状，但感冒一般病情轻微，发热不高或不发热，病势少有传变，服解表药后多能汗出热退，病程较短。而风温肺热病其病情较重，咳嗽较甚，或咳则胸痛，甚或咳铁锈色痰，必有发热，甚至高热寒战，服解表药后热虽暂减，但旋即又起，多有传变，由卫而气，入营入血，甚则神昏、谵妄、惊厥等。

四、临床治疗

（一）提高临床疗效的要素

辨轻症、重症，病因均是感受风热疫毒之邪，其中疫毒为本病的始动因素，因机体正气与疫毒之邪博弈后出现或轻症或重症表现。符合温病卫气营血传变规律，疾病初期以实证为主，初期祛邪为主；中后期多虚实夹杂证，注意祛邪同时补充正气。

（二）辨病治疗

1. 隔离治疗

对疑似病例和确诊病例应尽早隔离治疗。

2. 对症治疗

可吸氧，根据缺氧程度可采用鼻导管、开放面罩及储氧面罩进行氧疗。高热者可进行物理降温，或应用解热药物。咳嗽、咳痰严重者可给予复方甘草片、盐酸氨溴索、乙酰半胱氨酸、可待因等止咳祛痰药物。

3. 抗病毒治疗

应尽早应用抗流感病毒药物。

（1）抗病毒药物使用原则 ①在使用抗病毒药物之前应留取呼吸道标本。②抗病毒药物应尽早使用，无须要等待病原学检测结果。

重点在以下人群中使用：人感染 H7N9 禽流感病例；甲型流感病毒抗原快速检测阳性的流感样病例。

甲型流感病毒抗原快速检测阴性或无条件检测的流感样病例，具有下列情形者，亦应使用抗病毒药物：与疑似或确诊病例有密切接触史者（包括医护人员）出现流感样症状；聚集性流感样病例；1周内接触过禽类的流感样病例；有慢性心肺疾病、高龄、妊娠等情况的流感样病例；病情快速进展及临床上认为需要使用抗病毒药物的流感样病例；其他不明原因肺炎病例。

③对于临床认为需要使用抗病毒药物的病例，即使发病超过48小时也应使用。

（2）神经氨酸酶抑制剂

①奥司他韦：口服。成人剂量，每次 75mg，每日 2 次，疗程 5~7 天，重症病例剂量可加倍，疗程可延长一倍以上。1 岁及以上年龄的儿童患者应根据体重给药：体重不足 15kg 者，予每次 30mg，每日 2 次；体重 15~23kg 者，予每次 45mg，每日 2 次；体重 23~40kg 者，予每次 60mg，每日 2 次；体重大于 40kg 者，予每次 75mg，每日 2 次。对于吞咽胶囊有困难的儿童，可选用奥司他韦混悬液。

②帕拉米韦：重症病例或无法口服者可用帕拉米韦氯化钠注射液，成人用量为 300~600mg，静脉滴注，每日 1 次，1~5 天，重症病例疗程可适当延长。目前临床应用数据有限，应严密观察不良反应。

③扎那米韦：成人及 7 岁以上青少年用法为每日 2 次，间隔 12 小时，每次 10mg（分 2 次吸入）。

（3）离子通道 M2 阻滞剂　目前监测资料显示所有 H7N9 禽流感病毒对金刚烷胺和金刚乙胺耐药，不建议使用。

4. 加强支持治疗和预防并发症

注意休息，多饮水，增加营养，给予易消化的饮食，维持水、电解质平衡。如出现明显低钠血症，应积极补充氯化钠。对于低钾血症，应给予氯化钾、门冬氨酸钾等补钾治疗。须密切观察病情，监测并预防并发症。抗菌药物应在明确继发细菌感染时，或有充分证据提示继发细菌感染时使用。

（三）辨证治疗

1. 辨证论治

人感染 H7N9 禽流感是由于外感毒邪，入里化生毒热，蕴生瘀毒，耗气伤津。热毒、瘀毒是病理关键，贯穿整个病程。因此治疗上应注意清热解毒、扶正祛邪。

（1）热毒犯肺，肺失宣降证

治法：清热解毒，宣肺止咳。

方药：银翘散合白虎汤加减。

金银花 30g，连翘 15g，炒杏仁 15g，生石膏 30g，知母 10g，桑白皮 15g，全瓜蒌 30g，青蒿 15g，黄芩 15g，麻黄 6g，生甘草 6g。水煎服，每日 1~2 剂，每 4~6 小时口服 1 次。

咳嗽甚者加枇杷叶、浙贝母。

（2）热毒壅肺，内闭外脱证

治法：解毒泻肺，益气固脱。

方药：宣白承气汤合参附汤加减。

生大黄 10g，全瓜蒌 30g，炒葶苈子 30g，人参 15g，生石膏 30g，栀子 10g，虎杖 15g，制附子 10g，山茱萸 15g。水煎服，每日 1~2 剂，每 4~6 小时口服或鼻饲 1 次。

高热、神志恍惚，甚至神昏谵语者，上方送服安宫牛黄丸；肢冷、汗出淋漓者加煅龙骨、煅牡蛎。

（3）余热未尽，气虚阴伤证

治法：清解余热，益气养阴。

方药：沙参麦冬汤合六君子汤加减。

太子参 20g，麦冬 15g，北沙参 15g，茯苓 15g，炒杏仁 10g，生麦芽 15g，芦根 20g，炒白术 15g，生甘草 5g。水煎服，每日 1 剂，每 4~6 小时口服或鼻饲 1 次。

低热加柴胡、地骨皮、知母；纳差加薏苡仁、鸡内金；咳嗽加枇杷叶、浙贝母。

2. 成药应用

（1）热毒犯胃，肺失宣降证

可选择疏风解毒胶囊、连花清瘟胶囊、金莲清热泡腾片等具有清热解毒、宣肺止咳功效的药物。

（2）热毒外肺，内闭外脱证

可选择参麦注射液、参附注射液、痰热清注射液、血必净注射液、喜炎平注射液、热毒宁注射液等具有益气固脱、清热解毒功效的药物。

（3）余热未尽，气虚明伤证

可选择生脉散、四君子丸、十一味参芪片、六味地黄丸等具有补气养阴功效的药物。

以上中药汤剂、中成药和中药注射液不作为预防使用，宜尽早中药治疗。

（四）医家经验

1. 晁恩祥

国医大师晁恩祥教授认同"夫温疫之为病，非风、非寒、非暑、非湿，乃天地间别有一种异气所感"的观点。辨治疫病的方法以卫气营血辨证与三焦辨证为主，亦可参照六经辨证。认为疫毒首先自口鼻而入，肺先受之，邪热初起；病情迅速进展，进而损及肺气，逆传心包，邪盛而正气虚耗；经治疗邪退而正虚，此时多脏器受损，肺、脾、肾三脏尤甚；最后正气得复，脾胃运化，肾精得充，饮食正常，但风邪恋肺，气道挛急而咽痒久咳。强调需重视对疾病过程、阶段证候的治疗。此病早期，以疏风解表、逐邪外出为法。若邪实仍盛，正气开始衰退，当急则治其标，以宣肺透邪为主，扶正宜早，佐以益气养阴、扶正祛邪之品。若病情进一步恶化则多致亡阴亡阳，需益气扶正主之。若病情

向愈，治以益气养阴、凉血透热。病毒感染后期，多有风邪恋肺，气道挛急，久咳不止，治以疏风止咳化痰。

2. 周仲瑛

国医大师周仲瑛教授提倡辨治流感时宜以卫气营血辨证为主，以审证求机为核心，随证治之。认为即使同一病毒类型的流感等外感热病，在不同时期（五运六气或季节）发病、不同地区或不同体质人群中发病，其六淫主次，尤其是由外入里从化或传变规律各异。因此，采用以病理因素为中心的病机辨证法，提出治疗时以祛邪为主，强调采用表里、分消、汗和清下四法联用，共同清除表里之邪气，既可阻断病邪传变，又可"先安未受邪之地"。

五、预后转归

（一）预后

人感染 H7N9 禽流感重症患者预后差。H7N9 病毒感染患者入院后死亡迅速，尤其是老年患者，随后出现严重低氧血症和多系统器官衰竭。影响预后的因素可能包括患者年龄、基础疾病、并发症等。大多数幸存者有相对较强的抗体反应，抗体反应下降，但在 1 年后仍可检测到。

（二）转归

（1）因基础疾病或并发症较重，需较长时间住院治疗的患者，待人感染 H7N9 禽流感病毒核酸检测连续 2 次阴性后，可转出隔离病房进一步治疗。

（2）体温正常，临床症状基本消失，呼吸道标本人感染 H7N9 禽流感病毒核酸检测连续 2 次阴性，可以出院。

六、预防调护

（一）预防

（1）注意个人卫生，保持勤洗手，室

内勤通风换气，注意营养，保证充足的睡眠和休息。尤其在接触禽畜后及时彻底洗手。

（2）尽可能减少与禽畜不必要的接触，特别注意尽量避免接触病死禽畜，食用禽肉蛋时要充分煮熟。

（3）生、熟食物要分开处理，当手部有破损处理肉类时，建议佩戴手套。

（4）出现打喷嚏、咳嗽等呼吸道感染症状时，要用纸巾、手帕掩盖口鼻，预防感染他人；出现发热、咳嗽、咽痛、全身不适等症状时，应戴上口罩。

（5）如果病情加重，应佩戴口罩，及时到医院发热门诊就医，并告之医生近10天有无禽类接触，以及是否去过禽流感疫区。

（6）外出踏青时，应尽量避免接触野生禽鸟或进入野禽栖息地。

（二）调护

（1）适当进行体育锻炼，增强体质。

（2）年老体弱者，特别是患有基础病的居民，在呼吸道传染病高发时期，应尽量减少去空气不流通和人群拥挤的场所。到医院就诊时应戴口罩。

（三）食疗

患病时，以易消化食物为主，予高蛋白、高热量、高维生素饮食，以补充营养物质，促进机体康复。

七、专方选要

1. 流感双解 1 号方、2 号方

1 号方组成：金银花 15g，连翘 10g，荆芥 10g，淡豆豉 15g，北柴胡 15g，黄芩 15g，酒大黄 5g。

服法：每日 1 剂，分 2 次口服，疗程为 10 天。发热期间，若服药 2 小时后无汗出热退者，可加服原方 1 剂。

主治：卫气同病型流感。

2 号方组成：金银花 15g，连翘 10g，荆芥 10g，淡豆豉 15g，北柴胡 15g，黄芩 15g，酒大黄 5g，生石膏 30g，知母 10g。

服法：每日 1 剂，分 2 次口服，疗程为 10 天。发热期间，若服药 2 小时后无汗出热退者，可加服原方 1 剂。

主治：气分热盛型流感。[陈远彬，何冰，林琳，等. 流感双解方治疗轻型流感病毒性肺炎 26 例临床观察. 中医杂志，2017，58（2）：128-132.]

2. 疏风宣肺抗流感方

组成：金银花 10g，连翘 10g，牛蒡子 10g，大青叶 10g，板蓝根 10g，蝉蜕 8g，浙贝母 10g，黄芩 10g，紫菀 15g，杏仁 10g，桔梗 10g，生甘草 6g。

服法：每次 1 袋，每日 2 次，开水冲服。

主治：风热袭肺型流感。[罗亚锋，张洪春. 基于晁恩祥经验的中药治疗流行性感冒的随机对照试验. 北京中医药，2012，31（11）：836-839.]

主要参考文献

［1］国家卫生和计划生育委员会. 人感染 H7N9 禽流感诊疗方案（2017 年第 1 版）［J］. 中国病毒病杂志，2017，7（1）：1-4.

［2］Zhu Wenfei, Dong Jie, Zhang Ye, et al. A Gene Constellation in Avian Influenza A（H7N9）Viruses May Have Facilitated the Fifth Wave Outbreak in China［J］. Cell reports, 2018, 23（3）：909-917.

［3］卢桐，李颖，王辛秋，等. 晁恩祥辨证论治乙型流感重症肺炎经验［J］. 北京中医药，2019，38（1）：38-40.

［4］邵臧杰，王盼盼，李红，等. 周仲瑛辨治重症流行性感冒学术思想及临床经验探讨［J］. 湖北中医药大学学报，2021，23（1）：111-114.

[5] Zheng Shufa, Zou Qida, Wang Xiaochen, et al. Factors associated with fatality due to avian influenza A（H7N9）infection in China［J］. Clinical infectious diseases : an official publication of the Infectious Diseases Society of America，2019.

[6] Ma Mai-Juan, Liu Cheng, Wu Meng-Na, et al. Influenza A（H7N9）Virus Antibody Responses in Survivors 1 Year after Infection, China，2017［J］. Emerging infectious diseases，2018，24（4）：663-672.

第二节　恙虫病

恙虫病又名丛林斑疹伤寒，是由恙虫病东方体引起的急性传染病，是自然疫源性疾病。啮齿类为主要传染源，恙螨幼虫为传播媒介。恙虫病以高热、毒血症、皮疹、焦痂和淋巴结肿大等为主要症状。广东省是恙虫病的流行区域，据广州市疾控中心的统计，从 2006 年起，发病率有逐年升高的趋势，发病率从 0.43/10 万上升到 3.59/10 万。我国的病死率为 0.06%。本病属于中医学"温毒"范畴。

一、病因病机

（一）西医学认识

1. 病原学

恙虫病东方体，属立克次体目东方体属，由 Tamura 等在 1991 年首次提出将其划分出立克次体属，成立一个新属并命名东方体属（前称恙虫病立克次体）。主要是随着研究的深入，发现了恙虫病病原体与其他立克次体属有不同的特征。

①立克次体具有细胞壁，其细胞壁中含有高分子肽聚糖，可维持细胞形态及抗渗透压作用，而恙虫病东方体细胞壁缺乏肽聚糖和脂多糖，故形状不如立克次体和多数肽聚糖阳性细胞均匀。

②细胞外层明显比细胞内层厚，与其他立克次体相反。

③马氏染色为蓝色，而其他立克次体为红色。

④对青霉素有很强的耐受性。

⑤最丰富的蛋白是位于细胞表面的一种相对分子量为 56kDa 的蛋白，其编码的核酸长度约为 1600 个碱基对，与其他立克次体完全不同。

⑥ 16SrRNA 序列分析表明，在种族分类树上的位置，恙虫病病原体远离立克次体属其他成员，同源性在 90% 左右。

恙虫病东方体呈双球状或短杆状，大小为（0.3~0.5）μm ×（0.8~2.0）μm。革兰染色阴性，对热及化学消毒剂均很敏感，55℃ 10 分钟可使其失去活力，0.5% 苯酚可迅速将其杀灭，对低温的抵抗力较强。

2. 流行病学

（1）传染源　主要为啮齿类动物，以黄毛鼠、黄线姬鼠和黄胸鼠等为主，鼠感染后在体内长期保留病原体；其次是食虫目动物，它们是恙螨的宿主和携带者。人被恙螨叮咬后，虽血中有病原体，但被再次叮咬的机会极少，故人作为传染源的意义不大。

（2）传播途径　恙螨为传播媒介，集居于温暖潮湿的草地和丛林，恙虫病东方体在恙螨中通过卵巢传播而持续存活。恙螨感染恙虫病东方体后，经"雌性–卵""雌性–卵–幼虫–成虫"进行传播或自身贮存。人在疫源地工作、坐卧休息时可被受染幼虫叮咬而感染。人与人之间无传染性，尚无接触危重患者或带菌者的血液等体液导致传播的报道。

（3）易感者　人群普遍易感，与草地频繁接触和从事野外劳动者易得。得病后对同株病原体有持久免疫力，对不同株的免疫仅维持数月。

（4）流行特征　有明显的地区性和季节性，过去主要发生于长江以南，后逐渐扩大到长江以北，波及范围较广，一般自5月份开始出现病例，而以6~9月份为高峰，但也有呈全年型，甚至冬季型者。北纬31°以南为夏季型，5~11月为发病高峰；北纬31°以北为秋冬季型，10~11月为发病高峰；我国一年四季均有发病。该病也流行于日本、东南亚、印度洋各岛屿等地区。

3. 发病机制

基本病理变化为全身小血管炎，导致器官急性间质炎、血管性炎和血管周围炎。造成实质器官的充血、水肿、细胞变性，以致坏死。

恙螨幼虫叮咬后，恙虫病东方体在叮咬部位增殖，经由淋巴系统进入血液循环，引起东方体血症，最初攻击破损部位的髓样细胞，进而攻击血管内皮细胞。单核细胞和巨噬细胞是次要目标。恙虫病东方体利用宿主细胞上的表面蛋白聚糖和菌体表面蛋白如 TSP56 和 ScaC 将其自身附着到靶细胞上，诱导吞噬作用侵入宿主细胞。其在血管内皮细胞和单核-巨噬细胞系统内生长繁殖，病原体死亡后所释放的毒素为致病的主要因素，导致各血管、脏器的炎性病变和全身的毒血症状。在局部可引起丘疹、焦痂和溃疡，在全身可引起淋巴结轻度肿大，溃疡或焦痂附近的较显著，中央可呈坏死。内脏普遍充血，肝、脾常肿大，心肌可呈局灶性或弥漫性炎症，可有局灶性出血或变性病变，肺可有出血性肺炎、继发性支气管肺炎和胸腔积液，脑可有脑膜脑炎和脑干出血点，肾脏可呈广泛性急性炎症性病变，胃肠道常广泛充血。

组织病理变化主要在血管系统，可见局灶性或广泛性血管炎和血管周围炎，血管周围可见单核细胞、淋巴细胞、浆细胞浸润，重型患者可见血管内皮细胞水肿及血管壁坏死、破裂。

（二）中医学认识

晋代葛洪在 1600 余年前称此病为"沙虱毒"，《肘后备急方·治卒中沙虱毒方》记载："山水间多有沙虱，甚细，略不可见。人入水浴及以水澡浴，此虫在水中，着人身，及阴天雨行草中，亦着人，便钻入皮里。其诊法，初得之，皮上正赤，如小豆黍米粟粒，以手摩赤上痛如刺，三日之后，令百节疼痛，寒热，赤上发疮，此虫渐入至骨，则杀人。"

中医学认为，本病为外感沙虱，致湿热毒邪郁遏为患，热毒壅滞肺卫，则恶寒、高热，头痛，全身酸痛，咳嗽，胸痛；湿热阻滞中焦，则食欲不振，恶心呕吐；热邪上炎头面，则面红目赤；湿毒郁滞肌肤，则皮肤赤疹生疮，结于脉络，致血脉阻滞，毒瘀互结，局部出现红肿疼痛，甚至破溃糜烂；毒邪攻心，内扰心营，则谵语，嗜睡，甚至昏不知人。综上，其病理机制为湿热毒邪内遏机体，充斥三焦。

二、临床诊断

（一）辨病诊断

1. 临床表现

（1）焦痂和溃疡　为改变的特征之一，约35%患者可出现焦痂，约50%患者可出现皮疹。幼虫叮咬处先出现红色皮丘疹，成水疱后破裂，中央坏死、结痂成褐色或黑色，形成焦痂。焦痂为圆形或椭圆形，伴有红晕，痂皮脱落后形成直径为1~15mm的大小不一的小溃疡，边缘略耸起，底部为淡红色肉芽组织，多无痛痒感。经常位于腹股沟、腋窝、胸部、下背部和臀部等。恙虫病东方体的基因型可能与皮疹、焦痂的出现频率相关。

（2）皮疹　多为斑疹或斑丘疹，暗红色，压之褪色，少数可出血；大小不一，直径多为 3~5mm，多出现在躯干，可向四肢发展。少数患者可于疾病第 7~8 日在上颚或颊部出现细小红色内疹。皮疹的发生率与病情、就诊时间、不同基因型相关。多于发病第 2~8 日出现，平均第 5~6 日，持续 3~7 天可消退。

（3）淋巴结肿大　全身浅表淋巴结多肿大，焦痂附近的淋巴结可肿大，伴压痛，不化脓，多可自行消退。

（4）其他　心肌炎多见；肝脾大多见，一般脾大较肝大多见；全身过敏、皮肤潮红等也可出现。

2. 体征

潜伏期 9~18 日，病程 6~21 日。起病多突然，体温迅速上升，达 39~40℃，为弛张热或不规则热，伴寒战、剧烈头痛、四肢酸痛、恶心呕吐、结膜充血等。严重者可伴有谵妄、神志改变等神经系统症状及循环障碍等心血管系统症状。

3. 实验室检查

（1）血常规　白细胞总数多减少，亦可正常或升高；分类常有核左移。

（2）血清学检查

①外斐试验：患者单份血清对变形杆菌 OXK 凝集效价在 1:160 以上或早晚期双份血清效价呈 4 倍增长者有诊断意义。最早第 4 天出现阳性，3~4 周达高峰，5 周后下降。

②补体结合试验：应用当地代表株或多价抗原，特异性高，抗体持续时间长，可达 5 年左右。效价 1:10 为阳性。

③间接免疫荧光试验：测定血清抗体，于起病第 1 周末出现抗体，第 2 周末达高峰，阳性率高于外斐反应，抗体可持续 10 年，对流行病学调查意义较大。

（3）病原体分离　必要时取发热期患者血液 0.5ml，接种于小鼠腹腔，小鼠于 1~3 周死亡，剖检取腹膜或脾脏涂片，经姬姆萨染色或荧光抗体染色镜检，于单核细胞内可见恙虫病东方体。也可做鸡胚接种、组织培养分离病原体。

4. 临床诊断依据

（1）病例诊断　依据流行病学史、临床表现和实验室结果进行诊断。在恙虫病流行区内、流行季节时，凡是有不明原因发热或淋巴结肿大者，应考虑恙虫病可能。

（2）流行病学史　流行季节，发病前 3 周内曾在或到过恙虫病流行区，并有野外活动史，主要有田间劳作、农村垂钓、野营训练、草地坐卧、接触和使用秸秆等。

（3）临床表现　发热，淋巴结肿大，皮疹，特异性焦痂或溃疡。

（4）实验室检查

①外斐试验阳性：单份血清 OXK 效价 ≥ 1:160。

②间接免疫荧光试验阳性：双份血清 IgG 抗体滴度 4 倍及以上升高。

③PCR 核酸检测阳性。

④分离到病原体。

5. 诊断标准

（1）疑似病例　具备病例诊断 + 流行病学史 + 发热 + 淋巴结肿大 / 皮疹，且明确排除其他疾病。或无法获得明确的流行病学史，在流行季节具备病例诊断 + 发热 + 淋巴结肿大 + 皮疹。

（2）临床诊断病例　疑似病例 + 特异性焦痂；或具备病例诊断 + 流行病学史 + 外斐试验阳性：单份血清 OXK 效价 ≥ 1:160+ 分离到病原体。

（3）实验室诊断病例疑似病例 + 间接免疫荧光试验阳性　双份血清 IgG 抗体滴度 4 倍及以上升高 /PCR 核酸检测阳性 / 分离到病原体。或临床诊断病例 + 外斐试验阳性：单份血清 OXK 效价 ≥ 1:160+ 分离到病原体 / 间接免疫荧光试验阳性：双份血清 IgG 抗体滴度 4 倍及以上升高 /PCR 核酸检测阳性 / 分离到病原体。

（二）辨证诊断

望诊：被叮咬处皮肤出现暗红色丘疹或疱疹，以后中央形成圆形或椭圆形的黄褐色或黑褐色焦痂，直径 2~10mm，边缘稍隆起，周围有红晕。痂皮脱落后形成中央凹陷性溃疡；面红目赤，寒战，抽搐，或神疲乏力，表情淡漠，舌红，苔黄或黄腻。

闻诊：重听，谵语，神昏。

问诊：高热，口干喜饮，头痛，身痛乏力，心悸，恶心呕吐，便秘。

切诊：焦痂附近可触及臖核，胁下触及痞块，相对缓脉。

1. 湿热毒邪侵袭，卫气同病证

突然寒战，随后高热，头痛，全身不适，肌肉酸痛，面赤口干，或咳嗽，胸闷，苔薄腻，脉数大。

辨证要点：寒战，高热，头痛，肌肉酸痛，口干。

2. 热入营血型证

持续高热，身体赤疹发疮，皮肤有焦痂，神志不清或烦躁，谵语，抽搐，舌绛苔燥，脉细数。

辨证要点：高热，赤疹发疮，舌绛苔燥，脉细数。

3. 湿热阻遏中焦证

发热，午后热甚，胸闷不饥，恶心呕吐，乏力，肌肉酸痛，纳差，舌红，苔黄厚腻，脉滑。

辨证要点：发热，午后热甚，胸闷不饥，舌红，苔黄厚腻，脉滑。

三、鉴别诊断

（一）西医学鉴别诊断

1. 斑疹伤寒

多在冬春发病，无焦痂和局部淋巴结肿大。外斐试验 OX19 阳性，OXR 阴性，普氏或摩氏立克次体为抗原作补体结合试

验阳性。豚鼠腹腔内接种实验可予鉴别。

2. 钩端螺旋体病

临床表现与恙虫病相似，但无焦痂、溃疡及皮疹。该病腓肠肌疼痛明显，结膜呈网状充血，不畏光。血中可找到钩端螺旋体。钩端螺旋体补体结合试验和乳胶凝集试验可获阳性。

3. 疟疾

恶性疟疾持续高热，症状与恙虫病相似，但无焦痂、皮疹，周围淋巴结不肿大。血涂片中可找到疟原虫。

4. 腺鼠疫

鼠疫流行区，早起有严重毒血症，有出血倾向，无皮疹，肿大的淋巴结有剧烈疼痛和压痛，并有周围水肿。外斐试验阴性。

（二）中医学鉴别诊断

1. 温毒发斑

亦有高热、面红目赤、斑疹、脾肿大等症，但好发于寒冷地区之冬春季节，斑丘疹泛发于全身，无焦痂，无相对缓脉。

2. 稻瘟病

发病前有稻田劳作、疫水如鼠类接触史，有高热、头痛、身疼、面红目赤、臖核肿的特征，培养法及动物接种可分离出钩端螺旋体，血清凝集溶解试验阳性。

3. 麻疹

以儿童与青少年居多，出疹有先耳后、发际、颜面，再胸、腹、四肢的规律，疹退后有糠秕样脱屑，留有色素样沉着，约半个月后消失，出疹前在口腔颊黏膜近白齿处见到麻疹黏膜斑能明确诊断。

四、临床治疗

（一）辨病治疗

主要为抗病原治疗，必要时加以对症治疗。

1. 一般治疗

卧床休息，注意口腔、皮肤及居室卫生，进食高蛋白、高热量易消化食物，补充适量维生素，注意液体入量及水电解质平衡。高热者可用解热镇痛药，重症患者可予皮质激素以减轻毒血症状。

2. 病原治疗

首选多西环素，0.2g，1 天 1 次，连服 5~7 天，国外报道复发率较高，可能系不同株所致，复发以同样药物再治依然有效。不能使用四环素类药物者，可试用环丙沙星 0.2g，1 天 2 次或利福平治疗。氯霉素，成人每日 0.5g，1 天 1 次，用药 2 天内体温降至正常，退热后剂量减半，再用 5~10 天以防复发；β- 内酰胺类及氨基糖苷类抗生素对恙虫病治疗无效。

（二）辨证治疗

1. 辨证论治

（1）湿热毒邪侵袭，卫气同病

治法：解表散邪，清热利湿。

方药：银翘散加减。

金银花 10g，连翘 15g，石膏 30g（先煎），滑石 12g，荆芥 10g，香薷 8g，甘草 3g。

头身痛者，加葛根 12g，秦艽 12g；恶心呕吐者，加藿香 12g，佩兰 10g；如有便秘者，加大黄 9g，芒硝 15g。

（2）热入营血

治法：清营凉血解毒。

方药：犀角地黄汤合五味消毒饮加减。

生地黄 12g，水牛角 30g（先煎），赤芍 20g，蒲公英 15g，紫花地丁 15g，金银花 10g，连翘 10g，竹心 10g，牡丹皮 10g，甘草 3g。

皮疹明显者，加紫草 10g，丹参 15g，大青叶 10g；高热者，加石膏 15g，知母 10g；惊厥者，加羚羊角 9g，钩藤 10g；神昏重者，可送服安宫牛黄丸。

（3）湿热阻遏中焦

治法：清热利湿。

方药：三仁汤加减。

杏仁 10g，白蔻仁 10g，薏苡仁 20g，滑石 15g，蒲公英 15g，神曲 15g，法半夏 12g，麦芽 20g，甘草 3g。

卫分证明显者，可加藿香、香薷；寒热往来者，可加青蒿、草果。

2. 外治疗法

（1）针刺疗法　对高热、头痛、身痛者，取大椎、合谷、曲池等穴，强刺激，每日 2 次，或十宣放血。

（2）穴位注射　对高热烦躁、四肢抽搐者，取双侧合谷、曲池穴，两侧各取一穴，注射柴胡注射液、异丙嗪注射液各 1ml。

3. 成药应用

穿心莲片：每次 5 片，每天 3~4 次，适用于溃疡形成者，有清热解毒、凉血消肿的功效。

4. 单方验方

（1）白花蛇舌草 20g，白茅根、车前草、积雪草各 30g，水煎服，每日 1 剂。此方适用于热象明显且溃疡、焦痂早期者。

（2）五味消毒饮加减　金银花、菊花、蒲公英、知母各 15g，连翘、大青叶各 10g，石膏 30g，水煎服，每日 1 剂。此方适用于焦痂、溃疡明显者。

五、预后转归

各地恙虫病的病死率不一，未用抗生素前为 9%~40%，预后与病原体不同株和患者健康状况等因素有关，及时采用四环素等药物治疗后很少死亡。老年人、孕妇、有其他慢性疾病如心血管疾病等者预后较差，死亡多发生于第 2 或第 3 周，死因多为肺炎、心力衰竭、感染性休克、弥散性血管内凝血等。

六、预防调护

1. 消灭传染源

采用各种捕鼠器和灭鼠药综合运用的方法消灭野鼠和家鼠。

2. 切断传播途径

改善环境卫生和消灭传播媒介，在房屋四周清除杂草以防恙螨滋生，垦殖荒地以驱逐啮齿类动物，在屋内外及场地喷洒杀虫剂以杀灭各种节肢动物。

3. 保护易感者

在疫区工作或露宿，要注意个人防护，避免被恙螨幼虫叮咬。应将地面及其周围杂草铲除烧掉，再洒上灭虫药物，宜扎紧袖口和裤脚，或穿长布袜，涂防虫剂于外露皮肤或衣服上，以防恙螨幼虫近身。目前尚无相关疫苗用于预防。

七、研究进展

恙虫病东方体的基因分型是通过 56kDa 基因进行限制性片段长度多态性（RFLP）分析所得。56kDa 基因测序用于基因分型和系统发育分析越来越受推崇。地理位置分布和分离株的主要基因型、系统发育差异有一定相关性。目前国际公认的参考株基因型为 Karp 型、Kato 型和 Gilliam 型。全球最主要的基因型是 Karp 型，约占 50%。我国的北方以 Karp 型、Kato 型和 Gilliam 型为主，南方主要以 Karp 型（夏季恙虫病菌株）为主，山东、江苏等地区以 Kawasaki 型（秋冬季恙虫病菌株）为主。TA763、TA678、TA716、Kawasaki、Kuroki 和 Shimokoshi 等基因型也多见。患者的临床严重程度与其感染的菌株型别的毒力密切相关。充分了解分离株的不同基因型对于恙虫病的防治至关重要。

主要参考文献

［1］陈灏珠，林果为，王吉耀. 实用内科学［M］. 第 14 版. 北京：人民卫生出版社，2013.

［2］贾辅忠，李兰娟. 感染病学［M］. 江苏：江苏科学技术出版社，2010.

［3］李家庚，余新华. 中医传染病学［M］. 北京：中国医药科技出版社，1997.

［4］李梦东，王宇明. 实用传染病学［M］. 第 3 版. 北京：人民卫生出版社，2005.

［5］张之文，杨宇. 现代中医感染性疾病学［M］. 北京：人民卫生出版社，2004.

［6］彭胜权. 温病学［M］. 北京：人民卫生出版社，2000.

［7］Dennis L. Kasper. 哈里森感染病学［M］. 上海：上海科学技术出版社，2019.

［8］栗绍刚，郭东星，李静宜，等. 恙虫病临床诊治特点及预防［J］. 寄生虫与医学昆虫学报，2019，26（2）：118-123.

［9］罗云燕，尹家祥. 恙虫病东方体及其宿主和媒介的研究概况［J］. 疾病监测，2019，34（10）：920-923.

第三节　手足口病

手足口病是由柯萨奇病毒和肠道病毒 71 型（EVA71）引起的进行性传染病，多发生于学龄前儿童，尤以 3 岁以下年龄组发病率最高。临床以手、足、口腔、臀部等部位的斑丘疹、疱疹为特征。患儿和隐性感染者均为传染源，主要通过消化道、呼吸道和密切接触的途径传播。一般预后较好，少数重症患儿可并发心肌炎、脑炎、脑脊髓膜炎等，甚至危及生命，常见致死病因主要为脑干脑炎及神经源性水肿。

本病在中医古籍中无专门记载，但是对于疱疹、疮疹等的有关论述应包含在本病内，近年来本病的发病率较高，应用中医药治疗疗效较好。

一、病因病机

（一）西医学认识

1. 流行病学

（1）传染源 人是人肠道病毒唯一宿主，患者和隐性感染者均为传染源。该病潜伏期一般多为 2~10 天，平均 3~5 天，没有明显的前驱症状，多数患者突然起病。发病前数天，感染者咽部与粪便标本可检出病毒，通常以发病后 1 周内传染性最强。

（2）传播途径 肠道病毒主要经粪 - 口和（或）呼吸道飞沫传播，亦可经接触患者皮肤、黏膜疱疹液而感染。饮用或食入被病毒污染的水和食物亦可感染。患者粪便、疱疹液和呼吸道分泌物及其污染的手、毛巾、手绢、牙具、玩具、食具、奶具、床上用品、内衣以及医疗器具等均可传播。

（3）易感人群 人对肠道病毒普遍易感，显性感染和隐性感染后均可获得特异性免疫力，持续时间尚不明确。各年龄组均可感染发病，以 5 岁以下儿童为主。

（4）流行特征 幼儿对肠道病毒易感。本病以 3 岁及 3 岁以下的幼儿发病率最高，约占患者的 90% 以上，学龄期儿童少见，年长儿及成年人则多无症状。托幼单位是本病流行的主要场所。有报道表明，托幼单位儿童发病率明显高于散居儿童，大约高出 4 倍以上。

本病的流行季节以夏季为主，多数患者发病于 5~9 月。常为大范围流行，极少散发，流行地区亦较广泛。

2. 发病机制

手足口病是肠道病毒感染导致发病，目前发病机制未完全明确，一般认为，病毒感染人体后，主要与咽部和肠道上皮细胞表面相应的病毒受体结合。两者结合后经细胞内吞作用进入细胞，病毒基因组在细胞浆内脱衣壳、转录、组装成病毒颗粒。

肠道病毒主要在扁桃体、咽部和肠道的淋巴结大量复制后释放入血液，可进一步播散到皮肤及黏膜、神经系统、呼吸系统、心脏、肝脏、胰脏、肾上腺等各个脏器，引起相应组织和器官发生一系列炎症反应，导致相应的临床表现。少数患者因神经系统受累导致血管舒缩功能紊乱及 IL-10、IL-13、IFN-γ 等炎性介质大量释放引起心肺衰竭。

循环衰竭以及神经源性肺水肿的病理生理过程复杂，是中枢神经系统受损后神经、体液和生物活性因子等多因素综合作用的结果，其是重症手足口病患儿的主要死因。

（二）中医学认识

中医学认为本病是由外感时行邪毒引起的发疹性传染病，其病变脏腑主要在肺、脾两脏。

病因是温热时邪侵犯肺、脾二经。小儿肺脏娇嫩，不耐邪扰，脾常不足，易受损伤。时邪疫毒自口鼻而入，内侵肺脾。邪毒初犯，肺气失宣，卫阳被遏，脾失健运，胃失和降，则发热、咳嗽、流涕、口痛、呕吐、泄泻。邪毒蕴郁，气化失司，水湿内停，与毒相搏，外透肌表，则发疱疹。邪毒内陷见神昏抽搐；邪毒犯心，气阴耗损则心悸气短、胸闷乏力，甚则心阳欲脱，危及生命。

1. 邪犯肺脾

小儿脏腑娇嫩，不耐邪扰，脾常不足，易受损伤。若调护失宜，时行之毒由口鼻而入，则伤及肺脾。肺气失宣，卫阳被遏，则发热，咳嗽，流涕；脾气失健，胃失和降，则纳呆，恶心，呕吐，或泄泻；肺脾受损，水湿内停，与时行邪毒相搏，熏灼口腔则口咽部发生疱疹，甚或破溃疼痛，流涎拒食；湿邪熏蒸肌肤则发为疱疹。因多数患儿邪毒不重，病势轻浅，故疱疹仅限于手足肌肤及口咽部，分布稀疏，全身症状轻浅，可较快向愈。

2. 湿热蒸盛

若素体虚弱，或感邪较重，邪盛正衰，湿热蒸盛，内燔气营，外灼肌肤，则壮热，口渴，面赤心烦，溲赤便结，疱疹稠密，波及四肢、臀部，甚或邪毒内陷而见神昏谵语、抽搐等。若湿热滞留不去，内犯于心，气阴暗耗，心神被扰，则可出现心悸气短、胸闷乏力、虚烦不眠等，甚至阴损及阳，心阳虚脱，而危及生命，均为严重变证。

总之，其病理均为实证，病性均为热证，但病证有轻、重之分，邪热有卫气、营血之分。

以脏腑辨证为纲。根据病程、发疹情况以及临床症状区分轻重。轻症者，病程短，疱疹仅见于手足心及口腔，疹色红润，稀疏散在，根盘红晕不著，疱液清亮，全身症状轻，出现肺、脾二经证候。重症者，病程长，疱疹还见于四肢、臀部，疹色紫暗，分布稠密，成簇出现，根盘红晕明显，疱液混浊，全身症状重，出现邪毒内陷、邪毒犯心等心肝经证候。

二、临床诊断

（一）辨病诊断

1. 临床表现

根据疾病的发生发展过程，手足口病分期如下。

（1）第 1 期（出疹期）　主要表现为发热，手、足、口、臀等部位出疹，可伴有咳嗽、流涕、食欲不振等症状。部分病例仅表现为皮疹或疱疹性咽峡炎，个别病例可无皮疹。

典型皮疹表现为斑丘疹、丘疹、疱疹。皮疹周围有炎性红晕，疱疹内液体较少，不疼不痒，皮疹恢复时不结痂，不留瘢痕。不典型皮疹通常小、厚、硬、少，有时可见瘀点、瘀斑。某些型别肠道病毒如萨奇病毒 A6 型（CV-A6）和萨奇病毒 A10 型（CV-A10）所致皮损严重，皮疹可表现为大疱样改变，伴疼痛及痒感，且不限于手、足、口部位。

此期属于手足口病普通型，绝大多数在此期痊愈。

（2）第 2 期（神经系统受累期）　少数病例可出现中枢神经系统损害，多发生在病程 1~5 天内，表现为精神差、嗜睡、吸吮无力、易惊、头痛、呕吐、烦躁、肢体抖动、肌无力、颈项强直等。

此期属于手足口病重症病例重型，大多数可痊愈。

（3）第 3 期（心肺功能衰竭前期）　多发生在病程 5 天内，表现为心率和呼吸增快、出冷汗、四肢末梢发凉、皮肤发花、血压升高。

此期属于手足口病重症病例危重型。及时识别并正确治疗，是降低病死率的关键。

（4）第 4 期（心肺功能衰竭期）　可在第 3 期的基础上迅速进入该期。临床表现为心动过速（个别患儿心动过缓）、呼吸急促、口唇紫绀、咳粉红色泡沫痰或血性液体、血压降低或休克。亦有病例以严重脑功能衰竭为主要表现，临床可见抽搐、严重意识障碍等。

此期属于手足口病重症危重型，病死率较高。

（5）第 5 期（恢复期）　体温逐渐恢复正常，对血管活性药物的依赖逐渐减少，神经系统受累症状和心肺功能逐渐恢复，少数可遗留神经系统后遗症。部分手足口病例（多见于 CV-A6、CV-A10 感染者）在病后 2~4 周有脱甲的症状，新甲于 1~2 个月长出。

大多数患儿预后良好，一般在1周内痊愈，无后遗症。少数患儿发病后迅速累及神经系统，表现为脑干脑炎、脑脊髓炎、脑脊髓膜炎等，发展为循环衰竭、神经源性肺水肿的患儿病死率高。

2. 辅助检查

（1）实验室检查

①血常规及C反应蛋白（CRP）：多数病例白细胞计数正常，部分病例白细胞计数、中性粒细胞比例及CRP可升高。

②血生化：部分病例谷丙转氨酶（ALT）、谷草转氨酶（AST）、肌酸激酶同工酶（CK-MB）轻度升高，病情危重者肌钙蛋白、血糖、乳酸升高。

③脑脊液：神经系统受累时，脑脊液符合病毒性脑膜炎和（或）脑炎改变，表现为外观清亮，压力升高，白细胞计数升高，以单核细胞为主（早期以多核细胞升高为主），蛋白正常或轻度增多，糖和氯化物正常。

④血气分析：呼吸系统受累时或重症病例可有动脉血氧分压降低、血氧饱和度下降、二氧化碳分压升高、酸中毒等。

⑤病原学及血清学：临床样本（咽拭子、粪便或肛拭子、血液等标本）肠道病毒特异性核酸检测阳性或分离到肠道病毒。急性期血清相关病毒IgM抗体阳性。恢复期血清CV-A16、EV-A71或其他可引起手足口病的肠道病毒中和抗体比急性期有4倍及以上升高。

（2）影像学检查

①轻症患儿肺部无明显异常。重症及危重症患儿并发神经源性肺水肿时，两肺野透亮度减低，呈磨玻璃样改变，局限或广泛分布的斑片状、大片状阴影，进展迅速。

②颅脑CT和（或）MRI检查：可用于鉴别颅内出血、脑疝、颅内占位等病变。神经系统受累者MRI检查可出现异常改变，合并脑干脑炎者可表现为脑桥、延髓及中脑的斑点状或斑片状长 T_1 长 T_2 信号。并发急性弛缓性麻痹者可显示受累节段脊髓前角区的斑点状对称或不对称的长 T_1 长 T_2 信号。

（3）心电图 可见窦性心动过速或过缓，Q-T间期延长，ST-T改变。

（4）脑电图 神经系统受累者可表现为弥漫性慢波，少数可出现棘（尖）慢波。

（5）超声心动图 重症患儿可出现心肌收缩和（或）舒张功能减低，节段性室壁运动异常，射血分数降低等。

3. 临床诊断

（1）流行病学史常见于学龄前儿童，婴幼儿多见。流行季节，当地托幼机构及周围人群有手足口病流行，发病前与手足口病患儿有直接或间接接触史。

（2）临床表现符合上述临床表现。极少数病例皮疹不典型，部分病例仅表现为脑炎或脑膜炎等，诊断需结合病原学或血清学检查结果。

4. 确诊

具有下列之一者可确诊。

（1）肠道病毒（CV-A16、EV-A71等）特异性核酸检测阳性。

（2）分离出肠道病毒，并鉴定为CV-A16、EV-A71或其他可引起手足口病的肠道病毒。

（3）急性期血清相关病毒IgM抗体阳性。

（4）恢复期血清相关肠道病毒的中和抗体比急性期有4倍及以上升高。

5. 重症病例的早期识别

重症病例诊疗关键在于及时准确地识别第2期和第3期，阻止发展为第4期。年龄3岁以下、病程3天以内和EV-A71感染为重症高危因素，下列指标提示患儿可能发展为重症病例危重型。

（1）持续高热，体温大于39℃，常规

退热效果不佳。

（2）神经系统表现出现精神萎靡、头痛、眼球震颤或上翻、呕吐、易惊、肢体抖动、吸吮无力、站立或坐立不稳等。

（3）呼吸异常增快、减慢或节律不整，安静状态下呼吸频率超过 30~40 次 / 分。

（4）循环功能障碍，心率增快（＞160 次 / 分），出冷汗，四肢末梢发凉，皮肤发花，血压升高、毛细血管再充盈时间延长（＞2 秒）。

（5）外周血白细胞计数升高，≥ 15×10^9/L，除外其他感染因素。

（6）血糖升高，出现应激性高血糖，血糖＞ 8.3mmol/L。

（7）血乳酸升高出现循环功能障碍时，通常血乳酸 ≥ 2.0mmol/L，其升高程度可作为判断预后的参考指标。

（二）辨证诊断

本病在中医古籍中无专门记载，但是对于疱疹、疮疹等的有关论述应包含在本病内，近年来本病的发病率较高，应用中医药治疗疗效较好。

望诊：口腔内见疱疹，手掌、足趾部同时出现斑丘疹，疹色红润，根盘红晕显著，舌红，苔黄腻，脉滑数，指纹紫滞。

闻诊：伴见口臭、呕吐。

问诊：身热，汗出不解，烦躁口渴，喉核红肿疼痛，不欲进食，大便秘结，小便短赤。

切诊：或肌肤热，或斑丘疹凸出于表面，压之碍手，脉滑数或弦细数，指纹紫滞。

1. 肺脾湿热证

手、足、口、臀部等部位出现斑丘疹、丘疹、疱疹，伴有发热或无发热，倦怠，流涎，咽痛，纳差，便秘。甚者可出现大疱，手指脱甲，舌质淡红或红，苔腻，脉数，指纹红紫。

辨证要点：相应部位出现斑丘疹、丘疹、疱疹，伴或不伴有发热，倦怠，流涎，咽痛，纳差，便秘，舌质淡红或红，苔腻，脉数，指纹红紫。

2. 毒热内壅，肝热惊风证

高热不退，易惊，呕吐，肢体抖动或瘫软，甚至昏蒙，舌暗红或红绛，苔黄腻或黄燥，脉弦细数，指纹紫滞。

辨证要点：高热，肢体抖动，舌暗红或红绛，苔黄腻或黄燥，脉弦细数，指纹紫滞。

3. 邪闭心肺，气虚阳脱证

壮热不退，神昏喘促，手足厥冷，面色苍白、晦暗，口唇、末梢指端发绀，可见粉红色或血性泡沫痰，舌质紫暗，脉细数或沉迟，或脉微欲绝，指纹紫暗或射关透甲。

辨证要点：壮热不退，喘促，手足厥冷，舌质紫暗，脉细数或沉迟，或脉微欲绝，指纹紫暗或射关透甲。

4. 气阴不足，络脉不畅证

一般见于恢复期，热退，疲倦乏力，心悸，气短，纳差，或伴肢体痿软，或肢体麻木，舌淡红，苔薄腻，脉细，指纹色淡或青紫。

辨证要点：疲乏，纳差，肢体痿软、麻木，舌淡红，苔薄腻，脉细，指纹色淡或青紫。

三、鉴别诊断

1. 其他儿童发疹性疾病

手足口病普通病例需要与丘疹性荨麻疹、水痘、不典型麻疹、幼儿急疹、带状疱疹以及风疹等鉴别。可根据流行病学特点，皮疹形态、部位，出疹时间，有无淋巴结肿大以及伴随症状等进行鉴别，以皮疹形态及部位最为重要。最终依据病原学和血清学检测进行鉴别。

（1）水痘　水痘是由水痘－带状疱

疹病毒引起的原发感染，是以全身出疱疹为特征的急性传染性皮肤病。多见于儿童，具有高度的传染性，易造成小区域流行，愈后可获终身免疫。起病后数小时，或在1~2天内，即出现皮疹。整个病程短则1周，长则数周。水痘皮疹数量较多，数百至数千个不等。一般首先出现于面部、头皮和躯干，其分布呈向心性，以发际、胸背较多，四肢面部较少，手掌足底偶见。鼻、咽、口腔、外阴等部位的黏膜亦可发疹。皮疹出现时仍伴有不同程度的全身症状，但往往较出疹前减轻。

（2）疱疹性龈口炎　一般症状较重，常高热持续数天，口腔溃疡常融合成片，并伴有广泛性龈炎，病程相对较长，多不发生皮疹，常在机体抵抗力低下时发病，无明显的流行病学特征。

（3）疱疹性咽峡炎　该病起病急骤，常高热，全身症状明显。口腔疱疹及溃疡集中在咽峡部，即咽喉壁、软腭、悬雍垂、舌腭弓、腭扁桃体处，一般不累及口腔其他部位，亦无相应的皮肤病损。

（4）多形性红斑　该病多发于春、秋两季，青壮年多见。皮肤红斑呈对称性分布，且有虹膜状特征，即在红斑中心出现暗紫红色或形成水疱。口腔黏膜损害多见于唇红区。溃疡面极易出血形成黑痂，疼痛明显。

2. 其他病毒所致脑炎或脑膜炎

由其他病毒引起的脑炎或脑膜炎如单纯疱疹病毒、巨细胞病毒、EB病毒、呼吸道病毒等，临床表现与手足口病合并中枢神经系统损害的重症病例表现相似，对皮疹不典型者，应根据流行病学史尽快留取标本进行肠道病毒，尤其是EV-A71的病毒学检查。结合病原学或血清学检查做出诊断。

四、临床治疗

（一）辨病治疗

1. 一般治疗

（1）普通病例门诊治疗。注意隔离，避免交叉感染；清淡饮食；做好口腔和皮肤护理。

（2）积极控制高热。体温超过38.5℃者，采用物理降温（温水擦浴、使用退热贴等）或应用退热药物治疗。常用药物有布洛芬、对乙酰氨基酚等，口服，两次用药的最短间隔时间为6小时。

（3）保持患儿安静。惊厥病例需要及时止惊，常用药物有咪达唑仑、地西泮等。需严密监测生命体征，做好呼吸支持准备，也可使用水合氯醛灌肠抗惊厥。

（4）保持呼吸道通畅，必要时吸氧；注意营养支持，维持水、电解质平衡。

2. 病因治疗

目前尚无特效抗肠道病毒药物。研究显示，α干扰素喷雾或雾化、利巴韦林静脉滴注早期使用可有一定疗效，若使用利巴韦林应关注其不良反应和生殖毒性。不应使用阿昔洛韦、更昔洛韦、单磷酸阿糖腺苷等药物治疗。

3. 液体疗法

重症病例可出现脑水肿、肺水肿及心功能衰竭，应控制液体入量，给予生理需要量60~80ml/（kg·d）（脱水剂不计算在内），建议匀速给予2.5~3.3ml/（kg·h）。休克患者在应用血管活性药物同时，给予生理盐水每次5~10ml/kg进行液体复苏，15~30分钟内输入。仍不能纠正者给予胶体液（如白蛋白或血浆）输注。有条件的医疗机构可依据中心静脉压（CVP）、动脉血压（ABP）等指标补液。

4. 降颅压

常用甘露醇，剂量为每次20%甘露醇

0.25~1.0g/kg，每 4~8 小时 1 次，20~30 分钟快速静脉注射；严重颅内高压或脑疝时，可增加频次至每 2~4 小时 1 次。

严重颅内高压或低钠血症患儿可考虑联合使用高渗盐水（3% 氯化钠）。有心功能障碍者，可使用利尿剂，如呋塞米 1~2mg/kg 静脉注射。

5. 血管活性药物

第 3 期患儿血流动力学改变为高动力高阻力型，以使用扩血管药物为主。可使用米力农，负荷量 50~75μg/kg，15 分钟输注完毕，维持量从 0.25μg/（kg·min）起始，逐步调整剂量，最大可达 1μg/（kg·min），一般不超过 72 小时。高血压者应将血压控制在该年龄段严重高血压值以下（具体血压值见表 11-1），可用酚妥拉明 1~20μg/（kg·min），或硝普钠 0.5~5μg/（kg·min），由小剂量开始逐渐增加剂量，直至调整至合适剂量，期间密切监测血压等生命体征。

第 4 期血压下降时，可应用正性肌力及升压药物治疗，如多巴胺 5~20μg/（kg·min）、去甲肾上腺素 0.05~2μg/（kg·min）、肾上腺素 0.05~2μg/（kg·min）或多巴酚丁胺 2.5~20μg/（kg·min）等，从低剂量开始，以能维持接近正常血压的最小剂量为佳。

以上药物无效者，可试用血管加压素或左西孟旦等药物治疗，血管加压素，20μg/kg，每 4 小时 1 次，静脉缓慢注射，用药时间视血流动力学改善情况而定；左西孟旦负荷剂量 6~12μg/kg 静脉注射，维持量 0.1μg/（kg·min）。

6. 丙种球蛋白

第 2 期不建议常规使用静脉注射丙种球蛋白。有脑脊髓炎和持续高热等表现者以及危重患者可酌情使用，剂量 1.0g/（kg·d），连用 2 天。

7. 糖皮质激素

有脑脊髓炎和持续高热等表现者以

表 11-1　儿童（≤ 5 岁）严重高血压参考值

性别	年龄	收缩压（mmHg）	舒张压（mmHg）
女	3 岁	≥ 110	≥ 72
	4 岁	≥ 112	≥ 73
	5 岁	≥ 114	≥ 76
男	3 岁	≥ 112	≥ 73
	4 岁	≥ 114	≥ 74
	5 岁	≥ 117	≥ 77

及危重病例酌情使用。可选用甲基泼尼松龙 1~2mg/（kg·d），或氢化可的松 3~5mg/（kg·d），或地塞米松 0.2~0.5mg/（kg·d），一般疗程 3~5 天。

8. 机械通气

（1）出现以下表现之一者，可予气管插管机械通气。

①呼吸急促、减慢或节律改变。

②气道分泌物呈淡红色或血性。

③短期内肺部出现湿性啰音。

④胸部 X 线检查提示肺部明显渗出性病变。

⑤脉搏血氧饱和度（SpO$_2$）或动脉血氧分压（PaO$_2$）下降。

⑥面色苍白，紫绀，皮温低，皮肤发花，血压下降。

⑦频繁抽搐或昏迷。

（2）机械通气模式常用压力控制通气，也可选用其他模式。有气漏或顽固性低氧血症者可考虑使用高频通气（HFV）。

（3）机械通气参数调节目标维持动脉血氧分压（PaO$_2$）在 60~80mmHg 以上，动脉血氧饱和度（SaO$_2$）92%~97%，控制肺水肿和肺出血。

对于出现肺水肿或肺出血者，或仅有中枢性呼吸衰竭者，按照机械通气呼吸机初调参数表（见表 11-2）进行调节。

表 11-2　机械通气治疗时呼吸机初调参数

类别	吸入氧浓度（FiO$_2$）	呼气末正压（PEEP）	呼吸频率（f）	潮气量（Vt）
肺水肿或肺出血者	60%~100%	8~12cmH$_2$O	20~40 次 / 分	6~8ml/kg
仅有中枢性呼吸衰竭者	21%~40%	4~5cmH$_2$O	20~40 次 / 分	6~8ml/kg

若肺出血未控制或血氧未改善，可每次增加呼气终末正压（PEEP）1~2cmH$_2$O，一般不超过 20cmH$_2$O，注意同时调节气道峰压，以保证正常氧合水平。肺水肿及出血控制后，逐步下调呼吸机参数。

（4）机械通气管理

①镇痛与镇静：气管插管前需要进行充分的镇静、镇痛处理。药物包括咪达唑仑静脉泵注，0.1~0.3mg/（kg·h）；芬太尼静脉注射，1~2μg/kg，注射时间 > 60 秒；芬太尼静脉维持泵注，1~4μg/（kg·h）。

②机械通气过程中避免频繁、长时间吸痰造成气道压力降低，要保持气道通畅，防止血凝块堵塞气管导管。

（5）撤机指征

①自主呼吸恢复正常，咳嗽反射良好。

②氧合指数（PaO$_2$/FiO$_2$）≥ 200mmHg，PEEP < 10cmH$_2$O 时，开始做撤机评估。

③血气分析好转，胸片示肺部渗出与肺水肿好转。

④意识状态好转。

⑤循环稳定。

9. 其他

（1）血液净化　危重症患儿有条件时可开展床旁连续性血液净化治疗，目前尚无具体推荐建议。血液净化辅助治疗有助于降低"儿茶酚胺风暴"，减轻炎症反应，协助液体平衡和替代肾功能等，适用于第 3 期和第 4 期患儿。

（2）体外生命支持　包括体外膜肺（ECMO）、体外左心支持（ECLVS）或ECMO+ 左心减压（LV vent）等。适用于常规治疗无效的合并心肺衰竭的危重型患儿，其中 ECMO+ 左心减压适用于合并严重肺水肿和左心衰竭的重症患儿。严重脑功能衰竭的患儿不建议使用。

10. 恢复期治疗

针对患儿恢复期症状进行康复治疗和护理，促进各脏器功能尤其是神经系统功能的早日恢复。

（二）辨证治疗

1. 辨证论治

（1）肺脾湿热证

治法：清热解毒，化湿透邪。

方药：甘露消毒丹。

黄芩 10g，茵陈 10g，连翘 10g，金银花 10g，藿香 10g，滑石 10g，牛蒡子 10g，白茅根 10g，薄荷 10g，射干 10g。

若持续发热、烦躁、口臭、口渴、大便秘结，加生石膏 15g，大黄 10g，大青叶 10g。

（2）毒热内壅，肝热惊风证

治法：解毒清热，息风定惊。

方药：清瘟败毒饮合羚角钩藤汤。

生石膏 15g，水牛角 15g 或羚羊角粉0.3g，金银花 10g，连翘 10g，生大黄 5g，黄连 3g，牡丹皮 10g，紫草 10g，生地黄10g，钩藤 10g。

若高热持续，伴有神昏者加用安宫牛黄丸；伴有便秘者加用紫雪散。

（3）邪闭心肺，气虚阳脱证

治法：固脱开窍，清热解毒。

方药：参附汤、生脉散合安宫牛黄丸。

人参 12g，制附片 9g，麦冬 9g，山茱萸 9g，人工牛黄 0.3g，羚羊角粉 0.3g，炒栀子 6g，黄连 3g，天竺黄 6g，石菖蒲 9g，郁金 9g。

若病情急重者全方用量宜加重。

（4）气阴不足，络脉不畅证

治法：益气通络，养阴健脾。

方药：生脉散合七味白术散。

党参 9g，五味子 6g，麦冬 9g，白术 12g，玉竹 9，甘草 3g，茯苓 12g，藿香 12g，木香 6g，葛根 15g。

若胃气失和、恶心呕吐者，加半夏 9g，代赭石 10g；流涎而臭者，加黄连 3g，滑石 10g，诃子 6g，益智仁 10g；水肿者，加猪苓 10g，泽泻 10g。

2. 外治疗法

（1）西瓜霜、冰硼散、珠黄散，任选 1 种，涂搽口腔内患处，适用于口腔溃疡。

（2）锡类散，涂搽口腔内患处，1 日 3 次，适用于口腔内疱疹破溃者。

（3）如意金黄散、青黛散，任选 1 种，麻油调敷于手足疱疹患处，1 日 3 次，适用于手足疱疹。

（三）医家经验

1. 杨震

杨震教授系全国名中医，其治疗重症手足口病，抓住郁热本质，采用通腑泄热、息风法，组方仙方承气汤（大黄 15g，枳实、厚朴各 10g，僵蚕 6g，蝉蜕 3g），以降浊、升清，宣畅气机，透热转气，可阻断、逆转病情，结合患儿及疾病特点，采取直肠给药，在重症手足口病脑炎的治疗中疗效显著，且便于操作。[杨璞叶，刘蒲芳，杨震，等. 杨震教授治疗重症手足口病脑炎经验. 陕西中医，2015，36（1）：75-77.]

2. 张涤

张涤教授系湖南中医药大学第一附属医院儿科主任医师，对小儿手足口病的治疗积累了丰富的临床经验。张涤教授认为小儿脏腑娇嫩，形气未充，在外易感湿热疫毒，在内易生湿热，两邪相搏，而致本病。主要病理因素是湿热，病变部位主要是肺、脾二经。临床上主要治以清热利湿解毒，佐以疏风清热、解毒透疹为法，疗效显著。[王华，张涤，李博，等. 张涤教授治疗小儿手足口病经验. 中医药导报，2015，21（1）：100.]

五、预后转归

目前西医对手足口病没有特异的治疗方法，临床主要是对症治疗。若没有出现并发症，中医药治疗具有明显的优势。普通病例病情较轻，预后尚可，重症病例病情较重，预后不佳，若出现邪毒内陷或邪毒犯心者，应积极采取中西医结合治疗的方法，努力控制病情，减少临床并发症，提高临床疗效。

六、预防调护

（一）预防

（1）本病流行期间，减少带孩子去公共场所；发现疑似患者，应及时进行隔离，避免交叉感染。对密切接触者应隔离观察 7~10 天，并给板蓝根颗粒冲服；体弱者接触患儿后，可予以丙种球蛋白静脉滴注，以做好被动免疫。

（2）注意养成个人良好卫生习惯。对被污染的日常用品、食具和患儿粪便及其他排泄物等应及时处理，衣物应置于阳光下曝晒。

（二）调护

（1）患病期间，应注意卧床休息，房间通风，定期开窗透气，保持空气新鲜。

（2）给予清淡、富含维生素的流质或

软食，温度适宜，多饮温开水。进食前后可用生理盐水或温开水漱口，以减轻食物对口腔的刺激。

（3）注意保持皮肤清洁，对皮肤疱疹切勿挠抓，以防溃破感染。对已有破溃感染者，可用金黄散或青黛散麻油调敷后撒布患处，以收敛燥湿，助其痊愈。

（4）密切观察病情变化，及早发现邪毒内陷或邪毒犯心等并发症。

七、专方选要

1. 双香草汤

组成：金银花 15g，连翘 20g，藿香 10g，桔梗 10g，芦根 20g，薄荷（后下）10g，荆芥 10g，牡丹皮 10g，紫草 10g，生甘草 10g。

主治：具有疏风化湿、解表透疹功效，治疗辨证属风温夹湿证普通型手足口病。

用法：水煎服，每次 100ml，每日 3 次。［曾义岚，刘勇，陈竹，等. 双香草制剂治疗普通型手足口病的临床观察. 中华实验和临床感染病杂志（电子版），2016，10（5）：594-598.］

2. 泻黄三仁汤

组成：苦杏仁 10g，白豆蔻 3g，薏苡仁 20g，厚朴 10g，法半夏 10g，滑石 10g，淡竹叶 10g，川木通 6g，藿香 10g，防风 10g，炒栀子 10g，牡丹皮 10g。

主治：具有清热解毒、健脾利湿功效，治疗辨证属肺脾湿热证普通型手足口病。

用法：水煎服，每次 50ml，每日 3~4次，6 天为 1 个疗程。［尹维东. 泻黄三仁汤治疗小儿手足口病 70 例临床观察. 四川中医，2015，33（8）：111-112.］

3. 清热透疹方

组成：连翘、玄参、薏苡仁、地黄、淡竹叶、甘草、金银花、石膏。

主治：具有疏风清热、解毒透疹以及健脾祛湿功效，可治疗普通型手足口病。

用法：水煎服，1 天服用 3 次，治疗时间为 6 天。［林少云. 清热透疹方用于普通型手足口病的临床分析. 中医临床研究，2018，10（12）：79-80.］

4. 息风解毒汤

组成：水牛角 3g，僵蚕 6g，全蝎 5g，生石膏 8g，天麻 6g，钩藤 5g，菊花 3g，栀子 3g，黄连 5g，生薏苡仁 8g，大黄 3g，生甘草 2g。

主治：具有清热解毒、平肝息风、凉营定惊功效，用于治疗重症手足口病合并脑炎患儿。

用法：每剂药浓煎至 60ml，每日 2 次，每次 30ml，10 天为 1 个疗程，服用 2 个疗程，期间根据患儿病情给予适当加减。［刘少华，尚清，耿香菊. 息风解毒汤对手足口病并急性弛缓性麻痹患儿运动功能及肌电积分的影响. 中医学报，2018，33（11）：2243-2247.］

5. 清热解毒汤

组成：柴胡、生地黄、元参、麦冬、白豆蔻、沙参各 5g，黄芩、滑石、茵陈、藿香、石菖蒲、金银花、连翘、生石膏各 10g，木通、浙贝母、射干、薄荷、蝉蜕各 6g。

主治：具有清热解毒、利湿化浊功效，用于治疗普通型手足口病。

用法：水煎煮至 100~200ml，每日 1 剂，分 3~4 次口服，7 天为 1 个疗程。［孙卫星. 清热解毒汤联合西医治疗对手足口病（普通型）患儿血清 S100B 蛋白及 NSE 表达的影响. 中国合理用药探索，2019，16（04）：131-133，137.］

主要参考文献

［1］陈灏珠，林果为，王吉耀. 实用内科学［M］. 第 15 版. 北京：人民卫生出版社，2017.

［2］国家卫生健康委员会. 手足口病诊疗指南

（2018 年版）[J]. 中国病毒病杂志，2018，8（5）：347-352.

第四节　登革热

登革热是由登革病毒引起的，主要通过埃及伊蚊或白纹伊蚊叮咬传播的急性传染病。登革热是一种全身性疾病，临床表现复杂多样。常见发热，头痛，全身肌肉、骨骼和关节疼痛，明显乏力，恶心，呕吐，腹痛，充血性皮疹或点状出血疹等症状，可出现不同程度的出血现象。

中医学归属"疫疹""湿温""暑温""伏暑"等疾病范畴。

一、病因病机

（一）西医学认识

1. 病原学

登革病毒属黄病毒科黄病毒属。登革病毒颗粒呈球形，直径 45~55nm。登革病毒共有 4 个血清型（DENV-1、DENV-2、DENV-3 和 DENV-4），4 种血清型均可感染人和引起重症登革热。

登革病毒对热敏感，50℃ 30 分钟或 54℃ 10 分钟可灭活，但在 4℃ 条件下其感染性可保持数周之久。超声波、紫外线、0.05% 甲醛溶液、乳酸、高锰酸钾、龙胆紫等均可灭活病毒。病毒在 pH7~9 时最为稳定，在 -70℃ 或冷冻干燥状态下可长期存活。

2. 流行病学

（1）传染源　登革热传染源包括登革热患者、隐性感染者和带病毒的非人灵长类动物以及带毒的媒介伊蚊。患者在潜伏期末及发热期内有传染性。在流行期间，轻型患者和隐性感染者占大多数，可能是更重要的传染源。本病尚未发现慢性患者和病毒携带者。

（2）传播途径　埃及伊蚊和白纹伊蚊是本病的主要传播媒介。在东南亚和我国海南省，以埃及伊蚊为主；在太平洋岛屿和我国广东、广西，则以白纹伊蚊为主。伊蚊吸入带病毒血液后，病毒在唾腺和神经细胞内复制，吸血后 10 天伊蚊即有传播能力，传染期可长达 174 天。在非流行期间，伊蚊可能是病毒的储存宿主。

（3）易感人群　在流行区，人群普遍易感，但感染后仅有部分人发病，发病多以成人为主；在地方性流行区，当地成年居民，在血清中几乎都可检出抗登革病毒的中和抗体，而儿童缺乏，故发病以儿童为主。患者感染后对同型病毒有巩固免疫力，但对不同型病毒感染不能形成有效保护，再次感染可能演变成重症登革热。

（4）流行特征

①地域性：登革热在热带、亚热带地域可常年发病，在我国输入病例常年存在；尚无证据表明我国存在登革热地方性流行区。

②季节性：登革热流行与伊蚊孳生有关，主要发生于夏秋雨季。在广东省为 5~10 月，海南省为 3~11 月。

③周期性：在地方性流行区有隔年发病率升高的趋势，但近年来流行周期常表现为不规则性。

（5）流行趋势　登革热主要在东南亚、太平洋群岛、南美洲等热带及亚热带地区超过 100 个国家和地区流行。我国曾多次暴发登革热疫情，东南沿海地区几乎每年都有病例报道，广东、福建、浙江、云南、台湾等地区分别曾发生暴发流行，但报告输入性病例的省份呈现逐年增多趋势，新加坡、柬埔寨、泰国和缅甸等东南亚地区是主要输入地。广东省是登革热高发地区，既往报告病例约占全国 80% 以上。

3.发病机制

登革病毒经伊蚊叮咬进入人体后在毛细血管内皮细胞和单核巨噬细胞系统内复制，然后进入血液循环，形成第一次病毒血症。定位于单核巨噬细胞系统和淋巴组织中的登革病毒继续进行复制，再次释放入血，形成第二次病毒血症，并引起临床症状与体征。机体产生的抗登革病毒抗体与登革病毒形成免疫复合物，启动补体系统，导致血管的通透性增加，亦可导致血管水肿和破裂。登革病毒的复制可抑制骨髓中白细胞和血小板的再生，导致白细胞、血小板减少和出血倾向。

病理改变表现为肝、肾、心和脑等器官的损害，出现心内膜、心包、胸膜、腹膜、胃肠黏膜、肌肉、皮肤及中枢神经系统不同程度的水肿和出血。皮疹活检可见小血管内皮细胞肿胀、血管周围水肿及单核细胞浸润，淤斑中有广泛性血管外溢血。脑膜脑炎型患者可见蛛网膜下腔和脑实质灶性出血、脑水肿及脑软化。重型患者可有肝小叶中央灶性坏死及淤胆，小叶性肺炎和间质性肺炎等。

（二）中医学认识

本病多发于夏秋季，发病急骤，传变迅速，常广泛流行，归属中医温病学"温疫"范畴。中医学认为，本病的发生乃因素体正气不足，抗邪力低下，复感疫病毒邪而致。疫病毒邪从肌肤入侵，先犯卫气或侵犯膜原；毒邪夹湿热秽浊阻遏中焦，则出现运化功能异常；疫毒炽盛则内传营血，耗损营阴，扰乱心神，故见烦躁、神昏；疫毒灼伤血络，则出现斑疹；迫血妄行则见各种出血证，且因血不循经、瘀滞脉络而致毒瘀交结；疫毒内闭心脑则神志昏迷；邪热亢盛引动肝风则见痉厥。病程中若因疫毒亢盛，耗伤元气或因出血过多，气随血脱，则可致厥脱。病变后期，疫毒渐退，表现为余邪留恋。概之，本病病机为素体正气不足，复感疫病毒邪。毒盛致热，热毒壅盛，迫血妄行，毒疫交结，津液、气血耗伤，导致心、肝、肾、脑、胃肠等脏腑功能失常，而出现系列病证。

此外，本病病变过程中容易出现皮疹的表现，可参考温疫类温病的"疫疹"进行辨证论治。

二、临床诊断

（一）辨病诊断

1.流行病学史

（1）发病前14天内去过登革热流行区。

（2）居住场所或工作场所周围（如半径100m范围）1个月内出现过登革热病例。

2.临床表现

（1）急性起病，发热（24~36小时内达39~40℃，少数为双峰热），较剧烈的头痛、眼眶痛、全身肌肉痛、骨关节痛及明显疲乏等症状，可伴面部、颈部、胸部潮红，结膜充血等。

（2）皮疹 于病程第3~6天出现，为多样性皮疹（麻疹样皮疹、猩红热样疹、针尖样出血性皮疹）或"皮岛"样表现等。皮疹分布于四肢躯干或头面部，多有痒感，不脱屑。持续3~5天。

（3）出血倾向 部分患者可出现不同程度的出血表现，如皮下出血、注射部位淤点、牙龈出血、鼻衄及束臂试验阳性等。

（4）严重出血 皮下血肿，肉眼血尿，消化道、胸腹腔、阴道、颅内等部位出血。

（5）严重脏器损伤 急性心肌炎、急性呼吸窘迫综合征、急性肝损伤、急性肾功能不全、中枢神经系统损伤等表现。

（6）休克 皮肤湿冷、烦躁、脉搏细数、心动过速、毛细血管充盈时间延长＞3秒、低血压和脉压小于20mmHg及血压测不到、尿量减少等休克表现。

3. 实验室检查

（1）白细胞计数减少和（或）血小板减少。

（2）登革病毒 IgM 抗体阳性。

（3）发病 5 天内的登革病毒 NS1 抗原检测阳性。

（4）登革病毒恢复期血清特异性 IgG 抗体滴度比急性期有 4 倍及以上增长或阳转。

（5）从急性期患者血液、脑脊液或组织等中分离到登革病毒。

（6）应用 RT-PCR 或实时荧光定量 RT-PCR 检出登革病毒核酸。

4. 登革热的诊断标准

根据流行病学史、临床表现及实验室检查结果，可做出登革热的诊断。在流行病学史不详的情况下，根据临床表现、辅助检查和实验室检测结果做出诊断。

（1）疑似病例　符合下列一项可诊断为疑似病例。

①有流行病学史且出现登革热临床表现中的（1）。

②流行病学史不详但出现符合登革热临床表现中的（1），同时符合实验室检查中的（1）。

（2）临床诊断病例　符合下列一项可诊断为临床诊断病例。

①临床疑似病例第一种情况：出现皮疹和（或）出血倾向，且白细胞计数减少和（或）血小板减少。

②临床疑似病例第二种情况：登革病毒 IgM 抗体阳性和（或）发病 5 天内的登革病毒 NS1 抗原检测阳性。

（3）确诊病例　疑似病例或临床诊断病例，并且符合实验室检查中的（4）（5）（6）的任意一项，即可为确诊病例。

5. 重症登革热的诊断标准

临床诊断病例或确诊病例，并且符合临床表现中的（4）（5）（6）中的任何一项即可诊断为重症登革热。

（二）辨证诊断

登革热临床上多从温病论治，辨证多从卫气营血辨证。本病疫毒之性强烈，传变迅速，不全同于一般温病的卫气营血传变规律，故临床上需四诊合参，谨守病机。

1. 急性发热期

湿热郁遏，卫气同病

发病初期，发热，恶寒，无汗，乏力，倦怠，头痛，腰痛，肌肉疼痛，口渴，可见出血性皮疹，多伴恶心、干呕、纳差、腹泻，舌红，苔腻或厚，脉濡滑数。

辨证要点：发热，恶寒，无汗，头痛，腰痛，肌肉疼痛，口渴，舌红，苔腻或厚，脉濡滑数。

2. 极期

（1）毒瘀交结，扰营动血

热退，或发热迁延，烦躁不寐，口渴，多见恶心、呕吐，可见鲜红色出血样皮疹，多伴鼻衄，或牙龈出血，咯血，便血，尿血，阴道出血，舌红，苔黄少津，脉洪大或沉细滑数。

辨证要点：热退，或发热迁延，可见鲜红色出血样皮疹，多伴出血，舌红，苔黄少津，脉洪大或沉细滑数。

（2）暑湿伤阳，气不摄血

热退或发热迁延，乏力倦怠，皮疹隐隐，或见暗色瘀斑，或无皮疹，多伴鼻衄，或牙龈出血，咯血，便血，尿血，阴道出血，舌暗苔腻，脉细弱无力。

辨证要点：热退或发热迁延，乏力倦怠，皮疹隐隐，或见暗色瘀斑，多伴出血，舌暗苔腻，脉细弱无力。

3. 恢复期

余邪未尽，气阴两伤

发病后期，多见乏力，倦怠，恶心，纳差，口渴，大便不调，多见皮疹瘙痒，舌淡红，苔白腻，脉虚数。

辨证要点：乏力倦怠，纳差，口渴，

皮疹瘙痒，舌淡红，苔白腻，脉虚数。

三、鉴别诊断

（一）西医学鉴别诊断

1. 流行性感冒

鼻塞、流涕、咽痛、咳嗽等上呼吸道炎症的症状较明显，皮疹少见，无皮肤淤点、淤斑。

2. 麻疹

咳嗽，流涕，流泪，眼结膜充血，畏光，以及咽痛，全身乏力常见。在病程的第2~3天，多数患者的口腔出现麻疹黏膜斑。皮疹为斑丘疹，首先见于耳后发际，渐及前额、面、颈，自上而下至胸、腹、背及四肢，2~3天内遍及全身，最后见于手掌与足底。

3. 猩红热

急性咽喉炎较明显，表现为咽痛、吞咽痛，局部充血并可有脓性分泌物，颌下及颈淋巴结肿大、触痛。发热24小时后开始出疹，始于耳后、颈部及上胸部，然后迅速蔓及全身。皮疹为弥漫充血性针尖大小的丘疹，压之褪色，伴有痒感。面部充血而口鼻周围充血不明显，形成口周苍白圈。咽拭子培养可有A群β型溶血性链球菌生长。

4. 恙虫病

发病前曾在灌木草丛中工作或坐卧。可于肿大、压痛的淋巴结附近发现特征性焦痂或溃疡。血清变形杆菌凝集试验（外斐试验）检查，OXK凝集抗体效价达1∶160或以上有诊断意义。血液接种于小鼠腹腔，经饲养7~10天后可分离出恙虫病立克次体。

5. 流行性出血热

亦称肾综合征出血热，患者主要表现为发热、中毒症状、充血、出血、休克、少尿、高血容量综合征。发热、出血、休克与少尿依次出现很常见。休克常于退热时发生。血液白细胞计数升高，异型淋巴细胞常超过10%，血小板减少。尿中出现大量蛋白质和膜状物。血清中可检出抗流行性出血热病毒的IgG、IgM抗体。

6. 钩端螺旋体病

病前有疫水接触史。急性发热，眼结膜充血，结膜下出血，腓肠肌疼痛，腹股沟淋巴结肿大。患者走路时腓肠肌疼痛更为显著。体检时腓肠肌压痛较明显。血清中可检出抗钩端螺旋体的IgG、IgM抗体。

7. 菌血症

常有原发性感染灶，如外伤化脓性病灶、肺炎、肠炎等。可出现迁徙性感染病灶，如肺脓肿、肝脓肿、脑脓肿等。血液白细胞及中性粒细胞明显升高。血液培养或感染病灶抽吸物培养可有病原菌生长。若血液培养与感染病灶抽吸物培养有相同的细菌生长则更具明确诊断意义。

8. 伤寒

持续发热1周以上，伴全身中毒症状，如表情淡漠、食欲缺乏、腹胀、便秘、相对缓脉，肝、脾大，右下腹压痛等。病程的第2周可于胸腹部皮肤发现颜色淡红、直径为2~5mm、压之褪色、数目常在10个以下的玫瑰疹。外周血白细胞数减少，淋巴细胞比例相对增多，嗜酸性粒细胞减少或消失。肥达反应（伤寒杆菌血清凝集反应）中"O"抗体效价可在1∶80以上，"H"抗体效价可在1∶160以上。血液和骨髓培养可有伤寒杆菌生长。

9. 疟疾

间歇发作性寒战、高热、大量出汗，贫血和脾大。每次发作持续4~8小时。间歇发作的周期有一定规律性，间日疟、卵形疟为每隔天发作1次，三日疟为每隔2天发作一次。血液的厚、薄涂片经吉姆萨染色后用显微镜油镜检查，发现疟原虫，有明确诊断意义。

（二）中医学鉴别诊断

登革热乃素体正气不足，复感疫病毒邪而发病，发热、疲倦、周身酸痛等为常见症状。本病需辨别为湿热疫或暑燥疫。

湿热疫是感受湿热秽浊之毒邪，吴又可在《温疫论》中认为："邪从口鼻而入，则其所客，内不在脏腑，外不在经络，舍于伏膂之内，去表不远，附近于胃……即〈针经〉所谓横连膜原也。"指出湿热疫毒，从口鼻而入，伏于半表半里之膜原。湿热疫传变有两种趋向，如病邪外出，即可见太阳表证，症见憎寒壮热、头痛身痛等。如入里化燥，可出现阳明腑实证或气分热盛证，症见但热不寒，日晡尤甚等。

暑燥疫是感受暑燥淫热之毒邪，《余师愚疫病篇》中指出："毒火盘踞于内，五液受其煎熬……因内有伏毒，邪火干胃。"余氏认为疫毒虽从口鼻而入，侵犯部位在胃而不在膜原，病势充斥十二经，因此临床上出现表里上下内外受病，症状复杂而严重。

四、临床治疗

（一）提高临床疗效的要素

1.早期注重清热祛湿

登革热属温病范畴，发于暑湿之际，故早期当及时辨证。若属湿重于热者，当偏祛湿为重，根据患者辨证情况，或从上焦化湿，或从中焦燥湿，或从下焦利湿；若属热重于湿者，当辨卫分为主，或气分为主，治以散热或清热。

2.极期当及时解毒化瘀，清营凉血

登革热属疫病范畴，较一般温病传变迅速，故当密切观察患者病情变化，以免病情变化太快而治疗不及。若早期病情不解，传入营分，则当及时清营凉血，透邪外出，以防进一步传入血分。若邪陷心包，

以致神昏谵语，当清热醒神。邪入血分，迫血于脉外，血不循经，凉血之余，或当益气，以恢复机体摄血之力。

3.后期易余邪留恋，调养机体同时适当清解余邪

登革热属温病范畴，温病过后，易伤气阴，气阴已伤，当益气养阴。但恐余邪留恋，过于补益易致使余邪再发，故后期益气养阴之时，仍需清余邪。

4.中西医结合，双管齐下

中医、西医各有优势，各有所长。疾病早期，高热为甚，西药退烧又恐影响胃肠功能，加重出血倾向，此时中医较之有优势。早期运用中药治疗，可减短发热时间，减少患者痛苦。危重患者，西医则有其自身优势，患者进食差或不能饮食，呕吐频繁脱水、休克时，西医可及时补充体液及营养，改善症状，减少并发症的危害。疾病恢复期患者往往有精神疲劳、胃纳不佳等病后体虚之象，此时中医的辨证调理则能帮助患者及早、更好地恢复。

（二）辨病治疗

目前尚无特效的抗病毒治疗药物，主要采取支持及对症治疗措施。治疗原则是早发现、早诊断、早治疗、早防蚊隔离。重症病例的早期识别和及时救治是降低病死率的关键。

1.一般治疗

（1）卧床休息，清淡饮食。

（2）防蚊隔离至退热及症状缓解，不宜过早下地活动，防止病情加重。

（3）监测神志、生命体征、液体入量、尿量、血小板、电解质等。对血小板明显下降者，进行动静脉穿刺时要防止出血、血肿发生。

2.对症治疗

（1）退热　以物理降温为主，可以用温水擦浴；对出血症状明显的患者，避免

采用酒精擦浴。高热患者不能耐受时可给对乙酰氨基酚治疗。慎用乙酰水杨酸（阿司匹林）、布洛芬和其他非甾体抗炎药物等解热镇痛类药物，避免加重胃炎或出血，甚至出现严重并发症。

（2）补液　口服补液为主，适当进流质食物，但应该用碳酸饮料。对频繁呕吐、进食困难或血压低的患者，应及时静脉输液。

（3）镇静止痛　可给予地西泮、罗通定等对症处理。

需要指出的是，高龄患者、孕妇、伴有基础疾病者应建议及时住院诊治，密切观察和补液治疗。

3. 重症登革热的治疗

除一般治疗中提及的监测指标外，重症登革热病例还应动态监测电解质的变化。对出现严重血浆渗漏、休克、急性呼吸窘迫综合征、严重出血或其他重要脏器功能障碍者应积极采取相应治疗措施。

（1）补液原则　重症登革热补液原则是维持良好的组织器官灌注。同时应根据患者红细胞压积、血小板、电解质、尿量及血流动力学情况随时调整补液的种类和数量，在尿量达约 0.5ml/kg/h 的前提下，应控制静脉补液量。

（2）抗休克的预防和治疗　出现休克时应尽快进行液体复苏治疗，初始液体复苏以等渗晶体液为主（如生理盐水等），对初始液体复苏无反应的休克或更严重的休克可加用胶体溶液（如白蛋白等）。同时积极纠正酸碱失衡。液体复苏治疗无法维持血压时，应使用血管活性药物；严重出血引起休克时，应及时输注红细胞或全血等。有条件可进行血流动力学监测并指导治疗。

（3）出血的预防治疗

①出血部位明确者，如严重鼻衄给予局部止血。胃肠道出血者给予制酸药。尽量避免插胃管、尿管等侵入性诊断及治疗。

②严重出血伴血红蛋白低于 70g/L，根据病情及时输注红细胞。

③严重出血伴血小板计数低于 30×10^9/L，应及时输注血小板。

临床输血（包括红细胞、血小板等）时要注意输血相关性急性肺损伤（TRALI）和血小板无效输注等。

（4）重要脏器损害的治疗

①急性心肌炎和急性心功能衰竭：应卧床休息，持续低中流量吸氧，保持大便通畅，限制静脉输液及输液速度。存在房性或室性早搏时，给予酒石酸美托洛尔或胺碘酮等抗心律失常药物治疗。发生心衰时首先予利尿处理，保持每日液体负平衡在 500~800ml，其次给予硝酸酯类扩张血管以及强心、营养心肌等处理。

②脑病和脑炎：降温、吸氧，控制静脉输液量和输液速度。根据病情给予甘露醇或利尿剂静脉滴注以减轻脑水肿。脑炎患者可给予糖皮质激素减轻脑组织炎症和水肿。出现中枢性呼吸衰竭应及时给予辅助通气支持治疗。

③急性肾功能衰竭：可参考急性肾损伤标准进行相应治疗，必要时予以血液净化治疗。

④肝衰竭：部分患者可发生严重肝损伤，如出现肝衰竭，按肝衰竭常规处理。

（5）其他治疗　预防并及时治疗各种并发症。

（三）辨证治疗

1. 辨证论治

（1）急性发热期

湿热郁遏，卫气同病

治法：清暑化湿，解毒透邪。

方药：甘露消毒丹、达原饮等加减。

豆蔻 10g（后下），藿香 15g，茵陈 15g，滑石 15g，木通 10g，槟榔 15g，草果 10g，厚朴 15g，黄芩 10g，白芍 15g，炙甘草 10g，知

母 10g。

伴有疲倦、肌肉疼痛者，加威灵仙、石菖蒲化湿疏络；口干口渴者，加麦冬、太子参等益气养阴。

（2）极期

①毒瘀交结，扰营动血

治法：解毒化瘀，清营凉血。

方药：清瘟败毒饮加减。

生地黄 15g，黄连 10g，黄芩 10g，牡丹皮 15g，石膏 50g，栀子 15g，甘草 10g，淡竹叶 15g，玄参 10g，水牛角 15g，连翘 15g，白芍 15g，知母 10g，桔梗 10g。

口干胃热者，加太子参、石斛滋养胃阴；大便不通者，加厚朴、大黄行气通腑。

②暑湿伤阳，气不摄血

治法：温阳，益气，摄血。

方药：附子理中汤合黄土汤加减。

附片 15g，人参 10g，炙甘草 10g，干姜 10，白术 15g，地黄 60g，白术 15g，阿胶 48g，黄芩 48g，灶中黄土 120g。

阳虚不摄，倦怠乏力者，加黄芪、当归益气补血。

（3）恢复期

余邪未尽，气阴两伤

治法：清热化湿，益气养阴。

方药：竹叶石膏汤合生脉饮。

淡竹叶 30g，石膏 30g，法半夏 15g，炙甘草 10g，麦冬 30g，五味子 15g，党参 15g。

后期疲劳倦怠不解者，加牛大力、千斤拔增加益气之力。

2. 外治疗法

（1）针刺治疗 取大椎、下都、合谷为主穴。发热期配曲池、足三里、中脘、天枢、阳白、太阳；极期（出疹期）配血海、血愁、膈俞、委中；恢复期配华佗夹脊穴、涌泉。头痛者针刺风池、合谷、太阳、头维、三阴交；呕吐严重者针中脘、内关、足三里、公孙。

（2）灸法 出现休克者针刺人中的同时，灸关元、气海、百会。

（3）中药外洗 金银花藤、苦参、白鲜皮、地肤子、大青叶、生地黄、赤芍、紫草等，放入 500ml 水，煎至 200ml，放凉后清洗，适用于登革热皮疹，用于缓解皮疹引发的皮肤瘙痒，促进皮疹消退。

3. 成药应用

可辨证使用热毒宁注射液、喜炎平注射液、痰热清注射液、血必净注射液、参附注射液、参脉注射液、醒脑静注射液、安宫牛黄丸、紫雪丹、云南白药等。

（1）安宫牛黄丸，每次半丸，口服，每日 1~3 次。适用于高热伴神志异常者。

（2）紫雪丹，每次 1~1.5g，口服，每日 2~3 次。适用于高热伴惊厥者。

（3）云南白药，每次 0.15~0.5g，口服，每 4~6 小时 1 次。适用于登革热伴有出血者。

4. 单方验方

广州市第八人民医院的经验用方：柴石解毒颗粒（柴胡 15g，石膏 30g，滑石 10g，党参 12g，黄芩 15g，水牛角 20g，薏苡仁 20g，葛根 20g，藿香 10g，甘草 3g 等），每日 2 次，每次 1 包，开水 300ml 溶解后温服，主要应用于登革热（非重症）发热期的治疗。[张波，王军文，谭行华，等. 柴石解毒颗粒治疗登革热临床观察. 西部中医药，2021，34（7）：91-94.]

（四）医家经验

1. 梅广源

梅教授认为登革热属中医学"温疫"范畴，因疫疬之气由口鼻或皮毛而入，伏于半表半里或盘踞阳明。其治疗登革热，常按临床症状分为湿热和暑燥两类证型施治，且认为临床上以暑燥型为最多见。湿热型临床表现为初起憎寒壮热，继而但热不寒，日晡益甚，头痛，眩晕，四肢倦怠，周身疼重，可有胸闷、恶心呕吐、脘腹胀满。治则温运气机，解毒避瘟，方选达原饮加减；1~2 天后，如仍壮热、大汗出，脉洪大数，用白虎汤加减。如发斑疹，色赤紫，烦渴，脉数，用化斑汤合黄连解毒汤加减。暑燥型临床表现初起恶寒或寒战，高热，头痛剧烈，眩晕，关节疼痛，腰如被杖，口干焦或口褐引饮，面目红赤，可有腹痛、恶心或呕吐，尿黄短，舌质红，苔黄干或黑，有芒刺。治则清表里气血之热，解毒避瘟，方选清瘟败毒饮加减。此外重视滋阴，针对出血、高热、休克等均采用综合措施敛阴救逆对症处理。

2. 刘仕昌

刘仕昌教授认为登革热以热毒炽盛、毒瘀交结为病机，临床证候变化复杂，治疗以清解疫毒为本。登革热不论是湿热疫，还是暑燥疫，总以清解疫毒为治疗原则。卫气同病治宜清气泄热解毒，佐以辛凉解表，若属湿重于热者，治宜宣透膜原法，若属热重于湿者，方选银翘散加减。气分热盛，治宜清热解毒，佐以理气化湿；若属阳明热盛者，方用加味白虎汤；若属湿热阻遏膜原者，方用达原饮加减。气血两燔，治宜清热凉血解毒，方用加减清瘟败毒饮。毒犯心脑，治宜清心开窍，凉血解毒，方用清官汤加减。毒瘀交结，治宜清热解毒，凉血化瘀，方用犀角地黄汤加减。余邪未清，治宜清涤余邪，养阴生津，若属湿热未清者，方用五叶芦根汤加减，若属热伤阴液者，方用沙参麦冬汤或竹叶石膏汤加减。

五、预后转归

登革热是一种自限性疾病，通常预后良好。影响预后的因素包括患者既往感染登革病毒史、年龄、基础疾病、并发症等。少数重症登革热患者可因重要脏器功能衰竭死亡。

六、预防调护

（一）预防

1. 控制传染源

在地方性流行区或可能流行地区要做好登革热疫情监测预报工作，早发现，早诊断，及时隔离与治疗患者。同时，对可疑病例应尽快进行特异性实验室检查，识别轻型患者。加强国境卫生检疫。

2. 切断传播途径

防蚊、灭蚊是预防本病的根本措施。改善卫生环境，消灭伊蚊孳生地，清理积水。喷洒杀蚊剂消灭成蚊。

3. 提高人群抗病力

注意饮食均衡营养，劳逸结合，适当锻炼，增强体质。在登革热流行期间，可佩戴香囊、使用艾叶喷雾等预防蚊虫叮咬，也可选择服用中药、调节饮食预防。同时应注意减少公共场所活动，减少人群流动，尤其是有蚊虫孳生场所的活动，防止感染或交叉感染。

登革疫苗仍处于研制、试验阶段，已研制出登革病毒 1 型和 2 型的蛋白和 DNA 基因疫苗，正在进行动物试验，但尚未能在人群中推广应用。由于低滴度的抗登革病毒 1 型抗体有可能成为促进型抗体，诱发登革出血热的发生，因而增加了疫苗研制、应用的难度。

（二）调护

1. 休息

登革病毒进入人体血液循环，引起病毒血症及各种病理生理学改变，出现全身乏力、头晕、嗜睡、面色苍白及出血倾向等症状。患者应卧床休息 7~10 天，因为严重出血及休克大多数在病程的第 3~4 天出现。病程 1 周后，大多数已进入恢复期，但仍应避免体力劳动，继续休息 10~14 天，以利于身体的康复。

2. 饮食调护

登革热患者多有厌食，部分有恶心、呕吐、腹痛、腹泻、便秘等胃肠道症状。食物以高热量、高维生素、营养丰富、易消化为原则。发热期给予流质饮食，供给充足的水分，避免粗糙、坚硬的食物。恢复期予高热量、高蛋白饮食，补充充分营养。如合并消化道出血应嘱患者禁食。对于呕吐、腹泻者，鼓励患者口服补液。对于频繁呕吐、腹泻不能进食，有脱水、血容量不足者，应及时静脉输液。

3. 发热调护

症状发作期，患者体温迅速上升，在24小时内可达39~40℃，多呈不规则热型。应给予以下护理。

（1）病室保持适宜的温度，注意通风，避免噪音。

（2）鼓励患者多饮水，必要时通过静脉补充水分、营养物质及电解质。

（3）高热者给以冰敷或温水擦浴等物理降温，伴皮疹者禁用酒精擦浴，以免血管扩张加重皮肤充血、出血；及时观察体温变化，降温速度不宜过快，一般降至38℃时，暂停降温措施，以防虚脱；解热镇痛药可引起红细胞葡萄糖-6-磷酸脱氢酸缺乏者溶血，应慎用。

（4）注意口腔清洁，避免口腔内感染；保持皮肤清洁干净，及时更换衣服及床单。

4. 皮肤调护

皮疹多于发病后3~6天出现，初见于掌心、脚底或发生于胸部、躯干及腹部，然后蔓延到四肢及面部，可伴皮肤瘙痒，尤以手掌及足底为甚。皮疹护理应注意以下几方面。

（1）保护皮肤，告知患者皮肤瘙痒时避免用力搔抓，以免发生破溃，并修剪指甲，以手掌根部按压或用指腹按摩代替抓痒。

（2）不用刺激性的香皂和过热水淋浴。

（3）床铺保持干净、平整；衣裤应宽松、柔软、透气性良好。

（4）注意观察皮疹性质、数量、部位的变化及护理效果等。

七、专方选要

1. 清气凉营汤

大青叶、生石膏（先煎）、白茅根、野菊花、青蒿（后下）各30g，金银花、知母各10g，淡竹叶、大黄各10g。

服法：水煎服，每日1剂。

主治：清营凉血，适用于登革热初期湿热郁遏，卫气同病。[罗翌，李际强，杨荣源，等.清气凉营汤为主治疗登革热18例临床观察.新中医，2003（7）：33-34.]

2. 登革热Ⅰ号方

滑石30g，薏苡仁、炒麦芽各20g，苦杏仁、法半夏、黄芩、知母、竹茹、白术、白豆蔻各15g，厚朴6g，甘草5g。

服法：水煎服，每日1剂。

主治：清热祛湿，适用于登革热初期湿热郁遏证。[夏瑾瑜，洪仲思，叶晓燕，等.登革热Ⅰ号治疗登革热125例.新中医，2009（2）：84-85.]

3. 中药处方外洗

金银花藤、苦参、白鲜皮、地肤子、大青叶、生地黄、赤芍、红条紫草等各15g。

用法：上药放入500ml水，煎至200ml，放凉后清洗。

主治：本方清热止痒，可缓解皮疹引发的皮肤瘙痒，促进皮疹消退。[黎小萍，叶秋喜.16例重症登革热患者的护理.现代临床护理，2009（11）：38-40.]

主要参考文献

[1]中华人民共和国国家卫生和计划生育委员会.登革热诊疗指南（2014年第2版）[J]

. 中国医药科学, 2014, 4 (21): 221–224.

[2] 中华医学会感染病学分会, 中华医学会热带病与寄生虫学分会, 中华中医药学会急诊分会. 中国登革热临床诊断和治疗指南 [J]. 中医杂志, 2018, 59 (17): 1523–1530.

[3] WS216–2018, 中华人民共和国卫生行业标准 – 登革热诊断 [S].

[4] 覃小兰, 张忠德, 刘云涛, 等. 722 例登革热患者发病特征分析 [J]. 中医杂志, 2016, 57 (12): 1033–1036.

[5] 韩凡, 罗翌. 当代名老中医治疗登革热的辨证治疗经验挖掘 [J]. 中国中医急症. 2012, 21 (7): 1066–1067.

[6] 张复春. 中国登革热现状 [J]. 新发传染病电子杂志, 2018, 3 (2): 65–66.

[7] T/CACM 1263–2019), 中医内科临床诊疗指南登革热 [S].

第五节　肾综合征出血热

肾综合征出血热（HFRS）曾命名为流行性出血热，是由汉坦病毒（HV）引起的，以鼠类为主要传染源的一种自然疫源性疾病。肾综合征出血热临床上以发热、休克、充血出血和肾损害为主要表现。

中医学归属"瘟疫""疫疹""疫斑"等疾病范畴。

一、病因病机

（一）西医学认识

1. 病原学

汉坦病毒属于布尼亚病毒科，为负性单链 RNA 病毒，形态呈圆形或卵圆形，有双层包膜，外膜上有纤突。直径 78~210nm，平均 120nm。其基因 RNA 可分为大、中、小三个片段，即 L、M 和 S，其中 S 基因编码核衣壳蛋白，M 基因编码膜蛋白，可分

为 G1 和 G2，L 基因编码聚合酶。核衣壳蛋白是病毒主要结构蛋白之一，它包裹着病毒的各基因片段，G1 和 G2 糖蛋白构成病毒的包膜。

汉坦病毒至少有 20 个以上血清型。其中 I 型汉坦病毒、II 型汉坦病毒、III 型普马拉病毒和 IV 型希望山病毒是经世界卫生组织（WHO）认定的。其中 I、II、III 型和多布拉伐 – 贝尔格莱德病毒能引起人类肾综合征出血热。在我国流行的主要是 I 型和 II 型病毒。近年来在我国还发现了 III 型普马拉病毒。而辛诺柏病毒等主要引起以呼吸窘迫和呼吸衰竭为主要表现的汉坦病毒肺综合征（HPS）。由于病毒型别不同，引起人类疾病的临床症状轻重有所不同，其中 I 型较重，II 型次之，III 型多为轻型，多布拉伐 – 贝尔格莱德病毒类似 I 型。

汉坦病毒对乙醚、氯仿、去氧胆酸盐敏感，不耐热和不耐酸，高于 37℃ 及 pH5 以下易被灭活，56℃ 30 分钟或 100℃ 1 分钟可被灭活。对紫外线、乙醇和碘酒等消毒剂敏感。

2. 流行病学

（1）传染源　有 170 多种脊椎动物能自然感染汉坦病毒，我国发现 53 种动物携带本病毒，主要宿主动物是啮齿类，其他动物包括猫、猪、犬和兔等。在我国以黑线姬鼠、褐家鼠为主要宿主动物和传染源。林区则以大林姬鼠为主，由于肾综合征出血热患者早期的血液和尿液中携带病毒，虽然有接触后发病的个别病例报告，但人不是主要传染源。

（2）传播途径

①呼吸道传播：鼠类携带病毒的排泄物，如尿、粪、唾液等污染尘埃后形成气溶胶，能通过呼吸道而感染人体。

②消化道传播：进食被鼠类携带病毒的排泄物所污染的食物可经口腔或胃肠道黏膜感染。

③接触传播：被鼠咬伤或破损伤口接触带病毒的鼠类排泄物或血液后可导致感染。

④垂直传播：孕妇感染本病后病毒可以经胎盘感染胎儿，曾从感染肾综合征出血热孕妇的流产儿脏器中分离到汉坦病毒。

⑤虫媒传播：尽管我国从恙螨和柏氏禽刺螨中分离到汉坦病毒，但其传播作用尚有待进一步证实。

（3）易感人群　人群普遍易感，以男性青壮年居多，可能与接触传染源机会较多有关。隐性感染率较低，在野鼠型多为3%~4%以下；但家鼠型疫区隐性感染率较高，有报告为15%以上，主要影响成人，儿童感染有时是致命的。二次感染发病罕见。病后在发热期即可检出血清特异性抗体，1~2周可达很高水平，抗体持续时间长。

（4）流行特征

①地区性：主要分布在亚洲，其次为欧洲和非洲，美洲病例较少。我国疫情最重，除青海和新疆外，均有病例报告。目前我国的流行趋势是老疫区病例逐渐减少，新疫区则不断增加。

②季节性和周期性：虽本病四季均能发病，但有明显的高峰季节，其中姬鼠传播者以11~1月份为高峰，5~7月为小高峰。家鼠传播者以3~5月为高峰。林区姬鼠传播者以夏季为流行高峰。本病发病率有一定周期性波动，以姬鼠为主要传染源的疫区，一般相隔数年有一次较大流行，以家鼠为传染源的疫区周期性尚不明确。

③人群分布：以男性青壮年农民和工人发病较高，其他人群亦可发病。不同人群发病的多少与接触传染源的机会多少有关。

3.发病机制

本病毒侵入人体后，随血液散布全身，在各脏器组织细胞，特别在血管内皮细胞中增殖并释放至血液，引起病毒血症，出现发热和中毒症状。当小血管和毛细血管受到损害，引起血管通透性增加，血浆外渗，有效循环血量下降，导致低血压休克。在血管损害基础上，血小板损害、聚集、破坏和功能障碍，加上凝血机制失调，弥散性血管内凝血（DIC）形成等引起全身广泛性出血。肾血管损害，血管通透性增加，引起肾间质水肿。肾小球基底膜损伤，肾小管上皮细胞变性、坏死、脱落和肾小管阻塞等引起蛋白尿、少尿和肾功能衰竭等一系列病理生理变化。

本病病理变化以小血管和肾脏病变最明显，其次为心、肝、脑等脏器。基本病变是小血管（包括小动脉、小静脉和毛细血管）内皮细胞肿胀、变性和坏死。管壁呈不规则收缩和扩张，最后呈纤维素样坏死和崩解，管腔内可有微血栓形成。肾脏肉眼可见肾脂肪囊水肿、出血，肾皮质苍白，肾髓质极度充血，并有出血和水肿。镜检肾小球充血，基底膜增厚，肾近曲小管变性和肾小管受压而变窄或闭塞，肾间质炎性反应较轻，主要为淋巴细胞和单核细胞浸润。心脏病变主要是右心房内膜下广泛出血，心肌纤维有不同程度的变性、坏死，部分可断裂。脑垂体前叶显著充血、出血和凝固性坏死，后叶无明显变化。肾上腺皮质和髓质充血、出血，可见皮质坏死以及微血栓。肝大，可出现肝细胞变性、灶性坏死和融合坏死灶。脾大，脾髓质充血、细胞增生，脾小体受压萎缩，后腹膜和纵隔有胶胨样水肿。脑实质水肿和出血，神经细胞变性，胶质细胞增生。

（二）中医学认识

中医学认为，本病主要是由于人体正气不足，外感温热疫毒之邪，由口鼻或皮毛侵入机体，化火内陷营血所致。由于疫毒之邪侵袭肺卫，迅速入营而导致气营两燔，故表现为斑疹，甚者吐衄、二便出血等。热邪内闭或邪伤气阴，阳气衰竭，均可发为厥逆。邪热内盛，津液消灼，肾阴亏耗，肾水枯竭，可致少尿；热伤营血，邪陷厥阴，心肝受病可见神昏、痉厥、抽搐；邪热减退，正气未复，肾气不固，水不蓄藏，津不上承，可见烦渴多尿等症。

近年来，中医根据本病发热、出血、肾损伤等特点，命名为"肾性疫斑热"。其主要病因为"疫毒"，病因属性主要有热毒、湿毒两种。

二、临床诊断

（一）辨病诊断

1. 流行病学史

（1）发病前2个月内有疫区旅居史。

（2）发病前2个月与鼠类或其排泄物（粪、尿）、分泌物等有直接或间接接触史或可疑接触史。

2. 临床表现

（1）发热，可伴有乏力、恶心、呕吐、腹痛及腹泻等消化道症状。

（2）充血、渗出和出血等毛细血管损害表现 颜面潮红、颈潮红和胸部潮红（三红），酒醉貌，头痛、腰痛和眼眶痛（三痛），球结膜充血、水肿、皮肤出血点，重者可有腔道出血。

（3）低血压休克。

（4）肾脏损害 尿蛋白，镜下或肉眼血尿，尿中膜状物，少尿或多尿。

（5）典型病程分为发热期、低血压休克期、少尿期、多尿期和恢复期（五期经过）。

3. 实验室检查

（1）血常规 发热期外周血白细胞计数升高和血小板减少，出现异形淋巴细胞；血液浓缩（低血压休克期）或血液稀释（少尿期）。

（2）尿常规 尿蛋白阳性，可出现镜下血尿、管型尿。可有肉眼血尿和尿中膜状物；尿沉渣中可发现巨大的融合细胞。

（3）血生化检查 血肌酐、尿素氮升高。

（4）血清特异性 IgM 抗体阳性。

（5）恢复期血清特异性 IgG 抗体滴度比急性期有 4 倍以上升高。

（6）从患者标本中检出汉坦病毒 RNA。

（7）从患者标本中分离到汉坦病毒。

4. 诊断标准

（1）疑似病例 具备流行病学史（1）和（或）（2），同时具备临床表现（1）和（或）（2），且不支持其他发热性疾病诊断者。

（2）临床诊断病例 疑似病例，同时具备以下条件者：具备临床表现（3）（4）（5）之中的一项或以上和（或）具备实验室检查（1）（2）（3）之中的一项或以上。

（3）确诊病例 临床诊断病例或疑似病例，同时具备以下条件者：具备实验室检查（4）（5）（6）（7）之中一项或以上。

5. 临床分期

潜伏期4~6天，一般为7~14天。10%~20%的患者有前驱症状，表现为上呼吸道卡他症状或胃肠道功能失调。临床上可分为发热期、低血压休克期、少尿期、多尿期、恢复期 5 期，但也有交叉重叠。

（1）发热期 主要表现为发热、全身中毒症——毛细血管损伤和肾损害。患者多起病急，畏寒，发热常在 39~40℃之间，以稽留热和弛张热多见。热程多数为 3~7 天，少数达 10 天以上。一般体温越高，热程越长，则病情越重。少数患者起病时以低热、胃肠不舒服和呼吸道前驱症状开始。轻型患者热退后症状缓解，重症患者热退后反而加重。

全身中毒症状表现为全身酸痛、头痛、腰痛和眼眶痛。头痛、腰痛、眼眶痛一般称为"三痛"。头痛为脑血管扩张充血所致，腰痛与肾周围组织充血、水肿以及腹膜后水肿有关，眼眶痛是眼球周围组织水肿所致，重者可伴有眼压升高和视力模糊。多数患者可以出现胃肠中毒症状，如食欲减退、恶心、呕吐或腹痛、腹泻，腹痛剧烈者，腹部有压痛、反跳痛，易误诊为急腹症而手术。此类患者多为肠系膜局部极度充血和水肿所致。腹泻可带黏液和血，易误诊为肠炎或痢疾。部分患者可出现嗜睡、烦躁、谵妄或抽搐等神经精神症状，此类患者多数发展为重型。

毛细血管损害征主要表现为充血、出血和渗出水肿征。皮肤充血潮红主要见于颜面、颈、胸部等部位，重者呈酒醉貌。黏膜充血见于眼结膜、软腭和咽部。皮肤出血多见于腋下及胸背部，常呈搔抓样、条索点状淤点。黏膜出血常见于软腭，呈针尖样出血点，眼结膜呈片状出血。少数患者有鼻出血、咯血、黑便或血尿。如在病程4~6天，腰、臀部或注射部位出现大片淤斑和腔道大出血可能为DIC所致，是重症表现。渗出水肿征主要表现在球结膜水肿，轻者眼球转动时球结膜有涟漪波，重者球结膜呈水泡样，甚至突出眼裂。部分患者出现眼睑和脸部水肿，亦可出现腹水，一般渗出水肿越重，病情越重。

肾损害主要表现在蛋白尿和镜检可发现管型等。

（2）低血压休克期 一般发生于第4~6病日，迟者8~9病日出现。多数患者在发热末期或热退同时出现血压下降，少数在热退后发生。轻型患者可不发生低血压或休克。本期持续时间，短者数小时，长者可达6天以上，一般为1~3天。其持续时间的长短与病情轻重、治疗措施是否及时和正确有关。一般血压开始下降时四肢尚温暖，当血容量继续下降则出现脸色苍白、四肢厥冷、脉搏细弱或不能触及、尿

量减少等。当大脑供血不足时，可出现烦躁、谵妄、神志恍惚。少数顽固性休克患者，由于长期组织血流灌注不良，而出现发绀，并促使DIC、脑水肿、急性呼吸窘迫综合征（ARDS）和急性肾衰竭的发生。

（3）少尿期 常继低血压休克期而出现，亦可与低血压休克期重叠或由发热期直接进入本期。与低血压休克期重叠的少尿应和肾前性少尿相鉴别。一般认为24小时尿量少于400ml为少尿，少于50ml为无尿，少数患者无明显少尿而存在氮质血症，称为无少尿型肾功能不全，这是肾小球受损而肾小管受损不严重所致。

少尿期一般发生于第5~8病日，持续时间短者1天，长者10余天，一般为2~5天。

少尿期的主要表现为尿毒症、酸中毒和水、电解质紊乱，严重患者可出现高血容量综合征和肺水肿。临床表现为厌食、恶心、呕吐、腹胀和腹泻等，常有顽固性呃逆，可出现头晕、头痛、烦躁、嗜睡、谵妄，甚至昏迷和抽搐等症状。一些患者出血现象加重，表现为皮肤淤斑增加、鼻出血、便血、呕吐、咯血、血尿或阴道出血，少数患者可出现颅内出血或其他内脏出血。酸中毒表现为呼吸增快或库氏深大呼吸。水钠潴留使组织水肿加重，可出现腹水和高血容量综合征，表现为体表静脉充盈、收缩压升高、脉压增大而使脉搏洪大、脸部胀满和心率增快。电解质紊乱主要是高血钾、低血钠和低血钙，少数亦可发生低血钾和高血镁，高血钾和低血钾均能引起心律不齐，低血钠表现为头昏、倦怠，严重者可有视力模糊和脑水肿。低血钙可引起手足搐搦。本期病情轻重与少尿持续时间和氮质血症的高低相平行，若血尿素氮每日上升21mmol/L以上为高分解型肾衰竭，预后较差。

（4）多尿期 此期为新生的肾小管重

吸收功能尚未完善，加上尿素氮等潴留物质引起高渗性利尿作用，使尿量明显增加。多数患者少尿期后进入此期，少数患者可由发热期或低血压期转入此期。多尿期一般出现在病程第9~14天，持续时间短者1天，长者可达数月之久。

（5）恢复期　经多尿期后，尿量恢复为2000ml以下，精神食欲基本恢复，一般尚需1~3个月体力才能完全恢复。少数患者可遗留高血压、肾功能障碍、心肌劳损和垂体功能减退等症状。

6.临床分型

根据发热高低、中毒症状轻重和出血、休克、肾功能损害严重程度的不同，临床上可分为5型。

（1）轻型　体温39℃以下，中毒症状轻，除出血点外无其他出血现象，肾损害轻，无休克和少尿。

（2）中型　体温39~40℃，中毒症状较重，有明显球结膜水肿，病程中收缩压低于90mmHg或脉压小于30mmHg，有明显出血和少尿期，尿蛋白（+++）。

（3）重型　体温＞40℃，中毒症状及渗出体征严重，可出现中毒性精神症状，并出现休克，有皮肤淤斑和腔道出血，休克和肾损害严重，少尿持续5天以内或无尿2天以内。

（4）危重型　在重型基础上并出现以下情况之一者：难治性休克；有重要脏器出血；少尿超出5天或无尿2天以上，尿素氮超出42.84mmol/L（120mg/dl）；出现心衰、肺水肿；出现脑水肿、脑出血或脑疝等中枢神经系统并发症；严重继发感染。

（5）非典型　发热38℃以下，皮肤黏膜可有散在出血点，尿蛋白（±），血、尿特异性抗原或抗体阳性者。

（二）辨证诊断

中医认为本病是由疫疠之气所致，属"暑温"或"伏暑"，也有学者将其归入"冬温时疫"的范围。由于本病具有发热及典型的皮肤斑疹等体征，故又称为"疫斑热""疫疹"。中医认为本病主要是热疫毒邪导致机体营阴损害所致。本病病机复杂，变化多端，涉及多脏，临证勿拘于温病发展阶段，也勿拘于伤寒传变规律辨证，针对其发生发展的阶段不同，分清脏腑病位、寒热虚实、轻重缓急，辨证分型均以病机为据，谨守病机，灵活辨证。

1.热燔阳明证

壮热大汗，心烦，头痛，面红如醉，口渴欲饮，便秘，舌红，苔黄，脉洪大而数。

辨证要点：壮热，大汗，口渴欲饮，脉洪大而数。

2.热入营血证

灼热烦躁，夜寐不安，谵语，或见斑疹紫黑，吐血衄血，舌绛苔焦，脉虚数。

辨证要点：身灼热夜甚，或见斑疹紫黑，多部位急性出血，舌绛。

3.暑温厥逆证

热厥者神昏惊悸，身热气粗，汗出如油，手足厥冷，口渴心烦，小便短赤，舌红，苔黄，脉洪大而数或脉浮；寒厥者大汗淋漓，畏寒厥冷，气微神昧，面白唇青，小腹硬满而凉，舌苔白滑，脉散大，或沉细紧欲绝。

辨证要点：热厥者四肢厥逆，身热，以腋下与腹股沟最为明显，伴口渴心烦，小便短赤，舌红苔黄，脉洪大。寒厥者四肢厥冷，小腹硬满而凉，畏寒，脉散大，或沉细紧欲绝。

4.肾阴亏虚，虚火内生证

极度衰竭，精神萎靡，嗜睡腰酸，小便涩少，口干咽燥，心烦失眠，舌红，苔干，脉细数。

辨证要点：腰酸，小便涩少，口干咽燥，舌红，苔干，脉细数。

5. 邪陷心包，肝风内动证

尿少尿闭，头痛呕吐，面赤，神昏谵语，痉厥抽搐，舌绛，苔干，脉弦细数无力。

辨证要点：神昏谵语，痉厥抽搐，头痛面赤。

6. 肾气不固诊

疲倦，耳鸣，懒言，小便频数而清，腰膝酸软，舌淡苔白，脉沉弱。

辨证要点：小便频数而清，腰膝酸软，舌淡苔白，脉沉弱。

三、鉴别诊断

（一）西医学鉴别诊断

肾综合征出血热在发热期应与下列疾病相鉴别。

1. 感冒、流行性感冒及上呼吸道感染

多呈群发，上呼吸道症状显著，且呈热退病减，无出血热的渗出（肿）、出血及尿的突出改变。

2. 斑疹伤寒

常表现为午后寒热如疟，头痛如裂，于第4~5病日在胸、背、肩、臂依次出现鲜红色、压之褪色的斑疹为其突出特点。用特效抗生素（四环素、多西环素、氯霉素等）后多于24~48小时内热退病减。白细胞，尤其嗜酸性粒细胞常显著下降，外斐试验阳性。

3. 钩端螺旋体病

病发季节为夏末秋初，具有"寒热酸痛一身乏，腰酸腿痛淋巴大"的突出特征，眼结膜出血虽重而不肿胀，腓肠肌疼痛如刀割。白细胞呈低、中度升高，血小板正常，青霉素有特效，血清抗体测定如显微镜凝集试验、酶联免疫吸附测定、间接红细胞凝集试验、间接红细胞溶解试验、或间接荧光抗体、补体结合试验阳性可鉴别。

4. 败血症

常见于呼吸、消化、泌尿道与皮肤等，有原发感染病灶。表现有发冷、发热、汗出三个过程，多形性皮疹，进行性贫血。白细胞和（或）中性粒细胞显著升高，并有中毒颗粒，血液培养或感染病灶抽吸物培养可有病原菌生长。

流行性出血热在低血压休克期应与下列疾病相鉴别。

1. 急性中毒性菌痢

本病好发于夏秋季及儿童，多有不洁饮食史。起病急骤，以高热、畏寒及精神萎靡或惊厥为主，可迅速出现中毒性休克、呼吸衰竭或昏迷。肛门指检或诊断性灌肠采集粪便标本进行检测有助于诊断。而出血热病程进展较缓慢，罕见24小时即发生休克者，且出血倾向及肾脏损害更加明显。

2. 休克型肺炎

多有受凉史，病初有咳嗽、咳痰、胸痛和气急等呼吸道症状，多于第2~3日即发生低血压休克，无明显渗出体征，也无异型淋巴细胞升高、血小板减少和严重蛋白尿。X线胸片有助于诊断。

（二）中医学鉴别诊断

本病由感受疫毒病邪所致，此疫毒在六淫的协同下有好犯血络、易伤少阴心肾的特点，当与以下中医病证相鉴别。

1. 疫疹需与疫斑鉴别

《外感温热篇》："若夹斑带疹，皆是邪之不一，各随其部而泄。然斑属血者恒多，疹属气者不少，斑疹皆是邪气外露之象，发出宜神情清爽，为外解里和之意。如斑疹出而昏者，正不胜邪，内陷为患，或胃津内涸之故。"《中医临证备要》："温热病身热不退，发出红色小点，称为红疹，与发瘢原因相同。但瘢最重，疹稍轻，瘢属肌肉为深，疹在血络较浅，虽然也能同时出现，不可混为一种。"

2.疫疹还应和痘、疫喉痧相鉴别

痘多发于小儿，初起为红色丘疹，数小时后就成米粒或豆大圆形水疱，周围红晕，疱内灌浆液，先清后浊；疹无水疱和灌浆现象。疫喉痧表现为咽喉肿痛，发热，全身痧点隐隐，渐致遍身猩红，融合成片，疹点间无正常皮肤，口周围苍白，舌呈杨梅状，与疹有别。

3.疫斑又分别提出阴斑和阳斑之名

所谓阴斑，是指斑之属于虚寒者；所谓阳斑是指斑之属于实热者。《杂病源流犀烛·阳毒阴毒源流》："阳毒发斑，阳邪亢极病也，抑或有误服辛热而成者。〈金匮〉云，阳毒之为病，面赤斑斑如锦纹，咽喉痛，唾脓血，五日可治，七日不可治，升麻鳖甲汤主之。阴毒发痹，阴邪极深病也。金匮云，阴毒之为病，面目青，身痛如被杖，咽喉痛，五日可治，七日不可治，升麻鳖甲汤去雄黄、蜀椒主之。"

四、临床治疗

（一）提高临床疗效的要素

1.祛邪切勿伤正

本病系热性病，大部分起病后即出现表里俱热，气阴两伤，渐及脏腑，所以临证时切忌滥用祛邪而伤正之品，即使邪正相搏，邪盛为主时，在祛邪的同时，亦要顾护正气，可重用人参，或单服人参，据临床观察，重用人参不仅能减轻症状，缩短疗程，且毫无恋邪之弊。应用人参越早越好，此乃有别于一般热性病的治疗要点。若出现阴虚症状，可早用滋补之品，如沙参、玄参、麦冬、黄精、石斛、玉竹等。在临证应用祛邪药时，最好选用具有清热解毒、滋阴凉血而不伤阴之品，如金银花、连翘、知母、石膏、栀子、竹叶等。量可大，如石膏可增至80g，先煎为宜。至于黄芩、黄连、黄柏等清热解毒燥湿之品，见

证即用，中病即止，不可久服长用，且量不可过大。勿拘泥于一般伤寒、温病祛邪为先、扶正之品不可投之过早、防闭门留寇之虑。

2.扶正谨守病机

本病在其发生发展全过程中，最易损伤正气，多波及心、肝、肾诸脏。心脏方面患者多表现烦躁、神昏谵语、心火上炎等症；肝脏方面患者多有肝火上炎、肝胆湿热、肝风内动等表现；肾脏方面患者多有热毒伤肾、肾阴亏虚、阴损阳衰、肾阳不振、肾气衰败等证候。因本病初期即可见肝肾两脏的损伤，因此早期、全程养肝益肾尤其重要。如若出现心脏证候，应用清热泻火、除烦醒神之品的同时，加天冬、生地黄、赤芍等益心阴清心热之品；出现肝脏证候，在应用祛邪之品的同时，配以白芍、当归、黄精等顾护肝体之品；出现肾脏证候，在清除余邪的同时，既要应用熟地黄、山药、山茱萸等滋补肾阴之品，或用附子、肉桂等助阳之品，还要注意应用渗湿利水之品，如石韦、泽泻、车前子之类，对于保护肾脏有重要意义。因肾为水脏，水气不化，肾必受损。

3.利尿切勿伤阴

本病由于邪热伤阴，津液亏虚，损伤肾阴尿源枯涸，阴损及阳，肾阳不振，肾气衰败，症见少尿、尿闭、口渴烦躁等，治疗当急以通利水道为主。若水道不通，毒邪内侵，纯通利则阴更伤，纯扶正则水道不利，邪难去，必须扶正利水，利水不能伤阴。若属气阴两虚则用五苓散合生脉散，以补气益阳，通阳利水，重用人参30~50g，腹胀甚加枳壳30g。若属肾阴亏竭，虚火内扰，可用知柏地黄汤合人参猪苓汤，以滋阴利尿，清热凉血，热重加犀角、竹叶，阴虚重者加生地黄、玄参、麦冬，血瘀重者加丹参、茜草、白茅根。若属热结血瘀者可用桃仁承气汤合猪苓汤以

泻热散结，育阴利尿，凉血化瘀，中病即止，以防止寒凉影响肾功恢复。总之，不仅在出现尿少或尿闭时应用通利水道法，就是初期或恢复期，无明显尿少时也可选用通利水道法，因通利水道能减轻肾脏负担，减轻肾损伤，有利于肾脏恢复。然于利尿时千万根据病情适时选用滋阴的药物，以达祛邪而不伤正之目的。

4. 出血勿忘止血

本病极易出现出血病变，早期、低血压期或少尿期均可发生，多见皮肤、黏膜、消化道、尿道，甚至内脏等多种出血病变。治疗上要审因论治，灵活施法，一般早期多系营卫失调、热迫血行而致，可选用柴胡桂枝汤加味治之，重用人参，配以凉血止血之品，如小蓟、茜草、白茅根等；若系热毒扰营，血热妄行，可选用清瘟败毒散加味；若系气虚血瘀证，可选用补阳还五汤，重加人参；若系气不摄血，出现鼻衄、咯血、吐血或尿血，甚或内脏出血，可重用人参30g~50g，山茱萸20g，仙鹤草60g，冲服三七粉或云南白药治之；若系阴虚内热，尿少尿血，甚至内脏大量出血，可选用犀角地黄汤加味治疗，重用生地黄60g，加墨旱莲30g，山茱萸20g，炒地榆30g。总之，本病系出血性疾病，预防出血是治愈疾病的关键，但临证切勿见血止血，妄用止血药，而应采用治本为主，配以适量止血之品的治疗方法。

5. 益气养阴促康复

本病系热性疾病，后期多伤阴耗气，余邪未尽，形瘦低烧，纳少口渴，头晕心悸，乏力汗出，可用竹叶石膏汤加味治之；自汗加黄芪、白术；盗汗加山茱萸；若后期肝肾损伤，乏力纳呆，胸痛口干，可选一贯煎加人参治之；若气短乏力，面苍无华，活动加重，用补中益气汤加石韦、丹参治之；若腰膝酸软，形瘦乏力，尿中有蛋白，用知柏地黄汤加人参、石韦治之；

若出现胸闷，心烦，恶心纳少，难眠多梦，头晕目眩，要选用十味温胆汤加栀子治之。总之，本病后期，多以益气养阴扶正为主，佐祛邪，或利尿，或活血，或除烦，或清虚热，以促正气恢复，余邪退却，疾病痊愈。

（二）辨病治疗

1. 发热期治疗

治疗原则：抗病毒，减轻外渗，改善中毒症状和预防 DIC。

（1）抗病毒　发热期患者，成人可应用利巴韦林 0.5~1g/d 加入 10% 葡萄糖液 500ml 中静脉滴注，持续 3~5 天，能抑制病毒，减轻病情和缩短病程。干扰素具有广谱抗病毒和免疫调节作用，剂量为 1MU/d，肌内注射，疗程 3 天。

（2）减轻外渗　应早期卧床休息，为降低血管通透性可给予芦丁、维生素 C 等，每日输注平衡盐溶液或葡萄糖盐水 1000ml 左右。高热、大汗或呕吐、腹泻者可适当增加。

（3）改善中毒症状　高热以物理降温为主，忌用强烈发汗退热药，以防大汗而进一步丧失血容量，中毒症状重者可给予地塞米松 5~10mg 静脉滴注，呕吐频繁者给予甲氧氯普胺 10mg 肌内注射。

（4）预防 DIC　适当给予低分子右旋糖酐或丹参注射液静脉滴注，以降低血液黏滞性。高热、中毒症状和渗出征严重者，应定期检查凝血时间，处于高凝状态时可给予小剂量肝素抗凝，一般用量为 0.5~1ml/kg，每 6~12 小时缓慢静脉注射。

2. 低血压休克期治疗

治疗原则：积极补充血容量，注意纠正酸中毒和改善微循环。

（1）补充血容量　宜早期、快速和适量，争取 4 小时内使血压稳定。液体应晶体和胶体相结合，以平衡盐为主，切忌单纯输入葡萄糖液。平衡盐液所含电解质、酸碱度和渗透压与人体细胞外液相似。临床上对休克较重患者，常用双渗平衡盐液（即每升各种电解质含量加一倍），能达到快速补充血容量的目的。这是由于输入高渗液体后能使外渗于组织的体液回流血管内，达到快速扩容作用。胶体溶液常用低分子右旋糖酐、甘露醇、血浆和白蛋白。10% 低分子右旋糖酐每日输入量不宜超过 1000ml，否则易引起出血。由于本期存在血液浓缩，因而不宜应用全血。补充血容量期间应密切观察血压变化，血压正常后输液仍需维持 24 小时以上。

（2）纠正酸中毒　主要用 5% 碳酸氢钠溶液，可根据二氧化碳结合力分次补充或每次 60~100ml，根据病情每日给予 1~4 次，5% 碳酸氢钠溶液渗透压为血浆的 4 倍，既能纠正酸中毒，亦有扩容作用。

（3）血管活性药和肾上腺糖皮质激素的应用　经补液、纠正酸中毒后，血红蛋白已恢复正常，但血压仍不稳定者可应用血管活性药物，如多巴胺 100~200mg/L 静脉滴注。山莨菪碱具有扩张微血管、解除血管痉挛作用，可酌情应用。也可同时用地塞米松 10~20mg 静脉滴注。

3. 少尿期治疗

治疗原则："稳、促、导、透"，即稳定机体内环境、促进利尿、导泻和透析治疗。

（1）稳定内环境　由于部分患者少尿期与休克期重叠，因此少尿早期需与休克所致肾前性少尿相鉴别，若尿比重 > 1.020，40mmol/L 尿素氮与血尿氮之比 > 10 : 1，应考虑肾前性少尿。可输注电解质溶液 500~1000ml，并观察尿量是否增加，亦可用 20% 甘露醇 100~125ml 静脉注射，观察 3 小时，若尿量不超过 100ml，则为肾实质损害所致少尿，此时宜严格控制输入量。每日补液量为前一日尿量和呕吐量再

加 500~700ml。纠正酸中毒应根据二氧化碳结合力，用 5% 碳酸氢钠溶液纠正，减少蛋白分解，控制氮质血症，可给予高碳水化合物、高维生素和低蛋白饮食，不能进食者每日输入葡萄糖 200~300g。避免一过性高血糖，必要时可加入适量胰岛素。

（2）促进利尿　本病少尿原因之一是肾间质水肿压迫肾小管，因此少尿初期可应用 20% 甘露醇 125ml 静脉注射，以减轻肾间质水肿，用后若利尿效果明显者可重复应用 1 次，若效果不明显，应停止应用。常用利尿药物为呋塞米（速尿），可从小量开始，逐步加大剂量至每次 100~300mg，静脉注射。效果不明显时尚可适当加大剂量，4~6 小时重复一次。亦可应用血管扩张剂如酚妥拉明 10mg 或山莨菪碱 10~20mg 静脉滴注，每日 2~3 次。

（3）导泻和放血疗法　为预防高血容量综合征和高血钾，可以进行导泻，但必须是无消化道出血者。常用甘露醇 25g，亦可用 50% 硫酸镁 40ml 或大黄 10~30g 煎水，每日 2~3 次口服。放血疗法目前已罕见应用，只在严重高血容量综合征所致明显肺水肿、心衰患者，且又缺乏其他措施时应用，一般可以每次放血 300~400ml。

（4）透析疗法　可应用血液透析或腹膜透析。透析疗法的适应证为少尿持续 4 天以上或无尿 24 小时以上，或出现下列情况者。①明显氮质血症，血尿素氮 > 28.56mmol/L，有严重尿毒症表现者。②高分解状态，每日尿素氮升高 > 7.14mmol/L。③血钾 > 6mmol/L，心电图有高耸 T 波的高钾表现。④高血容量综合征。

4. 多尿期治疗

治疗原则：移行期和多尿早期的治疗同少尿期，多尿后期主要是维持水和电解质平衡，防治继发感染。

（1）维持水与电解质平衡　给予半流质和含钾食物，水分补充以口服为主，不

能进食者可以静脉注射。

（2）防治继发感染　由于免疫功能下降，易发生呼吸道和泌尿系感染，若发生感染应及时诊断和治疗，忌用对肾脏有毒性作用的抗生素。

5.恢复期治疗

治疗原则为补充营养，逐步恢复工作，出院后应休息 1~2 个月，定期复查肾功能、血压和垂体功能，如有异常应及时治疗。

6.并发症治疗

（1）消化道出血　应注意病因治疗，如为 DIC 消耗性低凝血期，宜补充凝血因子和血小板。如为 DIC 纤溶亢进期，可应用氨基己酸或对羧基苄胺静脉滴注。肝素类物质增多所致出血，则用鱼精蛋白或甲苯胺蓝静脉注射。

（2）中枢神经系统并发症　出现抽搐时应用地西泮或戊巴比妥钠静脉注射，脑水肿或颅内出血所致颅内高压应用甘露醇静脉注射。

（3）急性呼吸窘迫综合征　可应用大剂量肾上腺皮质激素地塞米松 20~30mg，每 8 小时 1 次静脉注射，此外应限制入水量和进行高频通气，或用呼吸机进行人工终末正压呼吸。

（4）心衰、肺水肿　应控制输液或停止输液，并用强心药毛花苷 C、镇静药地西泮及扩张血管和利尿药物，还可进行导泻或透析治疗。

（5）自发性肾破裂　进行手术缝合。

（三）辨证治疗

1.辨证论治

（1）热燔阳明证

治法：清气泄热，益气生津。

方药：白虎加人参汤加减。

石膏（先煎）30g，知母 10g，甘草 10g，粳米 10g，人参 10g。

口渴较重加重石膏用量，加乌梅 15g，葛根 15g；阴液耗伤较重，加麦冬 15g，生地黄 15g；便秘者加大黄 10g，或加芒硝 10g。

（2）热入营血证

治法：清热凉营，凉血散瘀。

方药：热入营分者，清营汤加减；热入血分者，用犀角地黄汤加减。

水牛角（先煎）30g，黄连 10g，淡竹叶 10g，丹参 15g，地黄 10g，玄参 15g，麦冬 10g，金银花 15g，连翘 10g，紫草 10g，板蓝根 10g。

烦躁不眠或谵语，可加服安宫牛黄丸以清热安神；神志不清，加郁金 10g、石菖蒲 10g、远志 10g 以开窍醒神；热入血分，宜速用犀角地黄汤 [水牛角（先煎）30g，地黄 10g，牡丹皮 10g，赤芍 10g] 合安宫牛黄丸。

（3）暑温厥逆证

治法：清心开窍，清气凉营。

方药：安宫牛黄丸或紫雪丹。

安宫牛黄丸：牛黄、水牛角浓缩粉、人工麝香、珍珠、朱砂、雄黄、黄连、黄芩、栀子、郁金、冰片。每次 1 丸。

紫雪丹：石膏、北寒水石、滑石、磁石、玄参、木香、沉香、升麻、甘草、丁香、芒硝（制）、硝石（精制）、水牛角浓缩粉、羚羊角、人工麝香、朱砂。每次 1 包。

（4）肾阴亏虚，虚火内生证

治法：滋肾生津，滋阴降火。

方药：知柏地黄汤加减。

知母 10g，黄柏 10g，熟地黄 20g，茯苓 15g，泽泻 10g，牡丹皮 10g，山药 15g，山茱萸 15g，怀牛膝 15g。

（5）邪陷心包，肝风内动证

治法：清心开窍，息风镇痉。

方药：清营汤合羚角钩藤汤加减。

羚羊角粉（冲服）0.6g，钩藤（后下）10g，桑叶 10g，菊花 10g，川贝粉（冲服）

2g，茯神 10g，白芍 10g，甘草 6g，生地黄 10g，竹茹 10g。

下焦阴伤，肝脉失养，虚风内动，宜用大定风珠［牡蛎（先煎）30g，鳖甲（先煎）15g，龟甲（先煎）15g，生地黄 10g，白芍 10g，麦冬 10g，阿胶（烊化）10g，火麻仁 10g，炙甘草 6g，五味子 6g］。

（6）肾气不固型证

治法：补肾固摄，益气生津。

方药：济生肾气丸加减。

熟附子 10g，肉桂 10g，熟地黄 10g，山药 10g，车前子 10g，山茱萸 15g，怀牛膝 15g，茯苓 15g，猪苓 15g，人参 10g。

2.外治疗法

（1）针刺治疗

①发热者，可针刺大椎、足三里、曲池等；热闭心包，神昏谵语者，针刺人中、十宣，各放血 3 滴。

②少尿期，常针刺中极、膀胱俞、阴陵泉等。

③多尿期，常刺气海透中极、肾俞、大椎等。

（2）中药灌肠　适用于口服汤药困难者。取导尿管插入患者肛门 10~15cm 处，将中药煎剂用输液瓶装好，接输液管，并与导管连接，加压点滴，控制滴速为 30 滴/分，每次 150~200ml（药液温度 30℃左右），滴完后让患者坚持半小时后排便。

3.成药应用

可辨证选用以下中成药。

（1）六神丸　内服，每次 10 粒，每日 2~3 次，疗程 3~5 天。温开水送服。适用于**热毒壅盛证**。

（2）参麦注射液　肌内注射，每次 2~4ml，1 日 1 次。静脉滴注，每次 20~100ml（用 5% 葡萄糖注射液 250~500ml 稀释后应用），或遵医嘱。适用于气阴两虚证。

（3）生脉注射液　肌内注射，每次 2~4ml，每日 1~2 次。静脉滴注，每次 20~60ml，用 5% 葡萄糖注射液 250~500ml 稀释后使用，或遵医嘱。适用于气阴两虚证及气阴两虚厥脱证。

（4）醒脑静注射液　肌内注射，每次 2~4ml，每日 1~2 次。静脉滴注，每次 10~20ml，用 5%~10% 葡萄糖注射液或氯化钠注射液 250~500m 稀释后滴注，或遵医嘱。适用于痰热瘀毒蒙蔽神窍证。

（5）血必净注射液　血必净 50ml 加入 0.9% 氯化钠 100ml，或血必净 100ml 加入 0.9% 氯化钠 100ml，要求在 30~40 分钟内滴完，每日 2 次，在严重情况下，每日 3 次。适用于温热类疾病之瘀毒互结证。

4.单方验方

（1）加味银翘散　金银花、连翘各 17.5~35g，薄荷、竹叶、淡豆豉、牛蒡子各 10.5g，荆芥穗 7g，桔梗 10.5g，生甘草 14g，鲜芦根 35g，党参、杭芍、升麻各 10.5g，葛根 14g。

用法：每日 1 剂，（病重者日服 2 剂），每剂加水 600ml，大火煮沸，慢火煎煮 30 分钟，过滤取汁 200ml，煎二次总量 400ml，每服 200ml，1 日 2 次，早、晚饭前温服。

主治：辛凉解表，透热解毒，益气护阴，散血净血，适用于温毒发斑夹肾虚病卫分证（流行性出血热发热期）。(《中国中医药报》)

（2）解毒升压汤　栀子 15g，生石膏（先煎）30~60g，生大黄（后下）15g，枳实 15g，牡丹皮 15g，丹参 30g，玄参 30g，黄精 30g，桂枝 6g。

用法：水煎服，每日 1 剂。

主治：解毒升压，适用于流行性出血热低血压休克期，辨证属于热厥夹瘀，症见四肢厥冷，且多见于热厥（寒厥出现于临终期）。[《张学文中医世家经验辑要》]

（3）参麦地黄汤　党参 15g，麦冬 18g，五味子 6g，熟地黄 24g，山药 12g，茯苓

9g，山茱萸 10g，泽泻 9g，牡丹皮 9g，煅龙骨、煅牡蛎各 30g，覆盆子 9g。

用法：水煎服。

主治：壮阳清热，适用于流行性出血热多尿期，辨证属于肾阳不足，肾气不固，肺胃热炽，症见口渴引饮，尿频尿多（一昼夜多在 2500ml 以上），甚至遗尿、腰酸、肢软、耳鸣、头晕等。[《张学文中医世家经验辑要》]

五、预后转归

本病为自限性疾病。无并发症时半个月即开始缓解，逐渐恢复。1~3 个月即可恢复体力活动，一般不留后遗症，且可获得终身免疫。影响本病预后主要因素有：①病毒型别差异。②有无误诊误治。③有无早期合理治疗等。本病病死率与临床类型、治疗迟早及措施是否正确相关。主要死亡原因是休克、尿毒症、肺水肿、出血（主要是脑出血和肺出血等）。近年来通过早期诊断和治疗措施的改进，目前病死率由 10% 下降为 3%~5%。在我国一般认为 I 型病毒感染病死率高于 II 型病毒感染。有报道指出，观察早期 T 细胞活化抗原和记忆细胞可预测肾综合征出血热的病程及其预后。

六、预防调护

（一）预防

1. 疫情监测

由于新疫区不断扩大，因此应做好鼠密度、鼠带病毒率、易感人群监测工作。

2. 防鼠灭鼠

应用药物、机械等方法灭鼠，一般认为灭鼠后 II 型病毒的感染率能较好地控制和下降。

3. 做好食品卫生和个人卫生

防止鼠类排泄物污染食品，不用手接触鼠类及其排泄物，动物实验时要防止被实验鼠咬伤。

4. 疫苗注射

目前我国研制的沙鼠肾细胞灭活疫苗（I 型），地鼠肾细胞灭活疫苗（II 型）和乳鼠脑纯化汉坦病毒灭活疫苗（I 型），已在流行区使用，有 88%~94% 能产生中和抗体，但持续 3~6 个月后明显下降，1 年后需加强注射。有发热、严重疾病和过敏者禁用。关于重组疫苗、沙鼠肾原代细胞培养的 HFRS 双价疫苗、减毒活疫苗、重组痘苗疫苗（VACV）、基因工程疫苗和 DNA 疫苗等国内外正在研究中。

最近报道，从 VeroE6 细胞培养提纯的灭活疫苗比鼠脑疫苗中和活性要高 5 倍。应用杆状病毒表达系统生产出 5 种针对汉坦病毒的人重组 IgG 抗体，均可与病毒包膜上的 G2 蛋白结合，从而阻止病毒与宿主细胞上的受体相结合。这有可能用于 HFRS 的预防与治疗。

（二）调护

1. 休息

急性期应注意卧床休息，避免剧烈活动。重症患者需绝对卧床休息。

2. 饮食调护

注意饮食护理，因高热时由于迷走神经兴奋性减低，胃肠蠕动减弱，消化液生成减少及热量消耗增加，故必须进食易消化、高热量饮食。可给予米粥、细面条、藕粉、蛋糕、蛋羹等食物。禁食生、冷、硬的食物，进食易消化、少渣的饮食。对出现黑便的患者，给予高热量流食，必要时予以禁食，密切观察大便颜色及量的变化，并准确记录，及时送检。

3. 发热调护

以物理降温为主，应用温水擦浴及冰袋冷敷，勿用解热镇痛剂，避免大汗诱发休克。为减少对皮肤的刺激，避免加重血管扩张诱发皮下出血，禁用酒精擦浴。在降温过程中重点观察体温热型，随时掌握体温变化情况，注意保暖，尤其避免降温过快引起虚脱。

4.皮肤调护

避免穿紧身衣、留长指甲及过度用力擤鼻涕，避免刮脸、跌倒等引起损伤。脚背、小腿、手臂出现的瘀斑、灼热，可采用冰敷或冷毛巾湿敷，避免搔挠，以免抓破皮肤引起感染。

5.食疗

（1）饮食原则

①患者应选用高蛋白、高维生素及容易消化的食物，经过合理的营养搭配及适当的烹调，尽可能提高患者食欲，使患者饮食中的营养及能量能满足机体需要。

②患者不宜服用对病情不利的食物和刺激性强的食品，如辣椒等，尤其是急性期患者及阴虚火旺型患者最好忌用。

③凡食疗物品一般不采取炸、烤、爆等烹调方法，以免其有效成分破坏，或使其性质发生改变而失去治疗作用，应采取蒸、煮、炖、煲汤等方法。

（2）食疗方

①九仙王道糕：出自《万病回春》卷二。莲子（去心）200g，山药250g，茯苓、薏苡仁各200g，芡实（去壳）、白扁豆、炒麦芽各100g，柿饼50g，白糖1公斤，同研细末，加入粳米粉3.5公斤搅匀，蒸糕晒干后食用，可用米汤送服。有扶元气、养精神、健脾胃、促饮食、补虚损、生肌肉作用。

②怀山粥：源自《本草纲目》。山药60g，粳米（或糯米）50~100g，同煮粥，用食盐调味食用。有健脾益胃、补肾固精、止泄泻、长肌肉、治消渴作用。

七、专方选要

1.清解汤

大青叶50g，金银花50g，板蓝根30g，杜仲30g，连翘20g，龙胆草20g，半边莲20g，白花蛇舌草20g，黄芩15g，薄荷15g。［王永福."清解汤"治疗流行性出血热43例.中医药信息，2001，5：46.］

2.泻下通瘀合剂

组成：大黄10g，芒硝9g，桃仁9g，枳实10g，生地黄15g，木通9g，麦冬12g。

服法：每次60ml，每日2次，口服。危重者，每日3次；呕吐不能进药者，每次60~120ml，保留灌肠，每日2~3次。

主治：流行性出血热急性肾功能衰竭。［柏瑾，符为民，金妙文，等.泻下通腑合剂治疗流行性出血热急性肾功能衰竭150例疗效观察.新中医，1996（7）：35-36.］

3.清瘟败毒饮

组成：生石膏60g，生地黄40g，玄参30g，黄芩30g，牡丹皮20g，知母20g，连翘15g，黄连10g，栀子10g，竹叶10g，桔梗5g，甘草10g。发热期伴恶心、呕吐不能进食者给予清瘟败毒Ⅱ号：Ⅰ号方加清半夏10g，代赭石15g，旋覆花12g，山药10g。发热期过后改服清瘟败毒Ⅲ号：石膏、紫草、牡丹皮、黄芩、丹参各20g，生地黄40g，白茅根、玄参各30g。

服法：水煎服，每日1剂。

主治：流行性出血热。［郝向春，马素娟，陈玉良.清瘟败毒饮治疗流行性出血热120例临床观察.中国中西医结合急救杂志，2001，8（1）：45-46.］

主要参考文献

［1］谢渊，徐鹤峰，董国英.肾综合征出血热的概述［J］.中国医药南，2020，18（9）：38-41.

［2］刘华夏.肾病综合征出血热中医药治疗研究进展［C］.中国中西医结合学会肾脏疾病专业委员会.中国中西医结合学会肾脏疾病专业委员会2018年学术年会论文摘要汇编.中国中西医结合学会肾脏疾病专业委员会：中国中西医结合学会，2018：

1463.

[3] 郑志攀, 叶放, 朱垚. 基于辨证思维探讨周仲瑛教授对流行性出血热病机辨治方法 [J]. 南京中医药大学学报, 2017, 33

（2）: 180-181.

[4] 王泽颖. 卫气营血辨证感染性疾病应用简况 [J]. 实用中医内科杂志, 2017, 31（5）: 85-88.

附

录

临床常用检查参考值

一、血液学检查

指标			标本类型	参考区间
红细胞（RBC）	男			（4.0~5.5）×10^{12}/L
	女			（3.5~5.0）×10^{12}/L
血红蛋白（Hb）	新生儿			170~200g/L
	成人	男		120~160g/L
		女		110~150g/L
平均红细胞血红蛋白（MCV）				80~100fl
平均红细胞血红蛋白（MCH）				27~34pg
平均红细胞血红蛋白浓度（MCHC）				320~360g/L
红细胞比容（Hct）（温氏法）	男			0.40~0.50L/L
	女			0.37~0.48L/L
红细胞沉降率（ESR）（Westergren法）	男		全血	0~15mm/h
	女			0~20mm/h
网织红细胞百分数（Ret%）	新生儿			3%~6%
	儿童及成人			0.5%~1.5%
白细胞（WBC）	新生儿			（15.0~20.0）×10^{9}/L
	6个月至2岁时			（11.0~12.0）×10^{9}/L
	成人			（4.0~10.0）×10^{9}/L
白细胞分类计数百分率	嗜中性粒细胞			50%~70%
	嗜酸性粒细胞（EOS%）			0.5%~5%
	嗜碱性粒细胞（BASO%）			0~1%
	淋巴细胞（LYMPH%）			20%~40%
	单核细胞（MONO%）			3%~8%
血小板计数（PLT）				（100~300）×10^{9}/L

二、电解质

指标		标本类型	参考区间
二氧化碳结合力（CO_2-CP）	成人	血清	22~31mmol/L
钾（K）			3.5~5.5mmol/L
钠（Na）			135~145mmol/L
氯（Cl）			95~105mmol/L
钙（Ca）			2.25~2.58mmol/L
无机磷（P）			0.97~1.61mmol/L

三、血脂血糖

指标		标本类型	参考区间
血清总胆固醇（TC）	成人	血清	2.9~6.0mmol/L
低密度脂蛋白胆固醇（LDL-C）（沉淀法）			2.07~3.12mmol/L
血清三酰甘油（TG）			0.56~1.70mmol/L
高密度脂蛋白胆固醇（HDL-C）（沉淀法）			0.94~2.0mmol/L
血清磷脂			1.4~2.7mmol/L
α- 脂蛋白			男性（517±106）mg/L
			女性（547±125）mg/L
血清总脂			4~7g/L
血糖（空腹）（葡萄糖氧化酶法）			3.9~6.1mmol/L
口服葡萄糖耐量试验服糖后 2 小时血糖			＜ 7.8mmol/L

四、肝功能检查

指标		标本类型	参考区间
总脂酸		血清	1.9~4.2g/L
胆碱酯酶测定（ChE）（比色法）	乙酰胆碱酯酶（AChE）		80000~120000U/L
	假性胆碱酯酶（PChE）		30000~80000U/L
铜蓝蛋白（成人）			0.2~0.6g/L
丙酮酸（成人）			0.06~0.1mmol/L
酸性磷酸酶（ACP）			0.9~1.90U/L
γ- 谷氨酰转移酶（γ-GGT）	男		11~50U/L
	女		7~32U/L

指标			标本类型	参考区间
蛋白质类	蛋白组分	清蛋白（A）	血清	40~55g/L
		球蛋白（G）		20~30g/L
		清蛋白/球蛋白比值		（1.5~2.5）:1
	总蛋白（TP）	新生儿		46.0~70.0g/L
		＞3 岁		62.0~76.0g/L
		成人		60.0~80.0g/L
	蛋白电泳（醋酸纤维膜法）	α₁ 球蛋白		3%~4%
		α₂ 球蛋白		6%~10%
		β 球蛋白		7%~11%
		γ 球蛋白		9%~18%
乳酸脱氢酶同工酶（LDiso）（圆盘电泳法）		LD₁		（32.7±4.60）%
		LD₂		（45.1±3.53）%
		LD₃		（18.5±2.96）%
		LD₄		（2.90±0.89）%
		LD₅		（0.85±0.55）%
肌酸激酶（CK）（速率法）		男		50~310U/L
		女		40~200U/L
肌酸激酶同工酶		CK-BB		阴性或微量
		CK-MB		＜0.05（5%）
		CK-MM		0.94~0.96（94%~96%）
		CK-MT		阴性或微量

五、血清学检查

指标	标本类型	参考区间
甲胎蛋白（AFP, αFP）	血清	＜25ng/ml（25μg/L）
小儿（3 周~6 个月）		＜39ng/ml（39μg/L）
包囊虫病补体结合试验		阴性
嗜异性凝集反应		（0~1）:7
布鲁斯凝集试验		（0~1）:40
冷凝集素试验		（0~1）:10
梅毒补体结合反应		阴性

指标		标本类型	参考区间
补体	总补体活性（CH50）（试管法）	血浆	50~100kU/L
补体经典途径成分	C1q（ELISA法）	血清	0.18~0.19g/L
	C3（成人）		0.8~1.5g/L
	C4（成人）		0.2~0.6g/L
免疫球蛋白	成人		700~3500mg/L
IgD（ELISA法）	成人		0.6~1.2mg/L
IgE（ELISA法）			0.1~0.9mg/L
IgG	成人		7~16.6g/L
IgG/白蛋白比值			0.3~0.7
IgG/合成率			-9.9~3.3mg/24h
IgM	成人		500~2600mg/L
E-玫瑰花环形成率		淋巴细胞	0.40~0.70
EAC-玫瑰花环形成率			0.15~0.30
红斑狼疮细胞（LEC）		全血	阴性
类风湿因子（RF）（乳胶凝集法或浊度分析法）		血清	<20U/ml
外斐反应	OX19		低于1：160
Widal反应（直接凝集法）	O		低于1：80
	H		低于1：160
	A		低于1：80
	B		低于1：80
	C		低于1：80
结核抗体（TB-G）			阴性
抗酸性核蛋白抗体和抗核糖核蛋白抗体			阴性
抗干燥综合征A抗体和抗干燥综合征B抗体			阴性
甲状腺胶体和微粒体胶原自身抗体			阴性
骨骼肌自身抗体（ASA）			阴性
乙型肝炎病毒表面抗原（HBsAg）			阴性
乙型肝炎病毒表面抗体（HBsAb）			阴性
乙型肝炎病毒核心抗原（HBcAg）			阴性

指标	标本类型	参考区间
乙型肝炎病毒 e 抗原（HBeAg）	血清	阴性
乙型肝炎病毒 e 抗体（HBeAb）		阴性
免疫扩散法		阴性
植物血凝素皮内试验（PHA）		阴性
平滑肌自身抗体（SMA）		阴性
结核菌素皮内试验（PPD）		阴性

六、骨髓细胞的正常值

指标		标本类型	参考区间
增生程度		骨髓	增生活跃（即成熟红细胞与有核细胞之比约为 20：1）
粒系细胞分类	原始粒细胞		0~1.8%
	早幼粒细胞		0.4%~3.9%
	中性中幼粒细胞		2.2%~12.2%
	中性晚幼粒细胞		3.5%~13.2%
	中性杆状核粒细胞		16.4%~32.1%
	中性分叶核粒细胞		4.2%~21.2%
	嗜酸性中幼粒细胞		0~1.4%
	嗜酸性晚幼粒细胞		0~1.8%
	嗜酸性杆状核粒细胞		0.2%~3.9%
	嗜酸性分叶核粒细胞		0~4.2%
	嗜碱性中幼粒细胞		0~0.2%
	嗜碱性晚幼粒细胞		0~0.3%
	嗜碱性杆状核粒细胞		0~0.4%
	嗜碱性分叶核粒细胞		0~0.2%
红细胞分类	原始红细胞		0~1.9%
	早幼红细胞		0.2%~2.6%
	中幼红细胞		2.6%~10.7%
	晚幼红细胞		5.2%~17.5%

指标		标本类型	参考区间
淋巴细胞分类	原始淋巴细胞	骨髓	0~0.4%
	幼稚淋巴细胞		0~2.1%
	淋巴细胞		10.7%~43.1%
单核细胞分类	原始单核细胞		0~0.3%
	幼稚单核细胞		0~0.6%
	单核细胞		0~6.2%
浆细胞分类	原始浆细胞		0~0.1%
	幼稚浆细胞		0~0.7%
	浆细胞		0~2.1%
其他细胞	巨核细胞		0~0.3%
	网状细胞		0~1.0%
	内皮细胞		0~0.4%
	吞噬细胞		0~0.4%
	组织嗜碱细胞		0~0.5%
	组织嗜酸细胞		0~0.2%
	脂肪细胞		0~0.1%
分类不明细胞			0~0.1%

七、血小板功能检查

指标		标本类型	参考区间
血小板聚集试验（PAgT）	连续稀释法	血浆	第五管及以上凝聚
	简易法		10~15s 内出现大聚集颗粒
血小板黏附试验（PAdT）	转动法	全血	58%~75%
	玻璃珠法		53.9%~71.1%
血小板第 3 因子		血浆	33~57s

八、凝血机制检查

指标		标本类型	参考区间
凝血活酶生成试验		全血	9~14s
简易凝血活酶生成试验（STGT）			10~14s
凝血酶时间延长的纠正试验		血浆	加甲苯胺蓝后，延长的凝血时间恢复正常或缩短 5s 以上
凝血酶原时间（PT）		全血	30~42s
凝血酶原消耗时间（PCT）	儿童		> 35s
	成人		> 20s
出血时间（BT）		刺皮血	（6.9±2.1）min，超过 9min 为异常
凝血时间（CT）	毛细管法（室温）	全血	3~7min
	玻璃试管法（室温）		4~12min
	塑料管法		10~19min
	硅试管法（37℃）		15~32min
纤维蛋白原（FIB）		血浆	2~4g/L
纤维蛋白原降解产物（PDP）（乳胶凝聚法）			0~5mg/L
活化部分凝血活酶时间（APTT）			30~42s

九、溶血性贫血的检查

指标		标本类型	参考区间
酸化溶血试验（Ham 试验）		全血	阴性
蔗糖水试验			阴性
抗人球蛋白试验（Coombs 试验）	直接法	血清	阴性
	间接法		阴性
游离血红蛋白			< 0.05g/L
红细胞脆性试验	开始溶血	全血	4.2~4.6g/L NaCl 溶液
	完全溶血		2.8~3.4g/L NaCl 溶液
热变性试验（HIT）		Hb 液	< 0.005
异丙醇沉淀试验		全血	30min 内不沉淀
自身溶血试验			阴性
高铁血红蛋白（MetHb）			0.3~1.3g/L
血红蛋白溶解度试验			0.88~1.02

十、其他检查

指标		标本类型	参考区间
溶菌酶（lysozyme）		血清	0~2mg/L
铁（Fe）	男（成人）		10.6~36.7μmol/L
	女（成人）		7.8~32.2μmol/L
铁蛋白（FER）	男（成人）		15~200μg/L
	女（成人）		12~150μg/L
淀粉酶（AMY）（麦芽七糖法）			35~135U/L
		尿	80~300U/L
尿卟啉		24h 尿	0~36nmol/24h
维生素 B$_{12}$（VitB$_{12}$）		血清	180~914pmol/L
叶酸（FOL）			5.21~20ng/ml

十一、尿液检查

指标			标本类型	参考区间
比重（SG）			尿	1.015~1.025
蛋白定性		磺基水杨酸		阴性
		加热乙酸法		阴性
蛋白定量（PRO）		儿童	24h 尿	< 40mg/24h
		成人		0~80mg/24h
尿沉渣检查		白细胞（LEU）	尿	< 5 个 /HP
		红细胞（RBC）		0~3 个 /HP
		扁平或大圆上皮细胞（EC）		少量 /HP
		透明管型（CAST）		偶见 /HP
尿沉渣 3h 计数	白细胞（WBC）	男	3h 尿	< 7 万 /h
		女		< 14 万 /h
	红细胞（RBC）	男		< 3 万 /h
		女		< 4 万 /h
	管型			0/h

指标			标本类型	参考区间
尿沉渣 12h 计数	白细胞及上皮细胞		12h 尿	< 100 万
	红细胞（RBC）			< 50 万
	透明管型（CAST）			< 5 千
	酸度（pH）			4.5~8.0
中段尿细菌培养计数			尿	< 10^6 菌落 /L
尿胆红素定性				阴性
尿胆素定性				阴性
尿胆原定性（UBG）				阴性或弱阳性
尿胆原定量			24h 尿	0.84~4.2μmol/（L·24h）
肌酐（CREA）	成人	男		7~18mmol/24h
		女		5.3~16mmol/24h
肌酸（creatine）	成人	男		0~304μmol/24h
		女		0~456μmol/24h
尿素氮（BUN）				357~535mmol/24h
尿酸（UA）				2.4~5.9 mmol/24h
氯化物（Cl）	成人	以 Cl 计		170~255mmol/24h
		以 NaCl 计		170~255mmol/24h
钾（K）	成人			51~102mmol/24h
钠（Na）	成人			130~260mmol/24h
钙（Ca）	成人			2.5~7.5mmol/24h
磷（P）	成人			22~48mmol/24h
氨氮				20~70mmol/24h
淀粉酶（Somogyi 法）			尿	< 1000U/L

十二、肾功能检查

指标			标本类型	参考区间
尿素（UREA）			血清	1.7~8.3mmol/L
尿酸（UA）（成人酶法）	成人	男		150~416μmol/L
		女		89~357μmol/L

指标			标本类型	参考区间
肌酐（CREA）	成人	男	血清	53~106μmol/L
		女		44~97μmol/L
浓缩试验	成人		尿	禁止饮水 12h 内每次尿量 20~25ml，尿比重迅速增至 1.026~1.035
	儿童			至少有一次比重在 1.018 或以上
稀释试验				4h 排出所饮水量的 0.8~1.0，而尿的比重降至 1.003 或以下
尿比重 3 小时试验			尿	最高尿比重应达 1.025 或以上，最低比重达 1.003，白天尿量占 24 小时总尿量的 2/3~3/4
昼夜尿比重试验				最高比重＞ 1.018，最高与最低比重差≥ 0.009，夜尿量＜ 750ml，日尿量与夜尿量之比为（3~4）∶1
酚磺肽（酚红）试验（FH 试验）	静脉滴注法			15min 排出量＞ 0.25
				120min 排出量＞ 0.55
	肌内注射法			15min 排出量＞ 0.25
				120min 排出量＞ 0.05
内生肌酐清除率（Ccr）	成人		24h 尿	80~120ml/min
	新生儿			40~65ml/min

十三、妇产科妊娠检查

指标			标本类型	参考区间
绒毛膜促性腺激素（hCG）			尿或血清	阴性
绒毛膜促性腺激素（HCG STAT）（快速法）	男（成人）		血清，血浆	无发现
	女（成人）	妊娠 3 周		5.4~7.2IU/L
		妊娠 4 周		10.2~708IU/L
		妊娠 7 周		4059~153767IU/L
		妊娠 10 周		44186~170409IU/L
		妊娠 12 周		27107~201615IU/L
		妊娠 14 月		24302~93646IU/L
		妊娠 15 周		12540~69747IU/L
		妊娠 16 周		8904~55332IU/L
		妊娠 17 周		8240~51793IU/L
		妊娠 18 周		9649~55271IU/L

十四、粪便检查

指标	标本类型	参考区间
胆红素（IBL）	粪便	阴性
氮总量		＜1.7g/24h
蛋白质定量（PRO）		极少
粪胆素		阳性
粪胆原定量	粪便	68~473μmol/24h
粪重量		100~300g/24h
细胞		上皮细胞或白细胞偶见/HP
潜血		阴性

十五、胃液分析

指标		标本类型	参考区间
胃液分泌总量（空腹）		胃液	1.5~2.5L/24h
胃液酸度（pH）			0.9~1.8
五肽胃泌素胃液分析	空腹胃液量		0.01~0.10L
	空腹排酸量		0~5mmol/h
	最大排酸量		3~23mmol/L
细胞			白细胞和上皮细胞少量
细菌			阴性
性状			清晰无色，有轻度酸味含少量黏液
潜血			阴性
乳酸（LACT）			阴性

十六、脑脊液检查

指标		标本类型	参考区间
压力（卧位）	成人	脑脊液	80~180mmH$_2$O
	儿童		40~100mmH$_2$O
性状			无色或淡黄色
细胞计数			（0~8）×10^6/L（成人）
葡萄糖（GLU）			2.5~4.4mmol/L
蛋白定性（PRO）			阴性

指标			标本类型	参考区间
蛋白定量（腰椎穿刺）			脑脊液	0.2~0.4g/L
氯化物（以氯化钠计）	成人			120~130mmol/L
	儿童			111~123mmol/L
细菌				阴性

十七、内分泌腺体功能检查

指标			标本类型	参考区间
血促甲状腺激素（TSH）（放免法）			血清	2~10mU/L
促甲状腺激素释放激素（TRH）				14~168pmol/L
促卵泡成熟激素（FSH）	男			3~25mU/L
	女	卵泡期	24h尿	5~20IU/24h
		排卵期		15~16IU/24h
		黄体期		5~15IU/24h
		月经期		50~100IU/24h
促卵泡成熟激素（FSH）	男			1.27~19.26IU/L
	女	卵泡期	血清	3.85~8.78IU/L
		排卵期		4.54~22.51IU/L
		黄体期		1.79~5.12IU/L
		绝经期		16.74~113.59IU/L
促肾上腺皮质激素（ACTH）	上午8:00		血浆	25~100ng/L
	下午18:00			10~80ng/L
催乳激素（PRL）	男		血清	2.64~13.13μg/L
	女	绝经前（<50岁）		3.34~26.72μg/L
		黄体期（>50岁）		2.74~19.64μg/L
黄体生成素（LH）	男			1.24~8.62IU/L
	女	卵泡期		2.12~10.89IU/L
		排卵期		19.18~103.03IU/L
		黄体期		1.2~12.86IU/L
		绝经期		10.87~58.64IU/L

指标			标本类型	参考区间
抗利尿激素（ADH）（放免）			血浆	1.4~5.6pmol/L
生长激素（GH）（放免法）	成人	男	血清	< 2.0μg/L
		女		< 10.0μg/L
	儿童			< 20.0μg/L
反三碘甲腺原氨酸（rT$_3$）（放免法）				0.2~0.8nmol/L
基础代谢率（BMR）			—	-0.10~+0.10（-10%~+10%）
甲状旁腺激素（PTH）（免疫化学发光法）			血浆	12~88ng/L
甲状腺 ^{131}I 吸收率	3h ^{131}I 吸收率		—	5.7%~24.5%
	24h ^{131}I 吸收率		—	15.1%~47.1%
总三碘甲腺原氨酸（TT$_3$）			血清	1.6~3.0nmol/L
血游离三碘甲腺原氨酸（FT$_3$）				6.0~11.4pmol/L
总甲状腺素（TT$_4$）				65~155nmol/L
游离甲状腺素（FT$_4$）（放免法）				10.3~25.7pmol/L
儿茶酚胺总量			24h 尿	71.0~229.5nmol/24h
香草扁桃酸	成人			5~45μmol/24h
游离儿茶酚胺	多巴胺		血浆	血浆中很少被检测到
	去甲肾上腺素（NE）			0.177~2.36pmol/L
	肾上腺素（AD）			0.164~0.546pmol/L
血皮质醇总量	上午 8:00			140~630nmol/L
	下午 16:00			80~410nmol/L
5- 羟吲哚乙酸（5-HIAA）	定性		新鲜尿	阴性
	定量		24h 尿	10.5~42μmol/24h
尿醛固酮（ALD）				普通饮食：9.4~35.2nmol/24h
血醛固酮（ALD）	普通饮食（早 6 时）	卧位	血浆	（238.6 ± 104.0）pmol/L
		立位		（418.9 ± 245.0）pmol/L
	低钠饮食	卧位		（646.6 ± 333.4）pmol/L
		立位		（945.6 ± 491.0）pmol/L
肾小管磷重吸收率			血清 / 尿	0.84~0.96
肾素	普通饮食	立位	血浆	0.30~1.90ng/（ml·h）
		卧位		0.05~0.79ng/（ml·h）
	低钠饮食	卧位		1.14~6.13ng/（ml·h）

指标			标本类型	参考区间
17- 生酮类固醇	成人	男	24h 尿	34.7~69.4μmol/24h
		女		17.5~52.5μmol/24h
17- 酮类固醇总量（17-KS）	成人	男		34.7~69.4μmol/24h
		女		17.5~52.5μmol/24h
血管紧张素Ⅱ（AT-Ⅱ）		立位	血浆	10~99ng/L
		卧位		9~39ng/L
血清素（5- 羟色胺）（5-HT）			血清	0.22~2.06μmol/L
游离皮质醇			尿	36~137μg/24h
（肠）促胰液素			血清、血浆	（4.4±0.38）mg/L
胰高血糖素	空腹		血浆	空腹：17.2~31.6pmol/L
葡萄糖耐量试验（OGTT）	口服法	空腹	血清	3.9~6.1mmol/L
		60min		7.8~9.0mmol/L
		120min		＜7.8mmol/L
		180min		3.9~6.1mmol/L
C 肽（C-P）	空腹			1.1~5.0ng/ml
胃泌素			血浆空腹	15~105ng/L

十八、肺功能

指标		参考区间
潮气量（TC）	成人	500ml
深吸气量（IC）	男性	2600ml
	女性	1900ml
补呼气容积（ERV）	男性	910ml
	女性	560ml
肺活量（VC）	男性	3470ml
	女性	2440ml
功能残气量（FRC）	男性	（2270±809）ml
	女性	（1858±552）ml
残气容积（RV）	男性	（1380±631）ml
	女性	（1301±486）ml

指标		参考区间
静息通气量（VE）	男性	（6663±200）ml/min
	女性	（4217±160）ml/min
最大通气量（MVV）	男性	（104±2.71）L/min
	女性	（82.5±2.17）L/min
肺泡通气量（VA）		4L/min
肺血流量		5L/min
通气/血流（V/Q）比值		0.8
无效腔气/潮气容积（VD/VT）		0.3~0.4
弥散功能（CO吸入法）		198.5~276.9ml/（kPa·min）
气道阻力		1~3cmH$_2$O/（L·s）

十九、前列腺液及前列腺素

指标			标本类型	参考区间
性状			前列腺液	淡乳白色，半透明，稀薄液状
细胞	白细胞（WBC）			＜10个/HP
	红细胞（RBC）			＜5个/HP
	上皮细胞			少量
淀粉样小体				老年人易见到，约为白细胞的10倍
卵磷脂小体				多量，或可布满视野
量				数滴至1ml
前列腺素（PG）（放射免疫法）	PGA	男	血清	13.3±2.8nmol/L
		女		11.5±2.1nmol/L
	PGE	男		4.0±0.77nmol/L
		女		3.3±0.38nmol/L
	PGF	男		0.8±0.16nmol/L
		女		1.6±0.36nmol/L

二十、精液

指标	标本类型	参考区间
白细胞	精液	＜ 5 个 /HP
活动精子百分率		射精后 30~60min 内精子活动率为 80%~90%，至少＞ 60%
精子数		39×10^6/ 次
正常形态精子		＞ 4%
量		每次 1.5~6.0ml
黏稠度		呈胶冻状，30min 后完全液化呈半透明状
色		灰白色或乳白色，久未排精液者可为淡黄色
酸碱度（pH）		7.2~8.0

《当代中医专科专病诊疗大系》
参 编 单 位

总主编单位

开封市中医院 广州中医药大学第一附属医院

海南省中医院 广东省中医院

河南中医药大学 四川省第二中医医院

执行总主编单位

首都医科大学附属北京中医医院 北京中医药大学深圳医院（龙岗）

中国中医科学院广安门医院 北京中医药大学

安阳职业技术学院 云南省中医医院

常务副总主编单位

中国中医科学院西苑医院 沈阳药科大学

吉林省辽源市中医院 中国中医科学院望京医院

江苏省中西医结合医院 河南中医药大学第一附属医院

中国中医科学院眼科医院 山东中医药大学第二附属医院

北京中医药大学东方医院 四川省中医药科学院中医研究所

山西省中医院 北京中医药大学厦门医院

副总主编单位

辽宁中医药大学附属第二医院 包头市蒙医中医医院

河南大学中医院 重庆中医药学院

浙江中医药大学附属第三医院 天水市中医医院

新疆哈密市中医院（维吾尔医医院） 中国中医科学院西苑医院济宁医院

河南省中医糖尿病医院 黄冈市中医医院

贵州中医药大学

广西中医药大学第一附属医院

辽宁中医药大学第一附属医院

南京中医药大学

三亚市中医院

辽宁中医药大学

辽宁省中医药科学院

青海大学

黑龙江省中医药科学院

湖北中医药大学附属医院

湖北省中医院

安徽中医药大学第一附属医院

汝州市中西医结合医院

湖南中医药大学附属醴陵医院

湖南医药学院

湖南中医药大学

咸宁市中医医院

中国中医科学院

南阳理工学院张仲景国医国药学院

长垣中西医结合医院

成都中医药大学附属医院

成都中医药大学第二附属医院

兰州市中医医院

扬州市中医院

高安市中医医院

馆陶县中医医院

江西中医药大学

辽宁中医药大学附属第三医院

盐城市中医院

河南省人民医院

云南中医药大学

常务编委单位
（按首字拼音排序）

安钢职工总医院

安徽中医药大学第二附属医院

安阳市中西医结合医院

安阳市中医院

安阳市肿瘤医院

百色市中医医院

北海市中医医院

北京市昌平区中西医结合医院

北京市平谷区中医医院

北京中医药大学第三附属医院

澄迈县中医院

赤水市中医医院

重庆市北碚区中医院

重庆市中医院

重庆医科大学中医药学院

重庆医药高等专科学校

重庆中医药学院第一临床学院

德江县民族中医医院

防城港市中医医院

福建中医药大学附属康复医院

广西中医药大学

广西中医药大学第一附属医院（仙葫院区）

广元市中医医院

桂林市中医医院

海口市中医医院

河南省骨科医院
河南省洛阳正骨医院
河南省中西医结合儿童医院
河南省中医药研究院
河南省中医院
河南中医药大学第二附属医院
河南中医药大学第三附属医院
南昌市洪都中医院
南京市中医院
黑龙江省中医医院
湖北省妇幼保健院
湖北省中医院
湖南中医药大学第一附属医院
黄河科技学院附属医院
江苏省中西医结合医院
焦作市中医院
开封市第二中医院
开封市儿童医院
开封市光明医院
开封市中心医院
来宾市中医医院
兰州市西固区中医院
梨树县中医院
辽宁省肛肠医院
聊城市中医医院
洛阳市中医院
南京市溧水区中医院
南京中医药大学苏州附属医院
南阳市骨科医院
南阳张仲景健康养生研究院
南阳仲景书院
内蒙古医科大学

宁波市中医院
宁夏回族自治区中医医院暨中医研究院
宁夏医科大学附属银川市中医医院
平顶山市第二人民医院
平顶山市中医医院
钦州市中医医院
青海大学医学院
山西中医药大学
陕西省中医药研究院
陕西省中医医院
陕西中医药大学第二附属医院
上海市浦东新区光明中医医院
上海中医药大学附属岳阳中西医结合医院
上海中医药大学附属上海市中西医结合医院
上海中医药大学针灸推拿学院
深圳市中医院
沈阳市第二中医医院
苏州市中西医结合医院
天津市中医药研究院附属医院
天津武清泉达医院
天津医科大学总医院
田东县中医医院
温州市中西医结合医院
梧州市中医医院
武穴市中医医院
徐州市中医院
义乌市中医医院
银川市中医医院
英山县人民医院
张家港市中医医院

长春中医药大学附属医院

浙江省中医药研究院基础研究所

镇江市中医院

郑州大学第二附属医院

郑州大学第三附属医院

郑州大学第一附属医院

郑州市中医院

中国疾病预防控制中心传染病预防控制所

中国中医科学院针灸研究所

编委单位
（按首字拼音排序）

安阳市人民医院

鞍山市中医院

白城中医院

北海市人民医院

北京市海淀区医疗资源统筹服务中心

重庆两江新区中医院

重庆市江津区中医院

东港市中医院

福建省立医院

福建中医药大学附属第三人民医院

福建中医药大学附属人民医院

福建中医药大学国医堂

福建中医药大学中医学院

广西中医药大学第一附属医院仁爱分院

广西中医药大学附属国际壮医医院

贵州省第二人民医院

合浦县中医医院

河南科技大学第一附属医院

河南省立眼科医院

河南省眼科研究所

河南省职业病医院

河南医药健康技师学院

鹤壁职业技术学院医学院

滑县中医院

滑县第三人民医院

焦作市儿童医院

焦作市妇女儿童医院

焦作市妇幼保健院

开封市妇幼保健院

开封市苹果园卫生服务中心

开封市中医肛肠病医院

林州市中医院

灵山县中医医院

隆安县中医医院

那坡县中医医院

南乐县中医院

南乐益民医院

南乐中医肛肠医院

南宁市武鸣区中医医院

南阳名仁中医院

南阳市中医院

宁夏回族自治区中医医院

平顶山市第一人民医院

平南县中医医院

濮阳市第五人民医院

濮阳市中医医院

日照市中医医院

融安县中医医院

三门峡市中医院 邢台市中医院
厦门市中医院 兴安界首骨伤医院
陕西省中医药研究院 兴化市人民医院
商水县中医院 沂源县中医医院
上海仁爱医院 长治市上党区中医院
石家庄市中医院 昭通市中医医院
天门市中医医院 郑州大学第五附属医院
尉氏县中医院 郑州市金水区总医院
温县中医院 郑州澍青医学高等专科学校
温州市中医院 中国人民解放军陆军第 83 集团军医院
湘潭市中医医院 中国中医科学院中医临床基础医学研究所
新乡市中医院 珠海市中西医结合医院
新乡医学院第三附属医院